HANDBUCH DER INNEREN MEDIZIN

BEGRÜNDET VON

L. MOHR UND R. STAEHELIN

HERAUSGEGEBEN VON

H. SCHWIEGK

MÜNCHEN

ACHTER BAND

NIERENKRANKHEITEN

SPRINGER-VERLAG BERLIN HEIDELBERG GMBH 1968

NIERENKRANKHEITEN

FÜNFTE VÖLLIG NEU BEARBEITETE
UND ERWEITERTE AUFLAGE

HERAUSGEGEBEN VON

H. SCHWIEGK

MÜNCHEN

TEIL 3

BEARBEITET VON

N. ALWALL · F. ARNHOLDT · D. BECK · H. BICKEL
A. LABHART · F. LINNEWEH · H. LOSSE · G. A. MARTINI
E. MATOUSCHEK · J. MOELLER · E. RITZ · W. SCHEITLIN
E. SCHMIEDT · W. SIEGENTHALER · N. ZÖLLNER

MIT 134 ZUM TEIL FARBIGEN
ABBILDUNGEN

SPRINGER-VERLAG BERLIN HEIDELBERG GMBH 1968

ISBN 978-3-642-95039-1 ISBN 978-3-642-95038-4 (eBook)
DOI 10.1007/978-3-642-95038-4
 Library of Congress Catalog Card Number 52-37168.
Softcover reprint of the hardcover 5th edition 1968

Titel-Nr. 5595

Inhaltsverzeichnis

Spezielle Pathologie,
Klinik und Therapie der Nierenkrankheiten

Mitarbeiterverzeichnis von Band VIII/3

ALWALL, N., Prof. Dr., Medizinische Universitätsklinik B (Nierenklinik), Lund (Schweden)

ARNHOLDT, F., Priv.-Doz. Dr., Urologische Klinik, Katharinenhospital, 7000 Stuttgart 1, Kriegsbergstr. 60

BECK, D., Dr., Medizinische Universitäts-Poliklinik, Kantonsspital, Rämistraße 100, CH-8006 Zürich

BICKEL, H., Prof. Dr., Universitäts-Kinderklinik, 6900 Heidelberg 1, Hofmeisterweg 1—9

LABHART, A., Prof. Dr., Medizinische Universitätsklinik, Kantonsspital, Rämistraße 100, CH-8006 Zürich

LINNEWEH, F., Prof. Dr., Universitäts-Kinderklinik, 3550 Marburg/Lahn, Deutschhausstr. 12

LOSSE, H., Prof. Dr., Medizinische Universitäts-Poliklinik, 4400 Münster (Westf.), Westring 3

MARTINI, G. A., Prof. Dr., Medizinische Universitätsklinik, 3550 Marburg/Lahn, Mannkopffstraße 1

MATOUSCHEK, E., Priv.-Doz. Dr. Dr., Urologische Klinik der Universität, 8000 München 15, Thalkirchner Straße 48

MOELLER, J., Prof. Dr., Städtisches Krankenhaus, Medizinische Abteilung, 3200 Hildesheim 2, Weinberg 1

RITZ, E., Dr., Medizinische Universitäts-Klinik, 6900 Heidelberg 1, Bergheimerstr. 58

SCHEITLIN, W., Dr., Medizinische Universitätsklinik, Kantonsspital, Rämistraße 100, CH-8006 Zürich

SCHMIEDT, E., Prof. Dr., Urologische Klinik und Poliklinik der Universität, 8000 München 15, Thalkirchner Straße 48

SIEGENTHALER, W., Prof. Dr., Medizinische Universitäts-Poliklinik, Kantonsspital, Rämistraße 100, CH-8006 Zürich

ZÖLLNER, N., Prof. Dr., Medizinische Poliklinik der Universität, 8000 München 15, Pettenkoferstraße 8a

Inhaltsverzeichnis des ersten Teiles

Physiologie, Pathologie und Diagnostik

Pathophysiologie und allgemeine Therapie
der renalen Syndrome

Inhaltsverzeichnis des zweiten Teiles

Pathophysiologie und allgemeine Therapie
der renalen Syndrome

Spezielle Pathologie, Klinik und Therapie
der Nierenkrankheiten

Spezielle Pathologie, Klinik und Therapie der Nierenkrankheiten

Erbliche tubuläre Partialfunktionsstörungen

Von

F. Linneweh und H. Bickel

Mit 18 Abbildungen

I. Einleitung

Partialfunktionsstörungen des Nierentubulus haben in letzter Zeit lebhaftes Interesse und eine intensive Bearbeitung gefunden. Manche Einblicke in die Physiologie der Tubuluszelle wurden am Modell hereditärer und erworbener Störungen gewonnen (z. B. renale Glucosurie und Cystinurie). Die renale tubuläre Acidose und die tubulären Syndrome nach Art des De Toni-Debré-Fanconi-Syndroms haben darüber hinaus ein komplexes Zusammenspiel der proximalen und distalen Tubulusfunktionen gezeigt und erkennen lassen, wie hypothetisch unsere Kenntnisse von der Lokalisation und Interrelation zahlreicher Tubulusleistungen heute noch sind. Vereinfachte Schemata des Aktionsortes verschiedener Tubulusfunktionen und ihrer Störungen (vgl. Abb. 1) dürfen nicht darüber hinwegtäuschen, daß diese teilweise noch ungenügend fundiert sind.

Unsere Kenntnisse der Tubulusdefekte sind durch die Entwicklung geeigneter Untersuchungsmethoden gefördert worden. So haben papierchromatographische Untersuchungen an großen Zahlen gesunder und kranker Individuen zur Auffindung abnormer Aminosäurenausscheidungen geführt, die dann mit quantitativen Methoden wie der gasometrischen Alphaaminostickstoffbestimmung, der mikrobiologischen Technik nach Henderson und Snell (1948) sowie der säulenchromatographischen Bestimmung nach Moore und Stein (1954) genauer analysiert und unter Verwendung der Clearancetechnik auf ihren Mechanismus — renaler oder prärenaler „overflow" — untersucht wurden. Bei den Kohlenhydratstoffwechselstörungen haben die älteren Methoden der Reduktion, Fermentation, optischen Drehung und Osazonbildung, aber vor allem auch die neueren Teste mit Glucoseoxydase und die eindimensionale Papierchromatographie die Erkennung der verschiedenen Melliturien und ihre Abgrenzung von der Glucosurie gefördert. Elektrolyt- und Mineralanalysen des Urins, besonders unter Bilanz- und Clearancebedingungen sowie nach Säure-Basenbelastung und Calciuminfusionen, gaben Aufschluß über isolierte und kombinierte renale Elektrolytverluste bzw. Regulationsstörungen.

Bei der Betonung methodischer Fortschritte darf die Bedeutung klinischer Beobachtungen und Anregungen allerdings nicht vernachlässigt werden. So geht die Entdeckung der ersten Aminoacidurie auf Wollastons Nachweis von „cystic oxide" im Blasenstein eines Cystinurikers (s. unten) zurück, und auch die Erforschung der renalen Acidose, des nephrogenen Diabetes insipidus und des De Toni-Debré-Fanconi-Syndroms nahm von klinischen Schilderungen der entsprechenden Krankheitsbilder ihren Ausgang.

Nicht allein die normalen Tubulusfunktionen, sondern auch die hereditäre Natur der Störungen sowie ihre primär tubuläre Genese sind in vielem noch unklar. So kommt die renale Glucosurie hereditär wie erworben, z. B. bei der Bleivergiftung, vor. Auf ihre primär tubuläre Natur ließe sich am sichersten aus ihrem Auftreten kurz nach der Geburt schließen, doch liegen solche Beobachtungen für die wenigsten Tubulopathien vor. Das Fehlen prärenaler Stoffwechselstörungen sowie einer progredienten Nierenerkrankung spricht gewöhnlich für einen primären Tubulusdefekt (z. B. renale Glucosurie, Cystinurie), doch sind diese Kriterien nur bedingt verwertbar, da z. B. ein massiver Zuckerverlust bei der renalen Glucosurie oder der Wasserverlust beim renalen Diabetes insipidus prärenale Auswirkungen haben können, deren sekundäre Natur nicht ohne weiteres auf der Hand liegt. Bei manchen tubulären Funktionsstörungen, besonders beim „Phosphatdiabetes", beim De Toni-Debré-Fanconi-Syndrom und bei verschiedenen Aminoacidurien ist bis heute nicht bewiesen, ob der Tubulusdefekt primär oder sekundär entsteht.

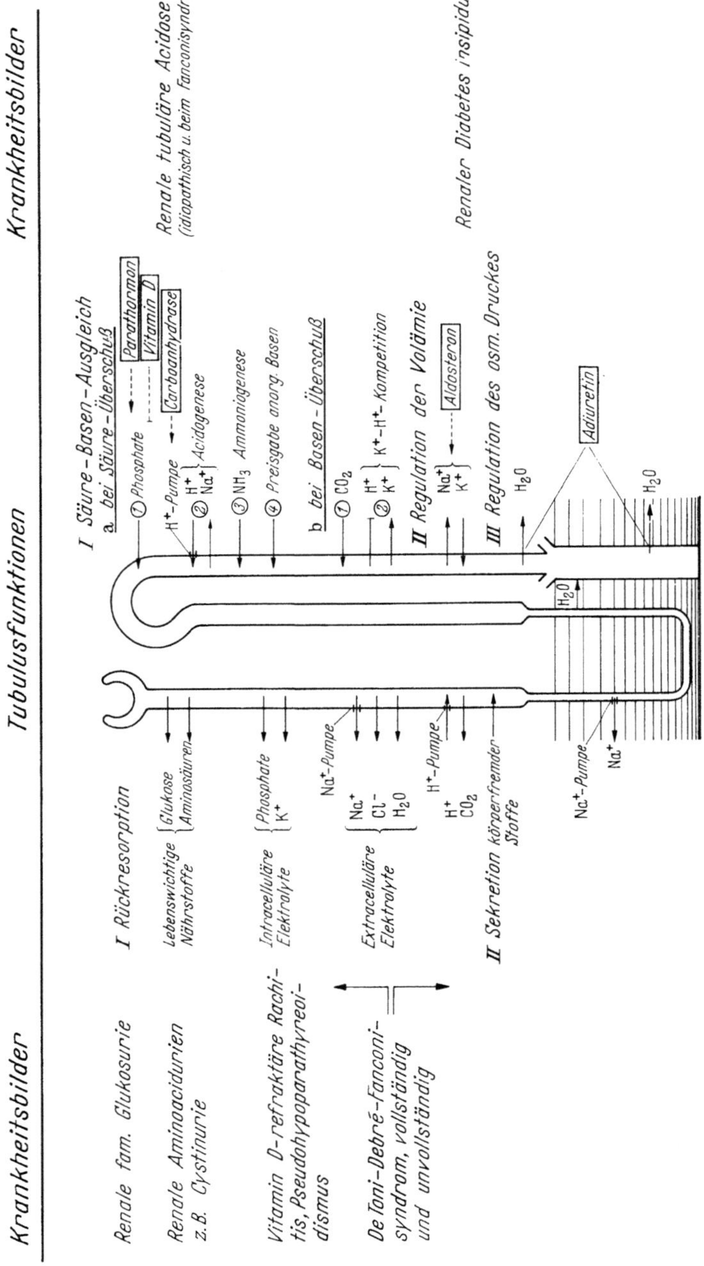

Abb. 1. Schematische Darstellung einiger Tubulusfunktionen (in Anlehnung an Fanconi-Wallgren 1963)

Der Tubulusdefekt bei der Cystinose kann als sekundär betrachtet werden, galt aber noch vor wenigen Jahren als gutes Beispiel einer primär hereditären Tubulusfunktionsstörung (s. später).

Offensichtlich ist die Erforschung der verschiedenen Tubulusdefekte noch im Fluß, ihre Entstehung — hereditär oder erworben, primär oder sekundär tubulär — noch häufig ungeklärt, so daß ihre Darstellung relativ weitgehalten sein muß und Defekte einschließen muß, deren Genese bisher nicht sicher bekannt ist. Das Schwergewicht wird in diesem Beitrag allerdings auf Funktionsstörungen liegen, deren hereditäre, primär tubuläre Natur bewiesen oder zumindest wahrscheinlich ist.

II. Klassifikation

Die Klassifikation der hereditären Tubulusdefekte bereitet aus den oben erwähnten Gründen Schwierigkeiten. Abb. 1 stellt den Versuch einer topographischen Einordnung der verschiedenen Defekte dar, wie sie von FANCONI, REUBI und LINNEWEH unternommen wurde. Das Schema wurde für den vorliegenden Zweck modifiziert. Der Nachteil dieser Darstellung ist die noch herrschende Unsicherheit, die der Lokalisation verschiedener normaler Tubulusfunktionen (z.B. Rückresorption von Calcium) und Funktionsstörungen (z.B. renale Acidose) zukommt. REUBI schlug daher eine pathophysiologische Einteilung der tubulären Funktionsausfälle vor, die jedoch als Einteilungsprinzip unseres Kapitels ebenfalls wenig geeignet ist, weil sie ausführlich auf erworbene Tubulopathien eingeht und die hereditären Defekte nicht scharf abgrenzt. Vielleicht wird der vorliegenden Thematik am ehesten eine Klassifikation gerecht, die zwischen primären und sekundären hereditären Tubulopathien unterscheidet (Tabelle 1) und sich an ähnliche Einteilungen von ROYER und PRADER (1957) und von GAUTIER (1961) anlehnt.

Tabelle 1. *Einteilung der hereditären Tubulopathien*

1. Primäre hereditäre Tubulopathien

a) Renale Glucosurie	f) Pseudohypoparathyreoidismus
b) Cystinurie	g) Hypercalciurie
c) Glycinurien	h) Idiopathisches De Toni-Debré-Fanconi-Syndrom
d) Renale Phosphaturie	i) Chronische tubuläre Acidose (ALBRIGHT)
e) Vitamin D-refraktäre Rachitis	j) Diabetes insipidus renalis

2. Sekundäre bzw. simultane Tubulopathien bei hereditären Stoffwechselkrankheiten

a) Galaktosämie	e) Cystinose
b) Oculo-cerebro-renales Syndrom (LOWE)	f) Glykogenspeicherkrankheit
c) Hartnupsche Krankheit	g) Gicht, Xanthinurie und Oxalose
d) Wilsonsche Krankheit	

Beim Vergleich der von uns und den genannten Autoren gegebenen Klassifikation fallen Differenzen auf, die bei den jeweiligen Defekten besprochen werden; sie beruhen letztlich auf noch ungenügenden Kenntnissen des Mechanismus dieser Defekte. So ordnen ROYER und GAUTIER die transitorische tubuläre Acidose des Säuglings (LIGHTWOOD) unter die hereditären, wir dagegen unter die erworbenen Tubulopathien ein. Die familiäre Nephronophthise FANCONIS wird von ROYER den primär tubulären, von GAUTIER den sekundär tubulären Funktionsstörungen zugeschrieben, das oculo-cerebro-renale Syndrom (LOWE) von ROYER und GAUTIER den primären, von uns den sekundären Tubulopathien. Die familiäre vitaminrefraktäre Rachitis wird auch von uns den primären Tubulopathien zugeordnet, obwohl es auf Grund neuer Calciuminfusionsexperimente fraglich erscheint, ob bei dieser Krankheit wirklich ein primärer Tubulusdefekt vorliegt.

Bei derart grundsätzlichen Widersprüchen läßt sich der Wert auch dieser Klassifikation anzweifeln, und es fällt auf, daß so gute Kenner tubulärer Funktionsstörungen wie MUDGE und STANBURY in ihren Übersichtsarbeiten von solchen Klassifikationen überhaupt absehen. Sofern sich die Autoren der provisorischen, zeitgebundenen Natur solcher Einteilungen bewußt sind, haben diese den Vorteil, eine gewisse Ordnung in „eines der schwierigsten Kapitel der gesamten Nephrologie" (REUBI 1960) zu bringen.

Bei jedem Tubulusdefekt stellt sich die Frage nach seinem Mechanismus, der allerdings ebensowenig geeignet ist, als Einteilungsprinzip zu gelten, weil auch hier noch allgemein anerkannte Vorstellungen fehlen. Werden im Harn Substanzen wie Zucker, Aminosäuren, Phosphat oder Kalium vermehrt ausgeschieden, so kann diese Ausscheidung bedingt sein

a) durch einen „Overflow“-Mechanismus infolge einer erhöhten Plasmakonzentration bei ungestörter Nierenfunktion und Clearance;

b) durch eine erhöhte Nierenclearance bei normaler oder erniedrigter Plasmakonzentration. Bei der Beweisführung für diesen renalen Mechanismus, der den meisten Tubulusdefekten zugrunde liegt, bereitet gewöhnlich die exakte Messung der Plasmakonzentration der betreffenden Substanz einige Schwierigkeiten;

c) durch eine erhöhte Nierenclearance infolge tubulärer Sekretion (z. B. Hyperkaliurie).

Ein Tubulusdefekt kann aber auch ohne absolute Vermehrung einer Substanz im Harn bestehen, wenn ihre Plasmakonzentration P vermindert ist, UV normal oder nur gering herabgesetzt ist, die Clearance UV/P also erhöht ist (z. B. die „relative“ Phosphaturie der refraktären Rachitis). Schließlich kann zumindest theoretisch ein Tubulusdefekt zu einer abnorm hohen Rückresorption einer Substanz führen, wieder ohne ihre Vermehrung im Harn. Dies wird für den Pseudohypoparathyreoidismus erwogen, bei dem ein erhöhter Phosphatspiegel im Plasma und eine mangelhafte Fähigkeit des Tubulus vorliegt, auf Parathormon mit vermehrter Phosphatausscheidung zu reagieren (s. unten).

III. Allgemeines über renale Melliturien und Aminoacidurien

Methodische Abgrenzung der Melliturien

Im medizinischen Schrifttum der letzten Jahrzehnte finden sich nur vereinzelt zusammenhängende Darstellungen der Melliturien (JOSLIN 1946, 1952; PETERS 1946; BERNHEIM 1955; ROYER 1957; CHAPTAL 1958; SCHREIER 1959; BICKEL 1960; GRÜTTNER 1962). Der langsame Fortschritt auf diesem Gebiet liegt im Methodischen begründet. Auf die Unspezifität der Reduktionsproben im Harn wies bereits MAYERHOFEN (1913) hin. Außer Zucker können bekanntlich zahlreiche andere Substanzen wie Ascorbinsäure, Harnsäure, Kreatin, Homogentisinsäure, Glucuronide, Salicylate, Hydrazinderivate usw. eine Reduktion bewirken, während das Disaccharid Saccharose nicht reduziert. Die spezifischeren Methoden des Zuckernachweises mit Hilfe der optischen Drehung, der Bildung von Osazonen, der Hefefermentation, des Seliwanoff-, Mucinsäure-, Bial-, Diphenylhydrazin- und Naphthoresorcinol-Testes u. a. m. sind umständlich und unzuverlässig, wenn der Zucker nur in kleinen Mengen oder in Zuckergemischen vorliegt. Ein Vergleich des komplizierten Schemas, welches LASKER noch 1950 zur Identifizierung verschiedener Zucker im Urin empfahl, zeigt, welcher Fortschritt die eindimensionale papierchromatographische Technik (PARTRIDGE 1948; HORROCKS 1949; BICKEL 1955) für die Erforschung der Melliturien war. Sie ist spezifisch und erlaubt ohne größere Mühen den Nachweis aller im Harn vorkommenden Zucker in Gammamengen, besonders wenn zur Farbentwicklung neben Anilinphthalat auch der Naphthoresorcinolspray für die Darstellung von kleinen Fructose- und Saccharosemengen verwandt wird (Abb. 2).

Beruht die Reduktion des Urins auf einem Zucker, so ist der Rückschluß üblich, daß es sich dabei fast stets um eine Glucosurie handelt. Tatsächlich bestanden nur 77 von 131 chromatographisch untersuchten Melliturien aus einer isolierten Glucosurie, während die übrigen 54 Fälle ein Gemisch verschiedener Zucker oder eine isolierte Vermehrung anderer Zucker zeigten (BICKEL 1959). Eine wertvolle diagnostische Bereicherung stellt bei positiver Reduktionsprobe die Glucoseoxydasereaktion dar (Glucotest, Clinistix, Tes-Tape u. s. w.); der positive Test zeigt eine Glucosurie an, bei negativem Test muß auf andere Zucker, besonders auf Galaktose und Fructose untersucht werden.

Neben fehlender Spezifität schränkt die mangelhafte Empfindlichkeit den Wert der Reduktionsproben ein. Eindeutig positive Reduktionsproben ergeben sich erst bei Zuckerkonzentrationen über 150 mg-%. Die Glucoseoxydasereaktionen gestatten eine sichere Erkennung von Glucosekonzentrationen von 60—70 mg-% (RENSCHLER 1965), papier- und dünnschichtchromatographische Methoden den Nachweis von weniger als 10 mg-% Glucose im Urin. Neuere Untersuchungen haben gezeigt, daß gesunde Individuen unter normalen Verhältnissen nur gelegentlich Spuren einzelner Zucker im Harn zeigen, die 10—20 mg-% nicht übersteigen (s. unten). Zwischen dieser Zuckerkonzentration und den mit der Reduktionsprobe nachweisbaren Zuckermengen finden sich im Urin zahlreicher Patienten Zuckerausscheidungen, die als pathologisch bewertet werden müssen, so bei der renalen familiären Glucosurie, bei Nephrose, Cystinose und Galaktosämie. 34 der 131 oben erwähnten Melliturien zeigten Harnzuckerkonzentrationen unter 100 mg-%.

Die physiologische Zuckerausscheidung im Urin

Im normalen Urin werden reduzierende Substanzen ausgeschieden, die einer „Glucose"-Konzentration von 20—100 mg-% entsprechen. Hingegen ergeben spezifische fermentative Methoden (Literatur bei PETERS 1946) sowie chromatographische Untersuchungen (LOWE 1954; MONCRIEFF 1954; BICKEL 1954; WOOLF 1957; APTHORP 1957) beim Gesunden keine Glucosurie oder Glucosespuren, die nur 15 mg-% erreichen. In RENSCHLERS Versuchsgruppe (1965) zeigte die Hälfte von 115 Urinen nichtdiabetischer Personen einen Glucosegehalt von weniger als 7,5 mg-%, ein Anstieg über 30 mg-% wurde als pathologisch gewertet. Galaktose findet sich wesentlich seltener und in noch geringeren Mengen, während Lactose bei milchreicher Kost häufig und in Konzentrationen bis zu ~30 mg-% ausgeschieden wird. Das Vorkommen von Spuren von Saccharose, Fructose, Xylose und Arabinose zeigt starke Abhängigkeit von der jeweiligen Kostform, ihrem Obst- und Gemüsegehalt und liegt stets unter ~30 mg-%, meist unter ~10 mg-%.

Eine mäßiggradige Vermehrung der Zuckerausscheidung findet sich in den ersten zehn Lebenstagen mit Durchschnittswerten von ~120 mg-% Lactose, ~70 mg-% Fructose und je ~25 mg-% Glucose und Galaktose; beim Frühgeborenen liegen die Werte etwas höher (BICKEL 1959). HAWORTH (1956, 1957) und WOOLF (1957) kommen zu ähnlichen Resultaten. Exakte Untersuchungen zum Mechanismus dieser mengenmäßig sehr geringfügigen Melliturien liegen nicht vor. Beim Neugeborenen ist die Glucosurie in Anbetracht seiner erniedrigten Blutzuckerspiegel vermutlich renal bedingt, während die Vermehrung der anderen Zucker als „Overflow"-Melliturie infolge unreifer Leber- und Darmfunktion zu erklären sein dürfte.

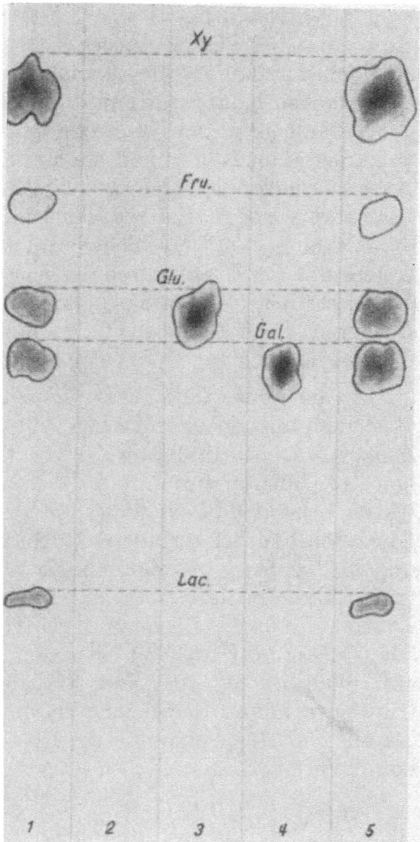

Abb. 2. Papierchromatogramm der Zucker im Urin. Felder 1 und 5: Teste mit Lactose, Galaktose, Glucose, Fructose und Xylose. Feld 2: Normaler Urin. Feld 3: Glucosurie. Feld 4: Galaktosurie (BICKEL 1959)

Auch während der Schwangerschaft ist das gehäufte Vorkommen einer Glucosurie seit über 100 Jahren bekannt. RENSCHLER u. Mitarb. (1966) ermittelten mit einer enzymatischen Methode in 24 Std-Urinen von 105 gesunden Schwangeren eine mittlere Glucoseausscheidung von 350 mg pro Tag, gegenüber 76 mg in einer Kontrollserie. Der Gipfel der Glucosurie lag im 9. Schwangerschaftsmonat. Als Entstehungsmechanismus wurde eine Verringerung der prozentualen Glucoseresorption im proximalen Tubulus angesehen.

Mechanismus der Glucosurie

Ist die Natur eines im Harn ausgeschiedenen Zuckers als Glucose identifiziert, so interessiert die Frage nach ihrem Ausscheidungsmechanismus. Der renale Mechanismus der Glucosurie wurde von SMITH (1943, 1951) und GOVAERTS (1949) eingehend untersucht. Er ist charakterisiert durch Glucoseausscheidung im Urin bei normalem oder sogar erniedrigtem Glucosespiegel im Plasma, andererseits aber auch durch die Fähigkeit der Niere als Gesamtorgan, die Glucoserückresorption noch zu steigern, wenn die glomeruläre Filtration dieses Zuckers erhöht wird. Es stellt sich die Frage, warum es bei normalem Plasmaglucosespiegel schon zur Glucosurie kommt (also eine erniedrigte Nierenschwelle besteht), wenn die maximale Kapazität der tubulären Glucoserückresorption (Tm_G) erst während einer Hyperglykämie erreicht wird. Schon beim normalen Individuum erscheint eine Glucosurie bei Plasmaglucosekonzentrationen, die etwa 60 mg-% unter der für eine totale Sättigung der Tubulusrückresorptionsfähigkeit erforderlichen durchschnittlichen Konzentration liegen (240 mg-% nach GOVAERTS). Sie läßt sich mit der Heterogenität der Nephronenpopulation erklären. Es wird angenommen, daß nicht bei allen Nephronen ein Funktionsgleichgewicht zwischen Glomerula und Tubuli besteht, daß vielmehr eine Streuung (Dispersion) der glomerulotubulären Aktivität vorliegt, die bei gleichem Glucosefiltrat eine unterschiedliche Rückresorption in den verschiedenen Tubuli zur Folge hat. So kann es bereits zur Glucosurie durch Sättigung der leistungsschwächeren Tubuli kommen, bevor die maximale Rückresorptionskapazität aller Tubuli (Tm_G), also auch der leistungsstärkeren, erreicht ist. Diese Nephronenheterogenität wäre bei der renalen Glucosurie noch gegenüber der Norm gesteigert (s. S. 11).

Das genannte Phänomen läßt sich nach TAGGART (1956) und MUDGE (1958) aber auch mit einem einfachen, alle Tubuli betreffenden kinetischen Effekt beim Zuckertransport durch die Zelle erklären. Der maximale Transport eines Stoffes, hier der Glucose, durch die Zelle ist nur gewährleistet, wenn die Substratkonzentration erheblich höher ist als die Tm. Es ist also verständlich, wenn ein Teil der Glucose schon bei geringerer Substratkonzentration der Rückresorption entgeht und in den Harn gelangt, als sie für die totale Sättigung der tubulären Rückresorptionskapazität nötig ist. Dieses Phänomen erklärt nach MUDGE (1958) die Tatsache, daß der normale durchschnittliche Schwellenwert für das Erscheinen der Glucose im Urin (T_G) bei einem Blutzucker von 180 mg-% liegt (GOVAERTS), also niedriger als der Wert für die totale Tubulussättigung. Bei der renalen Glucosurie könnte das gleiche Phänomen abnorm stark als Defekt vorhanden sein, der alle Tubuli gleichmäßig betrifft. Schließlich ist es möglich, daß beide Defekte kombiniert vorliegen.

Die renalen Aminoacidurien

1. Methodisches

Im normalen Nierentubulus findet die Rückresorption der einzelnen Aminosäuren auf selektive Weise statt. Dies läßt sich leicht aus einem Vergleich des normalen Aminosäurengehaltes von Plasma und Urin erkennen. Die heutigen methodischen Möglichkeiten, die im Urin vorkommenden Aminosäuren individuell und in ihren Konzentrationen zueinander („Aminosäurenmuster“) zu erfassen, haben sich als wesentlich aufschlußreicher erwiesen als die Bestimmung allein des Gesamt-Alphaaminostickstoffs. Zu diesem Zweck haben sich in den letzten 15 Jahren besonders zwei Techniken bewährt, die zweidimensionale Papierchromatographie nach CONSDEN, GORDON und MARTIN (1944), und die Ionenaustauschchromatographie nach MOORE und STEIN (1954). Der Vorteil der Papierchromatographie liegt neben ihrer Empfindlichkeit und Spezifität in ihrem relativ einfachen Arbeitsgang, ihr wesentlicher Nachteil ist die Tatsache, daß nur Schätzwerte gewonnen werden können. Die Säulenchromatographie hingegen erlaubt eine quantitative Bestimmung aller in biologischen Flüssigkeiten vorkommenden Aminosäuren, hat aber den Nachteil, daß bei der heute üblichen Methodik größere Substanzmengen für die Untersuchung benötigt werden. Die Papierchromatographie sowohl für den Aminosäuren- wie für den Zuckernachweis steht im Begriff, durch schnellere dünnschichtchromatographische Methoden ersetzt zu werden.

Andere Techniken wie die mikrobiologische Technik (HENDERSON und SNELL 1948), die Hochspannungselektrophorese und verschiedene chemische Analysen stehen den genannten

Methoden bei der Erfassung des gesamten Aminosäurenspektrums nach, doch soll nicht vergessen werden, daß die ersten Beschreibungen verschiedener Aminoacidurien wie die der Cystinurie, der Cystinose und der Wilsonschen Krankheit auf derartigen Methoden beruhten.

2. Klassifikation der Aminoacidurien

Die renalen Aminoacidurien können hereditärer Natur sein und auf einem primären Tubulusdefekt beruhen, oder die hereditäre Stoffwechselkrankheit ist generalisiert, führt aber simultan oder sekundär zu einem Tubulusdefekt mit renaler Aminoacidurie (Tabelle 1). Mit „simultan oder sekundär" soll ausgedrückt werden, daß neben dem renalen tubulären Defekt prärenale Stoffwechselstörungen vorliegen, die in manchen Fällen offensichtlich erst sekundär die renale Aminoacidurie verursachen (z.B. Wilsonsche Krankheit, Galaktosämie), während diese Sequenz für andere prärenale Stoffwechselkrankheiten nicht erwiesen ist. Bei ihnen käme auch ein gleichzeitiger und gleichwertiger, nicht sekundärer Stoffwechseldefekt am Tubulus in Betracht (z.B. Hartnupsche Krankheit). In der Gruppe der sekundären oder simultanen Tubulusdefekte beschränkt sich die Störung oft nicht auf die Aminosäurenrückresorption, sondern betrifft noch andere tubuläre Funktionen wie die Glucose- und Phosphatrückresorption. Nichthereditäre Ursachen renaler Aminoacidurien werden im folgenden nur soweit berücksichtigt, als es zum Verständnis der hereditären renalen Aminoacidurien erforderlich ist. Das gleiche gilt für die „Overflow"-Aminoacidurien und die Aminoacidurien mit ungeklärtem Mechanismus.

3. Mechanismus

Die Alphaaminostickstoffausscheidung im Urin gesunder Individuen beträgt im Durchschnitt beim Mann 1,39, bei der Frau 2,26 mg/kg/24 Std (THOMPSON und ABDULNABI 1950), die Plasmakonzentration 3,6—5,4 mg-% (HAMILTON und VAN SLYKE 1943; CHILD 1952), die Clearancerate durchschnittlich 1,2—1,7 (JONXIS 1957). Die Clearance liegt für die meisten Aminosäuren zwischen 0,5—2 ml/min/1,73 m² (DOOLAN et al. 1955 u.a.).

Wird eine Vermehrung einzelner oder mehrerer Aminosäuren im Urin festgestellt, so interessiert der dieser Aminoacidurie zugrunde liegende Mechanismus. Wie bei der Glucosurie wird ein „Overflow"-Mechanismus infolge erhöhter Plasmawerte einer gestörten tubulären Rückresorption gegenübergestellt (DENT und WALSHE 1954). Ein dritter „no-threshold"-Mechanismus (CUSWORTH und DENT 1961) betrifft einige Aminosäuren (wie die Beta-amino-isobuttersäure), die einen sehr geringen oder keinen Rückresorptionsmechanismus besitzen, so daß selbst geringfügige Erhöhungen ihres Plasmaspiegels zur Aminoacidurie führen (s. identisches Verhalten bei gewissen Zuckern S. 12).

Aussagen zum Mechanismus einer Aminoacidurie sind wesentlich schwieriger als bei der Glucosurie, da an einer Aminoacidurie zehn und mehr Aminosäuren teilnehmen können, deren Ausscheidungsmechanismen verschieden sein können und deshalb nicht so sehr summarisch (Gesamt-Alphaaminostickstoff), als vielmehr individuell interessieren. In den letzten Jahren sind solche Informationen über verschiedene Aminoacidurien jedoch mittels der säulenchromatographischen und, in begrenzterem Umfange, der mikrobiologischen Methodik gewonnen worden.

Wesentliche Erkenntnisse zur tubulären Rückresorption der Aminosäuren wurden im Tierexperiment gewonnen. Da alle Plasmaaminosäuren durch die Capillarmembranen der Glomerula frei filtriert werden, im Urin aber nur in sehr geringen Mengen erscheinen, muß ihre Rückresorption durch die Tubuli fast vollständig sein (KIRK 1936; DOTY 1941; PITTS 1943). Sie beträgt nach SMITH (1951)

98%. PITTS zeigte 1943 und 1944 an Hunden, daß verschiedene Aminosäuren durch gleiche tubuläre Mechanismen rückresorbiert werden, und daß diese Mechanismen eine begrenzte Transportkapazität haben. Kompetitionsphänomene zwischen den betreffenden Aminosäuren lassen auf Transport durch die gleichen Tubuluszellen und gemeinsame Transportelemente in den Zellen schließen. Weitere Untersuchungen von BEYER, WRIGHT et al. (1946, 1947), WRIGHT, RUSSO et al. (1947) und KAMIN und HANDLER (1951) lassen das Vorhandensein von mindestens drei voneinander unabhängigen Transportsystemen vermuten. Die Rückresorption findet im proximalen Tubulus an der Stelle statt, wo PAH sezerniert wird; ein Anhalt für tubuläre Sekretion von Aminosäuren ergibt sich bisher nicht (BROWN, SAMIY und PITTS 1961).

Der Transport durch die Tubuluszellen ist aktiv gegen ein Konzentrationsgefälle, so daß U/P_{NH_2-N} auf der proximalen Seite der Rückresorption erheblich unter 1,0 absinken kann. Das entspricht der bekannten Tatsache, daß die Aminostickstoffclearance niedrig ist und sich dem Nullwert nähern kann. Verschiedene Aminosäuren haben meßbare tubuläre Rückresorptionsmaxima (T_m) (PITTS 1944). Die Verabfolgung großer Aminosäuremengen unterdrückt die Phosphatrückresorption (AYER, SCHIESS und PITTS 1947), die gleichfalls im proximalen Tubulus stattfindet (WALKER und HUDSON 1937; PITTS et al. 1958). Der Einfluß verschiedener Stoffwechselgifte (Salyrgan, Na-Fluorid, Dinitrophenol usw.) sowie einer orthostatischen Anoxie auf die Aminosäurenrückresorption in der Tubuluszelle des Kaninchens wurde von STAVE (1957) studiert; dieser versuchte, daraus auf den normalen Transportmechanismus und seine Störung durch Fermentgifte Rückschlüsse zu ziehen.

IV. Darstellung der Krankheitsbilder

1. Primäre hereditäre Tubulopathien

a) Renale familiäre Glucosurie (renaler Glucosediabetes)

Diese Form der Glucosurie, die 1896 von KLEMPERER erstmalig beschrieben wurde, ist als benigne hereditäre Nierenfunktionsstörung definiert, bei der eine erniedrigte Nierenschwelle für Glucose besteht, während der prärenale Zuckerstoffwechsel keine Besonderheiten zeigt. Je nach dem Grad der Störung gehen ständig oder nur nach den Mahlzeiten Glucosemengen verloren, die gewöhnlich 20—30 g in 24 Std nicht überschreiten, in 16,5% der 90 Fälle von ROBBERS (1953) allerdings über 50 g, in einem Fall sogar 106 g betrugen. Die Störung ist nicht progredient, die tägliche Harnzuckermenge über Jahre recht konstant (im obigen Fall bei einer Nachuntersuchung 13 Jahre später 108,5 g). Im Gegensatz zu JOSLIN (1946) und CONSTAM (1950) hält REUBI (1960) die postprandiale normoglykämische Glucosurie nicht für eine qualitative, sondern nur für eine quantitative Variante der renalen Glucosurie.

Symptomatologie

Die klinische Bedeutung dieses Tubulusdefektes ist gering und liegt hauptsächlich in der Verwechslungsmöglichkeit mit dem Diabetes mellitus. Die Glucosurie ist meist das einzige Symptom, nur bei massivem Zuckerverlust mit resultierender Hypoglykämie kommen Beschwerden wie Müdigkeit, Schwindel, Schweißausbruch, Hungergefühl, Polyurie und Polydipsie vor. In seltenen Fällen kann dann auch eine Acetonurie beobachtet werden. Ein Übergang zum echten Pankreasdiabetes wird nach den ausgedehnten Beobachtungsreihen von JOSLIN

(1946) und ROBBERS (1946, 1953) abgelehnt. Eine erniedrigte Nierenschwelle für Glucose wurde bei Patienten mit Diabetes mellitus allerdings wiederholt beobachtet (ROBERTSON 1953; BERTHARION 1954) und läßt sich vielleicht auf gehäufte Nierenaffektionen bei dieser Krankheit zurückführen.

Häufigkeit, Erbgang

Angaben zur Häufigkeit schwanken je nach Definition der diagnostischen Kriterien zwischen 0,5—6‰. LYALL fand bei 23 von 400000 Rekruten eine Glucosurie bei normalen oder erniedrigten Blutzuckerwerten; nach Aufnahme von 50 g Glucose verzehnfachte sich die Zahl der Glucosuriker auf 234. Der Erbgang ist einfach dominant (HJÄRNE 1929; ROBBERS 1946, 1953; KRAINICK 1953; HOROWITZ 1955) im Gegensatz zum Diabetes mellitus, der gewöhnlich als recessiv und nur beim Altersdiabetes als dominant vererbt angesehen wird (Literatur bei GRÜTTNER und LENZ 1962). Schon dieser Unterschied im Erbgang des renalen Diabetes und des Pankreasdiabetes spricht nach HJÄRNE gegen eine mehr als zufällige Kombination beider Krankheiten, wie sie in seltenen Fällen beobachtet wurde (LICHTWITZ 1936; GOVAERTS 1952). Theoretische Erwägungen zur Genetik verschiedener Typen des renalen Diabetes (s. unten) wurden von WOOLF u. Mitarb. (1955) veröffentlicht.

Pathologische Anatomie

Während MONASTERIO (1939, 1953) eine Erweiterung der proximalen Tubuli mit Abflachung ihrer Epithelzellen bei zwei Fällen von renaler Glucosurie beschrieb, konnten GROTE und HEILMANN (1937), REUBI (1956, 1960) sowie LEONARDI u. Mitarb. (1960) keinen abnormen Nierenbefund erheben, obwohl letztere Autoren sich auch der elektronenmikroskopischen Technik bedienten. Es besteht also kein Zweifel, daß die renale Glucosurie bei morphologisch normalen Tubuli erfolgen kann. MONASTERIOs abweichende Beobachtungen (1960) lassen sich vielleicht mit einem überlagernden zweiten Nierenleiden erklären.

Pathologische Physiologie

Auf Grund von Clearanceversuchen an 15 Patienten glaubt REUBI (1950, 1951, 1954, 1958) zwei Formen von renaler Glucosurie unterscheiden zu können. Bei dem häufigeren Typ A (neun Fälle) sind die totale Glucoserückresorption (T_G) und die maximale Glucoserückresorption (Tm_G) herabgesetzt, bei Typ B ist nur die T_G herabgesetzt, die Tm_G aber normal. REUBI nimmt an, daß bei Typ A alle funktionellen Tubuluseinheiten leistungsvermindert, die T_G und Tm_G daher gleichmäßig eingeschränkt sind. Beim Typ B finden sich hingegen Tubuli mit verminderter und vermehrter Aktivität nebeneinander, so daß die erniedrigte T_G durch ungenügende Zuckerrückresorption der leistungsschwachen Tubuli, die normale Tm_G durch Überfunktion der leistungsstarken Tubuli zustande kommt. Während FRIEDMAN u. Mitarb. (1942), HAMBURGER und BARBITZER (1948) sowie BRADLEY u. Mitarb. (1950) ähnliche Befunde erhoben, konnten GOVAERTS (1949), NIELSEN (1948) und FRANK (1951) nie einen Fall des Typs B beobachten, und auch TAGGART (1956) fand bei 17 Patienten keine klare Trennung der Clearancebefunde in zwei Gruppen, hingegen eine erhebliche Streubreite der Werte von Fall zu Fall.

CHAPTAL und JEAN (1958) beschrieben einen weiteren Typ von renaler Glucosurie, bei dem die zu Beginn der Zuckerbelastung noch normale Tm_G nach einigen Minuten trotz weiterbestehender Hyperglykämie absank, als sei der tubuläre Rückresorptionsmechanismus vorzeitig erschöpft. Die eigentliche Natur der Störung bei dieser wie bei den vorher geschilderten Typen ist nicht bekannt, ja selbst die Frage nach dem normalen Glucosetransport durch die Tubuluszelle ist heute noch offen. Die Vermutung, daß dem renalen Diabetes der Mangel eines phosphorylierenden Enzyms in den Tubuli zugrunde liegt, hat sich weder durch den Nachweis einer Phosphataseverminderung in den Tubuluszellen (REUBI 1951; KARK 1958; LEONARDI et al. 1960) bestätigen lassen, noch geht nach heutiger Auffassung der Glucosetransport mit einer Phosphorylierung einher (TAGGART 1958). Bei vier Fällen von Hypophosphatasie, die sich nach ROSENTHALs Untersuchungen (1960) auch auf die Tubuluszellen erstreckt, haben wir chromatographisch eine Glucosurie ausgeschlossen. Der Defekt ist beim renalen Glucosediabetes möglicherweise nicht auf die Niere beschränkt, da DEBRÉ u. Mitarb. (1956) drei Patienten mit einer gleichzeitigen Störung der Glucoseresorption im Darm beobachteten.

Die übrigen Nierenfunktionen sind nicht beeinträchtigt, die Inulin-, PAH-, Kreatinin- und Diodrastclearances normal, gleichfalls die Rückresorption der Phosphate (GOVAERTS und LAMBERT 1949) und Aminosäuren (CHISOLM und HARRISON, zit. von MUDGE 1958). REUBI (1960) fand in einigen Fällen eine leichte Einschränkung der Glomerulumfiltration und PAH-Clearance, die zumindest bei zwei Patienten auf Hypertension und Nephrosklerose zurückzuführen waren. Auch sah er Übergangsformen zu multiplen Tubulusfunktionsstörungen mit Phosphaturie und Aminoacidurie (REUBI 1958). HEIJKENSKJÖLD und SANDBERG (1957) beobachteten bei zwei verwandten Patienten neben Glucose eine vermehrte Ausscheidung von Galaktose, Lactose, Aminozuckern und Aminosäuren, allerdings bei sehr großem Urinausgangsvolumen für die chromatographische Technik (10 ml statt der üblichen 0,1 ml).

Diagnose

Die Diagnose der renalen Glucosurie ist bei starker Zuckerausscheidung und normalem oder erniedrigtem Blutzuckerspiegel leicht; in jedem Fall sollten aber der Harnzucker eindeutig als Glucose identifiziert und andere Melliturien ausgeschlossen werden. Wird die Art des Zuckers nicht identifiziert, so ergeben sich besonders mit solchen Melliturien Verwechslungsmöglichkeiten, die mit einem normalen oder erniedrigten Gesamtblutzucker einhergehen. Dies gilt z.B. für die Pentosurie (Xyloketosurie) und die Disaccharidurien, bei welchen kein tubulärer Rückresorptionsmechanismus existiert und die mit ihren niedrigen Zuckerkonzentrationen im Blut den Eindruck einer renalen Melliturie erwecken, tatsächlich aber „Overflow"-Melliturien mit sehr hoher Clearance sind. Von DORMANDY und PORTER (1961) wurden zwei Schwestern mit familiärer Fructoseintoleranz beschrieben, die jahrelang als Fälle von renaler hereditärer Glucosurie galten, da ihr Gesamtblutzucker normal oder infolge der für diese Krankheit charakteristischen hypoglykämischen Zustände erniedrigt war.

Bei leichten passageren Glucosurien kann die Differentialdiagnose zu milden Verlaufsformen des Diabetes mellitus Schwierigkeiten bereiten und nur auf Grund von simultanen Zuckerbestimmungen im Katheterurin (nach Blasenspülung) und Capillar- oder besser Arterienblut sowie Zuckerbelastungsproben entschieden werden. Auch die benigne funktionelle Glucosurie mit Hyperglykämie (FABER 1927; POWELSON und WILDER 1931; CLASSBERG 1935; MARBLE et al. 1939) muß differentialdiagnostisch von der renalen Glucosurie abgegrenzt werden. Hier liegt die Störung prärenal in einem verlangsamten Start der Mechanismen, die den Zucker nach normaler Darmresorption aus dem Blut in die Gewebe transportieren. Im Anschluß an die erste Mahlzeit kommt es zu einer kurzfristigen Hyperglykämie und „Overflow"-Glucosurie. Sehr bald spielt sich die Zuckerverwertung aber wieder normal ab, der Blutzuckerabfall ist normal oder nur unbedeutend verzögert, die Glucosurie verschwindet. Die Phase der Hyperglykämie kann so kurz sein, daß sie bei Blutzuckerbestimmungen im 30 min-Abstand der Beobachtung entgeht und die falsche Diagnose „renale Glucosurie" gestellt wird. Die benigne Glucosurie wird auf eine Labilität der Blutzuckerregulation bezogen und zeigt keine Übergänge zum Pankreasdiabetes (HOLST 1925/26; MARBLE et al. 1939).

Eine ungefähre Schätzung der Nierenschwelle für Glucose wird durch Messung der Glucosurie bei verschiedenen Blutzuckerspiegeln, nüchtern und nach Einnahme von 20 g Glucose in 300 ml Wasser, erreicht. Wird bei Blutzuckerwerten unter 120 mg-% (ohne vorherigen, selbst kurzfristigen Anstieg über diese Konzentration) noch Glucose im Harn ausgeschieden, so ist die Diagnose einer renalen Glucosurie gesichert. Eine genaue Bestimmung der Nierenschwelle ist nur unter annähernden Clearancebedingungen mit Blasenkatheterisierung und arterieller Blutentnahme nach längerem Fasten und anschließender kontinuierlicher Glucoseinfusion möglich.

Ist die renale Genese einer Glucosurie sichergestellt, so muß eine symptomatische Form der renalen Glucoseausscheidung im Gefolge einer entzündlichen, toxischen oder metabolischen Nierenerkrankung (s. S. 42), einer Nierenmißbildung sowie eine Schwangerschafts- oder Cortisonglucosurie ausgeschlossen werden. Neben den üblichen nierendiagnostischen Untersuchungen, einschließlich Inulin- und PAH-Clearances, sollte auch die Aminosäuren- und Phosphatausscheidung sowie die osmotische und Säurebasen-Regulation der Nieren berücksichtigt werden. Über Messung der Tm_G und „Titration" der glomerulotubulären Aktivität s. Beitrag KLEINSCHMIDT.

Therapie

Eine Behandlung der hereditären renalen Glucosurie ist gewöhnlich nicht erforderlich. Nur bei Vorliegen außergewöhnlich großer Zuckerverluste und hypoglykämischer Erscheinungen empfiehlt sich die Zufuhr einer kohlenhydratreichen Nahrung in häufigen Einzelmahlzeiten sowie einer eiweißreichen Kost zur Unterhaltung einer gleichmäßigen Neoglucogenese. Insulingaben sind kontraindiziert und gefährlich. Der Patient muß über die Harmlosigkeit seiner Anomalie unterrichtet werden, um auch künftige Fehlinterpretationen der Glucosurie zu verhüten.

b) Cystinurie

Die Cystinurie ist das am besten erforschte Beispiel einer renalen Aminoacidurie, die auf einem primär tubulären Defekt beruht. Sie läßt sich definieren als eine hereditäre Stoffwechselstörung in einem spezifischen tubulären Transportsystem, welches normalerweise die Rückresorption der vier Diaminosäuren Cystin, Lysin, Arginin und Ornithin betrifft. Die Transportstörung könnte auf dem Mangel an einer enzymartigen Substanz in den Tubuluszellen beruhen, welche für Substrate mit zwei entsprechend gelagerten Aminogruppen spezifisch ist. Die Affinität dieser Substanz scheint geringer für Cystin und Lysin und größer für Arginin und Ornithin zu sein, womit sich die Beobachtung erklären ließe, daß Arginin und Ornithin erst im Urin erscheinen, wenn die Cystin- und Lysinausscheidung bereits eine erhebliche Höhe erreicht hat (HARRIS und ROBSON 1957).

Obwohl die Cystinurie bereits vor 150 Jahren entdeckt wurde, sind ihre wesentlichen pathogenetischen Befunde Forschungsergebnisse der letzten 10 Jahre. WOLLASTON fand 1810 in der Blase eines Patienten einen Stein unbekannter Zusammensetzung und nannte ihn „cystic oxide", da er die Steinsubstanz für ein in der Blase (Cystis) vorkommendes Oxyd hielt. Später stellte sich heraus, daß die unbekannte Substanz eine schwefelhaltige Aminosäure, Cystin, ist, die bei erhöhter Konzentration auf Grund ihrer schweren Löslichkeit auch in anderen

Teilen der ableitenden Harnwege sowie im Urin nach seiner Entleerung auskristallisieren kann. So ist WOLLASTONs Entdeckung nicht nur als erster Nachweis eines Cystinsteines, sondern einer Aminoacidurie bzw. Aminosäurenstoffwechselstörung in vivo zu werten.

Den Cystinverlust mit dem Harn erklärte GARROD (1908) in seinen Croonian Lectures über ,,Inborn Errors of Metabolism" mit einem intermediären Enzymblock beim Abbau von Cystin zu Sulfat, wobei es zum Überströmen des angestauten Cystins vom Blut in den Harn kommt. Diese Auffassung hat sich bis in die jüngste Zeit gehalten, obwohl wichtige spätere Befunde mit GARRODs These nicht in Einklang zu bringen waren, wie der Nachweis einer Vermehrung von Lysin im Urin durch ACKERMANN und KUTSCHER (1911), seine Bestätigung und Erweiterung auf Arginin durch HOPPE-SEYLER (1933) sowie das Fehlen erhöhter Cystinwerte im Blut durch BROWN und LEWIS (1937). Schon 1934 wurde der Mechanismus der Cystinurie von PATCH mit dem der renalen Glucosurie verglichen, doch schufen erst die methodischen Fortschritte der letzten Jahrzehnte die Basis für ein besseres Verständnis des Stoffwechselfehlers.

Symptomatologie

Die Cystinurie ist eine harmlose, mit ungekürzter Lebenserwartung einhergehende Stoffwechselanomalie, solange es nicht zur Steinbildung in den ableitenden Harnwegen kommt. Der Verlust von Aminosäuren im Harn, der für Cystin 1 g und für die essentielle Aminosäure Lysin 2 g und mehr pro Tag betragen kann, ist ohne klinische Bedeutung. Der Stoffwechseldefekt ist aller Wahrscheinlichkeit nach von Geburt an vorhanden. Die 4 Wochen alte Schwester eines unserer Patienten mit Cystinsteinen zeigte im Urin eine vermehrte Cystin-Lysinausscheidung, bei einem 10 Monate alten Jungen mußten Cystinausgußsteine aus beiden Nierenbecken entfernt werden. Die Konkrementbildung kann jedoch auch Jahrzehnte später auftreten oder rezidivieren, ohne daß die Ursachen hierfür bekannt sind. Nach den bisherigen Daten besteht nicht genügend Anhalt für die weit verbreitete Annahme, daß die Cystinsteinbildung im Kindesalter oder beim männlichen Geschlecht gehäuft auftritt.

Die klinischen Symptome von seiten der Harnwegssteine entsprechen denen bei anderen Steinleiden. Auch röntgenologisch ist die spezifische Diagnose eines Cystinsteinleidens nicht möglich, da die Steine nicht homogen, sondern mit anorganischen Salzen vermischt sind und einen Kontrast wie andere Steine geben. Auch der Aspekt eines entleerten Cystinsteines zeigt gewöhnlich keine charakteristischen Besonderheiten. Wir können die Ansicht von SMITH u. Mitarb. (1959) nicht teilen, die das Aussehen der Steine als pathognomonisch, mit facettierter, glatter, gelber Oberfläche schildern. Die Komplikationen des Konkrementbefalles entsprechen gleichfalls denen anderer Steinleiden und bestehen hauptsächlich in Harnwegsinfektionen, Hydronephrose und Schrumpfniere mit Hypertension, bei beidseitigem Befall schließlich in Tod durch Urämie. Zwei von 80 nicht nach Steinbefall ausgelesene Cystinurie-Patienten DENTs (1960) gingen an Urämie zugrunde, während BOSTRÖM (1958/59) in Schweden unter 40 Patienten mit Cystinsteinleiden fünf Männer beschrieb, die im Durchschnittsalter von 36,8 Jahren an diesen Folgen verstorben waren. Nach seiner Erfahrung haben Männer bei Steinkomplikationen eine schlechtere Prognose als Frauen. Eine ausführliche Schilderung der klinischen Symptomatik findet sich bei BOSTRÖM und HAMBRAEUS (1964). Das möglicherweise zufällige Zusammentreffen von Cystinurie mit Steatorrhoe bzw. Cöliakie wurde von FLEMING et al. (1963) bzw. HAMBRAEUS und DE HEVESY (1964) bei einem 14jährigen bzw. 15 Monate alten Jungen beobachtet.

Ein ungewöhnliches Syndrom, bestehend aus kongenitaler Cystinurie Zwergwuchs und Muskelhypotonie, sahen CLARA und LOWENTHAL (1965) bei vier Geschwistern einer belgischen Familie.

Häufigkeit, Erbgang

Während das familiär gehäufte Vorkommen der Cystinurie schon vor GARROD bekannt war, gab erst die quantitative Erfassung von Cystin, Lysin, Arginin und Ornithin im Harn der Probanden genügend Anhalt, den Erbmodus aufzuklären. Nach HARRIS u. Mitarb. (1955) sind zwei Erbgänge der Cystinurie zu unterscheiden: Ein recessiver und ein unvollständig recessiver Erbgang. Bei der recessiven Cystinurie zeigen die homozygoten Träger des mutierten Gens einen tubulären Rückresorptionsdefekt für Cystin, Lysin, Arginin und Ornithin, in ihrem Harn werden alle vier Aminosäuren vermehrt ausgeschieden. Die heterozygoten Träger des Gens lassen für keine der vier Aminosäuren einen Rückresorptionsdefekt erkennen, entsprechen also auch in ihrer Aminosäurenausscheidung im Harn normalen Individuen. Die unvollständig recessive Form zeigt bei homozygotem Befall den gleichen Tubulusdefekt wie die einfach recessive Form, die Patienten haben also eine Cystin-, Lysin-, Arginin- und Ornithinurie. Die Heterozygoten weisen jedoch im Gegensatz zur einfach recessiven Form eine mäßige, aber deutliche Verminderung ihrer Cystin- und Lysinrückresorption auf, zeigen dementsprechend eine Cystin- und Lysinurie. Zum Steinbefall kommt es fast nur bei den Homozygoten beider Erbformen, ausnahmsweise einmal bei den Heterozygoten der unvollständig recessiven Form. Der Unterschied in der Vererbung könnte auf dem Vorhandensein von zwei Allelen des mutierten Cystinuriegenes beruhen, wobei das eine Allel einen schwereren tubulären Defekt bewirkt als das andere. Eine noch stärkere Heterogenität der Cystinurie vermutet ROSENBERG (s. unten).

Auf der Basis der Vererbungsthese von HARRIS ist versucht worden, die Häufigkeit der Cystinurie zu schätzen. Nach den bisherigen Reihenuntersuchungen (Literatur bei KNOX 1960) beträgt das Vorkommen von Cystinurie in der Bevölkerung maximal 1:250, doch sind diese Cystinuriker wahrscheinlich fast ausschließlich Heterozygote der unvollständig recessiven Form, da die Heterozygoten der einfach recessiven Form ja keine Cystinurie zeigen. Die Häufigkeit der Homozygoten für das unvollständig recessive Cystinuriegen wäre danach 1:250000, der Homozygoten für beide Formen etwa 1:80000, da die einfach recessive Cystinurie häufiger vorkommt als die unvollständige Form. Bei mindestens der Hälfte der homozygoten Cystinuriker ist nach DENT und HARRIS (1951) früher oder später Steinbefall zu erwarten. Cystinkristalle im Harnsediment (s. später) wurden von verschiedenen Autoren mit einer Häufigkeit von durchschnittlich 1:15000 gefunden (Literatur bei KNOX 1960), so daß die obigen Zahlenangaben eher zu gering sind.

Pathologische Physiologie

Mikrobiologische, papier- und säulenchromatographische Untersuchungen von über 100 Patienten haben neben einer Cystinvermehrung konstant eine zusätzliche Vermehrung von Lysin, häufig auch von Arginin und Ornithin im Harn ergeben (YEH et al. 1947; DENT und ROSE 1951; STEIN 1951; BICKEL und SOUCHON 1954). Die Plasmakonzentrationen dieser Aminosäuren sind normal oder vermindert, die Nierenclearance ist stark erhöht und bis an die Inulinclearance reichend, so daß besonders für Cystin und Lysin die tubuläre Rückresorption praktisch aufgehoben sein kann (FOWLER et al. 1952; STEIN und MOORE 1954; ROBSON und ROSE 1957). Für die Konkrementbildung ist von den vier Aminosäuren nur das Cystin verantwortlich. Seine schlechte Löslichkeit bei hoher Konzentration im Harn bedingt die Steinbildung. Nach HARRIS u. Mitarb. (1955) ist mit Steinbildung zu rechnen, wenn die Cystinausscheidung im Urin 250 mg/g Kreatinin (bzw. 0,4 g pro Tag beim Erwachsenen) übersteigt. Bei einer derartigen Cystinkonzentration läßt sich neben Lysin, dessen Konzentration etwa doppelt so hoch wie die von Cystin ist, auch bereits Arginin im Harn vermehrt nachweisen, woraus sich die praktisch wichtige Folgerung ergibt, daß bei Vorhandensein von Arginin im Harn eines Cystinurikers mit Steinbildung zu rechnen ist. Dieses Kriterium ist mit Hilfe

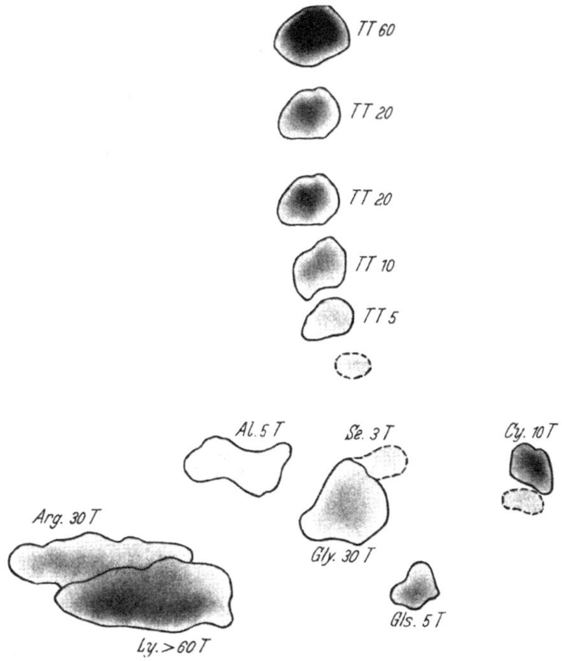

Abb. 3. Papierchromatogramm mit Urin eines Cystinurikers (reproduziert aus H. BICKEL u. F. SOUCHON mit freundlicher Genehmigung des Enke-Verlages). Beachte die Vermehrung von Cystin, Lysin und Arginin. Zeichenerklärung: *Cy* Cystin (als Cysteinsäure), *Ly* Lysin, *Arg* Arginin. Die Aminosäuren *Gly* Glycin, *Se* Serin, *Al* Alanin, *Gla* Glutaminsäure haben normale Konzentrationen. TT 5, TT 10 usw. = Testflecken mit 5, 10 usw. Gamma Taurin. Die T-Zahlen neben den Aminosäurenamen entsprechen etwa in Farbintensität und Ausdehnung den Testtaurinflecken gleicher Menge

der Papierchromatographie einfacher zu gewinnen als das einer quantitativen Cystinbestimmung (Abb. 3).

Die Höhe der Cystinkonzentration im Urin hängt neben der Schwere der tubulären Rückresorptionsstörung auch von der Wasserdiurese und dem Eiweißgehalt der Nahrung ab. Von weiteren, für die Konkrementbildung wichtigen Faktoren ist besonders das Urin-pH zu nennen. Nach den Untersuchungen DENTs und SENIORs (1955) nimmt die Löslichkeit des Cystins bei einem Urin-pH über 7,0 rasch zu und erreicht über 7,5 doppelt erhöhte Werte (Abb. 4). Dementsprechend sind Cystinkristalle im Urin der mit Alkali behandelten Patienten bei pH-Werten über 7,4 fast nie mehr nachzuweisen. Aber auch andere Faktoren müssen die Cystinlöslichkeit beeinflussen, da diese bei gleicher pH-Reaktion im menschlichen Urin doppelt so hoch wie im Wasser ist, ja bei der Genetkatze noch wesentlich günstiger ist, da diese afrikanische Wildkatze Cystinkonzentrationen im Urin von 1000 γ/ml aufweist, ohne je Steine zu bilden, während beim Menschen 300 γ Cystin/ml als die oberste Sättigungsgrenze im Urin gilt (DENT und SENIOR 1955).

Schließlich werden auch Infektionen und Abflußstörungen bei morphologischen Harnwegsveränderungen die Steinbildung fördern.

Während der tubuläre Defekt auf die Rückresorption der vier genannten Aminosäuren beschränkt ist, konnten MILNE u. Mitarb. (1961) eine zusätzliche Resorptionsstörung in der Darmwand ihrer Patienten nachweisen. Lysin und Arginin wurden nach oraler Belastung vom Cystinuriker schlechter resorbiert als vom Gesunden. Auch die früheren Befunde eines fehlenden Cystinanstieges in Blut und Urin nach oraler Cystingabe sprechen für eine enterale Cystinresorptionsstörung. MILNEs Beobachtung erklärt am besten den seit der ersten Beschreibung von UDRANSZKY und BAUMANN (1889) wiederholt bestätigten Befund einer Vermehrung der Diamine Putrescin und Cadaverin im Urin mancher Cystinuriker. Statt das Auftreten dieser Diamine wie üblich auf eine bakterielle Zersetzung von Lysin, Arginin und Ornithin im infizierten Urin zurückzuführen, glaubt MILNE, daß die Diamine im Colon der Patienten entstehen, wo die ungenügend resorbierten Aminosäuren durch Bakterien decarboxyliert und resorbiert werden. Die Befunde MILNEs wurden durch in vivo- und in vitro-Untersuchungen mehrerer Arbeitsgruppen bestätigt und erweitert (THIER et al. 1964, 1965; McCARTHY et al. 1964; ROSENBERG et al. 1965, 1966). ROSENBERG bestimmte in Dünndarmbiopsiematerial von 15 homozygoten Cystinurikern den aktiven Transport von radioaktivem Lysin, Cystin und Arginin durch die Darmwand, gleichfalls in vivo den Cystin- und Cysteinanstieg im Blut nach oraler Belastung. Alle 15 Patienten zeigten eine Cystin-Lysin-Arginin-Ornithinurie, waren Cystinsteinträger, unterschieden sich aber auf Grund der intestinalen Resorptionsverhältnisse und der Aminosäureausscheidung im Urin der heterozygoten Verwandten in drei Typen.

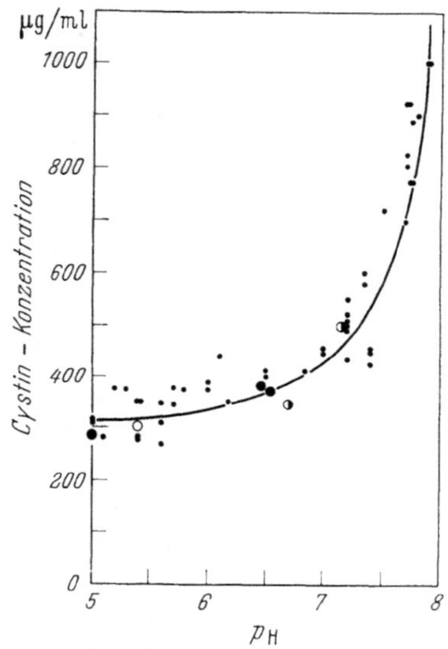

Abb. 4. Löslichkeit des Cystins in Abhängigkeit vom pH (DENT und SENIOR 1955). Cystinkonzentration µg/ml

	Aktiver intestinaler Transport für			Cystin- und Lysinausscheidung im Urin der heterozygoten Verwandten
	Lysin	Cystin	Arginin	
Typ I	abwesend	abwesend	abwesend	normal
Typ II	abwesend	vorhanden	nicht untersucht	vermehrt
Typ III	vorhanden	vorhanden	vorhanden	vermehrt

ROSENBERG nimmt an, daß diese drei Typen genetisch selbständige Untergruppen der Cystinurie darstellen. Der recessiv vererbte Transportdefekt könnte auf der Synthesestörung eines spezifischen Enzyms oder Trägerproteins beruhen, welches sich normalerweise mit Cystin und den dibasischen Aminosäuren in der Zellmembran verbindet. Die unterschiedliche Schwere der Darmresorptionsstörung bei den einzelnen Typen ist vielleicht auf Allele des mutierten Genes zurückzuführen, wobei Typ I der vollständig recessiven Form HARRISs entspräche, Typ II und III weitere Differenzierungen der unvollständig recessiven Form darstellen würden. Da eine Darmresorptionsstörung für Cystin und die basischen

Aminosäuren in der Mehrzahl der Cystinuriefälle vorhanden zu sein scheint, kann die Cystinurie nicht mehr als ein isolierter Tubulusdefekt angesehen werden. Auch bei der renalen Glucosurie (S. 12) und dem Hartnup-Syndrom (S. 59) liegen Hinweise vor, daß die Transportstörung nicht auf die Tubuluswand beschränkt, sondern auch in der Darmwand vorhanden ist.

Weitere Untersuchungsbefunde der letzten Jahre wurden teils noch ungenügend bestätigt, teils von anderen Autoren widerlegt, so daß sie hier nur kurz erwähnt werden. FRIMPTER u. Mitarb. (1962) sowie CRAWHALL und THOMPSON (1965) beobachteten eine über die Inulinclearance erhöhte Cystinclearance und folgerten daraus auf eine aktive Cystinsekretion der Niere. Zusätzlich stellte FRIMPTER (1963) bei einem Patienten eine im Normbereich liegende arteriovenöse Differenz für Cystin, hingegen eine hohe arteriovenöse Differenz für Cystein fest und schloß daraus, daß die vermehrte Cystinausscheidung dieser Krankheit durch einen gestörten Cysteinstoffwechsel in der Niere verursacht würde. Dem widersprechen jedoch die Befunde normaler arteriovenöser Differenzen für Cystein bei zwei Patienten von ROSENBERG et al. (1965), die für diese Aminosäure auch eine, im Gegensatz zu Cystin, ungestörte Darmresorption nachwiesen und daraus auf separate Resorptionsmechanismen für Cystin und Cystein schlossen. Zu identischen Resultaten kamen LONDON und FOLEY (1965). Auch die von FRIMPTER (1963) beobachtete Ausscheidung eines Disulfides aus L-Cystein und L-Homocystein bei der Cystinurie bedarf der Bestätigung.

Schließlich konnten FOX u. Mitarb. (1964) bei in vitro-Versuchen mit Nierenrinden-Biopsiematerial von Cystinurikern keine Störung der Cystinaufnahme dieses Gewebes nachweisen, während die Gewebsaufnahme von Lysin und Arginin beeinträchtigt war. Dieser Befund spricht gegen ein für Cystin und die dibasischen Aminosäuren gemeinsames Transportsystem, gleichfalls die Beobachtung einer isolierten renalen Cystinurie, ohne Lysin-, Arginin- oder Ornithinurie, bei zwei Geschwistern durch BRODEHL et al. (1967).

Diagnose

Bei allen an Harnwegsteinen leidenden Patienten, besonders bei familiärem Steinbefall, sollte die Cystinurie differentialdiagnostisch berücksichtigt werden. Als orientierende Untersuchung eignet sich der einfache Cyanid-Nitroprussidtest nach LEWIS (1932), der bei homozygoten Patienten stark positiv ist, bei Vorhandensein von Aceton und bestimmten Medikamenten sowie bei der Homocystinurie allerdings gleichfalls positive Rekationen ergeben kann.

Zu 5 ml Urin werden einige Tropfen konzentrierter NH_4OH-Lösung, 2 ml einer frisch zubereiteten 10%igen NaCN-Lösung gegeben und geschüttelt. 10 min wird auf die Reduktion des Cystins zu Cystein gewartet, dann tropfenweise eine 5%ige Na-Nitroprussidlösung zugefügt. Eine burgunderrote oder violette, nur langsam abblassende Farbe zeigt die Cystinvermehrung an.

Der positive Test ist auf das Vorliegen einer Cystinurie sehr verdächtig, wenn auch nicht absolut beweisend. Zur Bestätigung der Diagnose sollte ein Papierchromatogramm des Urins angefertigt werden (Abb. 2), welches das Cystin-Lysinmuster des Heterozygoten bzw. das Cystin-Lysin-Argininmuster des Homozygoten zeigt (Ornithin wird bei dieser Technik von Lysin überdeckt). Die Familienmitglieder eines Cystinurikers sollten auf die gleiche Weise untersucht werden.

Der Nachweis sechseckiger Cystinkristalle im Harnsediment gelingt nicht immer, da dieser neben der Cystinkonzentration vom Urin-pH abhängig ist. Gegebenenfalls sollte er im konzentrierten sauren Morgenurin vorgenommen werden, am besten nach Zusatz von etwas Eisessig bis zu einem Urin-pH von 4 und nach Abkühlung des Urins im Kühlschrank. Cystinkristalle sind ein Hinweis auf hohe Cystinkonzentration des Urins und deuten auf die Gefahr einer Steinbildung hin. Der Cystinnachweis in einem Konkrement kann an einem zermahlenen, in starker NH_4OH-Lauge gelösten Steinstückchen mit der Cyanid-Nitroprussid- und der papierchromatographischen Methode erfolgen. Abb. 5 zeigt einen Dünnschliff durch den Nierenbeckenstein eines Cystinurikers sowie sechseckige Cystinkristalle im Urinsediment.

Eine Verwechslung der Cystinurie mit anderen Aminoacidurien, bei denen Cystin nur eine von vielen vermehrten Aminosäuren ist, ist früher wiederholt vorgekommen, solange aus methodischen Gründen nur das Cystin erfaßt wurde und die übrigen Aminosäuren unerkannt blieben. Bei Darstellung des jeweiligen Aminosäurenmusters läßt sich die Cystinurie leicht von den anderen Aminoacidurien unterscheiden. Die progrediente, stets bereits im Kindesalter tödlich verlaufende Cystinose (S. 62) ist nach heutiger Auffassung mit der Cystinurie nicht verwandt, wenngleich bei der Cystinose gelegentlich Cystinmikrolithen in den Nierentubuli, in einem Fall sogar ein Cystinstein im Nierenbecken, beobachtet

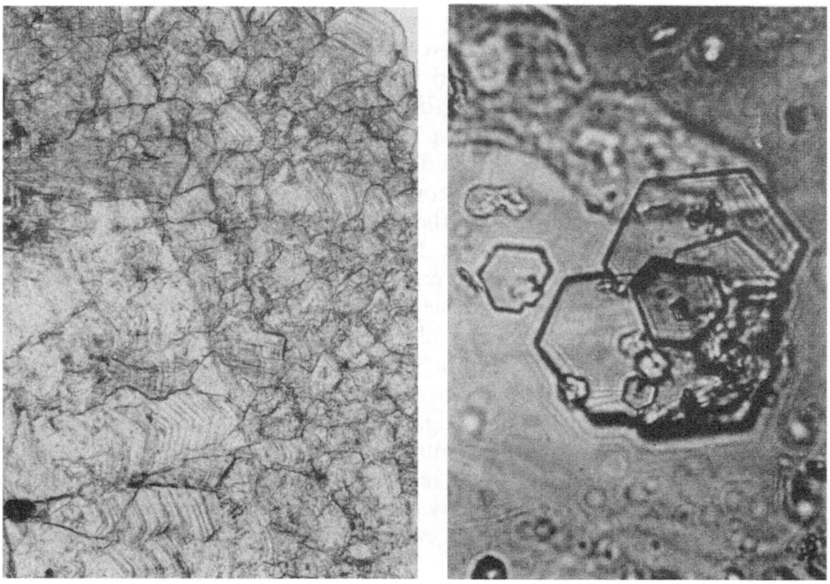

Abb. 5. Links: Dünnschliff des Nierenbeckensteines bei Cystinurie. Rechts: Sechseckige Cystinkristalle im Urinsediment bei Cystinurie

wurden. Klinisch können die Krankheiten nicht verwechselt werden. Auch für einen Erbzusammenhang zwischen beiden Leiden findet sich nach den Untersuchungen von Bickel und Harris (1953) sowie Hosenfeldt (1960) kein Anhalt, doch sind auch andere Ansichten vertreten worden (zusammenfassende Darstellung bei Hooft und Herpol 1957). Bei der Homocystinurie findet sich im Urin eine isolierte Vermehrung von Homocystin, das im zweidimensionalen Phenol-Collidinchromatogramm nach seiner Oxydierung zu Homocysteinsäure eine ähnliche Lokalisation einnimmt wie das zu Cysteinsäure oxydierte Cystin. Eine Lysin- und Argininvermehrung fehlt der Homocystinurie.

Steinprophylaxe

Zur Verhütung der Steinbildung ergeben sich vier Wege:

a) Alkalisierung zur Steigerung der Cystinlöslichkeit im Urin.

b) Hohe Flüssigkeitsaufnahme zur Herabsetzung der Cystinkonzentration im Urin.

c) Eiweißarme Kost zur Reduktion der Cystinausscheidung durch die Nieren.

d) In therapieresistenten Fällen Dauerbehandlung mit Penicillamin. Bei Vorliegen einer Pyelonephritis ist außerdem eine antibakterielle Behandlung, bei bereits vorhandenem Steinbefall eventuell chirurgische Steinentfernung erforderlich.

Zu a: Die Alkalisierung zur Verhütung der Cystinkristallisation wurde bereits 1876 von NIEMANN vorgeschlagen, seitdem aber nur an einzelnen Patienten erprobt. Eigene Erfahrungen erstrecken sich auf eine drei- bis achtjährige Behandlung von neun Patienten, die vor Behandlungsbeginn ein- oder mehrfach wegen Steinbildung operiert werden mußten (BICKEL 1962). Das Ziel der Alkalisierung, eine Verhütung neuer Steinbildungen durch Daueralkalisierung des Harns über 7,4, wurde mit Ausnahme eines Patienten mit schweren Nierenfunktionsstörungen erreicht. Teilweise oder vollständige Auflösung bereits gebildeter Steine und vermehrter Steinabgang unter Alkali- oder Flüssigkeitsbehandlung wurden von verschiedenen Autoren vermerkt (KLEMPERER und JACOBY 1914; DENT und SENIOR 1955). Bei der Wertung der Therapie muß allerdings berücksichtigt werden, daß Steinabgang oder längere, intermittierende Perioden ohne Steinneubildung auch spontan ohne Behandlung vorkommen.

Zur Alkalisierung empfiehlt sich die orale Gabe von Na citricum 100,0 — Acidum citricum 140,0 — Aqua dest. ad 1000,0, dreimal täglich 10—15 ml zu den Mahlzeiten und einmal 10—15 ml vor dem Schlafengehen. Andere Medikamente wie Na-Citrat und Na-bicarbonat können gleichfalls verwandt werden. Bei richtiger Therapieeinstellung sollten alle Urin-pH-Werte, besonders auch der des Morgenurins, über 7,4 liegen. Versagt die Behandlung trotz ausreichender Dosis, so ist zu prüfen, ob das Medikament regelmäßig genommen wurde. Dem Zweck der über viele Jahre notwendigen konsequenten Beibehaltung der Therapie dienen regelmäßige ambulante Vorstellungen alle 3—4 Monate mit entsprechenden Urin-pH-Kontrollen. Eine etwaige operative Steinentfernung und frühzeitige energische Bekämpfung einer Harnwegsinfektion müssen zusätzlich berücksichtigt werden. Nachteile ergeben sich aus der jahrelangen Alkalitherapie anscheinend nicht. Eine fortgeschrittene Niereninsuffizienz sollte zur Vorsicht mahnen, ist aber keine absolute Gegenindikation für diese Behandlung. Diamox ist für die Daueralkalisierung der Cystinurie ohne Wert, obwohl es kurzfristig nicht nur das Urin-pH hebt, sondern auch die Ausscheidung von Cystin, Lysin und Arginin vermindert (LINNEWEH et al. 1961).

Zu b: DENT und SENIOR (1955) sowie DENT et al. (1965) betonten die vorteilhafte Wirkung einer massiven Flüssigkeitszufuhr zur Prophylaxe weiterer Cystinsteinbildung. Besonders der hohen Harnkonzentration in der Nacht soll durch die Aufnahme von je zwei Glas Wasser vor dem Zubettgehen und nachts gegen 2 Uhr vorgebeugt werden. Die Autoren empfehlen eine Wasserdiurese von 2 ml/min, d.h. 3 Liter in 24 Std, die durch die nächtliche Trinkmenge sowie reichliches Flüssigkeitsangebot am Tage erreicht wird. Auf diese Weise läßt sich in fast allen Fällen eine Verringerung der Cystinkonzentration unterhalb des Sättigungsgrades erzielen, doch ist eine so hohe Trinkmenge auf die Dauer, besonders in der Nacht schwer zu verabreichen. Sicher sollte den Patienten empfohlen werden, reichlich und besonders vorm Zubettgehen zu trinken, auch bewirkt bereits die Alkalisierung eine beträchtliche Vermehrung der Diurese.

Zu c: Eine eiweißarme, d.h. methionin- und cystinarme Kost wurde mehrfach empfohlen, um das Angebot der zum Cystinaufbau verwandten Aminosäuren und damit die Cystinausscheidung selbst zu vermindern (Literatur bei KOLB und HARPER 1960; SMITH et al. 1959). Ein Erfolg dieser Maßnahme ist zu erwarten, die Reduktion der Eiweißzufuhr ist aber nur auf niedrig-normale Werte vertretbar. Auf die gleichzeitige Anwendung der oben genannten Maßnahmen sollte dabei nicht verzichtet werden.

Zu d: ELDJARN und PIHL wiesen 1958 auf die Möglichkeit hin, die Löslichkeit von Cystin im Urin mittels eines die SH-Gruppe enthaltenden Medikamentes durch eine Disulfidbildung zu steigern (s. auch ELDJARN und HAMBRAEUS 1964).

CRAWHALL, SCOWEN und WATTS verwandten 1963 als erste ein solches Thiol, D-Penicillamin (Dimethylcystein), zur oralen Behandlung zweier Cystinuriker und beobachteten eine Verminderung der Cystinausscheidung im Harn durch die Überführung von Cystin in ein gut lösliches Disulfid. MACDONALD und FELLERS (1965) verabreichten D-Penicillamin, 50 mg/kg Körpergewicht täglich oral. Die Cystinausscheidung fiel danach von 300—500 mg/l auf weniger als 100 mg/l innerhalb von 48 Std. Die Kreatinin-Clearance wurde dadurch nicht nennenswert verändert, doch kam es in einzelnen Fällen zu Urticaria und Erbrechen. Die Autoren schlugen vor, eine Langzeittherapie mit geringeren Dosen vorzunehmen. LOTZ und BARTTER (1965) erreichten bei einigen Patienten mit der gleichen Dosierung (in Kombination mit 50 mg Pyridoxin täglich) sogar eine Steinauflösung und empfahlen diese Therapie, wenn die unter a—c genannten prophylaktischen Maßnahmen ohne Erfolg bleiben oder sich schon Steine gebildet haben.

Über weitere therapeutische Versuche mit Penicillamin berichteten MCDONALD und HENNEMAN (1965) sowie MACDONALD und FELLERS (1966). Die ersten Autoren behandelten drei erwachsene Patienten mit 2—3 g D-Penicillamin täglich (vorübergehend auch mit höheren Dosen) über 8—20 Monate und erreichten eine Cystinverminderung im Urin bis zum negativen Ausfall der Cyanid-Nitroprussidprobe. Bei dem einzigen Cystinträger ihrer Gruppe gelang eine Auflösung des Steines. Alle drei Patienten zeigten als Nebenerscheinung eine Eosinophilie, zwei vorübergehend Fieber, Übelkeit und eine erhöhte alkalische Phosphatase, je ein Patient Pruritus bzw. eine Blutsenkungsbeschleunigung. Derartige toxische Nebenwirkungen der Penicillaminbehandlung wurden bei den meisten Patienten beobachtet, zwangen allerdings nur selten zur Einstellung der Therapie. Sie bestätigen die bereits bei der Behandlung der Wilsonschen Krankheit gewonnene Erfahrung (Literatur bei STERNLIEB 1966), daß Penicillamin ein differentes, nicht ungefährliches Medikament ist, besonders wenn die DL-Form statt der besser verträglichen D-Form gegeben wird.

c) Glycinurien

α) Hereditäre Glycinurie

Diese Stoffwechselanomalie wurde 1957 von DE VRIES u. Mitarb. bei vier weiblichen Angehörigen einer Familie beobachtet, die aus Bulgarien stammt und jetzt in Israel lebt. Es fand sich eine tubuläre Rückresorptionsstörung für Glycin ohne prärenale Stoffwechselabweichungen, die wahrscheinlich primär tubulärer Natur und in zwei der vier Fälle von Oxalatsteinbildung in den ableitenden Harnwegen begleitet war, ohne daß sich ein sicherer Kausalzusammenhang zwischen Steinbildung und Glycinurie ergab.

Symptomatologie

Die erstbeobachtete Patientin war bei Entdeckung der Glycinurie 20 Jahre alt. Seit dem dritten Lebensjahr waren wiederholt Fieberzustände, Pyurie und Nierenkoliken beobachtet worden, als deren Ursache sich mit 6 Jahren ein Nierenbeckenstein links herausstellte. Mit 10 Jahren wurden aus der linken Niere vier Steine entfernt, ein Jahr später mußte diese Niere entfernt werden. Im Alter von 19 Jahren traten Schmerzen in der rechten Lendengegend mit Hämaturie auf, die auf einen erdnußgroßen Stein in der rechten Niere bezogen wurden. Der Stein wurde mit 20 Jahren aus einem etwas erweiterten, sonst aber unauffälligen Nierenbecken chirurgisch entfernt. Zu diesem Zeitpunkt schied die normal entwickelte Patientin im Urin Eiweißspuren, einige Leukocyten und viele Oxalatkristalle aus. Papierchromatographisch fiel eine isolierte Vermehrung von Glycin auf, die mikrobiologisch mit einem Durchschnittswert von 991 mg/24 Std ermittelt wurde. Normale Vergleichswerte von acht gesunden Erwachsenen lagen zwischen 113 und 218 mg, durchschnittlich bei 156 mg/24 Std. Auch die Aminostickstoffausscheidung war, gemessen nach KING, mit 241—316 mg, durchschnittlich

286 mg/24 Std, erhöht (Normalwert 51—152 mg, Durchschnitt 120 mg/24 Std). Im enteiweißten Serum ergab die papierchromatographische Analyse eine normale Glycinkonzentration, die auf 1,5 mg-% geschätzt wurde. Die chemische Untersuchung des entfernten Nierensteines zeigte, daß dieser hauptsächlich aus Oxalaten und nur zu 0,5% aus Glycin bestand.

Erbgang

Chromatographische und mikrobiologische Untersuchungen der Familie der Patientin ergaben, daß auch ihre Schwester, Mutter und Großmutter mütterlicherseits eine isolierte Glycinvermehrung im Urin hatten. Ihr Vater, ihr Onkel mütterlicherseits sowie die zweijährige Tochter ihrer Schwester zeigten eine normale Glycinausscheidung, und kein Familienangehöriger litt unter Glucosurie. Bei der Schwester der Patientin wurde neben der Glycinurie röntgenologisch gleichfalls ein Nierenstein rechts nachgewiesen, auch die Großmutter mütterlicherseits berichtete über frühere Nierenkoliken, war zur Zeit der Untersuchung allerdings steinfrei. Aus diesen Befunden wurde geschlossen, daß es sich um ein dominant geschlechtsgebunden vererbtes Leiden handele. Über die Häufigkeit seines Vorkommens kann heute noch nichts ausgesagt werden.

Pathologische Physiologie

Die Kombination einer Glycinurie mit Harnsteinen aus Oxalaten und Glycin läßt an die Möglichkeit denken, daß Glycin über Glyoxylsäure in Oxalat übergeführt wird, wie dies von WEINHOUSE (1955) in der Rattenleber nachgewiesen wurde. Im Urin der Patientin konnten aber weder Glyoxylsäure noch eine Vermehrung der Oxalsäureausscheidung gefunden werden. Ein ursächlicher Zusammenhang zwischen der Glycinurie und der Bildung von Oxalatsteinen ließ sich also nicht bestätigen, zumal die Glycinkonzentration im Urin der Patientin weit unter dem Sättigungsgrad lag und auch im Stein selbst nur 0,5% betrug, beides in ausgesprochenem Gegensatz zu den Verhältnissen bei der Cystinurie. Acht Oxalatsteine von anderen Steinträgern enthielten allerdings gar kein Glycin. DE VRIES u. Mitarb. nehmen an, daß das Glycin, welches wahrscheinlich in freier Form vorlag, sekundär in die sich formenden Oxalatsteine einverleibt wurde und daß die Kombination von Glycinurie und Oxalatsteinbildung möglicherweise auf Zufall beruhte.

Die renale Genese der Glycinurie halten die Autoren für erwiesen, obwohl der normale Glycinspiegel im Serum nur papierchromatographisch, also nicht quantitativ ermittelt wurde. Die Berechnung der Glycinclearance mit 46 ml/min, der Glycin/Kreatininratio mit 46:64,5 =0,71 und der Glycinharnausscheidung mit 70% des glomerulären Glycinfiltrates (normal etwa 7%) muß aus dem gleichen Grunde mit Vorbehalt gewertet werden. Eine Kombination der Glycinurie mit anderen Tubulusdefekten wurde ausgeschlossen. Eine Glucosurie stellte sich auch während einer oralen Glucosebelastung mit Blutzuckerwerten bis maximal 162 mg-% nicht ein. Bemerkenswert ist die Tatsache, daß der tubuläre Rückresorptionsdefekt das Glycin als einzige Aminosäure betraf. Dies spricht für einen beim Menschen streng spezifischen tubulären Rückresorptionsmechanismus für Glycin und steht im Gegensatz zu dem von PITTS (1944) bei Hunden vermuteten gemeinsamen Rückresorptionsmechanismus für Glycin, Alanin, Glutaminsäure und Arginin (s. S. 9). BEYER u. Mitarb. (1947) haben allerdings auch für den Hund einen isolierten Rückresorptionsmechanismus für Glycin erwogen.

Diagnose

Die isolierte renale Glycinurie muß von der renalen Glycinurie mit Glucosurie (s. unten), der renalen Glycinurie bei der refraktären Rachitis (S. 28), der „Overflow“-Glycinurie bei der Glycinkrankheit sowie der Glycinurie mit gleichzeitiger Vermehrung einiger oder zahlreicher anderer Aminosäuren abgegrenzt werden. Sollte sich in Zukunft bestätigen, daß die Kombination der Glycinurie mit einer Oxalatsteinbildung rein zufällig war, so könnte die Glycinurie als eine harmlose Stoffwechselanomalie ohne klinische und diagnostische Bedeutung betrachtet werden. Bevor dies geklärt ist, wird es von Interesse sein, bei Patienten mit Oxalatsteinen der Harnwege papierchromatographisch auf Glycinurie zu untersuchen. Leider ist die Glycinausscheidung im Urin normalerweise erheblichen Schwankungen unterworfen, so daß erst eine massive und konstante Glycinurie als pathologisch gewertet werden kann.

β) Familiäre Glucoglycinurie

Käser u. Mitarb. beschrieben 1961 einen neunjährigen Jungen, der neben einer renalen Glycinurie eine renale Glucosurie zeigte. Dreizehn Angehörige seiner Familie boten die gleiche Merkmalskombination ohne sonstige klinische Auffälligkeiten.

Symptomatologie

Der Patient wurde wegen einer schweren asthmatoiden Bronchitis mit doppelseitiger Sinusitis maxillaris und Bronchiektasen aufgenommen. Seine Körpergröße war normal, das Gewicht reduziert, der übrige Organbefund unauffällig. Im Schweiß ließ sich eine Erhöhung der Natrium- und Chlorkonzentration nachweisen, weswegen trotz normalen Fermentgehaltes des Duodenalsaftes und fehlender Steatorrhoe eine Forme fruste der Mucoviscidose diagnostiziert wurde. Zusätzlich fiel eine Glucosurie von 2—4 g in 24 Std auf, die mit herabgesetzter Glucosenierenschwelle, aber normaler maximaler Rückresorptionsfähigkeit der Niere für Glucose einherging und von den Autoren dem Typ B von Reubi (s. S. 11) zugeordnet wurde. Papierchromatographisch fand sich im Urin des Patienten ferner eine isolierte Glycinvermehrung, die auf 400—600 μg/ml Urin geschätzt und mittels Hochspannungselektrophorese bestätigt wurde. Mikrobiologische Untersuchungen ergaben eine Glycinausscheidung im Urin von 194—300 mg, gelegentlich sogar 600—700 mg in 24 Std (von Käser angegebener Normalbereich 83—114 mg in 24 Std). Da der Glycinspiegel im Plasma säulenchromatographisch 2,3 mg-% betrug, also noch normal war, wurde auch die Glycinurie renal gedeutet.

Erbgang

Von 45 Blutsverwandten des Patienten zeigten 13 eine Glucoglycinurie ohne klinische Symptome. Das isolierte Auftreten einer Glucosurie wurde nicht beobachtet. Der Erbgang ist offenbar autosomal dominant, es bestand kein Anhalt für Konsanguinität.

Pathologische Physiologie

Der Defekt der Glucoglycinurie ist wahrscheinlich primär renal. Seine Kombination mit einer atypischen Mucoviscidosis dürfte zufällig sein, da diese Krankheit sonst ohne Glycinurie und Glucosurie einhergeht. Der tubuläre Rückresorptionskoeffizient für Glycin war auf 88% reduziert gegenüber der Norm von 96,6—97,4% (Stalder et al. 1960). Nach einer intravenösen Glycinbelastung von 3,7 g wurden allerdings nur 3,4% der Belastungsdosis ausgeschieden gegenüber 2,5% bei einem gesunden Kind nach gleicher Belastung, was mit einer Zunahme der Glycinrückresorption unter steigender Belastung erklärt wurde und gegen eine fixe Nierenschwelle spricht. Analog dem renalen Glucosuriemechanismus vom Typus B wird eine pathologisch vermehrte Streuung der glomerulotubulären Aktivität auch für die Glycinrückresorption angenommen. Die Glycinresorption im Darm verhielt sich auch unter Glycinbelastung normal wie bei einem Kontrollkind. Anomalien der Ausscheidung organischer Säuren, besonders der Glyoxylsäure und Oxalsäure lagen nicht vor, auch die Phosphatclearance war normal, so daß weder eine Alteration der endogenen Oxalsäuresynthese noch ein tubulärer Resorptionsdefekt für andere Stoffe bestand.

Im folgenden werden tubuläre Mineralverluste besprochen, die bewiesenermaßen oder wahrscheinlich hereditär sind, oder deren Erblichkeit und primäre Tubulusläsion bis heute als wahrscheinlich gelten.

d) Renale Phosphaturie

Der Begriff der renalen Phosphaturie und die Schwierigkeiten ihres methodischen Nachweises wurden von Stanbury (1958) einer kritischen Analyse unterzogen, weil bei verschiedenen hereditären Erkrankungen ein tubulärer Enzymdefekt als Ursache einer Phosphatresorptionsstörung angeschuldigt wurde. Diese These bleibt unbewiesen. Bisher ist es lediglich gelungen, die tubuläre Natur der Phosphaturie unter geeigneten Versuchsbedingungen nachzuweisen, selbst wenn die absolute Menge der Phosphatausscheidung im Urin die Norm nicht überschreitet. Leider wurde dieser Nachweis nicht selten mit ungeeigneten Methoden erbracht, besonders zu kurzen Clearanceperioden, zu niedrigen Minutenharnvolumina oder ungenügender Berücksichtigung der Tagesschwankungen.

Die tubuläre Phosphatrückresorption wird von zahlreichen extrarenalen Faktoren beeinflußt. Veränderungen im Grundumsatz, in der glomerulären Filtration und Nierendurchblutung auf Grund psychischer Reize und Clearance-Tagesschwankungen (DEAN und MCCANCE 1948; RICHMOND et al. 1951) führen schon beim Gesunden zu beträchtlichen Variationen. Die Phosphatausscheidung (FANCONI und GIRARDET 1952; RUPP und SWOBODA 1954, 1955) muß bei konstantem Phosphatgehalt der Nahrung und unter Bezug auf Körpergewicht oder -oberfläche in 24 Std-Perioden ermittelt werden. Bei Phosphatkonzentrationen unter 2,2 mg-% im Plasma wird vom Gesunden praktisch kein Phosphat mehr im Urin ausgeschieden (MILNE et al. 1952). Eine weiterbestehende nennenswerte Phosphaturie bei derartigen Plasmawerten spricht für eine verminderte renale Rückresorptionsfähigkeit. Die Messung der Phosphat-Tm nach Sättigung der Rückresorptionskapazität durch Phosphatinfusionen ist neben theoretischen Einwänden (SCHIESS et al. 1948; HOGBEN und BOLLMAN 1951; MICHIE 1952; RUPP und SWOBODA 1954) nachteilig für das Wohlbefinden und kann zu tetanischen Krisen führen (LONGSON et al. 1956 u.a.). Am geeignetsten ist die Erfassung der Phosphaturie mit dem Phosphatausscheidungsindex, der die Phosphatrückresorption mit der gleichzeitigen Phosphatfiltrationsrate bei verschieden hohen Phosphatplasmakonzentrationen in Bezug bringt (LAMBERT et al. 1947). Das Verhältnis Phosphatclearance/glomeruläre Filtrationsrate liefert einen Index für die Fraktion des filtrierten Phosphates, welche nicht vom Tubulus rückresorbiert wird.

Selbst bei Verwendung einer geeigneten Untersuchungstechnik müssen unter pathologischen Bedingungen zahlreiche Faktoren berücksichtigt werden, welche die Phosphatclearance beeinflussen können. Die Clearancewerte Gesunder (LAMBERT et al. 1947; MILNE et al. 1952; NORDIN und FRASER 1954, 1956) sind nicht ohne weiteres auf Patienten mit Nierenkrankheiten und eingeschränkter glomerulärer Filtration übertragbar. Eine renale Phosphaturie wurde bei einem Patienten mit Pyelonephritis durch einen schweren Kaliummangelzustand ausgelöst (MAHLER und STANBURY 1956), bei renaler tubulärer Acidose (BAINES et al. 1945) und dem Fanconi-Syndrom des Erwachsenen mit Myelomatose (SIROTA und HAMERMAN 1954) durch die begleitende metabolische Acidose. Noch schwieriger ist die Beurteilung der Rolle, die einem etwaigen sekundären Hyperparathyreoidismus beim Zustandekommen der renalen Phosphaturie zukommt (CHAMBERS et al. 1956). Aus diesen Gründen ist die endgültige Definition einer Phosphaturie als primär oder sekundär, angeboren oder erworben bei komplexen Krankheitsbildern wie dem De Toni-Debré-Fanconi-Syndrom oder bei der renalen Acidose heute noch nicht möglich. Selbst bei der hereditären Vitamin D-refraktären Rachitis ohne zusätzliche Nierenfunktionsstörungen, dem einzigen Leiden, dessen Phosphaturie nach den oben genannten Kriterien als ausreichend untersucht gelten kann, ist die primäre Natur des Tubulusdefektes bisher nicht bewiesen.

e) Hereditäre Vitamin D-refraktäre Rachitis (Phosphatdiabetes)

In einer grundlegenden Veröffentlichung beschrieben ALBRIGHT u. Mitarb. (1937) einen 14 Jahre lang beobachteten Patienten mit einer „intrinsic resistance" gegenüber Vitamin D. Sie bezogen die renale Phosphaturie dieser der „Spätrachitis" früherer Autoren ähnelnden Krankheit auf einen sekundären Hyperparathyreoidismus, welcher durch eine verminderte intestinale Calciumresorption ausgelöst würde. Diese pathogenetische These gewinnt durch neue Untersuchungen wieder an Boden, nachdem in den fünfziger Jahren die meisten Autoren dem Vorschlag von ROBERTSON u. Mitarb. (1942), DENT (1952) und FANCONI und GIRARDET (1952) gefolgt waren und den primären Defekt der Krankheit in einer angeborenen

Störung der Phosphatrückresorption in den Nierentubuli gesehen hatten. Zur Veranschaulichung seiner Konzeption hatte FANCONI den Namen „Phosphatdiabetes" eingeführt. Der Erbgang der refraktären Rachitis wird heute als X-chromosomal dominant angesehen.

Symptomatologie

Bei ungestörtem Allgemeinbefinden manifestiert sich die Krankheit meist erst gegen Ende des ersten oder zu Beginn des zweiten Lebensjahres mit Knochendeformitäten und Kleinwuchs bei normaler Knochenkernentwicklung (TOBLER et al. 1956). Die Verkrümmungen betreffen vor allem die Beine im Sinne von Coxa und Crura vara (Abb. 6), seltener von Coxa vara und Crura valga. Der

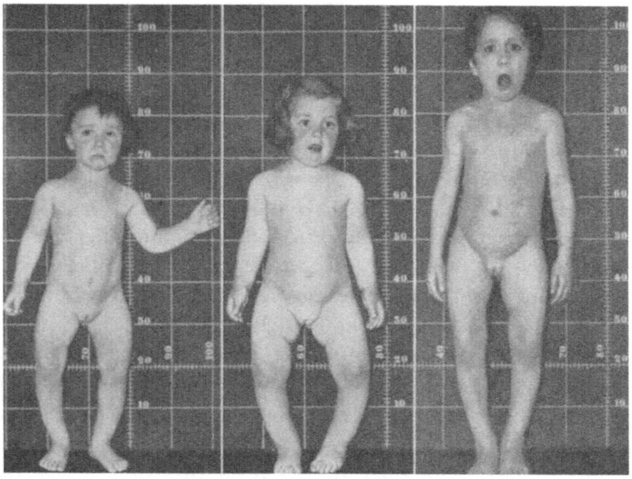

Abb. 6. Drei Patienten mit Phosphatdiabetes im Alter von 3, 3 und 7 Jahren (PRADER 1960)

Gang ist watschelnd und infolge der Osteoporose oft schmerzhaft. Häufig finden sich zusätzlich Schädeldeformitäten wie Caput quadratum, Dolichocephalus, eingesunkene Nasenwurzel, gelegentlich auch eine Craniostenose (IMERSLUND 1951; COLEMAN und FOOTE 1954; PARISEL 1959; SWOBODA 1959; ROYER et al. 1961; JEUNE et al. 1962; REILLY et al. 1964). Deformitäten der oberen Extremitäten, des Thorax und der Wirbelsäule sind selten; letztere betreffen noch am ehesten die Lendenwirbelsäule und finden sich häufiger bei Patienten mit jenseits des Kindesalters erworbener Osteomalacie (PRADER 1960). Abgesehen von osteoporotischen Schmerzen und vermehrter Ermüdbarkeit bei Belastung sind die Patienten wenig beeinträchtigt. Muskelhypotonie und Tetanie kommen im Gegensatz zur gewöhnlichen Rachitis nicht vor.

Das weibliche Geschlecht wird $2^1/_2$mal so häufig betroffen wie das männliche, dessen Knochenerkrankung gewöhnlich schwerer ist (WINTERS et al. 1957, 1958; PRADER 1960; BURNETT et al. 1964). WINTERS sowie TAILLARD u. Mitarb. (1957) haben besonders auf klinisch inapparente weibliche Fälle ohne Knochendeformitäten, aber mit Hypophosphatämie hingewiesen, welche damit zu dem konstantesten diagnostischen Symptom wird (s. auch BURNETT et al. 1964). Ein mäßiger Kleinwuchs findet sich gewöhnlich aber auch bei diesen Patienten. Die röntgenologischen Befunde reichen von grober Spongiosastruktur bis zu den schweren Veränderungen einer Spätrachitis mit Kalkarmut, Becherung und Verbreiterung besonders an den Metaphysen der unteren Extremitäten, gelegentlich cystischwabigen Aufhellungen, osteomalacischen Umbauzonen und Spontanfrakturen sowie Verkrümmung der belasteten Röhrenknochen mit Verbreiterung der Corticalis und kurzer, plumper Form.

Haben die Patienten das Erwachsenenalter ohne ausreichende Vitamin D-Behandlung erreicht, so sind sie gewöhnlich mehr oder weniger schwer verkrüppelt. Nicht selten wurden Osteotomien zur Korrektur der Verbiegungen an den unteren Extremitäten vorgenommen. Die Kranken sind ausgesprochen kleinwüchsig, selten größer als 130—150 cm, mit unproportioniert kurzen Extremitäten im Vergleich zu dem normal großen Rumpf. Zwischen dem 20.—40. Lebensjahr fehlen subjektive Beschwerden meist, im Serum geht die alkalische Phosphatase meist auf Normalwerte zurück. Nach dieser Altersstufe stellen sich nach den Erfahrungen von DENT und HARRIS (1956) gelegentlich erneut die klinischen und röntgenologischen Erscheinungen einer Osteomalacie ein, die bis zu völligem Krüppeltum führen können. Es ist aber möglich, daß es sich bei dieser Verlaufsform nicht um die gleiche Krankheit handelt (s. S. 28).

Biochemisch gleicht die refraktäre Rachitis weitgehend der gewöhnlichen Vitaminmangel-Rachitis, doch ist die Hypophosphatämie ausgeprägter und weitgehend therapieresistent, die Erhöhung der alkalischen Phosphatase geringer oder besonders bei älteren Kindern und Erwachsenen gelegentlich gar nicht vorhanden. Der Calciumspiegel im Blut ist normal oder leicht vermindert. Im Urin liegt die Calciumausscheidung zu niedrig, die Phosphatausscheidung ist für die Hypophosphatämie zu hoch, die renale Phosphatclearance gesteigert. Andere Zeichen tubulärer oder glomerulärer Insuffizienz gehören nicht zum Krankheitsbild, insbesondere fehlt eine renale Glucosurie oder Aminoacidurie, letztere im Gegensatz zur gewöhnlichen Vitaminmangel-Rachitis. Die intestinale Resorption von Calcium und Phosphor ist reduziert, der Säurebasenstoffwechsel normal.

Häufigkeit, Erbgang

Die Veröffentlchung eines größeren Patientengutes der letzten 15 Jahre durch PEDERSEN und MCCARROLL (1951), SWOBODA (1956), TOBLER u. Mitarb. (1956), LITMAN u. Mitarb. (1957), LINNEROTH u. Mitarb. (1958) sowie BURNETT et al. (1964) lassen vermuten, daß die refraktäre Rachitis weitverbreitet ist und nicht so selten vorkommt, wie früher angenommen wurde. So konnte BURNETT aus England über geneologische Untersuchungen in 24 Sippen berichten, von denen 16 eine familiäre Häufung der Krankheit mit insgesamt 62 Patienten zeigten, während aus acht Familien nur je ein sporadischer Fall bekannt war. BURNETT bestätigte die Beobachtung WINTERS' (1957, 1958), daß bei den familiären Fällen ein X-chromosomal-dominanter Erbgang vorliegt (Abb. 7). Danach sind von einer erkrankten Mutter die Hälfte der Töchter und Söhne, von einem erkrankten Vater alle Töchter, aber keine Söhne befallen. Vereinzelte Hinweise auf andere Erbgänge, besonders auf autosomal-dominante Vererbung (LIEBE 1939; LINNEROTH et al. 1958; HARRISON zit. nach WINTERS und GRAHAM 1960) betreffen Patienten mit Abweichungen von dem oben geschilderten klinischen Bild (z.B. Normophosphatämie) und gehören daher wahrscheinlich nicht zu dieser Krankheit. Das gleiche wird für einen Patienten DENTs mit recessivem Erbgang (BURNETT et al. 1964) vermutet. Der Erbgang der sporadischen Fälle ist bislang ungeklärt. Stets muß gefordert werden, daß durch sorgfältige Familienuntersuchungen das Vorkommen weiterer klinisch inapparenter, nur durch eine Hypophosphatämie gekennzeichneter Fälle ausgeschlossen wurde. Geschah dies wie bei den Untersuchungen BURNETTs, so bieten sich als Erklärung für sporadisches Auftreten der Krankheit Phänokopie oder frisch erworbene Mutation an. Auf den schweren Krankheitsverlauf beim männlichen Geschlecht und den häufigeren Krankheitsbefall von Mädchen und Frauen wurde bereits hingewiesen. Es wäre vorstellbar, daß das zweite gesunde X-Chromosom der Frau die klinische Manifestation des abnormen X-chromosomalen Gens ganz oder teilweise zu unterdrücken vermag.

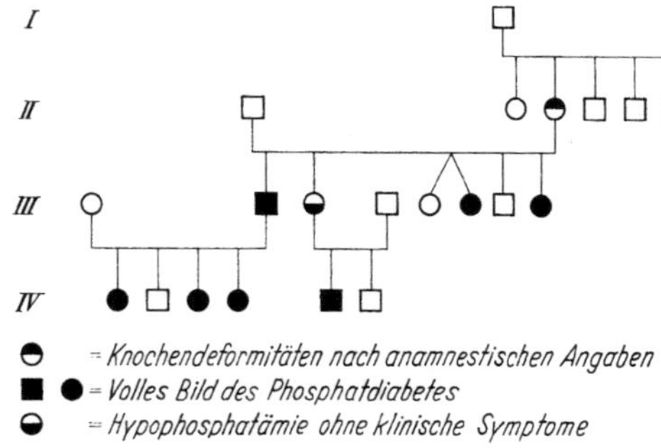

Abb. 7. Phosphatdiabetes-Stammbaum von TAILLARD, PRADER und TOBLER. Die Befunde passen zu einem X-chromosomal dominanten Erbgang mit kompletter Dominanz in bezug auf die Hypophosphatämie und inkompletter Dominanz in bezug auf die Knochendeformitäten (PRADER 1960)

Pathologische Physiologie

Für die eingangs erwähnte Annahme, die Läsion der Vitamin D-refraktären Rachitis bestehe in einem primären tubulären Transportdefekt bei der Phosphatrückresorption, schien die Beobachtung zu sprechen, daß sie gelegentlich mit anderen Tubulusdefekten kombiniert zu sein schien, insbesondere mit einer renalen Glucosurie (LIEVRE et al. 1948) bzw. mit einer Aminoacidurie und Glucosurie (DENT 1952; KYLE et al. 1954; DENT und HARRIS 1956; EVERED 1956). Nach weiteren Untersuchungen zahlreicher Fälle steht heute aber fest, daß Glucosurie und Aminoacidurie nicht zum Krankheitsbild der refraktären Rachitis gehören, vielmehr Indizien für eine Einordnung solcher Beobachtungen in die Krankheitsgruppe des De Toni-Debré-Fanconi-Syndroms (s. S. 34) darstellen. Eine isolierte Glycinurie wurde bei einer von DENT und HARRIS (1956) beschriebenen Sonderform der refraktären Rachitis gefunden, der sog. schweren Osteomalacie des Jugendlichen und Erwachsenen (s. u.), eine renale Glycinurie, Glucosurie und Glycyl-Prolinurie bei einem 16jährigen Patienten von SCRIVER et al. (1964).

Gegen die primäre Natur der Phosphaturie sprechen die Ergebnisse von Mineralbilanzen und Calciuminfusionen. In zahlreichen Bilanzstudien zeigte sich eine stark verminderte intestinale Calciumresorption bei wenig reduzierter oder normaler Phosphatresorption (ALBRIGHT u. Mitarb. 1937; BAKWIN et al. 1940; MCCANCE 1947; BICKEL et al. 1952 u.a.). Diese Tatsache ist mit einer primär renalen Phosphaturie nicht zu erklären, entspricht vielmehr den Mineralbilanzen bei der gewöhnlichen Vitaminmangelrachitis. Auch die histologischen Skeletuntersuchungen ergaben ein mit der gewöhnlichen Rachitis identisches Bild. Eine massive Vitamin D-Therapie vermag die renale Phosphatclearance und die Phosphat-T_m zu normalisieren (ROBERTSON et al. 1942; MCCANCE 1947; RUPP und SWOBODA 1954, 1955; DODGE und DAESCHNER 1959). Schließlich ist es von besonderem Interesse, daß auch Calciuminfusionen über genügend lange Zeit zu einer Normalisierung der tubulären Phosphatrückresorption führen (FRASER et al. 1959; DODGE und DAESCHNER 1959; FIELD und REISS 1960; FREDERICH et al. 1962; JOSEPH et al. 1963; VAANDRAGER und WEYERS 1963; SCHWARZ und KRÜCK 1963 u. a.). Dieses Verhalten der Phosphatclearance ist mit einem angeborenen Defekt des Phosphattransportes durch die Tubuluszelle nicht vereinbar, läßt vielmehr auf einen sekundären Hyperparathyreoidismus schließen, wie er als Folge der gestörten Calciumresorption im Darm auch für die gewöhnliche Vitaminmangelrachitis postuliert wird.

Die refraktäre Rachitis ist demnach heute nicht mehr als eine primäre und isolierte Tubulusstörung im Sinne eines „Phosphatdiabetes" zu betrachten. Ihre Ursache ist offenbar eine genetisch bedingte Stoffwechselstörung, welche die physiologische Wirkung von Vitamin D stört, die sich vorwiegend auf die Calciumresorption im Darm auswirkt, die aber bei massiven Vitamin D-Gaben doch zu einer besseren Calciumresorption im Darm führt. Die eigentliche Natur der Stoffwechselstörung bleibt unbekannt, eine Vitamin D-Resorptionsstörung bzw. ein Vitamin D-Antagonist konnte ausgeschlossen werden (McCUNE 1935; ELIOT und PARK 1938; BAKWIN et al. 1940; FELLERS und SCHWARZ 1958; PRADER 1960).

Diagnose

Die Diagnose der refraktären Rachitis beruht auf dem Nachweis rachitischer Knochenveränderungen mit Kleinwuchs und einer Hypophosphatämie, die auch ohne Knochenveränderungen vorkommen kann. Die bei Vitamin D-Mangelrachitis üblichen prophylaktischen und therapeutischen Vitamin D-Dosen sind ohne Erfolg. Andere Formen von symptomatischer refraktärer Rachitis müssen ausgeschlossen werden, so die Rachitis oder rachitisähnliche Osteodystrophie bei Steatorrhoe, renaler Acidose (Lightwood-Albright-Syndrom), dem De Toni-Debré-Fanconi-Syndrom, der Cystinose, der Hypophosphatasie und der glomerulären Niereninsuffizienz. Zwei weitere Rachitisformen sind von dem geschilderten Bild der refraktären Rachitis abzugrenzen.

a) Die schwere Osteomalacie des Jugendlichen und Erwachsenen.

Bei dieser von McCANCE (1947), DENT und HARRIS (1956), HENNEMAN u. Mitarb. (1957, 1962) und PRADER (1960) geschilderten Sonderform der refraktären Rachitis liegt der Krankheitsbeginn erst in oder nach der Pubertät. Sie kommt sporadisch und bei beiden Geschlechtern vor, ist noch im Erwachsenenalter progredient, führt ohne hohe Vitamin D-Gaben zur Invalidität und geht mit starker Muskelhypotonie, leichter Acidose ohne Niereninsuffizienz, Hypophosphatämie und Hyperphosphatasämie einher. Besonders DENT und HARRIS betonen die erhöhte Glycinausscheidung im Harn dieser Patienten, die nach EVERED (1956) und CUSWORTH und DENT (1960) wahrscheinlich renaler Genese ist, wenngleich der Glycinspiegel bei einem Patienten über der Norm lag. Ein ähnliches Syndrom beschrieben SCRIVER et al. (1964).

b) Die hereditäre „Pseudomangelrachitis".

Unter diesem Namen schildern PRADER u. Mitarb. (1961) eine besondere Form der Vitamin D-refraktären Rachitis mit Hypocalcämie und autosomaldominantem Erbgang an Hand zweier eigener Patienten und weiterer sechs Fälle anderer Autoren (Literatur bei PRADER). Während sich Klinik, Röntgenveränderungen und Vitamin D-Resistenz von der refraktären Rachitis nicht unterscheiden, gleichen andere Merkmale mehr der Vitamin D-Mangelrachitis, z.B. der frühzeitige Krankheitsbeginn in den ersten Lebensmonaten, die nur mäßige, gelegentlich sogar fehlende Hypophosphatämie, die Hypocalcämie mit Tetanie, später sich zeigende Zahnschmelzdefekte, schließlich eine Aminoacidurie, die sich wie die Hypophosphatämie unter massiver Vitamin D-Behandlung normalisiert. Die Pathogenese ist unklar, der Mechanismus der Aminoacidurie noch ungenügend untersucht. Die renale Phosphatclearance ist erhöht.

Therapie

Die beste Therapie ist eine Dauerbehandlung mit hohen Vitamin D-Dosen bis zum Ende der Wachstumsperiode, bei Fortbestehen osteomalacischer Veränderungen auch darüber hinaus. So kann die Entstehung oder das Fortschreiten von Skeletdeformitäten verhindert werden, während der Kleinwuchs nur ungenügend beeinflußt wird. Die alkalische Phosphatase im Serum normalisiert sich, die Hypophosphatämie ist hingegen therapieresistent und gleicht sich gewöhnlich erst aus, wenn sehr hohe Vitamin D-Dosen bereits eine toxische Wirkung entfalten. Die Vitamintherapie sollte daher auf die Normalisierung der Serumphosphatase und der Epiphysenveränderungen im Röntgenbild abzielen und nicht eine Normalisierung der Hypophosphatämie erstreben. VAANDRAGER und WEYERS (1963) empfehlen als empfindlichen Maßstab der Therapieeinstellung und einer beginnenden Vitamin D-Intoxikation eine wiederholte Messung der Calciumausscheidung im 24 Std-Urin oder des Calcium/Kreatinin-Quotienten. Bei optimaler Vitamin D-Einstellung fanden sie eine Calciurie zwischen 6—10 mg/kg/24 Std und einen Calcium/Kreatinin-Quotienten von 0,24—0,67. Als Zeichen der D-Überdosierung erwähnen sie Polyurie, Nykturie, Durst, Anorexie, Verstimmung, eine Calciurie über 10 mg/kg/24 Std bzw. einen Calcium/Kreatinin-Quotienten über 0,40—0,70, schließlich einen Blutcalciumspiegel über 12 mg-%.

Die optimale orale Tagesdosis liegt zwischen 1,25—2,5 mg Vitamin D (= 50000—100000 IE). Sie kann anfangs auf 5—10 mg täglich gesteigert werden, sollte aber mit täglicher Sulkowitch-Reaktion im Morgenurin kontrolliert und bei Zunahme der Reaktion und Abfall der Phosphatase im Serum reduziert werden, bis eine Erhaltungsdosis ermittelt ist, die zwischen einer Unterdosierung (Rachitisrezidiv) und einer Überdosierung (Vitamin D-Intoxikation) liegt. Zur Dauerüberwachung sind neben wöchentlichen Sulkowitch-Proben des Morgenurins durch Eltern oder Patienten zweimonatliche Untersuchungen des Phosphatase-, Phosphat- und Calciumgehaltes im Serum sowie quantitative Calciumbestimmungen in Urin und Blutdruckkontrollen zu empfehlen, schließlich in 6—12monatlichen Abständen Röntgenkontrollen der Handwurzel. Bei jeder Immobilisierung und längeren Bettruhe, besonders bei eventuell notwendiger Osteotomie ist die Vitamin D-Toleranz herabgesetzt. Um der Gefahr einer Hypercalcämie zu begegnen, muß dann die Vitamin D-Behandlung sofort eingestellt werden (PEDERSEN und CAROLL 1951; TOBLER et al. 1956), sollte aber nach der Remobilisierung gleich wieder aufgenommen werden. Einen vitamin-D-sparenden Effekt erzielen WEST u. Mitarb. (1964) durch die zusätzliche Gabe von Phosphatsalzen. Erwachsene mit Hypophosphatämie ohne Knochenveränderungen benötigen keine Vitamin D-Behandlung.

f) Pseudohypoparathyreoidismus

Diese seltene Krankheit wurde erstmals 1942 von ALBRIGHT u. Mitarb. an Hand von drei Fällen als eine Form des „Seabright-Bantam-Syndroms" beschrieben und von dem idiopathischen Hypoparathyreoidismus abgetrennt. Das wesentlichste Merkmal dieser hereditär bzw. familiär auftretenden Krankheit wurde von ALBRIGHT neben dem normalen histologischen Befund der Nebenschilddrüsen in der ungestörten Sekretion des Parathormons gesehen, auf das die Tubuluszellen aber nicht reagieren, analog den Verhältnissen beim renalen Diabetes insipidus (s. S. 50). Während Hypoparathyreoidismus und Pseudohypoparathyreoidismus durch eine Hypocalcämie und Hyperphosphatämie charakterisiert sind, veröffentlichten ALBRIGHT u. Mitarb. (1952) eine Variante des Pseudohypoparathyreoidismus, den „Pseudo-pseudohypoparathyreoidismus", der normale Serumkonzentrationen von Calcium und Phosphor zeigt. Diese Variante wird heute von verschiedenen Autoren (u.a. GERSHBERG und WESELEY 1960; DE MEULEMEESTER 1961) als leichte Form des Pseudohypoparathyreoidismus angesehen. Eine monographische Schilderung beider Krankheitsbilder findet sich bei SCHWARZ (1964).

Symptomatologie

Die Krankheit betrifft Kinder wie Erwachsene; entsprechende Beobachtungen wurden an 86 familiären und etwa gleichviel sporadischen Fällen gewonnen (Literatur bei BUCHS 1954; ROYER und PRADER 1957; DE MEULEMEESTER 1961; SCHWARZ 1964). Die Symptomatik gleicht einerseits der des Hypoparathyreoidismus weitgehend, besteht also in oculären Manifestationen wie Papillenödem, Photophobie und Linsentrübung, in tetanischen Krämpfen, Verkalkungen der Basalganglien und weiteren trophischen Störungen der Organe ektodermaler

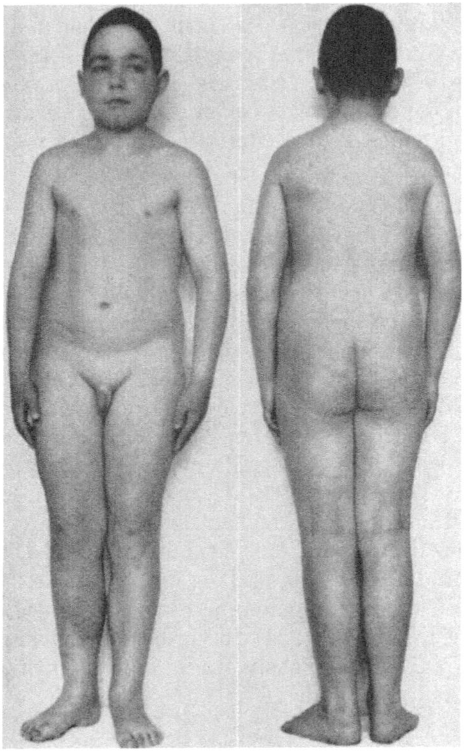

Abb. 8. Vollmondgesicht und Adipositas bei $12^1/_2$jährigem Knaben mit Pseudohypoparathyreoidismus (BUCHS 1954)

Herkunft wie der Zähne, Nägel, Haut und Haare. Andererseits grenzen andere Merkmale den Pseudohypoparathyreoidismus klinisch vom Hypoparathyreoidismus ab. Die Patienten sind kleinwüchsig, adipös, haben ein Vollmondgesicht mit flacher, breiter Nasenwurzel und eine seltsame kegelförmige Gestalt mit kurzem Hals und breiten, kurzen Händen und Füßen (Abb. 8). Finger und Zehen zeigen auf Grund enchondraler Ossifikationsstörungen der Metacarpen und Metatarsen ungewöhnliche und sehr charakteristische Formveränderungen im Sinne einer Verkürzung besonders des 4. und 5. Fingers, meist auch der Zehen. Der Zeigefinger ist oft genauso lang oder sogar länger als der Mittelfinger (Abb. 9), da der Metacarpus II am geringsten und am spätesten von der Verkürzung und Verdickung der Metacarpen betroffen wird. Eine Oligophrenie ist ein weiteres, allerdings nicht konstantes Symptom und kann von cerebralen Krämpfen und einem abnormen Elektroencephalogramm mit Krampfpotentialen begleitet sein.

Ektope Weichteilverkalkungen und Knochenbildungen sowie ektodermale Dysplasien von Zähnen, Nägeln, Haut und Haaren sind für den Pseudohypoparathyreoidismus charakteristische, wenngleich seltenere Befunde, die dem idiopathischen Hyperparathyreoidismus fehlen. Die relative Häufigkeit der einzelnen Symptome, beurteilt nach dem Vorkommen bei 97 Erwachsenen mit Pseudohypoparathyreoidismus, ergibt sich aus einer Aufstellung von SCHWARZ (1964):

Rundgesicht	91%
Kleinwuchs (unter 155 cm)	88%
Brachymetapodie	83%
Oligophrenie	65%
Weichteilverkalkungen	47%
Katarakte	29%
Zahnanomalien	29%
Stammganglienverkalkungen	29%

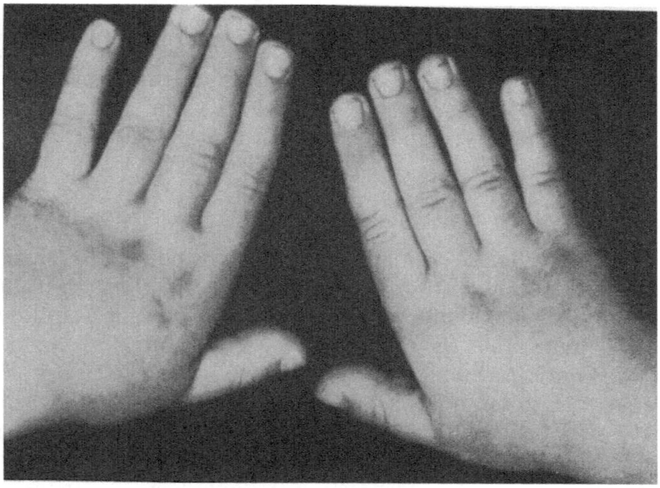

Abb. 9. Kurze und plumpe Hände und Finger bei Pseudohypoparathyreoidismus. Der Zeigefinger ist fast so lang wie der Mittelfinger (BUCHS 1954)

Röntgenologisch finden sich neben den erwähnten Veränderungen an den Mittelhand- und Mittelfußknochen sowie den dystopen Verkalkungen Deformierungen der epiphysennahen Gelenkköpfe, besonders häufig an den Hand- und Hüftkochen, aber auch an anderen Gelenken. Die Gelenkköpfe sind entrundet, die epiphysennahen Gelenkabschnitte aufgetrieben. Werden Scharniergelenke oder Wirbelkörper betroffen, so zeigen die Gelenkflächen eine wellige, unregelmäßige Begrenzung. Bei Kleinkindern kann eine Zapfenepiphyse, d. h. eine Invagination der Epiphysen in die angrenzenden Schäfte bestehen. Der Kleinwuchs muß als Folge dieser allgemeinen Störung der epiphysären Ossifikation aufgefaßt werden.

Die chemische Untersuchung deckt eine Hyperphosphatämie, eine Hypocalcämie und Hypocalciurie auf. Die QT-Strecke im EKG ist gelegentlich verlängert, das Chvosteksche und Trousseausche Zeichen sind oft positiv, auch das Elektromyogramm zeigt tetanische Veränderungen. Im Gegensatz zum Gesunden und zum Hypoparathyreoidismus ist der Ellsworth-Howard-Test negativ, d.h. nach einer Parathormoninjektion erfolgt keine Vermehrung der Phosphaturie. Gerade dieser Test hat aber wiederholt zu Unsicherheiten in der Diagnostik der Krankheit geführt (s. später).

Erbgang

Pseudohypoparathyreoidismus und Pseudo-Pseudohypoparathyreoidismus sind seltene Erkrankungen. In einer neueren Übersicht, in der über 13 eigene Beobachtungen berichtet wird, wurden insgesamt 86 familiäre und fast 90 sporadische Fälle zusammengestellt (SCHWARZ 1964).

Der Vererbungsmodus ist noch nicht eindeutig geklärt. Daß es sich um eine hereditäre Erkrankung handelt, wird angesichts der familiären Häufung nicht bezweifelt (Elrick, Albright, Bartter, Forbes u. Reeves 1950, Royer u. Lestradet 1959, Schwarz).

Gleichzeitiges Vorkommen von Pseudohypoparathyreoidismus und Pseudo-Pseudohypoparathyreoidismus wurde bei zehn Familien beobachtet (Schwarz). Es ist daher sehr wahrscheinlich, daß es sich bei diesen beiden Erkrankungen lediglich um verschieden ausgeprägte Manifestationen der gleichen, genetisch determinierten Stoffwechselstörung handelt.

Unter den 86 familiären Fällen fanden sich 23 Familien, in denen die Erkrankung bei einem der Eltern und bei einem oder mehreren Kindern beobachtet wurde. In neun Familien waren mehrere Kinder von gesunden Eltern erkrankt. Erkrankungen unter Geschwistern fanden sich insgesamt in 20 Familien, über Erkrankungen eineiiger Zwillinge berichteten außerdem Talbot u. Crawford (1950), Mamou u. See (1955) und Cusmano, Baker u. Finby (1956). Eine detaillierte genetische Analyse findet sich bei Lehmann (1964) sowie bei Bickel und Cleve (1957).

Pathologische Physiologie

Das wesentlichste Charakteristikum des Pseudohypoparathyreoidismus ist das Fehlen einer tubulären Reaktion auf intravenöse oder intramuskuläre Parathormongaben. Aus dieser tubulären Fehlfunktion wurde von Albright u. Mitarb. (1942) auf eine kongenitale Insuffizienz des Nierentubulus als Erfolgsorgan der Parathormonwirkung geschlossen. Diese Deutung der Krankheitsursache wird von verschiedenen Autoren nicht geteilt. So beschrieben Schüpbach und Courvoisier (1949) offensichtlich das gleiche Krankheitsbild als „hypoparathyreoten Kretinismus", wiesen dabei besonders auf das gleichzeitige Bestehen verschiedener Mißbildungen und eines geistigen Entwicklungsrückstandes hin und bezweifelten einen echten Unterschied in der Ätiologie gegenüber dem Hypoparathyreoidismus. Klinke benannte 1951 das gleiche Krankheitsbild „konstitutionelle hypophysäre Tetanie" und betonte damit die seiner Meinung nach hypophysäre und neurogene Natur des Leidens.

Die stärkste Unsicherheit in der Differenzierung des Pseudohypoparathyreoidismus und Hypoparathyreoidismus ergibt sich aus dem uneinheitlichen Ausfall des Ellsworth-Howard-Tests. Während ein Patient von Martin u. Mitarb. (1952) ohne sonstige klinische Zeichen der Krankheit nicht auf Parathormon reagierte, zeigte die klinisch charakteristische Patientin Schüpbachs eine mäßige Reaktion auf Parathormon, wieder andere Patienten wechselten im Verlauf ihrer Krankheit von negativen zu positiven Ausfällen des Ellsworth-Howard-Testes (Zellweger und Girardet 1951). Auch in elf von 14 Fällen von Pseudo-pseudohypoparathyreoidismus, in denen der Ellsworth-Howard-Test durchgeführt wurde, ergaben sich drei negative, vier positive und vier zweifelhafte Testergebnisse, obwohl auch bei dieser Krankheit eine Phosphatdiurese wie beim Pseudohypoparathyreoidismus ausbleiben sollte. Die Klärung dieser uneinheitlichen Testergebnisse bleibt abzuwarten. Wahrscheinlich beruhen sie auf der unterschiedlichen Wirksamkeit verschiedener Nebenschilddrüsenextrakte bzw. auf spontanen Veränderungen der Phosphatausscheidung zu verschiedenen Tageszeiten oder von Tag zu Tag (s. S. 33). Gershberg u. Mitarb. (1959) konnten die gleichbleibende Wirksamkeit wiederholter Parathormoninjektionen bei Patienten ohne Pseudohypoparathyreoidismus und die fehlende Reaktion bei einer Patientin mit Pseudo-pseudohypoparathyreoidismus (1960) erneut nachweisen.

Auch SCHWARZ (1964) ist der Meinung, daß zunächst die von ihm regelmäßig nachgewiesene Parathormonresistenz der Nieren für die Hyperphosphatämie des Pseudohypoparathyreoidismus verantwortlich ist. Die Hyperphosphatämie führt zu einer Hypocalcämie und diese zu einer Stimulation der Nebenschilddrüsen mit resultierendem sekundärem Hyperparathyreoidismus. Bei ihm besteht immer eine Parathormonresistenz im Ellsworth-Howard-Test, da der Organismus schon unter maximaler endogener Parathormonwirkung steht. Die renale Resistenz gegen dieses Hormon könnte nach SCHWARZ allerdings auch als sekundäres Phänomen einer noch unbekannten „Grundstörung" im Phosphatstoffwechsel aufgefaßt werden, vielleicht einer genetisch bedingten Phosphattransportstörung, die an allen Orten des Phosphattransportes wirksam wird, am wachsenden Knochen und an der Niere als den am intensivsten am Phosphattransport beteiligten Organen aber zuerst zu erkennen ist. Alle übrigen Krankheitszeichen werden von SCHWARZ pathogenetisch auf die renale und skeletäre Störung zurückgeführt, nur für die Entstehung des Schwachsinns können weder SCHWARZ noch andere Autoren eine befriedigende Erklärung geben. Die in etwa 65% der Fälle vorhandene Epilepsie und die noch inkonstantere Stammganglienverkalkung (29% der Fälle) zeigen keinen engen Kausalzusammenhang mit der Oligophrenie der Patienten.

Der pathogenetische Zusammenhang zwischen mangelhafter Phosphatausscheidung durch die Niere und Hyperphosphatämie ist erwiesen, gleichfalls die resultierende Hypocalcämie und Hypocalciurie. Nicht geklärt hingegen ist die ursächliche Verknüpfung dieser Stoffwechselanomalien mit anderen Manifestationen der Krankheit.

Diagnose

Neben den geschilderten klinischen Symptomen, insbesondere der obligaten Verkürzung eines oder mehrerer Metacarpen, ist die biochemische Konstellation der Hyperphosphatämie und Hypocalcämie von diagnostischer Bedeutung. Klinik und Ellsworth-Howard-Test differenzieren die Krankheit vom Hypoparathyreoidismus. Der Ellsworth-Howard-Test sollte nur mit Nebenschilddrüsenextrakt durchgeführt werden, der beim Gesunden eine eindeutige Phosphatdiurese bewirkt. Bei positivem oder fraglichem Testergebnis sollte der Test zu einer anderen Tageszeit, möglichst nicht morgens, wiederholt werden. Die Abgrenzung einer neuen Krankheit, des Pseudo-pseudohypoparathyreoidismus mit Normophosphatämie und -calcämie, ist nach Ansicht neuerer Autoren wie GERSHBERG und WESELEY (1960) sowie DE MEULEMEESTER (1961) nicht erforderlich, vielmehr sind solche Patienten als leichte Verlaufsformen des Pseudohypoparathyreoidismus aufzufassen. Dafür sprechen das Vorkommen in der gleichen Familie (s. früher), die mit Ausnahme des Blutchemismus identische klinische Symptomatologie, der Übergang der Hyperphosphatämie und Hypocalcämie im Kindesalter auf normale Mineralkonzentrationen im Erwachsenenalter (GERSHBERG), die gelegentlich hochnormalen Phosphatwerte im Serum von Fällen mit Pseudo-pseudohypoparathyreoidismus (RAY et al. 1959; DE MEULEMEESTER 1961), schließlich der negative Ellsworth-Howard-Test und die bei Pseudo-pseudohypoparathyreoidismus wiederholt nachgewiesene Verminderung der Calciumausscheidung im Urin (SERINGE und TOMKIEWCZ 1956; MCNEELY u. Mitarb. 1956; ROYER und LESTRADET 1959; DE MEULEMEESTER 1961). Der Pseudo-pseudo-Typ als leichtere Verlaufsform des Pseudo-Typs führt nach Ansicht GERSHBERGs nur dann zu Hypocalcämie und Tetanie, wenn Perioden erhöhten Calciumbedarfes bestehen, wie im Kindesalter und während der Gravidität. Dieser Deutung entspricht, daß die meisten Fälle von Pseudohypoparathyreoidismus im Kindesalter beginnen, während Fälle von Pseudo-pseudohypoparathyreoidismus im Kindesalter sehr selten sind (bis 1961 nach DE MEULEMEESTER sechs Fälle) und hauptsächlich das Erwachsenenalter betreffen (SMULYAN und RAISZ 1959).

Therapie

Die Behandlung besteht in der Gabe von Dihydrotachysterol oder Vitamin D in hohen Dosen, ähnlich dem Vorgehen beim idiopathischen Hypoparathyreoidismus. Bis zur Normalisierung des Calciumspiegels im Serum werden täglich 5—10 mg Dihydrotachysterol verabreicht, dann wird auf eine tägliche Erhaltungsdosis von Vitamin D und orale Calciumgaben umgesetzt, wobei der Serumcalciumspiegel über 8 mg-% gehalten werden sollte. Tetanische Anfälle, leichte Ermüdbarkeit und eventuell bestehende Knochenschmerzen können so beseitigt werden, während morphologische Veränderungen, Schwachsinn und Linsenkatarakte unverändert fortbestehen. Eine Besserung der Mineralbilanz und der klinischen Symptome kann auch mit Übergang der Patienten ins Erwachsenenalter infolge der geringeren Belastung des Mineralstoffwechsels erwartet werden. An der fehlenden Ansprechbarkeit der Nierentubuli auf Parathormon ändert sich dabei erwartungsgemäß nichts (GERSHBERG und WESELEY 1960).

g) Idiopathische Hypercalciurie

Bei dieser erstmals von FLOCKS 1940 erwähnten, 1953 von ALBRIGHT et al. und 1958 von HENNEMAN et al. an Hand von 35 männlichen Patienten ausführlich beschriebenen Stoffwechselanomalie liegt eine Hypercalciurie bei Normocalcämie vor, die nicht auf andere Calciurie-Ursachen wie primären Hyperparathyreoidismus, Cushing-Syndrom, hohe Calcium- bzw. Vitamin D-Gaben, Sarkoidose, renale Acidose, Hyperthyreose, multiples Myelom, metastasierendes Carcinom usw. zurückgeführt werden konnte, daher „idiopathisch" benannt wurde. Die Calciurie betrug bei den Patienten 227—347 mg/24 Std; die Normalwerte liegen bei entsprechender Diät zwischen 50—175 mg/Std. Alle Patienten waren durch Steinbefall der ableitenden Harnwege auffällig geworden, die Steine bestanden in 79% aus reinem Calciumphosphat und Calciumoxalat ohne Beimischung von Magnesium und Ammoniumphosphat, welche besonders in einem durch harnstoffspaltende Bakterien alkalisierten Harn zustande kommt. Andere Nierenfunktionsstörungen ergaben sich nicht, hingegen zeigten die Patienten eine Hypophosphatämie, sowie in vier daraufhin untersuchten Fällen eine erhöhte intestinale Calciumresorption. Folgende pathogenetische Sequenz wurde von HENNEMAN erwogen: Pyelonephritis — Tubulusschaden — tubuläre Calciumresorptionsstörung — Hypercalciurie — Tendenz zur Hypocalcämie — kompensatorischer Hyperparathyreoidismus — Hyperphosphaturie — Hypophosphatämie. Mit dieser pathogenetischen These ließ sich aber weder die verminderte Calciumausscheidung im Stuhl erklären, noch konnte eine primäre Pyelonephritis als auslösende Ursache der Hypercalciurie bewiesen werden. Für eine hereditäre Natur dieser Tubulusfunktionsstörung ergab sich bisher auch kein Anhalt. Nur vereinzelt wurden Frauen mit der gleichen Art der Hypercalciurie beobachtet. Ein Literaturüberblick über 23 Fälle im Kindesalter, bei denen neben der Hypercalciurie häufig Kleinwuchs, Osteoporose oder Rachitis, Polyurie und Urolithiasis oder Nephrocalcinose angetroffen wurden, findet sich bei JEUNE u. Mitarb. (1967), ein Therapievorschlag mit einer kochsalzarmen Kost bei ROYER und BALSAN (1966). Nur drei der 23 Fälle waren weiblich, in drei Familien waren weitere Verwandte befallen.

h) Das idiopathische De Toni-Debré-Fanconi-Syndrom

Unter diesem Namen ist ein Syndrom multipler tubulärer Partialfunktionsstörungen beschrieben worden, das weder auf prärenalen hereditären Stoffwechselfehlern wie der Cystinose, der Galaktosämie oder der Wilsonschen Krankheit (s. S. 57ff.) beruht, noch auf Nierenmißbildungen oder exogenen Faktoren wie einer Blei- oder Vitamin D-Vergiftung. Auch die Kombination mit einem multiplen Myelom, einer Nephrose, einer Lebercirrhose und Steatorrhoe wurde wiederholt beobachtet, sollte aber nicht zur idiopathischen Form des Syndroms gerechnet werden, da der Kausalzusammenhang zwischen solchen Kombinationen noch nicht geklärt ist. Leider wurden auch noch in den jüngsten Arbeiten pathogenetische Rückschlüsse aus Befunden bei sekundärem De Toni-Debré-Fanconi-Syndrom (z. B. bei der Cystinose durch WILSON und YENDT 1963) auf die idiopathische Form gezogen, als ob es sich um dieselbe Krankheit handele. Offensichtlich sind derartige Schlüsse trügerisch und führen leicht zu falschen Schlußfolgerungen. Diese Gefahr ist bereits bei der folgenden, notgedrungenermaßen verallgemeinernden Betrachtung der idiopathischen Fälle gegeben, deren Ätiologie, Pathogenese, Heredität, Symptomatik und Prognose wahrscheinlich gleichfalls nicht einheitlich sind, wie sich schon aus der verwirrenden Vielfalt und Unbeständigkeit ihrer Tubulusfunktionsstörungen vermuten läßt. Weder das Bestehen einer Heredität noch die primäre Natur der Tubulusdefekte ist für das idiopathische Syndrom bisher erwiesen, beides wird aber von wohlinformierten Autoren auch noch in jüngster Zeit für wahrscheinlich gehalten, woraus wir die Berechtigung herleiten, das Syndrom in diesen Beitrag aufzunehmen.

Bei dem Syndrom wird eine infantile von einer adulten Form unterschieden, ohne daß sich diese Abgrenzung im Einzelfall streng aufrechterhalten läßt, da transitorische Formen wiederholt beschrieben wurden (s. u.). Die Mehrzahl der infantilen Fälle des von DE TONI (1933), DEBRÉ et al. (1934) und FANCONI (1936) beobachteten Syndroms erwiesen sich später als cystinosekrank (BEUMER und WEPLER 1936; HOTTINGER 1941; FANCONI 1946; BICKEL et al. 1953) und scheiden für die hiesige Betrachtung aus. Bei 17 bis 1961 veröffentlichten Patienten im Kindesalter (Zusammenstellung von ILLIG und PRADER 1961) ließen sich die Cystinose oder andere das Syndrom auslösende Ursachen mit großer Wahrscheinlichkeit ausschließen. Als weitere Kriterien für ihre Zusammenstellung dienten ILLIG und PRADER die Symptome: hypophosphatämische Rachitis, Glucosurie und Hyperaminoacidurie. Von der adulten Form wurden bis 1965 über 40 Fälle beschrieben (Literatur bei WALLIS und ENGLE 1957; s. auch KÜHLENCORDT 1958; BEN-ISHAY et al. 1961; STANBURY und LUMB 1962; WILSON und YENDT 1963; WETZELS et al. 1965). Sie zeigen, wie die infantilen Fälle, als zuverlässigste Kriterien ein idiopathisches Auftreten von Osteomalacie mit Hypophosphatämie, Glucosurie und Aminoacidurie. Eine frühere unvollständige Beschreibung des Syndroms geht auf MILKMAN (1930, 1934) zurück, während die erste vollständige Charakterisierung 1947 durch STOWERS und DENT nach der Einführung papierchromatographischer Aminosäureanalysen in die Klinik erfolgte. Obwohl MILKMANS Patient eine Osteomalacie mit multiplen symmetrischen Frakturen, eine renale Glucosurie und eine Hypophosphatämie zeigte und demnach mit großer Wahrscheinlichkeit als De Toni-Debré-Fanconi-Syndrom angesehen werden kann, wird heute unter dem Begriff „Milkmans-Syndrom" nur das röntgenologische Bild einer Knochenrarefikation mit symmetrischen „Pseudofrakturen" verstanden, welches bei verschiedenartigen Osteomalacien auftreten kann, mit dem Begriff des Fanconi-Syndroms daher nicht identisch ist.

Symptomatologie

Der Krankheitsbeginn liegt bei der infantilen Form häufig am Ende des ersten oder im zweiten Lebensjahr. Fast alle Patienten bleiben stark im Wachstum zurück und zeigen schließlich Klein- bis Zwergwuchs. Die Entwicklung einer Vitamin D-refraktären Rachitis mit den charakteristischen Deformitäten, subjektiven Beschwerden und röntgenologischen Veränderungen der „Spätrachitis" entspricht den Befunden bei der hereditären, Vitamin D-refraktären Rachitis (s. S. 24), doch besteht keine Geschlechtsdisposition. Vermehrter Durst, gelegentlich auch allgemeine Mattigkeit und Muskelhypotonie, lassen sich aus den tubulären Defekten des Wasser- und Elektrolythaushaltes erklären. Auch ohne konsequente Therapie scheint der Verlauf der Krankheit wenig progredient und die Prognose quoad vitam und Allgemeinzustand relativ günstig zu sein. Das Alter lag bei zehn von 18 Patienten zum Zeitpunkt der letzten Untersuchung zwischen zehn und 20 Jahren, zwei weitere Fälle waren bereits 28 bzw. 35 Jahre alt. Die Rachitis kann allerdings unbehandelt zu schweren Verkrüppelungen, sogar zur Immobilisierung der Kranken führen. Die gute Lebenserwartung steht in ausgesprochenem Gegensatz zur infausten Prognose der Cystinose mit Tod spätestens in der Pubertät (S. 62).

Bei der adulten Form manifestiert sich die Krankheit gewöhnlich erst im Erwachsenenalter, in einem Fall sogar erst im Alter von 65 Jahren (WILSON und YENDT, Fall 2). Sechs der 18 von WALLIS und ENGLE (1957) zusammengefaßten Fälle hatten aber schon in ihrer Kindheit eine Rachitis durchgemacht, bei drei Fällen ließ sich der Beginn der Krankheit bis in das 7. bzw. 8. Lebensjahr zurückverfolgen, so daß wahrscheinlich Übergangsformen zwischen dem infantilen und adulten Syndrom nicht so selten vorkommen (s. auch oben). Die häufigsten und wesentlichsten Beschwerden sind beim Erwachsenen die Knochenschmerzen, die besonders in den unteren Rückenpartien, den Hüften, Beinen, seltener im Bereich des Thorax verspürt werden und oft anfalls- und krampfartig, seltener dumpf und konstant auftreten. Es entwickelt sich ein unbeholfener, watschelnder Gang, schließlich werden die meisten Patienten bettlägerig. Leichte Ermüdbarkeit ist im Erwachsenenalter ein anderes hervorstechendes Symptom, Kleinwuchs und Skeletdeformitäten sind häufig, bei Beginn der Krankheit im Erwachsenenalter aber nicht obligat. Röntgenologisch findet sich neben multiplen Frakturen und Pseudofrakturen der Rippen, des Beckens, der Femora und Vertebrae eine generalisierte, fleckige Aufhellung der Knochenstruktur, die unterschiedlich als „Osteoporose", „Osteomalacie" oder einfach „Rarefaktion" bezeichnet wurde. Sehr selten können diese Knochenveränderungen gering sein oder vorübergehend ganz fehlen (DRAGSTEDT und HYORTH 1953; STANBURY und LUMB 1962; Fall 2; WILSON und YENDT, Fall 1).

Andere Symptome sind inkonstant. BICKEL und SOUCHON (1955, S. 86) veröffentlichten einen Fall, WILSON und YENDT (1963) zwei Fälle mit Nephrocalcinose bzw. Nierensteinen. Auch im Kindesalter wurden zwei Patienten mit Nephrocalcinose beobachtet (FROESCH et al. 1957; ROSENKRANZ und SWOBODA 1961). BLOOMER et al. (1962) beschrieben bilaterale kongenitale Linsenkatarakte, die den Verdacht nahelegen, daß es sich bei ihrem Patienten um ein Lowe-Syndrom handelt (s. S. 58), zumal bereits im Alter von 6 Jahren eine Vermehrung der organischen Säuren im Harn ohne Aminoacidurie, allerdings auch ohne Schwachsinn beobachtet wurde. Der von STOWERS und DENT 1947 veröffentlichte Fall starb im Alter von 38 Jahren an einer Hämatemesis und Melaena und zeigte bei der Autopsie ein primäres Lebercarcinom. LAMBERT und DE BRANCOURT (1951) sahen bei ihrem Patienten eine spastische Parese der unteren Extremitäten, die auf einer osteomalacischen Zerstörung der Wirbelsäule beruhte. Die Prognose der adulten Form scheint von Fall zu Fall recht unterschiedlich zu sein und entscheidend von der Progredienz der Nierenläsion abzuhängen. So hatte der Patient von ANDERSON et al. (1952) trotz Beginn der Krankheit in der Kindheit noch mit 44 Jahren eine normale Harnstoffclearance, während zahlreiche andere Kranke eine progrediente Niereninsuffizienz mit Abfall der Glomerulumfiltrationsrate zeigten, z.B. die Fälle von SIROTA und HAMERMAN (1954), von STANBURY und LUMB (1962), von WILSON und YENDT (1963 sowie von WETZELS et al. 1965).

Stoffwechseluntersuchungen decken bei der infantilen wie der adulten Form eine Hypophosphatämie, Normocalcämie und Erhöhung der alkalischen Phosphatase auf. Während die absolute Phosphatausscheidung im Urin in Bilanz- und

24 Std-Urinuntersuchungen normal oder erhöht ist, findet sich in Clearanceuntersuchungen regelmäßig eine erhöhte Phosphatclearance. Die Calciumbestimmung im Urin zeigt bei den verschiedenen Patienten neben niedrigen und normalen auch eindeutig erhöhte Werte. Eine generalisierte, starke Aminoacidurie bei normalen oder erniedrigten Aminosäurekonzentrationen im Serum ist ein Kardinalsymptom der Krankheit, gleichfalls eine mäßige bis starke renale Glucosurie, die mit normalen Blutzuckerwerten, normalen Glucosetoleranztesten und einer bis auf 50% verminderten tubulären Glucoserückresorption einhergeht (WILSON und YENDT 1963). Bei mehreren erwachsenen Patienten wurde eine Ketonurie beobachtet (WALLIS und ENGLE 1957; WETZELS et al. 1965), deren Genese nicht unbedingt metabolisch sein muß, sondern auch renal gedeutet werden kann (MILNE et al. 1952).

Ein weiterer tubulärer Defekt besteht in einer erhöhten renalen Harnsäureausscheidung und -clearance bei erniedrigten Harnsäurekonzentrationen im Blut, ein Befund, der besonders im Erwachsenenalter bei fast allen daraufhin untersuchten Patienten erhoben wurde. Die Uratclearance kann gelegentlich der Inulinclearance entsprechen (SIROTA und HAMERMAN 1954; BEN-ISHAY et al. 1961), woraus dann auf einen absoluten Rückresorptionsdefekt für Harnsäure geschlossen werden muß. In anderen Fällen ist der Defekt nicht vollständig, da Probenecidgaben die Uratclearance noch weiter zu steigern vermögen (WILSON und YENDT 1963). Schließlich wird auch die gewöhnlich leichte Proteinurie des Syndroms von BUTLER und FLYNN (1958) auf einen tubulären Defekt bezogen. Nach diesen Autoren kommt es bei tubulären Defekten zu einer gestörten tubulären Rückresorption von Globulinen mit hohem molekularem Gewicht, die sich elektrophoretisch nachweisen lassen und durch abnorme, vielleicht auch normale Glomerula in den Primärharn gelangen, bei Gesunden und Patienten mit nichttubulären Nierenerkrankungen aber nicht im Harn erscheinen. Auch STANBURY und LUMB (1962) sowie WILSON und YENDT (1963) fanden ähnliche „tubuläre Proteinurien" in ihren vier bzw. zwei Patienten mit der adulten Form des Syndroms, WETZELS et al. (1965) eine erhöhte Ausscheidung besonders der β-Globuline.

Die Alkalireserve im Serum ist in fast allen Fällen, infantilen wie adulten, erniedrigt, meist bei erhöhter Chlor-, normaler Natrium- und erniedrigter Kaliumkonzentration im Serum. Die Urin-pH-Werte liegen im Verhältnis zu der hyperchlorämischen Acidose der Patienten zu hoch, immer über 5,0, häufig über 6,0, lassen sich allerdings durch Säurebelastung weiter senken. Neben dem Defekt der tubulären H-Ionensekretion sind eine verminderte Ammoniakproduktion und eine erhöhte Ausscheidung organischer Anionen (mit entsprechendem Kationenverlust, z. B. von Kalium) nachzuweisen und für die Entstehung der Acidose verantwortlich zu machen (s. S. 41). Andere Zeichen gestörter tubulärer Funktion wie eine pitressinresistente Polyurie und eine verminderte Phenolsulphthaleinausscheidung werden gleichfalls häufig beobachtet.

Erbgang

Die hereditäre Situation kann heute beim Fanconi-Syndrom noch nicht klar übersehen werden, vermutlich weil es sich nicht um eine ätiologisch einheitliche Gruppe von Patienten handelt. Während in der überwiegenden Zahl der Fälle genügender Anhalt für eine familiäre Häufung der Krankheit oder gar für einen bestimmten Erbmodus fehlt, bisher auch keine Angaben über Konsanguinität der Eltern vorliegen, erwähnen LINDER et al. (1949), SEKULA und HORNIK (1958) sowie PROD'HOM und ANTENER (1961) Geschwistererkrankungen mit dem infantilen

Syndrom. LUDER und SHELDON (1955) sowie SHELDON et al. (1961) beschrieben das erst unvollständige, nach 6 Jahren vollständige Syndrom bei Zwillingen. DENT und HARRIS beobachteten Hypophosphatämie, Aminoacidurie, Glucosurie und leichte Acidose ohne Skeletbefall bei drei Geschwistern eines 41jährigen Patienten (1951), von denen ein Geschwister später auch eine Knochenerkrankung entwickelte (DENT und HARRIS 1956). Auf Grund dieser Daten vermuteten sie einen recessiven Erbgang der adulten Form. STANBURY und LUMB (1962) beschrieben zwei erwachsene Geschwister mit Urämie, Aminoacidurie, Glucosurie, tubulärer Proteinurie, aber normaler Phosphatämie, von denen nur der eine Fall eine hypocalcämische Osteomalacie zeigte. Schließlich berichteten BEN-ISHAY et al. (1961) über eine Familienuntersuchung, in der zehn Familienmitglieder dreier Generationen im Alter von 1—51 Jahren eine Aminoacidurie zeigten, während nur der Ausgangsfall zusätzlich an einer hypophosphatämischen Osteomalacie litt. Offensichtlich genügen diese vereinzelten Beobachtungen bei einer Gesamtzahl von über 50 Patienten mit Fanconi-Syndrom weder zur Formulierung einer Erbgangshypothese noch zur Beantwortung der Frage, ob das Syndrom in seiner heutigen Definition überhaupt als Erbkrankheit angesprochen werden kann.

Pathologische Physiologie und Pathogenese

Die Beobachtung des Fanconi-Syndroms ohne Vorliegen einer renalen oder prärenalen Grundkrankheit hat zahlreiche Autoren zu der Annahme veranlaßt, daß es sich hierbei um einen primären, wahrscheinlich hereditären Komplex tubulärer Funktionsdefekte handelt, wie sie in isolierter Form der Cystinurie oder der renalen Glucosurie zugrunde liegen. Diese Hypothese konnte bisher nicht bewiesen werden. Unvollständige Formen des Syndroms wurden wiederholt beobachtet und von DENT (1952), FANCONI (1954), DENT und HARRIS (1956), ROYER und PRADER (1957) sowie OETLIKER et al. (1964) zusammengestellt. ROYER und PRADER unterscheiden den renalen Diabetes gluco-aminicus, den Diabetes phospho-gluco-aminicus ohne Acidose oder Harnkonzentrationsschwäche, den Diabetes gluco-phosphaticus und den Diabetes phospho-aminicus. Wahrscheinlich handelt es sich bei diesen Formen nicht um selbständige klinische Einheiten, sondern um unvollständige Manifestationen des Fanconi-Syndroms. Ähnliche Varianten kommen bei dem durch Cystinose und andere Stoffwechselkrankheiten verursachten Syndrom vor. LUDER und SHELDON (1955) beobachteten bei fünfjährigen Zwillingen die Progression vom Diabetes gluco-aminicus zum Diabetes phospho-gluco-aminicus über einen Zeitraum von 6 Jahren (SHELDON et al. 1961), und auch von anderen Autoren wurden Übergänge zwischen unvollständigen Syndromen und dem vollausgebildeten De Toni-Debré-Fanconi-Syndrom wiederholt beschrieben (z. B. BLOOMER et al. 1962). Eine derartige Progression steht im Gegensatz zu den Beobachtungen bei anerkannt primären und hereditären Tubulusdefekten wie der Cystinurie und renalen Glucosurie mit ihren genetisch fixierten, wahrscheinlich von Geburt bis ins Alter konstant bestehenden Fehlfunktionen. Sie ähnelt mehr der Progression tubulärer Syndrome, die sekundär von allgemeinen Stoffwechselkrankheiten wie der Galaktosämie, der Wilsonschen Krankheit oder der Cystinose ausgelöst werden.

Als anatomisches Substrat des angeborenen Tubulusdefektes beim Fanconi-Syndrom wurde die „Schwanenhals-Deformität" des proximalen Tubulus angesehen, die von CLAY, DARMADY und HAWKINS (1953) durch Mikrodissektion einzelner Nephronen bei zehn von 14 Kindern und einem Erwachsenen mit dem Syndrom nachgewiesen wurde. Daß diese Deformität für das idiopathische Syndrom nicht spezifisch ist, vielmehr auch bei sekundären Tubulusdefekten vorkommt, geht schon aus der Tatsache hervor, daß unter den zehn Kindern CLAYs auch Fälle von Cystinose waren. Die Schwanenhalsdeformität wurde auch bei kongenitaler familiärer Nephrose ohne Aminoacidurie und Phosphaturie gefunden (DARMADY und STRANACK 1957). Der beim Fanconi-Syndrom Erwachsener beobachtete Mangel an alkalischer Phosphatase im Bereich des proximalen Tubulus (COOKE et al. 1947; STOWERS und DENT 1947) ist gleichfalls ohne spezifische pathogenetische Bedeutung, da er sowohl bei der Cystinose, bei entzündlichen Nierenerkrankungen, z.B. Pyelonephritis (BAAR und BICKEL 1953), wie bei anderen Formen der Tubulusdegeneration (McMANUS 1950; POLLAK et al. 1960a, b), aber auch bei der Hypophosphatasie ohne renale Aminoacidurie, Glucosurie und Phosphaturie vorkommt.

Die Ursache für die Entstehung der Aminoacidurie und Glucosurie ist unklar, ihr Mechanismus hingegen ist bekannt und wird allgemein als renal betrachtet (Literatur bei WALLIS und ENGLE 1957, s. auch CUSWORTH und DENT 1960; WILSON und YENDT 1963). Im Vergleich dazu ist der Mechanismus der Phosphaturie und Calciurie wesentlich schwerer zu definieren, wahrscheinlich auch von Fall zu Fall unterschiedlich wie die Ätiologie der Krankheit.

Wesentlich uneinheitlicher als beim symptomatischen Fanconi-Syndrom bei Cystinose sind besonders die Calciumstoffwechselbefunde. Während die Calciurie bei der Cystinose und der hereditären refraktären Rachitis stets erniedrigt und die intestinale Calciumresorption wie bei Vitamin D-Mangel reduziert ist, finden sich nach ILLIG und PRADER (1961) unter acht darauf untersuchten Kindern mit dem idiopathischen Syndrom vier Fälle mit erhöhter und vier mit normaler oder erniedrigter Calciurie. Bei Erwachsenen beobachteten HILTEMANN et al. (1952), SAVILLE et al. (1955) und DENT und HARRIS (1956) erhöhte Calciumausscheidung, BEN-ISHAY (1961) eine verminderte Calciumausscheidung im Urin. In Bilanzstudien wiesen STANBURY (1958; Abb. 10) und DAVIES et al. (1958) eine reduzierte Calciumresorption im Darm erwachsener Patienten nach, während WILSON und YENDT (1963) nach oraler Calciumbelastung einen normalen Calciumanstieg im Serum erhielten. Nephrocalcinose und Nierensteine sind beim idiopathischen Fanconi-Syndrom wesentlich seltener als bei der renalen tubulären Acidose, wurden aber wiederholt angetroffen (S. 40). Für diese Differenz mögen nicht nur die seltenere und geringgradigere Hypercalciurie, sondern auch eine erhöhte Ausscheidung von Citrat und anderen organischen Säuren einschließlich der Aminosäuren verantwortlich sein, welche die Calciumionen in komplexer Form gelöst halten (MILNE et al. 1952). Wahrscheinlich erklären sich die genannten Unterschiede in den Calciumstoffwechselbefunden des Fanconi-Syndroms gleichfalls mit der Inhomogenität des Krankenmaterials.

Ähnlich different, aber noch schwerer zu analysieren sind die Befunde im Phosphatstoffwechsel. Eine erhöhte renale Phosphatclearance ist, wie bei der Vitamin D-refraktären Rachitis und der Cystinose, auch beim idiopathischen Fanconi-Syndrom ein konstanter Befund. Die Frage, ob diese erhöhte Clearance primär auf einem kongenitalen Tubulusdefekt oder sekundär auf einer prärenalen Regulationsstörung, z.B. einem sekundären Hyperparathyreoidismus im Gefolge einer intestinalen Calciumresorptionsstörung beruht, läßt sich heute noch nicht beantworten und wird für das Syndrom wahrscheinlich überhaupt nicht allgemeingültig entschieden werden können, wieder auf Grund seiner Inhomogenität. Die Bilanzstudien von STANBURY (1958) und DAVIES et al. (1958) wiesen neben der Calciumresorptionsstörung auch eine intestinale Phosphatresorptionsstörung nach. LINDER et al. (1949) und DENT (1949) beobachteten normale Phosphatspiegel im Blut vor Entwicklung der Knochenerkrankung und ohne Vorliegen einer Urämie, Befunde, die mit einer kongenitalen Hyperphosphaturie mit daraus resultierender

Hypophosphatämie und Knochenentkalkung nicht zu erklären sind. Eine erhöhte Phosphaturie wurde wiederholt gefunden (COOK et al. 1947; MILNE et al. 1952; KYLE und CANARY 1956, Fall 2), bei anderen Patienten, Kindern wie Erwachsenen, aber auch vermißt (STOWERS und DENT 1947; ANDERSON et al. 1952; JACKSON und LINDER 1953; KYLE und CANARY 1956, Fall 1; WILSON und YENDT 1963).

Kurzfristige Calciuminfusionsexperimente wurden von KYLE et al. (1954a) und WILSON und YENDT (1963) durchgeführt. Sie ergaben einen Rückgang der

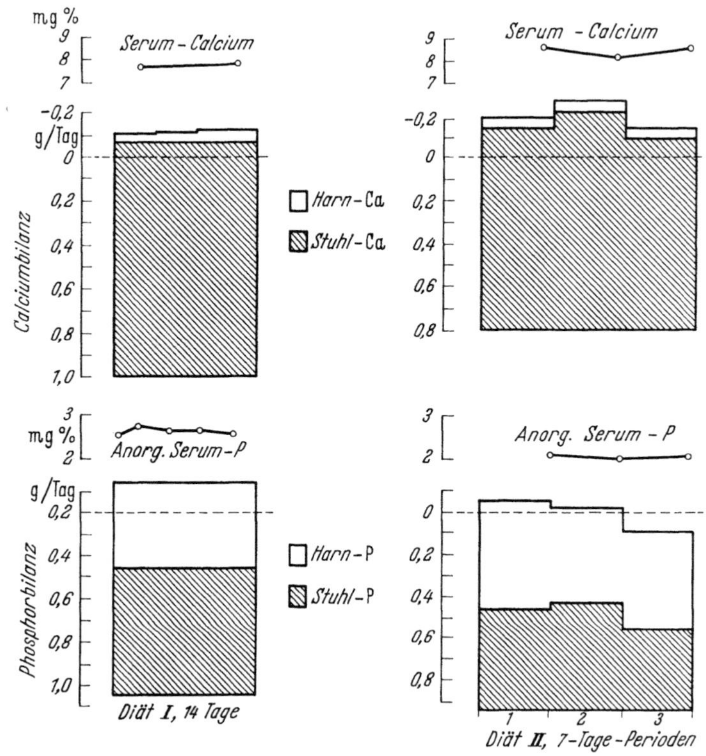

Abb. 10. Calcium- und Phosphatbilanz bei einem Patienten mit Fanconi-Syndrom. Die Resorption vom Darm war bei zwei ganz verschiedenen Kostformen mangelhaft. Während der Behandlung mit Dihydrotachysterol wurden Calcium und Phosphor im Verhältnis 2:1 verwertet und die Osteomalacie heilte, ohne daß sich der Phosphatspiegel normalisierte (STANBURY 1958)

Phosphaturie, der aber in den Fällen WILSONs quantitativ hinter einer normalen Reaktion zurückblieb, nicht zu der auf eine gleichartige Calciuminfusion üblichen reaktiv gesteigerten Phosphaturie führte, und von den Autoren nicht für charakteristisch für einen sekundären Hyperparathyreoidismus gehalten wurde. WILSONs Patienten zeigten wie der Fall von KYLE u. Mitarb. (1954b) eine weitere Steigerung der Phosphaturie im Ellsworth-Howard-Test, was als Argument gegen eine exzessive Stimulation des Nierentubulus durch endogenes Parathormon gewertet wurde. Eine Reduktion der Phosphataufnahme durch den Darm führte in WILSONs Fällen nicht zu einer Verbesserung der Phosphatbilanz durch die Niere, auch nicht nach Ausgleich der Acidose; eine orale Phosphatbelastung steigerte den Serumphosphatspiegel um 2 mg-% bis auf normale Werte. Beide Patienten WILSONs litten unter einer Hypercalciurie mit Nierensteinen bzw. Nephrocalcinose. Die Entstehung eines sekundären Hyperparathyreoidismus auf

Grund einer reduzierten intestinalen Calciumresorption ist in derartigen Fällen nicht zu erwarten, muß für andere Fälle ohne Hypercalciurie aber erwogen werden (STANBURY 1958), zumal hohe Vitamin D-Gaben die erhöhte Phosphatclearance zu reduzieren vermögen (MILNE et al. 1952). Auch die Acidose könnte bei manchen Patienten für die Entstehung der Phosphaturie und Calciurie von Bedeutung sein

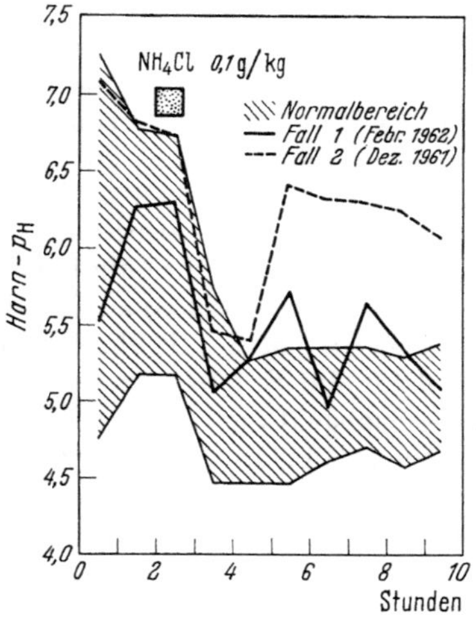

a

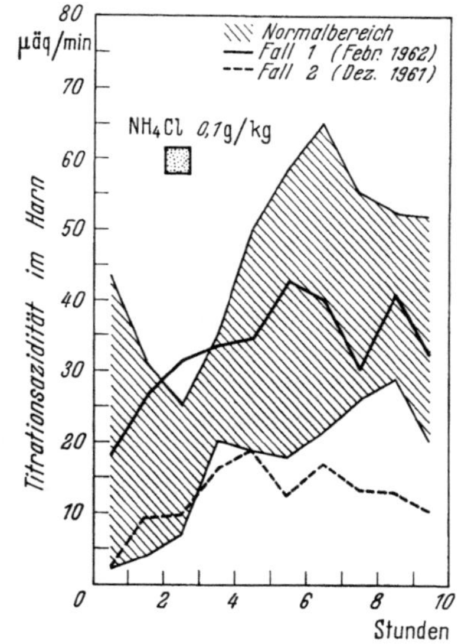

b

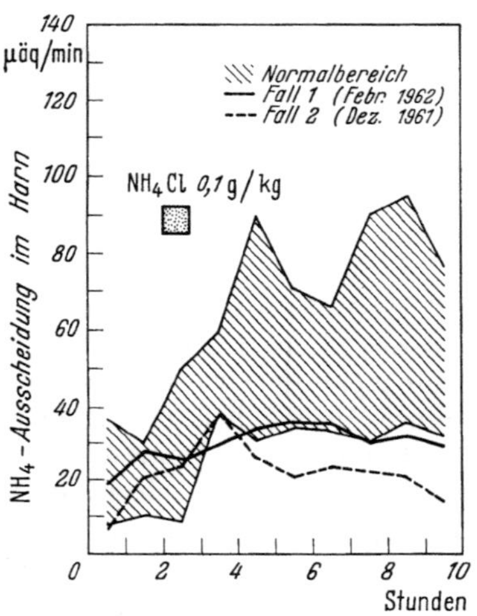

c

Abb. 11. a Belastungsversuch mit Ammoniumchlorid. Das Urin-pH erreicht in keinem Falle das normale Minimum. b Auch die Ammoniak-Ausscheidung erreicht nach Belastung mit Ammoniumchlorid in keinem Falle den Normalwert. c Die Titrationsacidität erreicht nach Ammoniumchloridbelastung nur in einem Falle den Normalwert (WILSON und YENDT 1963)

(SIROTA und HAMERMAN 1954; STANBURY 1958), während sie bei anderen ohne Einfluß auf den renalen Mineralverlust ist (WILSON und YENDT 1963).

Acidose und Hypokaliämie sind keine konstanten Befunde des idiopathischen Fanconi-Syndroms, vielmehr als sekundäre Komplikationen aufzufassen. In einer zusammenfassenden Würdigung der Literatur kommen WRONG und DAVIES (1959) zu der Schlußfolgerung, daß die Acidose im wesentlichen auf drei Faktoren beruht: 1. Auf verminderter Ammoniakproduktion der Niere (Abb. 11), 2. auf ihrer Unfähigkeit, einen maximal sauren Urin auszuscheiden, 3. auf einer vermehrten Ausscheidung organischer Anionen, die zu einem Kationenverlust, z.B. von Kalium, führt. In den meisten Fällen mit Acidose besteht eine weitgehende Ähnlichkeit des renalen Defektes mit dem Krankheitsbild der idiopathischen tubulären Acidose (S. 44). Dem Defekt in der tubulären H-Ionensekretion wird besonders große Bedeutung beigemessen (Bloomer et al. 1962), während die Insuffizienz der Ammoniakproduktion wahrscheinlich auf der Reduktion der glomerulären Filtrationsrate beruhe (Wrong und Davies 1959).

Der Kaliumverlust durch die Niere kann zu erheblicher Hypokaliämie und allgemeiner Kaliumverarmung der Gewebe mit entsprechender klinischer Symptomatik, wie Muskeladynamie und hypokaliämischen Paresen, führen. Ein chronischer Kaliummangel vermag seinerseits eine schwere Nephropathie zu bewirken, die sich in anatomischen Läsionen (Milne et al. 1957) und in einem ganzen Spektrum gestörter tubulärer Partialfunktionen äußern kann (Relman und Schwartz 1956), z.B. in pitressinresistenter Hypo- oder Istosthenurie, in einer Störung der H-Ionensekretion sowie in einer renalen Phosphaturie und Aminoacidurie. Die potentielle Bedeutung des Kaliummangels für die tubulären Funktionsausfälle des Fanconi-Syndroms wurde von Stanbury (1958) ausführlich diskutiert. Es ist durchaus möglich, daß bei manchen Fällen mit chronischer und erheblicher Hypokaliämie der Kaliummangel für die Entstehung verschiedener tubulärer Defekte verantwortlich ist. Die Beobachtung anderer Fälle ohne wesentliche Hypokaliämie bei sonst ähnlichen tubulären Funktionsausfällen (Wallis und Engle 1957; Illig und Prader 1961; Wilson und Yendt 1963) spricht jedoch gegen eine generelle Bedeutung des Kaliummangels in der Pathogenese des Fanconi-Syndroms.

Abschließend muß nochmals betont werden, daß die Vielfalt und Inkonstanz der tubulären Defekte des idiopathischen Fanconi-Syndroms die Auffassung stützen, daß sich unter dem Begriff „idiopathisch" ein inhomogenes Krankengut multiätiologischer Natur verbirgt, wie dies auch für das sekundäre Syndrom zutrifft (S. 34). Seine Entstehung auf dem Boden eines primären und hereditären Tubulusdefektes ist bisher nicht bewiesen, auch für die hereditären Fälle nicht, denen in Analogie zur Cystinose eine noch unbekannte hereditäre Stoffwechselstörung zugrunde liegen könnte, welche erst sekundär zur familiären Häufung des Fanconi-Syndroms führt.

Diagnose

Die Mindestforderungen für die Diagnose des idiopathischen Syndroms sind der Nachweis einer generalisierten renalen Aminoacidurie, einer renalen Glucosurie und einer erhöhten renalen Phosphatclearance, gewöhnlich mit resultierender Hypophosphatämie, sowie der Ausschluß des sekundären Syndroms infolge anderer endogener und exogener Grundkrankheiten. Eine Vitamin D-refraktäre Rachitis mit Kleinwuchs beim Kind, eine Osteomalacie mit pathologischen Frakturen beim Erwachsenen geben den klinischen Anlaß zur Suche nach den genannten Stoffwechselabweichungen. Die Inkonstanz selbst dieser wichtigsten Kriterien erschwert oder vereitelt gelegentlich die Diagnosestellung und macht wiederholte Kontrolluntersuchungen erforderlich, während die Ausdehnung des Tubulusdefektes auf eine renale Acidose, Hypokaliämie, Hypercalciurie mit Nephrocalcinose oder Nierensteinbildung sowie auf eine pitressinresistente Polyurie die Diagnose stützt, aber auch differentialdiagnostische Abgrenzungen zu anderen Krankheiten erforderlich macht.

Die wichtigsten differentialdiagnostischen Erwägungen beziehen sich auf das sekundäre Fanconi-Syndrom bei verschiedenen Stoffwechselkrankheiten wie der Cystinose, Wilsonschen Krankheit, Galaktosämie, beim Lowe-Syndrom und einer besonderen Form der Glykogenspeicherkrankheit (s. S. 57ff.). Auch bei der endemischen Sprue und Coeliakie (Bickel und Souchon 1955), dem multiplen Myelom (Sirota und Hamerman 1954; Engle und Wallis 1957), dem nephrotischen Syndrom (Literatur bei HOOFT und VERMASSEN 1960; s. auch STICKLER et al. 1960) sowie der Lebercirrhose bei Erwachsenen (FRASER und SLATER 1958) und Kindern (BABER 1956; LELONG et al. 1961) wurden Kombinationen dieser Krankheiten mit dem Fanconi-Syndrom beobachtet, ohne daß der Kausalzusammenhang jeweils klar war. Möglicherweise gehören die Fälle von Fanconi-Syndrom mit Lebercirrhose zu dem von SAKAI und KITAGAWA (1957, 1959), FRITZELL et al. (1964), GENTZ et al. (1964, 1965), ALAGILLE (1964), sowie GJESSING (1965) beschriebenen Krankheitsbild der Tyrosinose, einem hereditären Enzymdefekt im Tyrosinabbau mit Lebercirrhose und multiplen tubulären Defekten von der Art des de Toni-Debré-Fanconi-Syndroms. Im Blut findet sich eine Tyrosinämie, im Urin neben einer generalisierten Aminoacidurie eine Vermehrung von Tyrosin und Tyrosinderivaten, besonders von p-Hydroxyphenylmilchsäure und -brenztraubensäure. Im Leberbiopsiematerial wurde von KRETCHMER (s. GENTZ et al. 1964) ein völliges Fehlen der p-Hydroxyphenylbrenztraubensäure-Oxydase gefunden, so daß ein Stoffwechselblock zwischen p-Hydroxyphenylbrenztraubensäure und Homogentisinsäure vermutet wird. Lebercirrhose und Tubulusdefekt werden wahrscheinlich sekundär verursacht, ihr Entstehungsmechanismus ist noch nicht bekannt. Die Tyrosinose scheint autosomal recessiv vererbt zu werden. Mißbildungen der Nieren und ableitenden Harnwege sowie der Einfluß zahlreicher exogener Gifte und Toxine wie Blei, Lysol, Maleat, Quecksilber, Cadmium, Kaliumferricyanid und Tetracyclin-Degradationsprodukte können tubuläre Syndrome mehr oder weniger vollständiger Art auslösen (Literatur bei BICKEL 1961, 1962; FRIMPTER et al. 1963). Zweifelsohne ist mit dieser Aufzählung die Zahl möglicher Ursachen für das Fanconi-Syndrom nicht erschöpft.

Therapie

Ziel der Behandlung ist die Beseitigung der Rachitis bzw. Osteomalacie, der Ausgleich der Acidose und der Elektrolytverluste, insbesondere der Hypokaliämie. Die Rachitistherapie entspricht den für die Vitamin D-refraktäre Rachitis gegebenen Richtlinien (S. 28). Auch hier ist eine sorgfältige Überwachung der Behandlung erforderlich, um der Intoxikationsgefahr bei der notwendigen Verwendung hoher Vitamin D-Dosen vorzubeugen, besonders zu Zeiten der Immobilisierung eines Patienten zum Zwecke orthopädischer Operationen etc. Zusätzlich zur Vitamin D-Therapie muß auf ausreichende Zufuhr von Calcium und Phosphor mit der Nahrung geachtet werden. WILSON und YENDT (1963) empfehlen statt Vitamin D die orale Gabe von 1,8—2,7 g Phosphat täglich in Form einer isotonischen neutralen Lösung, die auf mehrere Dosen verteilt wird. Sie sahen, wie andere Autoren, von hohen Vitamin D-Gaben eine Recalcifizierung des Skelets mit Besserung der Knochenschmerzen sowie Remobilisierung. Zur Korrektur der Elektrolytimbalance wird die Shohlsche Alkalisierung empfohlen, die 140 g Citronensäure und 98 g Natriumcitrat auf 1 Liter Wasser enthält und je nach dem Grad der Acidose in Mengen von 3×30 cm³ täglich und mehr gereicht wird, bis sich die Alkalireserve auf 25—27 mM/l normalisiert hat. Besteht eine Hypokaliämie, so kann die Shohlsche Lösung durch Kaliumcitratzusatz modifiziert werden, z. B. 140 g Citronensäure, 75 g Natriumcitrat und 25 g Kaliumcitrat auf 1 Liter Wasser. Die Gabe von 30 cm³ dieser Lösung fünfmal täglich, von 8 g Calciumlactat und 150000 E Calciferol (= 3,75 mg Vitamin D_2) täglich, führte bei einem Patienten von MILNE et al. (1952) zu einer auffallenden Besserung der Beschwerden, des Röntgenbefundes und der Elektrolytwerte im Serum. Die Verordnung von 25 mg oralem Methyltestosteron täglich wurde von ANDERSON et al. (1952) aus der theoretischen Überlegung vorgeschlagen, die Osteoporose durch Verbesserung der Stickstoff-,

Calcium- und Phosphorbilanz zu bessern. Über diese symptomatischen und substitutionstherapeutischen Maßnahmen hinaus bleibt das Ziel der Behandlung die Erkennung und Beseitigung der Ursache des Fanconi-Syndroms, bei der idiopathischen Krankheitsform leider eine heute noch unerfüllbare Forderung.

i) Die idiopathische tubuläre Acidose

In den Jahren 1935 und 1936 wurde von LIGHTWOOD bzw. BUTLER u. Mitarb. erstmals eine im Kindesalter auftretende Acidose mit diffuser Nephrocalcinose beschrieben. Erwachsene Patienten mit einem ähnlichen Syndrom und Osteomalacie wurden von ALBRIGHT u. Mitarb. (1940, 1946) sowie von BAINES et al. (1945) mitgeteilt. ALBRIGHTs ursprüngliche Bezeichnung „tubuläre Insuffizienz ohne glomeruläre Insuffizienz“ hat sich für diese Krankheitsgruppe als zu umständlich und unpräzise erwiesen und ist dem heute allgemein gebräuchlichen Terminus „renale tubuläre Acidose“ gewichen (PINES und MUDGE 1951).

Die renale, tubuläre Acidose wird im weiten Sinne als eine Unfähigkeit der Niere definiert, bei normaler oder relativ geringfügig eingeschränkter Glomerulumfunktion einen Urin von maximaler Acidität auszuscheiden. Eine mäßige glomeruläre Insuffizienz von 15—50% der Norm wurde von zahlreichen Autoren erwachsener Fälle nachgewiesen (Literatur bei WRONG und DAVIES 1959), ist auch die wahrscheinlichste Ursache für die eingeschränkte renale Ammoniakausscheidung dieser Krankheit, doch muß die Entstehung der Acidose primär in einem Tubulusdefekt für die H-Ionenausscheidung gesehen werden. Es resultiert ein erhöhter Verlust von im Stoffwechsel gebildeten Anionen zusammen mit Kationen, besonders mit Natrium, Kalium und Calcium, woraus sich Acidose und Mangel des Körpers an diesen Kationen erklären. Die in der Regel bestehende Hyperchlorämie wird gewöhnlich mit einer Schrumpfung des extracellulären Raumes infolge Natriumverlust erklärt.

Die obige Definition der tubulären Acidose trifft für eine Reihe verschiedener Krankheiten zu, welche sich bezüglich Altersdisposition, Kombination mit anderen Tubulusdefekten und Organmanifestationen sowie in ihrer Ätiologie unterscheiden. So findet sich eine tubuläre Acidose 1. bei der infantilen hyperchlorämischen Acidose des Säuglings, 2. bei älteren Kindern und Erwachsenen, gewöhnlich kombiniert mit Nephrocalcinose und Nierensteinen, mit oder ohne Rachitis und Osteomalacie, 3. beim idiopathischen und symptomatischen De Toni-Debré-Fanconi-Syndrom des Kindes und Erwachsenen, eventuell kombiniert mit Cystinose, Lowe-Syndrom, Galaktosämie, Wilsonscher Krankheit usw., 4. in einer gewissen Zahl von Patienten mit Pyelonephritis (S. 49). Die engere Definition der „idiopathischen“ tubulären Acidose umfaßt nur die Gruppe 1. und 2. und schließt alle Fälle aus, bei denen multiple tubuläre Defekte der Aminosäuren- und Zuckerrückresorption, andere primäre Stoffwechselkrankheiten bzw. ein generalisierter Nierenschaden auf dem Boden einer Pyelonephritis oder Nierenmißbildung vorliegen. Selbst nach dieser Einschränkung ist die Homogenität der ersten beiden Gruppen nicht sicher, insbesondere bietet die im Säuglingsalter beginnende renale Acidose einige wesentliche Unterschiede zu der später beginnenden Form.

Symptomatologie

In einer kürzlichen Übersicht haben HUTH u. Mitarb. (1960) 162 Fälle von idiopathischer tubulärer Acidose zusammengestellt und nach bestimmten Gesichtspunkten ausgewertet. In Übereinstimmung mit früheren Autoren ließ sich eine infantile Form der Krankheit (87 Fälle) von einer im 2.—10. Lebensjahr und, nach einem Intervall in der Pubertät, im 16.—60. Jahr beginnenden Spätform unterscheiden. Während bei der infantilen Form zwei Drittel der Patienten männlichen Geschlechts sind, ein gehäufter familiärer Befall sehr selten vorkommt und die Krankheit meistens im 2. oder 3. Lebensjahr spontan ausheilt, überwiegt bei der Spätform das weibliche Geschlecht mit zwei Drittel der Fälle (Abb. 12), auch wurden Ausheilungen bei Beginn nach dem 3. Lebenshalbjahr bisher nicht mitgeteilt. Familiärer Befall ist in dieser Gruppe häufig, eine Erbkrankheit wahrscheinlich (s. unten).

Die Spätform der tubulären Acidose jenseits des Säuglingsalters führt im Kindes- und Erwachsenenalter zu Nachlassen der körperlichen Leistungsfähigkeit,

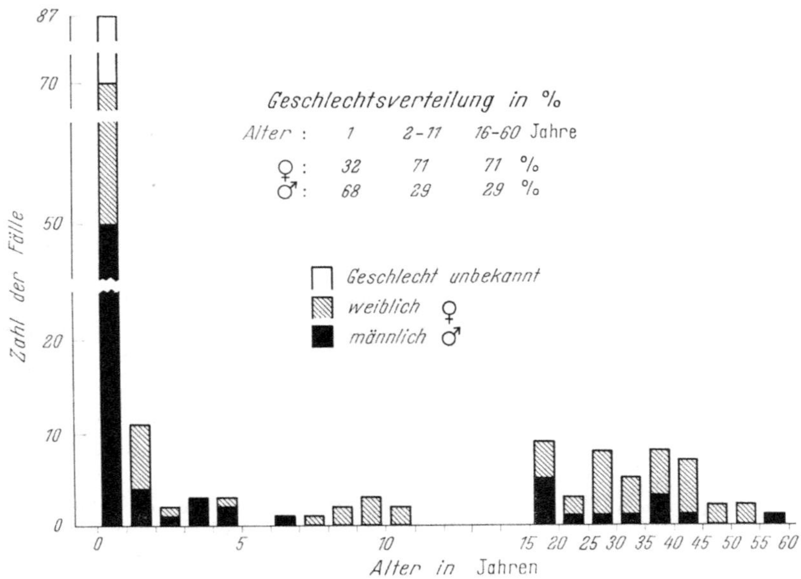

Abb. 12. Alter und Geschlechtsverteilung von 162 Fällen der Literatur von primärer tubulärer Acidose. Im ersten Lebensjahr beginnen die meisten Fälle und die Erkrankten sind vorwiegend männlich. Nach dem ersten Lebensjahr erkranken in der Mehrzahl Mädchen (Huth et al. 1960)

Appetitlosigkeit, Obstipation, Erbrechen, Abgeschlagenheit, Durst, Polyurie, Muskelhypotonie und den klinischen wie röntgenologischen Veränderungen der Rachitis bzw. Osteomalacie im Sinne des Milkman-Syndroms. Bei Kindern kommt es fast regelmäßig zur Ausbildung eines Kleinwuchses (Abb. 13). Während die Knochenerkrankung nicht selten fehlt, ist eine Nephrocalcinose in über 70% der Fälle vorhanden (Wrong und Davies 1959), oft zusammen mit einer Urolithiasis, die sich klinisch durch Nierenkoliken und eine Erythrocyturie oder sekundäre Pyelonephritis bemerkbar machen kann und wie die Nephrocalcinose durch eine Röntgenaufnahme des Abdomens darstellbar ist (Abb. 14).

Stoffwechseluntersuchungen decken im Blut eine hyperchlorämische Acidose, häufig auch eine Hypophosphatämie und Hyperphosphatasämie bei normalem oder geringfügig erniedrigtem Calciumspiegel auf. Nicht selten findet sich eine Hypokaliämie, die stark genug sein kann, um zu hypokaliämischen Paresen zu führen. Der Reststickstoff ist normal oder nur geringfügig erhöht. Im Urin liegt das pH fast immer über 5,5, häufig über 6,0. Die Titrationsacidität ist dementsprechend reduziert, die Ammoniakausscheidung vermindert, Veränderungen, die besonders deutlich und relativ leicht mit dem Ammoniumchlorid-Belastungstest nach Wrong und Davies (1959) nachgewiesen werden können (s. S. 41). Bei pH-Werten über 6,0 enthält der Urin erhebliche Bicarbonatmengen. Auch Calcium,

Kalium und Phosphate gehen im Urin vermehrt verloren, es besteht eine leichte Proteinurie, eine Hyposthenurie und Polyurie, die bewirkt, daß der Sulkowitch-Test in dem verdünnten Urin trotz Hypercalciurie nur schwach positiv ausfällt. Die Citratausscheidung ist vermindert (MORRISEY et al. 1963).

Der Verlauf der Spätform ist chronisch und kann ohne Behandlung zur Nierenschädigung durch Nephrocalcinose, Harnstauung und Infektion führen. Rachitische und osteomalacische Knochenschmerzen und -deformitäten können eine Immobiliiserung des Patienten bewirken. Bei dem von WRONG und DAVIES (1959) beschriebenen „unvollständigen Syndrom der renalen tubulären Acidose" fanden sich bei drei Patienten zwar eine Nephrocalcinose und eine Unfähigkeit, stark sauren Urin auszuscheiden, aber keine Knochenerkrankung und keine Acidose, die wahrscheinlich durch die ungestörte Ammoniakproduktion der Patienten verhütet wurde. Die glomeruläre Filtration dieser Patienten war weniger reduziert als bei dem vollausgebildeten Syndrom. Ein ähnliches Syndrom wurde von DEBRÉ, ROYER und LESTRADET (1956) bei einem dreijährigen Kind beobachtet, das eine normale Körpergröße und keine Knochenerkrankung zeigte.

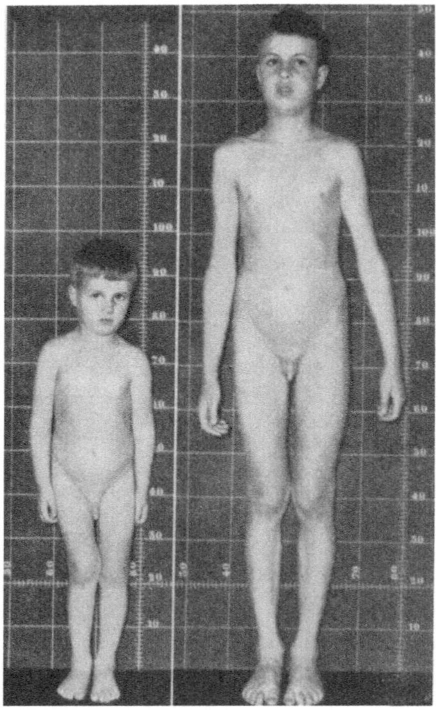

a b

Abb. 13. a Renale tubuläre Acidose bei einem Jungen von $13^{10}/_{12}$ Jahren: Kleinwuchs, X-Beine. b Der gleiche Patient nach 6 Jahre langer Alkalitherapie: normale Körpergröße (FANCONI und PRADER 1961)

Die infantile Form der tubulären Acidose beruht wahrscheinlich nicht auf einem hereditären Tubulusdefekt. Sie beschränkt sich im wesentlichen auf das Säuglingsalter und ist wie die Spätform durch eine hyperchlorämische Acidose und die Ausscheidung eines alkalischen oder nur schwach sauren Urins mit niedrigem Ammoniakgehalt charakterisiert. Nephrocalcinose kommt seltener, Hypokaliämie und Rachitis nur ausnahmsweise zur Beobachtung. Eine ausführliche Beschreibung der infantilen tubulären Acidose findet sich bei LIGHTWOOD et (al. 1953) sowie bei ROYER und PRADER (1957).

Erbgang

HUTH et al. (1960) fanden unter den Veröffentlichungen der Spätform nur in 21 Fällen verwertbare Familienangaben. In 13 Fällen ergab die Familienanamnese keine weiteren Hinweise auf Befall mit renaler Acidose, doch wurden empfindliche diagnostische Methoden wie Röntgen- oder Stoffwechseluntersuchungen oft nicht berücksichtigt. Von den restlichen acht Fällen war in sechs Familien mindestens ein Elternteil zusätzlich erkrankt, in zwei Familien bestand Anhalt für einen Befall auch einer dritten Generation, gleichfalls bei einer in einer Fußnote vermerkten dritten Familie. In der Generation der Patienten waren in zehn Familien 16 von 39 Geschwistern befallen, d.h. 41%. Diese Verhältnisse sind mit der Annahme eines dominanten Erbganges vereinbar, mit deutlicher Expressivität beim weiblichen Geschlecht. Von 87 Fällen mit infantiler tubulärer Acidose fanden sich vier mit bewiesenen oder wahrscheinlichen Geschwistererkrankungen. Sollte diese

Form der Krankheit überhaupt eine hereditäre Grundlage haben, was nach den bisherigen Beobachtungen unwahrscheinlich ist, so müßte ein recessives Erbleiden angenommen werden.

Pathologische Physiologie und Pathogenese

Umfangreiche pathophysiologische Untersuchungen der tubulären Acidose wurden in den letzten Jahren von WRONG und DAVIES (1959) sowie von der

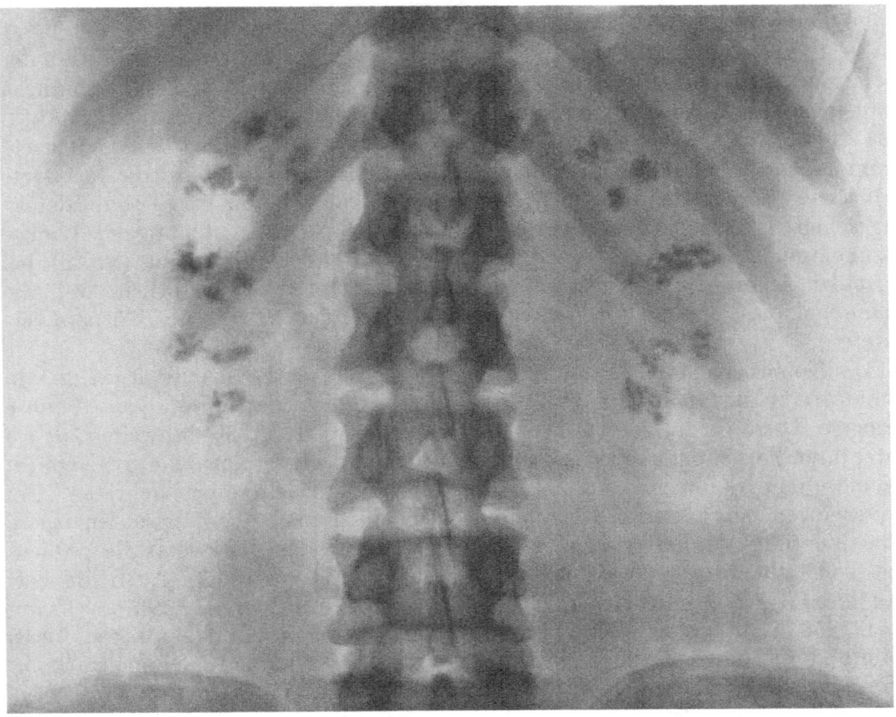

Abb. 14. Nephrocalcinose nach 15 Monate langer Alkalisierungstherapie (MILNE u. Mitarb. 1952)

Arbeitsgruppe ELKINGTONs durchgeführt (ELKINGTON 1960; ELKINGTON et al. 1960; WEBSTER et al. 1960; HUTH et al. 1960; s. auch FANCONI et al. 1961).

Diese Autoren bedienten sich unter anderem der Säurekurzbelastung mit Ammoniumchlorid (WRONG und DAVIES). Dabei wird eine orale Dosis von 0,1 g NH_4Cl pro kg Körpergewicht verabreicht und das Urin-pH, die Titrationsacidität und der Ammoniakgehalt des Harns stündlich für 2 Std vor bis 8 Std nach der NH_4-Cl-Dosis gemessen. Gesunde Kontrollpersonen zeigen in allen mehr als 2 Std nach der NH_4-Cl-Belastung entleerten Urinen ein pH von 5,3 oder weniger, eine Titrationsacidität von 24—51 mÄq/min und eine Ammoniakausscheidung von 33—75 mÄq/min. Bei der Bestimmung des sog. H-Ionen-Clearance-Index (ELKINGTON et al. 1960) werden die nach Säurebelastung auftretenden Veränderungen im Urin und in der extracellulären Flüssigkeit zueinander in Beziehung gesetzt:

$$\frac{\text{Maximale } H^+\text{-Ausscheidung im Urin}}{H^+\text{-Gehalt der extracellulären Flüssigkeit}} .$$

Als Ausdruck für den H-Ionengehalt der extracellulären Flüssigkeit wird der reziproke Wert des Plasmabicarbonates gewählt: H^+-Ausscheidung im Urin (mÄq/min/1,73 m²) $\times$ HCO_3-Gehalt des Plasmas (mÄq/l). Analoge Clearance-Indices wurden für TA (Titrationsacidität) und NH_4Cl berechnet. HUTH et al. (1960) verwandten diese methodische Verfeinerung zur

Erfassung subklinischer Verlaufsformen der tubulären Acidose besonders in ihren Familienuntersuchungen. Von weiteren Funktionsproben zur Definierung der tubulären Säure-Basen-Regulation wurden unter anderem intravenöse Phosphatinfusionen zur Bereitstellung von Phosphatpuffern im Tubulus (Latner und Burnard 1950; Frick et al. 1958; Reynolds 1958), Diamoxversuche zur Prüfung der Carboanhydraseaktivität (Webster et al. 1960; Yaffé et al. 1960) sowie Alkalitherapieversuche angewendet.

Als primäre Läsion wird bei der tubulären Acidose heute die Unfähigkeit des Tubulus gewertet, einen maximal sauren Urin auszuscheiden. Während die gesunde Niere Wasserstoffionen gegen ein Urin/Plasmakonzentrationsgefälle von 125:1 bis 800:1 auszuscheiden vermag, gelang dies bei den Patienten von Wrong und Davies (1959) nur bei einem Urin/Plasmakonzentrationsgefälle von 2,5:1 bis 50:1. Dieser Defekt in der Harnacidogenese bewirkt zwar eine Reduktion der Titrationsacidität des Urins, doch ist diese nicht primär defekt und läßt sich durch ein genügendes Phosphatpufferangebot wieder normalisieren (Smith und Schreiner 1954; Kaye 1955; Reynolds 1958; Frick et al. 1958). Die reduzierte Ammoniakausscheidung wird von Wrong und Davies (1959) auf die fast stets reduzierte Glomerulumfiltration bezogen und nicht als primärer Tubulusdefekt angesehen. Ihr scheint aber eine wesentliche Rolle bei der Entstehung der Acidose zuzukommen, da die Fälle mit dem „unvollständigen“ Syndrom (S. 46) bei normaler Ammoniakausscheidung keine Acidose zeigten, vermutlich, weil die Ammoniakausscheidung der Niere einen Verlust anderer Basen des Körpers verhütete.

Die Nephrocalcinose als häufiges Symptom der tubulären Acidose wurde von Albright et al. (1946) auf die Hypercalciurie infolge der chronischen Acidose bezogen. Diese Erklärung wird von Wrong und Davies (1959) bezweifelt, da sie unter ihren Patienten und deren Familienmitgliedern wiederholt Fälle von Nephrocalcinose und Nierensteinen ohne Acidose und Hypercalciurie beobachteten. Ein Unvermögen, stark sauren Urin auszuscheiden, ist aber allen Patienten eigen. Eine dauernde Alkalinität oder verminderte Acidität des Urins setzt die Löslichkeit von Calciumsalzen herab (Fourman und McCance 1955). Auch die verminderte Citratkonzentration im Urin von Patienten mit tubulärer Acidose (Frick et al. 1958; Bauld et al. 1958; Wrong und Davies 1959; Morrissey et al. 1963) könnte durch ungenügende Bildung von undissoziierbaren Calciumcitratkomplexen zur Entstehung der Nephrocalcinose beitragen (Harrison 1955; Evans et al. 1957). Der Defekt in der Citratausscheidung dieser Patienten ist wahrscheinlich auf die abnorme H-Ionenkonzentration im intracellulären Raum der Tubuli zurückzuführen und kann durch Alkalizufuhr normalisiert werden (Evans et al. 1957; Morrissey et al. 1963).

Ein hereditärer Enzymdefekt wird von Huth et al. (1960) zumindest für einen Teil der Fälle von tubulärer Acidose vermutet, wenngleich ein solcher Defekt bisher nicht erwiesen ist. Yaffeé et al. (1959) fanden bei der Nierenbiopsie eines Patienten mit idiopathischer tubulärer Acidose eine normale Carboanhydraseaktivität, auch der Diamox-Test resultiert in einem wesentlich weiteren Anstieg der Harnalkalinität (Webster et al. 1960). Weitere Enzymstudien von Yaffeé et al. (1959) ergaben bisher keinen faßbaren spezifischen Enzymdefekt in der Wasserstoffionen-Sekretion des Tubulus.

Wrong und Davies (1959) halten folgenden pathogenetischen Ablauf für den wahrscheinlichsten: Der entscheidende Tubulusdefekt bei der tubulären Acidose ist die Unfähigkeit, einen Urin mit niedrigem pH zu produzieren, sei dieser Fehler vererbt oder erworben. Bei sonst intakter Nierenfunktion wird der Patient genügend Ammoniak zur Verhütung einer schweren Acidose ausscheiden, es können sich aber bereits eine Nephrocalcinose und Nierensteine entwickeln. Bei fortschreitender Nierendestruktion durch Infektion, Nephrocalcinose oder Harnabflußbehinderung verliert der Patient die Fähigkeit der Ammoniakausscheidung, es kommt zur Acidose. Nicht ausreichend erklärt ist nach Ansicht der gleichen Autoren die Entstehung der Hypokaliämie und Osteomalacie, die gewöhnlich auf einem durch die Acidose bedingten erhöhten Kalium- und Calciumverlust im Harn bezogen werden. Das Fortbestehen einer starken Kaliumvermehrung im Urin wurde aber auch nach Korrektur der Acidose beobachtet (STANBURY 1958). Gleichfalls ließ sich die Osteomalacie bisher nie durch eine Alkalitherapie allein beheben, sondern nur durch gleichzeitige Dosen von Vitamin D, gegen das eine erhöhte Resistenz besteht (STANBURY 1957). Weitere Untersuchungen auf diesem Gebiet sind zur Klärung erforderlich.

Bei der infantilen Form der tubulären Acidose muß ein ähnlicher pathophysiologischer Entstehungsmechanismus wie bei der Spätform angenommen werden, wenngleich es bei diesem transitorischen Krankheitsbild seltener zur Nephrocalcinose, Knochenbeteiligung und Hypokaliämie kommt. Die Ursache dieses Tubulusdefektes wird für die meisten Fälle in einer Überempfindlichkeit gegen reichliche Vitamin D-Gaben vermutet. Nach einer Reduktion der Vitaminprophylaxe in England durch vitaminangereicherte Milch kommt die dort gehäuft auftretende Krankheit kaum mehr zur Beobachtung, nachdem sie schon vorher bei vollgestillten Kindern nie beobachtet wurde. Für die Hypothese einer verzögerten Reifung der tubulären Acidogenese bei Säuglingen mit tubulärer Acidose liegen bisher nicht genügend Beweise vor.

Diagnose

Eine unklare Gedeih- und Wachstumsverzögerung, Abgeschlagenheit, Anorexie, Durst, Polyurie und Nykturie, Nierenkoliken, Rachitis oder Osteomalacie mit Knochenschmerzen und periodischen Paresen sollten zu entsprechenden Stoffwechseluntersuchungen Anlaß geben. Eine hyperchlorämische Acidose im Blut mit einem gleichzeitig im frisch entleerten Urin gemessenen pH von über 5,5 lenkt den Verdacht auf das Bestehen einer tubulären Acidose. Der Röntgenbefund einer Nephrocalcinose oder einer Urolithiasis, eventuell in Kombination mit einer Rachitis oder Osteomalacie, der Nachweis einer gestörten Ammoniogenese, der pathologische Ausfall des Säurebelastungstestes und der Ausschluß einer Aminoacidurie und Glucosurie bestätigen die Diagnose. Eine idiopathische Form der tubulären Acidose kann erst angenommen werden, wenn die auf S. 44 erwähnten Ursachen für die Entstehung der symptomatischen tubulären Acidose ausgeschlossen wurden, insbesondere das Vorliegen einer chronischen primären Pyelonephritis (LATHEM 1958). Auch Mißbildungen der Nieren und ableitenden Harnwege gehen gelegentlich mit einer tubulären hyperchlorämischen Acidose einher (ROYER und PRADER 1957). Schließlich wurde eine Nephrocalcinose mit und ohne renale Acidose bei der schweren Form der idiopathischen Hypercalcämie Fanconi/Schlesinger (Übersicht bei ILLIG und PRADER 1959), bei primärem Hyperparathyreoidismus (FOURMAN et al. 1960), bei Hyperthyreose (HUTH et al. 1959) und anderen Formen der Hypercalcämie gesehen, so daß auch diese Krankheiten differentialdiagnostisch berücksichtigt werden müssen (vgl. DAVID et al. 1962).

Therapie

Die wesentlichste, wenn auch rein symptomatische Maßnahme ist die Durchführung einer ausreichenden Alkalitherapie, am besten mit der Citronensäure-Citratlösung nach SHOHL (S. 43). Auch bei dieser Krankheit sollte im Falle einer Hypokaliämie ein Teil des Natriumcitrates durch Kaliumcitrat ersetzt werden.

Möglicherweise ist gerade bei der verminderten Citronensäureausscheidung im Harn der tubulären Acidose die Shohlsche Lösung besonders indiziert und hilft eine weitere Calciumkristallisierung in den ableitenden Harnwegen verhindern. Bei Vorliegen einer Rachitis oder Osteomalacie müssen zusätzlich zur Alkalitherapie hohe Dosen Vitamin D gegeben werden, die dem Vorgehen bei der refraktären Rachitis entsprechen (S. 28). Schließlich wird bei der Hyperchlorämie der Patienten eine kochsalzarme Kost empfohlen (ROYER und PRADER 1957). Der Einfluß dieser Behandlung auf Knochenerkrankung, Durst, Anorexie, Wachstumsstörung und körperliche Inaktivität ist vorzüglich, doch darf die Therapie bei der Spätform nie abgesetzt werden, da es sonst bald zu einem Rezidiv kommt. Nephrocalcinose und Hyposthenurie sind weitgehend therapieresistent (McCRORY 1960). Bei der infantilen tubulären Acidose ohne Rachitis ist eine Vitamin D-Behandlung kontraindiziert, während die Alkalitherapie lebensrettend wirken kann und bis zur spontanen Heilung der Krankheit fortgeführt werden muß, gleichfalls kombiniert mit einer kochsalzarmen Diät.

j) Diabetes insipidus renalis

Die unter dem Namen Diabetes insipidus bekannten Krankheitsbilder lassen sich auf Grund des Zusammenwirkens zwischen dem Hypophysen-Zwischenhirnsystem einerseits und den Nieren andererseits nach folgendem Schema unterteilen:

1. Keine oder nicht ausreichende Bildung von ADH im Hypophysenzwischenhirnsystem = Diabetes insipidus centralis oder neurohormonalis.
2. Normale Bildung und Abgabe von ADH aus dem Hypophysen-Zwischenhirnsystem, aber mangelndes Ansprechen der Nierentubuli auf ADH = Diabetes insipidus renalis (Schema Abb. 15).

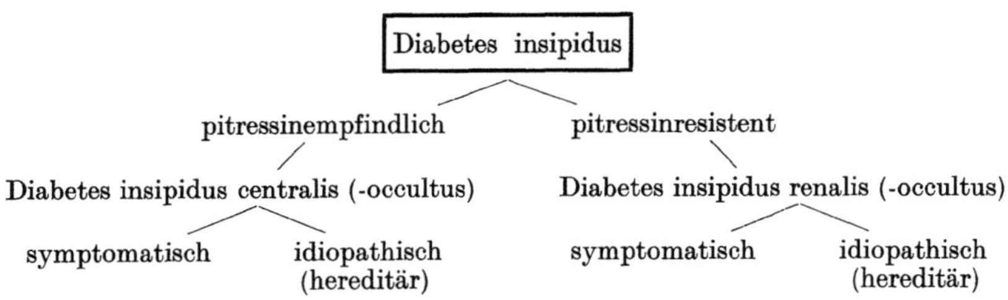

Abb. 15. Die ätiologisch und pathogenetisch verschiedenen Varianten des Diabetes insipidus

Der Diabetes insipidus renalis ist eine meist erbliche, tubuläre Nierenerkrankung, die wegen des Unvermögens, einen konzentrierten Urin zu bilden, zu Polyurie, Hyperosmolarität des Serums und Polydipsie führt. Während man an Hand der etwa 200 bisher veröffentlichten, teils sporadischen Fälle einen guten Überblick über die Symptomatologie dieser Krankheit gewinnt, ist über ihre Ätiologie und Pathogenese noch wenig bekannt.

Nachdem VAN DER VELDEN (1913) erstmalig eine Therapie des Diabetes insipidus mit Hypophysenhinterlappenextrakten beschreibt, mehren sich in der Folgezeit Berichte über Krankheitsfälle, die wenig oder gar nicht auf diese Therapie ansprechen. BIGGART glaubt, daß dies in 5—15% der Gesamtzahl aller Fälle zutrifft. CORNELIA DE LANGE nimmt bereits 1935 an, daß es sich bei diesen Fällen „um eine Minderleistung der Nieren" handeln müsse. Erst in den vierziger Jahren wird das Krankheitsbild des renalen Diabetes insipidus klarer umrissen. So veröffentlicht FORSSMAN (1942) Untersuchungen zur Heredität des pitressinresistenten Diabetes insipidus. WARING stellt 1945 die Symptomatologie dieses Krankheitsbildes auf, WILLIAMS schließlich prägt 1947 den Ausdruck „nephrogener Diabetes insipidus".

Seitdem sind etwa 100 Publikationen mit über 200 Fällen veröffentlicht worden. In Deutschland wurde der erste 1955 von uns (Linneweh, Buchborn und Delbrück) beobachtet; bis heute übersehen wir acht Fälle aus fünf Familien, die einem Krankengut von etwa 8000 Aufnahmen innerhalb 5 Jahren entsprechen. Trotz der schon zahlreich bekannten Fälle sind viele Fragen offengeblieben, weil die Untersuchungen der meisten veröffentlichten Fälle lückenhaft sind.

Pathologische Physiologie

Beim Diabetes insipidus renalis ist die Niere unter normalen Bedingungen nicht in der Lage, einen Urin zu produzieren, der eine höhere Osmolarität als der Primärharn hat. Daraus resultiert eine Hyperosmolarität des extracellulären Raumes, die auf dem Wege über die Osmoreceptoren und das Durstzentrum zu vermehrter Wasseraufnahme durch Trinken führt. Dies setzt voraus, daß die Osmoreceptoren und das Durstzentrum nicht geschädigt sind und der Patient infolgedessen eine genügende Menge Wasser zu sich nimmt. Ist die Wasserzufuhr jedoch aus irgendeinem Grunde nicht ausreichend, wird es zu einer schnellen Verkleinerung des extracellulären Raumes kommen, die durch die Perspiratio insensibilis (bei 37° etwa 600 ml/m²/24 Std) noch verstärkt wird. Ist infolge extremen Wasserverlustes dazu auch noch die Perspiratio insensibilis eingeschränkt, kann es zu einer Verminderung der Wärmeabgabe und zum Durstfieber kommen (beim Verdampfen von 1 Liter Wasser werden 365 Calorien verbraucht). Die Verkleinerung des Extracellulärraumes und damit des Blutvolumens führt zu einer Freisetzung von Aldosteron, das durch Erhöhung der Natriumrückresorption in der Niere die Hyperosmolarität des Extracellulärraumes noch verstärkt. Die Aldosteronausscheidung im Urin — bisher ermittelt von Gautier und Prader (1956), Wattiez u. Mitarb. (1956), von uns (1957, 1958), Kaplan (1958), Wijffels (1959), Reerink (1960) und von Friis-Hansen u. Mitarb. (1963) — liegt im Bereich der Norm. Fernerhin führt die extracelluläre Hyperosmolarität zu einer Freisetzung von Wasser aus der Zelle, d.h. zu einer intracellulären Dehydration.

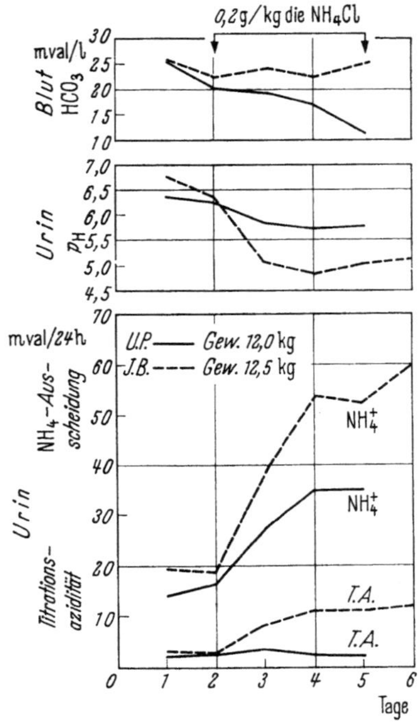

Abb. 16. Ammoniumchloridbelastung (0,2 g/kg/die) bei zwei Patienten (J. B. u. U. P.) mit hereditärem Diabetes insipidus renalis. Während sich bei J. B. (- - - -) eine normale Reaktion zeigt, steigen bei U. P. (———) die Titrationsacidität und die NH_4-Ausscheidung nicht genügend an. Die Folge ist eine hyperchlorämische Acidose

Obgleich die Alkalireserve im Serum meist normal ist und ein saurer Urin ausgeschieden wird, scheint die Acidogenese in der Niere in einigen Fällen eingeschränkt zu sein (Lestradet; Kaplan). Wir fanden bei unseren Patienten teils pathologische, teils normale Reaktionen auf die Ammoniumchloridbelastung (0,2 g/kg/die für 5 Tage) (s. Abb. 16). Es wird zu klären sein, ob es sich bei dieser Störung der Acidogenese um eine der Pitressinresistenz gleichgeordnete Störung handelt oder ob sie lediglich die Folge z.B. der Hyperelektrolytämie ist.

Beim gesunden jungen Säugling besteht als Folge einer Unreife des hypothalamisch-hypophysären Systems sowohl eine verminderte ADH-Ausscheidung als auch eine Herabsetzung der Ansprechbarkeit des Nephrons auf exogenes ADH. Die Tatsache, daß der junge Säugling den Urin nur bis etwa 600 mosmol/l zu konzentrieren vermag, hat dazu geführt, von einem „physiologischen Diabetes insipidus" zu sprechen. Nach dem Obengesagten handelt es sich um eine Mischform zwischen dem neurohormonalen und dem renalen Diabetes insipidus.

Symptomatologie

In der bereits erwähnten Arbeit von Waring u. Mitarb. werden folgende Symptome genannt: 1. Beginn bald nach der Geburt; 2. unklares Fieber; 3. Obstipation; 4. Erbrechen; 5. Polydipsie und Polyurie, durch Pitressingaben nicht beeinflußbar; 6. Hypernatriämie, Hyperchlorämie; 7. hoher Hautwiderstand; 8. schnelle Dehydration bei ungenügender Flüssigkeitszufuhr; 9. Konzentrierungsschwäche der Niere; 10. familiäres Auftreten; 11. Vorkommen nur beim männlichen Geschlecht (?).

Die *ersten Symptome* (meist Fieber und Erbrechen) werden in der Regel bei der Umstellung der Ernährung von Frauenmilch auf Kuhmilch beobachtet, d.h. zu einem Zeitpunkt, wenn sich bei gleichbleibender Flüssigkeitszufuhr die Menge der osmotisch wirksamen, ausscheidungspflichtigen Substanzen vergrößert. Die Diagnose wird schon bei Frauenmilchernährung gestellt, wenn das Krankheitsbild in der gleichen Familie bereits bekannt oder der Wasserbedarf infolge besonderer Umstände, z.B. eines fieberhaften Infektes oder eines Aufenthaltes in tropischen Ländern erhöht ist.

Intermittierendes *Fieber* wird bei allen unbehandelten Patienten mit Diabetes insipidus renalis gefunden. Es kann Folge sein

a) der Dehydration des Zentralnervensystems,

b) der direkten Wirkung eines oder mehrerer im Extracellulärraum konzentrierter Ionen oder Stoffwechselschlacken auf das Zentralnervensystem,

c) der Verminderung der Perspiratio insensibilis (s. oben).

In der Annahme eines entzündlichen Prozesses wird oft wochenlang ohne Erfolg antibiotisch behandelt.

Obstipation als Folge einer Dehydration wird auch bei anderen Zuständen, die mit Wassermangel einhergehen, beobachtet.

Das ebenfalls als Folge des Wassermangels auftretende *Erbrechen* wird vor allem während des Säuglingsalters beobachtet. Zusammen mit der Dehydration und der Obstipation verleitet es selbst erfahrene Pädiater zu der Fehldiagnose eines Pylorospasmus.

Als Folge der *Polyurie* kommt es meist zu einer *Polydipsie*. In Einzelfällen jedoch — wir konnten allein drei solcher Fälle beobachten — fehlt das Durstgefühl oder ist wenigstens auf einen höheren „Sollwert" eingestellt (s. unten). Während Gautier und Prader annehmen, es läge eine Unterentwicklung des Durstzentrums vor, das dann während der Säuglingszeit ausreife, sind wir der Ansicht, daß die Hyperosmolarität zu einer meist reversiblen Schädigung des Durstzentrums führt.

Bei Polyurie, aber unzureichender Flüssigkeitszufuhr muß es zu einer *Hyperelektrolytämie* kommen. Sie kann erhebliche Werte erreichen. Wir fanden im Plasma Natriumkonzentrationen bis zu 175 mval/l und Chlorkonzentrationen bis zu 130 mval/l bei kaum erhöhten Kaliumwerten.

Angaben über erhöhten *Hautwiderstand* finden sich nur bei Waring u. Mitarb. Sie wurden bisher in der Literatur nicht bestätigt.

Fehlt der Durst oder wird eine ausreichende Trinkmenge nicht erreicht, muß es infolge der Konzentrierungsschwäche der Nieren schnell zu einer hypertonen Dehydration kommen. Da, wie erwähnt, das Durstgefühl in der Mehrzahl der Fälle nur während der Säuglingszeit nicht ausreicht, ist auch die Dehydration ein für die ersten Lebensmonate typisches Symptom.

Die *Konzentrierungsschwäche der Niere* ist das pathogenetisch wichtigste Symptom des Diabetes insipidus renalis. Trotz der vielen bisher veröffentlichten Fälle ist es nur annäherungsweise möglich, etwas über die der Niere verbliebene Fähigkeit auszusagen, die Harnkonzentration zu ändern; denn mit ganz geringen Ausnahmen liegen bisher nur Zahlenwerte über das spezifische Gewicht des Harns vor, welches unter anderem nach WINBERG auch in der kindlichen Nierenpathologie nur eine sehr geringe Aussagefähigkeit besitzt. Zudem fehlt bei ausschließlicher Angabe des spezifischen Gewichts die Möglichkeit eines Vergleichs der Harn- und Plasmakonzentration, welcher für die Beurteilung der Konzentrierungsfähigkeit der Niere unerläßlich ist. Außerdem ist zu berücksichtigen, daß die Harnkonzentrierung eine „werdende" Funktion ist und daher bei Beurteilung der Nierenleistung auf die dem jeweiligen Alter entsprechenden Normalwerte bezogen werden muß. Nach unseren Erfahrungen liegt bei gut hydrierten Säuglingen mit

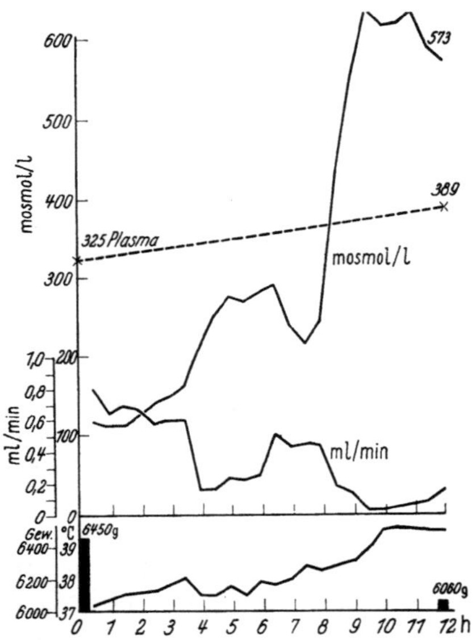

Abb. 17

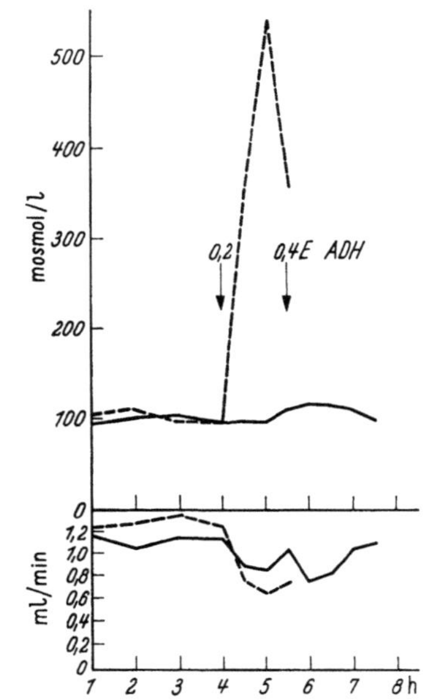

Abb. 18

Abb. 17. Durstversuch bei einem 9 Monate alten Säugling (P.B.) mit Diabetes insipidus renalis. Fast spiegelbildliches Verhalten von Harn-Minutenvolumen und -osmolarität mit einer Konzentrierung bis maximal 635 mosmol/l. Rectaltemperatur bis 39,6° C, Gewichtsverlust während des Versuchs 390 g

Abb. 18. Pitressintest bei einem 9 Monate alten Säugling (P. B.) mit Diabetes insipidus renalis (———) und bei gleichaltrigem Vergleichskind (- - - - - -). Die Harnosmolarität steigt beim Diabetes insipidus renalis nicht an, das Harnminutenvolumen fällt weniger ab als beim Vergleichskind. (Während des Versuches Hydrierung mit 50 ml/h 5%iger Glucoselösung durch Magentropfinfusion)

Diabetes insipidus renalis die Harnkonzentration zwischen 50 und 100 mosmol/l, was einer Tagesausscheidung von 50—150 mosmol entspricht.

Nach 12 Std Hungern und Dursten (Abb. 17) wurde von uns bei einem 9 Monate alten Säugling eine Harnkonzentration von 635 mosmol/l bei einer Serumosmolarität von 390 mosmol/l gemessen. Mit anderen Worten: Nach 12 Std vermochte die Niere die Harnosmolarität auf das $1^1/_2$fache der Plasmakonzentration zu steigern. Da bei unserem Patienten ADH nicht wirksam ist, muß in der Niere ein Mechanismus postuliert werden, der eine vom ADH unabhängige Konzentrierung des Urins herbeiführen kann. Bekanntlich bewirkt eine Herabsetzung der Nierendurchblutung infolge Senkung der Glomerulumfiltration eine Urinvolumenverringerung und Urinkonzentrierung (BERLINER und DAVIDSON 1957). KLEEMAN u. Mitarb. (1957) fanden beim Diabetes insipidus centralis nach medikamentöser Senkung des Blutdruckes eine Verringerung des Glomerulumfiltrates sowie eine Antidiurese. Einen Anhalt für die Größe des Glomerulumfiltrates kann in unserem Versuch die endogene Kreatininclearance geben: Sie ist im Verlaufe des Durstversuches von 80 auf 4 ml/min abgesunken. Ferner ist zu erwarten, daß es im Durstzustand auch zu einer Erhöhung des kolloidosmotischen Druckes des Plasmas kommt. Letztere aber könnte in der Niere die Rückresorption von Wasser fördern.

Im Pitressintest zeigt sich die eingeschränkte oder aufgehobene Empfindlichkeit für ADH (Abb. 18). Voraussetzung für diese Untersuchung ist eine ausreichende und kontinuierliche Flüssigkeitszufuhr (Magendauertropfinfusion). Für den Diabetes insipidus renalis ist pathognomonisch, daß die Normaldosis (wir verwenden Tonephin oder Pitressin) von 0,5 E/qm ohne jeden Einfluß auf die Harnkonzentrierung und meist auch auf das Harnminutenvolumen bleibt. Beim Diabetes insipidus centralis sowie der Polydipsia nervosa wird dagegen der Harn konzentriert und das Harnminutenvolumen verkleinert.

Die Clearances für Inulin, endogenes Kreatinin und PAH werden bei ausreichender Hydrierung normal gefunden. Wie andere Untersucher (CHUNG und MANTELL 1952) fanden auch wir als Folge der Polyurie im Ausscheidungsurogramm eine herabgesetzte Konstrastmitteldichte und eine leichte Dilatation der ableitenden Harnwege.

Der *Erbgang* des Diabetes insipidus renalis ist noch nicht aufgeklärt. Nach den ersten Beschreibungen dieser Krankheit überwog die Ansicht, es handele sich um ein geschlechtsgebundenes recessives Erbleiden, bei dem — ähnlich der Hämophilie — die Frauen Konduktorinnen seien (FORSSMAN 1945; WILLIAMS und HENRY 1947). Seitdem wurden jedoch Mütter erkrankter Kinder gefunden, die entweder das Vollbild oder wenigstens eine abgeschwächte Form des Diabetes insipidus renalis zeigten (CANNON 1955; CARTER und SIMPKISS 1956; KIRMAN et al. 1956; LINNEWEH et al. 1957; ROBINSON und KAPLAN 1960; DICKER und EGGLETON 1963; BRODEHL und BRAUN 1964). Da bisher nur wenige Mütter stoffwechselchemisch untersucht wurden, bleibt unklar, ob es überhaupt gesunde „Konduktorinnen" gibt. Heute neigt man (ROBINSON und KAPLAN 1960) mehr zu der Meinung, daß die Krankheit durch ein X-chromosomal gekoppeltes Gen mit unterschiedlicher Expressivität bei den weiblichen Heterozygoten übertragen wird. Hier sind noch weitere Familienuntersuchungen notwendig, um den Erbgang zu klären.

In den ersten Zusammenstellungen der Symptomatologie des Diabetes insipidus renalis von WARING u. Mitarb. (1945) wird eine *geistige und statische Retardierung* noch nicht erwähnt. Seitdem ist diese aber in den meisten Fällen beobachtet worden (WILLIAMS und HENRY 1947; LUDER und BARNETT 1954; ELLBORG und FORSSMAN 1955; MCDONALD 1955; WEST und KRAMER 1955; BROER 1956; GAUTIER und PRADER 1956; KIRMAN et al. 1956; GAUTIER und SIMPKISS 1957; RUESS und ROSENTHAL 1963). Während der körperliche Entwicklungsrückstand fast immer während des Kleinkindesalters aufgeholt wurde (GAUTIER und SIMPKISS 1957), hat sich die geistige Retardierung in einigen Fällen nicht normalisiert. Bei letzteren scheint es sich besonders um die Fälle zu handeln, bei denen erst spät, während des zweiten Lebensjahres, die Diagnose gestellt und eine entsprechende Behandlung eingeleitet wurde.

HILLMAN u. Mitarb. (1958) sehen in der ständigen Müdigkeit dieser Kinder den hemmenden Faktor für die geistige Entwicklung: Ein Kind, das alle 30 min trinken und alle 45—50 min Harn lassen müsse, werde nachts am Schlaf gehindert und müsse deshalb auch tagsüber schlafen. Es fehle ihm so die Zeit zum Spielen, Hören und Beobachten. Diese Faktoren vermögen nach unserer Ansicht wohl eine geistige Entwicklung zu verzögern, dürften aber nicht zu irreversiblen Defekten führen. Wir glauben vielmehr, daß eine lang anhaltende Hyperosmolarität zu Intelligenzdefekten führen kann, zumal auch neurologische Ausfälle bei Hyperosmolarität beschrieben wurden (RAPOPORT 1947; FINBERG und HARRISON 1955; WEIL und WALLACE 1956).

Nach unserem bisherigen Wissen handelt es sich beim Diabetes insipidus renalis um ein funktionelles Leiden, das den Mechanismus der Harnkonzentrierung und wohl auch die Acidogenese betrifft. Diese Ansicht wird durch *pathologisch-anatomische Befund* gestützt: Bisher liegen zwei Autopsie- (CANNON 1955; MCDONALD 1955) und drei Nierenbiopsiebefunde (FLAX und GERSH 1955; ERAK et al. 1957) vor, die allerdings nur lichtmikroskopisch gewonnen wurden. Hierbei wurden weder an den Tubuli noch an den Sammelrohren Veränderungen gefunden.

Daß jedoch auch umschriebene morphologische Veränderungen zu dem klinischen Bilde eines Diabetes insipidus renalis führen können, zeigten CARONE und EPSTEIN (1960) an einem Fall von Nierenamyloidose, bei dem die Amyloidablagerungen im wesentlichen zu einer Verdickung der Basalmembran der Sammelrohrepithelien geführt haben.

Diagnose und Differentialdiagnose

Die Diagnose des Diabetes insipidus renalis muß erwogen werden, wenn unklares Fieber, Erbrechen und Obstipation auftreten und diesen Symptomen eine hyperosmolare Dehydration zugrunde liegt. Der Verdacht verstärkt sich, wenn derartige Beschwerden in der gleichen Sippe gefunden werden. Bewiesen wird die Diagnose durch den pathologischen Ausfall des Pitressintestes und Nachweis eines normalen endogenen Vasopressinplasmaspiegels. Letzteres wird aber solange problematisch sein, als es fraglich erscheint, ob mit den zur Zeit verfügbaren Nachweismethoden überhaupt normale ADH-Plasmaspiegel bestimmt werden können. Vielleicht kann der dem Pädiater von der Mucoviscidosis her bekannte Schweißtest (SCHWACHMAN 1956) durch den Nachweis einer erhöhten Chlorkonzentration im Schweiß zur Klärung der Diagnose beitragen, wenn sich zeigen sollte, daß diese bisher nur bei sehr wenigen Patienten (FANCONI 1938; GAUTIER und PRADER 1956; LESTRADET 1960) gemachte Beobachtung für alle Fälle von Diabetes insipidus renalis zutrifft.

Differentialdiagnostisch sind folgende Krankheitsbilder auszuschließen: Chronische Pyelonephritis und Nephritis, Hyperaldosteronismus, De Toni-Debré-Fanconi-Syndrom, Cystinose, Lightwood-Albright-Syndrom (idiopathische hyperchlorämische Acidose), idiopathische Hypercalcämie oder Vitamin D-Intoxikation und angeborene Mißbildungen der ableitenden Harnwege mit Harnstauung. Hierzu verdient ein von WINBERG (1959) veröffentlichter Fall von Blasenhalsstenose Erwähnung, bei dem die Normalisierung des Pitressintestes nach der operativen Beseitigung der Harnabflußstörung eintrat. Auch nach akuter Dehydration kann es vorübergehend zu einem pitressinresistenten Diabetes insipidus kommen (CHAPTAL et al. 1957). HANKISS beschreibt einen pitressinresistenten Diabetes insipidus, der vermutlich die Folge einer Hemmung oder schnellen Zerstörung des ADH im Organismus war (HANKISS 1957). Weitere symptomatische Formen des pitressinresistenten Diabetes insipidus wurden von BUCHBORN (1964) zusammengestellt.

Therapie

Ziel der Therapie des Diabetes insipidus renalis ist die Beseitigung der Serumhyperosmolarität. Da wegen der eingeschränkten Konzentrierungsfähigkeit der Nieren die osmolare Clearance begrenzt ist, können grundsätzlich zwei Maßnahmen zur Senkung der Serumosmolarität führen:

a) Erhöhung der Flüssigkeitszufuhr, was für die Niere die bei der niedrigen osmolaren Clearance notwendige Vergrößerung des „lösenden Raumes" bedeutet.

b) Einschränkung der Elektrolyt- und Eiweißzufuhr und damit Verringerung der auszuscheidenden „Molenlast".

Tunlichst wird man bei der Therapie des Diabetes insipidus renalis beide Wege beschreiten, jedoch sollte eine zu starke Senkung der Eiweißzufuhr wegen der dann zu erwartenden körperlichen Retardierung vermieden werden.

Im Gegensatz zu den Beobachtungen von GAUTIER und PRADER (1956) an einem sporadischen Fall von Diabetes insipidus renalis konnten wir bei allen unseren Fällen durch eine Erhöhung der Flüssigkeitszufuhr die Hyperelektrolytämie beseitigen.

Besondere Schwierigkeiten in der Behandlung bestehen, wenn ein ausreichendes Durstgefühl fehlt. Hier hat sich uns die intragastrale Dauertropfinfusion elektrolytfreier Lösungen bewährt. Auch Säuglinge und Kleinkinder gewöhnen sich sehr schnell an diese Maßnahme. Sie gestatten dem Arzt eine gleichmäßige Zufuhr beliebiger Flüssigkeitsmengen und dem Patienten einen ruhigen ununterbrochenen Schlaf.

LINNEWEH (1957, 1958) sieht in der Störung des Durstzentrums eine Verstellung des Sollwertes in der Weise, daß dieses sich an eine höhere Osmolarität gewöhnt hat und unter der kontinuierlichen Flüssigkeitszufuhr wieder auf das normale Niveau umgestellt wird. Tatsächlich pflegen die Patienten schon nach wenigen Wochen andauernder Behandlung, während der die Hyperosmolarität allerdings konstant verhütet werden muß, das Durstgefühl zu gewinnen. Diese Beobachtung spricht gegen eine autonome Nachreifung des Durstzentrums.

Einen entscheidenden Fortschritt in der Behandlung des Diabetes insipidus renalis bedeutet die Verwendung der Saluretica. Nachdem 1958 erstmals REERINK vor der Niederländischen Kinderärztevereinigung darüber berichtete, haben auch wir bisher mehrere Patienten mit gutem Erfolg mit einem Saluretícum (Hygroton® — Geigy) behandelt. Die Dosis betrug bei den $1^1/_2$—$2^1/_2$jährigen Kindern $^1/_4$ Tablette täglich oder alle 2 Tage. Nur bei einem unserer Patienten führte die Medikation zu einer leichten Hypokaliämie, die orale Kaliumzufuhr notwendig machte. Der auffälligste Erfolg der Hygrotontherapie war die Erniedrigung der Trinkmenge auf ein Drittel bis auf die Hälfte bei normaler Serumosmolarität. Sehr auffällig war auch die Wirkung bei einem $1^1/_2$jährigen Patienten, der erst spät in unsere klinische Behandlung gekommen war und trotz längerer Magendauertropfbehandlung noch kein ausreichendes Durstgefühl zeigte: Nach etwa zehntägiger Hygrotonmedikation trank der Junge ohne Schwierigkeiten die zur Normalisierung seiner Serumosmolarität notwendige Flüssigkeitsmenge. Durch Anwendung von Saluretica kann eine stärkere Einschränkung der Elektrolyt- und Eiweißzufuhr, die immer Gefahren für die Entwicklung des Patienten mit sich bringt, vermieden werden. Aussagen über den Wirkungsmechanismus der Saluretica beim Diabetes insipidus renalis zu machen, ist bisher nicht möglich. Da sich bei unserem Patienten nach kurzzeitiger Gabe von Hygroton das Durstgefühl einstellte, möchten wir annehmen, daß der Angriffspunkt dieser Substanz nicht nur in der Niere liegt. Weitere Untersuchungen sind notwendig, um den Wirkungsmechanismus zu klären.

Die Verwendung von Aldosteronantagonisten (Spirolacton® — Searle) und Heparinoiden (Präparat Ro 1-8307/50—La Roche AG) führten bisher zu keiner überzeugenden Beeinflussung des Krankheitsbildes. Die von FRIIS-HANSEN et al. (1963) geschilderte gute Wirkung des Spirolactons auf die Hyperelektrolytämie betraf einen atypischen Patienten mit cerebraler Atrophie und rechtsseitiger Hydronephrose.

Prognose

Angaben über die Letalität dieser Erkrankung lassen sich nicht machen, da besonders in der Säuglingszeit solche Patienten ohne Diagnose sterben. Jenseits des Säuglingsalters, wo meist ein ausreichendes Durstgefühl vorliegt, scheint die Lebenserwartung zu steigen, sie dürfte etwa der des neurohormonalen Diabetes insipidus entsprechen (bisher wurde der Diabetes insipidus renalis bei 15 Erwachsenen beschrieben).

Hochfieberhafte Infekte, operative Eingriffe, Verkehrsunfälle und andere Zustände, die mit einem akut gesteigerten Flüssigkeitsbedarf einhergehen, stellen bei bewußtlosen Patienten lebensbedrohliche Krisen dar. Es erscheint uns daher ratsam, dem Vorschlage LESTRADETs zu folgen und den Patienten eine Identitätskarte auszustellen, auf der auf den Diabetes insipidus renalis und die minimal zuzuführende Wassermenge hingewiesen wird.

Eine verbreitete Kenntnis des Krankheitsbildes wird diese Gefahren abwenden helfen, die Frühdiagnose beim jungen Säugling aber und die entsprechende Behandlung werden die Lebenserwartung grundlegend bessern und nicht zuletzt die geistige Retardierung verhüten.

2. Sekundäre bzw. simultane Tubulopathien bei hereditären Stoffwechselkrankheiten

a) Galaktosämie

Im folgenden werden erbliche Stoffwechselkrankheiten dargestellt, die zwar auch mit einer Aminoacidurie einhergehen, die jedoch als sekundär oder simultan aufzufassen ist und in der Pathogenese des betreffenden Krankheitsbildes eine untergeordnete Rolle spielt.

Der primäre Stoffwechselfehler bei dieser autosomal recessiv vererbten Krankheit besteht in der Unfähigkeit, die gewöhnlich als Lactose aufgenommene Galaktose in Glucose zu überführen. Es fehlt das für diesen Schritt nötige Enzym Galaktose-1-Phosphat-Uridyl-Transferase. Galaktose und Galaktose-1-Phosphat sammeln sich im Körper der Patienten an, wobei Galaktose-1-Phosphat die Leber, das Hirn, die Augenlinsen und die Nieren schädigt. Die intracelluläre Ansammlung von Galaktose-1-Phosphat führt zu einer Reduktion der Zellatmung, die in den Erythrocyten der Patienten nachgewiesen wurde. Auch ließ sich zeigen, daß Galaktose-1-Phosphat andere Enzyme wie die Phosphoglucomutase, Glucose-6-Phosphatase und Glucose-6-Phosphat-Dehydrogenase hemmt (SIDBURY 1957) und so den normalen Zellstoffwechsel stört.

Die *akute* Verlaufsform beginnt bald nach der Geburt mit Nahrungsverweigerung, Erbrechen, Dehydration, prolongierter Gelbsucht und Hepatosplenomegalie. Die Säuglinge gehen meist frühzeitig an Stoffwechselkrisen durch Wasser- und Elektrolytverlust, Unterernährung, fortschreitender Leberinsuffizienz und interkurrenten Infektionen zugrunde. Bei der *chronischen* Form kommt es im Verlauf des ersten Lebensjahres zur Ausbildung der charakteristischen Symptomtrias: Schwachsinn, Lebercirrhose und Linsenkatarakte. Eine lactosefreie Diät ist neben ihrer lebensrettenden Wirkung im akuten Stadium der Krankheit von entscheidender Bedeutung für die Verhütung von Hirn-, Leber- und Linsenschädigung. Die Häufigkeit der Galaktosämie wurde von SCHWARZ u. Mitarb. (1961) für die britischen Inseln auf 1:72000 geschätzt.

Eine Aminoacidurie wurde 1952 erstmals von HOLZEL et al. sowie von BICKEL und HICKMANS nachgewiesen. Sie tritt nur bei den schweren Formen der Krankheit auf und betrifft die Ausscheidung zahlreicher Aminosäuren, wobei die neutralen aliphatischen überwiegen. KOMROWER (1953), HUDSON et al. (1954), HSIA et al. (1954) und DARLING und MORTENSON (1954) fanden normale Alpha-Aminostickstoffspiegel im Serum, und CUSWORTH et al. (1955) wiesen mittels Clearanceuntersuchungen den renalen Mechanismus der Aminoacidurie nach. In einzelnen Fällen mit fortgeschrittener Leberinsuffizienz kommen aber auch erhöhte Aminosäurenkonzentrationen im Blut vor, so daß sich zu der renalen eine prärenale Genese der Aminoaciduire hinzugesellen kann.

Die Aminoacidurie ist sekundär und fehlt noch in den ersten Lebenstagen, wenn die Galaktosurie bereits vorhanden ist (BICKEL und THURSBY-PELHAM 1954). Sie geht unter lactosefreier Kost auf normale Werte zurück und steigt nach erneuter Lactosebelastung wieder an (HOLZEL et al. 1952), gelegentlich mit einer Latenzzeit von einigen Tagen (CUSWORTH et al. 1955). Als weitere Zeichen gestörter Tubulusfunktion wurde eine hyperchlorämische Acidose von BERGER

(1955) sowie von KOMROWER et al. (1956) beobachtet, im Fall BERGERs mit Nephrocalcinose. Auch DARLING und MORTENSEN (1954) fanden eine erhöhte Calciurie, betrachteten gleichfalls die häufig vorkommende Proteinurie als tubulär bedingt. BELL et al. (1950) wiesen eine fettige Degeneration der Zellen der „convoluted tubules" bei der Sektion eines Patienten nach. Osteoporose wird oft beobachtet, Daten über Phosphatclearances stehen noch aus.

b) Oculo-cerebro-renales Syndrom (Lowe)

Dieses Syndrom, das 1952 erstmals von LOWE u. Mitarb. beschrieben wurde und von dem heute kasuistische Mitteilungen über 45 Fälle vorliegen (Übersicht bei ILLIG et al. 1963), zeigt klinische und biochemische Ähnlichkeiten mit der Galaktosämie. Die primäre Stoffwechselstörung ist jedoch noch nicht bekannt, sie liegt nicht im Galaktosemetabolismus. Die Krankheit wurde bisher nur beim männlichen Geschlecht beobachtet und wird recessiv geschlechtsgebunden vererbt. Wie bei der Galaktosämie sind hauptsächlich Gehirn, Augenlinsen und Nieren betroffen, während Leberschädigungen diskret oder nicht nachweisbar sind. Der Verlauf des Leidens ist wesentlich weniger progredient und meist nicht letal.

Die Knaben erkranken schon im ersten Lebensjahr an Linsenkatarakten, die in leichter Form gelegentlich auch bei ihren Müttern beobachtet werden. In der Hälfte der Fälle kommt es zu Glaukombildung. Psychomotorischer und körperlicher Entwicklungsrückstand, extreme Muskelhypotonie, Hypo- und Areflexie, ungeklärte Fieberschübe, cerebrales Schreien, Osteoporose und Rachitis sind weitere klinische Symptome. Das Elektroencephalogramm zeigt erhebliche pathologische Veränderungen. Trotz schwerer körperlicher und geistiger Beeinträchtigung können die Patienten bis ins Adoleszenten- und Erwachsenenalter überleben, wenn sie nicht an interkurrenten Infekten oder acidotischen Krisen sterben. Die Behandlung ist symptomatisch, die Rachitis spricht meist auf gewöhnliche Vitamin D-Dosen an.

Die Aminoacidurie ist wie bei der Galaktosämie generalisiert, fast stets vorhanden, wechselt aber sehr in ihrer Intensität und kann zeitweise ganz fehlen (LEFÈBVRE et al. 1957). Sie kann sich unter Behandlung mit Vitamin D und Alkali zurückbilden (LIEM KHE HOO 1956). Nach den bisher vorliegenden Alpha-aminostickstoff-Bestimmungen im Blut ist sie im wesentlichen renal bedingt, wenngleich quantitative Bestimmungen der individuellen Aminosäuren und Clearanceuntersuchungen noch ausstehen. Der Befund einer vermehrten Ausscheidung anderer organischer Säuren von LOWE u. Mitarb. (1952) ist methodisch anfechtbar und wurde wiederholt vermißt (BICKEL und THURSBY-PELHAM 1954; LAMY et al. 1962; SCHAPER und HORSTMANN 1963; RICHARDS et al. 1965). DEBRÉ et al. (1955) erwähnen andererseits eine vermehrte Ausscheidung von Brenztraubensäure und Alpha-Ketoglutarsäure, ILLIG et al. (1963) eine starke Vermehrung von Citronensäure und Alpha-Ketoglutarsäure neben anderen organischen Säuren.

Weitere häufig nachweisbare Zeichen tubulärer Dysfunktion sind eine renale hyperchlorämische Acidose mit relativ hohem Urin-pH infolge vermehrten Bicarbonatverlustes und eine Störung der Ammoniakbildung nach Säurebelastung. Regelmäßig findet sich eine Proteinurie, welche bei den drei Fällen ILLIGs ein Überwiegen der α- und β-Globuline gegenüber den γ-Globulinen und Albuminen zeigt, eine qualitative Verteilung, die für eine tubulär verursachte Proteinurie charakteristisch ist (BUTLER und FLYNN 1958). Viel inkonstanter ist die Glucosurie, die nur bei fünf Kindern intermittierend nachweisbar war. Die Calciumausscheidung im Urin ist normal oder vermehrt, die Phosphatausscheidung erhöht bei normalem Calcium- und erniedrigtem Phosphatspiegel im Blut (SCHAPER und HORSTMANN 1963). Letztere Autoren beobachteten bei ihrem Patienten zusätzlich eine Nephrocalcinose und einen Harnleiterstein. Pathologisch-anatomisch fanden sich neben einer schweren tubulären Atrophie und Dilatation nur geringe glomeruläre und keine vasculären Veränderungen an den Nieren (Literatur bei ROYER 1962; s. auch SCHAPER und HORSTMANN 1963). Die Befunde von SCHOEN und YOUNG (1959) sowie von RICHARDS et al. (1965) sprechen dafür, daß die Nieren in frühen Stadien der Krankheit anatomisch noch normal sein können, die pathologischen Veränderungen also sekundär zustandekommen. Über eine Sonderform des oculo-cerebro-renalen Syndroms mit unterentwickelten Glomerula in der verschmälerten Nierenrinde, Hirnstrukturanomalien und Fehlen der Aminoacidurie berichteten McCANCE u. Mitarb. (1960). Die von DENYS und CORBEEL (1964) beschriebenen Geschwister sind weiblich und leiden an einer renalen Acidose, einer Hypokaliämie, Zwergwuchs, Buphthalmus und Schwachsinn, aber nicht an einer Aminoacidurie. Wahrscheinlich handelt es sich um ein unterschiedliches Syndrom.

Von Interesse, aber ungeklärt, ist die Beobachtung von SCHWARTZ u. Mitarb. (1964), nach der ein 21jähriger Patient und seine Mutter auf orale Belastung mit 18—20 g Ornithin mit einer starken Vermehrung von Ornithin, Hydroxyprolin, Prolin, Threonin, Glycin, Serin, Glutaminsäure und Lysin reagierten, während der Vater nur Ornithin, Lysin und Glutaminsäure ausschied. Die unphysiologisch hohe Belastungsdosis macht es fraglich, ob aus diesen Versuchen auf eine spezielle Bedeutung des Ornithinstoffwechsels für die Pathogenese des Lowe-Syndroms geschlossen werden darf.

c) Hartnupsche Krankheit

Die Aminosäurenstoffwechselstörung dieser Krankheit ist besonders interessant, da neben einer massiven renalen Aminoacidurie eine Darmresorptionsstörung für Tryptophan vorliegt, wodurch es zum bakteriellen Tryptophanabbau in den unteren Darmabschnitten mit Entstehung verschiedener Indolkörper kommt. Die Arbeitsgruppen um MILNE (1960) und SHAW (1960) lieferten experimentelle Unterlagen für die grundsätzliche Erkenntnis, daß nicht nur der Nierentubulus, sondern auch die Darmwand eine spezifische Resorptionsstörung für Aminosäuren zeigen kann, und daß intestinale Mikroorganismen in den weiteren Stoffwechselablauf eingreifen (s analoge Verhältnisse bei der Cystinurie S. 17).

Die Hartnupsche Krankheit, erstmals 1956 von BARON u. Mitarb. beschrieben und nach dem Familiennamen der ersten Patienten benannt, wurde bisher bei 15 Patienten aus neun Familien in England, Holland, Norwegen und Deutschland beobachtet. Das autosomal-recessiv vererbte Leiden manifestiert sich im späten Schul- oder frühen Erwachsenenalter mit einer pellagraartigen Photodermatose, Anfällen cerebellarer Ataxie, emotioneller Instabilität, Delirien, Halluzinationen, Doppelsehen, Nystagmus, choreatiformen Bewegungsanomalien, gesteigerten Sehnenreflexen und Pyramidenzeichen. Auffällig ist der anfallsweise Charakter der Beschwerden sowie die Rückbildungsfähigkeit aller klinischen Symptome über Zeiträume von Monaten und Jahren. Die Krankheit scheint gewöhnlich keinen betont progredienten Charakter zu haben. Von HERSOV und RODNIGHT (1960) sind 30jährige Patienten mit normaler Intelligenz und geringen sonstigen Cerebralsymptomen beschrieben worden, und selbst BARONS schwere Fälle haben sich in letzter Zeit eher gebessert (JEPSON und SPIRO 1960). Autopsiebefunde liegen noch nicht vor.

Die generalisierte Aminoacidurie, an der mindestens zwölf Aminosäuren in fünf- bis zehnfach erhöhter Konzentration teilnehmen, ist das hervorstechendste biochemische Merkmal der Krankheit. Sie wurde bisher konstant bei jedem Patienten unabhängig von der Schwere des Krankheitsbildes gefunden. Sowohl der Alphaaminostickstoffspiegel wie die Konzentration der individuellen Aminosäuren im Plasma sind normal (BARON et al. 1956; EVERED 1956; WEYERS und BICKEL 1958; CUSWORTH und DENT 1960), die Clearance der Aminosäuren stark erhöht (EVERED 1956; CUSWORTH und DENT 1960), der Mechanismus der Aminoacidurie also renal. Indolsäurenchromatographie deckt im Harn zusätzlich eine vermehrte Ausscheidung von Indican, Indolessigsäure, Indolessigsäureglutamin und Indolmilchsäure auf. Während die Indicanausscheidung immer erhöht ist, kann die Vermehrung der übrigen Indolsäuren im Urin fehlen, läßt sich nach oraler Tryptophanbelastung aber stets provozieren (JEPSON 1962). MILNE et al. (1960) und SHAW et al. (1960) gelang der Nachweis, daß Hartnup-Patienten nach oraler Belastung mit 2 g Tryptophan dieses in zehnmal größeren Mengen in Indolsäuren umwandeln als Normalpersonen und daß eine gleichzeitige Neomycingabe beim Normalen wie beim Patienten die vermehrte Indolsäurenausscheidung unterdrückt, womit ihre Entstehung durch Darmbakterien erwiesen ist.

De Laey u. Mitarb. kamen 1964 in ausgedehnteren Stoffwechselstudien zu der gleichen Schlußfolgerung. Sie zeigten ferner, daß Nicotinsäuregaben die intestinale Tryptophanresorption verbessern und die Indolsäureentstehung im Dickdarm reduzieren, eine exzessive Indolsäureentstehung umgekehrt den enzymatischen Abbau von Tryptophan zu Nicotinsäure auf den Stufen der Tryptophanoxydase und Kynureninase hemmt. Sie stellten die Hypothese auf, daß die vermehrt gebildeten Indolkörper bei der Hartnupschen Krankheit nach ihrer Resorption den Kynureninstoffwechselweg hemmen und so die endogene Nicotinamidsynthese verhindern. Der celluläre Tryptophanstoffwechsel jenseits der Darmwand verläuft nach De Laey normal.

Die Pathogenese der Symptome von seiten der Nieren, des Zentralnervensystems und der Haut ist damit noch nicht geklärt. Durch eine Verminderung der endogenen Nicotinamidentstehung wurden zwar gewisse Ähnlichkeiten des Krankheitsbildes zur tropischen Pellagra verständlich. Die Pellagra geht nach Baron et al. (1956) jedoch nicht mit Aminoacidurie einher, auch führen Behandlungsversuche mit Nicotinsäure nicht zu überzeugenden Erfolgen, beseitigen auch nicht die Aminoacidurie (Weyers und Bickel 1958, Halvorsen und Halvorsen 1963). Cerebrale Symptome und Photodermatose gehen möglicherweise direkt oder indirekt auf den Einfluß abnormer Abbauprodukte des Tryptophanstoffwechsels zurück, und auch die renale Aminoacidurie ließe sich auf eine nephrotoxische Wirkung dieser Metaboliten beziehen. In Analogie zur Cystinurie wird aber auch eine gleichgeordnete, genetisch bedingte Störung im Aminosäurentransport durch Darmwand und Tubulusepithel diskutiert, die einen noch unbekannten Enzymdefekt im sog. „Permease-" oder „Konzentrase-System" (Novall et al. 1957) betrifft. Interessant in dieser Hinsicht sind die Beobachtungen von Asatoor et al. (1963) sowie von De Laey u. Mitarb. (1964), nach denen bei Patienten mit Hartnupscher Krankheit neben Tryptophan auch die Darmresorption von Tyrosin, Phenylalanin, Valin und Leucin vermindert ist. Die Resorptionsstörung im Darm würde demnach wie in der Niere eine größere Aminosäurengruppe betreffen. Schließlich bleibt die Bedeutung des chronischen Mangels an Tryptophan für Hirnfunktion, Photodermatose und Aminoacidurie zu ermitteln.

d) Wilsonsche Krankheit

Die Wilsonsche Krankheit ist eine autosomal recessiv vererbte Stoffwechselstörung, die auf einer Unfähigkeit beruht, normale Mengen von funktionstüchtigem Caeruloplasmin zu synthetisieren. Caeruloplasmin ist ein blaues Plasmaprotein, welches beim Gesunden über 90% des Plasmakupfers fest an sich bindet, während der Rest in relativ lockerer Bindung hauptsächlich mit der Albuminfraktion wandert. Bei Caeruloplasminmangel kommt es zu einem Absinken des Gesamtkupfergehaltes im Plasma, selbst wenn die nicht an Caeruloplasmin gebundene Kupferfraktion um ein Vielfaches ansteigt. Dieses Kupfer tritt vermehrt in Gewebe, Liquor und Urin über. Besonders im Zentralnervensystem und in der Leber werden durch die hohen Kupferkonzentrationen Parenchymschäden gesetzt, die zu schweren hepatocerebralen Funktionsausfällen führen und früher oder später tödlich enden. Die Kupferablagerung in der Cornea der Augen verursacht den diagnostisch wichtigen Kayser-Fleischer-Ring, in der Haut kann es zu braunen Pigmentierungen kommen. Auch andere Organe wie Nieren und Skelet sind gelegentlich befallen und können Anlaß zu klinischen Symptomen geben.

Die ersten klinischen Erscheinungen zeigen sich meist schon im Kindesalter, doch erst das Zusammentreffen hepatischer und zentralnervöser Symptome, am häufigsten zwischen dem 15. und 25. Lebensjahr, führt gewöhnlich zur richtigen Diagnose. Sporadische Gelbsuchterkrankungen, eine Hepatomegalie, Splenomegalie, hämolytische Krisen, Beinödem und

Ascites, zunehmende Hautpigmentierungen und unklare abdominelle Schmerzattacken sind nicht selten vor dem Auftreten neurologischer Beschwerden zu beobachten. Diese bestehen in Rückgang der intellektuellen Leistungen, psychotischen Verhaltensweisen und extrapyramidalen Ausfällen mit choreatiformen und athetoiden Bewegungsanomalien, Tremor, ausdrucksarmer Mimik, Speichelfluß usw. 90% der Kranken sterben vor dem 30. Lebensjahr, meist im Stadium der Decerebration, seltener an den Folgen der Leberatrophie. Anatomisch finden sich im Hirn Nekrosen im Bereich der Linsenkerne, ferner neben Nervenzelldegeneration auch Gliazellinfiltration besonders bei der sog. Pseudoskleroseform, die neben den zentralen Kerngebieten auch im Hypothalamus, Klein- und Frontalhirn lokalisiert sind. Die Leber zeigt eine hypertrophische, später meist eine atrophische grobnoduläre postnekrotische Cirrhose. In der Niere werden mehr oder weniger markante Veränderungen im Sinne einer chronischen Nephritis, mäßige Glomerulumfibrose und -atrophie sowie Zeichen tubulärer Degeneration im proximalen und distalen Abschnitt beobachtet (BOUDIN und PEPIN 1959; HOLLISTER et al. 1960). Die Therapie besteht in der Verabreichung einer kupferarmen Kost, Kaliumsulfidgaben und Komplexbildnern wie Penicillamin ($\beta\beta$-Dimethylcystein). Sie kann besonders in Frühstadien der Krankheit wesentliche Besserung der neurologischen Beschwerden erzielen, während die hepatischen Symptome wenig beeinflußt werden.

Die meisten, aber nicht alle Patienten zeigen neben der Cuprurie eine Aminoacidurie (Literatur bei BEARN und KUNKEL 1956; BICKEL 1965). Papierchromatographische, säulenchromatographische, mikrobiologische Methoden und Messungen des Gesamt-Alphaamino-Stickstoffs wurden zur Klärung der Aminoacidurie herangezogen. Es kann heute als gesichert gelten, daß die Aminoacidurie einen renalen Mechanismus hat, also auf einer tubulären Resorptionsstörung beruht, dementsprechend mit normalen oder erniedrigten Aminosäuren-Plasmaspiegeln einhergeht. In akuten und fortgeschrittenen Stadien der Leberinsuffizienz kann allerdings eine prärenale Aminoacidurie mit erhöhten Aminosäurenspiegeln im Plasma hinzukommen. Das Muster der Aminoacidurie ähnelt dem bei Bleivergiftung und geht wohl gleichfalls auf eine Enzym-Inaktivität im Tubulusepithel zurück. Gelegentliche Erhöhungen der renalen Phosphat- und Glucoseclearance mit renaler Glucosurie (COOPER et al. 1950; BEARN und KUNKEL 1954; BEARN et al. 1956, 1957) sind weitere Zeichen tubulärer Insuffizienz im Sinne des sog. De Toni-Debré-Fanconi-Syndroms, gleichfalls die bereits von KEHRER (1930) und LÜTHY (1931) bei Wilson-Kranken beobachtete Osteoporose mit Spontanfrakturen. Die meisten Autoren stimmen überein, daß die Aminoacidurie sekundär erst im Laufe der Krankheit entsteht. Sie kann bei jungen Patienten fehlen, aber auch selbst in fortgeschrittenen Krankheitsstadien vermißt werden (CARTWRIGHT et al. 1955). Die Beobachtung einer Aminoacidurie bei fünf noch symptomfreien Geschwistern einer schwedischen Familie konnte bei einer Nachuntersuchung der Familie von FORSSMAN (1960) nicht bestätigt werden. Auch von BARBEAU u. Mitarb. (1959) wurde die Aminoacidurie im Gegensatz zur obigen Erklärung als Frühsymptom betrachtet, da sie bei ihrem Patient noch vor einer Kupferspeicherung in den Nieren vorhanden war.

Zusätzlich zu der vermehrten Ausscheidung freier Aminosäuren wurden von STEIN et al. (1954) säulenchromatographisch eine Vermehrung konjugierter Aminosäuren sowie eine Verminderung von Taurin und 1- und 3-Methylhistidin im Urin nachgewiesen. Auch UZMANs Befund (1953) einer Ausscheidung von Peptiden mit terminalen Dicarboxylsäureestern bedarf der Bestätigung. Eine erhöhte renale Harnsäureclearance wurde von BISHOP et al. (1954), MAHONEY et al. (1955) und BEARN et al. (1957) beobachtet, gleichfalls wurde von den letzten Autoren die Inulin- und PAH-Clearance häufig erniedrigt und die Bicarbonatausscheidung im Urin erhöht gefunden. Alle diese Defekte lassen sich mit einer Nierenschädigung durch die Kupferansammlung erklären. Die nephrotoxische, nekrotisierende Wirkung von ionisiertem, an Albumin gebundenem Kupfer wurde im Tierversuch mit Konzentrationen erwiesen, wie sie in der Niere Wilson-Kranker vorkommen (VOGEL 1960).

e) Cystinose

Die Cystinose ist eine recessiv autosomal vererbte Stoffwechselkrankheit, deren Enzymblock im Cysteinabbau vermutet werden muß, möglicherweise zwischen Cystein und dem Endprodukt Sulfat (LINNEWEH et al. 1964). Es kommt zu einer intracellulären Cystinspeicherung im reticulo-endothelialen System, besonders in Leber, Milz und Lymphknoten, aber auch in reticuloendothelialen Elementen anderer Gewebe und Organe. Die Abbaustörung hat die Bildung eines toxischen, noch unbekannten, wahrscheinlich schwefelhaltigen Metaboliten zur Folge, der die Nieren der Patienten konsekutiv schädigt. Die Cystinose führt stets zum Tod, spätestens in der Pubertät. Die Beobachtung eines erwachsenen Cystinose-Kranken durch COGAN et al. (1957, 1958) ist einmalig und umstritten.

Der Krankheitsverlauf ist dadurch charakterisiert, daß nach symptomfreier erster Lebenszeit im zweiten Lebenshalbjahr Anorexie, Obstipation, Erbrechen sowie Polydipsie infolge Polyurie auftreten und sich allmählich eine schwere Dystrophie mit Kleinwuchs ausbildet. Zusätzlich findet sich häufig eine Vitamin D-refraktäre Rachitis. Im Blut besteht eine Acidose, Hypokaliämie und Hypophosphatämie. Die Lichtscheu der Kranken ist durch Ablagerung von Cystinkristallen in Horn- und Bindehaut der Augen und Epithelläsionen verursacht. Die Cystinspeicherung kann entweder in den Augen mit der Spaltlampe, im Knochenmarkpunktat oder in Lymphknotenbiopsiematerial nachgewiesen werden. Die Therapie war bisher symptomatisch und bestand in Elektrolytsubstitution und Gaben hoher Vitamin D-Dosen. Neuerdings wurde eine ätiologische Behandlung mit einer cystinfreien, methioninarmen Kost vorgeschlagen (LINNEWEH 1964).

Im Urin findet sich fast immer eine massive Vermehrung zahlreicher Aminosäuren, oft eine mäßig starke Glucosurie und Proteinurie, eine Polyurie und eine erhöhte Ausscheidung von Bicarbonat, Natrium und Kalium.

Die schon im Säuglingsalter beginnende und stetig zunehmende, anfangs tubuläre, später auch glomeruläre Niereninsuffizienz ist durch eine fortschreitende interstitielle Nephritis bedingt und führt im Laufe des Kindesalters zu Elektrolytkrisen, Urämie und Tod.

Die Aminoacidurie ist generalisiert; bis zu 20 Aminosäuren nehmen an der Vermehrung teil, im Gegensatz zu der selektiven Aminosäurenvermehrung bei der Cystinurie, mit der die Cystinose auch in anderer Hinsicht keine Verwandtschaft zeigt. Die Aminoacidurie ist nicht in allen Fällen vorhanden, sie kann gelegentlich monate- oder jahrelang fehlen. Säulenchromatographische Untersuchungen der Aminosäuren im Plasma ergeben für fast alle Aminosäuren erniedrigte oder normale Konzentrationen (STEIN und MOORE 1954; EVERED 1956). Nur das Gesamtcystin und die Asparaginsäure sind signifikant erhöht. Clearancebestimmungen von LINNEWEH (1962) zeigten für Cystin eine gesteigerte Clearance bei erhöhtem Plasmaspiegel, für Taurin eine erniedrigte Clearance bei erhöhtem Plasmaspiegel, für fast alle übrigen Aminosäuren eine gesteigerte Clearance bei erniedrigtem Plasmaspiegel. HAGGE und BRODEHL (1965) fanden bei ihren drei Patienten eine erhöhte Clearance fast aller Aminosäuren. Die prozentuale tubuläre Rückresorption der Aminosäuren war mit fortschreitender Krankheit zunehmend reduziert, Cystin und Taurin verhielten sich bezüglich ihres renalen Transportes wie die anderen Aminosäuren. Die Aminoacidurie der Cystinose hat demnach einen rein renalen Mechanismus, nach LINNEWEHs Befunden mit Ausnahme von Cystin. Auch anhand von wiederholten Inulin-, PAH-, Elektrolytclearances sowie Glucose- und PO_4-Belastungen konnten BRODEHL et al. (1965) die Progredienz der tubulären und der später beginnenden glomerulären Insuffizienz nachweisen.

Das Syndrom tubulärer Fehlfunktionen, bestehend aus der renalen Aminoacidurie, Glucosurie, Phosphaturie, Polyurie und Acidose ist auch für das DeToni-Debré-Fanconi-Syndrom ohne Cystinose charakteristisch (s. S. 34). Bei der Cystinose sind diese tubulären Funktionsstörungen nicht von Geburt an vorhanden, sondern entwickeln sich erst allmählich gegen Ende des ersten Lebenshalbjahres (BICKEL 1955). Die erhöhte Phosphatclearance geht mit einer reduzierten Phosphor- und Calciumresorption im Darm einher (Zusammenstellung entsprechender Mineralbilanzen bei BICKEL et al. 1952). Die Clearance wurde durch Calciuminfusionen bei einem $4^1/_2$jährigen Patienten FRASERs et al. (1959) nicht beeinflußt, während FELLERS u. Mitarb. (1960) und LAMY (1961) bei ihren Fällen eine Besserung, wenn auch keine völlige Normalisierung der Clearance erreichten; in FELLERs Fall sank sie auf ein Viertel der ursprünglichen Werte ab. Wahrscheinlich hat die erhöhte Phosphatclearance bei der Cystinose zwei Ursachen: die toxische progressive Tubulusschädigung, welche sich auch in Aminoacidurie, Glucosurie und anderen Fehlfunktionen manifestiert, und ein der Vitamin-D-refraktären Rachitis entsprechender Hyperparathyreoidismus, dessen Beseitigung in den Fällen FELLERs und LAMYs an der Besserung der Phosphatclearance erkennbar war, während die Tubulusläsion im Falle FRASERs zu fortgeschritten war, um in ähnlicher Weise anzusprechen.

Auch die Aminoacidurie wird von uns nicht als primär renal aufgefaßt, etwa als Folge der „Swan-neck"-Deformität des proximalen Tubulus (DARMADY und STRANACK 1957) oder eines Phosphatasemangels (FANCONI 1936). DARMADYs Befund wurde auch bei anderen Nierenerkrankungen erhoben und ist wahrscheinlich erworben. Ein Defizit an alkalischer Phosphatase im Tubulus ist gleichfalls nicht für die Cystinose spezifisch und verläuft z.B. bei der hereditären Hypophosphatasie (ROSENTHAL und BONTING 1960) ohne generalisierte Aminoacidurie. Prärenale Cystinspeicherung, verspäteter Beginn und Inkonstanz der Aminoacidurie, Progressivität der Nierenläsion und Tierversuche mit Cystinverfütterung (STAVE und SCHLAAK 1956; SCHWARZ-TIENE et al. 1957 u.a.) weisen auf eine nephrotoxische Ursache der Aminoacidurie hin, am ehesten auf eine toxische Tubulusschädigung durch einen dem gestörten Cysteinstoffwechsel angehörigen Metaboliten. Von den im Stoffwechsel vorkommenden Metaboliten hat sich das Cystein selbst, vermutlich auf Grund seiner Thiolgruppe, als am meisten toxisch erwiesen (WILLENBOCKEL und LINNEWEH 1964).

f) Glykogenose

Die Kombination einer Leberglykogenose mit Kleinwuchs und verschiedenen anderen Symptomen des De Toni-Debré-Fanconi-Syndroms wurde bei zwei Kleinkindern, einem Jungen und einem Mädchen, beobachtet (FANCONI und BICKEL 1949; ROTTHAUWE et al. 1963). Beiden Fällen gemeinsam war eine Osteoporose, eine Proteinurie, eine Polyurie mit Polydipsie, eine starke Glucosurie von 30—60 g täglich mit Hypoglykämie bis 20 mg-%, Acetonurie und Acidose, eine hypophosphatämische Phosphaturie sowie eine generalisierte Aminoacidurie mit vermehrter Ausscheidung von über zehn Aminosäuren, die im ersten Fall mit normalem Aminostickstoffspiegel im Blut einherging, während er beim anderen Fall nicht bestimmt wurde. In der stark vergrößerten Leber wurde bei beiden Kindern eine massive Glykogenspeicherung nachgewiesen, im Fall ROTTHAUWEs autoptisch auch eine Nierenvergrößerung mit Glykogenspeicherung in den dicken Schleifenschenkeln an der Rindenmarkgrenze.

Die Aktivitäten der am Glykogenabbau beteiligten Enzyme in Leber und Muskel sowie die Struktur des Leberglykogens wurden nur in dem zweiten Fall bestimmt und waren normal, so daß er keinen der bekannten Glykogenosetypen zugeordnet werden konnte. Eine Erniedrigung des Gehaltes an glucoplastischen Aminosäuren in der Leber wurde mit einer vermehrten Gluconeogenese erklärt. Der Schweizer Patient, der von blutsverwandten Eltern stammt, ist jetzt mit 18 Jahren beschwerdefrei und berufstätig. Er ist noch kleinwüchsig, zeigt aber keine Aminoacidurie, Glucosurie und Lebervergrößerung mehr (ROSSI, persönliche Mitteilung 1963). Eine detaillierte Studie zweier weiterer Patientinnen wurde kürzlich von ODIEVRE (1966) in Frankreich veröffentlicht. Die Befunde entsprachen weitgehend den oben geschilderten. Ätiologie und Pathogenese dieser Glykogenoseform mit multiplem tubulärem Funktionsausfall ist ungeklärt.

g) Gicht, Xanthinurie und Oxalose

Bei diesen drei Krankheiten ist das Vorliegen eines primären tubulären Defektes ebenfalls umstritten, für die Xanthinurie und Oxalose auch wenig wahrscheinlich (Literatur bei SCHREIER 1963). ZÖLLNER (1960) nimmt an, daß beim Zustandekommen der *Gicht* die Rückresorption der Harnsäure in den Tubuli erhöht oder die tubuläre Harnsäuresekretion vermindert ist, und daß es so zur erhöhten Harnsäurekonzentration im Blut mit Ablagerung in den Gelenken kommt. Für die Hypothese eines Tubulusdefektes spricht die Tatsache, daß Gichtkranke eine im Verhältnis zum hohen Blutspiegel niedrige Harnsäureausscheidung im Urin haben, während ein vermehrter Harnsäureanfall beim Gesunden und beim Leukämiekranken zu einer höheren Harnsäureeliminierung durch die Niere führt und keine Gicht verursacht. Die primäre Natur des Tubulusdefektes bei der Gicht ist damit allerdings noch nicht bewiesen, es könnte sich auch um einen sekundären, im Frühstadium der Krankheit gesetzten Defekt handeln, dem ein prärenaler hereditärer Fehler im Purinstoffwechsel zugrunde liegt.

Für die *Xanthinurie*, einer seltenen, mit Nierensteinbildung einhergehenden Stoffwechselanomalie, wird von DENT und PHILPOT (1954) ein hereditärer Defekt im Proteinanteil des Enzyms Xanthinoxydase vermutet, wodurch Xanthin nicht in Harnsäure übergeführt werden kann. DICKINSON und SMELLIE (1959) nehmen an, daß sich dieser Defekt sowohl prärenal wie bei der tubulären Rückresorption von Xanthin auswirkt. Bei einem im Alter von 4 und 9 Jahren untersuchten Mädchen, das bis auf den spontanen Abgang eines Xanthinsteines beschwerdefrei war, wurden ein fast völliges Fehlen der Harnsäure, eine Vermehrung von Xanthin (und Hypoxanthin) im Plasma und Urin sowie eine hohe renale Xanthinclearance nachgewiesen. Harnsäurespuren wurden im Urin nur bei purinhaltiger Kost entdeckt.

Die *Oxalose* ist eine hereditäre Stoffwechselanomalie, welche mit Hyperoxalurie und Calciumoxalat-Urolithiasis einhergeht, aber auch in anderen Organen eine Ablagerung von Calciumoxalat bewirkt. Nach den Stoffwechseluntersuchungen verschiedener Autoren, u.a. MUNZINGER et al. (1959, Literatur s. diesen und SCHREIER 1963) ist bei der Oxalose die Bildung der aus Glycin stammenden Glyoxylessigsäure in Oxalsäure erhöht, vermutlich durch einen Enzymdefekt im Abbau der Glyoxylessigsäure zu Ameisensäure. Die Ausscheidung bzw. Rückresorptionsfähigkeit der Niere für Oxalsäure scheint individuell zu variieren und so zu Unterschieden im klinischen Verlauf zu führen. Für die Annahme eines primären Tubulusdefektes besteht kein Anhalt. Der exakte Erbgang ist bisher weder für diese Krankheit noch für die Gicht oder Xanthinurie bekannt.

Literatur

Ackermann, D., u. F. Kutscher: Über das Vorkommen von Lysin im Harn bei Cystinurie. Z. Biol. **57**, 355 (1911). — **Alagille, D.:** Persönliche Mitteilung 1964. — **Albright, F., C.H. Burnett, W. Parson, E.C. Reifenstein jr.,** and **A. Roos:** Osteomalacia and late rickets. The various etiologies met in the United States with emphasis on that resulting from a specific form of renal acidosis, the therapeutic indications for each etiological sub-group, and the relationship between osteomalacia and Milkman's syndrome. Medicine (Baltimore) **25**, 399 (1946). — **Albright, F., C. H. Burnett, P.H. Smith,** and **W. Parsons:** Pseudohypoparathyroidism, an example of "Seabright-Bantam-Syndrome". Report of three cases. Endocrinology **30**, 922 (1942). — **Albright, F., A. Butler,** and **E. Bloomberg:** Rickets resistant to vitamin D therapy. Amer. J. Dis. Child. **54**, 529 (1937). — **Albright, F., W.V. Consalasio, F.S. Coombs, H.W. Sulkowitch,** and **J.H. Talbott:** Metabolic studies and therapy in a case of nephrocalcinosis with rickets and dwarfism. Bull. Johns Hopk. Hosp. **66**, 7 (1940). — **Albright, F., A.P. Forbes,** and **P.H. Henneman:** Pseudo-pseudohypoparathyroidism. Trans. Ass. Amer. Phycns **65**, 337 (1952). — **Albright, F., P. Henneman, P.H. Benedict,** and **A.P. Forbes:** Idiopathic hypercalciuria (a preliminary report). Proc. roy. Soc. Med. **46**, 1077 (1953). — **Ames, R.G., D.H. Moore,** and **H.B. van Dyke:** The excretion of posterior pituitary antidiuretic hormone in the urine and its detection in the blood. Endocrinology **46**, 215 (1950). — **Anderson, I.A., A. Miller,** and **A. Kenny:** Osteomalacia and renal glycosuria in adults. Quart. J. Med. **21**, 33 (1952). — **Apthorp, G.H.:** Investigation of the sugar content of urine from normal subjects and patients with renal and hepatic disease by paper chromatography. J. clin. Path. **10**, 84 (1957). — **Ayer, J.L., W.A. Schiess,** and **R.F. Pitts:** Independence of phosphate reabsorption and glomerular filtration in the dog. Amer. J. Physiol. **151**, 168 (1947).

Baar, H.S., and **H. Bickel:** Morbid anatomy, histology and pathogenesis of Lignac-Fanconi disease. Acta paediat. (Uppsala) **42**, Suppl. 90 (1953). — **Baber, M.D.:** A case of congential cirrhosis of the liver with renal tubular defects akin to those in the Fanconi syndrome. Arch. Dis. Childh. **31**, 335 (1956). — **Baines, G.H., J.A. Barclay,** and **W.T. Cooke:** Nephrocalcinosis associated with hyperchloraemia and low plasma-bicarbonate. Quart. J. Med. **14**, 113 (1945). — **Bakwin, H., O. Bodansky,** and **R. Schorr:** Refractory rickets. Amer. J. Dis. Child. **59**, 560 (1940). — **Barbeau, A., R.W. Reilly,** and **J.B. Kirsner:** An early defect in Wilson's syndrome. J. Lab. clin. Med. **54**, 786 (1959). — **Baron, D.N., C.E. Dent, H. Harris, E.W. Hart,** and **J.B. Jepson:** Hereditary pellagra-like skin rash with temporary cerebellar ataxia, constant renal amino aciduria, and other bizarre biochemical features. Lancet **1956 II**, 421. — **Bauld, W.S., S.A. MacDonald,** and **M.C. Hill:** Effect of renal tubular acidosis on calcium excretion. Brit. J. Urol. **30**, 285 (1958). — **Bearn, A.G.,** and **H.G. Kunkel:** Metabolic studies in Wilson's disease using Cu_{64}. J. Lab. clin. Med. **45**, 623 (1955). ~ Wilson's disease. Ergebn. inn. Med. Kinderheilk. **7**, 147 (1956). — **Bearn, A.G., T.F. Yü,** and **A.B. Gutman:** Renal function in Wilson's disease. J. clin. Invest. **36**, 1107 (1957). — **Bearn, A.G., T.F. Yü, A.G. Ritterband,** and **A.B. Gutman:** Renal clearance studies in Wilson's disease. Fed. Proc. **15**, 12 (1956). — **Bell, L.S., W.C. Blair, S. Lindsay,** and **S.J. Watson:** Lesions of galactose diabetes. Pathologic observations. Arch. Path. **49**, 393 (1950). — **Ben-Ishay, D., F. Dreyfuss,** and **T.D. Ullman:** Fanconi syndrome with hypouricemia in an adult. Amer. J. Med. **3**, 793 (1961). — **Berger, H.:** La pathogénèse de la galactosémie. J. Genet. hum. **4**, 7 (1955). ~ Aminoacidurie und Hyperaminoacidurie. Ann. paediat. (Basel), Suppl. 71 (1959). — **Berliner, R.W.,** and **D. Davidson:** Production of hypertonic urine in the absence of pituitary antidiuretic hormone. J. clin. Invest. **36**, 1416 (1957). — **Bernheim, M., R. François** et **Ruitton-Ugliengo:** Les mélituries non diabétiques chez l'enfant. Rapport au XVe Congr. des Pédiatres de Langue Française, Sopic, Marseille 1955. — **Bertharion, J.:** Diss. Lyon 1954. Zit. von F. Reubi 1960 (s. diesen). — **Beumer, H.,** u. **W. Wepler:** Über die Cystinkrankheit der ersten Lebenszeit. Klin. Wschr. **16**, 8 (1937). — **Beyer, K.H., L.D. Wright, H.F. Russo, H.R. Skeggs,** and **E.H. Patch:** The renal clearance of essential amino acids: Tryptophane, leucine, isoleucine, and valine. Amer. J. Physiol. **146**, 330 (1946). — **Beyer, K.H., L.D. Wright, H.R. Skeggs, H.F. Russo,** and **G.A. Shaner:** Renal clearance of essential amino acids: Their competition for reabsorption by the renal tubules. Amer. J. Physiol. **151**, 202 (1947). — **Bickel, H.:** Die Entwicklung der biochemischen Läsion bei der Lignac-Fanconischen Krankheit. Helv. paediat. Acta **10**, 259 (1955). ~ Die Aminosäuren- und Zuckerrückresorption im Tubulus reifer und frühgeborener Kinder. In: F. Linneweh, Die physiologische Entwicklung des Kindes. Berlin-Göttingen-Heidelberg: Springer 1959. ~ Zur klinischen Bedeutung verschiedener Melliturien. Mod. Probl. Pädiat. **4**, 136 (Karger, Basel/New York 1959); ~ Die nichtdiabetischen Melliturien des Kindes. Mod. Probl. Pädiat. **6**, 313 (1960). ~ Funktionsausfälle des proximalen Tubulus. Schweiz. med. Wschr. **91**, 1597 (1961). ~ Proximal tubular defects. In: D.A.K. Black, Renal Disease. Blackwell: Oxford 1962. ~ Harnsteinprophylaxe bei Cystinurie. Urologe **1**, 288 (1962). ~ Die Wilsonsche Krankheit (Hepatolentikuläre Degeneration.) In: Handbuch der Kinderheilk., Bd. 4, S. 118. Berlin-Göttingen-Heidelberg: Springer 1965. — **Bickel, H., H.S. Baar, R. Astley, A.A. Douglas, E. Finch, H. Harris, C.C. Harvey, E.M. Hickmans, M.G. Philpot, W.C. Smallwood, J.M. Smellie,** and **C.G. Teal:** Cystine storage disease with aminoaciduria and dwarfism (Lignac-Fanconi disease). Acta paediat. (Uppsala) **42**, Suppl. 90 (1953). — **Bickel, H.,** and **H. Harris:** The genetics of Lignac-Fanconi disease. Acta paediat. (Uppsala) **42**, Suppl. 90 (1953). — **Bickel, H.,** and **E.M. Hickmans:** Paper chromatographic investigations on the urine of patients with galactosaemia. Arch. Dis. Childh. **27**, 348 (1952). — **Bickel, H., F.C. Neale,** and **G. Hall:** A clinical and biochemical study of hepato-lenticular degeneration (Wilson's disease). Quart. J. Med. **26**, 527 (1957). — **Bickel, H.,** u. **F. Souchon:** Die Papierchromatographie in der Kinderheilkunde. Arch. Kinderheilk. Beih. 31 (1955). — **Bickel, H.,** and **D.C. Thursby-Pelham:** Hyperamino-aciduria in Lignac-Fanconi disease, in galactosaemia and in an obscure syndrome. Arch. Dis. Childh. **29**, 224 (1954). — **Biggart, S.H.:** Anatomical basis for resistance to pitressin in diabetes insipidus. J. Path. Bact. **44**, 305 (1937). — **Bille, B.S.V.:** Pseudohypoparathyroidism. Acta paediat. (Uppsala) **41**, 380 (1952). — **Bishop, C., W.T. Zimdahl,** and **J.H. Talbott:** Uric acid in two patients with Wilson's disease (hepatolenticular degeneration). Proc. Soc. exp. Biol. (N.Y.) **86**, 440 (1954). — **Bloomer, H.A., J.J. Canary, L.H. Kyle,** and **R.M. Auld:** The Fanconi syndrome with renal hyperchloremic acidosis. Amer. J. Med. **33**, 141 (1962). — **Boström, H.:** Cystinuria in Sweden. III. The prognosis of homozygous cystinuria. Acta chir. scand. **116**, 287 (1958/59). — **Boudin, G.,** et **B. Pépin:** Dégénérescence hépato-lenticulaire. Paris: Masson & Cie. 1959. — **Bradley, S.E., G.P. Bradley, C.J. Tyson, J.J. Curry,** and **W.D. Blake:** Renal function in renal disease. Amer. J. Med. **9**, 766 (1950). — **Brodehl, J.,** u. **L. Braun:** Familiärer nephrogener Diabetes insipidus mit voller Ausprägung bei einem weiblichen Säugling. Klin. Wschr. **42**, 563 (1964). — **Broer, M.A.:** Nephrogenic diabetes insipidus. Kinderklin. report. Maandschr. Kindergeneesk. **24**, 204 (1956). — **Brown, B.H.,** and **H.B. Lewis:** Cystine in normal and cystinuric human blood. Proc. Soc. exp. Biol. (N.Y.) **36**, 487

(1937). — **Brown, J. L., A. H. Samiy, and R. F. Pitts:** Localization of amino-nitrogen reabsorption in the nephron of the dog. Amer. J. Physiol. **200**, 370 (1961). — **Buchs, S.:** Familiärer Pseudo-Hypoparathyreoidismus. Ann. paediat. (Basel) **183**, 65 (1954). — **Burnett, C.H., C.E. Dent, C. Harper, and B. J. Warland:** Vitamin D-resistant rickets. Analysis of twenty-four pedigrees with hereditary and sporadic cases. Amer. J. Med. **36**, 222 (1964). — **Butler, A.M., J.F. Wilson, and S.J. Farber:** Dehydration and acidosis with calcification at renal tubules. J. Pediat. 8, 489 (1936). — **Butler, E.A., and F.V. Flynn:** The proteinuria of renal tubular disorders. Lancet **1958 II**, 978.

Camelin, A., L. Dutel et **E. Reboul:** Diabète insipide néphrogénique. J. Urol. méd.-chir. **63**, 666 (1957). — **Cannon, J.F.:** Diabetes insipidus. Arch. intern. Med. **96**, 215 (1955). — **Carone, F.A., and F.H. Epstein:** Nephrogenic diabetes insipidus caused by amyloid disease. Amer. J. Med. **29**, 539 (1960). — **Carter, A.C., and J. Robbins:** Use of hypertonic saline infusions in differential diagnosis of diabetes insipidus and psychogenic polydipsia. J. clin. Endocr. **7**, 753 (1947). — **Carter, A.C., and M. Simpkiss:** The carrier state in nephrogenic diabetes insipidus. Lancet **1956 II**, 1/69. — **Cartwright, G.E., J.A. Bush, H. Markowitz, J.P. Mahoney, and C.J. Gubler:** Further studies on the abnormalities in the metabolism of copper in Wilson's disease. J. clin. Invest. **34**, 925 (1955). — **Chambers jr., E.L., G.S. Gordon, L. Goldman, and E.C. Reifenstein jr.:** Tests for hyperparathyroidism: Tubular reabsorption of phosphate, phosphate deprivation, and calcium infusion. J. clin. Endocr. **16**, 1507 (1956). — **Chaptal, J.,** et **R. Jean:** Le diabète rénal. Hôpital (Paris) **46**, 222 (1958). — **Chaptal, J., R. Jean, A. Crastes de Paulet, L. Simon** et **R. Guillaumot:** Diabète insipide transitoire d'origine rénale probable au décours d'un syndrome de déshydratation aigue du nourrisson. Arch. franç. Pédiat. **14**, 599 (1957). — **Childs, B.:** Urinary excretion of free alpha-amino acid nitrogen by normal infants and children. Proc. Soc. exp. Biol. (N.Y.) **81**, 225 (1952). — **Childs, B., and J.B. Sidbury:** A survey of genetics as it applies to problems in medicine. Pediatrics **20**, 177 (1957). — **Christensen, P.J., J.W. Date, F. Schønheyder, and K. Vogvartz:** Amino acids in blood plasma and urine during pregnancy. Scand. J. Lab. Invest. **9**, 54 (1957). — **Chung, R. C. H., and L. K. Mantell:** Urographic changes in diabetes insipidus. Report of a case. J. Amer. med. Ass. **150**, 1307 (1952). — **Clay, R. D., E. M. Darmady, and M. Hawkins:** The nature of the renal lesion in the Fanconi syndrome. J. Path. Bact. **65**, 551 (1953). — **Cogan, D. G., T. Kuwabara, C. S. Hurebut jr., and V. McMurray:** Further observations on cystinosis in the adult. J. Amer. med. Ass. **166**, 1725 (1958). — **Cogan, D. G., T. Kuwabara, J. Kinoshita, L. Sheehan, and L. Merola:** Cystinosis in an adult. J. Amer. med. Ass. **164**, 394 (1957). — **Coleman, E. N., and J. B. Foote:** Craniostenosis with familial vitamin D resistant rickets. Brit. med. J. **1954 I**, 561. — **Consden, R., A. H. Gordon, and A. J. P. Martin:** Qualitative analysis of proteins: a partition chromatographic method using paper. Biochem. J. **38**, 224 (1944). — **Constam, G.:** Therapie des Diabetes mellitus. Basel: Benno Schwabe & Co. 1950. — **Cooke, W. T., J. A. Barclay, A. D. T. Govan, and L. Nagley:** Osteoporosis associated with low serum phosphorus and renal glycosuria. Arch. intern. Med. **80**, 147 (1947). — **Cooper, A. M., R. D. Eckhardt, W. W. Faloon, and C. S. Davidson:** Investigation of the aminoaciduria in Wilson's disease (hepato-lenticular degeneration): Demonstration of a defect in renal function. J. clin. Invest. **29**, 265 (1950). — **Crumpler, H. R., C. E. Dent, and O. Lindan:** The aminoacid pattern in human foetal and maternal plasma at delivery. Biochem. J. **47**, 223 (1950). — **Cusworth, D. C., and C. E. Dent:** Renal clearances of amino acids in normal adults and in patients with aminoaciduria. Biochem. J. **74**, 550 (1960). — **Cusworth, D. C., C. E. Dent, and F. V. Flynn:** The amino-aciduria in galactosaemia. Arch. Dis. Childh. **30**, 150 (1955).

Dancis, J., J.R. Birmingham, and S.H. Leslie: Congenital diabetes insipidus resistant to treatment with pituitrin. Amer. J. Dis. Child. **75**, 316 (1948). — **Darling, S., and O. Mortensen:** Amino-aciduria in galactosaemia. Acta paediat. (Uppsala) **43**, 337 (1954). — **Darmady, E.M., and F. Stranack:** Microdissection of the nephron in disease. Brit. med. Bull. **13**, 21 (1957). — **David, N.J., J.V. Verner, and F.L. Engel:** The diagnostic spectrum of hypercalcemia. Case reports and discussion. Amer. J. Med. **33**, 88 (1962). — **Davies, H.E.F., B. Evans, H.M.N. Rees, and P. Fourman:** The defective absorption of calcium and phosphorus and the effect of vitamin D on the Fanconi syndrome. Guy's Hosp. Rep. **107**, 486 (1958). — **Dean, R.F.A., and R.A. McCance:** Phosphate clearance in infants and adults. J. Physiol. (Lond.) **107**, 182 (1948). — **Debré, R., J. Marie, F. Cléret** et **R. Messimy:** Rachitisme tardif coexistant avec une néphrite chronique et une glycosurie. Arch. Méd. Enf. **37**, 397 (1934). — **Debré, R., P. Royer** et **H. Lestradet:** Les insuffisances congénitales du tubule rénal chez l'enfant. Sem. Hôp. Paris **32**, 325 (1956). — **Debré, R., P. Royer, H. Lestradet** et **W. Straub:** L'insuffisance tubulaire congénitale avec arriération mentale, cataracte et glaucome (Syndrome de Lowe). Arch. franç. Pédiat. **12**, 337 (1955). — **Dent, C.E.:** Commentary. Clin. Proc. Child. Hosp. (Wash.) 8, 21 (1949). ~ Rickets and osteomalacia from renal tubule defects. J. Bone Jt Surg. B **34**, 266 (1952). — **Dent, C.E., and H. Harris:** The genetics of "cystinuria". Ann. Eugen. (Lond.) **16**, 60 (1951). ~ Hereditary forms of rickets and osteomalacia. J. Bone Jt Surg. B **38**, 204 (1956). — **Dent, C.E., and G.R. Philpot:** Xanthinuria, an inborn error (or deviation) of metabolism. Lancet **1954 I**, 182. — **Dent, C.E.**, and **G.A. Rose:** Amino acid metabolism in cystinuria. Quart. J. Med. **20**, 205 (1951). — **Dent, C.E.**, and **B. Senior:** Studies on the treatment of cystinuria. Brit. J. Urol. **27**, 317 (1955). — **Dent, C.E.**, and **J.M. Walshe:** Amino acid metabolism. Brit. med. Bull. **10**, 3 (1954). — **Dickinson, C.J.**, and **J.M. Smellie:** Xanthinuria. Brit. med. J. **1959 II**, 1218. — **Dodge, W.F.**, and **C.W. Daeschner:** Studies on renal function in vitamin D-refractory rickets. Soc. Ped. Research, Annual Meeting 1959. Amer. J. Dis. Child. **98**, 581 (1959). — **Doolan, P.D., H.A. Harper, M.E. Hutchin**, and **W.W. Schreeve:** Renal clearance of eighteen individual amino acids in human subjects. J. clin. Invest. **34**, 1247 (1955). — **Dormandy, T.L.**, and **R.J. Porter:** Familial fructose and galactose intolerance. Lancet **1961 I**, 1189. — **Doty, J.R.:** Reabsorption of certain amino acids and derivatives by the kidney tubules. Proc. Soc. exp. Biol. (N.Y.) **46**, 129 (1941). — **Dragstedt, P.J.**, and **N. Hyorth:** Fanconi syndrome (osteomalacia due to decreased renal resorption of phosphate with other tubular functional defects). Acta med. scand. **146**, 317 (1953). — **Dustin, J.P.:** Functional aspects and evolution of aminoacid excretion in early infancy. In: F. Linneweh, Die physiologische Entwicklung des Kindes, S. 232. Berlin-Göttingen-Heidelberg: Springer 1959.

Eliot, M.M., and **E.A. Park:** Rickets. In: Brenneman's Practise of Pediatrics, vol. 1, chapt. 36. Hagerstown (Maryland): W.F. Prior Co. 1964. — **Elkington, J.R.:** Editorial. Renal acidosis. Amer. J. Med. **29**, 165 (1960). — **Elkington, J.R., E.J. Huth, G.D. Webster**, and **R.A. McCance:** The renal excretion of hydrogen ion in renal tubular acidosis. I. Quantitative assessment of the response to ammonium chloride as an acid load. Amer. J. Med. **29**, 554 (1960). — **Ellborg, A.**, and **H. Forssman:** Nephrogenic diabetes insipidus in children. Acta paediat. (Uppsala) **44**, 209 (1955). — **Elrick, H., F. Albright, F.C. Bartter, A.P. Forbes**, and **J.O. Reeves:** Further studies on pseudohypoparathyroidism: report of four new cases. Acta endocr. (Kbh.) **5**, 199 (1950). — **Engle, R.L.**, and **L.A. Wallis:** Multiple myeloma and the adult Fanconi syndrome. I. Report of a case with crystal-like deposits in the tumor cells and in the epithelial cells of the kidney. Amer. J. Med. **22**, 5 (1957). — **Erak, P., D. Baie, Z. Frekovie** et **F. Raie:** Quelques remarques sur l'exploration fonctionnelle et pathohistologique du diabetes insipide familial pitressoresistant. 16e Congr. des pédiatres de langue française, 1957. Communications 25. — **Evans, B.M., I. MacIntyre**, and **M.D. Milne:** Alkalosis in sodium and potassium depletion. (With special reference to organic acid excretion.) Clin. Sci. **16**, 53 (1957). — **Evered, D.F.:** The excretion of amino-acids by the human. A quantitative study with ion-exchange chromatography. Biochem. J. **62**, 420 (1956).

Faber, K.: Benign glycosuria due to disturbances in the blood sugar regulating mechanism. J. clin. Invest. **3**, 203 (1927). — **Fanconi, G.:** Der frühinfantile nephrotisch-glykosurische Zwergwuchs mit hypophosphatämischer Rachitis. Jb. Kinderheilk. **147**, 299 (1936). ~ Contributo alla pathologia del metabolismo del cloruro di sodo (Il diabete insipido occulto). Riv. Clin. pediat. **36**, 708 (1938). ~ Weitere Beiträge zur Cystinkrankheit. Helv. paediat. Acta **1**, 183 (1945). ~ Tubular insufficiency and renal dwarfism. Arch. Dis. Childh. **29**, 1 (1954). — **Fanconi, A., S. Auricchio, R. Illig** u. **A. Prader:** Primäre Tubulopathien. IV. Mechanismus der tubulären Acidose. Helv. paediat. Acta **16**, 656 (1961). — **Fanconi, G.**, u. **H. Bickel:** Die chronische Aminoacidurie (Aminosäurendiabetes oder nephrotisch-glukosurischer Zwergwuchs) bei der Glykogenose und der Cystinspeicherkrankheit. Helv. paediat. Acta **7**, 14 (1949). — **Fanconi, G.**, u. **P. Girardet:** Familiärer persistierender Phosphatdiabetes mit D-vitamin-resistenter Rachitis. Helv. paediat. Acta **7**, 14 (1952). — **Fanconi, G.**, u. **A. Sundal:** In: Fanconi-Wallgren, Lehrbuch der Pädiatrie, 7. Aufl., S. 753. Basel u. Stuttgart: Benno Schwabe & Co. 1963. — **Fellers, F.X., W.Ko. Kwang**, and **M. Nicolaidon:** A defect of tubular secretary function in the de Toni-Fanconi syndrome. Amer. J. Dis. Child. **100**, 588 (1960). — **Fellers, F.X.**, and **R. Schwarz:** Etiology of the severe form of idiopathic hypercalcemia of infancy. New Engl. J. Med. **259**, 1050 (1958). — **Field, M.H.**, and **E. Reiss:** Vitamin D-resistant rickets: The effect of calcium infusion on phosphate reabsorption. J. clin. Invest. **39**, 1807 (1960). — **Finberg, L.**, and **H.E. Harrison:** Hypernatriemia in infants. Pediatrics **16**, 1 (1955). — **Flax, L.J.**, and **I. Gersh:** Congenital renal tubular dysfunction. Amer. J. Dis. Child. **89**, 602 (1955). — **Flocks, R.H.:** Prophylaxis and medical management of calcium urolithiasis: role of quantity and precipitability of urinary calcium. J. Urol. (Baltimore) **44**, 183 (1940). — **Fong, C.T.O., I.L. Schwartz, E.A. Popenoe, L. Silver**, and **M.A. Schoessler:** On the molecular bonding of lysine vasopressin at its renal receptor site. J. Amer. chem. Soc. **81**, 2592 (1959). — **Fong, C.T.O., L. Silver, D.R. Christman**, and **I.L. Schwartz:** On the mechanism of action of the antidiuretic hormone (Vasopressin). Proc. nat. Acad. Sci. (Wash.) **46**, 1273 (1960). — **Forssman, H.:** Cité par Forssman. Nord. Med. **16**, 3211 (1942). ~ On hereditary diabetes insipidus with special regard to a sex-linked form. Acta med. scand. **159**, 161 (1945). — **Forssman, O.:** Wilson's disease in a Swedish family. Acta med. scand. **166**, 237 (1960). — **Fourman, P.**, and **R.A. McCance:** Tetany complicating the treatment of potassium deficiency in renal acidosis. Lancet **1955 I**, 329. — **Fourman, P., B. McConkey**, and **J.W.G. Smith:** Defects of water reabsorption and of hydrogen—ion excretion by the renal tubules in hyperparathyroidism. Lancet **1960 I**, 619. — **Fowler, D., H. Harris,** and **F.L. Warren:** Plasmacystine levels in cystinuria. Lancet **1952 I**, 544. — **Frank, E.,** and **J. Franco** (1951): Zit. von F. Reubi 1960 (s. diesen). — **Fraser, D., J.M. Leeming** u. **E.A. Cerwenka:** Über die Handhabung von Phosphat durch die Nieren bei hypophosphatämischer Vitamin-D-resistenter Rachitis der einfachen Art und bei Cystinspeicherkrankheit. Helv. paediat. Acta **14**, 497 (1959). — **Fraser, D.,** and **R.B. Slater:** The diagnosis and management of the various types of rickets. Pediat. Clin. N. Amer. **5**, 417 (1958). — **Frédérich, A., R. François, B. Jarlot** et **M. Pradon:** Rachitism vitamino-résistant avec hypophosphatémie (Contribution à l'étude de la nosologie des diabètes phosphatés. Pédiatrie **17**, 507 (1962). — **Frick, P.G., M.E. Rubini,** and **W.H. Meroney:** Recurrent nephrolithiasis associated with an unusual tubular defect and hyperchloremic acidosis. Amer. J. Med. **25**, 590 (1958). — **Friedman, M., A. Selzer, J. Sugarman,** and **M. Sokolow:** The renal blood flow, glomerular filtration rate and degree of tubular reabsorption of glucose in renal glycosuria. Amer. J. med. Sci. **204**, 22 (1942). — **Frimpter, G.W., A.E. Timpanelle, W.J. Eisenmenger, H.S. Stein,** and **L.I. Ehrlich:** Reversible "Fanconi syndrome" caused by degraded tetracycline. J. Amer. med. Ass. **184**, 111 (1963). — **Fritzell, S., R. Jagenburg,** and **L.B. Schnürer:** Familial cirrhosis of the liver, renal tubular defects with rickets and impaired tyrosine metabolism. Acta paediat. (Uppsala) **53**, 18 (1964). — **Froesch, E.R., A.J. Winegrad** u. **A.E. Renold:** Die tubuläre Nierenfunktion bei verschiedenen Formen des renalen Diabetes mellitus. Helv. med. Acta **24**, 548 (1957).

Garrod, A.E.: Inborn errors of metabolism. Lancet **1908 II**, 1, 73, 142, 214. — **Gautier, E.:** Tubulopathien im Kindesalter. Wien. med. Wschr. **111**, 35 (1961). — **Gautier, E.,** et **A. Prader:** Un cas de diabète insipide néphrogène chez un nourrisson avec absence initiale de soif (diabète insipide occulte). Helv. paediat. Acta **11**, 45 (1956). — **Gautier, E.,** and **M. Simpkiss:** The management of nephrogenic diabetes insipidus in early life. Acta paediat. (Uppsala) **46**, 354 (1957). — **Gentz, J., R. Jagenburg,** and **R. Zetterström:** Genuine tyrosyluria. An inborn error of tyrosine metabolism with cirrhosis of the liver and multiple renal tubular defects (de Toni-Debré-Fanconi syndrome). Acta paed. (Stockh.) (In press). — **Gershberg, H.G., D.R. Shields,** and **S. Kove:** The acute effects of parathyroid extract in states of edema, diminished renal function and parathyroid disease. J. clin. Endocr. **19**, 681 (1959). — **Gershberg, H.G.,** and **A.C. Weseley:** Pseudohypoparathyroidism and pregnancy. Is pseudopseudohypoparathyroidism a mild form of pseudohypoparathyroidism? J. Pediat. **56**, 383 (1960). — **Glassberg, B.Y.:** The incidence of nondiabetic glycosuria. J. Lab. clin. Med. **21**, 152 (1935/36). — **Govaerts, P.:** Physiopathology of glucose excretion by the human kidney. Brit. med. J. **1952 II**, 175. — **Govaerts, P.,** et **P.P. Lambert:** Pathogenie du diabète rénal. Acta clin. belg. **4**, 1 (1949). — **Grote, L.R.,** u. **P. Heilmann:** Ein anatomischer Befund bei renalem Diabetes. Zbl. allg. Path. path. Anat. **64**, 65 (1935). — **Grüttner, R.,** u. **W. Lenz:** Genetisch bedingte Störungen des Kohlenhydratstoffwechsels. Z. menschl. Vererb.- u. Konstit.-Lehre **36**, 265 (1962).

Hamburger, J., et **J. Barbizet:** Recherches sur le diabète rénal. Bull. Soc. med. Hôp. Paris **64**, 900 (1948). — **Hamilton, P.B.,** and **D.D. van Slyke:** Gasometric determination of free amino acids in blood filtrates by ninhydrin-carbondioxide method. J. biol. Chem. **150**, 231 (1943). — **Hankiss, J.:** Ein Fall von Diabetes insipidus der pitressin-refraktär scheint. Münch. med. Wschr. **99**, 1418 (1957). — **Harris, H.,** and **E.B. Robson:** Cystinuria. Amer. J. Med. **22**, 774 (1957). — **Harris, H., U. Mittwoch, E.B. Robson,** and **F.L. Warren:** Phenotypes and genotypes in cystinuria. Ann. hum. Genet. **20**, 57 (1955). — **Harrison, H.E.,** and **H.C. Harrison:** Inhibition of urine citrate excretion and the production of renal calcinosis in the rat by acetazolamide (Diamox) administration. J. clin. Invest. **34**, 1662 (1955). — **Haworth, J.C.,** and **D. McCredie:** Chromatographic separation of reducing sugars in the urine of newborn babies. Arch. Dis. Childh. **31**, 189 (1956). — **Haworth, J.C.,** and **M.S. MacDonald:** Reducing sugars in the urine and blood of premature babies. Arch. Dis. Childh. **32**, 417 (1957). — **Heijkenskjöld, F.,** and **L. Sandberg:** Carbohydrate excretion in renal glycosuria; investigation of two cases. Acta med. scand. **157**, 141 (1957). — **Heller, H.:** The renal function of newborn infants. J. Physiol. (Lond.) **102**, 429 (1944). — **Henderson, L.J.,** and **E.E. Snell:** A uniform medium for determination of amino acids with various microorganisms. J. biol. Chem. **172**, 15 (1948). — **Henneman, P.H., P.H. Benedict, A.P. Forbes,** and **H.R. Dudley:** Idiopathic hypercalcuria. New Engl. J. Med. **259**, 802 (1958). — **Henneman, P.H., E.L. Caroll,** and **M. Sherman:** Mode of successful action of a very high phosphorus intake in hypercalcemic osteomalacia. Meeting of the Amer. Endocrine Soc. 1957. Zit. von A. Prader 1960 (s. diesen). — **Hersov, L.A.,** and **R. Rodnight:** Hartnup disease in psychiatric practice; clinical and biochemical features of three cases. J. Neurol. Neurosurg. Psychiat. **23**, 40 (1960). — **Hillman, D.A., O. Neyzi, P. Porter, H. Cushman,** and **N.B. Talbot:** Renal (Vasopressin-resistant) diabetes insipidus. Definition of the effects of a homeostatic limitation in capacity to conserve water in the physical, intellectual and emotional development of a child. Pediatrics **21**, 430 (1958). — **Hiltemann, H., F. Kühlencordt** u. **H. Wenderoth:** Generalisierte Knochenerkrankung mit Funktionsstörungen im Tubulussystem der Niere. Dtsch. Arch. klin. Med. **199**, 538 (1952). —

Hjärne, U.: Eine Studie über orthoglykämische Glukosurien mit besonderer Berücksichtigung der Vererbung. Klin. Wschr. **1929**, 1762. — **Hogben, C.A.M.,** and **J.L. Bollman:** Renal reabsorption of phosphate. Normal and parathyroidectomized dog. Amer. J. Physiol. **164**, 670 (1951). — **Hollister, L.E., V.L. Cull, V.A. Gonda,** and **F.O. Kolb:** Hepatolenticular degeneration. Clinical, biochemical and pathological study of a patient with fulminant course aggravated by treatment with BAL and versenate. Amer. J. Med. **28**, 623 (1960). — **Holst, J.E.:** Investigations into benign glycosuria and diabetes mellitus. Acta med. scand. **63**, 47 (1925/26). — **Holzel, A., G.M. Komrower,** and **V.K. Wilson:** Amino-aciduria in galactosaemia. Brit. med. J. **1952 I**, 194. — **Hooft, C.,** et **J. Herpol:** Cystinose et cystinurie. Mod. Probl. Pädiat. **3**, 267 (1957). — **Hooft, C.,** et **A. Vermassen:** Syndrome de De Toni-Debré-Fanconi chez un enfant atteint de néphrose lipoidique. Ann. paediat. (Basel) **190**, 1 (1958). — **Hoppe-Seyler, F. A.:** Lysinausscheidung im Harn bei Cystinurie. Hoppe-Seylers Z. physiol. Chem. **214**, 267 (1933). — **Horowitz, L.,** and **S. Schwarzer:** Renal glucosuria. Occurrence in two siblings and a review of the literature. J. Pediat. **47**, 634 (1955). — **Horrocks, R.H.,** and **G.B. Manning:** Partition chromatography on paper. Identification of reducing substances in urine. Lancet **1949 I**, 1042. — **Hosenfeldt, D.:** Zum Erbverhalten der Cystinspeicherkrankheit (mit Berücksichtigung papierchromatographischer Urinuntersuchungen in drei Sippen). Inaug.-Diss. Marburg 1960. — **Hottinger, A.:** Über die Cystin-Diathese. Ann. paediat. (Basel) **156**, 257 (1941). — **Hottinger, A.,** u. **G. Hottinger:** Studien über den Säuren-Basenhaushalt im kindlichen Organismus. II. Mitt. Mschr. Kinderheilk. **52**, 204 (1932). — **Hsia, D.Y.Y., H.H. Hsia, S. Green, M. Kay,** and **S.S. Gellis:** Aminoaciduria in galactosemia. Amer. J. Dis. Child. **88**, 458 (1954). — **Huth, E.J., R.L. Maycock,** and **R.M. Kerr:** Hyperthyroidism associated with renal tubular acidosis. Amer. J. Med. **26**, 818 (1959). — **Huth, E.J., G.D. Webster jr.,** and **J.R. Elkington:** The renal excretion of hydrogen ion in renal tubular acidosis. III. An attempt to detect latent cases in a family; comments on nosology, genetics and etiology of the primary disease. Amer. J. Med. **29**, 586 (1960).

Illig, R., G. Dumermuth u. **A. Prader:** Das oculo-cerebro-renale Syndrom (Lowe). Klinische, metabolische und elektroencephalographische Befunde. Helv. paediat. Acta **18**, 173 (1963). — **Illig, R.,** u. **A. Prader:** Kasuistische Beiträge zur idiopathischen Hypercalcämie und Vitamin-D-Intoxikation. Helv. paediat. Acta **14**, 618 (1959). ~ Primäre Tubulopathien. II. Ein Fall von idiopathischem Gluko-Amino-Phosphat-Diabetes (de Toni-Debré-Fanconi-Syndrom). Helv. paediat. Acta **16**, 622 (1961). — **Imerslund, O.:** Craniostenosis and Vitamin D resistant rickets. Acta paediat. (Uppsala) **40**, 449 (1951).

Jackson, W.P.U., and **G.C. Linder:** Innate functional defects of renal tubules, with particular reference to the Fanconi syndrome. Quart. J. Med. **22**, 133 (1953). — **Jagenburg, O.R.:** The urinary excretion of free amino acids and other amino compounds by the human. Scand. J. Clin. Lab. Invest. Suppl. 43 (1959). — **Jarausch, K.H.,** u. **K.J. Ullrich:** Neuere Ergebnisse und Methoden zum Mechanismus der Harnkonzentrierung. Mschr. Kinderheilk. **106**, 108 (1956). — **Jepson, J.B.:** Hartnup disease. In: F. Linneweh, Erbliche Stoffwechselkrankheiten, S. 155. München u. Berlin: Urban & Schwarzenberg 1962. — **Jepson, J.B.,** and **M.J. Spiro:** Hartnup disease. In: J.B. Stanbury, J.B. Wyngaarden, and D.S. Fredrickson, The metabolic basis of inherited disease, p. 1338. New York-Toronto-London: McGraw-Hill Book Co. 1960. — **Jeune, M., R. Carron, A. Frédérich** et **F. Freycon:** Rachitism vitaminrésistant hypophosphatémique familial avec craniosténose. Pédiatrie **17**, 521 (1962). — **Jonxis, J.H.P.:** Aminoacidurie. In: Ergebn. inn. Med. Kinderheilk. 8, 169 (1957). — **Jonxis, J.H.P.,** and **T.H. Huisman:** Aminoaciduria and ascorbic acid deficiency. Pediatrics **14**, 245 (1954). — **Jonxis, J.H.P., P.A. Smith,** and **T.H. Huisman:** Rickets and aminoaciduria. Lancet **1952 II**, 1015. — **Joseph, R., R. Mande, J.C. Job** et **J.L. Corbin:** Rachitisme vitamino-resistant hypophosphatemique primitif. Etude du metabolisme calcique à l'aide du Calcium 45. Arch. franç. Pédiat. **20**, 699 (1963). — **Joslin, E.P., H.F. Root, P. White,** and **A. Marble:** The treatment of diabetes mellitus. Philadelphia: Lea & Febiger 1946 and 1952.

Käser, H., P. Cottier u. **I. Antener:** Die Glukoglycinurie, ein neues familiäres Syndrom. Helv. paediat. Acta **16**, 586 (1961). — **Kamin, H.,** and **P. Handler:** Effect of infusion of single amino acids upon excretion of other amino acids. Amer. J. Physiol. **164**, 654 (1951). — **Kaplan, S.A., A.M. Yuceoglu,** and **J. Strauss:** A study of the spectrum and genetics of nephrogenic diabetes insipidus. Amer. J. Dis. Child. **96**, 590 (1958). — **Kark, R.M.:** Some aspects of nutrition and the kidney. Amer. J. Med. **25**, 698 (1958). — **Kaye, M.:** The effect of a single oral dose of the carbonic anhydrase inhibitor, acetazolamide, in renal disease. J. clin. Invest. **34**, 277 (1955). — **Kehrer, F.:** Zur Ätiologie und Nosologie der Pseudosklerose Westphal-Wilson. Z. ges. Neur. Psychiat. **129**, 488 (1930). — **Khachadurian, A.K.:** Amino-aciduria secondary to a functioning parathyroid carcinoma. Ann. intern. Med. **56**, 1023 (1962). — **Kirk, E.:** Studies on the amino acid clearance. Acta med. scand. **89**, 450 (1936). — **Kirman, B.H., J.A. Black, R.H. Wilkinson,** and **P.R. Evans:** Familial pitressin-resistant diabetes insipidus with mental defect. Arch. Dis. Childh. **31**, 59 (1956). — **Kleeman, C.R., M.H. Maxwell,** and **R. Rockney:** Production of hypertonic urine in humans in the probable absence of antidiuretic hormone (ADH). Proc. Soc. exp. Biol. (N.Y.) **96**, 189 (1957). — **Klemperer, G.:** Über regulatorische Glykosurie und renalen Diabetes. Dtsch. med. Wschr. **22**, 202 (1896). — **Klemperer, G., u. M. Jacoby:** Zur Behandlung der Cystinurie. Ther. d. Gegenw. **55**, 101 (1914). — **Klinke, K.:** Konstitutionelle hypophysäre Tetanie. Mschr. Kinderheilk. **99**, 145 (1951). — **Knox, W.E.:** Cystinuria. In: The metabolic basis of inherited disease, edit. by J.B. Stanbury, J.B. Wyngaarden, and D.S. Frederickson. New York-Toronto-London: McGraw-Hill Book Co. 1960. — **Kolb, F. O., and H.A. Harper:** Modification by diet of urinary amino acid pattern in cystinuria. J. clin. Invest. **39**, 1002 (1960). — **Komrower, G.M.:** L'amino-acidurie dans la galactosémie. Arch. franç. Pédiat. **10**, 185 (1953). — **Komrower, G.M., V. Schwarz, A. Holzel,** and **L. Goldberg:** A clinical and biochemical study of galactosaemia. Arch. Dis. Childh. **31**, 254 (1956). — **Krainick, H. G.:** Beitrag zur familiären renalen Glukosurie im Kindesalter. Arch. Kinderheilk. **146**, 197 (1953). — **Kühlencordt, F.:** Die glucosurische Osteopathie (das sog. Fanconi-Syndrom beim Erwachsenen). Ergebn. inn. Med. Kinderheilk., N.F. **9**, 622 (1958). — **Kyle, L.H.,** and **J. J. Canary:** Renal response to ammonium chloride in glycosuric osteomalacia. J. clin. Endocr. **16**, 599 (1956). — **Kyle, L. H., W.H. Meroney,** and **M.E. Freeman:** Study of the mechanism of bone disease in hypophosphatemic glycosuric osteomalacia. J. clin. Endocr. **14**, 365 (1954). — **Kyle, L.H., M. Schaaf,** and **L.A. Erdman:** The metabolic effects of intravenous administration of calcium. J. Lab. clin. Med. **43**, 123 (1954).

Lambert, P.P., et **C.H. de Brancourt:** Syndrome de Fanconi; un cas chez l'adulte. Acta clin. belg. **6**, 13 (1951). — **Lambert, P.P., E. van Kessel** et **C. Leplat:** Etude sur l'élimination des phosphates inorganic chez l'homme. Acta med. scand. **128**, 386 (1947). — **Lamy, M., J. Frézal, J. Rey** et **C. Larsen:** Etude metabolique du syndrome de Lowe. Rev. franç. Étud. clin. biol. **7**, 271 (1962). — **Lange, C. de:** Über erblichen Diabetes insipidus. Jb. Kinderheilk. **145**, 1 (1935). — **Lasker, M.:** The question of arabinosuria. With a scheme for identifying reducing substances in urine. Amer. J. clin. Path. **20**, 485 (1950). — **Lathem, W.:** Hyperchloremic acidosis in chronic pyelonephritis. New Engl. J. Med. **258**, 1031 (1958). — **Latner, A.L.,** and **E.D. Burnard:** Idiopathic hyperchloraemic renal acidosis of infants. Quart. J. Med., N.S. **19**, 285 (1950). — **Lefèbvre, G., G. Biserte, M. Woillez, M. Traisnel, J. Gosselin** et **A. Combaud:** Etude clinique, génétique et biologique du syndrome de Lowe-Bickel. Pédiatrie **12**, 527 (1957). — **Lelong, M., D. Alagille, L.T. Vinh, J. Colin, M. Roux, C. Gentil** et **J.C. Gabilan:** Cirrhose congénitale et familiale, rachitisme vitamino-résistant avec diabète gluco-phosphoaminé, hépatome terminal. Pédiatrie, N.S. **16**, 221 (1961). — **Leonardi, P., A. Ruol,** and **R. Munari:** Morphological aspects of renal glucosuria. Amer. J. med. Sci. **239**, 721 (1960). — **Lestradet, H.:** Le diabète insipide néphrogénic idiopathique héréditaire. Moderne Probleme der Pädiatrie, Bd. VI. Basel u. New York: S. Karger 1960. — **Leveringhaus, H.:** Fehlregulationen im Wasserhaushalt bei Erkrankungen des Hypophysen-Zwischenhirnsystems. Z. klin. Med. **148**, 12 (1951). — **Lewis, H. B.:** Cystinuria. A review of some current investigations. Yale J. Biol. Med. **4**, 437 (1932). — **Lichtwitz, L.:** Pathologie der Funktionen und Regulationen. Leyden: Sijthoff 1936. — **Liebe, S.:** Über nicht heilbare Rachitis. Mschr. Kinderheilk. **78**, 221 (1939). — **Liem Khe Hoo:** Bijdrage tot de ziekte von Lignac-Fanconi of het syndroom van Debré-de Toni-Fanconi. Maandschr. Kindergeneesk. **24**, 37 (1956). — **Lièvre, J.A., H. Bloch-Michel, R. Sassier** et **H. Solignac:** Le diabète rénal phosphoglucidique (ostéoporose avec diabète rénal). Bull. Soc. méd. Hôp. (Paris) **64**, 769 (1948). — **Lightwood, R.:** Calcium infarction of the kidneys in infants. Arch. Dis. Childh. **10**, 205 (1935). — **Lightwood, R., W.W. Payne,** and **J.A. Black:** Infantile renal acidosis. Pediatrics **12**, 628 (1953). — **Lignac, G. O. E.:** Cystinbefunde bei einer bestimmten Kinderkrankheit. Verh. dtsch. path. Ges. **21**, 303 (1926). — **Linder, G.C., G.M. Bull,** and **I. Grayce:** Hypophosphatemic glycosuric rickets (Fanconi syndrome). Clin. Proc. 8, 1 (1949). — **Linneroth, K., B. Hallgren, K. Palmén,** and **R. Zetterström:** Primary (genuine) vitamin D resistant rickets. IV. A clinical and genetic study. Acta paediat. (Uppsala) **47**, 568 (1958). — **Linneweh, F.:** Diabetes insipidus renalis. Mschr. Kinderheilk. **106**, 169 (1958). ~ Cystinose. In: Erbliche Stoffwechselkrankheiten. München u. Berlin: Urban & Schwarzenberg 1962. ~ Krankheiten der Urogenitalorgane. In: Feer u. Kleinschmidt, Lehrbuch der Kinderheilkunde, S. 397. Stuttgart: Gustav Fischer 1962. ~ Möglichkeiten einer diätetischen Beeinflussung der Cystinose. Klin. Wschr. **42**, 663 (1964). — **Linneweh, F., E. Buchborn** u. **B. Delbrück:** Familiärer renaler Diabetes insipidus. Klin. Wschr. **35**, 321 (1957a). — **Linneweh, F.,** u. **M. Ehrlich:** Die renalen und prärenalen Störungen des Aminosäurenstoffwechsels bei phenylalaninarmer Ernährung. Klin. Wschr. **38**, 904 (1960). — **Linneweh, F., M. Ehrlich** u. **H. Bickel:** Über den unterschiedlichen Einfluß des Acetazolamids (Diamox) auf die Ausscheidung der Aminosäuren bei Gesunden und bei Cystinurie. Klin. Wschr. **39**, 354 (1961). — **Linneweh, F., E. Schaumlöffel, E.H. Graul, H. Hundeshagen, E.** u. **R. Kirsten** u. **W. Barthelmai:** Über den Cystin-Metabolismus bei der Cystinose. Klin. Wschr. **42**, 999 (1964). — **Litman, N.N., R.A. Ulstrom,** and **W.W. Westin:** Vitamin resistant rickets. Calif. Med. **86**, 248 (1957). — **Longson, D., J.N. Mills, S. Thomas,** and **P.A. Yates:** Handling of phosphate by human kidney at high plasma concentrations. J. Physiol. (Lond.) **131**, 555 (1956). — **Lowe, C.U., M. Terrey,** and **E.A. MacLachlan:** Organic aciduria, decreased renal ammonia production, hydrophthalmus and mental retardation. Amer. J. Dis. Child. 83, 164 (1952). — **Lowe, K. G., G. Moodie,** and **M.B. Thomson:** Glycosuria in acute tubular necrosis. Clin. Sci. 13, 187 (1954). — **Luder, J.,** and **D. Burnett:** A congenital renal tubular defect. Arch. Dis. Childh. 29, 44 (1954). — **Luder, J.,** and **W. Sheldon:** A familial tubular absorption defect of glucose and amino-acids. Arch. Dis. Childh. 30, 160 (1955). — **Lüthy, F.:** Über die hepato-lentikuläre Degeneration (Wilson-Westphal-Strümpell). Dtsch. Z. Nervenheilk. 123, 101 (1931). — **Lyall, A.:** Zit. von F. Reubi 1960 (s. diesen)

Mahler, R.F., and **S.W. Stanbury:** Potassium-losing renal disease. Quart. J. Med., N.S. 25, 21 (1956). — **Mahoney, J.P., A.A. Sandberg, C.J. Gubler, G.E. Cartwright,** and **M.M. Wintrobe:** Uric acid metabolism in hepatolenticular degeneration. Proc. Soc. exp. Biol. (N.Y.) 88, 427 (1955). — **Marble, A., E.P. Joslin, L.I. Dublin,** and **H.H. Marks:** Studies in diabetes mellitus. VII. Non-diabetic glycosuria. Amer. J. med. Sci. **197**, 533 (1939). — **Martin, E., P. Guye, J. Babel** et **B. Courvoisier:** Tétanie idiopathique et pseudo-hypoparathyroïdisme. Ann. Endocr. (Paris) 13, 943 (1952). — **Mayerhofen, E.:** Der Harn des Säuglings. Ergebn. inn. Med. Kinderheilk. 12, 553 (1913). — **McCance, R.A.:** Osteomalacia with Looser's nodes (Milkman's syndrome) due to a raised resistance to vitamin D acquired about the age of 15 years. Quart. J. Med. 16, 33 (1947). — **McCance, R.A., W.J. Matheson, G.A. Gresham,** and **J.R. Elkington:** The cerebro-oculo-renal dystrophies, a new variant. Arch. Dis. Childh. 35, 240 (1960). — **McCrory, W.W.:** Symposium on disorders in growth arising from renal tubular dysfunction; introduction and commentary on renal rickets. I. Growth disorders associated with renal acidosis. J. Pediat. 57, 1 (1960). — **McCune, D.J.:** Refractory rickets. J. Pediat. 6, 872 (1935). — **McCune, D.J., H.H. Mason,** and **H.T. Clarke:** Intractable hypophosphatemic rickets with renal glycosuria and acidosis (the Fanconi syndrome). Amer. J. Dis Child. 65, 81 (1943). — **McDonald, W.B.:** Congenital pitressin-resistant diabetes insipidus of renal origin. Pediatrics 15, 298 (1955). — **McManus, J.F.A.:** Medical diseases of the kidney. Philadelphia: Lea & Febiger 1950. — **McNeely, W.F., L.G. Raisz,** and **M. Le May:** Dyschondroplasia with soft tissue calcification and ossification, and normal parathyroid function. Amer. J. Med. 21, 649 (1956). — **Meulemeester, F. de:** Pseudopseudohypoparathyroidisme et pseudohypoparathyroïdisme. Ann. paediat. (Basel) **196**, 301 (1961). — **Michie, A.J.:** Effect of parathyroid hormone on renal excretion of phosphate. In: Symposium on Calcium and Phosphorus Metabolism. New York 1952. Report of the Fourth M & R Pediatric Research Conf., Columbus, Ohio, M & R. Laboratories 1952. — **Milkman, L.A.:** Multiple spontaneous idiopathic symmetrical fractures. Amer. J. Roentgenol. 32, 622 (1934). ~ Pseudofractures (hunger osteopathy, late rickets, osteomalacia). Report of a case. Amer. J. Roentgenol. 24, 29 (1950). — **Milne, M.D., A.M. Asatoor, K.D.G. Edwards,** and **L.W. Loughridge:** The intestinal absorption defect in cystinuria. Gut 2, 323 (1961). — **Milne, M.D., M.A. Crawford, G.B. Girao,** and **L.W. Loughridge:** The metabolic disorder in Hartnup disease. Quart. J. Med., N.S. 29, 407 (1960). — **Milne, M.D., R.C. Muehrcke,** and **B.E. Heard:** Potassium deficiency and the kidney. Brit. med. Bull. 13, 15 (1957). — **Milne, M.D., S.W. Stanbury,** and **A.E. Thomson:** Observations on the Fanconi syndrome and renal hyperchloraemic acidosis in the adult. Quart. J. Med. 21, 61 (1952). — **Monasterio, G.:** Histologischer und physiopathologischer Beitrag zur Pathogenese des Diabetes renalis. Klin. Wschr. **1939**, 538. ~ Il diabete renale o tubulodisplasia glicosuria. Policlinico, 60, 873 (1953). — **Moncrieff, A.,** and **R.H. Wilkinson:** Sucrosuria with mental defect and hiatus hernia. Acta paediat. (Uppsala) 43, Suppl. 100, 495 (1954). — **Moore, S.,** and **W.H. Stein:** Chromatography of amino acids on sulfonated polysterene resins. J. biol. Chem. **192**, 663 (1951). ~ Procedures for the chromatographic determination of amino acids on four per cent gross-linked sulfonated polystyrene resins. J. biol. Chem. **211**, 893 (1954). — **Morrissey, J.F., M. Ochloa jr., W.D. Lotspeich,** and **C. Waterhouse:** Citrate excretion in renal tubular acidosis. Ann. intern. Med. 58, 159 (1963). — **Mudge, G.H.:** Clinical patterns of tubular dysfunction. Amer. J. Med. 24, 785 (1958). — **Munzinger, H., H. Ottensmeier** u. **K. Schreier:** Untersuchung zum Stoffwechsel der Oxalsäure bei einem Kind mit Oxalose. Klin. Wschr. 37, 1082 (1959).

Neimann, N., M. Pierson, G. Lascombes et **G. Gentin:** Diabète insipide néphrogéne du nourrisson. Arch. franç. Pédiat. 14, 1083 (1957). — **Nielsen, A.L.:** On the mechanism of glycosuria. Acta med. scand. **130**, 219 (1948). — **Niemann, A.:** Beitrag zur Lehre von Cystinurie beim Menschen. Dtsch. Arch. klin. Med. 18, 232 (1876). — **Nordin, B.E.C.,** and **R. Fraser:** Effect of intravenous calcium on phosphate excretion. Clin. Sci. 13, 477 (1954). ~ The indirect assessment of parathyroid function. In: G.E.W. Wolstenholme and C.M. O'Connor, Bone structure and metabolism, p. 222. London: J.&A. Churchill 1956. — **Novall, M.W., T.R. Riggs, L.M. Walker,** and **H.N. Christensen:** Endocrine control of aminoacid transfer. Science **126**, 1002 (1957).

Oliver, J.: In: The Kidney, a Ciba Foundation Symposium. London: J.& A. Churchill 1954.

Parisel, F.: Un cas familial de rachitisme résistant à la vitamine D. Acta orthop. belg. 25, 166 (1959). — **Partridge, S.M.,** and **R.G. Westall:** Filter-paper partition chromatography of sugars. Biochem. J. 42, 238 (1948). — **Patch, F.S.:** Cystinuria and cystine lithiasis. Canad.

med. Ass. J. **31**, 250 (1934). — **Pedersen, H. E.**, and **H. R. McCarroll:** Vitamin-resistant rickets. J. Bone Jt Surg. A **33**, 203 (1951). — **Peters, J. P.**, and **D. D. van Slyke:** Quantitative clinical chemistry. Interpretations, vol. 1, p. 189, 334, 342. London: Bailliere, Tindall & Cox 1946. — **Pines, K. L.**, and **G. H. Mudge:** Renal tubular acidosis with osteomalacia. Amer. J. Med. **11**, 302 (1951). — **Pitts, R. F.:** A renal reabsorptive mechanism in the dog common to glycine and creatinine. Amer. J. Physiol. **140**, 156 (1943). ~ A comparison of the renal reabsorptive processes for several aminoacids. Amer. J. Physiol. **140**, 535 (1944). — **Pitts, R. F., R. S. Gurd, R. H. Kessler**, and **K. Hierholzer:** Localization of acidification of urine, potassium and ammonia secretion and phosphate reabsorption in the nephron of the dog. Amer. J. Physiol. **194**, 125 (1958). — **Pollak, V. E., S. L. Bonting, R. C. Muehrcke**, and **R. M. Kark:** Quantitative histochemistry of the nephron. IV. Alkaline phosphatase and lactic dehydrogenase activities in renal tubular diseases. J. clin. Invest. **39**, 1386 (1960). — **Powelson, H. C.**, and **R. M. Wilder:** Innocent glycosuria. J. Amer. med. Ass. **96**, 1562 (1931). — **Prader, A.:** Die hereditäre hypophosphatämische Vitamin D-resistente Rachitis (Phosphatdiabetes). Mod. Probl. Pädiat. **6**, 337 (1960). — **Prader, A., R. Illig** u. **E. Heierli:** Eine besondere Form der primären Vitamin D-resistenten Rachitis mit Hypocalcämie und autosomal-dominantem Erbgang: die hereditäre Pseudo-Mangelrachitis. Helv. paediat. Acta **16**, 452 (1961). — **Prod'hom, S.**, et **I. Antener:** Etudes clinique et bilan métabolique, phosphocalcique et vitaminique d'un cas de syndrome de De Toni-Debré-Fanconi. Ann. paediat. (Basel) **196**, 166 (1961).

Rapoport, S.: Hyperosmolarity and hyperelectrolytemia in pathologic conditions of childhood. Amer. J. Dis. Child. **74**, 682 (1947). — **Rasmussen, H., I. L. Schwartz, M. A. Schoessler**, and **G. Hochster:** Studies on the mechanism of action of vasopressin. Proc. nat. Acad. Sci. (Wash.) **46**, 1278 (1960). — **Ray, E. W.**, and **L. I. Gardner:** Pseudo-pseudohypoparathyroidism in a child. Report of the youngest case. Pediatrics **23**, 520 (1959). — **Reerink, H.:** Nefrogene diabetes insipidus: enige proven over de invloed von chlorothiazide. Maandschr. Kindergeneesk. **28**, 7 (1960). — **Relman, A. S.**, and **W. B. Schwartz:** Nephropathy of potassium depletion; a clinical and pathological entity. New Engl. J. Med. **255**, 195 (1956). — **Reubi, F.:** Recherches sur la diabète rénal. Le mécanisme de la glycosurie. Helv. med. Acta **17**, 493 (1950); **18**, 69 (1951). ~ Glucose titration in renal glycosuria. In: The kidney, a Ciba Foundation Symposium. London: Churchill 1954. ~ Examen histologique du rein par ponction-biopsie dans un cas de diabète rénal. Schweiz. med. Wschr. **1954**, 91. ~ Die tubulären Nierensyndrome. Ergebn. inn. Med. Kinderheilk., N. F. **9**, 154 (1958). ~ Nierenkrankheiten. Bern u. Stuttgart: Hans Huber 1960. — **Reynolds, T. B.:** Observations on the pathogenesis of renal tubular acidosis. Amer. J. Med. **25**, 503 (1958). — **Richmond, J. B., H. Kravitz, W. Segar**, and **H. A. Waisman:** Renal clearance of endogenous phosphate in infants and children. Proc. Soc. exp. Biol. (N.Y.) **77**, 83 (1951). — **Robbers, H.:** Der renale Diabetes. Klinik der Zuckerausscheidungen bei normalem Blutzucker. Stuttgart: Wissenschaftliche Verlagsgesellschaft 1946. — **Robbers, H.**, u. **K. Rümelin:** Verlauf und Prognose des renalen Diabetes. Dtsch. Arch. klin. Med. **200**, 398 (1953). — **Robertson, B. R., R. C. Harris**, and **J. M. McCune:** Refractory rickets. Amer. J. Dis. Child. **64**, 948 (1942). — **Robertson, J. A.**, and **C. H. Gray:** Mechanism of lowered renal threshold for glucose in diabetes. Lancet **1953 II**, 12. — **Robinson, M. G.**, and **S. A. Kaplan:** Inheritance of vasopressin-resistant ("nephrogenic diabetes insipidus"). Amer. J. Dis. Child. **99**, 164 (1960). — **Robson, E. B.**, and **G. A. Rose:** The effect of intravenous lysine on the renal clearance of cystine, arginine, and ornithine in normal subjects, in patients with cystinuria and Fanconi syndrome and in their relatives. Clin. Sci. **16**, 75 (1957). — **Rosenkranz, A.**, u. **W. Swoboda:** Zur Klinik und Biochemie des idiopathischen De Toni-Debré-Fanconi-Syndroms. Neue öst. Z. Kinderheilk. **6**, 321 (1961). — **Rosenthal, I. M.**, and **S. Bonting:** Tissue levels of alkaline phosphatase in juvenile patients with hypophosphatasia. Amer. J. Dis. Child. **100**, 629 (1960). — **Rotthauwe, H. W., H. Fichsel, H. W. Heldt, E. Kirsten, M. Reim, E. Schmidt, F. W. Schmidt** u. **W. Wesemann:** Glykogenose der Leber mit Aminoacidurie und Glucosurie. Klinische und biochemische Untersuchungen. Klin. Wschr. **41**, 818 (1963). — **Royer, P.:** The Lowe Syndrome. In: F. Linneweh, Erbliche Stoffwechselkrankheiten, S. 165. München u. Berlin: Urban & Schwarzenberg 1962. — **Royer, P.**, et **H. Lestradet:** Claude Helluin de Menibus. Les syndromes d'insuffisance parathyroïdienne sans hypoparathyroïdie anatomique. Rapports du 17e congr. de l'association des pédiatres de langue française 1959. ~ Zit. nach K. H. Jarausch u. K. J. Ullrich. — **Royer, P., H. Lestradet, A. Frédérich** et **A. M. Dartois:** Les rachitismes vitaminorésistants hypophosphatémiques idiopathiques de l'enfant. Arch. franç. Pédiat. 18, 41 (1961). — **Royer, P.**, et **A. Prader:** Les insuffisances congénitales du tubule rénal chez l'enfant. XVIe Congr. des Pédiatres de Langue Française. L'Expansion Scientifique Française. Paris 1957. — **Rupp, W.**, u. **W. Swoboda:** Untersuchungen des PO_4-Stoffwechsels bei Vitamin D-resistenter Rachitis („Phosphatdiabetes"). I. Helv. paediat. Acta **9**, 249 (1954). ~ Untersuchungen des PO_4-Stoffwechsels bei Vitamin D-resistenter Rachitis („Phosphatdiabetes"). II. Helv. paediat. Acta **10**, 135 (1955).

Saville, P. D., J. R. Nassim, H. Stevenson, L. Mulligan, and **M. Carey:** The Fanconi-syndrome. Metabolic studies on treatment. J. Bone Jt Surg. B **37**, 529 (1955). — **Schaper, G.,** u. **W. Horstmann:** Lowe-Syndrom mit Hydrocephalus, Nephrocalcinose und Nephrolithiasis. Mschr. Kinderheilk. **111**, 17 (1963). — **Schiess, W. A., J. L. Ayer, W. D. Lotspeich,** and **R. F. Pitts:** The renal regulation of acid-base balance in man; factors affecting excretion of titratable acid by normal human subjects. J. clin. Invest. **27**, 57 (1948). — **Schoen, E. J.,** and **G. Young:** Lowe's syndrome. Amer. J. Med. **27**, 781 (1959). — **Schreier, K.** (1953): Zit. in H. Bickel, H. S. Baar et al. 1953. ~ Die nichtdiabetischen Melliturien. Ergebn. inn. Med. Kinderheilk., N.F. **12**, 493 (1959). ~ Die angeborenen Stoffwechselanomalien. Grundlage, Klinik, Therapie, S. 57, 84, 85. Stuttgart: Georg Thieme 1963. — **Schreier, K., R. Ittensohn, U. Sievers, H. Sievers** u. **W. Sievers:** Über die Clearance-Rate einiger Aminosäuren bei Säuglingen und Frühgeborenen. Z. Kinderheilk. **79**, 165 (1957). — **Schüpbach, A.,** et **B. Courvoisier:** Existe-t-il un pseudohypoparathyroïdisme? Schweiz. med. Wchr. **79**, 887 (1949). — **Schwachman, H.:** Studies in cystic fibrosis of the pancreas. A simple test for the detection of excessive chloride on the skin. New Engl. J. Med. **255**, 999 (1956). — **Schwartz, I. L., H. Rasmussen, M. A. Schoessler, C. T. O. Fong,** and **L. Silver:** Relation of hormone-receptor bonding and antidiuretic action of vasopressin. J. clin. Invest. **39**, 1026 (1960). — **Schwartz, I. L., H. Rasmussen, M. A. Schoessler, L. Silver,** and **C. T. O. Fong:** Relation of chemical attachment ot physiological action of vasopressin. Proc. nat. Acad. Sci. (Wash.) **46**, 1288 (1960). — **Schwarz, V., A. R. Wells, A. Holzel,** and **G. M. Komrower:** A study of genetics of galactosaemia. Ann. hum. Genet. **25**, 179 (1961). — **Schwarz-Tiene, E., P. Careddu** e **N. Cabassa:** Alterazioni funzionale e anatomiche renali nella intossicazione sperimentale de cistina. Minerva pediat. **9**, 231 (1957). — **Sekulowa, J.,** u. **N. Hornik:** Einige biochemische Untersuchungen beim Debré-De Toni-Fanconi-Syndrom [Polnisch]. Pol. Tyg. lek. **13**, 1924 (1958). Zit. von R. Illig u. A. Prader 1961 (s. diese). — **Selye, H.:** Hypoparathyroidism. In: Textbook of Endocrinology, S. 562. Univ. de Montreal 1947. — **Seringe, Ph.,** et **S. Tomkiewisz:** Pseudo-pseudohypoparathyroïdisme familial. Ann. Endocr. (Paris) **17**, 655 (1956). — **Shaw, K. N. F., D. Redlich, S. W. Wright,** and **J. B. Jepson:** Dependence of urinary indole excretion in Hartnup disease upon gut flora. Fed. Proc. **19**, 194 (1960). — **Sheldon, W., J. Luder,** and **B. Webb:** A familial tubular absorption defect of glucose and amino acids. Arch. Dis. Childh. **36**, 90 (1961). — **Sidbury jr., J. B.:** The enzymatic lesions in galactosaemia. J. clin. Invest. **36**, 929 (1957). — **Sirota, J. H.,** and **D. Hamerman:** Renal function studies in an adult subject with Fanconi syndrome. Amer. J. Med. **16**, 138 (1954). — **Smith. D. R., F. O. Kolb,** and **H. A. Harper:** The management of cystinuria and cystine stone disease. J. Urol. (Baltimore) **81**, 61 (1959). — **Smith, H. W.:** Lectures on the kidney. Lawrence: University of Kansas 1943. ~ The kidney, structure and function in health and disease. New York: Oxford University Press 1951. — **Smith, L. H.,** and **G. E. Schreiner:** Studies on renal hyperchloremic acidosis. J. Lab. clin. Med. **43**, 347 (1954). — **Smulyan, H.,** and **L. G. Raisz:** Pseudo-pseudohypoparathyroidism with unusual features. J. clin. Endocr. **19**, 478 (1959). — **Snyderman, S. E.,** and **L. E. Holt jr.:** Aminoaciduria and certain related disorders of amino acid metabolism. Advanc. Pediat. **11**, 209 (1960). — **Stalder, G., H. Vetterli-Buchner** u. **H. Berger:** Untersuchungen über den renalen Rückresorptionsmechanismus für Aminosäuren. Klin. Wschr. **38**, 278 (1960). — **Stanbury, S. W.:** Azotaemic renal osteodystrophy. Brit. med. Bull. **13**, 57 (1957). ~ Some aspects of disordered renal tubular function. Advanc. intern. Med. **9**, 231 (1958). — **Stanbury, S. W.,** and **G. A. Lumb:** Metabolic aspects of renal osteodystrophy. I. Medicine (Baltimore) **41**, 1 (1962). — **Stave, U.:** Über Mechanismus und klinische Bedeutung der renalen Aminosäurenausscheidung. Klin. Wschr. **35**, 860 (1957). — **Stave, U.,** u. **E. Schlaak:** Aminosäuren-Verfütterung und Tubulusschaden. Z. Kinderheilk. **78**, 261 (1956). — **Stein, W. H.:** Excretion of amino acids in cystinuria. Proc. Soc. exp. Biol. (N.Y.) **78**, 705 (1951). — **Stein, W. H., A. G. Bearn,** and **S. Moore:** The amino acid content of the blood and urine in Wilson's disease. J. clin. Invest. **33**, 410 (1954). — **Stein, W. H.,** and **S. Moore:** The free amino acids of human blood plasma. J. biol. Chem. **211**, 915 (1954). — **Stickler, G. B., A. B. Hayles, M. H. Power,** and **J. A. Urich:** Renal tubular dysfunction complicating the nephrotic syndrome. Pediatrics **26**, 75 (1960). — **Stowers, J. M.,** and **C. E. Dent:** Studies on the mechanism of the Fanconi syndrome. Quart. J. Med. **16**, 275 (1947). — **Swoboda, W.:** Kraniostenose und „Druckschädel" bei Rachitis. Neue Öst. Z. Kinderheilk. **4**, 302 (1959).

Taggart, J. V.: In: Combined clinic on disorders of renal tubular function. Amer. J. Med. **20**, 448 (1956). ~ Mechanisms of renal tubular transport. Amer. J. Med. **24**, 774 (1958). — **Taillard, W., A. Prader** et **R. Tobler:** Le rachitisme héréditaire résistant à la vitamin D (diabète phosphoré). Acta genet. (Basel) **7**, 127 (1957). — **Thompson, R. C.,** and **M. Abdulnabi:** A study of the urinary excretion of α-amino nitrogen and lysine by humans. J. biol. Chem. **185**, 625 (1950). — **Tobler, R., A. Prader** u. **W. Taillard:** Die familiäre primäre vitamin-D-resistente Rachitis (Phosphatdiabetes). Helv. paediat. Acta **11**, 209 (1956). — **Toni, G. De:** Remarks on the relations between renal rickets (renal dwarfism) and renal diabetes. Acta paediat. (Uppsala) **16**, 479 (1933).

Udránszky, L. von, u. **E. Baumann:** Über das Vorkommen von Diaminen, sogenannten Ptomainen, bei Cystinurie. Hoppe-Seylers Z. physiol. Chem. **13**, 562 (1889). ~ Beiträge zur Kenntis der Cystinurie. Hoppe-Seylers Z. physiol. Chem. **15**, 77 (1891). — **Ullrich, K. J.,** u. **K. H. Jarausch:** Untersuchungen zum Problem der Harnkonzentrierung und Harnverdünnung. Pflügers Arch. ges. Physiol. **262**, 537 (1956). — **Uzman, L.:** On the relationship of urinary copper excretion to the aminoaciduria in Wilson's disease (hepatolenticular degeneration). Amer. J. med. Sci. **226**, 645 (1953).

Vaandrager, G. J., and **H. A. Weyers:** Primary vitamin D-refractory rickets. I. The value of the calciuria determination in the therapeutic regulation with high doses of vitamin D. Ann. paediat. (Basel) **201**, 73 (1963). — **Velden, R. van de:** Die Nierenwirkung von Hypophysenextrakten beim Menschen. Berl. klin. Wschr. **1913**, 2083. — **Vis, H. L.:** Aspects et mécanismes des hyperaminoaciduries de l'enfance. Recherches sur le Kwashiorkor, le rachitisme commun et le scorbut. Bruxelles: Arscia S.A. et Paris: Maloine S.A. 1963. — **Visakorpi, J. K.:** Aminoaciduria in various types of rickets. A study by the high voltage electrophoretic technique. Ann. Paediat. Fenn. **6**, Suppl. 16 (1960). — **Vogel, F. S.:** Nephrotoxic properties of copper under experimental conditions in mice. With special reference to the pathogenesis of the renal alterations in Wilson's disease. Amer. J. Path. **36**, 699 (1960). — **Vries, A. de, S. Kochwa, J. Lazebnik, M. Frank,** and **M. Djaldetti:** Glycinuria, a hereditary disorder associated with nephrolithiasis. Amer. J. Med. **23**, 408 (1957).

Walker, A. M., and **C. L. Hudson:** The rôle of the tubule in the excretion of inorganic phosphates by the amphibion kidney. Amer. J. Physiol. **118**, 167 (1937). — **Wallis, L. A.,** and **R. L. Engle:** The adult Fanconi syndrome. II. Review of eighteen cases. Amer. J. Med. **22**, 13 (1957). — **Waring, A. J., L. Kajdi,** and **V. Tappan:** A congenital defect of water metabolism (abstract). Amer. J. Dis. Child. **60**, 323 (1945). — **Wattiez, R., H. Loeb, R. Bellens** et **R. van Geffel:** Diabète insipide pitressino-résistant. Helv. paediat. Acta **12**, 643 (1957). — **Webster jr., G. D., E. J. Huth, J. R. Elkington,** and **R. A. McCance:** The renal excretion of hydrogen ion in renal tubular acidosis. II. Quantitative response to the carbonic anhydrase inhibitor, acetazolamide. Amer. J. Med. **29**, 576 (1960). — **Weil, W. B.,** and **W. M. Wallace:** Hypertonic dehydration in infancy. Pediatrics **17**, 171 (1956). — **Weinhouse, S.:** The synthesis and degradation of glycine. In: D. McElroy, and B. Glass: A symposium on amino acid metabolism. Baltimore: Johns Hopkins Press 1955. — **West, J. R.,** and **J. G. Kramer:** Nephrotic diabetes insipidus. Pediatrics **15**, 424 (1955). — **Weyers, H.,** u. **H. Bickel:** Photodermatose mit Aminoacidurie, Indolaceturie und cerebralen Manifestationen (Hartnup-Syndrom). Klin. Wschr. **36**, 893 (1958). — **Wijffels, J. C. H. M.:** Nephrogene diabetes insipidus. Leiden: H.E. Stenfert Kroese N.V. 1959. — **Willenbockel, U.,** u. **F. Linneweh:** Über die Toxizität der S-haltigen Aminosäuren und einiger ihrer Metaboliten. Ein Beitrag zur Pathogenese der Cystinose. Ann. paediat. (Basel) **202**, 453 (1964). — **Williams, R. H.:** Nephrogenic diabetes insipidus occurring in males and transmitted by females. J. clin. Invest. **25**, 937 (1946). — **Williams, R. H.,** and **C. Henry:** Nephrogenic diabetes insipidus transmitted by females and appearing early during infancy in males. Ann. intern. Med. **27**, 84 (1947). — **Wilson, D. R.,** and **E. R. Yendt:** Treatment of the adult Fanconi syndrome with oral phosphate supplements and alkali. Amer. J. Med. **35**, 487 (1963). — **Wilson, V. K., M. L. Thomson,** and **C. E. Dent:** Aminoaciduria in lead poisoning. A case in childhood. Lancet **1953 II**, 66. — **Winberg, J.:** Renal function in water-losing syndrome due to lower urinary obstruction before and after treatment. Acta paediat. (Uppsala) **48**, 149 (1959). ~ Determination of renal concentration capacity in infants and children without renal disease. Acta paediat. (Uppsala) **48**, 318 (1959). — **Winters, R. W.,** and **J. B. Graham:** Multiple genetic mechanisms in vitamin D resistant rickets. Pediatrics **25**, 932 (1960). — **Winters, R. W., J. B. Graham, T. F. Williams, V. W. McFalls,** and **C. H. Burnett:** A genetic study of familial hypophosphatemia and vitamin D resistant rickets. Trans. Ass. Amer. Phycns **70**, 234 (1957). ~ A genetic study of familial hypophosphatemia and vitamin D resistant rickets with a review of the literature. Medicine (Baltimore) **37**, 97 (1958). — **Wirz, H., B. Hargitay,** and **W. Kuhn:** Lokalisation des Konzentrierungsprozesses in der Niere durch direkte Kryoskopie. Helv. physiol. Acta **9**, 196 (1951). — **Wollaston, W. H.:** On cystic oxide. A new species of urinary calculus. Trans. roy. Soc. Lond. **100**, 223 (1810). — **Woolf, L. I.:** Paper chromatography. Gt Ormond Str. J. **2**, 61 (1951). — **Woolf, L. I.,** and **H. McGiles:** Urinary excretion of aminoacids and sugar in the nephrotic syndrome. A chromatographic study. Acta paediat. (Uppsala) **45**, 489 (1956). — **Woolf, L. I.,** and **A. P. Norman:** The urinary excretion of amino acids and sugars in early infancy. J. Pediat. **50**, 271 (1957). — **Wright, L. D., H. F. Russo, H. R. Skeggs, E. A. Patch,** and **K. H. Beyer:** The renal clearance of essential amino acids: Arginine, histidine, lysine, and methionine. Amer. J. Physiol. **149**, 130 (1947). — **Wright, S. W., R. A. Ulstrom,** and **J. T. Szewszak:** Studies on carbohydrates in the body fluids. I. Identification by means of paper chromatography. Amer. J. Dis. Child. **93**, 173(1957). — **Wrong, O.,** and **H. E. F. Davies:** The excretion of acid in renal disease. Quart. J. Med. **28**, 259 (1959).

Yaffe, S. J., J. M. Craig, and **F. Y. Fellers:** Studies on renal enzymes in a patient with renal tubular acidosis. Amer. J. Med. **29**, 168 (1960). — **Yeh, H. L., W. Frankl, M. S. Dunn, P. Parker, B. Hughes,** and **P. György:** The urinary excretion of amino acids by a cystinuric subject. Amer. J. med. Sci. **214**, 507 (1947). — **Yun-Chen Kao, M.,** and **M. M. Steiner:** Diabetes insipidus in infancy, resistant to pitressin. Pediatrics **12**, 400 (1953).

Zellweger, H., u. **P. Girardet:** Zur Problematik des Pseudohypoparathyreoidismus und des hypoparathyreotischen Kretinismus. Helv. paediat. Acta **6**, 184 (1951). — **Zöllner, N.:** Moderne Gichtprobleme, Ätiologie, Pathogenese, Klinik. Ergebn. inn. Med. Kinderheilk., N.F. **14**, 321 (1960).

Nachtrag

Asatoor, A. M., T. Graske, D. R. London, and **M. D. Milne:** Indole production in hartnup disease. Lancet **1963 I**, 126

Bickel, H., u. **H. Cleve:** Metabolische Schwachsinnsformen. In: Humangenetik, hrsg. von P. E. Becker, Bd. V/2, S. 206f. Stuttgart: Georg Thieme 1967. — **Boström, H.,** and **L. Hambraeus:** Cystinuria in Sweden. Acta med. scand., Suppl. 411 (1964). — **Brodehl, J., K. Gellissen** u. **S. Kowalewski:** Isolierte Cystinurie (ohne Lysin-, Ornithin- und Argininurie) in einer Familie mit hypocalcämischer Tetanie. Mschr. Kinderheilk. **115**, 317 (1967). — **Brodehl, J., W. Hagge** u. **K. Gellissen:** Die Veränderungen der Nierenfunktion bei der Cystinose. Teil I. Die Inulin-, PAH- und Elektrolyt-Clearance in verschiedenen Stadien der Erkrankung. Ann. paediat. (Basel) **205**, 131 (1965). — **Buchborn, E.:** Klinische Pathophysiologie der Harnkonzentrierung. Schweiz. med. Wschr. **94**, 1273 (1964).

Clara, R., et **A. Lowenthal:** Aminoacidurie tubulaire congenitale et familiale avec nenisme grave et hypotonie musculaire à évolution favorable chez quatre enfants d'une même fratric. Acta neurol. belg. **65**, 911 (1965). — **Crawhall, J. C., E. F. Scowen,** and **R. W. E. Watts:** Effect of penicillamine on cystinuria. Brit. med. J. **1963 I**, 588. — **Crawhall, J. C.,** and **C. J. Thompson:** Renal secretion of cystine in cystinuria. J. clin. Invest. **44**, 1038 (1965).

De Laey, P., C. Hooft, J. Timmermans, and **J. Snoeck:** Biochemical aspects of the Hartnup disease. Ann. paediat. (Basel) **202**, 145 (1964). — **Dent, C. E., M. Friedman, H. Green,** and **L. C. A. Watson:** Treatment of cystinuria. Brit. med. J. **1965 I**, 403. — **Denys, P.,** et **L. Corbeel:** Acidose rénale, hypokaliémie, nanisme et syndrome oculo-cérébral. Ann. paediat. (Basel) **203**, 313 (1964). — **Dicker, S. E.,** and **M. G. Eggleton:** Nephrogenic diabetes insipidus. Clin. Sci. **24**, 81 (1963).

Eldjarn, L., and **L. Hambraeus:** The rationale of mixed disulphides in the treatment of cystinuria. Scand. J. clin. Lab. Invest. **16**, 153 (1964). — **Eldjarn, L.,** and **A. Pihl:** The chemical status of cysteine and cystine in the body. Scand. J. clin. Lab. Invest. **10**, Suppl. **31**, 266 (1958).

Fleming, W. H., G. B. Avery, R. I. Morgan, and **T. E. Cone jr.:** Gastrointestinal malabsorption associated with cystinuria. Pediatrics **32**, 358 (1963). — **Fox, M., S. Thier, L. Rosenberg, W. Kiser,** and **S. Segal:** Evidence against single renal transport devect in cystinuria. New Engl. J. Med. **270**, 556 (1964). — **Friis-Hansen, B., E. Skadhauge,** and **R. Zetterström:** Fluid and electrolyte metabolism in nephrogenic diabetes insipidus. Acta pediat. (Uppsala), Suppl. **146**, 57 (1963). — **Frimpter, G. W.:** Cystinuria: metabolism of disulfide of cysteine and homocysteine. J. clin. Invest. **42**, 1956 (1963). — **Frimpter, G. W., M. Horwith, E. Furth, R. E. Fellow,** and **D. O. Thompson:** Inulin and endogenous amino acid renal clearances in cystinuria: evidence for tubular secretion. J. clin. Invest. **41**, 281 (1962). — **Frimpter, G. W., A. E. Timpanelli, W. J. Eisenmenger, H. S. Stein,** and **L. I. Ehrlich:** Reversible "Fancony syndrome" caused by degraded tetracycline. J. Amer. med. Ass. **184**, 111 (1963).

Gentz, J., R. Jagenburg, and **R. Zetterström:** Tyrosinemia. J. Pediat. **66**, 670 (1965). — **Gjessing, L. R.:** Herausgeber des „Symposiums on Tyrosinosis", mit vielen Mitarbeitern. Oslo-Bergen-Tromsø: Universietsforlaget 1965.

Hagge, W., u. **J. Brodehl:** Die Veränderungen der Nierenfunktion bei der Cystinose. Teil II. Die Aminosäuren-Clearances. Ann. paediat. (Basel) **205**, 442 (1965). — **Halvorsen, K.,** and **S. Halvorsen:** Hartnup disease. Pediatrics **31**, 29 (1963). — **Hambraeus, L.,** and **G. de Hevesy:** Cystinuria in Sweden, VIII. A case of coeliac disease associated with cystine-lysinuria. Acta paediat. (Basel) **53**, 213 (1964). — **Henneman, P. H., E. F. Dempsey, E. L. Carroll,** and **D. H. Henneman:** Acquired vitamin D-resistant osteomalacia: A new variety characterized by hypercalcemia, low serum bicarbonate and hyperglycinuria. Metabolism **11**, 103 (1962).

Jeune, M., R. Gilly, M. Hermier, A. Frederich, C. Collombel et **J. Raveau:** L'hypercalciurie idiopathique de l'enfant. A propos d'une observation. Pédiatrie **22**, 17 (1967).

Lehmann, W.: Krankheiten der Drüsen mit innerer Sekretion. In: Humangenetik, hrsg. vpn P. E. Becker, Bd. III/1, S. 155f. Stuttgart: Georg Thieme 1964. — **London, D. R.,** and **T. H. Foley:** Cystine metabolism in cystinuria. Clin. Sci. **29**, 129 (1965). — **Lotz, M.,** and **F. C. Bartter:** Stone dissolution with D-penicillamine in cystinuria. Brit. med. J. **1965 II**, 1409.

McDonald, W. B., and **F. X. Fellers:** The use of penicillamine in cystinuria. New Engl. J. Med. **273**, 578 (1965). ~ Penicillamine in the treatment of patients with cystinuria. J. Amer. med. Ass. **197**, 116 (1966). — **McCarthy, C. F., J. L. Borlano jr., H. J. Lynch jr., E. E. Owen,** and **M. P. Tyor:** Defective uptake of basic amino acids and L-cystine by intestinal mucosa of patients with cystinuria. J. clin. Invest. **43**, 1518 (1964). — **McDonald, J. E.,** and **P. H. Henneman:** Stone dissolution in vivo and control of cystinuria with D-penicillamine. New Eng. J. Med. **273**, 578 (1965). — **Morrissey, F. J., M. Ochoa jr., W. D. Lotspeich,** and **C. Waterhouse:** Citrate excretion in renal tubular acidosis. Ann. Intern. Med. **58**, 159 (1963).

Odiovre, M.: Glycogénose hépato-rénale avec tubulopathie complexe. Deux observations d'une entité nouvelle. Extrait de la Revue Internat. d'Hépatologie **16**, No 1 (1966). — **Oetlinker, O., H. Käser, A. Donath** u. **E. Rossi:** Beitrag zur Familiarität der idiopathischen Gluco-Hyperaminoacidurie. Helv. paediat. Acta **19**, 556 (1964).

Reilly, B. J., J. M. Leeming, and **D. Fraser:** Craniostenosis in the rachitic spectrum. J. Pediat. **64**, 396 (1964). — **Renschler, H. E.:** Der Einfluß der Nierenfunktion auf die Glucose-Ausscheidung Gesunder. Habil.-Schr. Med. Fak. Heidelberg 1965. — **Renschler, H. E., H. G. Bach** u. **H. v. Baeyer:** Die Ausscheidung von Glucose im Urin bei normaler Schwangerschaft. Dtsch. med. Wschr. **91**, 1673 (1966). — **Richards, W., G. N. Donnell, W. A. Wilson, D. Stowens,** and **T. Perry:** The oculo-cerebro-renal syndrome of Lowe. Amer. J. Dis. Child. **109**, 185 (1965). — **Rosenberg, L. E., S. Dowing, J. L. Durant,** and **S. Segal:** Cystinuria: biochemical evidence for three genetically distinct disease. J. clin. Invest. **45**, 365 (1966). — **Rosenberg, L. E., J. L. Durant,** and **J. M. Holland:** Intestinal absorption and renal extraction of cystine and cysteine in cystinuria. New Engl. J. Med. **273**, 1239 (1965). — **Royer, P.,** et **S. Balsan:** Effet d'un régime panore en clorure de sodium dans le «syndrome d'hypercalciurie idiopathique avec nanisme et troubles rénaux» de l'enfant. Schweiz. med. Wschr. **96**, 412 (1966). — **Ruess, A. L.,** and **I. M. Rosenthal:** Intelligence in nephrogenic diabetes insipidus. Amer. J. Dis. Child. **105**, 358 (1963).

Sakai, K., and **T. Kitagawa:** An atypical case of tyrosinosis (1-para-hydroxyphenyl lactic acid uria). Part 1—3. Tokyo Jikeikai School of Medicine **4**, No 1 (1957) and **6**, No 1 and 2 (1959). — **Schwartz, R., P. W. Hall,** and **G. J. Gabuzda:** Metabolism of ornithine and other amino acids in the cerebro-oculo-renal syndrome. Amer. J. Med. **36**, 778 (1964). — **Schwarz, G.:** Pseudohypoparathyreodismus und Pseudo-Pseudohypoparathyreodismus. In: Experimentelle Medizin, Pathologie und Klinik, Bd. 15, hrsg. von R. Heggelin u. Mitarb. Berlin-Göttingen-Heidelberg: Springer 1964. — **Schwarz, G.,** u. **F. Krück:** Calcium-Phosphat-Stoffwechselveränderungen bei Vitamin D-resistenter Rachitis. Klin. Wschr. **41**, 416 (1963). — **Scriver, C. R., R. B. Goldbloom,** and **C. C. Roy:** Hypophosphatemic rickets with renal hyperglycinuria, renal glucosuria, and glycilprolinuria. Pediatrics **34**, 357 (1964). — **Sternlieb, I.:** Penicillamine and the nephrotoxic syndrome. Results in patients with hepatolenticular degeneration. Amer. J. med. Ass. **198**, 1311 (1966).

Thier, S., M. Fox, S. Segal, and **L. E. Rosenberg:** Cystinuria: in vitro demonstration of an intestinal transport defect. Science **143**, 482 (1964). — **Thier, S., S. Segal, M. Fox, A. Blair,** and **L. E. Rosenberg:** Cystinuria: defective intestinal transport of dibasic amino acids and cystine. J. clin. Invest. **44**, 442 (1965).

Vaandrager, G. J., and **H. A. Weyers:** Primary vitamin D-refractory rickets. III. The calcium infusion test as a means of determining the function of the parathyroid gland. Ann. paediat. (Basel) **201**, 287 (1963).

West, C. D., J. C. Blanton, F. N. Silverman, and **N. H. Holland:** Use of phosphate salts as an adjunct to vitamin D in the treatment of hypophosphatemic vitamin D refractory rickets. J. Pediat. **64**, 469 (1964). — **Wetzels, E., D. Amelung** u. **F. J. Deupmann:** Glucose-Phosphat-Aminosäuren-Diabetes (de Toni-Debré-Fanconi-Syndrom) beim Erwachsenen. Dtsch. med. Wschr. **90**, 1847 (1965). — **Wolff, L. I., B. L. Goodwin,** and **C. E. Phelps:** Tm-likited renal tubular reabsorption and the genetics of renal glucosuria. J. theor. Biol. **11**, 10 (1966).

Die Gichtniere

Von

Nepomuk Zöllner

Mit 11 Abbildungen

Die Gichtniere ist eine nosologische Einheit, welche alle Nierenveränderungen, die bei der Gicht und bei den ihr zugrunde liegenden Stoffwechselstörungen auftreten können, umfaßt. Ihr Gebiet reicht von einfachen, funktionellen Störungen, die man frühzeitig findet und die vielleicht schon angeboren sind, bis zu den Folgen der chronischen Pyelonephritis, Nephrosklerose und Harnsäureurolithiasis.

Die vielseitigen Aspekte der Krankheit haben die Zusammengehörigkeit der wechselnden Symptomatik oft übersehen lassen, und deshalb sind die verschiedenen Teilsyndrome unter unterschiedlichen Überschriften zu finden. Noch in der letzten Auflage des Nierenbandes dieses Handbuches war der Gichtniere kein Kapitel gewidmet, ja selbst im Stichwortverzeichnis kam der Begriff nur dreimal vor. Es ist verständlich, daß mangels einer einheitlichen Betrachtung Verständnis und Therapie oft zu kurz kamen, ja daß oft übersehen wurde, daß einer Nierenkrankheit die Gicht zugrunde lag.

Im vergangenen Dezennium sind auf den Gebieten der Physiologie und Therapie der Gicht entscheidende Fortschritte erzielt worden, welche auch den Patienten mit Gichtniere zugute kommen können. Eine zusammenfassende Darstellung ist deshalb angebracht und soll im weiteren versucht werden. Sie wird auch auf persönlichen Erfahrungen beruhen, ein Teil der mitzuteilenden Befunde wird nur an dieser Stelle veröffentlicht. Weitere neuere zusammenfassende Darstellungen des Themas stammen von Talbott und Terplan (1960), Reubi und Vorburger (1962), sowie Louyot et al. (1963). Quellen zu älteren Befunden über Physiologie und Pathologie des Harnsäurestoffwechsels sind bei Zöllner (1960a) angegeben.

I. Definition

Die Häufigkeit des Zusammentreffens von Krankheiten der Niere mit der Gicht war schon den alten Autoren geläufig; bereits Aretaeus von Kappadozien hat im 2. Jahrhundert nach Christus darüber berichtet.

Zunächst wurde natürlich die auffällige *Kombination* der Gelenkkrankheit *mit Steinen* beredet; man denke an den berühmten — wenngleich auf einem diagnostischen Irrtum beruhenden — Schriftwechsel zwischen Erasmus und Thomas Morus: „Du hast Steine, ich habe die Gicht, da haben wir Schwestern geheiratet."

In der zweiten Hälfte des vorigen Jahrhunderts rückten die *Veränderungen am Nierenparenchym* und die ersten einschlägigen chemischen Untersuchungen in den Mittelpunkt des Interesses. So berichtet Dickinson 1861, daß er bei 250 Fällen autoptisch gesicherter schwerer Nierenkrankheiten in 7% eine Gichtanamnese festgestellt habe. Aus jener Zeit stammt auch der von Todd geprägte Ausdruck gouty kidney — Gichtniere. Unser Jahrhundert brachte zunächst vorwiegend funktionelle Untersuchungen, aus denen sich allmählich nicht nur die

Mechanismen der normalen renalen Harnsäureausscheidung, sondern auch deren Besonderheiten bei der Gicht erschließen ließen. Neuerdings hat die diagnostische Nierenpunktion Material für die anatomische Beurteilung früher Gichtnieren geliefert.

Anatomie und Physiologie der Gichtniere sind *vielgestaltig*. Die Bilder reichen von kaum erkennbaren Läsionen bis zur schweren, mit Steinen kombinierten Pyelonephritis. Dementsprechend werden auch heute noch *unterschiedliche Fachausdrücke* gebraucht. In der angelsächsischen Literatur spricht man von gouty kidney, kidney in gout, gouty nephrosis, die französische Medizin bevorzugt die Bezeichnung la néphrite du goutteux, bei uns finden sich die Ausdrücke Niere beim Gichtpatienten, Gichtnephropathie, (interstitielle) Gichtnephritis, Gichtnephrose; am gebräuchlichsten ist jedoch das neutrale, nichts präjudizierende Wort *Gichtniere*, das im weiteren verwendet werden soll.

Da kein Grund für die Annahme existiert, daß die Gichtniere durch die Veränderungen der Gelenke hervorgerufen wird, muß man die Gichtniere als Folge der Vorgänge betrachten, welche der Gelenkkrankheit zugrunde liegen, sei es der Vermehrung der Plasmaharnsäure, sei es des zu dieser Vermehrung führenden primären pathogenetischen Mechanismus. Wenn im folgenden von der *Gichtniere* geredet wird, so sind deshalb nicht nur die bei der manifesten Gelenkgicht vorkommenden Nierenschäden gemeint, sondern *alle Nierenveränderungen funktioneller wie anatomischer Art*, die *bei der familiären Hyperuricämie*, welche die Ursache der „primären" Gicht ist, festgestellt werden können. Die Harnsäureurolithiasis wird dabei allerdings nur soweit besprochen, als für ihr Zustandekommen Besonderheiten der renalen Harnsäureausscheidung im Rahmen der Gichtniere verantwortlich sind und ihre Therapie internistisch erfolgen kann. Auch die Folgen der sekundären Hyperuricämie werden nur am Rande behandelt. Sie unterscheiden sich von der eigentlichen Gichtniere durch normale Mechanismen der Harnsäureausscheidung, stärkere Häufung von Konkrementen und die Möglichkeit des Befalls der Niere durch die Grundkrankheit, z. B. bei der Leukämie oder bei multiplem Myelom.

Renale Veränderungen, die anatomisch wie eine Gichtniere aussahen, aber bei Patienten zustandegekommen waren, die nie an der Gelenkgicht gelitten hatten, wurden von Ebstein (1906) als primäre *Nierengicht* bezeichnet. Der Definition dieses Begriffes verdanken wir die wichtige Anschauung, daß die Niere von der primären Stoffwechselstörung auch dann befallen sein kann, wenn keine Gelenksymptome bestehen. Soweit renale Veränderungen bei der familiären Hyperuricämie isoliert bestehen, könnten sie auch heute noch als Nierengicht bezeichnet werden, denn die Tragfähigkeit des Ebsteinschen Konzepts ist — obwohl es zweifellos auch auf einer Reihe von Fehlbeobachtungen beruhte — durch die Ergebnisse der neueren Gichtforschung bestätigt. Dennoch besteht kein Grund mehr, die von der Hyperuricämie isoliert befallene Niere — als Nierengicht — von der Niere bei Hyperuricämie mit Gelenkerscheinungen — als Gichtniere — abzutrennen.

Für das Verständnis vieler Vorgänge ist es wichtig zu unterscheiden, ob man von Uraten bzw. Urationen oder von der undissoziierten Harnsäure spricht. Häufig ist diese Unterscheidung aber nicht nötig, nicht selten auch unmöglich. Diesem Sachverhalt wird durch die Verwendung der Worte Urate bzw. freie Harnsäure Rechnung getragen, wenn eine klare Zuordnung zu harnsauren Salzen bzw. Urationen einerseits und undissoziierter Harnsäure andererseits nötig oder möglich ist. Der Begriff Harnsäure wird verwendet, wenn diese Zuordnung nicht erfolgen soll (oder kann) oder wenn ein Gemisch aus Uraten und freier Harnsäure vorliegt.

II. Ätiologie und Pathogenese

1. Ätiologie

Die „primäre" Gicht ist eine *Erbkrankheit*. Personen, die nicht aus Gichtikerfamilien stammen, haben keine Aussicht, an Gicht zu erkranken. Leere Familienanamnesen sind lediglich darauf zurückzuführen, daß in Notzeiten die zur Manifestation des Übels nötige exogene Purinzufuhr meist fehlt, so daß Generationen übersprungen werden und Erinnerungen verlorengehen.

Über den *Vererbungsmodus* der Gicht ist die Ansicht von SMYTH et al. (1948) sowie STECHER et al. (1949), daß die der Gicht zugrundeliegende familiäre Hyperuricämie durch ein *autosomales dominantes Gen* übertragen wird, am wahrscheinlichsten. Bei ihren klassischen Untersuchungen waren die erwähnten Autoren noch gezwungen, inkomplette Penetranz anzunehmen. Inzwischen hat aber die Nachuntersuchung der Fälle von SMYTH durch RAKIC et al. (1964) ergeben, daß in den Familien Gichtkranker bei Männern von der 5., bei Frauen von der 6. Lebensdekade an in 50% der untersuchten Fälle eine Hyperuricämie besteht. Die inkomplette Penetranz war also durch späte Ausbildung der Hyperuricämie vorgetäuscht worden. Bei Frauen verhindert die Geschlechtsreife die Hyperuricämie; die Gründe dafür sind, wie die Gründe für die verspätete Ausbildung der Hyperuricämie bei einem Teil der Männer, unbekannt.

Die Verzögerung der Hyperuricämie erklärt, warum bei Frauen die Gicht erst später auftritt und warum auch bei Männern die Manifestationsalter unterschiedlich sind. Unklar bleibt, warum nur bei etwa einem Drittel der hyperurikämischen Personen Gichtanfälle auftreten, ebenso unklar, warum auch die Harnsäureurolithiasis nur einen Teil befällt, einen Teil, der zwar weitgehend, aber bei weitem nicht vollständig mit der Gruppe der Gichtkranken übereinstimmt.

2. Pathogenese der familiären Hyperuricämie

Über die Art der der familiären Hyperuricämie zugrundeliegenden angeborenen Stoffwechselstörung besteht noch Meinungsverschiedenheit. Zurückgehend auf Befunde von BENEDICT et al. (1952, 1953) hat die Mehrzahl der amerikanischen Autoren und in ihrem Gefolge auch eine Reihe europäischer es für bewiesen angesehen, daß die Hyperuricämie die *Folge vermehrter Harnsäuresynthese* ist. Tatsächlich findet man bei einem Teil der Gichtkranken eine eigentümlich rasche Ausscheidung vermehrter Mengen markierter Harnsäure nach Gabe des markierten Vorläufers ^{15}N-Glycin. Dieser Befund beweist eine Besonderheit des Purinstoffwechsels oder Harnsäuretransportes, nicht jedoch eine vermehrte Harnsäurebildung; darüber hinaus kann er beim größeren Teil der Gichtpatienten nicht erhoben werden, der Glycineinbau ist hier normal. Eine ausführlichere Darstellung der einschlägigen Befunde und Argumente wurde an anderen Stellen gegeben (ZÖLLNER, 1960a).

Im Gegensatz zur Überproduktionstheorie steht die *Ausscheidungstheorie*, die besagt, daß eine funktionelle Schwäche der Niere Ursache der Hyperuricämie sei. Der wesentliche Verfechter dieser auf den älteren GARROD (1876) zurückgehenden Ansicht war THANNHAUSER, der indes bei seiner letzten zusammenfassenden Darstellung (1956) im Sinne der damals herrschenden Lehre der Nierenphysiologie als pathogenetische Mechanismen eine vermehrte Rückresorption annehmen mußte. Die Hypothese einer bei Gicht vermehrten tubulären Harnsäurerückresorption war aus allgemein-biologischen Gründen unwahrscheinlich — wie THANNHAUSER selbst wiederholt äußerte —, da alle bisher bekannten angeborenen Stoffwechselstörungen des Menschen Minusvarianten sind.

Durch die Feststellung, daß Harnsäure auch tubulär sezerniert wird (S. 84), änderte sich die Situation. Aus Daten von BERLINER et al. (1950) sowie GUTMAN u. YÜ (1957) konnte wahrscheinlich gemacht werden, daß der Gichtkranke Harnsäure nicht in gleicher Weise wie der Gesunde ausscheiden kann (ZÖLLNER, 1960a). Gleichzeitig zeigten NUGENT und TYLER (1959), daß bei gleichem Harnsäurespiegel im Plasma Gichtkranke pro Zeiteinheit weniger Harnsäure ausscheiden als Gesunde. Die Arbeit wurde in der Zwischenzeit mehrfach bestätigt (vgl. S. 82). Heute gilt es als sicher, daß bei allen Patienten mit Gicht eine Vermehrung der „Netto-Rückresorption" — wahrscheinlich durch *Verringerung der Sekretion* — und somit eine Störung der Harnsäureausscheidung gefunden werden kann (Abb. 1). Als Stoffwechseldefekt gehört die Hyperuricämie damit in die gleiche Gruppe wie die Cystinurie, bei der eine Störung des tubulären Transportes mehrerer Diaminosäuren besteht [vgl. HARRIS (1963)].

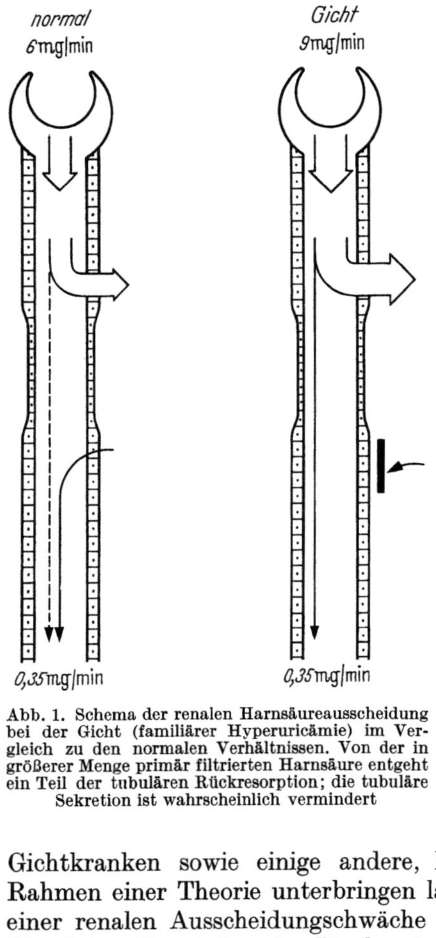

Abb. 1. Schema der renalen Harnsäureausscheidung bei der Gicht (familiärer Hyperuricämie) im Vergleich zu den normalen Verhältnissen. Von der in größerer Menge primär filtrierten Harnsäure entgeht ein Teil der tubulären Rückresorption; die tubuläre Sekretion ist wahrscheinlich vermindert

Um den festgestellten renalen Defekt zuverlässig als Ursache der Gicht ansehen zu können, bleibt nachzuweisen, daß er bereits bei der asymptomatischen Hyperuricämie, besser noch bei der Hälfte der Nachkommen Gichtkranker besteht. Entsprechende Untersuchungen fehlen. Eine andere Möglichkeit, die verringerte Fähigkeit zur Harnsäuresekretion festzustellen, ist die Prüfung der Ausscheidung durch andere sezernierende Epithelien. Versuche über die saliväre Ausscheidung von Harnsäure haben ergeben, daß diese mit ansteigendem Plasmaspiegel zunimmt, daß aber bei gleichem Harnsäurespiegel Gichtiker weniger Harnsäure ausscheiden als Gesunde (ZÖLLNER, 1963a, 1965a).

Wie sich die oben erwähnten metabolischen Besonderheiten eines Teils der Gichtkranken sowie einige andere, hier nicht zu diskutierende Befunde, im Rahmen einer Theorie unterbringen lassen, welche die Hyperuricämie als Folge einer renalen Ausscheidungschwäche für Harnsäure ansieht, ist beim heutigen Stand der Kenntnisse der Biochemie des cellulären Transportes noch nicht abzusehen; Beispiele für Veränderungen des Stoffwechsels durch Änderung der Transportmechanismen gibt es jedoch bereits genug. Insofern ist auch die Annahme mehrerer Stoffwechselstörungen zur Erklärung der verschiedenen pathophysiologischen Befunde unnötig.

3. Pathogenese sekundärer Hyperuricämieformen

Die Gicht kann in eine primäre (familiäre) und in eine sekundäre Form eingeteilt werden; auch die Hyperuricämien lassen sich so einteilen. Während THANNHAUSER (1929), auf den der Begriff der sekundären Gicht zurückgeht, vorwiegend an die Harnsäureretention bei chronischen Nierenleiden dachte, rechnet man seit GUTMAN (1953) vor allem Fälle zur sekundären Gicht, bei denen eine vermehrte Harnsäureproduktion durch *Krankheiten des hämatopoetischen Systems* besteht. Tatsächlich ist der Bereich der sekundären Gicht damit noch nicht ausgemessen. Bei weiteren Krankheiten liegen Beschreibungen von erhöhten Plasmaharnsäurespiegeln und Gichtanfällen vor, z. B. bei der Glykogenspeicherkrankheit und — praktisch viel wichtiger — bei der *Ödemtherapie mit Saluretica* (vgl. ZÖLLNER, 1960a; REUTTER und SCHAUB, 1964).

Nicht alle Fälle von Gicht oder Hyperuricämie bei Blutkrankheiten oder Insuffizienz der Niere sind ausschließlich sekundär, in manchen dieser Fälle handelt es sich um die Auslösung der eingeborenen Krankheit durch die zusätzlichen Manifestationsfaktoren. An dem Vorkommen einer sekundären Gicht kann aber kein Zweifel bestehen, da anders die sehr hohe Gichtquote bei Polycythämie oder myeloischer Metaplasie nicht zu erklären wäre. Auch die Hyperuricämie bei Salureticabehandlung ist zu häufig für die Annahme, daß sie einer genetisch bedingten Voraussetzung bedürfe, und letzten Endes besteht kein Zweifel daran, daß eine schwere Niereninsuffizienz eine Hyperuricämie hervorrufen kann.

Während die Erhöhung des Harnsäurespiegels bei organisch oder pharmakologisch bedingten Einschränkungen der Harnsäureausscheidung leicht zu verstehen ist, bedarf die Hyperuricämie des Patienten mit vermehrter Harnsäurebildung besonderer Überlegungen. Zunächst scheint es selbstverständlich, daß es bei Krankheiten mit vermehrter Zellbildung und damit vermehrtem Kernzerfall zu Hyperuricämie und Hyperuricurie kommt; aber dies ist durchaus nicht die Regel, eine mäßige Vermehrung der Harnsäureausscheidung kann mit einem normalen Plasmaspiegel einhergehen. Dennoch kommt bei diesen Krankheiten die Harnsäureurolithiasis gehäuft vor — so daß es klinisch zwei mit Neigung zur Harnsäuresteinbildung einhergehende Syndrome von Laboratoriumsbefunden gibt: Die Vermehrung der Plasmaharnsäure bei normaler Tagesausscheidung, Beispiel Gicht, und die Vermehrung der Harnsäureausscheidung bei normalem Plasmaharnsäurespiegel, Beispiel chronische myeloische Leukämie. Dazwischen liegen aber die heute noch rätselhaften Fälle, bei denen eine — soweit wir feststellen können, sehr geringe — Hyperuricurie, d. h. eine mäßige Mehrbildung von Harnsäure, im Laufe der Zeit zur Ausbildung einer sekundären Gicht und Harnsäureurolithiasis führt. Wir (KÖNIG und ZÖLLNER, 1962) haben zwei Fälle von sekundärer Gicht gesehen (je einen bei Polycythaemia vera und bei myeloischer Metaplasie bei Osteomyelosklerose — einer davon mit Steinen), bei denen erhöhte Plasmaharnsäurewerte bei einer nur sehr gering erhöhten Tagesausscheidung bestanden, einer Tagesausscheidung, bei der im akuten Versuch keine Erhöhung der Plasmaharnsäure zustandegekommen wäre. Ähnliche Beobachtungen finden sich an mehreren Stellen der Literatur.

4. Pathogenese der Gichtniere

Harnsäure diffundiert durch alle extracellulären Flüssigkeitsräume und findet sich *im Interstitium in der gleichen Konzentration wie im Plasma* (THANNHAUSER und CZONICZER, 1921; ZÖLLNER, 1960a). Steigt bei der üblichen Natriumkonzentration die der Harnsäure über einen *Grenzwert von ungefähr 6,5 mg-%*, so kommt es bei pH 7,4 zur Ausfällung von Natriumurat. In einigen Geweben (z. B. der Synovia oder dem Schleimbeutel) folgt darauf eine entzündliche Reaktion, der Gichtanfall. Aus anderen Geweben, z. B. den Gefäßwänden oder der Muskulatur, werden die Mikrokristalle offensichtlich rasch eliminiert, da sie dort nur ausnahmsweise histologisch nachzuweisen sind. Letzten Endes gibt es Gewebe, wie Knorpel, Knochen und Teile der Subcutis, wo Harnsäure, ohne eine klinisch faßbare, akute Reaktion hervorzurufen, liegen bleibt. Zu letzteren scheint auch die Niere zu gehören.

Das klassische Beispiel einer renalen interstitiellen Harnsäureausfällung ist der (weiße) „Harnsäureinfarkt" des Neugeborenen. Sokoloff (1957) hat gezeigt, daß eine der häufigsten Formen der Gichtniere des Erwachsenen ähnlich aussieht. Es handelt sich um weiße kristalline *Harnsäureablagerungen im Nierenmark,* besonders in den Pyramiden, die in mehr als 80% der sezierten Gichtfälle gefunden wurden.

Im Gegensatz zu den übrigen Geweben dürfte die interstitielle Harnsäurekonzentration in der Niere — ebenso wie die interstitielle Konzentration anderer Ionen — nicht nur von der Uratkonzentration im Plasmawasser abhängen, sondern auch von der *intratubulären Konzentration*; die Tendenz zur Harnsäureablagerung in den Pyramiden wäre damit zu erklären. Zum genaueren Verständnis der Erscheinungsformen der Gichtniere ist an dieser Stelle ein kurzer Abriß von Physiologie und Pathologie der renalen Harnsäureausscheidung am Platz.

a) Physiologie und Pathologie der renalen Harnsäureausscheidung

Für den Mechanismus der renalen Harnsäureausscheidung gilt heute die Theorie, daß Filtration, Rückresorption und tubuläre Sekretion beteiligt sind, als gesichert (Gutman und Yü, 1961), nachdem bereits 1959 von Gutman et al. gezeigt worden war, daß der Mensch unter bestimmten Bedingungen Harnsäure tubulär sezernieren kann, und Nugent und Tyler (1959) ebenso wie Zöllner (1958, 1960) darauf hingewiesen hatten, daß die Besonderheiten der renalen Harnausscheidung bzw. die Hyperuricämie bei Gichtkranken durch eine Störung der tubulären Harnsäuresekretion erklärt werden können. Von der Harnsäure im Körper unterliegen nach Sekretion in den Magen-Darm-Kanal täglich etwa 50—100 mg der bakteriellen Uricolyse; der Rest, bei purinarmer Kost 400 bis 500 mg täglich, wird durch die Niere eliminiert.

Von der filtrierten Harnsäure wird der größte Teil zurückresorbiert; selbst wenn man keine Sekretion anerkennt, errechnet sich eine Rückresorption von 95%. *Die Harnsäureclearance* von Personen mit normaler Plasmaharnsäurekonzentration liegt um 9 cm^3/min. Über die Harnsäureclearance von Gichtkranken besteht keine Einigkeit. Ältere amerikanische Autoren geben sie als normal an, europäische Arbeiten von Mugler et al. (1956) sowie Villa et al. (1958) widersprechen diesen Befunden. Neuerdings fanden Laudat et al. (1962) Normalwerte für die Harnsäureclearance von 9,5 cm^3/min, bei Gichtpatienten 5,8 cm^3/min. Da von den meisten Gichtpatienten normale Tagesmengen Harnsäure ausgeschieden werden, die Plasmaharnsäurespiegel bei der Gicht aber erhöht sind, war eine Verringerung der Harnsäureclearance bei Gicht von vornherein wahrscheinlich. Seegmiller et al. (1962) haben die Clearance von Normalen und Gichtkranken unter Berücksichtigung der Harnsäurebildung noch einmal nachgeprüft und die theoretisch zu erwartenden Befunde erhoben.

Für genauere Vergleiche der Harnsäureausscheidung Gesunder und Gichtkranker entscheidend wurde die Entdeckung von Nugent und Tyler (1959), daß *bei gleichem Plasmaharnsäurespiegel* (beim Gesunden durch orale Nucleinsäuregabe angehoben) die *Harnsäureclearance* des Gichtkranken wesentlich niedriger ist als die des Normalen. Dieser Befund, der eine ältere Feststellung von Brøchner-Mortensen (1940) über die Zunahme der Harnsäureclearance nach oraler Purinzufuhr beim Gesunden, aber nicht beim Gichtiker, in eine präzisere Form bringt, ist anschließend mehrfach bestätigt worden (vgl. Wyngaarden,

1960; OGRYZLO, 1960; SEEGMILLER et al., 1962; LATHEM und RODNAN, 1962; REUBI und VORBURGER, 1962) und gilt heute als allgemein anerkannt. Lediglich YÜ et al. (1962) kommen immer noch zu der Schlußfolgerung, daß Gichtiker eine Harnsäurebelastung ebensogut ausscheiden können wie Gesunde, doch finden sich Hyperuricämiker in ihrer Gruppe gesunder Versuchspersonen. Ihr weiterer Einwand, daß die Harnsäureausscheidung im akuten Versuch (Anhebung der Plasmaharnsäurekonzentration der normalen Kontrollpersonen durch mehrtägige Nucleinsäurezufuhr) nicht mit der Harnsäureausscheidung bei der chronischen Hyperuricämie der Gichtpatienten vergleichbar sei, wird durch neuere Ver-

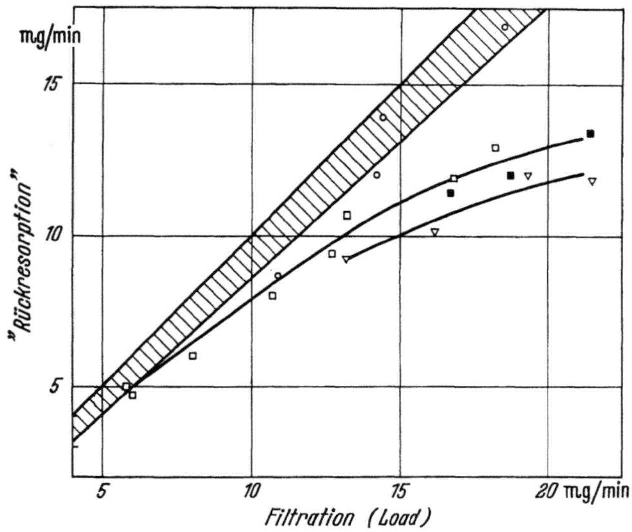

Abb. 2. Die Beziehung zwischen filtrierter und rückresorbierter Harnsäure beim Gichtkranken und beim Normalen. Filtration berechnet aus Inulinclearance und Plasmaharnsäure, „Rückresorption" als Differenz zwischen Filtration und Ausscheidung. Der Bereich aller Werte bei über 200 Gichtkranken (schraffiertes Gebiet unterhalb der Diagonalen für vollständige Rückresorption) ist einer Arbeit von GUTMAN und YÜ (1957) entnommen, bei gesunden Kontrollpersonen unter Ruhebedingungen fanden diese Autoren Filtrationen unter 8 mg/min. Die Werte für Normalpersonen, denen Lithiumurat infundiert oder injiziert wurde, entstammen einer Untersuchung von BERLINER u. Mitarb. (1950). Die im Gichtikerbereich liegenden Punkte der Versuchsperson ○ wurden bei rasch ansteigender Plasmaharnsäure gewonnen

suche von NUGENT et al. (1964) widerlegt, die einigen Kontrollpersonen monatelang sehr purinreiche Kost verabreichten und danach immer noch die gleichen charakteristischen Unterschiede zu der Harnsäureausscheidung Gichtkranker fanden.

Versuche, die *Mechanismen der Harnsäureausscheidung* im Rahmen der Filtrations-Rückresorptions-Theorie zahlenmäßig zu beschreiben, führten zur Angabe einer maximalen tubulären Rückresorption (T_m) von 15 mg/min/1,73 m² durch BERLINER et al. (1950), doch zeigten die Kurven, mit deren Hilfe T_m abgeschätzt wurde, sehr viel „Splay". 1957 berichteten dann GUTMAN und YÜ über ihre Bestimmungen der Filtration und Rückresorption von Harnsäure bei Gichtpatienten. Im untersuchten Bereich war die Beziehung zwischen filtrierter und rückresorbierter Harnsäuremenge konstant, die Rückresorption betrug unabhängig von der filtrierten Menge 88—95%. Ein Vergleich der Ergebnisse dieser Untersuchungen mit den Resultaten von BERLINER et al. führte zu dem Ergebnis, daß mit zunehmender Filtration zwar beim Normalen die Rückresorption (in mg/min) ihrem Maximum (T_m) zustrebt, beim Gichtkranken dagegen kein T_m-Wert erkennbar wird (Abb. 2). Für die Deutung dieser Ergebnisse gibt es zwei Möglichkeiten, nämlich die Annahme einer Fähigkeit des Normalen, die (tatsächliche) Rückresorption bei Zunahme der filtrierten Menge (oder der Plasmaharnsäurekonzentration) zu vermindern, oder die Annahme, daß die errechnete Rückresorption keinem physiologischen Vorgang entspricht, daß vielmehr eine tubuläre Sekretion existiert, die mit steigendem Plasmaharnsäurespiegel zunimmt. Dem Gichtkranken würde dementsprechend entweder die Fähigkeit, die Rückresorption von Urat zu vermindern oder die Fähigkeit, die Sekretion ausreichend zu erhöhen, fehlen.

Eine *tubuläre Sekretion von Harnsäure* ist bei einer Reihe von Säugetieren nachgewiesen worden, zuerst beim Dalmatiner Hund durch FRIEDMAN und BYERS (1948). Während bei dieser Rasse der Nachweis einfach war, mußten bei anderen Arten besondere experimentelle Bedingungen eingehalten werden. Dies gelang zuerst POULSEN und PRAETORIUS (1954), die bei Kaninchen während intravenöser Harnsäureinfusionen für die Harnsäureclearance höhere Werte als für die Kreatininclearance erreichen konnten. Beim Menschen wiesen GUTMAN et al. (1959) eine tubuläre Sekretion bei Personen mit eingeschränkter glomerulärer Filtrationsrate nach, denen zur Hemmung der Harnsäurerückresorption Sulfinpyrazon, zur Steigerung der Diurese Mannit und zur Lieferung ausreichender Harnsäuremengen Urat infundiert wurde. Bei osmotischer Diurese und Uratinfusion gelang kurz darauf der Nachweis einer Sekretion auch beim Hund (LATHEM et al., 1960). Versuche, den *Ort der tubulären Harnsäuresekretion* festzulegen, haben zu nicht ganz einheitlichen Ergebnissen geführt. YÜ et al. (1960) fanden zwar mit der stop-flow-Analyse eine Harnsäuresekretion im *distalen Tubulus*, die durch das Hyperuricämie erzeugende Pyrazinamid verhindert werden kann (DAVIS et al., 1965), doch konnten KESSLER et al. (1959) außer beim Dalmatiner mit der gleichen Technik keine tubuläre Sekretion nachweisen. Bei Berücksichtigung der angewandten Methodik wird man den Ergebnissen von DAVIS et al. (Abb. 3) die meiste Beweiskraft zuerkennen. MÖLLER (1966) hat die Größe von Rückresorption und Sekretion beim Kaninchen verglichen und festgestellt, daß die Sekretion bei sehr hohem Plasmaspiegel ($>$ 33,6 mg-%) proportional der Spiegelerhöhung zunimmt, während die Rückresorption rasch (bei 1,7 mg-%, also früher als beim Menschen) ihr Maximum erreicht.

Faßt man die Ergebnisse der neueren Versuche zusammen, so muß man die Harnsäureausscheidung der Säugetiere (ausschließlich des Dalmatiner Hundes) als die Folge des Zusammenwirkens von glomerulärer Filtration, fast vollständiger Rückresorption im proximalen Tubulus und einer von der Höhe des Plasmaspiegels abhängigen Sekretion im distalen Tubulus ansehen (Abb. 1, S. 80). Es wird weiter unten gezeigt werden, daß diese Hypothese für eine Zahl klinischer Betrachtungen, speziell auch der Gichtniere, einen brauchbaren Standpunkt gibt. Hier sei erwähnt, daß *Arzneimittel*, welche den Harnsäurespiegel im Blut senken (Uricosurica z. B. Probenecid oder Sulfinpyrazon), als Hemmstoffe der proximalen tubulären Rückresorption angesehen werden können, während Hemmstoffe der tubulären Harnsäuresekretion (z. B. Pyrazinamid) den Harnsäurespiegel im Plasma erhöhen. Letzten Endes gibt es Substanzen, die beide Transportsysteme inhibieren (z. B. Salicylate), so daß es von der Empfindlichkeit der sezernierenden bzw. rückresorbierenden Tubuluszellen, sowie von der Konzentration des Mittels in der Niere abhängt, ob eine Vermehrung oder Verminderung der Ausscheidung zustandekommt. Betrachtet man die Ergebnisse der stop-flow-Analysen zusammen mit den erwähnten nierenphysiologischen Ergebnissen, so wird man zu dem Ergebnis kommen, daß die Befunde bei der *Gicht* auf das *Fehlen einer tubulären Harnsäuresekretion* oder zumindest auf das Ausbleiben einer Steigerung der basalen Harnsäuresekretion im distalen Tubulus bei Zunahme der Harnsäurekonzentration im Glomerulusfiltrat bzw. im Plasma hinweisen.

Die Fortschritte der Genetik haben wiederholt gezeigt, daß angeborene Stoffwechseldefekte, gleichgültig ob es sich um Enzymopathien oder Transportstörungen handelt, auch dann generalisiert vorkommen können, wenn ihre Nachweisbarkeit auf einige Organe beschränkt bleibt. In diesem Sinne war auch die *Leistung anderer Harnsäure sezernierender Epithelien* zu prüfen, nachdem im Anschluß an ältere Autoren vor allem SØRENSEN (1960) auf die quantitative Bedeutung der enteralen Harnsäureausscheidung hingewiesen hatte. Es gelang nachzuweisen, daß die (im Rahmen der enteralen Harnsäureausscheidung am

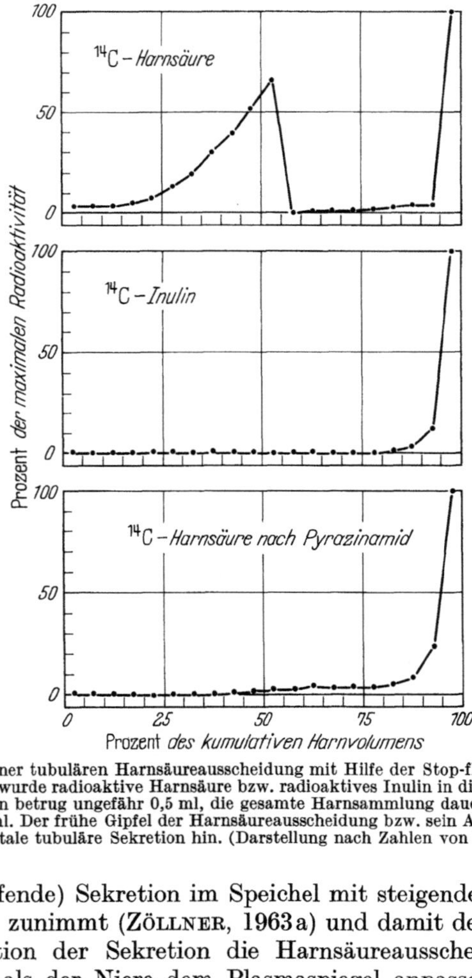

Abb. 3. Demonstration einer tubulären Harnsäureausscheidung mit Hilfe der Stop-flow-Methode. 10—15 sec vor Freigabe des Harnflusses wurde radioaktive Harnsäure bzw. radioaktives Inulin in die Nierenarterie injiziert. Das Volumen der Einzelproben betrug ungefähr 0,5 ml, die gesamte Harnsammlung dauerte 3 min bzw. bis zu einem Gesamtvolumen von 20 ml. Der frühe Gipfel der Harnsäureausscheidung bzw. sein Ausbleiben nach Pyrazinamid weist auf eine distale tubuläre Sekretion hin. (Darstellung nach Zahlen von DAVIS et al., 1965.)

leichtesten zu prüfende) Sekretion im Speichel mit steigender Harnsäurekonzentration im Plasma zunimmt (ZÖLLNER, 1963a) und damit den Beweis zu führen, daß durch Variation der Sekretion die Harnsäureausscheidung sich auch in anderen Organen als der Niere dem Plasmaspiegel anpassen kann. Bei Gichtpatienten sowie einer Versuchsperson mit gichtischer Familienanamnese war bei gleicher Harnsäurekonzentration im Plasma die Ausscheidung im Speichel deutlich geringer als bei nicht gichtischen Versuchspersonen (ZÖLLNER, 1965a).

Über die *metabolischen Vorgänge beim tubulären Harnsäuretransport* ist noch sehr wenig bekannt. Eine Reihe von Arzneimitteln hemmt Sekretion oder (und) Rückresorption, doch kann dieser Befund biochemisch noch nicht gedeutet werden, da keine ausreichenden Kenntnisse über die Wirkung der Verbindungen vorliegen. Eine Ausnahme bilden die Vitamin K-Antagonisten vom Dicumarol- und Phenylindandiontyp, die durch Blockierung der Harnsäurerückresorption uricosurisch wirken, und von denen man annehmen darf, daß sie Reaktionen hemmen, an denen Vitamin K-haltige Coenzyme beteiligt sind. Die uricosurische und die hypoprothrombinämische Wirkung der Vitamin K-Antagonisten gehen dabei nicht immer parallel. Das Marcumar® z. B. hat eine bemerkenswert geringe uricosurische Wirkung, während das von Pasero und Marini (1958) eingeführte 2-Phenyl-5-brom-1,3-indandion bei guter uricosurischer Aktivität die Prothrombinspiegel kaum verringert (Pasero, 1960).

Unter den Stoffen, welche die Harnsäureausscheidung beeinflussen, sind auch solche, die im Körper in großem Maße entstehen können, wie Milchsäure, Brenztraubensäure, β-Hydroxybuttersäure und Acetessigsäure (Gibson und Doisy, 1923; Michael, 1944; Yü et al., 1957). Besonders Milchsäure verringert die Harnsäureausscheidung sehr stark (Abfall der Clearance auf etwa 1 cm^3/min!), ähnlich β-Hydroxybuttersäure. Die Ketonsäuren scheinen die Ausscheidung zu erhöhen, und es ist deshalb zu vermuten, daß die Transportleistung der Tubuluszellen für Harnsäure von ihrem Redoxpotential, wahrscheinlich vom extramitochondrialen $\frac{NADH}{NAD^+}$-Quotienten abhängt.

Für die Praxis bedeuten diese Ergebnisse eine Erklärung des Harnsäureanstieges bei körperlicher Belastung (Milchsäureanstieg, Nichols et al., 1951), nach Alkoholgenuß (Milchsäureanstieg, Lieber et al., 1962) und bei der Ketose des Hungernden und des Diabetikers.

b) Löslichkeit der Harnsäure

Am Beginn der Gichtniere steht immer die Ausfällung von Harnsäure oder Urat. Gelöste Harnsäure und das Uration sind nicht toxisch und kommen als materia peccans nicht in Frage.

Harnsäure ist eine *zweiwertige Säure*. Innerhalb physiologischer Wasserstoffionenkonzentrationen bildet sie jedoch nur einwertige Salze. Je nach pH-Wert kommen in den Körperflüssigkeiten freie Harnsäure oder (und) Urate vor. Dementsprechend bestehen Ausfällungen aus freier Harnsäure oder Uraten, vorwiegend Mononatriumurat.

Die *Dissoziationskonstante* pK' der Harnsäure beträgt 5,8 (Bernoulli und Loebenstein, 1940). Bei pH 7,4 liegen also nach

$$pH = pK + \log \frac{\text{Urat}}{\text{Harnsäure}}$$

97,5% als Uration vor, bei pH 4,8 immer noch beinahe 10%. Daraus folgt, daß freie Harnsäure im Körper nur im Gemisch mit Uraten vorkommen kann und daß Überlegungen über die Harnsäureausfällung von Beobachtungen über das Verhalten von Uratlösungen bezüglich Dissoziation und Löslichkeit der verschiedenen ionisierten Formen bei verschiedenen pH-Werten ausgehen müssen.

Die *Löslichkeit* der Harnsäure in Wasser beträgt nach Gudzent (1928) bei 37° 65 mg in 1 Liter Wasser, neuere Zahlen bei Körpertemperatur liegen nicht vor. Die Löslichkeit des Natriumurates in reinem Wasser liegt nach Angaben des gleichen Autors bei Körpertemperatur bei 1,3 g pro Liter Wasser. Wegen eines *sehr kleinen Löslichkeitsproduktes* für Natriumurat, das von Harpuder und Erbsen (1924) mit $4{,}9 \times 10^{-5}$ angegeben wurde, ist die Löslichkeit von Uraten in Salzlösungen wesentlich geringer und beträgt nach Gudzent in einprozentiger Kochsalzlösung bei 37° nur 130 mg/l. Für das Plasma berechneten Peters und van Slyke (1946) eine Löslichkeit von 64 mg/l, in guter Übereinstimmung mit der klinischen Beobachtung, daß bei unbehandelter Gicht Anfälle erst bei Harnsäurekonzentrationen im Plasma über 6,5 mg-% beobachtet werden.

Die Verhältnisse im Harn liegen komplizierter, weil hier die Schwankungen sowohl im pH als auch in der Salzkonzentration wesentlich größer sind. Nimmt man den theoretischen Fall an, daß ein (Modell)-Harn nur soviel Kationen wie Urationen enthält, so können in ihm bei zunehmendem pH nach der Henderson-Hasselbach-Gleichung steigende Mengen Gesamtharnsäure in Lösung gehen, nämlich die (bei jedem pH-Wert gleiche) lösliche Menge freier Harnsäure und die zunehmende Menge Urat, die in Abwesenheit von Salzen gut löslich ist. PETERS und VAN SLYKE (1946) berechnen, im wesentlichen aus Daten von GUDZENT (1928), die in Tabelle 1 aufgeführten Werte.

Die Tabelle zeigt die zwischen pH 6 und 7 rasch zunehmende Löslichkeit; der bei pH 8 errechnete Wert ist dagegen nicht reell, da eine Uratlösung nur durch Alkaliüberschuß auf pH 8 gebracht werden kann, so daß die Löslichkeit verringert wird. Tatsächlich ist für den normalen Harn die eingesetzte Löslichkeit ohnehin zu hoch veranschlagt, da der Harn reichlich Alkaliionen enthält.

Tabelle 1. *Löslichkeit von Gesamtharnsäure in Abhängigkeit vom pH, berechnet aus der Annahme, daß die Löslichkeit der freien Harnsäure pH-unabhängig 0,39 mMol/l beträgt und daß kein Überschuß von Natriumionen vorliegt, der die Löslichkeit verringert*

pH	Gesamtharnsäure	
	mMol/l	mg/l
5,0	0,48	80
6,0	1,3	220
6,88	7,1	1190
7,0	9,4	1580
(8,0	90,4	15200)

Während die Voraussetzungen für die Ausfällung von Harnsäure im Harn noch etwas komplizierter sind als aus der bisherigen Darstellung hervorgeht, da die Neigung der Urate, *übersättigte Lösungen* zu bilden, noch berücksichtigt werden muß (s. unten), eignen sich die beschriebenen Beziehungen, die für eine Wiederauflösung von ausgefällter Harnsäure möglichen Verfahren, nämlich Verringerung der Ausscheidung, Alkalisierung und Verdünnung, gegeneinander abzuwägen; mit einer Wiederauflösung ist nur zu rechnen, wenn die Konzentration der im Harn (oder Körperwasser) vorhandenen freien Harnsäure und Urate geringer als die echte Löslichkeit ist.

Eine Verringerung der Harnsäureausscheidung und damit ihrer Konzentration im Harn läßt sich durch *diätetische* oder *medikamentöse Maßnahmen* erreichen (vgl. S. 107). An dieser Stelle bringt ihre Besprechung keine wichtigen Gesichtspunkte.

Alkalisierung durch Zufuhr z. B. von Natrium- und Kaliumcitrat führt eine Verbesserung der Gesamtlöslichkeit herbei. Dabei ist eine Alkalisierung über pH 7 (6,5—7,5) unnötig, da jenseits dieses Bereiches der notwendigerweise zunehmende Alkaliionenüberschuß die Löslichkeit von Urat zunehmend verringert.

Theoretisch interessanter ist die Verringerung der Harnsäurekonzentration durch *Wasserzufuhr*. Da die Löslichkeit der Urationen, wie erwähnt, durch das Löslichkeitsprodukt K_s, begrenzt ist,

$$(\text{Na}^{\oplus}) \times (\text{Urat}^{\ominus}) = K_s, \tag{1}$$

kann durch Senkung der Konzentration der Natriumionen (im Beispiel auf die Hälfte, zunächst ohne Änderung des Volumens) die Uratkonzentration erhöht (im Beispiel verdoppelt) werden,

$$\frac{(\text{Na}^{\oplus})}{2} \times 2\ (\text{Urat}^{\ominus}) = K_s. \tag{2}$$

Wurde die Senkung der Natriumkonzentration durch Zugabe von Wasser (durch Diurese) erreicht (wurde also im Beispiel das Volumen verdoppelt), so kann im größeren (doppelten) Volumen noch mehr (noch einmal doppelt so viel) Urat gelöst werden; insgesamt ist also bei Verdoppelung der Harnmenge durch Diurese viermal so viel Urat lösbar wie in der Ausgangsmenge. Wie man sich leicht überzeugen kann, ist das berechnete Beispiel ein Sonderfall der Regel, daß im Rahmen der Gesamtharnsäurelöslichkeit die Uratlöslichkeit bei Harnverdünnung mit dem Quadrat des Volumens zunimmt.

Urate haben die Eigentümlichkeit, *übersättigte Lösungen* zu bilden, die recht stabil sind, und in denen — selbst bei Anwesenheit von Alkaliionen — die Löslichkeit des Natriumurates im Wasser überschritten werden kann. Alkalische Reaktion begünstigt das Auftreten dieser übersättigten Lösungen, doch werden sie auch bei den üblichen pH-Werten des Harnes gebildet. Kommt es bei Stehen solcher übersättigter Lösungen zur Aufhebung des metastabilen Zustandes, so verschiebt sich das Gleichgewicht in der folgenden Beziehung nach rechts und je nach pH-Wert und Alkaliionenkonzentration kommt es zur Ausfällung von Uraten oder freier Harnsäure:

Urate in übersättigter Lösung	$\longrightarrow$	Urate in echter Lösung	$\underset{\text{vom pH}}{\overset{\text{abhängig}}{\rightleftharpoons}}$	freie Harnsäure in echter Lösung
		$\downarrow$		$\downarrow$
		Ausfällung bei höherer Alkaliionenkonzentration und höheren pH-Werten		Ausfällung bei niederen pH-Werten.

In einem Harn mit einem $pH = pK'_{Urat} = 5{,}8$ sind die Konzentrationen von Uraten und freier Harnsäure gleich. Ist die Natriumkonzentration so groß wie die im Plasma, so ist auch die Löslichkeit von Uraten und freier Harnsäure ungefähr gleich. Unterhalb von pH 5,8 überwiegt unter diesen Bedingungen die freie Harnsäure, so daß bei zu hoher Gesamtharnsäurekonzentration vorwiegend die freie Form ausfällt, oberhalb liegen mehr Urate vor, die dann den Niederschlag bilden. Ist die Alkaliionenkonzentration geringer, so verschiebt sich unter Zunahme der Gesamtlöslichkeit der Harnsäure die pH-Grenze, die bestimmt, ob Harnsäure oder Urate ausfallen, nach oben.

c) Spezielle Fragen der Entstehung der Gichtniere

Die Gichtniere ist gekennzeichnet durch interstitielle und intratubuläre Harnsäureausfällungen, glomeruläre und tubuläre Veränderungen verschiedener Art, Pyelonephritis, Hyalinose und Sklerose der Nierengefäße sowie Nephrolithiasis.

Die zur Gichtniere führenden *Harnsäureausfällungen* kommen sowohl im Tubuluslumen als auch im Interstitium zustande (neuerdings MAYNE, SOKOLOFF, TALBOTT und TERPLAN, MUNCK). Es hat zwar nicht an Stimmen gefehlt, die auf Grund gewisser Experimente die Ansicht verfochten, daß die Harnsäureausfällungen in der Niere primär immer intratubulär erfolgen, aber das Schwergewicht der Argumente spricht doch für zwei verschiedene Orte und Arten. Schon ASCHOFF hat klar beschrieben, daß die interstitielle Harnsäureausfällung weiß, die in den harnbereitenden Tubuli gelblich ist, SOKOLOFF (1957) gibt an, daß die gelben, vornehmlich bei Leukämie auftretenden Ablagerungen amorph, die bei Gicht dagegen kristallin seien. Aus den oben diskutierten Gründen (pH, interstitiellen Natriumkonzentration) ist es wahrscheinlich, daß die interstitiellen Ablagerungen aus Natriumurat bestehen, die intratubulären Niederschläge vorwiegend aus freier Harnsäure [PRIEN und FRONDEL (1947)].

Kommt es bei akuter Ausfällung von Harnsäure zur *Tubulus*-Blockade durch zylinderartige Ausgüsse der Sammelröhre, so führt dies zur Hemmung der glomerulären Filtration und selbst zur Anurie. In akuten, experimentell erzeugten Läsionen bei Hunden und Ratten fanden DUNCAN et al. (1963) Dilatation der distalen Tubuli und selbst der Glomerula, nachdem früher bereits Dunn und Polson (1926), sowie Smith und Lee (1957) an Kaninchen entsprechende Befunde erhoben hatten. Die injizierten Mengen waren jedoch immer erheblich (100—1000 mg/kg); entsprechend viel Harnsäure wird beim Menschen höchstens gelegentlich während der energischen Behandlung einer Hämoblastose freigesetzt. Dennoch glauben Duncan et al., daß ihre Versuche auch ein Modell für die Gichtniere seien und geben an, daß die primär intraluminären Niederschläge durch Degeneration des Tubulusepithels mit nachfolgender Fibrose zu interstitiellen Uratablagerungen werden können. Ähnliche Ansichten äußern Wallace und Bernstein (1963).

Die *Uratausfällung im Interstitium* der Niere ist sicher ein komplizierterer Vorgang als in den extracellulären Räumen anderer Gewebe, in denen sowohl die Uratkonzentration als auch die Konzentrationen von Natrium und Kalium denen im Plasmawasser entsprechen und verhältnismäßig konstant sind. Ob die Uratkonzentration an allen Stellen des Interstitiums der Niere vorwiegend von der Harnsäurekonzentration im Plasma oder im Tubuluslumen abhängt, ist noch unbestimmt. Darüber hinaus kann die Ausfällung durch zwei weitere Variable beeinflußt werden, nämlich die Konzentrationen von Natrium und Wasserstoffionen.

Die *Pyelonephritis* wird gewöhnlich als Folge einer Nephrolithiasis, eventuell einer intratubulären Harnsäureausfällung angesehen, so z. B. von Brown und Mallory (1950), welche annehmen, daß die in den Sammelröhrchen bzw. Tubuli vorhandenen Uratkristalle zur Pyelonephritis prädisponieren. Tatsächlich gelingt es auch, durch Tierversuche diese Annahme wahrscheinlich zu machen; Smith und Lee (1957) fanden bei der experimentellen „Harnsäurenephritis“ die ersten Veränderungen an den Sammelröhren. Neuerdings gaben Richet et al. (1961) an, die am besten definierten Veränderungen der Gichtniere, nämlich eine „aufsteigende interstitielle Nephritis“ zusammen mit Tubulusatrophie und interstitieller Fibrose vornehmlich bei Nephrolithiasis festgestellt zu haben. Trotz dieser guten Argumente müssen die Schlußfolgerungen, denen sich viele Pathologen angeschlossen haben, bezweifelt werden, da einerseits, wie bereits erwähnt, die experimentellen Läsionen unter Bedingungen zustandekommen, die den bei der Gicht herrschenden nicht entsprechen, andererseits autoptische Befunde erfahrungsgemäß leicht zur Überwertung der finalen Ereignisse führen. Tatsächlich wurde im autoptischen Material von Talbott und Terplan (1960) die Pyelonephritis auch bei Fällen mit minimalen Nierenveränderungen, wo sie schwer als Folge chronischer Harnstauung zu erklären ist, fast immer gefunden.

Louyot et al. (1959) beobachteten in *Nierenpunktionen* interstitielle Entzündungen mit cellulären Infiltraten in 12 von 22 Fällen, von denen bei dreien die Tubulusepithelien normal waren; bei den übrigen bestand dagegen eine gute Übereinstimmung zwischen dem Vorkommen entzündlicher Veränderungen im Interstitium und abgeplatteten Epithelien bzw. Dilatation der Tubuli. Bei der Punktion sehr früher Fälle fanden Greenbaum et al. (1961) dagegen ausschließlich eine *interstitielle Fibrose.* Faßt man diese Befunde zusammen, so wird man die Häufigkeit der Pyelonephritis eher einer primären Schädigung der Niere durch die interstitielle Harnsäureablagerung als einer Nephrolithiasis bzw. anderen, die Tubuli obstruierenden Harnsäureausfällungen zuschreiben, man nehme denn an, daß die Obstruktion der intrarenalen Harnwege bei der Gicht ein nahezu obligatorisches Ereignis sei.

Die *Pathogenese* der *Harnsäureausfällung bei der Gicht* wird nicht, wie man zunächst annehmen mag, durch eine vermehrte Harnsäureausscheidung und eine dadurch erhöhte Harnsäurekonzentration im Endharn erklärt: Bei der Mehrzahl der Gichtiker ist die Tagesausscheidung von Harnsäure normal oder wenig erhöht, GUTMAN und YÜ fanden nur bei 6% der Gichtiker eine Tagesausscheidung über 800 mg. (Damit steht die Harnsäuresteinbildung in einem Gegensatz zu der Harnsäureurolithiasis bei Leukämien und anderen, mit vermehrtem Zellumsatz einhergehenden Hämoblastosen.) Die erwähnte Häufigkeit des anatomischen Befundes einer intratubulären Harnsäureausfällung spricht dafür, daß die entscheidenden Präcipitationsvorgänge weiter harnstromaufwärts erfolgen. (Da der

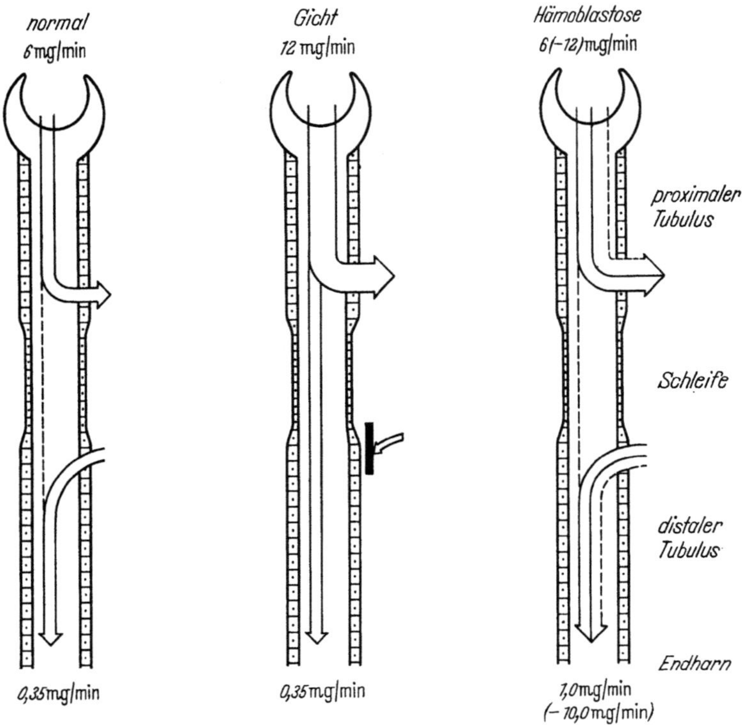

Abb. 4. Schema zum Mechanismus der Harnsäuresteinbildung bei Gicht und Hämoblastosen. Die Zahlen geben Filtration bzw. Ausscheidung pro Minute an. Der Gichtiker erreicht eine ausreichende Harnsäureausscheidung durch Erhöhung der Konzentration im Plasma und Primärfiltrat, auf Kosten einer erhöhten Konzentration im proximalen Tubulus und in der Schleife, während bei Hämoblastosen, wenigstens so lang die Plasmaharnsäure normal ist, die hohen Harnsäurekonzentrationen erst im Endharn zustandekommen

Endharn ohnehin eine übersättigte Harnsäurelösung darstellt, ist mit einer Wiederauflösung einmal ausgefallener Harnsäure bei üblichen pH-Werten und Harnmengen nicht zu rechnen.)

Der für die Harnsäureausfällung verantwortliche Unterschied zwischen Normalpersonen und Patienten mit familiärer Hyperuricämie besteht wahrscheinlich in der höheren Harnsäurekonzentration im Primärharn der letzteren. Durch diese erhöhte Konzentration muß bei Hyperuricämie in den proximalen Tubulusabschnitten die Harnsäurekonzentration proportional der Harnsäurekonzentration im Plasma erhöht sein. Folgt man darüber hinaus der modernen Theorie, daß bei der familiären Hyperuricämie ein Defekt der tubulären Harnsäuresekretion vorliegt, die erst im distalen Tubulus erfolgt, so müssen zwischen Normalpersonen und familiären Hyperuricämikern in den proximalen Tubulusabschnitten und in den Schleifen noch deutlichere Unterschiede der Harnsäurekonzentration angenommen werden (Abb. 4). Es scheint nicht ausgeschlossen, daß in diesen Bezirken beim Normalen kaum Harnsäure vorkommt, während der familiäre

Hyperuricämiker die gesamte auszuscheidende Menge durch diesen Bereich transportieren muß.

Als weiterer pathogenetischer Mechanismus für die Harnsäureausfällung kommt eine im Vergleich zum Gesunden stärkere *Säuerung des Harnes* in Frage. Cottet (1961) hat bei Gicht den pH-Wert des Harnes von Patienten mit Harnsäurelithiasis im Mittel um 0,2 niedriger als bei Patienten ohne Steine gefunden, doch sind die Unterschiede nicht überzeugend und andere Ursachen nicht ausgeschlossen. Es mag dennoch sein, daß eine alimentär bedingte Harnacidose bei der Gicht am Zustandekommen der Harnsäureausfällung mitwirkt; als alleiniger Faktor kommt sie aber wohl nicht in Frage.

Anders mögen die Verhältnisse bei der von Henneman et al. (1962) beschriebenen nicht *gichtischen, vererblichen Harnsäurelithiasis* liegen, bei der im Harn sehr niedrige pH-Werte regelmäßig gefunden werden. Weitere Untersuchungen zu diesem interessanten Krankheitsbild stammen von Atsmon et al. (1960) sowie de Vries et al. (1962). Trotz intensiver Bemühungen konnte der metabolische Defekt, der zu dem niedrigen pH-Wert führt, aber noch nicht aufgeklärt werden. Henneman et al. machen eine erniedrigte Ammoniumausscheidung dafür verantwortlich, während de Vries et al. Vermehrungen der Phosphatausscheidung bei ihren Patienten fanden.

Als Zusatzursache für die Bildung von Harnsäuresteinen bei der Gicht und anderen Leiden werden immer wieder Besonderheiten einer *Matrix* beschrieben. Inwiefern es bei einem klar definierten metabolischen Grundleiden bzw. im Zusammenhang mit anderen, zur Hyperuricämie führenden Krankheiten, gleichzeitig zur typischen Bildung einer Matrix kommen soll, ist nicht recht verständlich.

III. Pathologie

Die Kenntnis der renalen Läsionen bei Gichtkranken ist nahezu so alt wie die pathologische Anatomie selber. Sie geht auf Morgagni zurück, der bereits den häufigen Befall der Nieren bei Gicht, speziell auch das Vorkommen kleinster Steine im Nierenparenchym, beschreibt. Auch einen Ausgußstein hat Morgagni bereits geschildert. Neuere pathologisch-anatomische Beschreibungen der Gichtniere stammen von Brown und Mallory (1950), Koller und Zollinger (1945), Mayne (1956) sowie Talbott und Terplan (1960). Alle diese Autoren stimmen untereinander und mit den alten weitgehend überein, so daß das Gebiet als im wesentlichen abgeschlossen angesehen werden kann. Auf seine Darstellung an dieser Stelle wird verzichtet, es sei auf die einschlägigen Beiträge von Zollinger (1966) sowie Munck (1966) verwiesen. Folgende sind die klassischen Befunde der Gichtniere, wie sie bei der Autopsie festgestellt werden.

Harnsäureablagerungen sind in mehr oder weniger großem Umfang fast immer vorhanden. Man findet sie im Nierenbecken bzw. den Kelchen ebenso wie im Parenchym; im Parenchym liegen sie ausschließlich im Bereich der Tubuli, vorwiegend im Mark, aber auch in der Rinde (Abb. 5, 6, 7). Die Harnsäureausfällungen in der Niere können kristallin oder amorph sein. Besonders charakteristisch sind Nadeln, die sich um ein Zentrum anordnen und ausgeprägte Tophi bilden können. Manchmal findet man sie im Tubuluslumen, speziell in der Nähe der Papille, in den Henleschen Schleifen und in den Ausführungsgängen. Häufig ist in ihrer Nachbarschaft die epitheliale Auskleidung verändert oder zerstört und gelegentlich ist es unmöglich, ihre ursprüngliche Lage zu bestimmen. Im Interstitium entsteht eine entzündliche Reaktion unter Beteiligung von Makrophagen, die zur Sklerose führt.

Tubuli und *Sammelröhrchen* sind häufig erweitert; meist ist ihr Epithel dann atrophisch. Nicht selten findet man im Lumen neben den erwähnten Harnsäurepräcipitaten hyaline Cylinder, aber auch Erythrocytencylinder.

Hyalinisierung und Sklerose eines Teils der *Glomerula* sind ein regelmäßiger Befund. Ebenso kommt eine *Arterio-* bzw. *Arteriolosklerose* fast regelmäßig vor (ZOLLINGER).

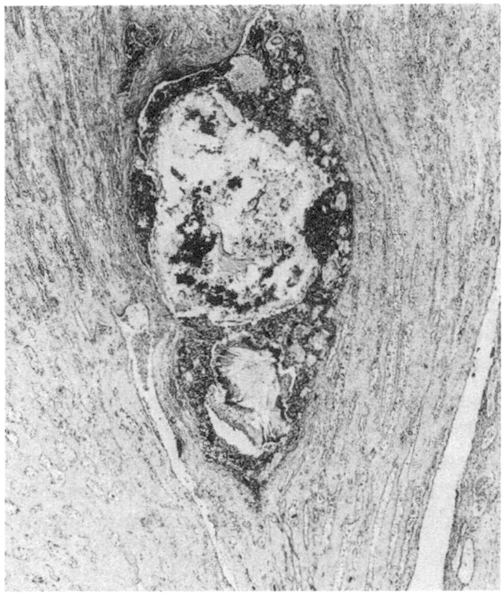

Abb. 5. Tophus in der Markpyramide. (Aus MUNCK, 1966)

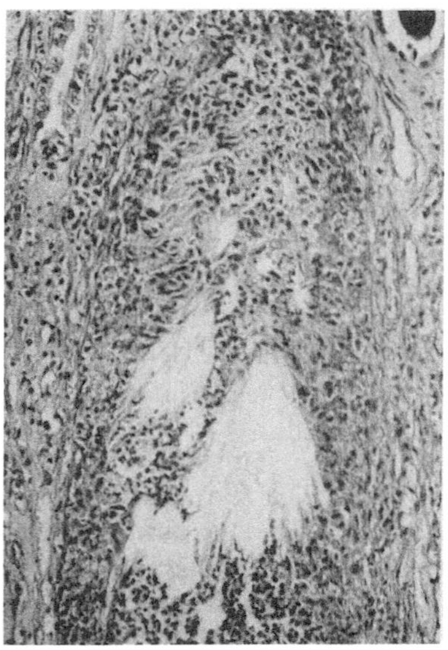

Abb. 6

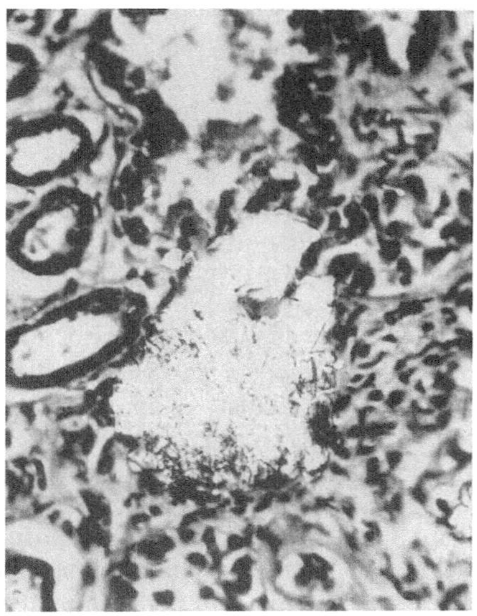

Abb. 7

Abb. 6. Typische Harnsäureablagerung mit büschelförmig angeordneten Uratkristallen und schwerer entzündlicher Umgebungsreaktion aus einer Nierenpapille. (Aus ZOLLINGER, 1966)

Abb. 7. Ablagerung von Urat in einem erweiterten Harnkanälchen. Weitgehende Zerstörung des Epithels (halbpolarisiertes Licht). (Aus MUNCK, 1966)

Neben die erwähnte Fremdkörperreaktion im Interstitium treten *Infektionen* mit lymphocytären Infiltraten, die wohl als ascendierende Pyelonephritis zu deuten sind. Mikroabscesse kommen vor. Auf die Schwierigkeit der Deutung der Pathogenese dieser Pyelonephritis wurde auf S. 89 hingewiesen.

1. Ergebnisse der Nierenpunktion

Nierenpunktionen bei Gichtkranken wurden erstmals von französischen Autoren durchgeführt (Gaucher, 1958; Thouveny, 1960), kurz darauf von Greenbaum et al. (1961). Während Greenbaum et al. sich vorwiegend auf Frühfälle konzentrieren, versuchten Louyot et al. (1963) durch Nierenpunktionen in allen Stadien der Gicht einen Längsschnitt durch das Krankheitsgeschehen zu ziehen.

Louyot et al. (1963) fanden bei 22 Punktionen nur zweimal eine normale Niere, und zwar bei einem 34jährigen Mann ohne Familienanamnese, dessen Gicht bereits 3 Jahr gedauert hatte, und bei einem 42jährigen Mann ohne Familienanamnese, Krankheitsdauer 5 Jahre. Andererseits beschreiben sie Nierenveränderungen nach $^1/_2$—3jähriger Krankheitsdauer bei 3 Männern im Alter von 40, 55 und 42 Jahren. Bei dem Patienten mit $^1/_2$jähriger Anamnese bestanden die einzigen Veränderungen im Vorkommen von Cylindern, bei dem 55jährigen mit einjähriger Anamnese war neben einer Dilatation der Tubuli contorti und zahlreichen Cylindern eine ausgeprägte Bindegewebsvermehrung im Interstitium festzustellen.

Mit zunehmender Gichtdauer werden die bioptisch feststellbaren Veränderungen ausgeprägter, erreichen aber nie ein Ausmaß, wie es bei Sektionen festgestellt wird. Der Vergleich mit dem Sektionsmaterial ist allerdings nur begrenzt möglich, da in den Biopsien von Louyot et al. (1963) nur bei der kleineren Hälfte der Fälle auch Nierenmarkgewebe gewonnen wurde, und damit der Ort der typischen Veränderungen nicht regelmäßig untersucht werden konnte. Interessanterweise weicht aber trotz der eben getroffenen Einschränkung die Beschreibung der Gichtniere aus Biopsiebefunden nicht grundsätzlich von der Beschreibung aus Autopsiebefunden ab.

Glomeruläre Veränderungen finden Greenbaum et al. in 9 von 12 Fällen, Louyot et al. (1963) in 21 von 22 Fällen. Im allgemeinen stimmen die Prüfungen der Nierenfunktion gut mit den Punktionsergebnissen überein, leichte glomeruläre Veränderungen gehen mit normaler Nierenfunktion einher, während bei schweren Veränderungen bereits Einschränkungen der Nierenfunktion festgestellt werden können.

Tubuläre Veränderungen, in erster Linie hyaline Cylinder, sowie Dilatation der Henleschen Schleifen wurden in 18 von 22 Fällen von Louyet et al. (1963) festgestellt.

Während Greenbaum et al. auf Bindegewebsvermehrungen ohne entzündliche Reaktionen im *Interstitium* hinweisen (mehr als die Hälfte der Fälle), berichten Louyet et al. (1963) über entzündliche Reaktionen mit cellulären Infiltraten bei 12 von 22 Patienten. Darüberhinaus finden jedoch auch diese Autoren im Interstitium Bindegewebsvermehrungen ohne celluläre Reaktionen; sie glauben diese Reaktionen in der Nachbarschaft atrophierender Tubuli festgestellt zu haben.

Auch in den Biopsien wurden *Gefäßveränderungen* seltener als Veränderungen des glomerulotubulären Apparates gesehen, und zwar von beiden Autorengruppen. Am häufigsten wurde, regelmäßig bei Patienten mit Hypertonie, gelegentlich bei Normotonen, eine in der Subintima oder Media gelegene Hyalinisierung beobachtet.

2. Mutmaßlicher Verlauf der Gichtniere

Die Nierenbiopsien zeigen, daß morphologisch faßbare Veränderungen der Niere bei der Gicht schon frühzeitig auftreten können, bei einer Reihe von Fällen wahrscheinlich bereits vor dem ersten Gelenkanfall. Dabei ist die Nierenfunktion zunächst meist normal, um später, mit dem Fortschreiten der histologisch faßbaren Veränderungen, sich zu verschlechtern.

Hyalinisierung oder selbst Sklerose der *Glomerula* sowie tubuläre Veränderungen dürften die erste Läsion sein, die sich in der Niere des Gichtikers entwickelt, denn diese Veränderungen werden am häufigsten gefunden, kommen bereits bei verhältnismäßig jungen Patienten vor und treten in Nieren auf, in denen weder Gefäßveränderungen noch interstitielle entzündliche Reaktionen nachweisbar sind. Für solche Fälle hat TUROLLA (1960) den Begriff der gichtischen Glomerulonephrose eingeführt.

Die *Gefäßveränderungen* treten im allgemeinen später auf, wenngleich auch Fälle vorkommen, in denen sie das Bild beherrschen und vermutlich von vornherein beherrscht haben. Die Mehrzahl der Patienten, bei denen das vorkommt, sind jedoch verhältnismäßig alte Personen (über 55 Jahre mit langer Gichtanamnese). Ihre frühere Ansicht (1959), daß Gefäßveränderungen frühzeitig auftreten haben LOUYOT et al. zurückgenommen.

Der *Befall des Interstitiums* hängt offensichtlich von der Dauer der Gicht ab, selbst wenn manchmal bei kurzer Gichtanamnese Veränderungen gefunden werden. Gelegentlich beherrscht die interstitielle Reaktion sogar das Bild, und der Ausdruck interstitielle Gichtnephritis wird berechtigt. Von LOUYOT et al. (1963) wird bezweifelt, ob die Entwicklung der interstitiellen Nephritis mit Gefäßveränderungen, mit Harnsäureausfällungen im Interstitium bzw. mit einer Mikrolithiasis oder Uratablagerung im Mark und darauffolgender Harnstauung in Zusammenhang gebracht werden kann. Die Autoren halten es für wahrscheinlicher, daß die Reaktion des Bindegewebes dem Auftreten von Harnsäuredepots in Form größerer Ablagerungen vorausgeht und sehen in ihr eine direkte Folge der hohen interstitiellen Harnsäurekonzentration. Gemeinsam mit FAHR sowie TALBOTT und TERPLAN halten wir es für wahrscheinlich, daß Mikrokristalle auftreten, welche für die Irritation und anschließende Reaktion des interstitiellen Gewebes und der Tubuluszellen verantwortlich sind.

IV. Symptomatologie und Diagnose

1. Symptomatologie

Von den meisten Autoren wird eine strenge Unterteilung zwischen den Befunden bei Kranken ohne und mit Nierensteinen gemacht, neuerdings speziell von LOUYOT et al. (1963). Im Kollektiv scheinbar steinfreier Gichtkranker ist jedoch ein mehr oder weniger großer Prozentsatz von Patienten mit Nierensteinen enthalten, ohne daß man beim Auftreten der ersten Kolik sagen könnte, wie lang vorher bereits eine Nephrolithiasis bestanden hat. Aus diesem Grund hat die genannte Aufteilung nur begrenzten Wert.

a) Häufigkeit der Nephrolithiasis bei Gicht

Die Angaben über die Häufigkeit der Nephrolithiasis bei der Gicht liegen zwischen 5 und 40%. Die Mehrzahl der Autoren gibt etwa 20% an.

Der *Vergleich der Angaben* ist schwierig. Wird der röntgenologische Steinnachweis der Beurteilung zugrunde gelegt, so entgehen viele Fälle der Diagnose, da kleine Harnsäurekonkremente weder einen positiven noch, bei der Pyelographie, einen negativen Kontrast geben. Auch die Angaben über die Häufigkeit von Steinkoliken sind, speziell bei späterer Auswertung von Krankenblättern, unzuverlässig und führen zu zu niederen Ergebnissen, es sei denn, daß nach der Steinsymptomatik gezielt gefragt wird. Aber selbst bei gezielter Anamneseerhebung sind Angaben über die Häufigkeit der Nephrolithiasis zum Zeitpunkt der ersten Untersuchung des Patienten seltener als in einem über längere Zeit beobachteten Krankengut, da erfahrungsgemäß viele Patienten ohne typische Kolikanamnese früher oder später doch noch an Nierensteinen mit Koliken erkranken. Andererseits sind Angaben über eine Steinhäufigkeit von 5% sicher

Tabelle 2. *Häufigkeit wichtiger, auf die Niere verweisende Befunde bei Gicht, in Prozenten der in Klammern angegebenen Zahl der Fälle*

	Proteinurie	Hämaturie	Leukocyturie	Cylindrurie	Hyperazotämie	Hypertonie
WILLIAMSON (1920)	45 (116)					
SCHNITKER und RICHTER (1936)	31 (55)				38 (45)	
BRØCHNER-MORTENSEN (1941)	25 (100)				11 (100)	
TALBOTT und TERPLAN (1960) (nach Krankengeschichten autoptischer Fälle)						
klinisch leichte Gicht	77 (69)	43 (69)			54 (65)	57 (68)
schwere tophöse Gicht	81 (32)	50 (32)			78 (32)	61 (33)
RAVAULT und VIALA (1960)	29 (103)					
LOUYOT et al. (1963)	42 (150)	63 (27)	74 (27)	17 (150)	19 (136)	40 (140)
Eigene Werte bis 1965	35 (122)	45 (122)	33 (122)	4 (122)		28 (122)
ZÖLLNER und SCHATTENKIRCHNER (1966)	36 (22)	41 (22)	55 (22)	0 (22)		55 (22)

zu nieder, haben doch HAUGE und HARVALD (1955) in der *Verwandtschaft* (!) *von Gichtkranken* bereits eine Häufigkeit von 9% festgestellt; bei den hyperuricämischen, eventuell gichtischen Familienmitgliedern muß die Häufigkeit wesentlich höher liegen. In meinem *eigenen Krankengut* ist die klinisch aus der Kolikanamnese diagnostizierte Nephrolithiasis mit 41% von 122 Fällen häufiger als in den meisten anderen Statistiken. Spezielle Erwähnung verdient dennoch die Häufigkeit der Steinanamnese bereits beim ersten Gichtanfall; hier ist es allerdings besonders nötig, nach Einleitung der ersten Therapie, die natürlich vorgeht, eine genaue Anamnese zu erheben. Eine Nachuntersuchung dieser Frage gemeinsam mit SCHATTENKIRCHNER ergab in einer 1965 neu begonnenen Serie von 22 Patienten bislang ebenfalls eine Häufigkeit von 41% (vgl. Tabelle 2).

Inwieweit unsere eigenen Zahlen für alle Patientenkollektive beweisen, daß die Nephrolithiasis bei Gicht häufiger ist als dies meist angegeben wird, ist noch eingehender zu prüfen. Die Gicht im Nachkriegsdeutschland stellt einen Sonderfall dar, insofern als bei der bis zur Währengsreform ausgehungerten Bevölkerung eine reichliche Purinzufuhr nach diesem Zeitpunkt eine größere Rolle als üblich gespielt haben dürfte und man deshalb eine besonders hohe Purinzufuhr als zusätzliche Ursache der Steinkrankheit diskutieren muß.

b) Proteinurie

Eine geringe Proteinurie ist *häufig*, sie wird in etwa einem Drittel der Fälle gefunden. Nicht in allen Fällen ist sie konstant festzustellen, sie kann kommen und gehen.

Proteinurie vor dem ersten Gichtanfall ist in der Literatur mehrfach beschrieben, und auch wir verfügen über eine einschlägige Beobachtung. Es ist deshalb ver mutlich zweckmäßig, bei der Suche nach der Ursache für eine anderweitig nicht erklärte Proteinurie den Harnsäurespiegel im Plasma bestimmen zu lassen und eine genaue Familienanamnese bezüglich Gichtanfällen und Steinkoliken in der Verwandtschaft zu erheben.

Von einigen Autoren wird auch die beim *Gichtanfall* auftretende Proteinurie auf die Gichtniere bezogen. So richtig es ist, daß die Proteinurie Schwankungen unterliegt, so wenig darf man eine ausschließlich während des Anfalles auftretende Eiweißausscheidung als Teil der Gichtnierensymptomatik ansehen; hier kommt ebenso eine febrile Albuminurie bzw. die Reaktion der Niere auf die akute Arthritis, die ja auch anderweitig schwere Allgemeinsymptome hervorrufen kann, in Frage.

c) Hämaturie

Die Häufigkeit der Hämaturie bei der nicht durch Steine komplizierten Gichtniere wird sehr unterschiedlich eingeschätzt. LOUYOT et al. (1963) fanden bei 17 von 27 Personen vermehrt Erythrocyten im Harn, in 3 davon war die Erythrocytenausscheidung reichlich. REUBI und VORBURGER (1962) geben an, daß eine Mikrohämaturie auch im Harn von Patienten ohne Lithiasis „eventuell" auftreten könne. Wir (ZÖLLNER und SCHATTENKIRCHNER) fanden bei Patienten ohne Hinweis auf das Vorliegen von *Steinen* in 15% der Fälle vereinzelte Erythrocyten (Tabelle 3).

Tabelle 3. *Häufigkeit von wichtigsten Harnbefunden und Blutdruckerhöhungen bei Gichtkranken mit und ohne Urolithiasis* (Fälle von ZÖLLNER und SCHATTENKIRCHNER, 1966)

	Gichtkranke mit Urolithiasis	Gichtkranke ohne Urolithiasis	Gesamtes Krankengut mit Gicht
Zahl der Patienten	9	13	22
Eiweiß			
Spur	1 (11,1%)	2 (15,4%)	3 (13,6%)
reichlich	4 (44,4%)	1 (7,7%)	5 (22,5%)
zusammen	5 (55,5%)	3 (23,1%)	8 (36,1%)
Zylinder	0 (0%)	0 (0%)	0 (0%)
Erythrocyten			
vereinzelt	3 (33,3%)	2 (15,4%)	5 (22,5%)
reichlich	4 (44,4%)	0 (0%)	4 (18,2%)
zusammen	7 (77,7%)	2 (15,4%)	9 (40,7%)
Leukocyten	5 (55,5%)	7 (53,9%)	12 (54,6%)
Blutdruckerhöhung systolisch über 150 oder diastolisch über 95 mm Hg	5 (55,5%)	7 (53,9%)	12 (54,6%)

Ob die bei der Gichtniere beobachtete Hämaturie Vorbote der Lithiasis oder Ausdruck einer *Glomerulumschädigung* ist, läßt sich im Einzelfall nur durch längere Krankenbeobachtung klären. Von vielen französischen Autoren wird die Hämaturie bereits als Beweis für das Vorliegen einer Mikrolithiasis angesehen. Andere französische Autoren leugnen diesen Zusammenhang und beziehen Fälle von Hämaturie auf die „Gichtnephritis".

d) Leukocyturie

Auch über den Zeitpunkt des Auftretens der Leukocyten im Harn besteht keine Einigkeit. REUBI und VORBURGER (1962) halten die Leukocyturie für das Symptom einer *Pyelonephritis,* für deren Auftreten nach ihrer Ansicht eine

Nephrolithiasis notwendig ist, während LOUYOT et al. bei 20 von 27 Personen vermehrt Leukocyten, wenn auch in 16 davon keine ausgeprägte Leukocyturie als Ausdruck der „Gichtnephritis" finden. Unserer eigenen Erfahrung nach findet man Leukocyturie bei Patienten mit und ohne Steinen gleich häufig (Tabelle 3). Grundsätzlich ist, wenn man die pathologischen Befunde erwägt, gar nicht zu erwarten, daß bei allen Fällen von gichtischer Pyelonephritis ein Steinbefall vorliegt.

e) Cylindrurie

Auch dieses Symptom kann verhältnismäßig früh auftreten und gelegentlich bereits vor der Albuminurie festgestellt werden. Die Häufigkeitsangaben in der Literatur liegen unter 20%, wir fanden Cylinder nur selten, möglicherweise weil wir unsere Patienten zu reichlicher Flüssigkeitsaufnahme anhalten.

Die Cylinder sind im allgemeinen hyalin oder granuliert, gelegentlich kommen Erythrocytencylinder vor, welche selbstverständlich eine andere Bedeutung haben.

Nach REUBI und VORBURGER werden die Cylinder bei Albuminurie gefunden, während LOUYOT et al. (1963) in einem Drittel ihrer Fälle mit Cylindern keine Albuminurie feststellen konnten. Ein Zusammentreffen von Cylindrurie und Leukocyturie bzw. Hämaturie scheint nicht häufiger zu sein als es dem Zufall entspricht.

Trotz der nicht vollständigen Koinzidenz mit der Albuminurie wird man dem Befund von Cylindern wohl die gleiche Bedeutung zumessen. Dementsprechend ist es empfehlenswert, in Fällen ungeklärter Cylindrurie an eine Gichtniere zu denken.

f) Nierenfunktionsproben

Von den meisten Autoren wird betont, daß Einschränkungen der Nierenfunktion verhältnismäßig spät auftreten. Nur rund ein Viertel der Patienten stirbt in der Niereninsuffizienz (TALBOTT und TERPLAN, 1960). Ödeme kommen bei der unkomplizierten Gichtniere nicht vor, sondern treten nur im Zusammenhang mit einer Herzinsuffizienz auf.

Die Angaben der verschiedenen Untersucher über die Häufigkeit einer *Harnstofferhöhung* im Blut liegen zwischen 7 und 38%, sieht man von den Angaben von TALBOTT und TERPLAN ab. Diese Prozentwerte hängen offensichtlich von den besonderen Interessen der jeweiligen Untersucher ab; verständlicherweise sind sie bei Patienten aus Arthritiskliniken niedriger als bei den Fällen von Nephrologen.

Über die Clearance verschiedener Substanzen bei der Gicht liegt ein reiches Material vor auf Grund der vielen Untersuchungen zur Frage der renalen Pathogenese der Krankheit. GUTMAN und YÜ (1957) haben bei 150 Gichtkranken ohne erkennbare Nierenbeteiligung die *Inulinclearance* bestimmt; in einem Drittel der Fälle lag sie unter 90 ml/min, in einem Sechstel unter 80 ml/min. Auch die *PAH-Clearance* wurde häufig verringert gefunden. GUTMAN und YÜ glauben allerdings, daß die Einschränkung der Inulinclearance das altersübliche Maß bei ihren verhältnismäßig alten Patienten nicht überschreitet, während sie für die Verringerung der PAH-Clearance die gichtischen Nierenveränderungen verantwortlich machen.

Im Gegensatz zu den Clearance-Untersuchungen ist die *Phenolrotprobe* bei der Gichtniere bisher kaum systematisch untersucht worden. LOUYOT et al. (1963) geben eine verringerte Phenolrotausscheidung in 41% der Fälle an.

g) Symptome der akuten Pyelonephritis

Symptome der akuten Pyelonephritis, Leukocyturie, Empfindlichkeit der Nierenlager, rasche Blutkörperchensenkung sind selten. Wir selber haben bei den 140 Patienten unserer beiden Serien bisher nur einmal eine akute fieberhafte Pyelonephritis gesehen und nur gelegentlich eindeutige anamnestische Hinweise erhalten, wobei allerdings einschränkend bemerkt werden muß, daß der größere Teil der Patienten nur in, wenn auch wiederholten, Konsultationen gesehen wurde und nicht ausschließlich unter unserer Kontrolle stand.

Häufigkeit und Symptome der chronischen Pyelonephritis wurden bereits abgehandelt, zu ergänzen bleibt der Hinweis, daß eine chronisch leicht beschleunigte Blutkörperchensenkung das Augenmerk in diese Richtung lenken sollte, während Pyelogramme wegen der Häufigkeit der Lithiasis nicht immer eindeutig zu beurteilen sind.

h) Hypertonie

Die Angaben über die Häufigkeit der Hypertonie hängen wieder weitgehend von der Frage ab, ob das ausgezählte Krankengut im Querschnitt beurteilt wurde oder ob der Beurteilung *Verlaufsbeobachtungen* zugrunde liegen. Hierauf weist bereits GUDZENT hin, der 17 Kranke beschreibt, die er über viele Jahre beobachtet hat. Von diesen Kranken hatten bei der ersten Untersuchung 5 eine Hypertonie. Von den 12 Kranken mit normalem Blutdruck entwickelten 7 eine unter seiner Beobachtung allmählich ansteigende Blutdruckerhöhung; der Anteil der Hypertoniker bei diesen Patienten stieg also von 30 auf 70%. Für sein Gesamtkrankengut von 78 Fällen (ausschließlich Männer) gibt GUDZENT eine Hypertoniehäufigkeit von 40% bei der Erstuntersuchung an. Keiner der Hypertoniker war jünger als 40 Jahre, aber bereits im 6. Lebensjahrzehnt überwogen die Hypertoniker die Normotoniker im Verhältnis 19:15, im 7. Lebensjahrzehnt 13:5.

An neueren Statistiken ist die Mitteilung von FELDMAN und WALLACE (1964) zu erwähnen, die eine Hypertoniehäufigkeit von 45% angeben (280 Fälle). Eine Art Gegenprobe stellen die Untersuchungen von KINSEY et al. (1961) dar, die bei 400 Patienten mit Hypertonie in 3,4% eine Gichtanamnese finden, sowie die Arbeit von ISKOVITZ und SELLERS (1963), die die Krankengeschichten von 3396 Hypertonikern durchgesehen haben und dabei eine *Gichthäufigkeit* von 1% (gegenüber von 0,2% im übrigen Krankengut) feststellen konnten, *bei schwerer Hypertonie* sogar 10%.

Die Häufigkeit der Hypertonie bei der Gicht wird weiterhin unterstrichen durch die Tatsache, daß ein großer Prozentsatz der Gichtiker an Gefäßkomplikationen stirbt (TALBOTT und LILIENFELD, 1959; REUBI und VORBURGER, 1962; SCHNITKER und RICHTER, 1936).

Inwieweit beim Zustandekommen der gichtischen Arteriosklerose auch Störungen des Lipoidstoffwechsels eine Rolle spielen, muß erwogen werden. Schon CHAUFFARD hat auf das Vorkommen der Hypercholesterinämie bei Gichtniere hingewiesen; FELDMAN und WALLACE fanden signifikant erhöhte Neutralfettwerte.

2. Diagnose

Bis vor etwa 20 Jahren war es vornehmlich von akademischem Interesse, die Diagnose einer Gichtniere rechtzeitig zu stellen, da eine kausale Behandlung nicht möglich und für eine symptomatische Behandlung die Diagnose nicht nötig war. Dies hat sich bereits durch die Einführung der Uricosurica geändert (PHILLIPS, 1955; TALBOTT und TERPLAN, 1960; ZÖLLNER, 1963a), so daß heute die rechtzeitige Erkennung der Ätiologie einer renalen Arteriosklerose, einer Pyelonephritis, einer Urolithiasis für die Gesundheit des Patienten von Bedeutung ist.

Bei jedem der genannten Nierenleiden sollte man die Gichtniere in die differentialdiagnostischen Erwägungen aufnehmen. Ganz besonders gilt dies, wenn eine anderweitig nicht erklärte Hämaturie besteht, wenn der Patient ein verhältnismäßig junger Mann ist oder wenn gar die *Anamnese eines Gichtanfalles* erhoben werden kann. Leider vergessen viele Patienten ihre Gicht im Intervall oder halten deren Angabe dem Nephrologen gegenüber für unwichtig. Nicht selten stehen klassische Gichtanfälle unter anderer Bezeichnung oder unter Fehldiagnosen in Behandlung, so daß es nötig ist, ganz allgemein nach akuten Gelenk- oder Fußbeschwerden zu fragen. Manchmal ist die Anamnese selbst dann leer; die Gichtniere geht der gichtischen Arthritis voraus. Hier kann eine *Familienanamnese*, in der gehäuft Gicht oder Urolithiasis vorkommen, noch wichtige diagnostische Fingerzeige ergeben. Zum mutmaßlichen Ausschluß der Diagnose Gichtniere kann dienen, daß bei Frauen vor der Menopause die Hyperuricämie sehr selten ist (RAKIC et al., 1964).

Die wichtigste diagnostische Maßnahme ist die *Bestimmung der Serumharnsäure*. Genaue Werte sind ausschließlich von einer enzymatischen Methode zu erwarten (ZÖLLNER, 1963b). Erhöhte Harnsäurewerte (bei Männern über 6,8 mg-%, bei Frauen über 6,35 mg-%) bei normalen oder nahezu normalen Nierenfunktionen sind, wenn man von einigen seltenen Stoffwechselkrankheiten absieht (vgl. ZÖLLNER, 1960), Ausdruck der familiären Hyperuricämie oder Folge vermehrten Zellumsatzes bei Hämoblastosen, proliferierenden Krankheiten des RES, Bestrahlung oder Chemotherapie von Leukämien und Tumoren, massiver Chemotherapie anderer Krankheiten, sowie ausgedehnten entzündlichen Prozessen. Bei all diesen Krankheiten kann, vorausgesetzt, daß die Hyperuricämie längere Zeit anhält, die eine oder andere Form der Nierenschädigung durch Harnsäure entstehen.

Letzte Klarheit kann nur die *Nierenbiopsie* bringen. Hierzu hat man sich bislang nur selten entschlossen, da aus der Sicherstellung der Diagnose keine wesentlichen therapeutischen Konsequenzen erwuchsen. Seitdem die Gichtniere einer kausalen Therapie zugänglich ist, mag man sich etwas häufiger zur Nierenpunktion entschließen. Richtlinien hierzu sind erst nach weiteren Erfahrungen möglich.

Steht die klassische Gicht mit *Gelenkbefall* im Vordergrund der Beschwerden, so ist eine *Nierendiagnostik* dennoch *indiziert*. Wiederholte Analysen des Harns und bei Verdacht auf Nierensteine auch eine Pyelographie sind grundsätzliche Anforderungen, die gegebenenfalls durch Nierenfunktionsprüfungen zu ergänzen sind. Aus der Art der Befunde wird man gewisse Rückschlüsse auf die Art der vorherrschenden Läsion ziehen dürfen; wie zuverlässig diese Rückschlüsse sind, werden erst weitere klinisch-pathologische Studien mit Nierenbiopsien ergeben.

V. Verlauf und Prognose

Der *Verlauf* der Gichtniere kann als *verhältnismäßig gutartig* bezeichnet werden, da die Lebensdauer vom Auftreten der ersten Symptome bis zu den zum Tode führenden finalen Komplikationen meist lang ist; die Hälfte aller Patienten mit Gichtniere stirbt nicht an dieser Krankheit oder kardiovasculären Ereignissen, sondern an anderen Krankheiten (TALBOTT und TERPLAN, 1960). Welcher Prozentsatz der kardiovasculären Ereignisse auf die Gichtniere zurückzuführen ist, ist schwer zu entscheiden. Da kein Hinweis auf andere zur Hypertonie führende Mechanismen bei der Gicht gefunden werden kann, wird man die mit der Hypertonie in Verbindung stehenden Kreislaufkrankheiten der Gichtiker als renal bedingt ansehen dürfen. Andererseits ist bei der Gicht auch die Hypercholesterinämie häufig (S. 98). Weiterhin hängt bei den meisten Patienten die Manifestation der Gicht von einem gewissen Wohlleben ab, welches auch auf andere Weise die Gefäßprognose ungünstig beeinflussen kann.

Unseren eigenen Beobachtungen nach spielen Gichtniere, und speziell Hypertonie und Arteriosklerose, bei der Gicht eine große Rolle; von 12 Patienten, deren *Todesursache* wir kennen, starben alle an Herzinfarkt, den Komplikationen einer peripheren Angiopathie oder an Urämie. Wir haben allerdings von den erwähnten 122 Fällen eine größere Zahl aus dem Auge verloren. Nicht unerwähnt darf bleiben, daß sich in 2 Fällen zu einem späteren Zeitpunkt eine Osteomyelofibrose herausstellte, die als Ursache der Hyperuricämie in Frage kommt und natürlich ihre eigene Prognose hat.

Die *Lebenserwartung* von Patienten mit Gichtniere wird von GUDZENT anhand von 43 Fällen (unter Ausschluß von Patienten, die unter interkurrenten Krankheiten starben, bei denen von 39 Fällen die Todesursache mit der Niere in Zusammenhang gestanden hatte) als deutlich verkürzt angegeben. Sechs seiner Patienten starben vor dem 44. Lebensjahr, 19 vor dem 55. und nur 11 überschritten das 65. Von den 19 Gichtkranken, die nur das 55. Lebensjahr erreichten, starben 11 an „Schrumpfniere" und 3 an Gefäßsklerose mit starker Nierenbeteiligung. Patienten ohne erkennbare Nierenbeteiligung (im zitierten Material eine kleine Minderzahl) wurden wesentlich älter. Im Gegensatz zu GUDZENT geben COOMBS et al. (1940) an, daß das Fortschreiten zur kritischen Niereninsuffizienz extrem langsam sei und die Lebensdauer wenig beeinträchtige. Zu einer ähnlichen Stellungnahme kommen aus dem gleichen Arbeitskreis TALBOTT und LILIENFELD (1959). Auch CURSCHMANN (1944) beurteilt die Prognose der Gicht als sehr günstig, wenngleich seine Angaben mehr auf der Beobachtung von Einzelfällen zu beruhen scheinen. Bis zur Mitteilung zuverlässiger Ergebnisse wird man es bei diesen Angaben bewenden lassen müssen. Die Angaben der amerikanischen Autoren berechtigten aber wohl doch zu dem Schluß, daß bei jeweils ähnlicher Symptomatologie die Gichtniere eine günstigere Prognose als andere chronische Nierenaffektionen hat.

VI. Therapie

Sieht man von Maßnahmen ab, welche sich gegen die Folgen der Gichtniere, Infektion, chirurgische Komplikationen der Lithiasis und Hypertonie, richten, so bleiben als spezielle Behandlung der Gichtniere Verordnungen, die darauf hinzielen, die Harnsäurekonzentrationen im Plasma und Interstitium, im Tubuluslumen und im Harn zu senken mit dem Ziel, Ausfällungen im Gewebe und im Tubuluslumen sowie Steine in den Kelchen und im Becken wieder aufzulösen; die bloße Verhinderung weiterer Ablagerungen ist nur ein Zwischenziel.

Durch Erfahrungen mit der den Plasmaharnsäurespiegel senkenden uricosurischen Therapie ist sichergestellt, daß im Gewebe ausgefallene Harnsäure wieder aufgelöst und abtransportiert werden kann, selbst wenn die Tophi großen Umfang erreicht haben. Auch Harnsäuresteine im Nierenbecken können durch geeignete Maßnahmen vollständig aufgelöst werden.

1. Erniedrigung der Harnsäurekonzentrationen in Plasma und Interstitium

Für die Verringerung der Harnsäurekonzentration im Plasma und im Interstitium stehen grundsätzlich drei Möglichkeiten zur Verfügung, nämlich eine Einschränkung der Zufuhr von Harnsäurevorläufern mit der Nahrung, eine Beschleunigung der Harnsäureausscheidung durch die Niere und eine Hemmung der Harnsäurebildung aus ihren Vorläufern Hypoxanthin und Xanthin. Während von der Diät bei der herrschenden Unvernunft nur mäßige Erfolge zu erwarten sind, stehen gute Medikamente zur Vermehrung der Harnsäureausscheidung bzw. zur Hemmung der Harnsäurebildung zur Verfügung.

a) Einfluß der Diät auf den Harnsäurespiegel

Über die Bedeutung der Kostzusammensetzung für die Manifestation der Gicht kann kein Zweifel bestehen, nachdem die Erfahrungen vieler Kriege und Notzeiten in den meisten Gegenden der Erde die heilende Wirkung strenger Diät klar beweisen.

Wir haben neuerdings den Einfluß einer extrem eiweiß- und fettarmen Diät auf den Harnsäurespiegel untersucht und dabei bei gesunden, jungen Personen einen Abfall von 4,8 auf 3,1 mg-% festgestellt (ZÖLLNER und KURZ). Unter üblichen diätetischen Bedingungen wird man aber nur etwa die gleichen Erfolge haben wie GUTMAN und YÜ (1952), die mit Hilfe einer purinarmen, fettarmen und „mäßig“ eiweißhaltigen (60—70 g täglich) Kost bei Gichtikern einen Abfall der Serumharnsäure um 1,2 mg-% erzielten. Ein dermaßen geringer Erfolg reicht nur in seltenen Fällen aus, die *Harnsäurekonzentration* zu normalisieren, ganz abgesehen davon, daß nur wenige Patienten mit leichter Gicht (und nur für diese käme eine ausschließliche Diätbehandlung in Frage) eine einschneidende Diät regelmäßig einhalten. Es ist deshalb verständlich, daß die meisten Autoren (BAUER und KLEMPERER, 1944; TALBOTT, 1957; ZÖLLNER, 1960b) auf die Diät in diesem Zusammenhang (Senkung des Harnsäurespiegels) verzichten, wenn keine besonderen Umstände ihre Vorschrift nötig machen. Soll die *Harnsäureausscheidung* verringert werden (z. B. bei Harnsäureurolithiasis), so kommt der Diät größere Bedeutung zu (s. unten, S. 107).

Überreichliche Fettzufuhr führt im Zusammenhang mit der sich entwickelnden Ketose (S. 86) zur Verringerung der Harnsäureausscheidung und damit zu einer diätetisch bestimmten Hyperuricämie. Analoges gilt für die Zufuhr von *Alkohol,* durch die der Milchsäurespiegel erhöht und eine Hyperuricämie erzeugt wird.

b) Uricosurische Maßnahmen zur Senkung der Plasmaspiegel

Einfachste Maßnahme zur Vermehrung der renalen Harnsäureausscheidung ist die Erzeugung einer *Wasserdiurese,* da die Harnsäure bis zu einem „augmentation limit“ von ca. 1 ml Harn pro Minute mit zunehmendem Harnvolumen zunehmend ausgeschieden wird. Die Flüssigkeitszufuhr muß also eine dermaßen hohe Harnproduktion während aller Tagesstunden erreichen. Abhängig von Beruf, Wohnung, Jahreszeit und Kost sind hierfür 1,5—2,5 Liter Trinkmenge täglich nötig (vgl. unten, S. 108).

Eine größere Zahl von Medikamenten hat die Eigentümlichkeit die renale Harnsäureausscheidung zu vermehren, und zwar durch Blockierung der tubulären Rückresorption (Zusammenfassung bei ZÖLLNER, 1960a). Wirklich brauchbare *Uricosurica* sind nur das Probenecid (Benemid®) und das Sulfinpyrazon (Anturano®) (ZÖLLNER, 1963c). Beide Mittel *senken den Plasmaharnsäurespiegel,* wobei es, je nach Größe der Harnsäuredepots, zu einer kürzer oder länger dauernden *Vermehrung der renalen Harnsäureausscheidung* kommt (Abb. 8). Bei Normalpersonen mit einem Harnsäurepool von etwa 1000 mg dauert die Mehrausscheidung von Harnsäure bei fortgesetzter Gabe von Uricosurica nur einen, höchstens wenige Tage; anschließend halten sich der erreichte niedrigere Plasmaspiegel und die durch ihn bedingte Verminderung der Harnsäuremenge im Primärfiltrat einerseits und die Verringerung der Rückresorption andererseits in einem Gleichgewicht. Werden bei der Gicht durch den Abfall der Plasmaharnsäure unter die Löslichkeitsgrenze laufend Depots mobilisiert, so bleibt für die Dauer dieser Mobilisierung eine Hyperuricurie bestehen und kann gelegentlich sehr hohe Werte erreichen. Mehrausscheidungen von 75 g innerhalb von 5 Monaten sind beobachtet worden, das sind etwa 500 mg pro Tag. Unserer Erfahrung nach ist diese speziell bei schwerer Gicht geringer. Eine Mehrausscheidung von 200 bis 300 mg pro Tag ist als guter Erfolg zu werten und führt im Verlauf längerer Zeit ebenfalls zu erwünschten therapeutischen Ergebnissen.

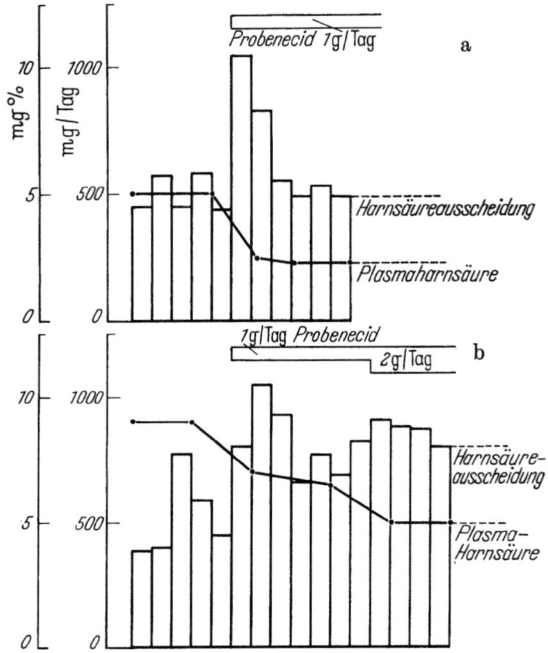

Abb. 8. Senkung der Plasmaharnsäure und Vermehrung der Harnsäureausscheidung unter der Verabreichung von Probenecid bei einer gesunden freiwilligen Versuchsperson (a) und bei einem Patienten mit Gicht (b) (eigene Versuche)

Die *Dosierung* beider Mittel ist individuell verschieden. Im allgemeinen liegen die wirksamen Dosen bei 2—3 g Probenecid, bzw. 200—400 mg Sulfinpyrazon. Die Verabreichung muß einschleichend erfolgen, um renale Harnsäureausfällungen bei zu starker Vermehrung der Ausscheidung zu vermeiden. Die Literatur enthält einige eindrucksvolle Schilderungen von *Anurie* bei zu rascher Steigerung der Probeneciddosierung (z. B. FRITZE und MÜLLER, 1962), doch kann man solche Mißgeschicke sicher verhindern, wenn man die Dosis erst dann steigert, wenn unter der ersten Dosierung kein weiterer Abfall des Plasmaharnsäurespiegels erfolgt und außerdem der Harnsäureausfällung durch Verdünnung und Alkalisierung des Harnes (s. unten, S. 108) entgegengewirkt wird. Probenecid hemmt den tubulären Transport auch anderer Substanzen, z. B. des Penicillins oder der PAS, und erhöht dadurch deren Plasmaspiegel. Toxische Nebenerscheinungen bei Probenecidtherapie sind selten, doch kommen Magenbeschwerden vor und zwingen zu vorübergehendem Absetzen. Das gleiche gilt für Sulfinpyrazon. Gelegentlich treten nach Einleitung einer uricosurischen Therapie zunächst vermehrt Gelenkanfälle auf, weswegen TALBOTT (1957) empfiehlt, die Behandlung anfangs mit *prophylaktischen Cholchicindosen* (wir geben meist 0,5—1 mg pro die) zu kombinieren.

Salicylate hemmen die Wirkung der Uricosurica und sind deshalb während der Behandlung mit Uricosurica zu vermeiden.

c) Medikamente zur Hemmung der Harnsäurebildung

Einige cytostatisch wirksame Medikamente hemmen die Harnsäuresynthese; besonders intensiv untersucht wurde in dieser Richtung das 6-Diazo-5-oxo-L-norleucin (DON) (GRAYZEL und SEEGMILLER, 1959). Für die Gichtbehandlung kommen cytostatisch wirksame Verbindungen natürlich nicht in Frage, doch wurde bei der Durchtestung einschlägiger Präparate eine Substanz gefunden, das

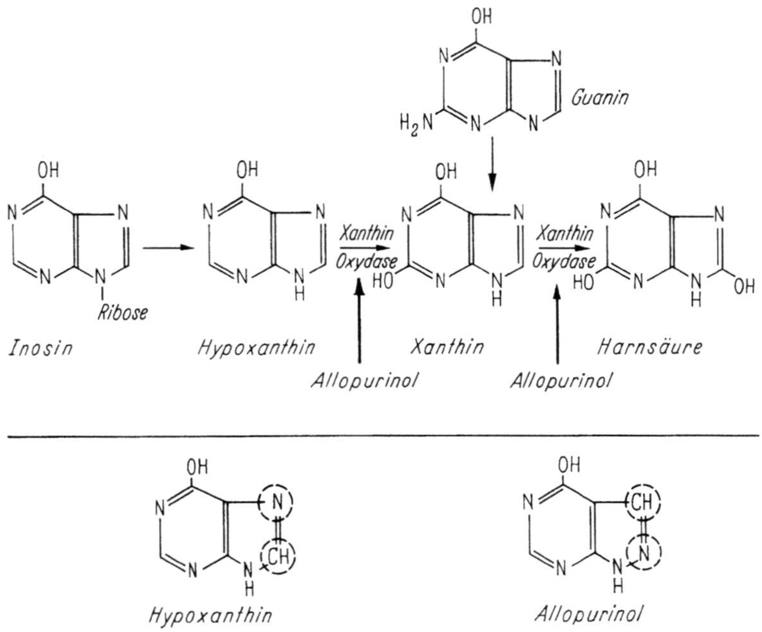

Abb. 9. Allopurinol und die durch Allopurinol hervorgerufene Hemmung der Xanthinoxydase

Allopurinol, welches die Harnsäurebildung hemmt, ohne das normale Zellwachstum zu beeinflussen.

Die Wirkung des *Allopurinols*, das in seiner Struktur vom Hypoxanthin nur durch die Vertauschung eines Kohlenstoffatoms mit einem Stickstoffatom im Fünferring verschieden ist, beruht auf der kompetitiven Hemmung der Xanthinoxydase, des Enzyms, welches die Oxydation von Hypoxanthin und Xanthin zu Harnsäure katalysiert (Abb. 9).

Klinische Erprobung des Präparates in den Händen von RUNDLES et al. (1963), YÜ und GUTMAN (1964), HALL et al. (1964) ergab eine *Senkung der Harnsäurespiegel* unter gleichzeitiger *Verringerung der Harnsäureausscheidung*, während die Ausscheidung von Xanthin und Hypoxanthin zunimmt (Abb. 10). Diese Zunahme entspricht der erwähnten Blockierung der Xanthinoxydase und ist in gut untersuchten Fällen gleich der Abnahme der Harnsäureausscheidung. Gelegentlich wird die Zunahme der Oxypurinausscheidung geringer als die Abnahme der Harnsäureausscheidung gefunden. Es ist noch nicht entschieden, ob dies auf methodische Fehler, Nachlässigkeit bei der Harnsammlung oder eine Wiederverwertung der angestauten Oxypurine zurückzuführen ist.

In der Anwendung gibt das Allopurinol (Zyloric) in Dosen von 200 bis 800 mg pro Tag eine wesentlich zuverlässigere Senkung des Harnsäurespiegels als die Uricosurica (ZÖLLNER, 1966; ZÖLLNER und SCHATTENKIRCHNER, 1967). Es gelingt in nahezu allen Fällen, die Harnsäurespiegel durch 400 mg Allopurinol

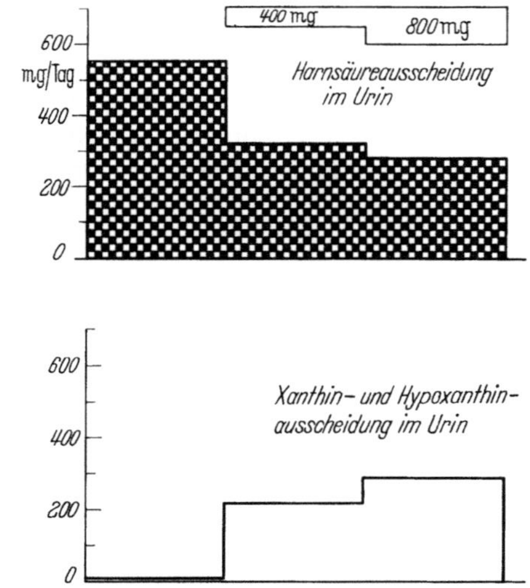

Abb. 10. Verringerung der Harnsäureausscheidung und Zunahme der Ausscheidung von Xanthin und Hypoxanthin unter der Verabreichung von Allopurinol bei einem Patienten mit Gicht (eigene Versuche)

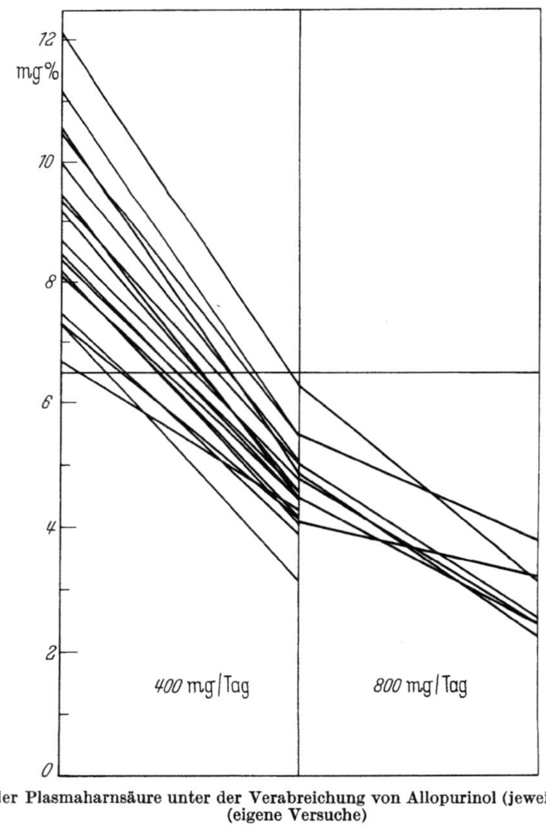

Abb. 11. Senkung der Plasmaharnsäure unter der Verabreichung von Allopurinol (jeweils 5 Tage Verabreichung) (eigene Versuche)

täglich zu normalisieren, und bei Gabe von 800 mg erreichen alle Patienten einen tief normalen Harnsäurespiegel (Abb. 11).

Nebenwirkungen sind selten; wir haben bisher keine gesehen. Dagegen berichten HALL et al. (1964) über zwei Fälle mit Exanthem, YÜ und GUTMAN (1964) über Diarrhoe. Dies ist umso bemerkenswerter, als die Xanthinoxydase möglicherweise an einigen lebenswichtigen Reaktionen mitwirkt. So soll sie die für die Mobilisation von Depoteisen wichtige Umwandlung von Fe^{3+}-Ferritin in Fe^{2+}-Ferritin katalysieren. Tatsächlich fanden POWELL und EMMERSON (1966) unter hoher Eisenzufuhr bei Allopurinol-behandelten Ratten eine stärkere Neigung zur Hämosiderinablagerung als bei unbehandelten Tieren. Es mag daher zu erwägen sein, während der Behandlung mit Allopurinol gelegentlich *Leberfunktionsprüfungen* anzustellen, speziell wenn eine Vorschädigung der Leber vermutet werden darf.

Auch die Orotsäure hemmt die Bildung der Harnsäure, vermutlich weil sie die Ausgangssubstanz der Purinsynthese, das 5-Phosphorribosylpyrophosphat, bindet. Mit 3—5 g Orotsäure pro Tag kann eine Hyperuricämie um 20—25% verringert werden. Die Harnsäureausscheidung ändert sich dabei angeblich nicht. Im Vergleich zum Allopurinol ist die Wirkung der Orotsäure geringer. Da die Harnsäureausscheidung nicht erhöht wird, mag ihre Verwendung in ausgewählten Fällen dennoch indiziert sein.

2. Erniedrigung der tubulären Harnsäurekonzentration

Alle Maßnahmen, welche eine Erniedrigung der Harnsäurekonzentration im Plasma zu erzielen vermögen, sind offensichtlich auch geeignet, die Harnsäurekonzentration im Glomerulumfiltrat, d. h. im Anfangsteil des proximalen Tubulus zu verringern. Andererseits wird bei allen Behandlungsmethoden, welche die Harnsäurebildung nicht beeinflussen — bei gleichem Harnzeitvolumen — die Harnsäurekonzentration im Sammelröhrchen gegenüber der Periode vor der Behandlung unverändert sein, bzw. erhöht, wenn es unter der Behandlung zur Mobilisation und Ausscheidung von Harnsäuredepots kommt. In den übrigen Abschnitten des Nephrons kommen verminderte, aber auch erhöhte Harnsäurekonzentrationen vor, die von den Mechanismen der physiologischen bzw. pathologischen Harnsäureausscheidung einerseits und ihrer Beeinflussung durch die getroffenen Maßnahmen andererseits abhängen.

a) Einfluß von Diät oder Medikamenten, welche die Harnsäurebildung hemmen, auf die intratubuläre Harnsäurekonzentration

Eine Verringerung der Harnsäureausscheidung durch diätetische oder medikamentöse Maßnahmen führt, proportional der Verringerung der Plasmakonzentration, nicht nur zu einer Verringerung der Konzentration im Anfangsteil des proximalen Tubulus sondern auch zu einer proportionalen Verringerung in den Sammelröhrchen. Auch in den dazwischen liegenden Abschnitten des Nephrons dürften die Harnsäurekonzentrationen im Vergleich zu der Periode vor der Behandlung proportional vermindert sein; bei Personen mit normalem Harnsäureausscheidungsmechanismus — z. B. Patienten mit Nierenveränderungen bei Leukämie oder Nierensteinträgern ohne familiäre Hyperuricämie — ist es sogar wahrscheinlich, daß bei verringerter Harnsäuredurchflußmenge durch eine relative Erhöhung der Harnsäurerückresorption die Harnsäurekonzentration sich im proximalen Tubulusabschnitt und der Schleife mehr als proportional verringert. Gelingt diese Senkung in ausreichender Weise, so werden weitere Ausfällungen im Tubuluslumen oder im Interstitium nicht mehr stattfinden können, und gleichzeitig werden die Voraussetzungen für eine Wiederauflösung von Präcipitaten bzw. interstitiellen Harnsäureablagerungen geschaffen.

b) Einfluß uricosurischer Medikamente auf die intratubuläre Harnsäurekonzentration

Während der Behandlung mit Uricosurica wird die unter der Wirkung des Medikamentes erniedrigte Harnsäurekonzentration in den Anfangsabschnitten des proximalen Tubulus im Verlauf der Harnbereitung auf die normale bzw. während der uricosurischen Wirkung erhöhte Konzentration im Sammelröhrchen angehoben. Da die Uricosurica durch die Blockierung der Harnsäurerückresorption wirken, findet diese Konzentrationserhöhung bereits am Ort der Rückresorption, als welcher der proximale Tubulus angesehen wird, statt. Dies gilt sowohl für Patienten mit dem renalen Defekt der familiären Hyperuricämie (also eingeschränkter Fähigkeit zur Harnsäuresekretion) als auch Personen mit normalem Harnsäureausscheidungsmechanismus, weil die Uricosurica auch die Harnsäuresekretion im distalen Tubulus hemmen (Yü und Gutman, 1955). Unter der Wirkung der Uricosurica ist also vom Ort der Harnsäurerückresorption bis zum Sammelröhrchen die *intratubuläre Harnsäurekonzentration* nicht verringert, möglicherweise *erhöht*. Kommt es unter der Wirkung des Medikamentes zur Mobilisation von Depots, so muß diese Erhöhung der Harnsäurekonzentration — im Vergleich zur Vorperiode — jedenfalls zustande kommen. Das gilt speziell für Personen ohne den renalen Defekt der familiären Hyperuricämie, die vor der Behandlung mit Uricosurica den größeren Teil ihrer Harnsäureausscheidung durch Sekretion besorgten und durch eine nahezu quantitative Harnsäurerückresorption vor höheren intratubulären Harnsäurekonzentrationen geschützt waren.

Dem Gesagten entsprechend ist es nicht verwunderlich, daß unter der Uricosuricabehandlung intratubuläre Harnsäureausfällungen, die zu Anurie führen können, vorkommen. Uricosurica sind deshalb einschleichend zu dosieren; gleichzeitig sollten reichliche Flüssigkeitszufuhr und gegebenenfalls sogar Alkalisierung, d. h. Maßnahmen zur Verhütung der Harnsäureausfällung (s. unten S. 108), verordnet werden. Cottet (1961) hat als maximal anzustrebende Harnsäuretagesausscheidung 1,2 g angegeben, wir sind, wenn keine Nephrolithiasis vorliegt, nicht ganz so zurückhaltend, bei Vorliegen von Konkrementen dagegen noch vorsichtiger. Eine Anurie haben wir dabei nie gesehen. Das Auftreten einer Hämaturie, ebenfalls selten, kann durch Eintauchstreifen heute vom Patienten selbst kontrolliert werden (Zöllner, 1965c).

Auf Grund des Gesagten kommen Uricosurica zur Behandlung der Gichtniere und Verhütung der gichtischen Nephrolithiasis heute nur noch in zweiter Linie in Frage, auch wenn ihre Brauchbarkeit in dieser Beziehung nicht mehr umstritten ist. Bei langfristiger Behandlung mit Uricosurica darf erwartet werden, daß nach Ausscheidung der Depots und der damit erfolgten Normalisierung der Harnsäureausscheidung auch die Gichtniere günstig beeinflußt wird, speziell wenn man durch reichliche Flüssigkeitsgaben für eine Verringerung der Harnsäurekonzentration im Endharn sorgt (Phillips, 1955; Talbott und Terplan, 1960; Zöllner, 1963a).

Bei fortgeschrittener Nierenschädigung sind die Uricosurica oft wenig wirksam. Liegt eine schwere Harnsäurenephrolithiasis vor, so wird man die Behandlung mit Uricosurica besonders vorsichtig einleiten und darauf achten, daß die Harnsäureausscheidung nicht zu stark ansteigt, selbst wenn der Patient dadurch einen noch erhöhten Plasmaharnsäurespiegel und Gichtanfälle in Kauf nehmen muß. Sicherer und einfacher ist es, Patienten mit Gichtnieren heute von Anfang an nicht mit Uricosurica sondern mit Allopurinol zu behandeln.

c) Weitere Maßnahmen zur Verhütung der Harnsäureausfällung

Die Bedeutung der Wasserzufuhr bzw. der Alkalisierung wurde bereits erwähnt, sie wird im nächsten Abschnitt ausführlicher behandelt. Intratubuläre Harnsäureausfällung, wie sie bei zu energischer Uricosuricatherapie, aber auch bei raschem Anstieg der Harnsäureausscheidung bei Chemo- bzw. Radiotherapie von Hämoblastosen vorkommen, können durch Alkali meist wieder aufgelöst werden, die entsprechende Anurie ist bei rechtzeitiger Therapie gelegentlich reversibel. Zu dieser Therapie bedient man sich am besten einer Infusion von Mannit (20%) Natriumlactat (2%) oder Natriumbicarbonat (1%). Neuerdings werden auch Tris-Puffer verwendet, jedoch ohne erkennbaren Vorteil.

3. Erniedrigung der Harnsäurekonzentration im Harn und Maßnahmen zur Verhütung der Harnsäureausfällung

Es wurde schon besprochen, daß die Steinbildung in der Gichtniere nicht die Folge einer vermehrten Harnsäureausscheidung sein kann, weil die Harnsäureausscheidung in mehr als der Hälfte aller Fälle normal ist und nur äußerst selten 1 g pro Tag überschreitet. Die Ausfällungsvorgänge werden vielmehr durch die intratubuläre Erhöhung der Harnsäurekonzentration eingeleitet, so daß es zuerst zur Bildung kleinerer und größerer Konkremente innerhalb des Tubuluslumens kommt. Maßnahmen, die auf eine Verringerung der Harnsäurekonzentration im Harn zielen, haben deshalb bei der familiären Hyperuricämie nur dann prophylaktischen Wert, wenn sie bereits im Tubuluslumen wirksam werden, während sie bei den anderen Formen von Harnsäurenephrolithiasis in jedem Fall von prophylaktischer Bedeutung sind. Sollen Harnsäuresteine im Nierenbecken aufgelöst werden, so sind die zu besprechenden Maßnahmen bei beiden Patientengruppen von gleichem therapeutischem Wert.

a) Verringerung der Harnsäurekonzentration durch Verringerung der Harnsäurebildung

Hier kommen die erörterten diätetischen Maßnahmen ebenso wie die Hemmung der Harnsäurebildung durch Allopurinol in Frage. Während aber für die Verringerung der Harnsäurekonzentration im Plasma, also zur Behandlung der Gelenkgicht, diätetische Maßnahmen heute nicht mehr so wichtig sind wie früher, weil bequemere und leichter einzuhaltende medikamentöse Möglichkeiten bestehen, war dies bis vor kurzem bei dem Ziel, die Harnsäureausscheidung zu verringern, nicht der Fall. Auch heute wird man, bis das Allopurinol für eine bedenkenlose Dauertherapie lang genug erprobt ist, auf Diätvorschriften nicht verzichten.

Während der Effekt einer erträglichen Diät auf den Harnsäurespiegel nur gering ist (S. 101), läßt sich die Wirkung einer *streng purinarmen und mäßig eiweißarmen Kost* auf die *Harnsäureausscheidung* deutlich zeigen: Die bei unbeschränkter Kost bis zu 900 mg Harnsäure pro Tag betragende Ausscheidung (eigene Messungen in Münchener Kliniken) geht in die Nähe der endogenen Harnsäurequote, also in den Bereich von 150—400 mg pro Tag zurück. Über die Bedeutung *nicht purinhaltiger Eiweiße* haben Bien et al. (1953) Untersuchungen angestellt. Ihre Ergebnisse zeigen, daß eine Mehrzufuhr von Eiweißstickstoff zu einer Mehrausscheidung von Harnsäurestickstoff führt, doch ist diese Mehrausscheidung gering, etwa ein Prozent des Eiweißstickstoffes. Die Zulage von 10 g Eiweiß (etwa ein Viertelliter Milch) bringt dennoch eine Mehrausscheidung von 16 mg Harnsäure-N, entsprechend 50 mg Harnsäure, eine nicht zu vernachlässigende Menge.

Bei der Zusammenstellung einer purinarmen Kost darf man nicht nur vom *Puringehalt der Nahrungsmittel* ausgehen, sondern muß auch die *Mengen, in denen sie verzehrt werden*, berücksichtigen. Leider bleibt in den meisten einschlägigen Diätvorschriften einerseits der relativ niedrige Harnsäuregehalt mancher reichlich verwendeter Nahrungsmittel, z. B. vieler Gemüse, unberücksichtigt, während andererseits Nahrungsmittel mit hohem Harnsäuregehalt, die aber nur in geringem Maße verwendet werden, z. B. Fleischextrakt, verboten sind (ZÖLLNER, 1965b). Die Folge ist eine langweilige Kostzusammenstellung, die nur wenig Aussichten auf Einhaltung hat.

Die Behandlung mit Allopurinol (s. oben, S. 103) kann erfolgreicher als Diätvorschriften sein und ist einfacher durchzuführen. Vermutlich wird sie die Diätbehandlung bei allen Formen von Harnsäurelithiasis in absehbarer Zeit ablösen. Das Risiko später Nebenwirkungen ist aber nicht ausgeschlossen, da noch nicht sehr viele Erfahrungsberichte über mehrjährige Behandlung vorliegen. Es ist deshalb zu empfehlen, die Patienten genau zu beobachten. Von der Anwendung des Allopurinols sollte man jedoch nicht mehr absehen, wenn Diätvorschriften erfolglos bleiben.

Bei der *Allopurinol*-Behandlung tritt an die Stelle der sich verringernden Harnsäureausscheidung eine *Ausscheidung von Hypoxanthin und Xanthin*. Abgesehen davon, daß sich damit die Ausscheidung der Hydroxypurine auf drei Verbindungen verteilt, also bereits ein deutlicher Gewinn erzielt ist, ist das Xanthin in Wasser mehr als dreimal, das Hypoxanthin nahezu 30mal löslicher als die Harnsäure (BENDICH).

b) Verringerung der Harnsäurekonzentration durch Diurese

Die minimale Harnmenge, die für eine nennenswerte Harnsäureverdünnung im Harn erzielt werden sollte, beträgt 1,5 Liter pro Tag, weil bis zu dieser Größe der Harnausscheidung auch noch ein gewisser uricosurischer Effekt der Wasserzufuhr zur Wirkung kommt. Die meisten Autoren (z. B. COTTET, 1961) fordern jedoch größere Harnmengen, 2 Liter bzw. 2,5 Liter in 24 Std. Die hierzu nötige Trinkmenge hängt von vielen äußeren Umständen ab, speziell dem Klima und der Art der körperlichen Betätigung. Dem Patienten muß deshalb die Messung der Harnmenge, nicht der Trinkmenge, vorgeschrieben werden. Entscheidend wichtig ist auch, daß die Diurese nicht auf den Tag beschränkt bleibt sondern auch nachts fortbesteht. Hierzu verordnen wir reichlich Flüssigkeitszufuhr vor dem Schlafengehen sowie einen halben Liter Wasser in der Mitte der Schlafperiode. Die Patienten gewöhnen sich rasch an die Notwendigkeit, einen Wecker zu stellen sowie an die auftretende Nykturie.

c) Beeinflussung der Harnsäurelöslichkeit durch Alkalizufuhr

Es wurde schon gezeigt (S. 87), daß im alkalischen Milieu mehr Harnsäure gelöst werden kann als im saueren, und daß darüber hinaus Urate übersättigte Lösungen bilden können. Durch Alkalisierung wird also eine Neuausfällung von Harnsäure hintangehalten. Andererseits wurde dargetan, daß ein Überschuß an Alkaliionen die Uratlöslichkeit wieder zurückdrängt.

Von verschiedenen Autoren wurde angegeben, daß der Alkalisierung des Harnes im Vergleich zur Verdünnung durch Diurese bei Verhütung bzw. Wiederauflösung von Harnsäuresteinen nur eine untergeordnete Bedeutung zukomme. Solche Angaben beruhen vorwiegend auf theoretischen Argumenten und übersehen darüber hinaus die Wirksamkeit der Alkalizufuhr zur Wiederauflösung akuter intratubulärer Harnsäureausfällung. Die chronische Alkalisierung von Patienten mit Harnsäurenephrolithiasis ist deshalb nach wie vor empfehlenswert.

Für die Alkalisierung verwenden wir in Anlehnung an ATSMON et al. (1959) seit einigen Jahren *Eisenbergsche Lösung* (bestehend aus 40 g Citronensäure, 60 g Natriumcitrat, 66 g Kaliumcitrat, 6 g Pomeranzenextrakt, die in gewöhnlichem Sirup gelöst werden, Endvolumen 600 ml). Die notwendige Dosis, um den pH-Wert des Harnes regelmäßig in den Bereich zwischen 6,5 und 7,5 anzuheben, beträgt im allgemeinen 4 Eßlöffel täglich, am besten in Säften. Wir ziehen es jedoch vor, unseren Patienten ein Merck-Testpapier für den pH-Bereich von 6—8 zu verschreiben und sie anzuhalten, die Dosierung selbst so einzurichten, daß die Werte aus dem gewünschten Bereich *weder nach oben noch nach unten* abweichen. Die üblicherweise notwendige Dosierung der Eisenbergschen Lösung führt zur Zufuhr von etwa 40 g Rohrzucker, eine Menge, die zwar calorisch wenig zu Buch schlägt, dagegen bei Patienten mit schwerem Diabetes berücksichtigt werden muß, oft aber auch aus geschmacklichen Gründen abgelehnt wird. In einem neueren Handelspräparat (Uralyt-U®) sind die wesentlichen Bestandteile, ohne Zucker, in Form eines Granulats zusammengefaßt, was für viele Patienten einen Vorteil bedeutet. Selbstverständlich sind alle anderen Formen einer adäquaten Alkalisierung ebenfalls zweckmäßig, entscheidend ist die laufende pH-Kontrolle durch den Patienten selbst (ZÖLLNER, 1963a).

Die *Spätrisiken chronischer Alkalisierung* dürften sich auch bei der Behandlung der Harnsäurelithiasis ergeben. Wir betrachten deswegen die Alkalisierung als Maßnahme zur Steinauflösung (bzw. zur Verhinderung der Ausfällung der Harnsäure bei Einleitung einer uricosurischen Therapie), während wir als Dauerprophylaxe der Steinbildung diätetische Maßnahmen, Allopurinol sowie eine reichliche Flüssigkeitszufuhr ansehen.

4. Vermeidung von Harnsäurespiegelerhöhungen in der Prophylaxe der Gichtniere

Die Rolle der Kost für die Harnsäurekonzentration im Interstitium, im Tubuluslumen und im Endharn wurde bereits besprochen. Darüber hinaus bleibt zu erwägen, ob gewissen Medikamenten, speziell den Salidiuretica, sowie den metabolischen Effekten der Alkoholzufuhr und der Ketoacidose, welche die Plasmaharnsäurespiegel erhöhen und Gichtanfälle auslösen können, auch in der Genese der Gichtniere Bedeutung zukommt. Statistiken hierüber liegen nicht vor; auch weiß man nicht, ob es unter den genannten Bedingungen zu vermehrtem Auftreten der Nephrolithiasis kommt. Ob dies darauf beruht, daß die erwähnten Medikamente bzw. Stoffwechselsituationen nur vorübergehend auf den Patienten einwirken oder ob doch grundsätzliche funktionelle Unterschiede bestehen, bleibt deshalb zunächst offen. Es dürfte dennoch richtig sein, bei schlecht eingestelltem Diabetes bzw. chronischer Behandlung mit Salidiuretica nicht nur auf die Hyperuricämie zu achten, sondern auch die Möglichkeit einer Gichtniere bzw. von Nierenveränderungen, welche ihr ähneln, zu erwägen.

5. Zusammenfassung der Behandlungsmöglichkeiten

Die Gichtniere wird im Schrifttum im allgemeinen als eine, wenngleich nicht obligatorisch, so doch unvermeidlich auftretende Folge der familiären Hyperuricämie (und Hyperuricämien anderer Genese) angesehen. Der Therapie wird deshalb in der Regel wenig Aufmerksamkeit gewidmet, sieht man von den vorbildlichen Vorschlägen von REUBI und VORBURGER (1962) ab. Voranstehende Erörterungen haben aber gezeigt, daß Maßnahmen sowohl zur Prophylaxe als auch zur Behandlung einmal eingetretener Veränderungen möglich sind.

Bestehen bei einer *Gicht keinerlei Symptome einer Nierenbeteiligung*, so kann die Niere nahezu unberücksichtigt bleiben. Die Einleitung einer *uricosurischen Therapie* muß dennoch unter langsamer Steigerung der Dosierung des gewählten Medikamentes, am besten unter gleichzeitiger reichlicher *Flüssigkeitsgabe* und Alkalisierung, gegebenenfalls *Colchicinprophylaxe*, erfolgen. Ist die Plasmaharnsäure normalisiert, so wird die uricosurische Therapie fortgesetzt; eine weitere Alkalisierung ist aber nicht notwendig und sollte angesichts der möglichen ungünstigen Folgen sehr lang dauernder Alkalizufuhr unterbleiben; selbstverständlich bleibt reichliche Flüssigkeitszufuhr zweckmäßig.

Bestehen bei einer *Gicht Symptome einer Nierenbeteiligung*, jedoch kein Hinweis auf Nierensteine, so kann die Behandlung die gleiche, wie für die Gichtiker ohne Nierenbeteiligung sein. In dieser Gruppe von Patienten ist es jedoch wahrscheinlich richtiger die Harnsäureausscheidung durch *diätetische Maßnahmen* zu verringern, bzw. an Stelle der Uricosurica Allopurinol zu verordnen; auch eine *Kombination von Allopurinol mit Uricosurica* (YÜ und GUTMAN, 1964) kommt in Frage. Die Verabreichung von Allopurinol in dieser Patientengruppe ist indiziert bei Patienten mit Gichtniere, die auf uricosurische Medikamente nicht oder nicht mehr in ausreichendem Umfange ansprechen. (Patienten mit familiärer Hyperuricämie, renalen Symptomen aber ohne Gelenkgicht gehören ebenfalls in diese Gruppe.)

Bestehen bei einer *Gicht* nicht nur *Nierensymptome*, sondern auch Symptome einer *Nephrolithiasis*, so ist die Einschränkung der Harnsäurebildung eine grundlegende therapeutische Maßnahme. Neben die *energische Diättherapie* tritt die Behandlung mit *Allopurinol*, und zwar in einer Dosis, die ausreicht, die Plasmaharnsäure unter 4,5 mg-% bzw. die Harnsäureausscheidung auf etwa 50% des Ausgangswertes zu senken (ZÖLLNER und SCHATTENKIRCHNER). Vermutlich wird das Allopurinol für diesen Patientenkreis das Mittel der Wahl werden und die Uricosurica ganz verdrängen. Besonders *reichliche Flüssigkeitszufuhr* und eine ausreichende *Alkalisierung* sind bei dieser Patientengruppe unerläßlich. Die Alkalisierung wird bis zur Beseitigung der Konkremente durchgeführt; eine sehr reichliche Flüssigkeitszufuhr sollte bei Patienten, die an einer Harnsäurelithiasis gelitten haben, lebenslänglich geübt werden.

Maßnahmen gegen die Folgen der Gichtniere müssen, solange sie indiziert sind, wie in bisher üblicher Weise auch weiterhin angewendet werden. Dies gilt speziell für die Behandlung der Hypertonie (wobei Saluretica allerdings zu vermeiden sind) und der Pyelonephritis. In der Behandlung der Nephrolithiasis dagegen ist heute eine konservative Haltung erlaubt; besteht keine dringende Indikation zur Operation, so ist zunächst der Versuch einer Steinauflösung durch Zufuhr von reichlich Flüssigkeit und Alkali die Behandlung der Wahl.

Literatur

Atsmon, A., M. Frank, J. Lazebnik, S. Kochwa, and **A. de Vries:** Uric acid stones, a study of 58 patients. J. Urol. (Baltimore) **84**, 167 (1960). — **Atsmon, A., A. de Vries, J. Lazebnik,** and **H. Salinger:** Dissolution of renal uric acid stones by oral alkalinization and large fluid intake in a patient suffering from gout. Amer. J. Med. **27**, 167 (1959).

Bauer, W., and **F. Klemperer:** The treatment of gout. New Engl. J. Med. **231**, 681 (1944). — **Bendich, A.:** Chemistry of purines and pyrimidines. In: The nucleic acids, Vol. I, p. 81. New York: Acadamic Press 1955. — **Benedict, J.D., M. Roche, T.F. Yü, E.J. Bien, A.B. Gutman,** and **De.W. Stetten jr.:** Incorporation of glycine nitrogen into uric acid in normal and gouty man. Metabolism **1**, 3 (1952). — **Benedict, J.D., T.F. Yü, E.J. Bien, A.B. Gutman,** and **De W. Stetten jr.:** Further study of utilization of dietary glycine nitrogen for uric acid synthesis in gout. J. clin. Invest. **32**, 775 (1953). — **Berliner, R.W., J.G. Hilton, T.F. Yü,** and **T.J. Kennedy jr.:** The renal mechanism for urate excretion in man. J. clin.

Invest. **29**, 396 (1950). — **Bernoulli, A.L.**, u. **A. Loebenstein:** Dissoziationskonstanten der Harnsäure. Helv. chim. Acta **23**, 245 (1940). — **Bien, E.J., T.F. Yü, J.D. Benedict, A.B. Gutman**, and **D. Stetten jr.:** The relation of dietary nitrogen consumption to the rate of uric acid synthesis in normal and gouty man. J. clin. Invest. **32**, 778 (1953). — **Brøchner-Mortensen, K.:** Uric acid content in blood and urine in health and disease. Medicine (Baltimore) **19**, 161 (1940). ~ 100 gouty patients. Acta med. scand. **106**, 81 (1941). — **Brown, J.**, and **G.K. Mallory:** Renal changes in gout. New Engl. J. Med. **243**, 325 (1950).

Chauffard, A.: Le syndrome humorale de la goutte. Presse méd. **30**, 253 (1922). Zit. nach Gudzent (1928). — **Coombs, F.S., L.J. Pecora, E. Thorogood, W.V. Consolazio**, and **J.H. Talbott:** Renal function in patients with gout. J. clin. Invest. **19**, 525 (1940). — **Cottet, J.:** Confrontations Thérapeutiques. Comment traiter la goutte lorsqu'elle est compliquée de lithiase? Presse méd. **69**, 1557 (1961). — **Curschmann, H.:** Lehrbuch der speziellen Prognostik innerer Krankheiten. Stuttgart: Ferdinand Enke 1944.

Davis, B.B., J.B. Field, G.P. Rodnan, and **L.H. Kedes:** Localization and pyrazinamide inhibition of distal transtubular movement of uric acid-2-C^{14} with a modified stop-flow technique. J. clin. Invest. **44**, 716 (1965). — **Dent, C.E., B. Senior**, and **J.M. Walshe:** Pathogenesis of cystinuria. J. clin. Invest. **33**, 1210 (1954). — **Dickinson, W.H.:** Disease of the kidney. Med.-Chir. Transact., London **26**, 169 (1861). — **Duncan, H., K.G. Wakim**, and **L.E. Ward:** Renal lesions resulting from induced hyperuricemia in animals. Proc. Mayo Clin. **38**, 411 (1963). — **Dunn, J.S.**, and **C.L. Polson:** Experimental uric acid nephritis. J. Path. Bact. **29**, 337 (1926).

Ebstein, W.: Natur und Behandlung der Gicht, 2. Aufl. Wiesbaden: J. F. Bergmann 1906.

Fahr, T.: Pathologische Anatomie des Morbus Brightii. In: F. Henke u. O. Lubarsch, Handbuch der speziellen pathologischen Anatomie und Histologie, Bd. VI/1, S. 156. Berlin: Springer 1925. — **Feldman, E.B.**, and **St.L. Wallace:** Hypertriglyceridemia in gout. Circulation **29**, 508 (1964). — **Friedman, M.**, and **S.O. Byers:** Observations concerning the causes of the excess excretion of uric acid in the dalmatian dog. J. biol. Chem. **175**, 727 (1948). — **Fritze, E.**, u. **H.O. Müller:** Zur Probenecid-Behandlung der chronischen Gicht. Dtsch. med. Wschr. **87**, 82 (1962).

Garrod, A.B.: A treatise on gout and rheumatic gout. London: Longmans Greene 1876. — **Gaucher, A.:** La fonction rénale des goutteux. Intérêt de la ponction-biopsie du rein dans son étude. Thèse Méd. Nancy 1958. — **Gibson, H.V.**, and **E.A. Doisy:** A note on the effect of some organic acids upon the uric acid excretion of man. J. biol. Chem. **55**, 605 (1923). — **Grayzel, A.I.**, and **J.E. Seegmiller:** Suppression of uric acid synthesis in the gouty human by the use of 6-diazo-5-oxo-L-norleucine (DON). J. clin. Invest. **38**, 1008 (1959). — **Greenbaum, D., J.H. Ross**, and **V.L. Steinberg:** Renal biopsy in gout. Brit. med. J. **1961 I**, 1502. — **Gudzent, F.:** Gicht und Rheumatismus. Berlin: Springer 1928. — **Gutman, A.B.:** Primary and secondary gout. Ann. intern. Med. **39**, 1062 (1953). — **Gutman, A.B.**, and **T.F. Yü:** Current principles in the management of gout. Amer. J. Med. **13**, 744 (1952). ~ Renal function in gout. Amer. J. Med. **23**, 600 (1957). ~ A three component system for regulation of renal excretion of uric acid in man. Trans. Ass. Amer. Phycns **74**, 353 (1961). — **Gutman, A.B., T.F. Yü**, and **L. Berger:** Tubular secretion of urate in man. J. clin. Invest. **38**, 1778 (1959).

Hall, A.P., V.P. Holloway, and **J.T. Scott:** 4-Hydroxypyrazolo-(3,4-d)-pyrimidine (HPP) in the treatment of gout. Preliminary observations. Ann. rheum. Dis. **23**, 439 (1964). — **Harpuder, K.**, u. **H. Erbsen:** Untersuchungen zur „Löslichkeit der Harnsäure". Biochem. Z. **148**, 344 (1924). — **Harris, H.:** The "inborn errors" today. In: Garrod's inborn errors of metabolism, p. 120. New York and Toronto: London and Oxford University Press 1963. — **Hauge, M.**, u. **B. Harvald:** Heredity in gout and hyperuricemia. Acta med. scand. **152**, 247 (1955). — **Henneman, Ph. H., St. Wallach**, and **E.F. Dempsey:** The metabolic defect responsible for uric acid stone formation. J. clin. Invest. **41**, 537 (1962).

Iskovitz, H.D., and **A.M. Sellers:** Gout and hyperuricemia after adrenalectomy for hypertension. New Engl. J. Med. **268**, 1105 (1963).

Kessler, R.H., K. Hierholzer, and **R.S. Gurd:** Localization of urate transport in the nephron of mongrel and dalmatian dog kidney. Amer. J. Physiol. **197**, 601 (1959). — **Kinsey, D., R. Walther, H.S. Sise, G. Whitelaw**, and **R. Smithwick:** Incidence of hyperuricemia in 400 hypertensive patients. Circulation **24**, 972 (1961). — **König, E.**, u. **N. Zöllner:** Sekundäre Gicht bei Osteomyelosklerose und bei Polycythaemia vera. Med. Klin. **57**, 1741 (1962). — **Koller, F.**, u. **H.U. Zollinger:** Gicht, Glomerulosklerose. Schweiz. med. Wschr. **75**, 97 (1945).

Lathem, W., B.B. Davis, and **G.P. Rodnan:** Renal tubular secretion of uric acid in the mongrel dog. Amer. J. Physiol. **199**, 9 (1960). — **Lathem, W.**, and **G.P. Rodnan:** Impairment of uric acid excretion in gout. J. clin. Invest. **41**, 1955 (1962). — **Laudat, M.-H., A. Ryckewaert, G. Lagrue, P. Milliez** et **S. de Sèze:** Le rôle de l'insuffisance rénale urico-éliminatoire dans la goutte primitive. Rev. franç. Étud. clin. biol. **7**, 155 (1962). — **Lieber, Ch.S., D.P. Jones, M.S. Losowsky**, and **C.S. Davidson:** Interrelation uric acid and ethanol metabolism in man.

J. clin. Invest. 41, 1863 (1962). — **Louyot, P., G. Rauber, A. Gaucher, C. Huriet** et **J. Peterschmitt:** Le rein du goutteux. In: La goutte, Repports Présentés au XXXIVe Cong. Franç. de Médecine. Paris: Masson & Cie. 1963. — **Louyot, P., G. Rauber, C. Huriet** et **A. Gaucher:** Rein goutteux et ponction-biopsie. J. Urol. méd. chir. **65**, 628 (1959).

Mayne, J. G.: Pathological study of the renal lesions found in 27 patients with gout. Ann. rheum. Dis. **15**, 61 (1956). — **Michael, S. T.:** The relation of uric acid excretion to blood lactic acid in man. Amer. J. Physiol. **141**, 71 (1944). — **Møller, J. V.:** The excretion of urate at various plasma concentrations and during osmotic diuresis in the rabbit. Acta physiol. scand. **66**, 419 (1966). — **Mugler, A., J. L. Pernet, A. Pernet** et **S. Friedrich:** Le pouvoir d'épuration du rein pour l'acide urique chez l'hyperuricémique d'aprés l'étude de 400 clearances. Contemp. Rheum. **1956**, 574. — **Munck, A.:** Die Niere bei Gicht. Beitr. path. Anat. **133**, 409 (1966).

Nichols, J., A. T. Miller jr., and **E. P. Hiatt:** Influence of muscular exercise on uric acid excretion in man. J. appl. Physiol. **3**, 501 (1951). — **Nugent, C. A., W. D. MacDiarmid,** and **F. H. Tyler:** Renal excretio nof uratè in patients with gout. Arch. intern. Med. **113**, 115 (1964). — **Nugent, C. A.,** and **F. H. Tyler:** The renal excretion of uric acid in patients with gout and in nongouty subjects. J. clin. Invest. **38**, 1890 (1959).

Ogryzlo, M. A.: The renal factor in the etiology of primary gout. Canad. med. Ass. J. **83**, 1326 (1960).

Pasero, G.: Über die urikosurische Wirkung antiprothrombinämischer Substanzen und einiger neuer Indandionderivate und über die Beziehung zwischen Vitamin K und tubulärer Harnsäurerückresorption. Dtsch. med. Wschr. **85**, 854 (1960). — **Pasero, G.,** e **N. Marini:** Sull'azione uricurica del 2-fenil-5-bromo-1,3-indandione. Gazz. med. ital. **117**, 561 (1958). — **Peters, J. P.,** and **D. D. van Slyke:** Quantitative clinical chemistry interpretations, vol. I. Baltimore: Williams & Wilkins Co. 1946. — **Phillips, R. W.:** Reversal of renal insufficiency in gout, report of a case treated with probenecid (Benemid). Arch. intern. Med. **66**, 823 (1955). — **Poulsen, H.,** and **E. Praetorius:** Tubular excretion of uric acid in rabbits. Acta pharmacol. (Kbh.) **10**, 371 (1954). — **Powell, L. W.,** and **B. T. Emmerson:** Haemosiderosis associated with xanthine oxidase inhibition. Lancet **1966 I**, 239. — **Prien, E. L.,** and **C. Frondel:** Studies in urolithiasis; composition of urinary calculi. J. Urol. (Baltimore) **57**, 949 (1947).

Rakic, M. T., H. A. Valkenberg, R. T. Davidson, J. P. Engels, W. M. Mikkelsen, J. V. Neel, and **I. F. Duff:** Observations on the natural history of hyperuricemia and gout. Amer. J. Med. **37**, 862 (1964). — **Ravault, P. P.,** et **J. J. Viala:** Considérations cliniques et étiopathologiques sur les manifestations rénales de la goutte. Rev. lyon. Méd. **9**, 1069 (1960). — **Reubi, F.,** u. **C. Vorburger:** Die Gichtniere. Münch. med. Wschr. **104**, 2152 (1962). — **Reutter, F.,** u. **F., Schaub:** Harnsäurestoffwechsel und Salidiuretika. Dtsch. med. Wschr. **89**, 1101 (1964). — **Richet, G., R. Ardaillou, H. de Montéra, R. Slama** et **T. Bongault:** Le rein goutteux. Étude de 31 cas de néphropathie associée à la goutte. Presse méd. **69**, 644 (1961). — **Rundles, R. W., J. B. Wyngaarden, G. H. Hitchings, G. B. Elion,** and **H. R. Silberman:** Effects of a xanthine oxidase inhibitor on thiopurine metabolism, hyperuricemia and gout. Trans. Ass. Amer. Phycns **76**, 126 (1963).

Schnitker, M. A., and **A. B. Richter:** Nephritis in gout. Amer. J. med. Sci. **192**, 241 (1936). — **Seegmiller, J. E., A. I. Grayzel, R. R. Howell,** and **C. Plato:** The renal excretion of uric acid in gout. J. clin. Invest. **41**, 1094 (1962). — **Smith, J. F.,** and **Y. Ch. Lee:** Experimental uric acid nephritis in the rabbit. J. exp. Med. **105**, 615 (1957). — **Smyth, C. J., C. W. Cotterman,** and **R. H. Freyberg:** The genetics of gout and hyperuricemia. An analysis of nineteen families, J. clin. Invest. **27**, 749 (1948). — **Sørensen, L. B.:** The elimination of uric acid in man. Studies by means of C^{14}-labeled uric acid. Uricolysis. Scand. J. clin. Lab. Invest. **12**, Suppl. 54, 3 (1960). — **Sokoloff, L.:** The pathology of gout. Metabolism **6**, 230 (1957). — **Stecher, R. M., A. H. Hersh,** and **W. M. Solomon:** The heredity of gout and its relationship to familial hyperuricemia. Ann. intern. Med. **31**, 595 (1949).

Talbott, J. H.: Gout. New York and London: Grune & Stratton 1957. — **Talbott, J. H.,** and **A. Lilienfeld:** Longerity in gout. Geriatrics **14**, 409 (1959). — **Talbott, J. H.,** and **K. L. Terplan:** The kidney in gout. Medicine (Baltimore) **39**, 405 (1960). — **Thannhauser, S. J.:** Lehrbuch des Stoffwechsels und der Stoffwechselkrankheiten. München: J. F. Bergmann 1929. ~ Über die Pathogenese der Gicht. Dtsch. med. Wschr. 81, 492 (1956). — **Thannhauser, S. J.,** u. **G. Czoniczer:** Kennen wir Erkrankungen des Menschen, die durch eine Störung des intermediären Purinstoffwechsels verursacht werden ? Dtsch. Arch. klin. Med. **135**, 224 (1921). — **Thouveny, F.:** Contribution à l'étude du rein du goutteux. Thèse Méd. Marseille 1960. — **Todd, R. B.:** Clinical lectures on cases of gout. Méd. Gazette (Lond.) N.S. **13**, 441 (1851). ~ Clinical lectures on certain diseases of the urinary-organs and on dropsies. London: Churchill 1857. — **Turolla, E.:** Contributio critico e casistico sul coridetto "rene gottoso". Arch. De Vecchi Anat. pat. **34**, 391 (1960).

Villa, L., A. Robecchi, and **C. B. Ballabio:** Physiopathology, clinical manifestation and treatment of gout. Part 1, physiopathology and pathogenesis. Ann. rheum. Dis. **17**, 9 (1958). —

Vries, A. de, M. Frank, and **A. Atsmon:** Inherited uric acid lithiasis. Amer. J. Med. **33**, 880 (1962).

Wallace, St. L., and **D. Bernstein:** The relationship between gout and the kidney. Metabolism **12**, 440 (1963). — **Williamson, C.S.:** Gout, a clinical study of one hundred and sixteen cases. J. Amer. med. Ass. **74**, 1625 (1920). — **Wyngaarden, J.B.:** On the dual etiology of primary gout. Arthr. and Rheum. **3**, 414 (1960).

Yü, T.F., L. Berger, and **A.B. Gutman:** Renal function in gout. II. Effect of uric acid loading on renal excretion of uric acid. Amer. J. Med. **33**, 829 (1962). — **Yü, T.F., L. Berger, S. Kupfer,** and **A.B. Gutman:** Tubular secretion of urate in the dog. Amer. J. Physiol. **199**, 1199 (1960). — **Yü, T.F.,** and **A.B. Gutman:** Paradoxical retention of uric acid by uricosuric drugs in low dosage. Proc. Soc. exp. Biol. (N.Y.) **90**, 542 (1955). ~ Effect of allopurinol (4-Hydroxypyrazolo-(3,4-d) pyrimidine) on serum and urinary uric acid in primary and secondary gout. Amer. J. Med. **37**, 885 (1964). — **Yü, T.F., J.H. Sirota, L. Berger, M. Halpern,** and **A.B. Gutman:** Effct of sodium lactate infusion on urate clearance in man. Proc. Soc. exp. Biol. (N.Y.) **96**, 809 (1957). ~ Effect of sodium lactate infusion in urate clearance in man. J. clin. Invest. **38**, 1298 (1959).

Zöllner, N.: Angeborene Stoffwechselstörungen. Dtsch. med. Wschr. **83**, 609, 688 (1958). ~ Moderne Gichtprobleme, Ätiologie, Pathogenese, Klinik. Ergebn. inn. Med. Kinderheilk. **14**, 321 (1960a). ~ Gicht. Internist (Berl.) **1**, 333 (1960b). ~ Der Purinstoffwechsel und seine Störungen. Verh. dtsch. Ges. Urol. **20**, 15 (1963a). ~ Eine einfache Modifikation der enzymatischen Harnsäurebestimmung. Z. klin. Chem. **1**, 178 (1963b). ~ Pathogenese, Klinik und Therapie der Gicht. Therapiewoche **13**, 129 (1963c). ~ Physiologie und Pathologie der Harnsäure. Praxis **53**, 1122 (1965a). ~ Diät bei Gicht und Harnsäureleiden. In: Thienemanns Diätkochbücher, H. 5. Stuttgart: K. Thienemann 1965b. ~ Untersuchungen über die Brauchbarkeit kombinierter Schnelldiagnostika zur Harnanalyse. Med. Klin. **60**, 248 (1965c). ~ Die Behandlung der Gicht und der Uratnephrolithiasis mit Allopurinol. Verh. dtsch. Ges. inn. Med. **72** (1966) (im Druck). — **Zöllner, N.,** u. **G. Kurz:** Unveröffentlicht. — **Zöllner, N.,** u. **M. Schattenkirchner:** Unveröffentlicht (1966). — **Zöllner, N.,** u. **M. Schattenkirchner:** Allopurinol in der Behandlung der Gicht und der Harnsäure-Nephrolithiasis. Dtsch. med. Wschr. **92**, 654 (1967). — **Zollinger, H.:** Niere und ableitende Harnwege. In: Doerr-Uehlinger, Spezielle pathologische Anatomie, Bd. 3. Berlin-Heidelberg-New York: Springer 1966.

Niere bei Tumoren, Blutkrankheiten und Paraproteinämien

Von

Julius Moeller

Mit 55 Abbildungen

I. Niere bei Tumoren

Die Niere steht naturgemäß bei einem so schweren Krankheitsbild, wie es das Carcinom oder sonst ein maligner Prozeß darstellt, immer im Hintergrund, da die Symptomatik der Niere nicht ins Auge springt, eine große Vielfalt besteht und keine Gesetzmäßigkeiten vorzuliegen scheinen. So stellt REUBI (1960) die Proteinurie bei Carcinomträgern in den Vordergrund; auch SARRE (1959) beschreibt das nephrotische Syndrom bei einer Lymphogranulomatose, während LOSSE (1963) die Hypercalcämie bei malignen Tumoren heraushebt. Vorher wären noch die Metastasierungen, die Abflußstörungen und die Röntgenschädigungen zu besprechen.

1. Metastasierung

Sekundäre Tumoren der Niere werden relativ selten während des Lebens beobachtet (WILLIS 1952).

Wenn eine konstante Hämaturie beobachtet wird, so ist man im allgemeinen eher geneigt, primär einen malignen Prozeß der Niere anzunehmen als eine sekundäre Metastasierung. Aber die primären, malignen Nierentumoren sind gar nicht so häufig, wie man landläufig bei Vorliegen einer Hämaturie annimmt. So treffen z.B. nach dem Registrat General Report im Jahre 1957 (PAYNE 1960) 1137 Todesfälle von primär malignen Nierentumoren auf 14045 Todesfälle durch Tumoren der Trachea, des Bronchus und der Lunge. Bei den Metastasen waren die Nieren in 42 Fällen beidseitig und in zehn Fällen einseitig befallen (PAYNE). LUCKÉ und SCHLUMBERGER (1957) haben bei Autopsien von 200830 Fällen 621 maligne Nierentumoren gefunden, was einer Häufigkeit von 0,3% entspricht. Bei der gleichen Serie fanden sich 27904 Carcinome verschiedenen Ursprungs, von denen 621 in die Nieren metastasiert waren, was eine Häufigkeit von 2,2% ausmacht. WILLIS gab 1963 eine Häufigkeit von 2,5% bei 1060 autopsierten Carcinomen an. Vorher (1952) hatte er sogar bei 500 Autopsien 38 Nierenmetastasen gefunden, was eine Häufigkeit von 7,6% ergeben würde. Übereinstimmend stellte man fest, daß in den meisten Fällen als primäre Ursache für metastatische Nierentumoren das Bronchialcarcinom in Frage kommt. PAYNE (1960) untersuchte die Häufigkeit von Metastasen in verschiedenen Organen bei 649 Autopsien maligner Erkrankungen, wobei die Retikulosen ausgeschlossen waren. Hier fand er in 42 Fällen die Nieren beteiligt, was einer Häufigkeit von 6,5% entspricht. Von diesen 42 Fällen lag primär in 32 Fällen ein Bronchialcarcinom vor. KLINGER (1951) führt bei sekundären Tumoren der Harnwege in 11% ein Bronchialcarcinom als Ursache an. Es besteht also gar kein Zweifel daran, daß metastatische Nierenbeteiligungen wesentlich häufiger als primäre maligne Nierentumoren sind. LUCKÉ und SCHLUMBERGER (1957) finden in 1950 Fällen sekundäre Metastasen in der Niere, während vergleichsweise bei der gleichen Serie 621 primäre Nierentumoren vorliegen. In einer anderen Serie finden die gleichen Autoren 365 metastatische Nierentumoren, von denen 27% im Bronchus und 13% in der Brust ihren primären Sitz hatten. Die Häufigkeit beim Bronchialcarcinom kann zum Teil dadurch erklärt werden, daß die Leber nicht zwischengeschaltet ist und die Metastasen abfangen könnte.

Payne (1960) berichtet über drei Fälle von Tumoren, die klinisch als primäre Nierentumoren imponierten, bei denen sich erst unter der Operation herausstellte, daß es sich in allen drei Fällen um sekundäre, metastatische Nierentumoren gehandelt hat; als wahrscheinliche Ursache stand ein bronchogenes Carcinom zur Diskussion; es konnte jedoch intraoperativ nicht entschieden werden, ob der Tumor primärer oder sekundärer Natur war.

Der Ausbreitungsweg für Metastasen kann auf dem Lymphwege oder arteriellen Wege vor sich gehen; auch ist eine retrograde Ausbreitung entlang den Nierenvenen möglich. Weiterhin muß an eine lokale Durchwanderung gedacht werden. Die typischen Erscheinungen der Metastasen sind meist multiple Knoten verschiedener Größe, welche vor allen Dingen die gesamte Nierenrinde durchsetzen. Es ist aber auch möglich, daß sich ein großer solitärer Tumor vorfindet, von dem nicht gesagt werden kann, ob er primär oder sekundär ist. Payne weist ausdrücklich darauf hin, daß mit der Zunahme der Bronchialcarcinome die Möglichkeit sekundärer Nierentumoren häufiger in Betracht gezogen werden müßte. Es ist jedoch nicht immer zu entscheiden, ob der Nierentumor oder die Tumoren in der Lunge primärer oder sekundärer Natur sind. Entscheidend muß dann das histologische Ergebnis sein. Wir selbst haben vor einigen Jahren eine 60jährige Patientin beobachtet, die außerhalb schon wegen einer vermuteten Hydronephrose urologisch untersucht worden war. Sie wurde auch unter der Annahme eines Hypernephroms operiert und es fand sich hierbei ein Carcinom des Colons im Bereich der linken Flexur, das in die linke Niere hindurchgewachsen war. Hasche-Klünder und Schwarzkopf (1962) berichteten über multiple Metastasen in Nieren, Nierenbecken und Ureter drei Jahre nach Zweidrittelresektion eines Magencarcinoms. Sági (1957) schildert einen eigenen Fall einer diffusen beiderseitigen Lymphosarkomatose der Nieren — es ist der 22. der Weltliteratur — wobei der Tod im Anschluß an eine Cholecystektomie im Coma uraemicum erfolgte. Dieser Autor schlägt vor, falls es gelingt, die Diagnose intra vitam zu stellen, eine Röntgenbestrahlung der strahlenempfindlichen lymphoiden Tumoren durchzuführen. Hierdurch wäre eine Besserung zu erwarten.

Die Vielfalt der möglichen Erscheinungen geht auch aus einer Beobachtung von Taylor (1963) hervor, der 18 Monate nach Entfernung eines Coloncarcinoms ein nephrotisches Syndrom beobachtete. Bei ausgesprochener Therapieresistenz wurde an eine Nierenvenenthrombose im Zusammenhang mit dem Tumor gedacht. Tatsächlich ergab die Sektion Lymphknotenmetastasen im Bereich des Nierenbeckenfettgewebes und eine Thrombose in vielen kleineren Nierenvenenästen. Es soll dies der zweite sezierte Fall dieser Art in der Literatur sein. Nicht jede Hämaturie muß also auf eine primäre Nierenerkrankung bezogen werden. So berichten Jellinek u. Mátyus (1960) über eine Hämaturie infolge Fibrinopenie infolge Knochenmarkmetastasierung eines Pankreastumors. Dieser Vorgang dürfte im Prinzip auch für das Prostatacarcinom gelten.

2. Abflußstörungen

Nierenschädigungen bei Tumoren infolge Abflußstörungen stellen bei Patientinnen mit Collum- oder Cervixcarcinom eine häufige Komplikation dar, die die

Nierenfunktion stark beeinträchtigen kann und nicht selten letzte Todesursache bedeutet (AUSTER u. SALA 1940, BEHNEY 1933, DISCHE, CAPLAN und KRAMER 1963, DEARING 1953, KERR 1961). KREMLING, RUMMEL und BORGMANN (1962) weisen darauf hin, daß bereits VIRCHOW (1861) und SAEXINGER (1867) feststellten, daß Frauen mit Gebärmutterhalskrebs oder beidseits intraligamentär entwickelten Ovarialtumoren meist infolge Urämie ad exitum kamen. BRUNSCHWIG u. PIERCE (1948) sollen in 75% Entleerungsstörungen des Ureters bei Collumcarcinom gefunden haben, JAFFE u. Mitarb. in über 40% (1940), TE LINDE (1950) in über 57%. KIRCHHOFF (1960) sah hingegen nur in 7% Komplikationen dieser Art.

Der Ureter ist außerordentlich empfindlich und unterliegt in seiner Funktion manchen Schwankungen (KREMLING, RUMMEL und BORGMANN 1962). Bei Störungen der Ureterperistaltik ist der Harntransport meist verlangsamt, mitunter sogar aufgehoben, seltener beschleunigt. Hierbei kommt es zu allen Graden mehr oder weniger verlangsamter und erschwerter Harnentleerung, bis schließlich eine vollkommene Harnverhaltung entstehen kann. Am Beispiel der parametranen Infiltration beim Collumcarcinom läßt sich auch zeigen, wie Harnabflußstörungen des Ureters erst sehr allmählich auftreten, so daß oft ein langer Zeitraum zwischen dem operativen Eingriff und dem Versagen der Nierenfunktion beobachtet wird. Erst wenn sich die Stauung in das Nierenbeckenkelchsystem und in das Nierenparenchym weiter fortsetzt, ist der Endzustand einer längerdauernden Harnabflußstörung in Form einer Hydronephrose erreicht. Die Hydronephrose ist ein funktionell minderwertiges Organ, von dem eine normale Nierenleistung auch nach Beseitigung der Ureterstenose nicht mehr erwartet werden kann, denn das Nierenparenchym ist durch die über längere Zeit bestehende Harnstauung infolge der Druckatrophie weitgehend reduziert. Hinzu kommt, daß eine jede Harnstauung in besonderer Weise zu einem aufsteigenden Infekt der Harnwege disponiert und daß derartige Vorgänge meistens mit einer Pyelonephritis kombiniert sind. Wir konnten selbst mehrere ähnliche Fälle beobachten.

KREMLING (1952) unterscheidet vier verschiedene Grade von Harnabflußstörungen beim Genitalcarcinom der Frau. Hierbei wird bei den leichtesten Formen der untere Ureterabschnitt sowohl auf dem ersten Bild (10—15 min nach Injektion) als auch bei der Spätaufnahme (40—120 min nach der Injektion) als mäßig erweitert gefunden. Bei der ureteralen Abflußstörung stellt sich der ganze Harnleiter erweitert dar. Bei der Harnstauungsniere ist neben dem Ureter auch das Nierenbeckenkelchsystem erweitert, bei der Hydronephrose wird erst auf Spätaufnahmen das Nierenbeckenkelchsystem gefüllt und stellt sich hochgradig erweitert dar. Der Kontrastschatten ist oft flau, der Ureter kommt meist nicht zur Darstellung. Das Nierenparenchym ist infolge Druckatrophie nur noch als schmaler Saum zu erkennen. Während bei der Harnstauungsniere durch eine operative Beseitigung der Stenose noch eine Rückbildung möglich erscheint, ist bei der Hydronephrose nicht mehr mit einer Besserung der Nierenfunktion zu rechnen. KREMLING, RUMMEL und BORGMANN (1962) sind nun an Hand von 1036 Patientinnen mit Genitalcarcinomen der Frage der Abflußstörung nachgegangen. Sie fanden bei 714 Patientinnen mit Collumcarcinom bei der Pyelographie 109 pathologische Befunde (15,27%). Bei den anderen Carcinomformen (322 Pat.) betrug die Zahl der Harnabflußstörungen 38 (11,9%). Sie fordern vor allen Dingen die mehrmalige Ausscheidungsurographie mit Technik der Spätaufnahme nach 40—120 min, die auch mehrere Monate nach der Therapie wiederholt kontrolliert werden muß. Durch eine mehrmalige Ausscheidungsurographie kann die Funktion der Niere und der ableitenden Harnwege beim Genitalkrebs während und auch längere Zeit nach der Behandlung besser beurteilt werden. Die Autoren stehen auf dem Standpunkt, daß die operative Behandlung der Ureterstenosen nach Beseitigung des Carcinoms heute nicht mehr unterlassen werden sollte; eine Dehnungsbehandlung erscheint ihnen außerordentlich schwierig und unter Umständen auch gefährlich, da es später zu weiteren Stenosen kommen kann. Im Notfall ist eine Harnleiter-Darm-Anastomose vor allem bei beidseitiger Stenose der Ureteren zu erwägen. Bei einseitiger Pyonephrose ist die Nephrektomie angezeigt, vorausgesetzt, daß die andere Niere noch gut funktioniert. Natürlich müssen andere Ursachen einer Stenose wie Fehlbildung der Niere, Steine und Tuberkulose, ausgeschlossen werden. Es ist darauf hinzuweisen, daß keineswegs der Palpationsbefund mit dem Ergebnis der Ausscheidungsurographie übereinstimmen muß. Meist ist natürlich zu erwarten, daß bei ausgedehnter parametraner Infiltration eine Abflußstörung vorhanden ist. Dies braucht nicht immer der Fall zu sein (Buchmann 1956, Pahl 1958). Auch bei intensiver parametraner Infiltration muß die Entleerung aus dem Harnleiter nicht unbedingt erschwert oder verzögert sein. Andererseits wurden Harnabflußstörungen auch bei nicht infiltrierten Parametrien beobachtet. Hier ist anzunehmen, daß bei Ausschluß anderer, oft intraureteraler Ursachen meist eine parametrane Narbenbildung vorhanden ist, die durch Palpation schwer diagnostiziert werden kann. Schließlich muß noch die postoperative Uretero-Vaginafistel erwähnt werden, deren Häufigkeit nach den vorliegenden Statistiken zwischen 4,0 und 9% liegt (Käser und Iklé 1961). Sie nehmen ausführlich zur Prophylaxe und Therapie der Schädigung Stellung.

Dische, Caplan und Kramer (1963) haben mit Hilfe des Isotopenrenogrammes versucht, frühzeitig beim Cervixcarcinom Nierenfunktionsstörungen zu erfassen. Sie untersuchten 90 Patientinnen, die 3 Monate vorher behandelt worden waren und fanden in 30% einseitige Abflußstörungen und in 15,6% doppelseitige Veränderungen. Bei Vergleich mit der i.v. Pyelographie, die in 50 Fällen durchgeführt wurde, fand sich nur in 10,5% eine Veränderung. Nur in einem Fall bestand ein Verschluß des Ureters, während das Renogramm gleichzeitig normal war. Das Isotopennephrogramm zeigte also wesentlich häufiger eine Funktionsstörung an. Eigenartigerweise war in allen Gruppen im Isotopennephrogramm wesentlich häufiger auf der rechten Seite eine verzögerte Ausscheidung als auf der linken Seite zu sehen. Die Bedeutung dieser Beobachtung ist bisher noch nicht bekannt. Auch Scheer, zum Winkel und Täger (1963) empfehlen das Isotopennephrogramm zur Kontrolle von Tumorpatienten. Sie finden noch eine tubuläre Sekretionskapazität, wo schon die Ausscheidungspyelographie keine Kontrastmittelansammlung mehr ergibt. Es fanden sich pathologische Befunde in 52% und unauffällige Befunde in 48% (769 Patienten mit abdominalen Tumoren). Trotzdem ergaben Pyelographie und Nephrographie praktisch gleiche Ergebnisse. In Fällen, bei denen keine Übereinstimmung bestand, hatte die Isotopennephrographie recht. Die Autoren geben an, daß nach Wertheimscher Operation Komplikationen bei percutaner Bestrahlung weniger häufig sind als nach Radiumeinlage und Bestrahlung. Die Rezidive sind nach Operation häufiger als nach primärer Radium-Röntgenbehandlung. Auf jeden Fall erlaubt diese Methode häufige Kontrollen, wie sie vorher schon von Kremling u. Mitarb. im Hinblick auf das Pyelogramm gefordert wurden. Dies ist mit Hilfe des Isotopennephrogramms wesentlich leichter möglich und einfacher durchzuführen und die Belastung für die Patienten ist geringer. Deshalb stellt das Isotopennephrogramm eine außerordentlich wertvolle Untersuchungsmethode für die Nierenfunktion beim Genitalcarcinom dar.

Aber nicht nur beim Genitalcarcinom der Frau sind Abflußstörungen möglich. Selbstverständlich können alle anderen malignen Neubildungen im kleinen Becken sekundär eine Niereninsuffizienz durch eine Abflußstörung oder auch durch eine Pyelonephritis hervorrufen. Kremling (1964) hat besonders auf die Therapieresistenz der Pyelonephritis nach der Operation oder Bestrahlung infolge einer funktionellen Abflußstörung (Narben, Descensus) hingewiesen. So berichten KENDALL und LAKEY (1961) über mehrere eigene Fälle, bei denen eine sklerosierende Entzündung zu einer Abflußstörung geführt hat. Bei einem 43jährigen Mann traten 1955 erstmals Beschwerden auf und es wurde eine Tuberkulose vermutet, die sich bei klinischer Beobachtung aber nicht bestätigte. 1958 kam es unter starkem Hautjucken zu einer zunehmenden Pigmentation mit kleinen Drüsenschwellungen am Hals und in den Achselhöhlen. Die histologische Untersuchung erbrachte ein Granulom. 1960 erfolgte dann wegen starker Erschöpfung, Erbrechen und Durchfall die Aufnahme. Bei zunehmenden Zeichen einer Niereninsuffizienz gelang es, rechts einen Ureterkatheterismus durchzuführen, wobei 60 cm^3 klaren Urins entleert werden konnten. Links war eine Sondierung nicht möglich. Die Pyelographie ließ eine starke hydronephrotische Erweiterung der Hohlraumsysteme beider Nieren erkennen. Das rechte Nierenbecken und der rechte Ureter wurden operativ von den ummauernden Bindegewebsmassen befreit, die histologische Untersuchung sprach für eine sklerosierende Lymphogranulomatose. Die linke Seite wurde mit einer Dosis von 2975 r bestrahlt. Die Nierenfunktion besserte sich rasch, das Kontrollpyelogramm zeigte eine Besserung der bestrahlten Seite. Ein Jahr später war der Patient noch immer beschwerdefrei und voll arbeitsfähig. Wir selbst konnten einen Fall eines Rectumcarcinoms beobachten, der mit einer doppelseitigen Ureterstenose bei uns aufgenommen wurde, aber trotz aller eingeleiteten Maßnahmen nicht mehr gerettet werden konnte. KENDALL und LAKEY (1961) nehmen an, daß die verschiedenartigsten Erkrankungen bei Vorliegen einer besonderen fibrösen sekundären Reaktion als Ursache hierfür in Frage kommen. In mehreren Fällen wurde die Strahlentherapie teilweise postoperativ, teils auch allein mit gutem Erfolg angewandt. Als Erkrankungen führen sie Lipogranulom, M. Hodgkin, Sarkom und gewisse Formen von Carcinomen an. Aber es sind auch Fälle beschrieben worden, bei denen eine unspezifische granulomatöse Entzündung mit breiten Bindegewebsplatten vorkommt und zur Harnstauung führt (LANTZIUS-BENINGA 1962).

3. Bestrahlungsfolgen

Eine besondere Rolle spielen natürlich die Bestrahlungsfolgen. Über schwere Funktionsstörungen des Harnleiters haben vor allem KIRCHHOFF (1938, 1960), MUTH (1958), PAHL (1958), ALTVATER und IMHOLZ (1960) berichtet. Nach allgemeiner Ansicht nimmt die Häufigkeit einer Urämie als Todesursache mit der Häufigkeit der Obduktion der Strahlenpatientinnen zu (MUTH und LEGERLOTZ 1964). Die Häufigkeit schwankt zwischen 0,4 und 62%. KÄSER und IKLÉ (1961) fanden bei ihren behandelten 96 Patientinnen in einem Drittel der Fälle eine Urämie als Todesursache.

Ausführlich haben sich dann KREMLING, RUMMEL und BORGMANN (1962) mit diesen Fragen auseinandergesetzt. Das Besondere dieser Bestrahlungsfolgen besteht darin, daß das Carcinom zwar beseitigt, die Nierenfunktion jedoch durch narbige Veränderungen des Ureters und Rückstauung des Harnes zum Erliegen kommt. Die Problematik dieser Fragestellung geht in besonderer Weise auch aus dem Düsseldorfer Strahlenurteil hervor, bei dem eine Patientin mit Erfolg gegen den behandelnden Arzt geklagt hat, obwohl er sie von ihrem Krebs geheilt hatte. MÖNCH und HOLTORFF (1964) fanden in 62,2% Blasenspätschäden (Tabelle 1), die in 14,4% so ausgeprägt waren, daß sie urologischer Behandlung zugeführt werden mußten. Hierbei bestanden hauptsächlich Strahlenulcera und blutende Teleangiektasien. Bestimmte zeitliche Beziehungen konnten nicht aufgedeckt werden (Tabelle 2).

Tabelle 1. *Ergebnisse urologischer Nachuntersuchungen bei 257 Frauen mit behandeltem Uteruscarcinom. Unauffälliger Blasenbefund: 96 — wahrnehmbare Blasenspätveränderungen: 161.* (Nach MÖNCH und HOLTORFF 1964)

Blasse Schleimhaut-Teleangiektasien	Narbige Schleimhaut	Starre Blase	Vermindertes Fassungsvermögen	Bullöses Ödem am Blasenboden Trigonitis	Submuköse Blutungen	Entzündung Fibrinbeläge	Ulcera
134	21	41	21	14	31	20	13

Tabelle 2. *Beziehungen der wahrnehmbaren Blasenspätveränderungen zum Zeitpunkt der Intensivtherapie.* (Nach MÖNCH und HOLTORFF 1964)

	Zeitpunkt der Untersuchungen nach Beendigung der Intensivtherapie						Gesamt
	bis zu 2 Jahren	bis zu 3 Jahren	bis zu 4 Jahren	bis zu 5 Jahren	bis zu 10 Jahren	über 10 Jahre	
Zahl der cystoskopisch Untersuchten	102	43	32	15	57	8	257
Wahrnehmbare Blasenspätveränderung . . .	46	29	24	12	44	6	161
Davon behandlungsbedürftig	10	6	5	2	11	3	37

Am Epithel der Schleimhäute verläuft die Strahlenreaktion dem Wesen nach gleichartig wie an der Haut ab, jedoch wesentlich beschleunigter, so daß der Höhepunkt der Veränderungen früher als an der Haut erreicht wird. Andererseits ist die Regenerationskraft des Schleimhautepithels größer als die der normalen Haut, so daß es auch nach stärkeren Veränderungen zu einer Wiederherstellung der normalen Verhältnisse kommen kann. Dies soll aber nur für die Schleimhäute des Mundes, Rachens und Kehlkopfes gelten, während die Strahlenempfindlichkeit der Blasenschleimhaut geringer sein soll als die der Haut (HOHENFELLNER und WEGHAUPT 1963). Diese Autoren fanden in ihrem Krankengut immer wieder ganz bestimmte, fast gesetzmäßige Komplikationen am Harntrakt. Derartige Beobachtungen erscheinen außerordentlich wichtig, da sich aus dem Vergleich von Strahlenschäden verschiedener Kliniken Schlüsse hinsichtlich der anzuwendenden Bestrahlungsmethode ableiten lassen. Andererseits kann hier nicht auf die Bestrahlungsmethode im einzelnen eingegangen werden.

Bei einer Röntgennachbestrahlung ist die Blase das erste Organ, das in Mitleidenschaft gezogen wird. Die Symptomatik ist außerordentlich gering, da die Empfindung für den Füllungszustand, für Schmerz und Temperatur zunächst durch die Operation verlorengegangen ist. Schon KRAATZ (1942) wies auf die fehlende Übereinstimmung zwischen subjektiven Befunden und Ausdehnung des Blasenbefundes hin, was auch MÖNCH und HOLTORFF (1964) besonders hervorheben. Lediglich die Pyurie und septische Temperaturen sind später alarmierende Zeichen für den schweren Harnwegsinfekt. Nach Ansicht von HOHENFELLNER und WEGHAUPT soll mit der Nachbestrahlung überhaupt erst begonnen werden, wenn die Blase vollständig entleert werden kann und keinerlei Zeichen einer Harninfektion vorliegen. Bei Auftreten einer schweren Infektion ist die Bestrahlung abzubrechen. Eine stationäre Aufnahme, Dauerkatheter und Antibiotica sind die Sofortmaßnahmen. Auch soll mit der Bestrahlung so lange gewartet werden, bis keine Zeichen eines paravesicalen Entzündungsprozesses mehr vorhanden sind, und es sollte grundsätzlich keine Bestrahlung bei liegendem Dauerkatheter durchgeführt werden.

Gleichzeitig mit diesen Blasenveränderungen können auch Abflußstörungen, Transportverzögerungen aus dem Nierenhohlsystem und den Harnleitern auftreten. Meistens handelt es sich um mechanische extraureterale Abflußstörungen, die durch die infizierten paravesicalen Bindegewebsräume im Zusammenhang mit einem periureteralen Wandödem verursacht sind. Im allgemeinen sind sie mit einem Infekt verbunden, röntgenologisch fällt eine beträchtliche Erweiterung der Ureteren auf, die unter Umständen bis ins Nierenbecken reicht. Zu einem späteren Zeitpunkt ist naturgemäß das Hohlsystem der Niere erweitert und die Kelche sind verplumpt. Auch hier sind urologische Spätaufnahmen nach zwei und mehr Stunden unerläßlich, um den Punkt des mechanischen Hindernisses klar zu erkennen. Dieser reicht abhängig von der Ursache entweder als lange spindelförmige Stenose (periureterales Wandödem) bis zur Gefäßkreuzungsstelle oder erscheint als zirkulärer Einschnürungsring am Übergang Harnleiter-Blasenwand. Letztere Form ist häufiger nach alleiniger Radiumbestrahlung zu sehen. HOHENFELLNER und WEGHAUPT (1963) warnen ausdrücklich vor der Nachbestrahlung, wenn Zeichen einer Harnstauung vorliegen, da sich dann jeder Infekt besonders schwer auswirkt. Auf gar keinen Fall darf sondiert werden, wenn irgendwelche Harnwegserweiterungen vorliegen. Unter Umständen kann bei Abwinkelung, Knickung oder Kompression des Ureters durch Wandödem eine Entlastungsnephrostomie notwendig werden. Eine Nephrektomie sollte auf gar keinen Fall durchgeführt werden, da einerseits die Erscheinungen reversibel sein können und bereits nach 4—6 Wochen wieder ein freier Abfluß besteht. Andererseits kann ein Ödem sich auch auf der anderen Seite entwickeln und die zweite Niere gefährden. HOHENFELLNER und WEGHAUPT konnten in den letzten 8 Jahren elfmal einen Zusammenhang zwischen Röntgennachbestrahlung und anschließender Komplikation in den ableitenden Harnwegen feststellen. Sie glauben, daß es durch die Bestrahlung unter Umständen zu einem Wiederaufflackern bestehender latenter Entzündungen, Harninfektionen und paravesicaler Entzündungsherde durch die Röntgenbestrahlung kommen kann. Ursächlich kommen nach MÖNCH und HOLTORFF (1964) für die Strahlenschädigung vier Faktoren in Frage:

1. Eine direkte Strahlenschädigung der verschiedenen Wandschichten und der Gefäße des Harnleiters. Es entwickeln sich in der Muscularis fibröse Veränderungen und Degenerationen der nervösen intramuralen Substanz, die für einen Verlust der Harnleiterfunktion verantwortlich gemacht werden müssen. Daneben finden sich schwere degenerative Veränderungen der autonomen Ganglien und mechanische Narbenstenosen. In solchen Fällen sind die Ureteren oft für Sonden noch glatt durchgängig, obwohl eine deutliche Abflußbehinderung vorhanden ist.

2. Die durch tiefgreifende Entzündungen starrwandig gewordene Blasenwand führt zu Ostien-Verschlußinsuffizienz, so daß es zwischen Blaseninhalt, Ureterrohr und Nierenbecken zu einer kontinuierlichen Verbindung und somit zu einem vesicorenalen Reflux kommen kann (KRAATZ 1942).

3. In einigen Fällen entwickelt sich nach Radikaloperationen beim Collumcarcinom durch Narbenzug eine organische Stenose, vor allem im blasennahen Ureterabschnitt. Bei Vorliegen einer derartigen Stenose wirken sich Bestrahlungen besonders deletär aus.

4. Die Bestrahlung verursacht in den Parametrien eine bindegewebige Induration, die das Resultat von Strahlenwirkung, Tumorzerfall und perifokaler Entzündung ist.

Es handelt sich um chronisch verlaufende Prozesse, die erst zu einem Zeitpunkt auftreten, an dem die Behandlung längst abgeschlossen ist; 1—3 Jahre und mehr nach der Behandlung. Besonders charakteristisch ist, daß die klinischen

Symptome sehr unauffällig sind. Schon bei geringen Beschwerden, wie Druckgefühl in der Nierengegend, können bereits bedrohliche Schäden aufgetreten sein, indem sich Harnstauungsnieren bis zur völligen Funktionslosigkeit entwickelt haben oder auch eine ascendierende Infektion stattgefunden hat. Unter diesen Umständen können Jahre hindurch die harnpflichtigen Substanzen im Blut normal sein. Aus diesen wenigen Hinweisen ist ersichtlich, daß die urologischen Spätkomplikationen als sehr unangenehme Begleiterscheinungen einer sonst leistungsfähigen und auf hoher Stufe stehenden Carcinomtherapie anzusehen sind und daß sie den Erfolg auch noch nach Jahren in Frage stellen können. Sie zu vermeiden, rechtzeitig zu entdecken und wenn nötig, einer Behandlung zuzuführen, ist das Gebot für jeden Carcinomtherapeuten. Jede Carcinomtherapie treibende Klinik wird nicht umhin können, sich die Frage zu stellen, wie es nun mit der Häufigkeit der therapiebedingten Spätschäden an der Blase und an den oberen Harnwegen bestellt ist; wie wir später noch einmal ausführen werden, hat sich jede Klinik zunächst am eigenen Material über die Beziehungen zwischen der Art der angewandten Behandlung und den Spätschäden an Nieren und Harnwegen Rechenschaft abzulegen und eine Bilanz zu ziehen.

Der gestörte Lymphabfluß spielt bei operierten Patienten eine wesentliche Rolle. Es ist wahrscheinlich, daß die durch die Röntgennachbestrahlung auftretenden Veränderungen nicht durch die Bestrahlung als solche, sondern über den Umweg der Entzündung zu den geschilderten Vorgängen führen (HOHENFELLNER und WEGHAUPT 1963). In vier Fällen handelte es sich um einen progredienten Stenosierungsprozeß, der eine Wiederherstellungsoperation notwendig machte. Die Autoren sind der Auffassung, daß es sich keineswegs um echte Stenosen handelt, sondern daß hier übersehene progrediente postoperative Entzündungsvorgänge im paravesicalen Gewebe vorliegen, mit einer aufflackernden latenten Harninfektion. Sie glauben daraus auch den Schluß ableiten zu können, daß bei Patientinnen, bei denen eine Ureterplastik durchgeführt worden ist, womöglich überhaupt nicht nachbestrahlt werden sollte. Erweist sich die Bestrahlung als unumgänglich notwendig, kann erst nach einem längeren Intervall begonnen werden, welches sich nach dem Zeitpunkt richtet, zu dem der Harn frei von jeder Infektion ist und absolute Restharnfreiheit besteht.

Daß hier wirklich entzündliche Prozesse vorliegen, geht aus Untersuchungen von MUTH und LEGERLOTZ (1964) hervor. Diese Autoren wiesen mittels tierexperimenteller Untersuchungen nach, daß Prednisolon in Verbindung mit Chloramphenicol in der Lage ist, strahlenbedingte Komplikationen im Bereich der ableitenden Harnwege nach Röntgenbestrahlung zu verhindern. Im Tierversuch fanden sie nur in zwei Fällen Veränderungen, die auf eine vorausgegangene Bestrahlung bezogen werden mußten, während sich in 44% der Fälle Pyelonephritiden, in 36% der Fälle stärkere Sklerosierungen im Bereich des Ureters und in 80% der Fälle Hydronephrosen entwickelten, wenn nur Follikelhormon verabfolgt wurde. Es konnten dann entsprechende klinische Untersuchungen an 100 strahlenbehandelten Collumcarcinom-Patientinnen durchgeführt werden, bei denen nach einer Beobachtungszeit von 12—24 Monaten die Wirksamkeit einer gezielten Cortisonprophylaxe nachgewiesen wurde. Bei Kontrolle von 92 Patientinnen fand sich bei 91 Fällen bei der urologischen Kontrolluntersuchung ein völlig normaler Befund (98,9%). Nur bei einer Patientin bestand eine mäßig starke, doppelseitige Hydronephrosenbildung, die bereits 8 Wochen nach Abschluß der Strahlenbehandlung auftrat und die sich trotz Cortisontherapie nach Ablauf weiterer 10 Monate nicht zurückbildete. Bei diesem Fall wurde wegen einer Adipositas permagna eine intravaginale Hohlrohranodenbestrahlung durchgeführt, die wegen der relativ hohen Frequenz sekundärer Hydronephrosen im allgemeinen nicht mehr angewendet wird. Wichtig erscheint es, daß diese Autoren ihr Augenmerk darauf gerichtet haben, daß kein verschlechternder Einfluß des Cortisons auf das Carcinom in Gestalt von Wachstumsbeschleunigung oder vermehrter Metastasen- bzw. Rezidivbildung beobachtet wurde. Den gleichen Befund glauben sie auf Grund experimenteller Untersuchungen mit einer Gewebekultur festgestellt zu haben. Es ist daher erforderlich, grundsätzlich eine Cortisonprophylaxe zur Verhütung strahlenbedingter Hydronephrosen bei jeder strahlenbehandelten Collumcarcinompatientin durchzuführen. Insgesamt wird eine Gesamtdosis von 500 mg Prednisolon als ausreichend angesehen. Mit beginnender Strahlentherapie werden täglich 2×5 mg per os für die Dauer von 45 Tagen verabreicht. Zum Ausschleichen anschließend 7 Tage lang täglich 5 mg und in den letzten 7 Tagen täglich 2,5 mg. Eine antibiotische Behandlung sollte zusätzlich durchgeführt werden, um eine ascendierende transuterine Komplikation zu verhindern und auch latente Infektionen im Bereich der ableitenden Harnwege prophylaktisch zu behandeln.

Schulze (1961) berichtet dann über 116 Patientinnen mit Collumcarcinom, die mit Telekobalttherapie behandelt wurden; bei 50 erfolgte die Bestrahlung postoperativ. 20,7% aller Patientinnen hatten bereits vor Beginn der Strahlentherapie eine Hydronephrose (25% hiervon sogar doppelseitig). Dabei verteilten sich die urologischen Komplikationen folgendermaßen: Stadium II 12%, Stadium III 34%, Stadium IV 75%. 6—8 Wochen nach Bestrahlungsbeginn nahmen die hydronephrotischen Veränderungen von 20,7 auf 25,9% zu, um nach Abschluß der Bestrahlung auf 16,4% abzusinken. Patientinnen mit Collumcarcinom im Stadium II ließen eine Häufung urologischer Komplikationen im 2. Halbjahr nach Abschluß der Bestrahlung erkennen. Im Stadium III fanden sich Hydronephrosen bereits im 1. Halbjahr nach Bestrahlung im vermehrten Maße. Insgesamt starben 18 Patienten im Laufe eines Jahres nach Bestrahlungsbeginn. Vier von ihnen hatten makroskopisch und mikroskopisch keine tumorösen Veränderungen mehr. Von diesen vier starben drei ebenso wie die 14 mit noch nachweisbarem Tumorgewebe an einer Urämie. Diese Untersuchungen bestätigen eigentlich die vorher schon ausführlich zitierten Beobachtungen von Hohenfellner und Weghaupt (1963). Kremling, Rummel und Borgmann (1962) stellten bei acht Frauen mit Collumcarcinom und bei zwei Frauen mit Korpuscarcinom eine Ureterstenose als Folge der Strahlentherapie fest; sie bezeichnen die Diagnose Ureterstenose als Folge der Strahlenbehandlung oft als schwierig und zudem als recht problematisch. Ob die Ureterveränderungen, die durch die Strahlenbehandlung entstanden sind, sich einschränken lassen, scheint eine spezielle röntgenologische Frage zu sein, die an dieser Stelle nicht diskutiert werden kann. Mönch und Holtorff (1964) untersuchten 225 Frauen, die wegen eines Uteruscarcinoms behandelt worden waren. In 90 Fällen (40%) waren krankhafte Veränderungen sowohl bei bestrahlten als auch bei operierten und bestrahlten Patientinnen gefunden worden. In 80 Fällen waren die Veränderungen geringfügig und nicht behandlungsbedürftig; hierzu gehörten Starrheiten im pelvinen Ureterverlauf und Tonusverminderung der Harnleiter (Tabelle 3). Bei zehn Frauen (4,4%) lagen erhebliche Harnabflußstörungen vor. Hierbei fand sich in 4 Fällen eine einseitige Stauungsniere, einmal eine funktionslose Niere und einmal eine funktionslose Niere auf der einen und eine Harnstauungsniere auf der anderen Seite. Irgendwelche Gesetzmäßigkeiten über den Zeitpunkt derartiger Spätschäden ließen sich nicht auffinden. Hiermit ist jedoch ungefähr nach 3 Monaten und nach jeder Behandlungsart zu rechnen. Wertvoll erscheint neben der Röntgenuntersuchung das Urinsediment, das fast immer eine Mikrohämaturie ergab.

Eine vergleichende Untersuchung verschiedener Kliniken wäre von großer Bedeutung und eine Auswertung unterschiedlicher Methoden erscheint erforder-

Tabelle 3. *Zeitpunkt der Feststellung pathologischer Veränderungen an den oberen Harnwegen.* (Nach MÖNCH und HOLTORFF 1964)

		bis zu 2 Jahren	bis zu 3 Jahren	bis zu 4 Jahren	bis zu 5 Jahren	bis zu 10 Jahren	über 10 Jahre	Gesamt
		nach beendeter Intensivtherapie						
Zahl der Untersuchten		87	39	26	12	54	7	225
Pathologische Befunde		34	15	10	6	23	2	90
Starrheiten im pelvinen Harnleiterverlauf	einseitig	5	5	3	—	2	—	15
	doppelseitig	9	4	3	3	2	1	22
Tonusverminderung der Harnleiter	einseitig	5	2	1	2	4	—	14
	doppelseitig	5	3	2	1	7	1	19
Tonusverminderung des Harnleiters und Starrheiten im pelvinen Harnleiterverlauf	einseitig	2	—	—	—	2	—	4
	doppelseitig	2	1	1	—	2	—	6
Erhebliche Abflußstörungen	einseitig	5	—	—	—	4	—	9
	doppelseitig	1	—	—	—	—	—	1
Pyelogramm nicht möglich, dafür Chromocystoskopie		7	4	1	1	2	—	15
Erhebliche Störungen der Farbstoffausscheidung		—	—	—	—	—	—	—

lich. Ob es jedoch trotz Kenntnis aller prophylaktischen Maßnahmen immer gelingen wird, Harnleiterveränderungen nach Behandlung zu vermeiden, bleibt abzuwarten. Auch nach der Radikaloperation des Collumcarcinoms (WERTHEIM) finden sich in 3,78% urologische Komplikationen, wobei die Fistelbildung der Harnblase bei weitem im Vordergrund steht (RUMMEL und WALCH 1963). Vordringlichste Aufgabe bleibt es, bei jeder Patientin mit Genitalkrebs, die operiert

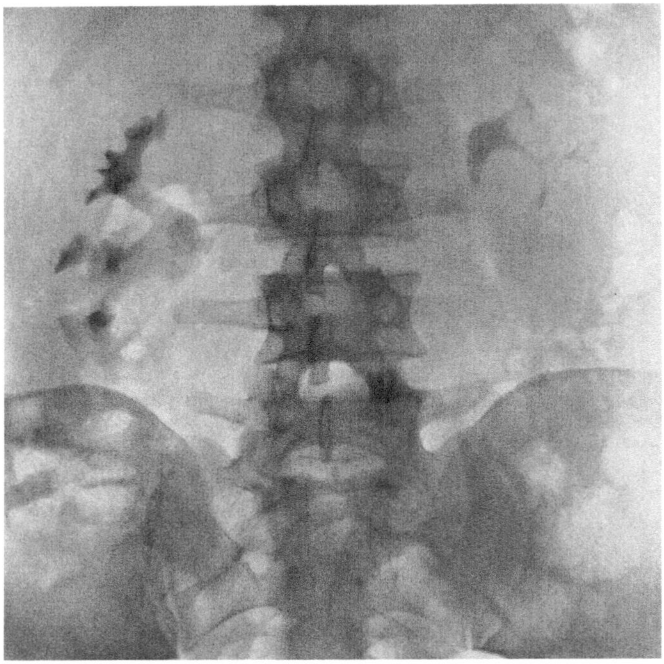

Abb. 1. Rechtsseitige Harnstauungsniere mit deutlicher Erweiterung des Nierenbeckens bei Seminom

oder bestrahlt worden ist, gynäkologisch und urologisch sehr genau zu untersuchen. Nur so wird es gelingen, sich entwickelnde Ureterstenosen resp. Infektionen frühzeitig zu erfassen und erfolgreich zu behandeln.

Grundsätzlich kann jeder andere Tumor im Bauchraum Abflußstörungen verursachen. So ist das Seminom in der Lage, infolge intraabdominaler Drüsen eine Abflußstörung hervorzurufen (Abb. 1), ohne daß eine Nierenfunktionsstörung feststellbar sein muß.

4. Direkte Röntgenschädigung der Niere

Auch eine direkte Schädigung der Niere ist bei Bestrahlung eines malignen Prozesses möglich. WOLLHEIM und MOELLER (1960) haben die hier vorliegenden Tierversuche, die sich bei einer Röntgenbestrahlung der Niere mit relativ hohen Dosen entwickeln können, beschrieben. Es kommt hierbei zu Veränderungen am Parenchym mit Fibrose und diffuser Endarteriitis. Auch ist im Tierversuch die Entwicklung einer Hypertonie durch Röntgenbestrahlung beschrieben worden. SARRE (1959) widmet dieser Frage ein eigenes Kapitel und betont, daß bei einer Dosis von 2300 r auf den Bauchraum ein Nierenversagen die Folge ist. Diese Beobachtung beruht auf Untersuchungen von KUNKLER u. Mitarb. (1952), die bösartige Hodentumoren bestrahlt haben. Erfolgte keine Bestrahlung des Bauchraumes, war auch keine Nierenschädigung nachweisbar. LUXTON (1953) konnte feststellen, daß nach 6—12 Monaten Ödeme, Rest-N-Anstieg, Hypertonie, Anämie, Proteinurie, Zylindrurie und Hämaturie auftraten. Es starben sieben Patienten. Die Autopsie ergab eine Verdickung der Nierenkapsel, eine ausgedehnte Fibrose und atrophische Tubuli. Fast alle Glomeruli waren verändert. Am häufigsten bestand eine hyaline Obliteration der Capillarschlingen und fibrinoide nekrotische Läsionen der Arteriolen, während die größeren Arterien unverändert blieben. Histologisch traten in gleicher Weise wie im Tierversuch eine ausgedehnte interstitielle Fibrose und schwere Gefäßveränderungen mit Hochdruck und Niereninsuffizienz auf. Dies wurde auch von JERNIGAN (1959) bestätigt, der bei einer Bestrahlungsdosis von über 2300 r auf beide Nieren innerhalb eines Zeitraumes von weniger als 5 Wochen eine Bestrahlungsnephritis 6—18 Monate nach der Behandlung nachwies. Es werden hier auch andere Arbeiten zitiert, bei denen bei 55 Patienten sich 22mal Nierenschäden, siebenmal mit letalem Ausgang, innerhalb eines Zeitraumes von 54 Monaten entwickelten. In einer anderen Serie zeigten 27 von 137 Patienten Bestrahlungsschäden, von denen fünf starben. Auch einseitige Bestrahlungsnephritiden sind bekannt, jeweils mit schwerer Hypertension einhergehend, die unter Umständen sogar eine Nephrektomie notwendig machten. Welche Strukturen der Niere am strahlenempfindlichsten sind, ist noch nicht hinreichend geklärt und müßte durch Biopsien in Frühstadien von Bestrahlungsnephritiden geklärt werden. Klinische Frühzeichen sind Hypertension, Albuminurie und Rest-N-Erhöhung (JERNIGAN 1959). Dieser Autor schildert dann einen eigenen Fall einer 39jährigen Frau mit einem metastasierenden pseudomucinösen Cystadenom, die postoperativ 3000 r in knapp 3 Monaten erhielt und nach 7 Monaten typisch erkrankte. Nach Überwindung des akuten urämischen Stadiums bei üblicher Therapie entwickelte sich das Bild einer chronischen Niereninsuffizienz mit mäßiger Rest-N-Erhöhung, Anämieneigung, negativem Urinbefund sowie Kalium- und Chloridretention. Erstmalig konnten MOHR u. Mitarb. (1965, 1966) eine direkte Strahlenschädigung mit langsam fortschreitender Zerstörung der Mitochondrien und des endoplasmatischen Reticulums nachweisen. Die Tubulus- und Glomerulumveränderungen entstehen unabhängig und zeitlich gestaffelt voneinander. Daher kommt die Entwicklung der Schrumpfniere in Abhängigkeit von den Veränderungen des Glomerulus erst später zustande.

5. Hypertonie nach Bestrahlung

So wie praktisch jede Hydronephrose mit einer Pyelonephritis vergesellschaftet ist, so kann sie auch zu einer Drosselung der Nierendurchblutung und zum Auftreten einer Hypertonie führen. MUTH und LOSSE (1959) haben den Blutdruck bei ein- oder doppelseitiger Hydronephrose infolge einer Radikaloperation oder Strahlenbehandlung eines Collumcarcinoms untersucht; es konnten insgesamt 84 Hydronephrosen nachgewiesen werden, bei denen in 31 Fällen (36%) nach erfolgter Carcinombehandlung eine Hypertonie bei präoperativ normalem Blutdruck sich entwickelte (Tabelle 4). Nach Ausschluß aller fraglichen Fälle, bei denen auch andere Faktoren für die Entstehung der Hypertonie verantwortlich gemacht werden konnten, verblieben zwölf Patientinnen (14%), die offensichtlich als Folge der Nierenschädigung eine Hypertonie entwickelt hatten. Bei zwei Fällen von einseitiger Hydronephrosenbildung mit Hypertonie konnte eine Senkung bzw. Normalisierung des Bluthochdruckes nach erfolgter Nephrektomie erreicht werden. Umgekehrt fanden sie bei weiteren fünf Fällen von Hydronephrose, die als Folge der Strahlenbehandlung aufgetreten waren und zu einer sekundären Hypertonie ebenfalls geführt hatten, keinen Rückgang des Hypertonus, nachdem sich die

Hydronephrose innerhalb der letzten 12 Monate konstant zurückgebildet hatte. Hierdurch wird die Erfahrung bestätigt, daß nach Ausschaltung einer Hydronephrose durch die Exstirpation der kranken Niere durchaus nicht in jedem Falle eine Senkung oder Normalisierung des Blutdruckes erfolgen muß. Von besonderer Bedeutung ist auch der Zeitpunkt des Auftretens der Hypertonie, die im allgemeinen 6—9 Monate nach Entwicklung der Hydronephrose sich einstellt. Die Hydronephrose entwickelt sich meistens in den ersten 3 Monaten nach der Radikal-

Tabelle 4. *Häufigkeit des Auftretens einer Hypertonie infolge Hydronephrosenbildung nach Behandlung des Collumcarcinoms sowie Ausmaß der Blutdrucksteigerung.* (Nach MUTH u. LOSSE 1959)

	Zahl der Fälle	Blutdruckverhalten			Ausmaß der Blutdrucksteigerung			
		Systolische u. diastolische Erhöhung	Systolische Erhöhung	Diastolische Erhöhung	Ps> 200 mm Hg	Ps> 180 mm Hg	Ps> 160 mm Hg	Ps> 100 mm Hg
1. Einseitige Hydronephrosen:								
a) offen	42	12	4	1	1	10	5	13
b) geschlossen	14	5	3	—	3	2	3	5
2. Doppelseitige Hydronephrosen:								
a) beiderseitig offen	26	3	1	—	2	2	—	3
b) einseitig offen	2	1	1	—	—	2	—	1
Gesamtzahl	84	21	9	1	6	16	8	22

operation bzw. zwischen dem 3. und 12. Monat nach erfolgter Bestrahlung. Die Autoren fordern daher neben der Untersuchung der Nierenfunktion auch eine Kontrolle des Blutdrucks. Gerade bei der Strahlenbehandlung sind Kontrollen bis zu 2 Jahren erforderlich, um eine strahlenbedingte Hydronephrose zu erfassen.

6. Pyelonephritis

Die Tumoren im Bereich des Colon und Rectum gehen im allgemeinen mit einer chronischen Infektion der Harnwege einher. Darmbakterien wandern bereits vor der Ulceration in den Tumor ein und nach Tumorzerfall ist eine Begleitentzündung unausbleiblich die Folge. Die Erreger breiten sich jetzt ungehindert im benachbarten Gewebe aus. Abscesse können entstehen, weiterhin wird durch stenosierende Vorgänge die Stauung im Darm und damit die Entzündung begünstigt. Im allgemeinen ist das Ausmaß der Begleitinfektion präoperativ nicht abzuschätzen. Bei 230 Sigma- und Rectumcarcinomen beobachtete CATTELL (1936) ausnahmslos eine derartige Infektion. Nach Rectumcarcinomoperation fand NORBURY (1932) stets eine postoperative Infektion der Harnwege. Auch WATSON und WILLIAMS (1952) unterstrichen die Häufigkeit von Urininfektionen, die in erster Linie durch Bacterium coli und pyocyaneus entstanden waren. THIERMANN (1943) betonte ausdrücklich, daß die Harnwegsinfektion im Vordergrund der Beteiligung des Urogenitalsystems bei Colon- und Rectumcarcinom steht. Gleichlautende Berichte mit verschieden hohen Prozentzahlen sind in der Literatur angeführt, worauf eingehend CARSTENSEN (1960) hingewiesen hat. FUCHS (1952) hat in 77% einen krankhaften Nierenbefund erhoben. Bemerkenswert ist, daß der Harninfekt nach einer Colostomie oft übersehen wird und der Chirurg postoperativ nicht selten von einer akuten Urämie überrascht wird.

Der Infektionsweg verläuft nach Ansicht von FRANKE (1913) direkt über Lymphverbindung vom Darm zur Niere. FUCHS (1948, 1950, 1952) erzeugte im

Tierexperiment regelmäßig eine Pyelonephritis durch mechanische und dynamische Stauungsvorgänge im Colon und Rectum. Die Entzündung begann am Nierenbecken und seiner nächsten Umgebung und drang dann im Verlauf bindegewebiger Septen in das interstitielle Gewebe vor. Neben dem enterogenen, lymphogen-descendierenden und in der Niere ascendierenden Weg muß auch ein urogener und ein hämatogener Infektionsmodus in Betracht gezogen werden.

CARSTENSEN (1960) hat dann das Krankengut der Chirurgischen Universitätsklinik Würzburg unter Einbeziehung der Phenolrotausscheidung untersucht und bei 81% einen pathologischen Befund der Nierenfunktion oder des Harns nachgewiesen. Insgesamt fand sich bei 800 Krebsträgern des Colons oder Rectums in 81% ein krankhafter Nieren- oder Harnbefund. Gelegentlich wurde eine Normalisierung des Harnbefundes nach der Tumorentfernung oder bei gut funktionierendem Anus praeter naturalis beobachtet. Die sekundäre Niereninsuffizienz infolge einer chronischen Pyelonephritis mehr oder minder schweren Charakters wurde fast ausnahmslos durch das Sektionsgut bestätigt. Die chronische Pyelonephritis stellt die schwerwiegendste Spätkomplikation der malignen Colon- und Rectumtumoren dar. Hierbei ist der Tumorsitz für den Grad der Nierenschädigung unwesentlich, wie CARSTENSEN darlegen konnte. Nur bei den tiefsitzenden Rectum- oder Analcarcinomen sind zum Teil günstigere Befunde nachzuweisen, was in besonderen topographischen Grundlagen der Lymphabflußwege seine Erklärung finden könnte. Häufig wird die Infektion wegen ihrer Symptomenarmut verkannt und durch den operativen Eingriff so gut wie regelmäßig aktiviert. Die relativ kurzfristige präoperative antibiotische Behandlung ist nach den heutigen Erfahrungen nicht in der Lage, die Nieren- und Harnwegsinfekte zu beseitigen. Zur Therapie einer chronischen Pyelonephritis ist eine Dauerbehandlung über lange Zeit erforderlich (HASCHEK 1961, MOELLER 1963). Wesentlich ist die Besserung der Nieren- und Harnwegsinfektion mit Beseitigung der Stauung und Tumorentzündung (KREMLING 1964).

7. Das nephrotische Syndrom

Bekanntlich können spezifische Stoffwechselstörungen im Bereiche des Eiweißhaushaltes zu einem nephrotischen Syndrom resp. zu einer Amyloidnephrose führen. REUBI (1960) weist darauf hin, daß ein maligner Tumor eine beträchtliche Proteinurie ohne eigentliches nephrotisches Syndrom hervorrufen kann. Häufig sind aus noch unbekannten Gründen die zur Proteinurie führenden Carcinome Bronchuscarcinome oder es liegt eine Lymphogranulomatose vor. Es handelt sich fast immer um fortgeschrittene Formen mit ausgedehnten Metastasen, Kachexie und Dysproteinämie. Die bisher kleine Zahl der beschriebenen Fälle gestattet es nicht, allgemein verbindliche anatomische oder klinische Betrachtungen anzustellen. Daher beschränkt sich REUBI im wesentlichen auch nur auf die ausführliche Beschreibung eines eigenen Falles.

Es handelte sich um ein Bronchialcarcinom mit Lymphknoten- und Pleurametastasen. Die Leber war vergrößert, der Blutdruck normal. Die Laboruntersuchungen zeigten im Urin Eiweißausscheidungen von 2—16 g/Liter, wovon 69% Albumine waren. Im Urinsediment fanden sich zahlreiche hyaline und granulierte Zylinder, bis 20 Erythrocyten/Gesichtsfeld und selten doppelbrechende Substanzen. Die Blutsenkung war erheblich beschleunigt und die Blutanalyse zeigte eine starke Dysproteinämie ohne Hypoproteinämie. Das Cholesterin und der Reststickstoff waren normal. Die Kongorotprobe zeigte einen Schwund von 33%. Die Prüfung der Nierenfunktion ergab ein Glomerulusfiltrat von 124 cm^3 und eine PAH-Clearance von 658 cm^3 mit einer normalen Filtrationsfraktion von 0,188. Da das Carcinom inoperabel war, begnügte man sich mit palliativen Maßnahmen und mit Röntgenbestrahlungen. Trotz dieser Behandlung verschlechterte sich der Zustand und der Exitus trat unter dem Bild einer Niereninsuffizienz ein, ohne daß sich die Urinsymptome oder das humorale Bild im Verlauf der Krankheit wesentlich veränderten. Die Autopsie bestätigte das Bronchialcarcinom mit zahlreichen Lymphknotenmetastasen und Pleurainfiltrationen. Die Nieren waren von normaler Größe und zeigten makroskopisch das Bild einer venösen Stase, die auf eine terminale Kreislaufinsuffizienz bezogen wurde. Histologisch fanden sich arteriosklerotische Narben. Zwischen diesen Narben war das Parenchym normal, lediglich die Tubulusepithelien zeigten eine trübe Schwellung mit Eiweißzylindern. Auch die Glomerula zeigten außer einer gewissen Stase keine Besonderheit. Die spezielle Färbung der Basalmembran ließ jedoch eine äußerst diskrete homogene Verdickung erkennen. Dieses Krankheitsbild erinnerte also an eine membranöse Glomerulonephritis ohne nephrotisches Syndrom. Es kam nur zu diskreten Ödemen, wobei das Cholesterin normal blieb und die Gesamteiweiße ebenfalls normal waren. Auffällig war bei der Elektrophorese lediglich eine signifikante Zunahme der α_2- und γ-Globuline, wobei die β-Globuline nur wenig verändert waren. Die Hypalbuminämie stellte eine Folge der Proteinurie dar, um so mehr, als die Elektrophorese des Urins ein starkes Überwiegen der Albumie ergab.

REUBI ordnet dieses Bild den membranösen Nephropathien zu, von denen die Lipoidnephrose den Prototyp darstellt. Es erscheint ihm jedoch gerechtfertigt, dieselbe von der Carcinomproteinurie klinisch zu unterscheiden, da die humoralen Veränderungen eigentlich völlig gefehlt haben. Die Ursache dieser Membranveränderungen ist vollständig unklar. Wichtig erscheint diagnostisch, daß eine vorher bestehende Nephropathie ausgeschlossen wird, eine Amyloidose auf Grund der Kongorotprobe und der Nierenfunktion ebenfalls nicht vorliegen kann und daß die humoralen Faktoren des nephrotischen Syndroms fehlen.

SARRE (1959) führt den Fall einer Lymphogranulomatose als Ursache einer Nephrose an. Hier kam es allerdings zur Abheilung der Nephrose nach Röntgenbestrahlung. Er ordnet diesen Fall als charakteristisch für eine toxische Schädigung ein. An dieser Stelle soll ausdrücklich darauf hingewiesen werden, daß natürlich die Kombination einer Lymphogranulomatose mit Amyloidose keineswegs selten ist und daß diese Kombination in dem Kapitel Amyloid ausführlich besprochen wird (WILDHACK 1956, WINAWER und FELDMAN 1959). WINAWER und FELDMAN konnten vier Fälle mit reiner Nephrose in der amerikanischen Literatur ausfindig machen, bei denen kein Amyloid vorgelegen hat. Auch TAPIE, LAPORTE und SUC (1957) berichten über einen 21jährigen Mann mit einer massiven Proteinurie, deutlichen, indolenten und vergrößerten Lymphknoten. Besonders interessant ist in diesem Fall, daß die Blutlipoide stark erhöht waren (einschließlich des Cholesterins). Nach Entfernung eines großen cervicalen Lymphknotentumors kam es zu einer zunehmenden Besserung der Harnbefunde und zu einem Absinken der Blutlipoide von 17,75 auf 7,6 g und des Cholesterins von 7,5 auf 2,3 g. Die Ödeme wurden ausgeschwemmt und die Globuline normalisierten sich. 6 Monate später war die Besserung immer noch nachweisbar. HERMANN und DE VAUX-ST. CYR (1962) zeigten vor allen Dingen beim Bronchialcarcinom eine Pathoproteinurie, die üblicherweise nicht als solche in Erscheinung trat, weil die Gesamteiweißausscheidung noch unterhalb der Nachweisgrenze lag. Trotzdem konnte der Gesamteiweißgehalt bis auf über 600 mg/Liter erhöht sein und chromatographisch ließen sich neben den normalen Eiweißfraktionen auch große Mengen eines sauren Serummucoids nachweisen.

Bei einem Fall einer bioptisch gesicherten Lymphoretikulose (HEGGLIN 1959) mit diffuser Infiltration des Nierenparenchyms lag im Urin die Ausscheidung eines Paraproteins, das nicht zum System der Gammaglobuline gehörte, vor. Der Autor nimmt an, daß es sich hier um ein Gewebsprotein handelt. NEVIUS und FRIEDMANN (1959) fanden unter drei Fällen von Geschwülsten in einem Fall, der diffus und in Knoten im Peritoneum verteilt war und histologisch als mesotheliomartig beschrieben wurde, ein nephrotisches Syndrom. Auch hier berichten die Autoren darüber, daß die Bilder durch Produktion von Mucopolysacchariden gekennzeichnet sind und daß es sich um Gewebsproteine handelt. In einem anderen

Fall besteht ein nephrotisches Syndrom bei M. Hodgkin als Folge einer Nierenvenenthrombose.

Für die Entstehung von Venenthrombosen innerhalb des Nierenparenchyms scheint eine Exsiccose sowie ein Anstieg des Blutfibrinogenspiegels eine bedeutende Rolle zu spielen, neben einer regionären Veränderung der fibrinolytischen Aktivität (Barclay, McCameron und Loughridge 1960). Nach den durchgeführten histologischen Untersuchungen scheint die Thrombose vorwiegend im capillären bzw. postcapillären Raum zu entstehen und sich dann weiter in die größeren Venenäste fortzusetzen. Eine Thrombosierung der Hauptvene ist dagegen bei Erwachsenen sehr selten. Klinisch zeichnet sich diese Art von Thrombose durch ein plötzlich auftretendes nephrotisches Syndrom (zwei Fälle) und durch eine schnelle Verschlechterung der Nierenfunktion mit Oligurie und Urämie (sechs Fälle) aus. Therapeutisch werden Antikoagulantien vorgeschlagen. Es wäre vielleicht darauf hinzuweisen, daß derartige Thrombosen durch eine massive diuretische Therapie begünstigt werden, da die Bluteindickung gerade in den Nierenvenen Thrombosierungen bedingen könnte. Im Fall einer Nierenvenenthrombose ist die Pathogenese des nephrotischen Syndroms natürlich völlig klar und braucht nicht weiter diskutiert zu werden.

Wenn man die übrigen Erkrankungen zusammenfassend betrachtet, so sieht man, daß es sich um granulomatöse oder auch maligne Erkrankungen der Lymphdrüsen handelt, die ein nephrotisches Syndrom herbeiführen. Auch bei den berichteten Carcinomen findet sich fast ausschließlich eine ausgedehnte Metastasierung in die Lymphknoten. Diese Erkrankung der Lymphknoten geht unabhängig davon, ob es sich um eine neoplastische Erkrankung des lymphoplasmoreticulären Systems (Plasmocytom, M. Waldenström, Lymphadenose, Reticulosarkom) handelt oder um einen metastatischen Prozeß des Bronchialcarcinoms, im allgemeinen mit einer Paraproteinbildung einher. Die Paraproteinbildung andererseits ist wiederum für eine Permeabilitätsstörung im Bereiche des Glomerulus verantwortlich und damit auch für die Entstehung eines nephrotischen Syndroms. Unter Umständen kommen hierfür Antigen-Antikörperreaktionen in Betracht, die bisher aber noch nicht erwiesen sind, obwohl beim Auftreten von Paraproteinen mit antigenen Wirkungen zu rechnen ist. Gerade den M. Hodgkin kann man als eine spezielle Unterform der malignen Retikulose bezeichnen, die nach der Auffassung von Moeschlin (1964) durch entzündliche Begleiterscheinungen infolge einer Reaktion des Organismus auf die auftretenden Zellzerfallsprodukte oder auf von diesen Zellen eventuell produzierte Paraproteine zurückzuführen ist. Es ist allerdings bisher experimentell noch nicht möglich gewesen, hierfür den exakten Beweis zu liefern, doch sprechen sehr viele Momente für die Wahrscheinlichkeit einer solchen Auffassung. Moeschlin hat eine Hypothese bezüglich dieser Sensibilisierung des Organismus auf Tumoreiweißkörper dargestellt (Abb. 2). Man weiß heute, daß die denaturierten Globuline zu einer Sensibilisierung führen können. Bei den malignen Retikulosen sind es wahrscheinlich die von diesen Zellen gebildeten Paraglobuline, so daß es gerade auch bei diesen Tumoren zu hohem Fieber, stark erhöhter Senkung und ausgesprochener Eosinophilie kommen kann. Die gleichen Erscheinungen kann man auch beim Lymphosarkom und bei der malignen Retikulose beobachten.

Dies ist auch vom Hypernephrom geläufig, da hier massenhaft denaturierte Zellglobuline frei werden. Gerade das beim Hypernephrom häufig beobachtete Amyloid und — wie in diesem Fall — das nephrotische Syndrom können ursächlich auf die Paraproteine zurückgeführt werden. So konnte Moeschlin einen Fall beobachten, bei dem eine Albuminurie von maximal $26^0/_{00}$ bestand, die sich nach der Röntgenbestrahlung wieder vollkommen zurückbildete. Es ist in diesem Fall schwer zu sagen, ob die Paraproteine, die ursächlich für das nephrotische Syndrom in Frage kommen, verschwunden sind oder ob es sich um eine Infiltration mit Nierenvenenstenose handelte, die sich wieder zurückgebildet hat. Es fehlt nicht an Hinweisen, daß bei dieser Erkrankung im Blut zirkulierende krankhafte Globuline vorkommen. Besonders auffällig ist die starke Vermehrung der α_2-Globuline in diesem Stadium der Erkrankung, leider ist es bisher noch nicht möglich gewesen, diese Paraproteine zu isolieren und experimentell spezifische Antiseren herzustellen, so daß der immunologische Beweis bisher noch nicht gelungen ist.

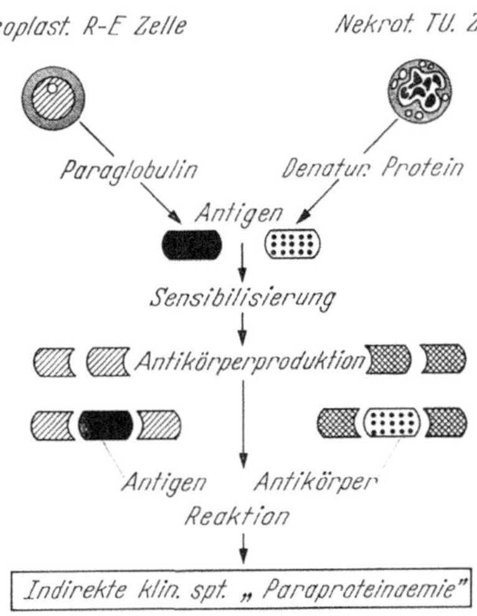

Abb. 2. Sensibilisierungsmechanismus bei malignen Retikulosen und anderen Neoplasien. Durch die entstehenden Antikörper kommt es zu indirekten klinischen Symptomen, der „Paraproteinämie". (Aus MOESCHLIN 1964)

Interessant war auch die Beobachtung von coombspositiven Seren solcher Patienten, wie sie von MOESCHLIN (1964) zitiert werden. Im Gegensatz zu den übrigen erworbenen hämolytischen Anämien findet sich analog zum Verhalten gewisser lymphatischer Leukämien, daß das Phänomen der Immunoadhärenz ausblieb, wenn das Serum dieser Patienten mit den eigenen oder gleichen normalen Erythrocyten inkubiert wurde. Mit anderen Worten, die Erythrocyten beluden sich im Serum dieser Patienten mit einem Globulin, das die Reaktion blockiert und man vermutet, daß es sich hier um blockierende Globuline handelte, die an die Erythrocyten absorbiert sind. Bei den Globulinen könnte es sich um Antikörper gegen Antigene aus den wuchernden malignen Zellen handeln. Es gibt noch weitere Hinweise, daß beim M. Hodgkin häufig eine celluläre Anergie vorliegt. So ist bekannt, daß bei Hodgkin-Patienten, die sich in einem aktiven Schub befanden, eine negative Hautreaktion auf Tuberkulin sowie auf Trichophytin und Candidaextrakte vorlag. Man muß wohl auch hier annehmen, daß die normale celluläre Antigen-Antikörperreaktion durch andere blockierende Antikörper gehemmt wird. Interessanterweise wird die Reaktion wieder positiv, wenn die Krankheit durch therapeutische Maßnahmen in ein Remissionsstadium kommt. Analog verhalten sich das Lymphosarkom und die chronisch lymphatische Leukose. Als Folge dieser cellulären Anergie entwickelt sich nicht selten eine Komplikation in Form einer Tuberkulose, Brucellose, Histoplasmose, Torulose, Aspergillose (MOESCHLIN). Interessant ist auch der Hinweis, daß es während eines akuten Schubes eines Hodgkin sogar gelingen kann, eine homologe Hauttransplantation durchzuführen, während normalerweise nur eine autologe haftet. Ferner gelang es, homologes Knochenmark einer Sichelzellanämie auf einen nichtsichelzelltragenden Hodgkin-Patienten zu transplantieren, so daß dieser nun neben seinen normalen Erythrocyten auch Sichelzellen produziert. Die Bildung der humoralen Antikörper ist dagegen beim M. Hodgkin im Gegensatz zur chronisch lymphatischen Leukose (Agammaglobulinämie) nur selten gestört, so daß Kokkensuperinfekte (Pneumokokken) sehr selten sind. Diese von MOESCHLIN aufgeführten Hinweise wurden kurz angeführt, um zu erklären, daß eventuell das nephrotische Syndrom resp. die Amyloidose beim M. Hodgkin auch immunologische Ursachen haben könnte. Das Auftreten einer chronischen Glomerulonephritis oder auch einer Glomerulosklerose im Rahmen einer Lymphogranulomatose (LEVITAN, DAIMOND und CRAYER 1959) könnte im gleichen Sinne gedeutet werden. Man müßte natürlich auch ein Verschwinden der Paraproteine mit Rückbildung des malignen Prozesses fordern, was vorher schon angedeutet wurde.

8. Hypercalcämiesyndrom bei malignen Tumoren

Bei der Sarkoidose (M. Boeck) wird die Frage der Hypercalcämie als Ursache einer Niereninsuffizienz noch später erörtert. Hier zeigte sich, daß eine Hypercalcämie auftreten kann, ohne daß die Nierenfunktion wesentlich eingeschränkt ist. Im allgemeinen wird die Calciumkonzentration im Serum und in der extracellulären Gewebsflüssigkeit weitgehend konstant gehalten (4,5—5,5 mval/l = 9—11 mg-%). Für die Regulation kommen humorale Faktoren in Betracht, zu denen die Nebenschilddrüse, das Schilddrüsenhormon, Glucocorticoide und das Vitamin D gehören. Auch eine Reihe von anderen Erkrankungen weisen eine Erhöhung des Serumcalciums auf. Es kann der Calciumspiegel erhöht sein, weil die Calciummenge, die aus dem Darm resorbiert oder aus den Knochen freigesetzt wird, die Ausscheidungsfähigkeit der Niere übersteigt, oder es kann das normale Gleichgewicht zwischen Knochen und Blut verändert sein (Abb. 3). Insbesondere können auch bösartige Tumoren von einer Hypercalcämie begleitet werden (ROBBINS und KYDD 1935, GRIBOFF u. Mitarb. 1954, MORDSLEY und HOLMAN 1957, THOMAS u. Mitarb. 1959). Gelegentlich kommt eine Hypercalcämie auch vor, wenn Knochenmetastasen nicht nachweisbar sind. Eine Hypercalcämie bösartiger Geschwülste kann im Zusammenhang mit einer Steroidtherapie auftreten (KENNEDY u. Mitarb. 1955); sie kann sich aber auch unter dieser Therapie zurückbilden. Bei der Hodgkinschen Erkrankung ist eine Hypercalcämie ebenfalls festgestellt worden (KABOKOW u. Mitarb. 1957). Die Osteoporose durch Immobilisierung kann ebenfalls zu einer Hypercalcämie führen (HOWARD 1942, MASON 1957). Besonders interessiert in diesem Zusammenhang die Hypercalcämie bei malignen Tumoren.

AUB und SMITHWICK (1933) haben schon eine verstärkte Calciumausscheidung im Urin bei Mammacarcinompatienten mit Knochenmetastasen nachgewiesen. Gerade die Häufigkeit der Hypercalcämie bei metastasierendem Mammacarcinom lenkt das Interesse der Kliniker auf den Calciumstoffwechsel. Bei ausreichender Calciumaufnahme scheint die Bilanz infolge einer erhöhten Calciumausscheidung im Urin negativ zu sein (PEARSON und WEST 1954). Sie haben festgestellt, daß bei drei von sechs Mammacarcinompatienten mit Knochenmetastasen die Calciumausscheidung im Urin und auch der Serumcalciumwert in Abhängigkeit vom Cyclus sich ändert. Während der 2., 3. und 4. Woche steigt die Calciumausscheidung entsprechend dem Follikelhormonspiegel an und kurz vor der Monatsblutung fällt die Calciumausscheidung stark ab.

Auf Grund dieser Beobachtungen führten SCHERMULY und LAUTH (1959) entsprechende Untersuchungen durch. Sie kamen bei der Gegenüberstellung der

Urin- und Blutcalciumwerte zu der Feststellung, daß bei langfristigen Beobachtungen weitgehende Parallelen zum klinischen Ablauf der Knochenmetastasen erkennbar waren. Bei erfolgreicher Behandlung zeigte sich infolge der Neubildung von Knochengewebe ein Abfall des Urin- und Serumcalciums sowie ein Anstieg der alkalischen Phosphatase. Die alkalische Phosphatase stellt ein empfindliches Indiz dar, da sofort mit erneuter Metastasierung ein prämonitorischer Abfall der alkalischen Phosphatase nachweisbar ist (SCHERMULY 1964). SCHERMULY hat

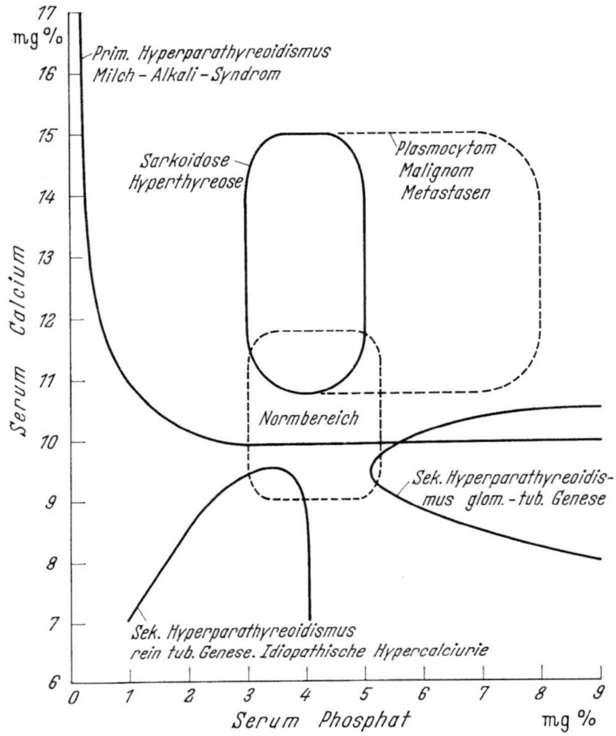

Abb. 3. Diagnostischer Wert der Serumkonzentrationen von anorganischem Phosphat und Calcium bei verschiedenen Erkrankungen. (Nach KRÜCK 1960)

schon im Jahre 1957 den Verlauf einer 56jährigen Patientin wiedergegeben, aus dem hervorging, daß sich die Blut- und Urincalciumwerte sowie die alkalische Phosphatase nach Zufuhr von 3 × 1 mg Follikelhormon noch nicht änderten; nach Zufuhr von 3 × 2,5 mg Follikelhormon an drei aufeinanderfolgenden Tagen trat eine schwere Hypercalcämie mit Somnolenz und vorübergehender Rest-N-Erhöhung auf. Bei 15 Patienten fand SCHERMULY zu einem Zeitpunkt, in dem die Knochenmetastase klinisch und röntgenologisch noch nicht nachweisbar war, eine erhöhte Calciumausscheidung im Urin. Insgesamt wurden von SCHERMULY 144 Patienten mit Mammacarcinom untersucht. Der Prozentsatz der spontanen Hypercalcämien bei Patientinnen mit Knochenmetastasen bei Mammacarcinom wird von HERRMANN (1950), GRIBOFF u. Mitarb. (1954) mit 10%, von SCHERMULY mit 13,6% angegeben. Neben dem Mammacarcinom kommen besonders Geschwülste aus der Brust, der Lunge, der Prostata und der Schilddrüse in Betracht, die den Knochen häufig befallen. Mit fortschreitender Knochenzerstörung gehen Calcium und Phosphat dem Körper verloren, wobei die vermehrte Ausscheidung ausschließlich durch die Niere erfolgt und die Ausscheidung des Calciums bis auf

1 g/Tag zunehmen kann. Dies ist um so bemerkenswerter, als die glomeruläre Filtration bei diesen Patienten oft vermindert ist (FOURMAN 1963). Besonders interessant sind Untersuchungen von GERBRANDY und HELLENDOORN (1958), die bei 103 Kranken mit metastasierendem Mammacarcinom eine calciumarme Diät von 175 mg Calcium/Tag verabfolgten. Bei Vorhandensein von normalen Calciumwerten im Serum entsprach eine Differenz von 1 mg-% Serumcalcium etwa 100 mg Urincalcium/24 Std. Diese feste Beziehung zwischen Serum und Urincalcium ging allerdings bei Vorliegen einer Hypercalcämie verloren, da die Calciumausscheidung nicht entsprechend anstieg. Die Ursache dieser relativ geringen Calciumausscheidung oberhalb eines Serumcalciumwertes von 14—15 mg-% wurde in einem Absinken des Glomerulusfiltrates, das bis zu einem Drittel bzw. einem Viertel des Normalen ging, gesehen. Beide Vorgänge zusammen verstärkten wiederum die Hypercalcämie und in ihrem Gefolge die Niereninsuffizienz bei Kranken mit osteolytischen Metastasen.

Auf diese Vorgänge war schon von STROBEL und LOSSE (1959) besonders hingewiesen worden; sie betonen, daß es nicht selten neben der bekannten Nephrocalcinosis bzw. Nephrolithiasis auch zu einer funktionellen sekundären reversiblen Niereninsuffizienz kommen kann, bei der sich mit dem Auftreten der Hypercalcämie eine Rest-N-Steigerung entwickelt, die mit Absinken des Calciumspiegels prompt wieder zurückgeht. Die Zunahme des Calciums im Serum ist aber keineswegs nur von der Knochenmetastasierung abhängig, wie wir vorher schon erwähnt haben, sondern es wurde erst kürzlich wieder über einige interessante Fälle von Carcinompatienten mit hohem Serumcalcium und niedrigem Serumphosphor berichtet, bei denen keine Knochenläsionen festgestellt werden konnten. WARWICK u. Mitarb. (1961) fanden, daß 20% aller Patienten mit Hypercalcämie keinen klinischen oder radiologischen Hinweis für Knochenmetastasen hatten. Durch diese Berichte wird die gesamte Frage des Mechanismus der Hypercalcämie bei metastatischen Knochenerkrankungen zur Diskussion gestellt. CONNOR u. Mitarb. (1956) bestätigen diese Beobachtungen an Hand von zwei Männern mit Bronchialcarcinom und hohen Calcium- und niedrigen Phosphorwerten im Plasma, ohne daß Knochenmetastasen gefunden werden konnten; bei beiden wurden nach Entfernung der Tumoren Calcium- und Phosphorwerte normal. Bei einem Rezidiv des Tumors stieg der Calciumspiegel in einem Fall wieder an und fiel kurz vor dem Tod wieder ab. Bei der Autopsie wurde dann als Ursache des Abfalles festgestellt, daß der Tumor nekrotisch geworden war. Es sind hier also augenscheinlich Parallelen zum vorher beschriebenen Mammacarcinom vorhanden. PLIMPTON und GELLHORN (1956) fanden bei bösartigen Tumoren verschiedener Organe ähnliche Befunde. Alle Patienten hatten röntgenologisch normale Knochen und bei dreien wurde der Primärtumor mit Erfolg entfernt, so daß der Plasmaspiegel von Calcium und Phosphor sich wieder normalisierte. Bei einem Patienten stieg der Calciumspiegel wieder an, als der Tumor rezidivierte (Case records of Massachusetts General Hospital 1953). Interessanterweise konnten GRAHAM, GARDNER und GORDAN (1964) mit fortschreitendem Mammacarcinom eine verminderte Kreatininclearance von normal 87,4 cm^3/min auf 50,1 cm^3/min beobachten (Tabelle 5). Bei erfolgreicher Therapie zeigte die Kreatininclearance parallel mit der Besserung unabhängig von der Art der Behandlung einen deutlichen Anstieg (Abb. 4). Kreatinin- und Inulinclearance sollen hierbei vergleichbar sein. Leider sind keine Beziehungen zur Hypercalcämie hergestellt.

LEMON und KOTOB (1961) erklären die Störung des Calciumstoffwechsels bei Carcinomkranken mit einer parathormonähnlichen Substanz, wobei sich auch der Citronensäurespiegel im Blut ändern soll. Die Citronensäure sei in vieler Hinsicht mit dem Calcium vergleichbar und es besteht eine Erhöhung der Citronensäure bei den gleichen Krankheitsfällen, bei denen auch eine Calciumerhöhung vorliegt. Andererseits erhöht die Citronensäure in der Regel die renale Phosphat- und

Tabelle 5. *Größe der Kreatininclearance bei Frauen mit schwerem Mammacarcinom (präterminal).* (Nach GRAHAM u. Mitarb. 1964)

Zahl der Patienten	Wochen vor dem Tod	Kreatininclearance $cm^3/min/1,73\ m^2$
10	0—2	50,1 ± 6,5*
14	3—4	57,9 ± 3,4*
14	5—6	59,6 ± 6,5*
17	7—8	68,0 ± 7,1
12	9—10	67,7 ± 6,4
9	11—12	76,3 ± 10,4
14	normale und Frauen mit Osteoporose	

* $P < 0,001$ im Vergleich zu Normalen und Frauen mit Osteoporose

Calciumausscheidung. Die renale Ausscheidung von Calcium erhöht sich bei erhöhtem Citratspiegel im Blut stärker als bei normalem Citratspiegel und deshalb scheint die Calcium- und Citratausscheidung korreliert zu sein. Nach Auffassung dieser Autoren stellt die Citronensäure einen wichtigen Faktor des Calciumtransportes dar. Auf jeden Fall kann eine veränderte Epithelkörperchenfunktion ausgeschlossen werden, da gewöhnlich bei Tumorpatienten mit hohem Plasmacalcium die Epithelkörperchen als normal befunden werden (BEN-ASCHER 1939, SWYER u. Mitarb. 1950, COSGROVE und LATOURETTE 1953). Therapeutisch wichtig erscheint die Beobachtung, daß der bei Carcinomen erhöhte Calciumspiegel durch Cortison erniedrigt werden kann. Tritt diese Erniedrigung nicht ein, dann kann die Stoffwechselstörung mit den gewöhnlichen Untersuchungsmethoden nicht vom Hyperparathyreoidismus unterschieden werden. Auch OTTENJANN (1963) weist darauf hin, daß bei den malignen Erkrankungen eine Überproduktion einer calciumaktiven, dem Vitamin D oder Parathormon ähnlichen Substanz in den Tumoren oder im Granulationsgewebe angenommen werden muß, die die Hypercalcämie auslöst (WERNLY und KÖNIG 1961). OTTENJANN (1963) berichtet über ein akutes Hypercalcämiesyndrom an Hand eines Falles von Pancoast-Tumor. Dieser Pancoast-Tumor hatte zu einer Destruktion der benachbarten Rippen mit starken Schulter- und Armschmerzen geführt. Unter einer kombinierten Therapie (cytostatische und Strahlenbehandlung) kam es zu einer Verschlechterung des Allgemeinbefindens und es trat ein scheinbar desolater Zustand mit Trübung des Sensoriums, zeitlicher und örtlicher Desorientierung, Anorexie, Tachykardie mit

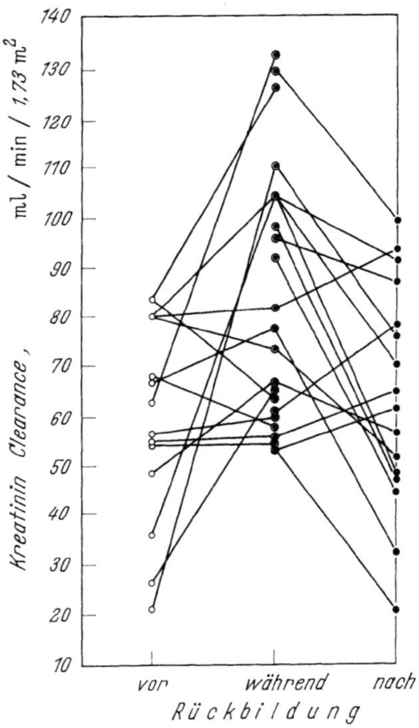

Abb. 4. Größe der Kreatininclearance bei Frauen mit ausgedehntem Mammacarcinom (vor, während und nach erfolgreicher Hormonbehandlung). (Aus GRAHAM u. Mitarb. 1964)

ventriculären Extrasystolen, allgemeiner Exsiccose und rapidem Kräfteverfall auf. Zuerst dachten die Untersucher an eine Hirnmetastase. Die biochemischen Untersuchungen ergaben dann aber eine hochgradige Hypercalcämie von 9,0 mval Calcium (18 mg-%) mit Hypercalciurie, Hypokaliämie und Alkalose, sowie eine Azotämie (Harnstoff 99 mg-%). Diese Befunde ließen an eine akute Hypercalcämie denken und durch die Behandlung mit 50 mg Prednisolon i.v., parenteraler Flüssigkeits- und Kaliumzufuhr normalisierten sich sämtliche Werte und man konnte eine wesentliche Besserung mit Aufhellung des Sensoriums, Abfall des Calciumspiegels auf 7 mval, Normalisierung des Harnstoffspiegels und Anstieg des Kaliumspiegels beobachten.

Neuerdings hat sich GANZONI (1964) mit der Hypercalcämie auseinandergesetzt und berichtet über eine extraossäre Form eines M. Hodgkin mit Hypercalcämie. Die Bestrahlung der supraclaviculären und mediastinalen

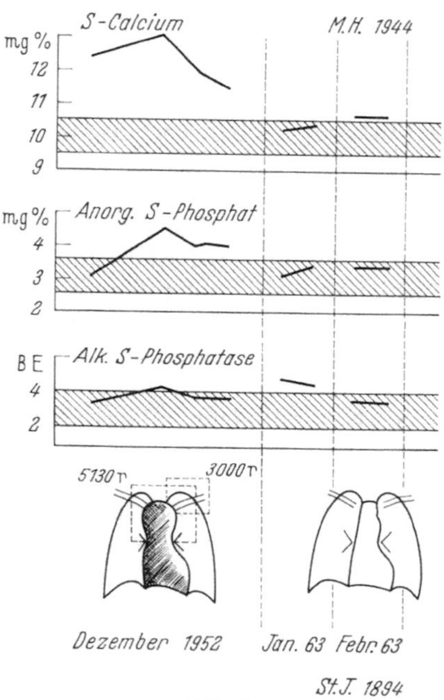

Abb. 5

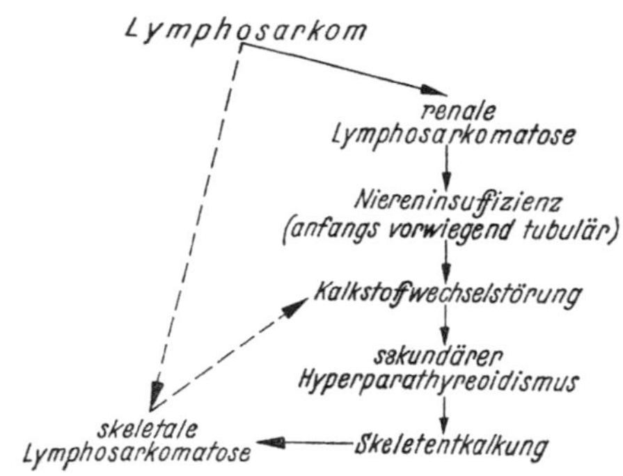

Abb. 6

Abb. 5. Hypercalcämie bei Lymphogranulomatose. Die Bestrahlung der nur extraossär gelegenen Herde führt zur Rückbildung der Hypercalcämie. (Nach GANZONI 1964)

Abb. 6. Einfluß des Lymphosarkoms auf den Kalkhaushalt und die Nierenfunktion. (Nach ELSTER und FEUERSTEIN 1955)

Lymphdrüsen führte zur Normalisierung sämtlicher Blutwerte (Abb. 5). Diese Beobachtungen lassen sich nur durch eine calciummobilisierende Substanz erklären, die vom Tumor produziert wird (LINKE 1965).

Von ELSTER und FEUERSTEIN (1955) wird ein besonders interessanter Fall berichtet, bei dem das Grundleiden, ein Lymphosarkom, besonders die Nieren befällt. Es kommt zu einer Niereninsuffizienz, die das Bild eines sekundären Hyperparathyreoidismus auslöst (Abb. 6). Der daraus resultierende Kalkmangel führt dann zu einer Calciolyse des Skelets; in dem geschädigten Knochensystem wird eine exzessive Tumorausbreitung begünstigt. Es war besonders aufgefallen, daß es im Rahmen des sekundären Hyperparathyreoidismus zu einer Vergrößerung der Epithelkörperchen gekommen war. Auch histologisch lag das Bild einer Ostitis fibrosa generalisata vor. Bei Untersuchungen der Nebenschilddrüse bestand der Eindruck, daß die wasserhellen Zellen überwiegen würden und ein Epithelkörperchen zeigte eine tumorartige Hyperplasie. Diese Hyperplasie wurde als Anpassungshyperplasie und nicht als echte Tumorbildung gedeutet. Die Autoren verweisen darauf, daß es außerordentlich wichtig sei, den primären Hyperparathyreoidismus vom sekundären Hyperparathyreoidismus zu trennen, da die therapeutischen Konsequenzen grundsätzlich andere sind. Wenn aber gleichzeitig die Niere miterkrankt ist, kann die Phosphatausscheidung im Urin vermindert sein und im Blut ein normaler Phosphorspiegel vorliegen, so daß hierdurch im Blut die Konstellation eines primären Hyperparathyreoidismus gegeben ist.

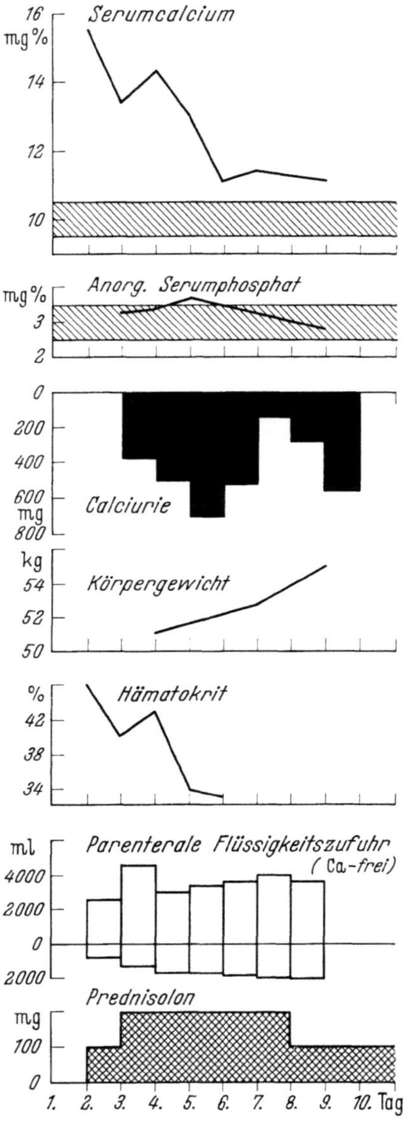

Abb. 7. Hypercalcämie bei gleichzeitiger Erkrankung an chronisch lymphatischer Leukämie und Lymphogranulomatose. Das Skelet war frei von Metastasen und die Hypercalcämie ließ sich durch Corticosteroidtherapie nur unvollständig beseitigen. (Nach GANZONI 1964)

Welche Bedeutung die Hypercalcämie erreichen kann, geht aus einem Bericht von SANDERSON (1959) hervor, der bei einem metastasierenden Mammacarcinom nach Testosteronbehandlung einen erheblichen Anstieg des Blutcalciums mit starker Einschränkung der Nierenfunktion und gleichlaufender Bewußtseinsstörung — also den typischen Symptomen der Hypercalcämie — nachwies. Trotz Besserung der Nierenfunktion kam es zu einem Exitus infolge der Hypercalcämie. Die Histologie der Niere zeigte eine mäßige interstitielle und intratubuläre Calciumablagerung. Auch LOSSE (1963) weist darauf hin, daß gerade während der Therapie des metastasierenden Mammacarcinoms mit Androgenen oder Oestrogenen das Hypercalcämiesyndrom als gefürchtetste Komplikation auftreten kann. Hierbei verschlechtert sich der Allgemeinzustand sehr rasch und wenn die Hormonzufuhr nicht sofort unterbrochen wird, kann es zu schwersten Kollapserscheinungen und auch zum Exitus kommen.

SVANE (1964) hat dann nochmals besonders zur Hypercalcämie bei malignen Tumoren ohne Knochenmetastasierung Stellung genommen, wobei er ebenfalls einen Fall beschreibt, der einem Hyperparathyreoidismus klinisch sehr ähnelt.

Er berichtet über eine 67jährige Frau, die 3 Wochen vor der Aufnahme mit großen Schmerzen, Hämaturie, Erbrechen und Übelkeit erkrankte. Cystoskopisch fand sich ein sehr großer Blasentumor. Die Röntgenuntersuchung ergab keinerlei Anhaltspunkt für Metastasen in der Lunge, Wirbelsäule oder im Becken. Intermittierend entwickelte sich ein Harnstoffanstieg auf 137 mg-%. Während einer parenteralen Flüssigkeitstherapie besserte sich der Zustand und der Harnstoff fiel wieder auf normale Höhe. Als Ursache des erheblich in Mitleidenschaft gezogenen Allgemeinzustandes fand sich überraschenderweise eine starke Erhöhung des Serumcalciums auf 19,1 mg-%, wobei das Serumphosphor auf 1,6 mg-% erniedrigt war. Durch einen i.v. ACTH-Tropf konnte das Serumcalcium am gleichen Tag noch auf 15,6 mg-% mit überraschender Besserung des Allgemeinzustandes erniedrigt werden. Auf Grund dieser Befunde glaubte man einen primären Hyperparathyreoidismus vor sich zu haben und hatte schon die operative Exploration der Nebenschilddrüse beschlossen. Am Operationstag war die Patientin komatös und trotz aller Bemühungen verstarb sie bei einem Serumcalciumwert von 17,5 mg-%. Trotz ausgedehnter Untersuchungen fanden sich später bei der Autopsie keine vergrößerten Nebenschilddrüsen. Es bestand das schon bekannte große Blasencarcinom, multiple Metastasen in beiden Lungen, sonst keine Metastasen. Es konnte auch bei der Untersuchung der Wirbelsäule weder makroskopisch noch mikroskopisch eine stärkere Osteoporose oder Metastasen nachgewiesen werden. In der Niere fanden sich kleine verkalkte Knötchen an der Oberfläche. Die histologische Untersuchung zeigte eine mäßige Nephrocalcinosis. Außerdem bestand ein Hirnödem.

Auch Lucas (1960) berichtet über einen Fall, bei dem ein Hyperparathyreoidismus angenommen wurde. Die operative Exploration der Nebenschilddrüse ergab aber einen normalen Befund. Unter Cortisoninjektionen und Hydrocortisoninfusionen kam es zu einem langsamen Rückgang der Hypercalcämie von 18 mg-% auf 11,5 mg-%. Trotz aller Bemühungen stieg das Calcium später wieder an und nach dem Tode zeigte sich, daß eine ausgedehnte abdominelle Carcinomatose, die ihren Ausgangspunkt am Pankreasschwanz hat, vorgelegen hatte. Der Autor weist darauf hin, daß die Hypercalcämie mit normalen Serumphosphatkonzentrationen mehrfach bei malignen Erkrankungen beschrieben wurde und bisher noch keine eindeutige Erklärung möglich ist. Diese Hypercalcämie kann durch Cortison symptomatisch behandelt werden und unterscheidet sich dadurch vom primären Hyperparathyreoidismus. Bei einer lymphatischen Leukämie und einer gleichzeitig bestehenden Lymphogranulomatose konnte die Hypercalcämie nur unvollständig beseitigt werden (Ganzoni 1964 Abb. 7). Autoptisch erwies sich das Skelet frei von Metastasen und es bestand eine Nebenschilddrüsenhyperplasie sowie eine Nephrocalcinose. An den verschiedensten Organen sind schon Carcinome mit Hypercalcämie ohne Knochenmetastasen beschrieben worden (Harnblase, Bronchialcarcinom, Niere, Eierstock, Pankreas u.a.). Dieses Zusammentreffen läßt sich kaum anders als über die Bildung eines parathyreoideaähnlichen Stoffes erklären (Svane 1964).

Der Durst ist ein häufiges Symptom bei der Hypercalcämie und er wird in der Regel auf die Polyurie zurückgeführt. Bei bestimmten Patienten ist dies jedoch keine zufriedenstellende Erklärung, denn das Harnvolumen ist nicht immer sehr groß und der Durst wird durch Trinken nicht gestillt. Man muß daher annehmen, daß ein hoher Plasma-Calciumspiegel als direktes Stimulans auf das Durstzentrum am Hypothalamus angreifen kann (Fourman und Leeson 1959). Die Polyurie ist schwierig zu erklären, da sie nicht nur auf den osmotischen Effekt der im Harn ausgeschiedenen Calciummenge zurückgeführt werden kann. Der Urin müßte dann isotonisch sein, während er häufig hypoton gemessen und selbst nach Wasserentzug hypoton bleiben kann. Die Polyurie entspricht einer Schädigung der Funktion der distalen Tubuli und der Sammelröhren der Nieren, in denen das Wasser normalerweise rückresorbiert wird. Das Harnvolumen kann sehr groß sein, die Krankheit wird deshalb häufig mit dem Diabetes insipidus verwechselt. An dieser Stelle soll darauf hingewiesen werden, daß Linke (1950) bisher 16 Fälle mit Diabetes insipidus beobachtet und auch behandelt hat. Zum Teil konnte er den Diabetes insipidus mit Trenimonbehandlung beseitigen. Es wäre zu fragen, welche Rolle die Hypercalcänie dabei spielt.

Es besteht bei der Hypercalcämie einmal eine Unfähigkeit, den Urin zu konzentrieren, da wahrscheinlich die Calciumablagerung um die Nierentubuli (Nephrocalcinosis) zu einer tubulären Schädigung geführt hat. Andererseits kann aber auch die ausgeprägte Polyurie mit dem erhöhten Calciumspiegel in den Körperflüssigkeiten und der erhöhten Calciumausscheidung im Harn zusammenhängen. Hierdurch wird wahrscheinlich die Permeabilität der distalen Tubuli und der

Sammelröhren, in denen die endgültige Harnkonzentrierung erfolgt, verringert (GILL und BARTTER 1961). Neben der Polyurie wird auch eine Schädigung der tubulären Wasserstoffionenausscheidung nachgewiesen. Doch führt diese Schädigung nicht zu klinischen Symptomen (WRONG und DAVIES 1959, FOURMAN u. Mitarb. 1960). Nimmt der Plasmacalciumspiegel zu, so nimmt auch die Harnausscheidung des Calciums zu. Steigt jedoch der Plasmaspiegel über einen Wert von ungefähr 15 mg-% an, so wird fast regelmäßig die glomeruläre Funktion — nachweisbar in Abnahme der Harnstoff- und Kreatininclearance — eingeschränkt (OTTOLANDER u. Mitarb. 1957). Als Ausdruck der Verminderung der Filtration kann es auch zu einer Erhöhung des Phosphats kommen, worauf wir früher schon hingewiesen haben. Auf die sonstigen vielfältigen Symptome soll hier nicht näher eingegangen werden, sie sind eingehend in den entsprechenden Lehrbüchern beschrieben worden. In Extremfällen kann es dann zu einer hypercalcämischen Krise kommen, bei der auch die Patienten schließlich in ein Koma verfallen. Calciumwerte von 20—22 mg-% führen zu Schock, Hämokonzentration, Anurie und Tod. Auch kann primär ein Nierenstein zur Krankenhausaufnahme und gewissermaßen retrograd über die Hypercalcämie zur Aufdeckung eines Malignoms führen.

Zur Therapie muß soweit wie möglich die Calciumaufnahme verringert werden. Natriumphytat und Natriumsulfat sollen ebenfalls die Calciumresorption hemmen. Besonders wirksam soll Citrat sein, da hierdurch die Bindung des Calciums aufgelöst wird und es in nichtionisierter Form im Blut erscheint und sehr rasch durch die Nieren ausgeschieden wird (OTTOLANDER u. Mitarb. 1957).

Äthylendiamintetraessigsäure (EDTA), die ursprünglich zur Behandlung der Bleivergiftung eingeführt wurde, kann ebenfalls angewendet werden, wenn eine Hypercalcämie lebensbedrohlich ist. Diese Wirkung ist vorübergehend und kann nur während einer akuten Lebensgefahr angewandt werden. DAVIS und MOE berichten jedoch 1959 über einen Fall eines Mädchens mit einer allgemeinen Calcinosis, bei dem die Calciumablagerung durch eine dreiwöchige Kur mit Äthylendiamintetraessigsäure (EDTA) verschwand und das Mädchen wieder beweglich wurde. Bei Hypercalcämie kann aber auch die Zufuhr von EDTA zu einer Nekrose der Nierentubuli führen.

OTTENJANN (1963) empfiehlt nur in lebensbedrohlichen Fällen die Verabreichung von Äthylen-diamintetraacetat (Natrium EDTA), das über eine Calciumkomplexbildung den Calciumspiegel senkt. Wegen der Toxicität dieser Substanz ist aber Vorsicht geboten. Glucocorticoide hemmen nicht nur die Calciumresorption, sondern fördern auch die renale Calciumausscheidung. Sie werden daher der Infusionslösung in einer Dosis von 40—50 mg Prednison/die zugesetzt. Weiterhin besteht fast immer eine mehr oder weniger ausgeprägte Form einer Exsiccose, so daß eine parenterale Flüssigkeitszufuhr von isotonischer Glucose oder Lävulose mit einer daraus resultierenden Diuresesteigerung zur Förderung der renalen Calciumausscheidung notwendig ist. Der Infusionslösung müssen je nach Ausfall der Serum- und Urinelektrolytuntersuchung Elektrolyte und Vitamine außer Vitamin D zugesetzt werden. Dabei ist zu berücksichtigen, daß das Säure-Basengleichgewicht sowohl in Richtung einer Acidose als auch einer Alkalose verschoben sein kann. Bei einer Hyperphosphatämie kann man durch eine orale Verabreichung von Aluminiumhydroxyd (z.B. Aludrox) die enterale Resorption von Phosphaten unterbinden. Es bildet sich hierbei schwer resorbierbares Aluminiumphosphat im Darm. Die herzwirksamen Glykoside sind wegen der besonderen Empfindlichkeit der Patienten mit Hypercalcämie zu vermeiden oder dürfen nur mit großer Vorsicht Anwendung finden. Wenn es gelingt, die akute

Krise zu überwinden, ist möglichst frühzeitig eine Mobilisierung zu erstreben, um einen Knochenabbau durch Immobilisation zu verhindern. Hierbei kann die Behandlung mit anabolen Hormonen eine Ergänzung darstellen.

9. Proximale Tubulusschädigung

Während die Hypercalcämie zu einer ausgesprochenen distalen Tubulusschädigung führt, wurden beim Bronchialcarcinom von Rees, Rosalki und McLean (1960) über proximale Tubulusschädigungen berichtet. Bei einem 53jährigen Patienten mit einem kleinzelligen Bronchialcarcinom fand sich eine Hyponatriämie mit Aminoacidurie, Glykosurie, Ketonurie und vermehrter Phosphatausscheidung, was einer Schädigung der proximalen Tubulusschädigung entspricht. Sie vergleichen dieses Krankheitsbild mit drei bereits in der Literatur beschriebenen Fällen von Winkler u. Mitarb. (1938), Schwarz u. Mitarb. (1957) und glauben einen Zusammenhang zwischen der Läsion der proximalen Tubuli und dem Bronchialcarcinom annehmen zu können.

Schließlich wäre noch auf villöse Tumoren im Rectum hinzuweisen, die benigne sind und im Laufe der Zeit zu erheblichen Kaliumverlusten führen. Auf diesem Wege wäre eine hypokaliämische Nierenschädigung möglich. Es scheint so, als ob die große Oberfläche der Colonadenome vermehrt Kalium sezerniert (Schulze 1964).

10. Störungen des Harnsäurestoffwechsels

Bei den Leukämien wird darauf verwiesen, daß nicht selten der massive Anfall von Kernzerfallsprodukten zu Ausfall von Harnsäurekristallen in der Niere führen kann. Dies gilt in besonderer Weise vom Lymphosarkom. Im Jahre 1953 berichteten Weissberger und Persky über die Problematik und fanden bei insgesamt 15 Fällen eine Urämie infolge Ausfalls von Harnsäure. Bei diesen handelte es sich um 13 Leukämien, 1 Lymphosarkom und einen Fall von M. Hodgkin. Er berichtete über zwei weitere Fälle mit Lymphosarkom, bei denen in einem Fall durch Behandlung mit Stickstofflost und im anderen Fall mit einer myeloischen Metaplasie ohne Behandlung etwas ähnliches sich entwickelte.

Wir konnten ein Lymphosarkom bei einem 72jährigen Mann beobachten, der mit kindskopfgroßen Tumoren, stridoröser Atmung in einem lebensbedrohlichen Zustand zu uns kam, so daß wir sofort einen Endoxanstoß von 1500 mg durchführten. Unter dieser Behandlung schmolzen die Drüsentumoren innerhalb von Stunden weg; die Harnsäure im Blut stieg aber auf 39,1 mg-% und der Patient starb an einem urämischen Koma. Der Rest-N war von 96,3 auf 276, 2 mg-% angestiegen. Fisher, Torre und Wohl (1958) berichten ebenfalls über ein Lymphosarkom, das erhöhte Harnsäurespiegel im Blut und Urin aufwies, wobei gleichzeitig Nierensteine vorlagen und eine Urämie sich entwickelte. Ein derartiges Ereignis kann sich sowohl mit als auch ohne Therapie einstellen. Andererseits ist es möglich, daß eine jede wirksame Therapie mit massivem Zellzerfall gerade beim Lymphosarkom und anderen Neubildungen, die sehr gut auf cytostatische Therapie ansprechen, zu einem massiven Zellzerfall mit Anstieg der Harnsäure, Auskristallisierung der Harnsäure und Urämie führen kann. Es wäre daher bei diesen Fällen die in der letzten Zeit oft propagierte Stoßbehandlung mit 20—30 mg/kg Körpergewicht kontraindiziert und eine vorsichtige Behandlung zu empfehlen. Greenbaum und Stone (1959) fanden bei einem Lymphosarkom nach Röntgenbestrahlung einen parallelen Verlauf der Harnsäure und des Harnstoffes. Histologisch bestanden ausgedehnte Ablagerungen von Harnsäurekristallen in den

Tubuli mit umgebender cellulärer Reaktion, die die Niereninsuffizienz erklären. Es fragt sich, ob man bei entsprechenden Fällen die Ansprechbarkeit dieser Tumoren an Hand des Harnsäurestoffwechsels im Blut prüfen kann. Unter Umständen könnte der Einsatz einer Dialyse gerade bei einem unvorhergesehenen Harnsäureanstieg infolge Stoßtherapie erwogen werden, wenn urämische Symptome sich einstellen, was bei den Leukämien erörtert wird. Daß die Harnsäure eine wesentliche Bedeutung besitzt, hat ULTMANN (1962) gezeigt, indem alle

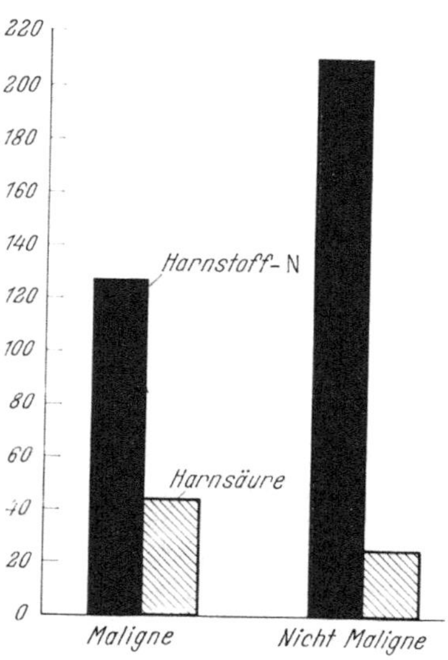

Abb. 8

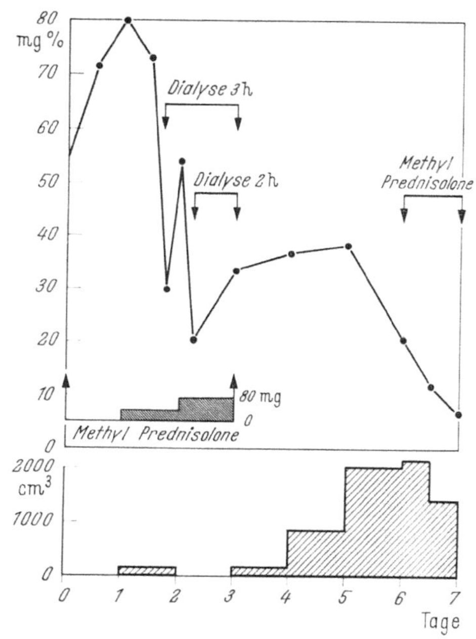

Abb. 9

Abb. 8. Die Beziehung zwischen Harnstoff-N und Harnsäure bei Carcinom mit Niereninsuffizienz und Niereninsuffizienz ohne Carcinom. (Nach FIRMAT, VANAMEE, KLAUBER, KRAKOFF und RANDALL 1960)

Abb. 9. Fall 4. Die Wirkung von zwei kurzen Hämodialysen auf die Diurese und Harnsäurespiegel im Blut; es zeigt sich ein rapides Abfallen der Harnsäure im Blut bei gleichzeitigem Anstieg der Diurese. (Nach FIRMAT u. Mitarb. 1960)

Patienten mit einem Harnsäurewert über 6,0 mg-% ein histologisch gesichertes Neoplasma aufwiesen, wenn Lymphosarkome, Leukämie und Niereninsuffizienzen ausgeschlossen wurden. Hierbei hatten von 79 Patienten 37% ein Bronchialcarcinom, 33% ein Lungencarcinom und der Rest verteilte sich auf den Verdauungstrakt, Leber und andere Lokalisationen. Ca. 39% dieser Patienten hatten auch eine Hypercalcämie. 38% wiesen ausgedehnte Lebermetastasen und Störungen der Leberfunktion auf, nur fünf Patienten zeigten Gichtsymptome; bei einigen wurde der Verlauf durch eine zunehmende Niereninsuffizienz beeinflußt. Wenn jetzt also eine stark wirksame Therapie einsetzen würde, so könnte der zusätzliche Harnsäureanstieg zu schweren lebensbedrohlichen Komplikationen mit Nierensteinen und Urämie führen (Abb. 8).

Ähnliche Befunde wurden auch von PRIMIKIRIOS, STUTZMAN und SANDBERG (1961) erhoben, die die Harnsäureausscheidung an neun Patienten mit Lymphosarkom und an drei mit Lymphogranulomatose vor, während und nach der Lostbehandlung prüften und mit den Werten bei gesunden Probanden verglichen.

Vor Therapiebeginn war nur bei zwei Patienten die Harnsäure nennenswert erhöht. Im Harn war die Harnsäureausscheidung jedoch bei allen Patienten stark vermehrt und es ließen sich aus den Werten der Vorperioden keine Relationen zur Tumorgröße sowie deren Ansprechbarkeit auf die Losttherapie voraussagen. Bei einem Patienten mit ausgedehnter Tumorinfiltration der Niere kam es unter der cytostatischen Behandlung zur Urämie, weshalb eine extrakorporale Hämodialyse erfolgreich durchgeführt werden konnte. Diese Autoren betonen aber ausdrücklich, daß ein starker Anstieg der Harnsäureausscheidung in den ersten Tagen der Lostbehandlung auf ein gutes Ansprechen des Tumors auf diese Theorie hindeutet; andererseits muß dieses Zeichen als Warnung dienen, wenn gleichzeitig Nierenfunktionsstörungen vorliegen; denn der Anstieg der Harnsäurekonzentration im Blut hinkt diesen Symptomen nach. Ein nur mäßiger Anstieg der Ausscheidung in den ersten Behandlungstagen besagt dagegen nichts Eindeutiges über den weiteren Therapieerfolg.

Unter diesem Gesichtspunkt betrachtet, erscheint der Vorschlag von FIRMAT, VANAMEE, KLAUBER, KRAKOFF und RANDALL (1960), die Niereninsuffizienz in Verbindung mit dem Harnsäureanstieg im Blut bei malignen Prozessen eventuell mit einer Dialyse zu behandeln, gar nicht so absurd. Sie haben diese Behandlung vor allen Dingen bei der lymphatischen Leukämie, Lymphogranulomatose und beim Lymphosarkom eingesetzt (Abb. 9). Im Rahmen der Leukämiebehandlung dürfte sie besonders indiziert sein, worauf noch hingewiesen wird. Aber auch bei unvorgesehenen Harnsäureanstiegen nach einer Stoßtherapie, die hierdurch eine gewisse Indikationseinschränkung erfährt, wäre sie zu erörtern.

11. Änderung der Nierenfunktion durch Serotonin

Nierenschädigungen beim Dünndarmcarcinoid sind in der humanen Pathologie noch nicht bekannt. Das sezernierte Serotonin ist sehr kreislaufwirksam und auf die Beziehungen zur Hypertonie wurde an anderer Stelle eingegangen (WOLLHEIM und MOELLER 1960). Zu dieser Frage liegen sonst nur tierexperimentelle Untersuchungen vor. SPINAZZOLA und SHERROD (1957) untersuchten fünf Hündinnen bezüglich der Wirkung von Serotonin auf die Harnbildung, Glomerulusfiltrat und Nierendurchblutung, sowie auf den Blutdruck. Hierbei ergab sich eine ausgesprochene Diuresehemmung bis zu 96%, die bei weiterer Dosissteigerung über 10 und 20 γ hinaus nicht mehr zunahm. Gleichzeitig wurde oberhalb von 15 γ eine Abnahme des Glomerulusfiltrates festgestellt. Der Blutdruck änderte sich überraschenderweise nicht. BROSMAN, BRADFORD und HUGHES (1959) untersuchten die Serotoninwirkung an Albinoratten, indem sie direkt an fünf aufeinanderfolgenden Tagen täglich 10 mg Serotonin/kg Körpergewicht subcutan infundierten. Hierbei konnten sie in 46% schwere tubuläre Schädigungen nachweisen. Durch Noradrenalin wurde eine erhebliche Verstärkung der Nierenschäden herbeigeführt, während durch Apresolin eine Abschwächung der Serotoninwirkung sich erreichen ließ. Dieser Befund deutet darauf hin, daß wahrscheinlich Durchblutungsveränderungen für die Schädigung verantwortlich sind. Dies konnte durch weitere Untersuchungen von BEREGI u. Mitarb. (1962) belegt werden. Sie fanden in allen Serotoningruppen bei Kaninchen eine fleckweise Ischämie der Nierenrinde und neben den aus der Literatur bekannten Tubulusveränderungen hyaline und vacuolisierende Degeneration sowie Glomerulusveränderungen mit Protein in der Bowmannschen Kapsel und Verdickung der Basalmembran, jedoch keine proliferativen Vorgänge oder Leukocyten in den Capillaren. Es dürfte sich also um eine ischämische Störung handeln. Über Nierenbefunde beim Menschen wurde bisher noch nicht berichtet; es wäre aber darauf zu achten.

II. Blutkrankheiten

1. Anämien

Bekanntlich stellt die Niere ein Organ dar, das einen hohen Prozentsatz des Herzminutenvolumens zur Versorgung seiner Stoffwechselbedürfnisse erhält und es erscheint daher wahrscheinlich, daß eine Anämie nur in den seltensten Fällen eine Sauerstoffschuld verursacht. Die Clearancewerte sind dabei normal. Außerdem stehen der Niere noch viele vom Kreislauf abhängige Regulationsmöglichkeiten zur Verfügung, die ein eventuelles Sauerstoffdefizit ausgleichen können. Hieraus kann man schließen, daß man im allgemeinen bei mäßigen Anämien keine Nierenfunktionsstörungen findet (DAL PALÙ, CORÀ, RUOL und DEBIASI 1959, BRADLEY und BRADLEY 1947, SMITH 1951). Diese Aussagen beziehen sich nur auf chronische Anämien unabhängig von der Genese und treffen nicht auf akut auftretende Anämien durch Blutung oder Hämolyse zu, bei denen ganz andere Fragen erörtert werden müssen. BALDINI und LAMPERI (1956) untersuchten die Nierenfunktion von chronischen Anämien, deren Hämoglobinwerte zwischen 28% und 70% schwankten. Solange das Hb nicht unter 50% absank, kam es lediglich zu einer geringen Verminderung der tubulären Sekretion, während die tubuläre Rückresorption normal blieb. Hierdurch bedingt stellte sich eine Retention von NaCl ein, die die bei manchen Anämiefällen auftretenden Ödeme erklären könnte. Man muß sich aber fragen, ob es sich nicht um sinnvolle Regulationsvorgänge handeln kann, die bestrebt sind, die Blutmenge aufrecht zu erhalten. Bei starker Anämie — wenn also das Hb unter 50% absank — sank auch das Minutenvolumen der Niere; es bleibt jedoch der Plasmadurchfluß unverändert, ebenso das Glomerulusfiltrat und die Filtrationsfraktion. Die Verminderung des Minutenvolumens der Niere, das bei einem Hb-Spiegel von 35% bis zu 400 cm^3 betragen kann, ist durch eine intrarenale Vasoconstriction bedingt. Das Ausmaß dieser Vasoconstriction steht im direkten Verhältnis zum Volumen der Erythrocyten. Da jedoch der Plasmafluß innerhalb physiologischer Werte bleibt, zeigten sich keinerlei renale Insuffizienzerscheinungen. Die erfolgreiche Therapie mit Rückbildung der Anämie normalisierte die Durchblutung und die tubuläre Ausscheidung. Die Verfasser nehmen an, daß die Niere auf eine Verminderung des Sauerstoffes im Blut reagiert, obwohl es durch die Anämie zu keiner Schädigung des Parenchyms kommt. Ob die Regulationswege neurogen oder humoral sind, ist noch unbekannt. Blutdrucksteigerungen werden hierdurch nicht bedingt. Zu ähnlichen Befunden kamen auch KASANEN und SALMI (1959), die insgesamt 120 Patienten untersuchten. Sie bestimmten die Konzentrationsfähigkeit, die endogene Kreatininclearance, die PAH-Clearance in 44 Fällen und die Phenolrotausscheidung. Bei schweren Anämien unter 6 g-% Hb konnte bei allen Fällen eine Funktionseinschränkung beobachtet werden mit Verminderung der Konzentrationsfähigkeit (Durchschnittswert 1016) und einer mäßigen Einschränkung der Kreatininclearance. Auch bei schweren Anämien lag die Funktionseinschränkung im allgemeinen nicht unter 30—40%. Bei den Anämien mit einem Hb-Gehalt von mehr als 6 g-% (bis maximal 10 g-%) bestand zwar auch eine signifikante Abhängigkeit von der Höhe des Hb-Wertes, jedoch eine starke Annäherung an die Normalwerte. Eine eindeutige und damit diagnostisch verwertbare Veränderung der Nierenfunktion ließ sich für die mäßigen Anämien nicht nachweisen. Auffällig war, daß die Phenolrotausscheidung keinerlei konstante Beziehung zum Grad der Anämie aufwies und selbst bei Werten unter 4 g-% erstaunlich gut ausfiel. Die Autoren glauben, daß eine eindeutige Nierenfunktionseinschränkung bei Hb-Werten über 6 g-% auf eine selbständige Nierenerkrankung bezogen werden muß und nichts mit der Anämie zu tun hat, was bei der Differentialdiagnose ätiologisch unklarer Anämien zu berücksichtigen ist.

Reubi, Vorburger und Keller (1962) haben mittels Katheterisierung der Nierenvene die PAH-Extraktion und die PAH-Clearance bei vier anämischen Patienten ohne Zeichen einer Nierenerkrankung vor und nach der Transfusion von Erythrocytensuspensionen (750—1000 cm³) bestimmt. Sie errechneten dann den Plasmadurchfluß, die Durchblutung von Rinde und Mark sowie die Blutviscosität. Bei drei Fällen mit sehr niedrigem Hämatokritwert (0,103—0,205) war die PAH-Extraktion leicht reduziert (0,755—0,834) und konnte durch die Erythrocytentransfusion gesteigert werden (0,835—0,855). Diese beobachtete geringe Reduktion scheint für die Klinik der Anämie ohne praktischen Wert zu sein. Interessanterweise zeigte sowohl die PAH-Clearance als auch der totale Plasmadurchfluß, die im anämischen Stadium im normalen Bereich lagen, nach der Transfusion einen signifikanten Abfall. Die renale Durchblutung war von vornherein deutlich vermindert und änderte sich nach der Transfusion nicht. Hierbei ergab sich, daß die Rindendurchblutung deutlich reduziert war, während die Markdurchblutung normal oder leicht erhöht lag. Die Autoren nehmen an, daß cortical eine Vasoconstriction besteht mit dem Ziel, bei chronischer Anämie die Plasmadurchströmung der Glomerula konstant zu halten. Die Autoregulation des Marks arbeitet aber nicht so prompt, daß eine kurzfristige Erythrocytenzufuhr zu einer Änderung der Rindendurchblutung führte; demgegenüber konnten sie beobachten, daß die PAH-Extraktion nach Bluttransfusion deutlich anstieg. Dies wird auf eine unterschiedliche Durchblutung des Markes bezogen. Nach Meinung von Reubi, Vorburger und Keller (1962) liegt die Erklärung für die beobachtete Beziehung zwischen Hämatokritwert und PAH-Extraktion in der unterschiedlichen Autoregulation der Durchblutung von Rinde und Mark.

Wenn renale Anämien im Bereich von 5,9—10,8 g % Hb bei Niereninsuffizienzen und einem Kreatininwert von 1,5—11 mg % mit 300 cm³ Erythrocytensuspension behandelt wurden (Melvin, Farrelly und North 1963), zeigte sich keinerlei Änderung der Harnstoff- und Kreatininclearance und überraschenderweise zeigten die mit ^{51}Cr etikettierten Erythrocyten eine normale Überlebenszeit. Durch diese Untersuchungen wird also bestätigt, daß die Niere fast immer in der Lage ist, ihren Sauerstoffbedarf auch bei stärksten Anämien aus der angebotenen Blutmenge noch zu decken. Bei schweren kindlichen Anämien wird kompensatorisch eine Erhöhung der Nierendurchblutung und des Filtrates beschrieben (Etteldorf, Tuttle und Clayton 1952; Bruck 1953). Durch diese veränderte Hämodynamik wird auch das Gegenstromprinzip funktionell beeinflußt, indem durch den schnelleren Blutumlauf nicht genügend Zeit bleibt, daß das Na aus dem Blut diffundiert und es muß sich zwangsläufig ein verstärkter Abstrom aus dem Na-Pool einstellen, der mit einer Verminderung der Osmolarität und Einschränkung der Konzentrationsfähigkeit einhergeht. Dies ist als „Auswascheffekt" beschrieben worden und dürfte reversibel sein.

a) Nierenfunktion bei Sichelzellenanämie

Eine Sonderstellung nimmt die sog. Sichelzellenkrankheit ein, bei der ein wesentlicher pathogenetischer Faktor nach Bauer und Fisher (1943) und Bauer (1958) in einer anlagebedingten Abweichung des Globinaufbaues des roten Blutfarbstoffes zu suchen ist. Dieses als Hb S bezeichnete Hämoglobin kommt bei einem Teil der aus Afrika stammenden farbigen Völker vor und vereinzelt auch in Mittelmeerländern sowie in Gebieten des vorderen Orients (Lehmann 1958). Diese Erkrankung ist bei uns meist nur unter dem Namen der Sichelzellenanämie bekannt. Dieses anomale Hämoglobin (Hb S) führt aber nur dann zu einer Anämie, wenn ein ausreichend großer Prozentsatz des roten Blutfarbstoffes aus abnormem Hämoglobin besteht. Im allgemeinen wird gefordert, daß für die Diagnose einer Sichelzellenanämie 80% des Hämoglobins aus Hb S bestehen, was aber nur bei homozygoten Anlageträgern der Fall ist. Bei heterozygoten Merkmalträgern ist der Hb S-Anteil geringer und es liegt gewöhnlich keine Anämie vor. Die heterozygote Erbanlage gilt daher als gutartig (SESSNER, HERBERG und HUTH 1963), während homozygote Anlageträger häufig das Erwachsenenalter nicht erreichen. Das abartige Hb S wird unter bestimmten Bedingungen wie O_2-Mangel, CO_2-Anreicherung oder Säuerung durch physikochemische Veränderungen zu intracellulären langen Molekülketten umgeformt, die für die Bildung von Sichelzellen verantwortlich sind (LEHMANN 1958). Da die Sichelung intravasal auftreten kann, ist neben der Hämolyse auch die Möglichkeit der Erkrankung an einer sog. Sichelzellenkrise gegeben. Der Grad der intravasalen Sichelung ist abhängig vom Gehalt der Erythrocyten an Hb S, so daß Heterozygote weniger häufig an solchen Krisen erkranken. Grundsätzlich können aber auch sie hiervon betroffen sein, ohne daß eine Anämie vorliegen muß (CANBY, CARPENTER und ELLMORE 1944, THOMPSON, WAGNER und MCLEOD 1948, GREEN und CONLEY 1951). Folge einer intravasalen Sichelung ist in jedem Fall die Bildung von Mikrothromben. Somit erscheint die Neigung zu Mikrozirkulationsstörungen und nicht die Anämie als Kardinalsymptom der Sichelzellkrankheit. BAUER hat daher vorgeschlagen, die Bezeichnung Sichelzellenanämie durch Sichelzellenkrankheit mit oder ohne Anämie zu ersetzen. Dieses durch Zirkulationsstörungen bedingte Krankheitsbild ist klinisch durch Organinfarkte, Funktionsstörungen einzelner Organe oder Blutung charakterisiert. Von besonderer Bedeutung ist, daß die verschiedensten Beschwerden vorliegen können, ohne daß eine Anämie oder die Zeichen gesteigerter Hämolyse auftreten, so daß die Erkrankung erst nach längerer Beobachtung erkannt werden kann (SESSNER, HERBERG und HUTH). Es ist auch notwendig, dieses Krankheitsbild näher kennenzulernen, da eine zunehmende Zahl farbiger Studenten und Volontäre bei uns in Europa sich aufhalten, unter denen sich heterozygote Sichler und damit nur fakultativ Kranke befinden werden.

Pathologisch-anatomisch findet sich nach BERNSTEIN und WHITTEN (1960) in den Nierenpapillen ein Ödem, das in eine bindegewebige Narbenbildung mit tubulärer Obliteration übergeht. Auch Teleangiektasien können nachgewiesen werden. Wahrscheinlich handelt es sich um ischämische Schäden und ihre Spätfolgen. Die Glomerula sind im allgemeinen hypertrophiert, insbesondere die juxtamedullär gelegenen. Bei älteren Fällen entwickelt sich auf Grund der glomerulären Schlingenerweiterung ein chronischer Schlingenschaden, der zu Obliteration führen kann. Beim Erwachsenen stellt dieser Schaden die Grundlage der langsam einsetzenden Niereninsuffizienz der Sichelzellenkrankheit dar. Eigentlich entzündliche Veränderungen konnten dagegen in den Glomerula nicht nachgewiesen werden. SWEENEY, DOBBINS und ETTELDORF (1962) haben bioptische Untersuchungen erhoben und fanden stark vergrößerte und verstopfte Glomerula; zum Teil wurden die Sichelzellen auch im Bereich der Glomerula beobachtet (Abb. 10). Weiterhin fand sich eine ausgeprägte Verdickung der glomerulären Basalmembran, wie sie auch beim nephrotischen Syndrom besteht, eine mäßige Fragmentation im Bereich der Tubulusepithelien sowie eine Atrophie und Dilatation der proximalen Tubuli, zum Teil wiesen die Glomerula eine ausgeprägte Fibrose auf, die schließlich auch zur Obliteration führen kann. Viele Capillaren waren dilatiert und andere waren mit Sichelzellen angefüllt. Bei den nichtfibrosierten Glomerula entwickelte sich die Verdickung der Basalmembran. BERMAN und TUBLIN (1959) weisen darauf hin, daß das Bild außerordentlich variabel ist und daß man neben normalem Gewebe auch Zonen einer Pyelonephritis findet. Die Glomerula sind häufig sklerosiert, einige mit Sichelzellen ausgestopft, andere nur partiell hyalin umgewandelt mit Verdickung der Schlingenmembran, Epithelproliferation und gelegentlicher Nekrose. Fettablagerungen fehlten allerdings, wie man sie im allgemeinen beim nephrotischen Syndrom findet. EVANS und SYMMES (1957) fanden in den Nieren erhebliche degenerative Kernplasmaveränderungen mit Kalk- und Hämoglobineinlagerungen in den Epithelien der proximalen und der distalen

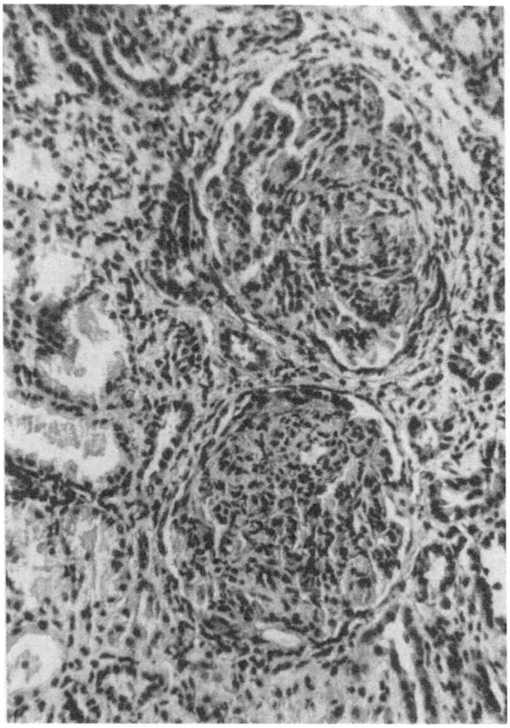

Abb. 10. Nierenbiopsie bei Sichelzellanämie. Beide Glomeruli zeigen eine beträchtliche Fibrose und die Capillaren infiltriert. Das Lumen der Capillaren ist durch gesichelte Erythrocyten angefüllt, so daß das Lumen verschlossen erscheint. Besonders auffällig ist die entzündliche Infiltration des Interstitiums. (Nach SWEENEY u. Mitarb. 1962)

Tubuli sowie multiple Fettembolien im Bereich der verbreiterten glomerulären und zum Teil auch der intertubulären Capillaren. Die Fettembolie war aber eine Folge von großen und kleinen Infarkten im Knochenmark mit Thrombosierung. Bei diesem Fall waren gleichzeitig noch die Lungen, Leber und Milz, Nebenniere und das Gehirn durch infarktähnliche Veränderungen betroffen.

α) Klinik

Am häufigsten wird an der Niere eine Einschränkung der *Konzentrationsfähigkeit* beobachtet (KEITEL, THOMPSON und ITANO 1956, SCHLITT und KEITEL 1960, ZARAFONETIS, STEIGER, MOLTHAN, McMASTER, COLVILLE, STAUFFENBERG 1955). Von Bedeutung erscheint hier, daß die Störung der Harnkonzentrationsfähigkeit vorliegt, ohne daß eine Anämie besteht (LEVITT, HAUSER, LEVY und POLIMEROS 1960). Die funktionelle Untersuchung der Niere ergab keine Anhaltspunkte über die Ursache der Konzentrationsstörungen. Auf Grund ihrer Untersuchungen konnte eine Erklärung der Konzentrationsschwäche weder im Sinne einer Störung im ADH-System noch durch eine Überbelastung im Nierenmarkgebiet infolge eines erhöhten tubulären Flusses gefunden werden. Möglich wäre eine Endothelschädigung im Nierenmark durch die bei der Sichelzellenerkrankung bekannte Ischämie. Diese würde anfangs noch reversibel sein, wenn Blut transfundiert wird; später werden sich irreversible Veränderungen einstellen und damit die Konzentrationsfähigkeit hemmen. Schlitt und Keitel (1960) haben an Patienten mit Sichelzellenanämie bzw. einer Sichelzellenkrankheit ohne Anämie die Konzentrationsfähigkeit im Durstversuch und im Pitressinversuch untersucht. Bei den Fällen mit Anämie (I) lag die Konzentrationsfähigkeit klar unter dem Normbereich und es entwickelte sich mit zunehmendem Alter eine immer engere, niedrig liegende Isosthenurie. Die Werte der Gruppe II ohne Anämie lagen nur zum Teil im Normbereich. Auch hier zeigte sich mit zunehmendem Alter eine Verschlechterung. Auffällig war, daß bei einem 6 Monate alten Säugling die Konzentrationsfähigkeit der Niere nach zwei Bluttransfusionen deutlich in den Normbereich anstieg. Hierdurch würde die vorher schon geäußerte Auffassung bestätigt, daß die Konzentrationsfähigkeit eine gewisse Mangelerscheinung darstellt, die durch Transfusion von Normalblut ausgeglichen werden kann. Schlitt und Keitel (1960) glauben, daß die Hyposthenurie die Folge einer Nierenschädigung ist, die durch intravasculäre Sichelung der Erythrocyten in den Nierengefäßen oder durch frei zirkulierendes Hb hervorgerufen wird. Gruppe I hatte 50% Hb S (in drei Fällen C Hb), Gruppe II unter 50%. Auch wenn man die tubuläre Rückresorption für freies Wasser untersuchte, zeigte sich bei den konstitutionell bedingten Sichelzellanämien (Kindern) eine deutliche Verminderung der Rückresorption. Allerdings war die maximale Rückresorptionskapazität für Wasser bei allen 19 Kindern im Vergleich zu Gesunden unverändert. Von Heineman und Cheung (1957) wird ein spezifischer tubulärer Defekt angenommen. Die Häufigkeit der Konzentrationseinschränkung wird mit 70% angegeben (Harrow, Sloane und Liebman 1963).

Besondere Bedeutung besitzt die *Papillennekrose*, die als medulläre oder papilläre Form bekannt ist. Bei der Sichelzellenkrankheit wird nur die medulläre Papillennekrose beobachtet, deren Röntgenbild von Papillennekrosen anderer Genese nicht zu unterscheiden ist (Harrow, Sloane und Liebman (1963). Ihre Erkennung ist häufig dadurch erschwert, daß die Ausscheidungsfähigkeit der Nieren für das Kontrastmittel herabgesetzt ist und eine ausreichende Konzentration gelingt nur dann, wenn die zwei- bis dreifache Menge des Kontrastmittels gespritzt wird, eine starke Kompression angelegt wird und eine strenge Dehydrierung durch Flüssigkeitsentzug vorhergegangen ist.

Schließlich kann sich im Rahmen einer Nierenerkrankung auf dem Boden der Sichelzellenanämie auch ein *nephrotisches Syndrom* entwickeln (Sweeney, Dobbins und Etteldorf 1962). Es werden hierbei sowohl Verschiebungen des Bluteiweißbildes als auch erhebliche Eiweißausscheidungen gefunden. Histologisch besteht eine Verdickung der Basalmembran, wie man sie auch sonst bei einem nephrotischen Syndrom findet. Die Erklärung dieser verschiedenen Abnormitäten im Bereich der Nierenfunktion stößt auf gewissen Schwierigkeiten. Die glomerulären Schäden können natürlich durch Anschoppung der Glomerulumcapillaren mit Sichelzellen erklärt werden und es ist sogar ein völliges Sistieren der Urinsekretion unter Umständen die Folge (Tellem, Rubenstone und Frumin 1957).

Eine große differentialdiagnostische Bedeutung haben die rezidivierenden *Makrohämaturien*, da sie unter Umständen unter der Annahme eines Tumors zur

Nephrektomie führen können (MOSTOFI, VOR DER BRUEGGE und DIGGS 1957). Auch CRONE, JEFFERSON, PILEGGI und LOWRY (1957) weisen an Hand von acht Fällen auf die einseitige Makrohämaturie hin, wobei eine Pyelonephritis eine zusätzliche Rolle spielt. Hierbei werden auch Papillennekrosen sowie Erythrocyten in den Nierenkapseln und in den Tubuli beobachtet. Die Niere zeigte ausgedehnte histologische Veränderungen, wie sie vorher schon angeführt werden, erhebliche Urinbefunde mit schwerer Proteinurie und gelegentlicher Hämaturie und Pyurie, funktionelle Veränderungen im Sinne der Konzentrationsstörung und ganz typische funktionelle Veränderungen, die in der Kindheit zu hochnormalen Clearancewerten mit deutlicher Verminderung bei zunehmendem Lebensalter führen. Auf welchem Wege diese Veränderungen zustande kommen, ist keineswegs vollständig geklärt.

An Hand der *asymptomatischen Bakteriurie* zeigten WHALLEY, MARTIN und PRITCHARD (1964), daß diese bei Negerinnen mit Sichelzellanämie in 13,9% und nur in 6,4% ohne Sichelzellanämie beobachtet wurden. Hierbei konnten sie an Hand von urologischen Untersuchungen zeigen, daß eine positive Korrelation zwischen Sichelzellanämie, Bakteriurie und Pyelonephritis bestand. Die Sichelzellanämie disponiert auf dem Wege über die asymptomatische Bakteriurie zur Pyelonephritis.

ETTELDORF, TUTTLE und CLAYTON (1952) haben die *Hämodynamik der Niere* bei Kindern im Alter von 4—11 Jahren untersucht und fanden eine signifikante Vermehrung des Glomerulumfiltrates, des renalen Plasmastromes, der effektiven Nierendurchblutung sowie der tubulären exkretorischen Kapazität für PAH, wobei allerdings die Filtrationsfraktion deutlich erniedrigt war. BRUCK (1953) hat ähnliche Veränderungen bei Patienten mit COOLEYs Anämie, aber nicht bei Mangelanämien beobachtet. MCCRORY, GOREN und GORNFELD (1953) fanden ebenfalls einen normalen Ausfall der Inulin- und Paraaminohippursäureclearance, obwohl die Konzentrationsfähigkeit deutlich eingeschränkt war und bei den Kindern mit Sichelzellanämie eine deutliche Hypophysinresistenz bestand. ETTELDORF, SMITH, TUTTLE und DIGGS (1955) haben nun auch die Nierenfunktion bei zehn erwachsenen Patienten mit Sichelzellanämie untersucht (Alter zwischen 16 und 37 Jahren). Sie fanden, daß das Glomerulumfiltrat, der Nierenplasmastrom und die Tm_{PAH} im frühen Erwachsenenalter noch oberhalb der Normalwerte lag. Die Erhöhung war nicht mehr so stark ausgeprägt wie bei den Kindern. Zwischen 20 und 30 Jahren begann die Funktion sich zu vermindern, wobei das Glomerulumfiltrat früher und stärker eine Einschränkung aufwies; nach der dritten Dekade sind alle Werte erheblich vermindert. Die Filtrationsfraktion ist im Kindesalter klein, weil der renale Plasmastrom relativ stärker erhöht ist. Im fortgeschrittenen Lebensalter beruht die Verminderung dieser Filtrationsfraktion umgekehrt auf einer stärkeren Einschränkung des Glomerulumfiltrates. Ähnliches kann auch von der Beziehung GFR zu Tm_{PAH} und vom ERPF- zur Tm_{PAH} gesagt werden. Mit zunehmendem Lebensalter nimmt die Durchblutung stärker ab als die Sekretionsfähigkeit, obwohl im Kindesalter beide Funktionen noch hochnormal sind. Diese Veränderungen beruhen auf einer Einschränkung der Nierendurchblutung, die entweder auf einer Vasoconstriction oder auf einem Gefäßverschluß beruht. Man kann aus diesen Untersuchungen schließen, daß im Laufe des Lebens die Sichelzellenanämie zu einer zunehmenden Einschränkung der Nierenfunktion führt. Der Ausfall der Clearancewerte (glomeruläre Filtration, Tm_{PAH} und Nierendurchblutung) zeigen keine Beziehung zur Konzentrationsstörung (LEVITT, HAUSER, LEVY und POLIMEROS 1960). Die osmolare Clearance zeigte völlig normale Ergebnisse, so daß auch nach diesen Autoren eine Störung im ADH-System oder eine Auswaschung unwahrscheinlich erscheint.

β) Pathogenese

Der Befund, daß die Urinosmolarität nach einer Austauschtransfusion bei Kindern mit Sichelzellenerkrankung ansteigt, läßt vermuten, daß eine spezifisch tubuläre Funktionsstörung vorliegt (tubuläre Insuffizienz), die auf dem Boden einer Anoxie oder einer chronischen Ausscheidung von Hämoglobin S sich entwickelt und durch eine Austauschtransfusion vorübergehend beseitigt werden kann. Die Bedeutung dieser Faktoren erscheint aber fragwürdig, da die Konzentrationseinschränkung auch bei Patienten mit einer Sichelzellenanlage ohne Anämie beobachtet wurde. Es ist auch bemerkenswert, daß die Erhöhung der Urinosmolarität nach Transfusion nicht sofort auftritt, d.h. gleichzeitig mit der Erhöhung des Hämatokrits, sondern die Osmolarität erreicht ihr Maximum, wenn der Hämatokrit eine normale Höhe mindestens über 2 Monate erreicht hat. Der Abfall der Osmolarität auf die frühere Höhe nach Abfall des Hämatokrits entwickelt sich ebenfalls nach einem ähnlich langen Intervall. Wenn die Anoxämie oder die Ausscheidung des pathologischen Hämoglobins allein für die Funktionsstörung verantwortlich wären, könnte es nicht erklärt werden, daß die Funktion noch so lange Zeit nach Abfall des Hämatokrits erhalten bleibt. Es muß daher nach anderen Faktoren gesucht werden, die für die Störung verantwortlich sind, wobei bemerkenswert ist, daß die Hyposthenurie schon relativ frühzeitig bei der Sichelzellenkrankheit ohne Anämie sich entwickelt und mit zunehmendem Alter stärker wird. Auch durch eine zusätzliche Anämie wird sie erheblich verstärkt. Sie ist teilweise bei Kindern reversibel und irreversibel bei Erwachsenen (KEITEL, THOMPSON und ITANO 1956). Es liegen natürlich viele Befunde vor, die die Hyposthenurie mit den multiplen Gefäßverschlüssen erklären könnten. Die Untersuchung der Nierenpapillen bei solchen Patienten ließ viele Infarkte, tubuläre Obliterationen und häufig ausgeprägte Dilatationen der Capillaren erkennen, die sich vielleicht auf dem Wege der Rekanalisation und einer gleichzeitigen Ektasie der begleitenden Gefäße auf dem Boden anderer Obliterationen entwickelt haben (BERNSTEIN und WHITTEN 1960). Auf die Häufigkeit der hierdurch hervorgerufenen Pyelonephritis haben wir schon hingewiesen. Ähnliche Veränderungen finden sich auch bei Patienten mit Sichelzellanlage ohne Anämie (GOODWIN, ALSTON und SEMANS 1950).

Von COCHRAN (1963) wird dann im Zusammenhang mit der Sichelzellanämie auf das Haarnadelgegenstromprinzip hingewiesen, dessen Voraussetzung eine Diffusion des Natriums vom aufsteigenden Schenkel zum absteigenden Schenkel der Henleschen Schleife darstellt. Die Capillarschlingen weisen anatomisch gesehen einen ähnlichen Verlauf auf und wahrscheinlich wandert auch hier entsprechend dem Konzentrationsgefälle das Natrium aus dem hypertonischen Blut der aufsteigenden Schlinge zum relativ hypotonen Blut der absteigenden Schlinge. Es besteht daher dauernd im Bereich der Papille eine extrem hohe Osmolarität. In gleicher Weise wie das Natrium diffundiert auch der Sauerstoff resp. das Kohlendioxyd in gegensinniger Richtung. Da die Gefäße im Bereich der Papillen dilatiert bzw. teleangiektatisch erweitert sind und verdickte Wände aufweisen, stößt das Haarnadelgegenstromprinzip auf Schwierigkeiten, da das Natrium nicht mehr in genügender Weise hindurchdiffundieren kann und ein Abtransport des Natriums ist die Folge; der Natriumpool im Bereich der Papille nimmt ab und die Konzentrationsfähigkeit der Niere verringert sich infolge einer Verminderung der Osmolarität im Bereich des Interstitiums der Papille. Gleichzeitig ist auch ein Sauerstoffmangel infolge der schlechten Diffusion des Sauerstoffs möglich, der umgekehrt eine stärkere Sättigung mit Kohlensäure im Bereich der Papille als vergleichsweise in anderen Teilen des Organismus bedingt. Diese stärkere Säuerung könnte zweifellos wieder die Ursache lokalbedingter Zirkulationsstörungen infolge Erythrocytenagglomeration sein.

Weiterhin ist zu beachten, daß bei Anämien jeder Genese unter Umständen die Nierendurchblutung und das Glomerulumfiltrat erhöht ist. Dies gilt insbesondere bei chronischen Anämien wie der Sichelzellenanämie oder der Thalassämie, die dann gewissermaßen im Sinne eines Kompensationsmechanismus mit einem vergrößerten Herzminutenvolumen antwortet (Etteldorf, Tuttle und Clayton 1952, Bruck 1953). Auch diese hämodynamischen Veränderungen im Bereiche der Niere können die Wirksamkeit des Gegenstromprinzips in der Niere beeinträchtigen, da hierdurch es infolge einer verstärkten Durchblutung zu einem Abtransport des Natriums und damit ebenfalls zu einer Verminderung der Osmolarität kommt. Genau zu einer gegenteiligen Erklärung kommen Perillie und Epstein (1963), indem sie zeigten, daß das Blut von Patienten mit Sichelzellenerkrankungen bei Ansteigen der osmotischen Konzentration über **600** m osmol eine sofortige Sichelung mit gleichzeitigem Ansteigen der Viscosität aufwies. Wenn der Strom dieser gesichelten Erythrocyten untersucht wurde, fand sich eine gelatinöse Masse, während normale Erythrocyten eine klare Lösung von Hämoglobin ergaben. Auch wiesen die Sichelzellerkrankten eine stark verminderte Konzentrationsfähigkeit nach Vasopressin-Injektionen auf. Die Konzentration des Harnes wurde bei niedrigem und großem Harnfluß nicht verändert, wenn durch Glucoseinfusion eine Hyperglykämie und Glykosurie hervorgerufen wurde. Hieraus leiten die Autoren folgende Theorie der Hyposthenurie bei Sichelzellenträgern ab: Wenn die Erythrocyten in das hypertonische und dazu noch hypoxische Milieu des Nierenmarks gelangen, kommt es zu einer verstärkten Sichelung. Die dadurch bedingte Viscositätszunahme verursacht eine lokale Zirkulationsstörung, die wiederum die Fähigkeit der Niere zur Bildung einer hohen Natriumkonzentration in dem Interstitium des Nierenmarkes herabsetzt. Durch diese letzte Auffassung wird aber nicht geklärt, daß die Konzentrationsfähigkeit bei Sichelzellenanämie durch Transfusion erst nach einer gewissen Latenzzeit wieder hergestellt werden kann. Dies gilt allerdings nur für das Kindesalter. Mit fortschreitendem Lebensalter nehmen die pathologisch-anatomischen Veränderungen in Form der Infarkte, Verdickung der Gefäßwände, Dilatation der Capillaren, Hyalinisierung der Glomerula und Progredienz der Gefäßveränderung zu und sind nicht mehr rückbildungsfähig. Die vorher geäußerte Auffassung gilt daher nur für das Kindesalter und weniger für Erwachsene.

Schwieriger ist die Ursache des nephrotischen Syndroms zu erklären, da dieses im allgemeinen eine immunologische Erkrankung darstellt. Andererseits bestehen keine Anhaltspunkte für Streptokokken-Antikörper (Sweeney, Dobbins und Etteldorf 1962). Wenn man an dieser Genese festhalten will, müßte ein noch unbekanntes Antigen gefordert werden, das in der geschädigten Niere entstanden ist. Eine aufgepropfte Glomerulonephritis erscheint unwahrscheinlich. Schließlich wäre noch zur Diskussion zu stellen, ob auf dem Boden der Sichelzellkrankheit auch Nierenvenenthrombosen sich entwickeln können, die bekanntlich ein nephrotisches Syndrom verursachen können.

Eine ursächliche Therapie gibt es nicht, da eine Änderung des Hb S gefordert werden müßte. Es sind alle Versuche zu vermeiden, die zur intravasalen Sichelung führen, wie Säuerung des Blutes, O_2-Mangel und CO_2-Anhäufung. Intensive O_2-Zufuhr und Infusionen von $NaHCO_3$ sollen günstig wirken (Crone, Jefferson, Pileggi und Lowry 1957). Sessner u. Mitarb. (1963) haben mit Antikoagulantien Günstiges gesehen und empfehlen bei Kreislaufschock die Fibrinolysin- bzw. Heparintherapie (Lasch 1962, Lasch, Mechelke, Nusser und Daoud 1961).

Corticoide sollten bei Vorliegen eines nephrotischen Syndroms mit Vorsicht angewendet werden, da durch die einsetzende Diurese eine Verkleinerung der Blutmenge mit Sichelzellkrise und intravasculärer Thrombose entstehen kann. SWEENEY, DOBBINS und ETTELDORF (1962) führen eine intermittierende cerebrale Thrombose mit Hemiplegie und Krämpfen hierauf zurück. Daß eine aufgepropfte Pyelonephritis behandelt werden muß, erscheint selbstverständlich.

b) Nephroanämie

(Thrombocytopenische Mikroangiopathie nach MOSCHCOWITZ)

Es handelt sich um eine sehr seltene Erkrankung, welche am häufigsten in Form einer erworbenen hämolytischen Anämie mit zackig berandeten und deformierten Erythrocyten, einer hämorrhagischen Diathese mit Thrombocytopenie, flüchtigen neurologischen Störungen, Fieber und gelegentlichen Schüben von Urticaria auftritt (MOSCHCOWITZ 1925). Seit 1925 wurden ungefähr 100 solcher Fälle publiziert und es sind sowohl akute als auch chronische Formen bekannt (REUBI 1960). Dieses Syndrom kann den Nephrologen gelgentlich interessieren, da vor allem beim Kind eine Nierenbeteiligung möglich ist. Es kann auch vorkommen, daß nur die Nieren befallen werden. Bei der pathologisch-anatomischen Untersuchung findet man disseminierte Gefäßveränderungen, welche die Arteriolen und die Capillaren betreffen. Histologisch handelt es sich ebenfalls um fibrinoide Nekrosen mit obstruierender Thrombose. Auch in den Nieren können Veränderungen der Vasa afferentia, seltener der A. interlobularis sowie der Glomerula nachgewiesen werden. Diese Läsionen entsprechen einerseits einer Thrombarteriitis, andererseits einer thrombosierenden Glomerulitis mit nekrotisierendem und proliferativem Charakter (ALLEN 1951). Klinisch erinnert das Bild an eine Glomerulonephritis mit früh auftretender Azotämie, fakultativen Ödemen und spät auftretender Hypertonie. Die Krankheit führt in der Regel nach einigen Wochen oder Monaten zum Tode. Gewisse Beobachtungen lassen jedoch die Vermutung zu, daß auch eine heilbare Form vorkommt (SHUMWAY und MILLER 1957). Diese Autoren berichten über ein Mädchen, das im zweiten Lebensjahr einen kurzen hämolytischen Schub durchmachte und bei dem seit dem 6. Lebensjahr innerhalb von 2 Jahren mehrere Schübe mit hämolytischer Anämie, Thrombocytämie und einer wie eine akute Glomerulonephritis verlaufende Nierenerkrankung auftraten. Im hämolytischen Schub nahmen die Erythrocyten bizarre und ausgezipfelte Formen an. Es wurden keine irregulären Antikörper nachgewiesen, ebenso fand sich kein anomales Hämoglobin. Transfundierte Normalerythrocyten wurden beschleunigt abgebaut. Eine Milzexstirpation besserte die Erscheinungen nicht und Cortison war ohne Wirkung. Die Verfasser weisen auf die Verwandtschaft mit dem von GASSNER, GAUTIER und STECK (1955) beschriebenen hämolytisch-urämischen Syndrom hin. SCAFI und GANDINI (1957) haben drei Fälle im Alter von 6, 11 und 13 Jahren mit einer Purpura thrombocytopenica und gleichzeitigen Zeichen einer Nephritis beschrieben. Zwei von diesen Patienten wiesen eine Anurie auf. In einem Fall fanden sich multiple Glomerulumschlingenthrombosen und Nekrosen, wie sie vorher schon beschrieben worden waren, während in dem zweiten Fall eine bilaterale Nierenrindennekrose mit glomerulo-tubulären Koagulationsnekrosen und Erythrocytendiapedese vorkam. Auf Grund dieser Befunde wird diskutiert, ob nicht ursächlich eine Stase — hervorgerufen durch Vasodilatation und Thrombosierung mit Blutkoageln oder Hämoglobinkonkrementen — in Betracht kommt. Es wäre aber auch an eine Vasoconstriction durch Freiwerden von Serotonin mit nachfolgender Ischämie zu denken. Die Möglichkeit eines primären Gefäßwandschadens, ähnlich wie bei der fibrinoiden Gefäßwandnekrose des malignen Hochdrucks, muß beachtet werden. Hier würden sich Wirkungsparallelen zwischen dem Plättchenschwund und den Gefäßwänden abzeichnen.

Im französischen Schrifttum wird dieses Krankheitsbild häufig als Nephroämie bezeichnet (KAPLAN, GRUMBACH und DRAPEAU 1961). Diese Autoren berichten über einen 7 Monate alten Säugling, bei dem der klinische Verlauf bis zur Heilung und gleichzeitig die anatomischen Nierenveränderungen durch zweimalige Nierenbiopsie verfolgt wurden. Hierbei fand sich 3 Wochen nach Krankheitsbeginn in der Phase der klinischen Remission in fünf von 40 Glomerula eine vollständige Hyalinisierung. Dies erscheint bemerkenswert, da normalerweise in diesem Alter höchstens 1% der Glomerula, und zwar vorwiegend die subcapsulär gelegenen, hyalinisiert sind. 25% der Glomerula waren maximal hyperämisch, mit Erythrocyten strotzend gefüllt, wobei die Erythrocyten zum Teil erhalten und zum Teil in Lyse begriffen waren. In einigen Capillarschlingen fanden sich einige Thromben aus fibrinoidem Material. Die Capillaren waren nur herdförmig verdickt oder staubförmig zerfallen. In weiteren Glomerula fanden sich fibrilläre Schlingensklerosen, deren Entstehung nicht sicher zu deuten war. Weiterhin bestand in den interstitiellen Arteriolen und Capillaren eine Endothelzellproliferation und starkes Intimaödem. Die Tubuli waren erweitert, enthielten Zelldegenerationen, hyaline, granulierte und Erythrocytenzylinder. Bei der zweiten Biopsie, 7 Monate nach der ersten, war die Erkrankung klinisch ausgeheilt. 25% der Glomerula erschienen unauffällig, 15% nur gering verändert mit Vermehrung des intercapillären Gewebes, Schlingenverwachsungen wie bei herdförmiger Glomerulonephritis. Zahlreiche Glomerula waren pseudocystisch umgewandelt mit Retraktion des Capillarknäuels, Kapselraumerweiterung und Anfüllung des Kapselraumes mit eiweißhaltigem Exsudat. Diese Autoren nehmen an, daß das Syndrom zur Moschcowitzschen Krankheit gehört und dem hämolytisch-urämischen Syndrom GASSERs entspricht.

Im Gegensatz hierzu berichten BOUISSOU, FABRE, FAMILIADES und REGNIER (1963) über zwei Todesfälle auf dem Boden der gleichen Symptomatik. Sie legen aber besonderen Wert auf die Feststellung, daß diese thrompocytopenische Purpura eine Sonderstellung einnimmt, da normalerweise die thrombocytopenische Purpura nur in ganz seltenen Ausnahmen zu einem akuten Nierenversagen führt. Grundsätzlich wäre bei dieser Erkrankung die Frage eines generalisierten Schwartzmann-Phänomens zu diskutieren, wofür auch die bei manchen Fällen beschriebene doppelseitige Nierenrindennekrose sprechen würde. Zum Schluß soll nur noch ganz kurz erwähnt werden, daß bei langdauernder hämolytischer Anämie eine Ablagerung von Hämosiderin-Granula in den proximalen und gelegentlich auch in den distalen Tubuluszellen entstehen kann. Auch im Tubuluslumen fand sich häufig Hämosiderin. So beschreiben HUTT, REGER und NEUSTEIN (1964) zwei Fälle, bei denen eine nächtliche Hämoglobinurie 18 resp. 17 Jahre bestanden hat und bei denen massenhaft Hämosiderin resp. Ferritin in der Niere nachgewiesen werden konnte. Andererseits ist aus eigenen Untersuchungen bekannt, daß selbst die Hämolyse von 1,8 kg Hb keine Veränderung der Nierenfunktion nach sich zieht (MOELLER 1954).

Zur Behandlung der thrombocytopenischen Mikroangiopathie empfiehlt sich eine hochdosierte Steroidtherapie. In hartnäckigen Fällen soll unter Umständen die Splenektomie in Frage kommen, obwohl SHUMWAY und MILLER (1957) ausdrücklich betonen, daß die Milzexstirpation die Erscheinungen nicht bessert. Auch diese Autoren haben von Cortison keine Wirkung gesehen. Im Falle einer Anurie kann natürlich die Behandlung mit der künstlichen Niere erforderlich werden. SCAFI und GANDINI (1957) haben in diesem Fall trotz 17tägiger Anurie durch zweimalige Blutdialyse eine Heilung erreicht. Zwei weitere Fälle kamen ad finem.

c) Purpura Schönlein-Henoch

(einschließlich Goodpasture-Syndrom)

Im allgemeinen versteht man unter der Bezeichnung Purpura rheumatica Schönlein-Henoch ein Syndrom, das akut auftritt und im wesentlichen durch vier Symptome gekennzeichnet ist.

1. Ein der Purpura ähnliches Exanthem, das nach Topographie und Morphologie besonders charakteristisch ist.
2. Gelenkerscheinungen,
3. abdominale Erscheinungen, die oft mit Blutung einhergehen und
4. eine Beeinträchtigung der Nierenfunktion.

Diese Symptomatik erklärt sich weder durch Abnormitäten im Bereich des Blutbildes noch durch Gerinnungsstörungen. Das Krankheitsbild der Schönlein-Henochschen Purpura hat schon seit langem dazu angeregt, nach einem immunologischen Mechanismus zu suchen. Die gleichzeitig sich entwickelnden urticariellen Erscheinungen haben auch die Vermutung aufkommen lassen, daß der Erkrankung ein allergisches Geschehen zugrunde liegt. Die akut auftretenden Purpuraefflorescenzen sind vorwiegend an Beinen und Armen lokalisiert. Die einzelnen Efflorescenzen, die miteinander konfluieren, sind flohstich- bis linsengroß und leicht über der Hautoberfläche erhaben. Wenn die Gelenke mitbeteiligt sind, spricht man auch von einer Schönleinschen Purpura rheumatica. Bei Beteiligung der Schleimhäute treten kolikartige Bauchschmerzen auf, die nach anfänglicher Obstipation häufig mit Durchfällen einhergehen. Es nimmt daher nicht wunder, daß diese Erkrankung unter den verschiedensten Bezeichnungen in der Literatur gelaufen ist. Die ersten Autoren sprechen von Peliosis rheumatica (SCHÖNLEIN 1847); HENOCH (1874) von einer abdominalen Purpura, GLANZMANN (1916) von einer Purpura anaphylactica und WINTROBE (1951) von einer Purpura allergica. Es ist daher der Name Syndrom Schönlein-Henoch vorzuziehen, da es die klinische Einheit der Erkrankung betont und auf der anderen Seite nichts präjudiziert. Das Syndrom Schönlein-Henoch findet sich meistens bei Kindern und bei Jugendlichen, weniger bei Erwachsenen. Die renale Beteiligung ist relativ häufig, sie wird von OSLER (1914) mit 24%, REGNIER und BOUISSOU (1960) mit 36% angegeben. Die letzteren Autoren fanden bei 22 Kindern achtmal eine renale Beteiligung. OLIVER und BARNETT (1955) sowie DERHAM und ROGERSON (1952) gaben sogar eine Häufigkeit von über 50% an (Tabelle 6).

Tabelle 6. *Häufigkeit der Nierenbeteiligung bei Purpura Schönlein-Henoch.* (Nach HUSER, HUMAIR und FROMMEL 1963)

Autoren	Zahl der Erkrankten	Renale Beteiligung
CAMELIN u. Mitarb. (1957)	1	1
GAIRDNER (1948).	1	2
MEDAL u. REYNOSO (1955)	27	8
CHICOTE u. ROSSI (1952) .	5	1
LEWITT u. BURBANK (1951)	5	5

MIESCHER und VORLAENDER (1961) schreiben, daß ungefähr bei einem Drittel der voll ausgebildeten Formen eine renale Erkrankung vorliegt. Histologisch gleicht diese Form mehr der Nierenentzündung des visceralen Erythematodes als der diffusen Glomerulonephritis (VERNIER, FARQUHAR, BRUNSON und GOOD 1958); LEWITT u. Mitarb. (1953) haben sich als erste intensiv mit den Problemen der Glomerulonephritis beim Syndrom Schönlein-Henoch befaßt.

Die histologischen Charakteristica entsprechen meistens denen der Glomerulonephritis subakuter Verlaufsform. Obwohl man klinisch relativ selten eine akute Glomerulonephritis beobachten kann.

α) Anatomische Untersuchungen

Es gibt natürlich Fälle, bei denen man keinerlei Veränderungen mikroskopisch nachweisen kann. Auf der anderen Seite existieren keine spezifischen Veränderungen, die es vom anatomischen Standpunkt erlauben würden, die Diagnose zu stellen. Man findet häufig eine endotheliale Proliferation mit Verbreiterung der

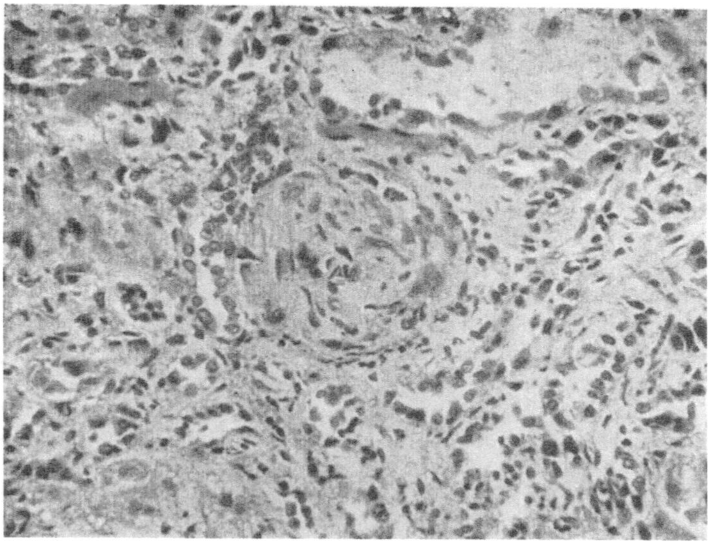

Abb. 11. Niere bei Schönlein-Henoch, Endzustand: Verödetes Glomerulum, Halbmondbildung, verbreitertes Interstitium (Vergr. ca. 235mal, Sektionspräparat). (Aus MASSINI u. Mitarb. 1960)

Basalmembran, da subendothelial fibrinoides Material abgelagert wird. Außerdem finden sich zahlreiche fibrinoide Thromben intracapillär und eine epitheliale Proliferation begleitet diese Veränderungen. Das histologische Bild ist durch einen abakteriellen entzündlichen Gefäßprozeß gekennzeichnet, der Ausdruck einer hyperergischen Capillarreaktion sein kann.

Grundsätzlich finden sich sechs verschiedene Befunde (MASSINI, STAUB, THÖLEN und ENGELHART 1960). 1. Perivasculäres Exsudat, das aus polymorphkernigen, zum Teil zerfallenen Leukocyten besteht. Seltener finden sich Histiocyten und Eosinophilie. 2. Schwellung des Gefäßendothels. 3. Erweiterung und starke Blutfüllung der Gefäße, 4. ödematöse Quellung des umgebenden Gewebes, 5. gelegentliche Erythrocytenextravasate, 6. in älteren Herden endarteriitische Prozesse mit Thrombenbildung, hyalinen und nekrotischen Gefäßwandveränderungen. Auch die intrarenalen Gefäße zeigen entsprechende Veränderungen. Es kommt zu arteriellen Thrombosen, die mit einer intraarteriellen Granulierung und Eosinophilie einhergehen, so daß das Gefäßlumen schließlich mehr oder weniger verstopft ist (Abb. 11). Auch MERIEL (1962) schreibt, daß die Veränderungen sehr an die Befunde bei der Endokarditis von LIBMAN-SACKS oder beim Typhus erinnern. Die Krankheit scheint nach dem histologischen Bild eine diffuse Gefäßerkrankung darzustellen, ähnlich wie die Periarteriitis nodosa, und man hat hierbei an eine Form gedacht, wie sie von ZEEK beschrieben worden ist. KLEMPERER denkt im Gegensatz dazu, daß es sich um ein Plättchenaggregat handelt. BOUISSOU, DUPONT und REGNIER (1959) haben Punktionszylinder der Niere untersucht und hierbei bestimmte glomeruläre Veränderungen gefunden. Im Anfang besteht eine endotheliale Zellvermehrung und eine unregelmäßige Verdichtung im besonderen im Bereich der Capillarmembran der Glomerulumcapillaren. Diese Veränderungen variieren außerordentlicch von einem Glomerulum zum anderen. Später entwickelt sich meistens ein nephrotisches Syndrom. Die Veränderungen sind die gleichen wie am Anfang, nur erheblich ausgeprägter, mit knötchenförmigen Veränderungen der Basalmembran und Ablagerung von hyalinen Substanzen. Jetzt kann auch gleichzeitig ein nephrotisches Syndrom auftreten. Die typischen Veränderungen des nephrotischen Syndroms fügen sich den vorher beschriebenen Veränderungen hinzu. Es kommt zu einer Veränderung der Protocyten mit Verschwinden der Fußfortsätze. Diese Veränderungen sind alle noch relativ frisch und können sich zurückbilden. Hier besteht eine gewisse Parallelität zu den Nierenveränderungen des Lupus erythematodes. MASSINI, STAUB, THÖLEN und ENGELHART (1960) haben einen Fall beschrieben mit Oligurie und Urämie, der schließlich ad finem gekommen ist. Hier fand sich eine Proliferation der Glomerulumschlingen, die teilweise den ganzen Schlingenapparat umfassen, teilweise aber auch auf einzelne Abschnitte beschränkt ist; weiterhin bestehen Schlingensynechien mit gelegentlichen Halbmondbildungen, frische Fibrinaustritte sowie daneben intakte Glomerula; Rindentubuli enthalten teils Erythrocyten, teils besteht Verfettung der Epithelien (Abb. 11). Gerade die celluläre Proliferation mit Synechien und Halbmondbildung soll als besonders typisch für die Glomerulonephritis bei Schönlein-Henoch gelten. Die histologischen Veränderungen sind ungefähr denen, wie man sie auch bei subakuten Glomerulonephritiden findet, identisch (LEWITT 1951). Andererseits konnte dieser Autor aber keine besonderen Charakteristica für die glomerulären Veränderungen beim Schönlein-Henoch herausarbeiten. VERNIER, FARQUHAR, BRUNSON und GOOD (1958) betonen, daß zu Beginn die Veränderungen im Bereiche des Glomerulum segmentär auftreten und daß die Capillaren durch ein fibrinoides Material verschlossen werden, das PAS-positiv erscheint. Die älteren Veränderungen werden hyalin und schließlich fibrös umgewandelt, ebenfalls segmentär angeordnet. Auf Grund dieser Feststellungen kommen diese Autoren zu der Auffassung, daß es sich um eine segmentale Nephritis handelt, die flockenartig angeordnet ist. BOUISSOU, DUPONT und REGNIER (1959, 1960), sowie REGNIER und BOUISSOU (1960) haben lichtmikroskopisch resp. mit elektronenmikroskopischen Untersuchungen ebenfalls festgestellt, daß die Veränderungen beim Schönlein-Henoch bisher noch nicht charakteristisch sind, sondern der normalen akuten diffusen Glomerulonephritis entsprechen. Auch HUSER, HUMAIR und FROMMEL (1963) kommen zum Schluß zu dieser Auffassung.

Häufig ist die rechtzeitige Erkennung und Behandlung einer komplizierenden diffusen Glomerulonephritis für das Schicksal des Kranken und damit für die Prognose entscheidend. Bei einer Kombination von petechialen Hautblutungen, Gelenkschmerzen, Hämarthros, blutigen Gastroenteritiden und kolikartigen Darmspasmen sollte man immer an dieses Krankheitsbild denken. Laufende Urinuntersuchungen sind notwendig. Auch bei abklingender Purpura sind wöchentliche Nachuntersuchungen notwendig, um chronisch schleichende Formen zu erkennen. Dies ist noch bis zu 2 Monaten nach klinischer Heilung erforderlich (SARRE 1959). Andererseits fehlen genaue Angaben über die Lebenserwartung bei Purpura-Nephritis. Die Kasuistik erscheint uneinheitlich. SPIESS (1955) hält die Prognose auf Grund eigener Erfahrungen an 27 Kindern für günstig, wenn die Nephritis frühzeitig behandelt wird. HEINTZ (1952) hat insgesamt fünf Fälle beobachtet (vier Frauen und einen Mann), wovon ein Patient an einer subakuten Nephritis mit Urämie, ein zweiter an einer subchronischen Nephritis und cerebralem Insult starb, während ein dritter Fall in eine chronische Nephritis überging und in einem vierten Fall eine chronische Entwicklung wahrscheinlich war und nur der fünfte Fall ausheilte. LAMPEN (1954) spricht sogar von einer bösartigen Form der diffusen Nierenentzündung. PRATESI und RIZZUTO (1956), die bei zehn von 56 Purpuraerkrankungen eine Nierenbeteiligung feststellen, betonen den gutartigen Verlauf. Vielleicht spielen hier regionale Faktoren mit eine Rolle? MASSINI, STAUB, THÖLEN und ENGELHART (1960) haben zwei Fälle beschrieben, von denen ebenfalls einer ad finem kam. HUSER, HUMAIR und FROMMEL (1963) sahen einen 43jährigen Mann mit verschiedensten glomerulären Veränderungen; er ist ebenfalls mit zunehmender Niereninsuffizienz an mehreren Schüben der Purpura verstorben.

Das *klinische Bild* entspricht dem der postinfektiösen Glomerulonephritis; die Blutdrucksteigerung kann auftreten, sie kann aber auch fehlen. Man findet leichte bis schwere Hämaturien, Leukocyten und granulierte Zylinder im Sediment. Bei anderen Fällen kann sich auch eine chronische Nierenentzündung mit Übergang in eine Urämie nach monate- bis jahrelangem Verlauf entwickeln (HUSER, HUMAIR und FROMMEL 1963). PUGLISI, LA ROSA und OLIVERI (1958) weisen darauf hin, daß neben glomerulonephritischen auch nephrotische Befunde erhoben werden können. Bei ihrem Fall stand eine Proteinurie bis 10‰ und eine Urämie im Vordergrund.

Grundsätzlich kann jedes andere Organ Sitz vasculärer Entzündungen sein und es sind schon die verschiedensten Manifestationen beschrieben worden. ZOLLINGER und HEGGLIN (1958) berichten über eine pulmonale Lokalisation mit charakteristischer Vasculitis. Die klinischen Zeichen bestanden in rezidivierenden Lungenblutungen mit Ausgang in Lungenfibrose. Die Autopsie ergab den Befund einer schweren Lungenhämosiderose und in den frischen Herden die Zeichen der für die Krankheit charakteristischen Vasculitis und Perivasculitis, die auch als *Goodpasture-Syndrom* in die Literatur eingegangen ist. MASSINI, STAUB, THÖLEN und ENGELHART (1960) haben in einem Fall ebenfalls Hautblutungen, Gelenkschwellungen, abdominale Symptome im Anschluß an einen Peritonsillarabsceß und Zahnextraktion beobachtet. Diese Beobachtung ist besonders erwähnenswert, weil durch wiederholte extrakorporale Hämodialysen ein Spätstadium der Krankheit erreicht wurde. In einem anderen Falle standen Darmsymptome im Vordergrund, so daß mit Verdacht auf Appendicitis laparotomiert wurde. Hierbei fand sich ein entzündlich infiltriertes Peritoneum, viel trübes Exsudat, das Coecum perityphlitisch entzündet, Blutungsplaques, Appendix daumendick verwachsen, injiziert und fibrinös belegt. Hier wurde eine Resektion der Appendix und des gangränösen Ileums durchgeführt sowie eine Anastomose zwischen Dünndarm und Colon ascendens angelegt. Später mußte wegen des Auftretens einer akuten Niereninsuffizienz eine Dialyse vorgenommen werden. Trotzdem kam diese Patientin später ad exitum. Auch die zweite Patientin wurde wegen Verdachtes auf Appendicitis acuta operiert, wobei wiederum erhebliche entzündliche Veränderungen im Bauchbereich vorlagen. Gleichzeitig fand sich eine Glomerulonephritis, so daß hier die Verdachtsdiagnose eines Schönlein-Henoch gestellt wurde.

Die Kombination von Lungenpurpura und Nephritis scheint gar nicht so selten zu sein. RUSBY und WILSON (1960) berichten über fünf Patienten mit anfänglichem Blutspucken, bei denen sich später dann eine fortschreitende Glomerulonephritis entwickelte. Vier von diesen Patienten starben im Alter von 17—22 Jahren. Die Lungenveränderungen wiesen Ähnlichkeit mit den Frühstadien der Lungenhämosiderose auf, wie sie auch schon von ZOLLINGER und HEGGLIN (1958) beschrieben worden war. Die Nierenbiopsie ergab anfänglich das Bild einer Herdnephritis, späterhin eine schwere Glomerulonephritis. Die Autoren weisen zwar auf die idiopathische Lungenhämosiderose hin, sie weisen aber andererseits auch auf die Analogie zum Schönlein-Henoch hin; diese Kombination wird auch als Goodpasture-Syndrom beschrieben. Hierbei besteht gleichzeitig Lungenbluten mit einer Glomerulonephritis unbekannter Ätiologie. DE GOWIN, ODA und EVANS (1963) beschreiben einen Fall bei einem 59jährigen Neger, der anatomisch eine nekrotisierende Alveolitis aufwies. Die Nieren zeigten eine glomeruläre Herdnephritis mit fibrinoiden Nekrosen und Blutungen in den Glomerulumschlingen. Dieser Befund läßt an ein allergisches Geschehen denken und hat Ähnlichkeit mit der Purpura Schönlein-Henoch. An Hunden konnte dieses Krankheitsbild durch Immunisierung und Anti-Hundelungen-Kaninchenserum erzeugt werden. Diese Autoren schließen sich der Auffassung von ZOLLINGER und HEGGLIN an, daß beim Goodpasture-Syndrom Antikörper gegen Lungen- und Nierengewebe vorliegen.

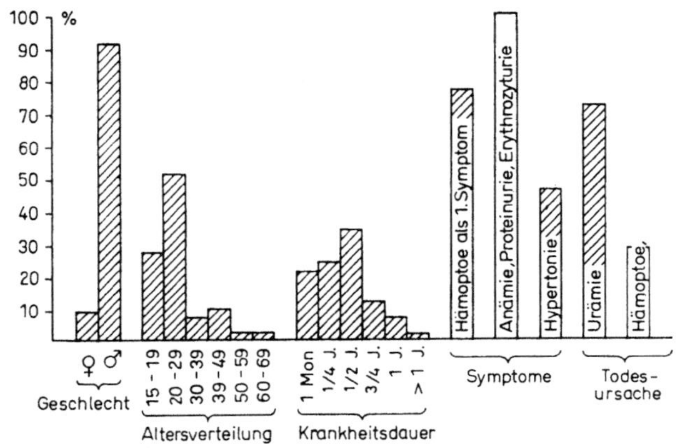

Abb. 12. Geschlechts- und Altersverteilung, Krankheitsdauer, häufigste Symptome und Todesursache beim Goodpasture-Syndrom. (Aus SARRE, SIEBERTH und NOLTENIUS 1964)

Zwei weitere Fälle sind von CROSNIER, MÉRY DE MONTERA, ZALTZMAN und RUEFF (1962) mitgeteilt worden. MCGREGOR, JOHNSON und TURK (1960) beschreiben ebenfalls zwei junge Männer mit idiopathischer Lungenhämosiderose, bei denen seit etwa 6 Monaten ein blutiger Auswurf als Hauptsymptom bestand. Beide erkrankten dann an einer foudroyant verlaufenden diffusen Glomerulonephritis vom extracapillären Typ, ohne daß eine Periarteriitis nodosa nachgewiesen werden konnte. Wahrscheinlich dürfte es sich ebenfalls um eine Schönlein-Henochsche Purpura gehandelt haben, da die Autoren eine Capillarläsion sowohl in den Lungen als auch in den Nieren möglicherweise allergischer Natur vermuten. KRESBACH (1959) erörtert die Möglichkeit der ursächlichen Bedeutung einer asiatischen Grippe für das Auftreten von sog. vasculären Allergitiden an Hand eines Falles mit Purpura necroticans an beiden Beinen und Glomerulonephritis.

Auch GOODPASTURE hat im Jahr 1919 erstmals dieses Krankheitsbild, das später nach ihm benannt wurde, während einer Influenza-Pandemie bei einem 18jährigen Jungen beobachtet. Im allgemeinen handelt es sich um eine in ihrer Symptomatik charakteristische, stets zum Tode führende Krankheit, wobei die mittlere Krankheitsdauer 5 Monate beträgt. In 90% der Fälle erkranken Männer, und in 85% tritt die Krankheit vor dem 30. Lebensjahr auf (Abb. 12) (SARRE, SIEBERTH und NOLTENIUS 1964, PORTWICH uud ENCKE 1965).

Diese Autoren haben wahrscheinlich in Deutschland die ersten Fälle beschrieben, obwohl damit zu rechnen ist, daß diese Erkrankung gar nicht so selten ist. Führend ist immer eine hochgradige hypochrome Anämie, die meist nicht allein auf die Hämoptoe zurückzuführen ist und in vielen Fällen bereits vor dem Auftreten der Urämie nachgewiesen wurde, so daß wir uns berechtigt glauben, dieses Krankheitsbild im Rahmen der Anämie aufzuführen, obwohl gewisse Beziehungen zur Periarteriitis nodosa, zur Granulomatosis Wegener, zum Lupus erythematodes und damit zu den Kollagenosen vorliegen. Auch sind Beziehungen zur Purpura Schönlein-Henoch vorhanden, wie aus den vorliegenden Ausführungen hervorgeht. Röntgenologisch finden sich oft doppelseitige diffuse Infiltrate, die sich, wie auch im Falle von SARRE, SIEBERTH u. NOLTENIUS (1964), vollständig zurückbilden können, während dann eine Niereninsuffizienz in den Vordergrund tritt. Im Harn besteht eine hochgradige Proteinurie von Anfang an bei Hypo- und Dysproteinämie. Im Sediment lassen sich stets massenhaft Erythrocyten, Leukocyten und auch hyaline und granulierte Zylinder nachweisen. Innerhalb von Wochen oder Monaten kommt es zur Niereninsuffizienz mit Oligurie und Urämie. Mit der Verschlechterung der Nierenfunktion steigt der Blutdruck häufig an. In etwa 70% der Fälle ist die Urämie unmittelbare Todesursache. Die übrigen Patienten sterben an Hämoptysen oder an einer respiratorischen Insuffizienz. Die Diagnose Goodpasture-Syndrom sollte in Erwägung gezogen werden, wenn folgende Symptome gemeinsam vorkommen: 1. hochgradige hypochrome Anämie, 2. Hämoptoe ohne Tuberkelbacillen, 3. unspezifsche Infiltrationen in beiden Mittel- und Oberfeldern, 4. hochgradige Proteinurie mit Hämaturie und rasch fortschreitende Verschlechterung der Nierenfunktion mit Oligurie und Urämie. Es ist durchaus möglich, daß am Anfang der Erkrankung auch hier eine nekrotisierende fokale Glomerulonephritis steht, die bei weiterem Fortschreiten schließlich die gesamten Glomerula erfaßt. Auffallend ist, daß eine hyaline Vernarbung bei einer schweren intracapillären Glomerulonephritis vorliegt und daß extracapilläre Proliferationen nicht beobachtet werden (Abb. 13). Sicherlich haben sie auch früher nicht bestanden, denn in den hyalinen Vernarbungen sind die jetzt verschmälerten Bowmanschen Kapselräume noch überall zu erkennen. Auffällig ist, daß eine so schwere Glomerulonephritis ohne jegliche extracapilläre Reaktion abläuft. Dies wird auch von PORTWICH und ENCKE (1965) betont. Die Blutungen in den Lungen beruhen auf einer Endophlebitis obliterans, die zu einer Erhöhung des Widerstandes im kleinen Kreislauf und damit auch zur Ursache einer Herzinsuffizienz werden kann. Hierdurch bedingt kommt es im Bereich der Capillaren zu ausgedehnten Blutaustritten und damit auch anschließend zu Eisenpigmenteinlagerungen.

β) Pathogenese

Pathogenetisch ist die Erkrankung bisher völlig unklar. Für die Auffassung, daß eine Antigen-Antikörperreaktion vorliegt, kann lediglich der Befund der intracapillären Glomerulonephritis angeführt werden. Auch der häufig in der Literatur beobachtete vorangehende Infekt könnte für eine besondere Allergieform sprechen. G.P. LUNDBERG (1963) fand sogar einen Streptococcus A 12 bei einer nephritogenen Form. Zweifelsohne handelt es sich um eine Gefäßerkrankung, wobei Beziehungen zu den Kollagenosen vorliegen, die ebenfalls als immunologische Erkrankungen nach dem bisherigen Wissensstand betrachtet werden müssen. Auffällig ist aber, daß die Erkrankung sich in erster Linie an den kleinen Venen und nicht an den Arterien abspielt. Warum es gerade zu einer Erkrankung der Venen kommt, erscheint völlig ungeklärt. Vielleicht handelt es sich tatsächlich um eine Erkrankung der Faserstruktur der kleinen Venen und der Capillaren, die sowohl erworben als auch anlagebedingt sein könnte. PORTWICH und ENCKE (1965) konnten in einem Fall die Persistenz eines Thymus und präcipitierende Antikörper gegen Nieren-, Lungen- und Herzgewebe auffinden.

Bei den Lungenblutungen müßte noch eine hämorrhagische Diathese diskutiert werden, obwohl keine Thrombopenie nachweisbar ist. Man könnte natürlich auch

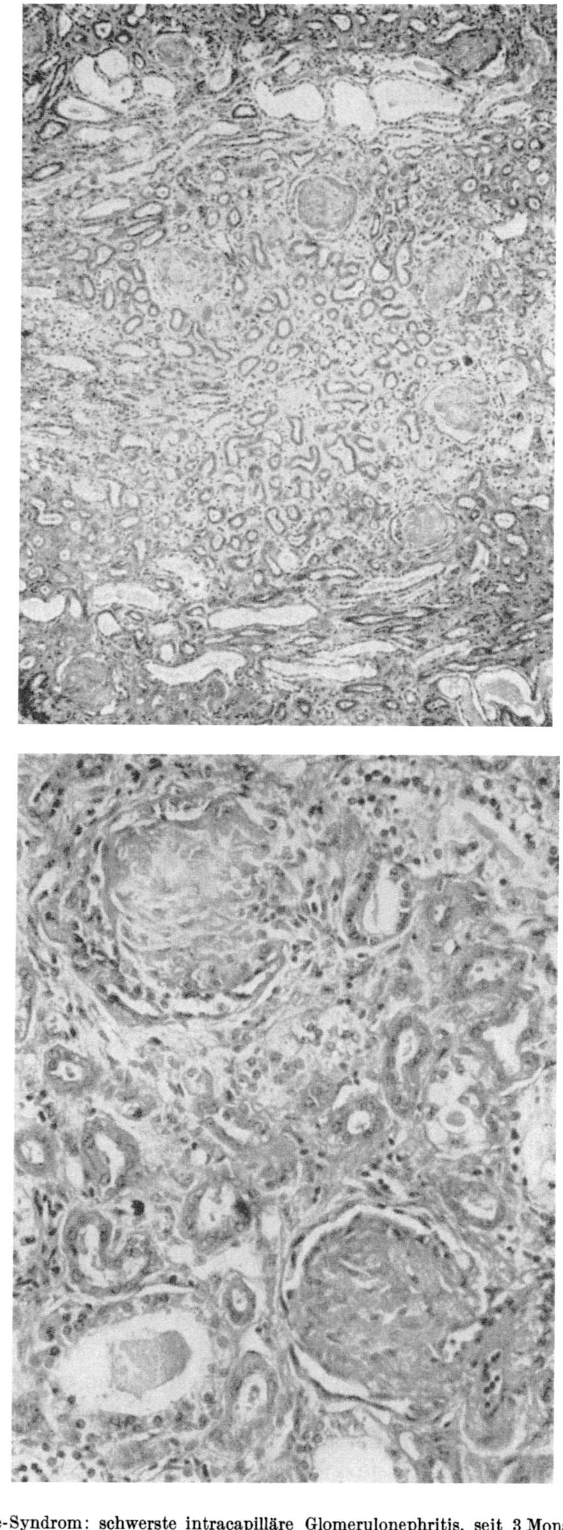

Abb. 13. Goodpasture-Syndrom: schwerste intracapilläre Glomerulonephritis, seit 3 Monaten bestehend. Vernarbung fast aller Glomerula (unten stärkere Vergrößerung). (Aus SARRE, SIEBERTH und NOLTENIUS 1964)

annehmen, daß es sich bei dem Goodpasture-Syndrom um eine besondere Form eines Lupus erythematodes visceralis handelt, wofür auch die Auffassung von ZOLLINGER und HEGGLIN spricht, daß es sich bei dieser Erkrankung um eine besondere allergisch entzündliche Capillarschädigung im Bereich der Lungen handeln könnte, d.h. also eine Schönlein-Henochsche Erkrankung in diesem Organ.

Man findet beim Schönlein-Henoch eine mäßig beschleunigte Blutkörperchensenkung. Es besteht gewöhnlich keine Anämie, eine mäßig neutrophile Leukocytose, gelegentlich mit Eosinophilie. Die Thrombocyten sind normal oder auch vermindert, wie es vor allen Dingen von MASSINI u. Mitarb. beschrieben worden ist. Blutungs- und Gerinnungszeit entsprechen der Norm. Die Serumlabilitätsteste können natürlich auf Grund erheblicher Eiweißverschiebungen pathologisch ausfallen, während bei chronischen Fällen häufig die Gammaglobuline vermehrt sind. VORLAENDER reiht ja die Purpura Schönlein-Henoch zum rheumatischen Formenkreis ein und glaubt, daß Medikamente ursächlich in Frage kommen, die sich wie unbelebte Fremdantigene im Glomerulumbereich auswirken können (HERHAUS 1957, SPIESS 1955), und zugleich als Purpura auslösende Faktoren bekannt sind. Schon in Frühstadien findet man geringe Eiweißabweichungen des Serumeiweißbildes, später findet sich die Reaktionskonstellation einer akuten Entzündung, wie sie in gleicher Form auch bei der postinfektiösen Glomerulonephritis vorkommt (VORLAENDER). In einem Fall von VORLAENDER, einer akuten Nierenentzündung nach Serumanaphylaxie, wurden allerdings bereits in sehr frühen Krankheitsstadien abnorme Gammaglobulinvermehrungen über 2 g-% hinaus gefunden. Weitere immunologische Kriterien ergeben dann Unterscheidungsmöglichkeiten zum Serumeiweißbild der postinfektiösen Glomerulonephritis. Alle durch nichtbakterielle Fremdantigenwirkungen ausgelösten akuten Nierenentzündungen lassen Antikörperbildungen gegen A-Streptokokkenantigene vermissen. Weitere immunologische Untersuchungen müssen dann jeweils dazu beitragen, die Art des auslösenden Antigens durch Darstellung der korrespondierenden Antikörper im Gammaglobulinbereich zu aktivieren. Toxische Nierenschäden, wie sie ebenfalls durch die gleichen Medikamente ausgelöst werden können und auch häufiger sind, äußern sich in Form einer toxischen Schädigung der Tubulusepithelien. Hier findet sich eine Verminderung der Gesamteiweißwerte und eine Verminderung der Albumine, es besteht häufig eine relative Gammaglobulinvermehrung. Bei einer erheblichen Zahl von Fällen gelingt der Nachweis eines Infektionsherdes. Dieser kann in verschiedenster Form wie Infektion der Luftwege, enterale Infekte, Infekte der ableitenden Harnwege, Prostatitis, Adnexitis, cutane Infektion, vorhanden sein.

Andererseits darf man nur dann von einer Schönlein-Henochschen Purpura sprechen, wenn es sich um einen entzündlichen abakteriellen Gefäßprozeß handelt. Bei Purpuraschüben im Verlaufe einer septischen Erkrankung gelingt es relativ leicht, Bakterien in den purpurischen Herden nachzuweisen. Auch fehlt bei diesen anderen Purpuraformen häufig der entzündliche Gefäßprozeß. MIESCHER und VORLAENDER glauben auch, daß die Purpura Majocchi (Purpura annularis, teleangiectoides) unter Umständen eine Variante der Schönlein-Henochschen Purpura darstellt. Diese Krankheit ist durch einige Besonderheiten gekennzeichnet. Sie tritt besonders an den Beinen in Form von ringförmigen, symmetrischen linsengroßen erhabenen erythematösen Efflorescenzen auf. Sie werden im Zentrum leicht purpurisch und heilen dann langsam zentrifugal ab. Oft besteht ein Juckreiz. Perivasculäre Infiltrate sind ebenfalls beschrieben worden.

Eingangs wurde schon darauf hingewiesen, daß wahrscheinlich die Schönlein-Henochsche Erkrankung auch auf immunologischen Zusammenhängen beruht. Sie kann als Begleiterscheinung beim rheumatischen Fieber auftreten und die Ursache der Blutung beruht auf einer Capillarwandschädigung, wodurch eine abnorme Gefäßdurchlässigkeit bedingt ist. Als Ursache dieser Vasculitis kommen in erster Linie allergische Faktoren in Betracht. GLANZMANN hat schon im Jahre 1916 vermutet, daß der Zusammenhang zwischen Infekt und Purpura durch die Ausbildung einer bakteriellen Allergie erklärt werden kann: es wäre nach seiner Ansicht ein Fremdeiweiß, das vom Infekt herstammt. COKE (1931) züchtete aus den Streuherden Streptokokken und machte damit eine Autovaccine. Die Testung seiner Patienten mit dieser Autovaccine führte am 4. Tag nach der Injektion zu einem heftigen Purpuraschub, den der Autor auf die Autovaccine ursächlich zurückführte. Anschließend versuchte er eine Desensibilisierung mit Hilfe der Autovaccine und berichtete über einen guten therapeutischen Erfolg. Viele Faktoren sprechen dafür, daß es sich um eine allergische Erkrankung handelt. Die Schönlein-Henochsche Purpura kann durch Nahrungsmittelallergene hervorgerufen werden, wie Tomaten, Milch, Getreide, Erdbeeren, Zwiebeln. Seltener wird sie im Anschluß an Impfungen (Diphtherie, Typhus, Pocken), Tuberkulose, Tuberkulinproben und Medikamente beobachtet. So beobachtete HERHAUS (1957) einen Fall nach Wiederansetzen von Conteben.

Im allgemeinen besteht zwischen Verabfolgung des Medikamentes und Auftreten der Symptomatologie eine Latenzzeit, die durch Ausbildung der Antigen-Antikörperreaktion erklärt werden kann. Immer wieder wird die Vermutung geäußert, daß es sich nicht um ein bakteriell-allergisches, sondern um ein bakteriell-toxisches Geschehen handeln könnte. MIESCHER ging dieser Frage nach, indem er bei 15 Fällen das Spätreaktionsbild einer Tuberkulinprobe beobachtete. Hierbei fand er nur mehr oder weniger massive perivasculäre und perifollikuläre Rundzelleninfiltrate mit vereinzelten polynucleären Leukocyten. In einem Fall bestand ein unterschiedliches Bild, in dem die perivasculären und perifollikulären Infiltrate vorwiegend aus polynucleären Leukocyten und deren Trümmern bestanden. Auch war das interstitielle Ödem viel stärker ausgebildet als in den übrigen Fällen. Es handelte sich also um ein Bild, das demjenigen entspricht, welches auch bei den typischen Fällen von Schönlein-Henoch-Purpura gesehen wird. MIESCHER, REYMOND und RITTER (1956) gelang es sogar, bei einem Kranken, der an einer Purpura Schönlein-Henoch mit renaler Beteiligung, die schließlich in eine chronische Glomerulonephritis überging, litt, den Prausnitz-Küstnerschen Übertragungsversuch durchzuführen. Sie konnten sowohl mit dem Serum des Patienten als auch mit zweimal gewaschenen Leukocyten den Überempfindlichkeitszustand übertragen und später mit Staphylokokkentoxin eine entsprechende Reaktion erzeugen. Bei seinen Untersuchungen konnten MIESCHER u. Mitarb. zeigen, daß dem Gefäßprozeß keineswegs ein konstantes histologisches Bild zugrunde lag, sondern daß sämtliche Übergänge vom typischen leukoplastischen „Mikrobid“ bis zum Bild der mononucleären Reaktion vom Spätreaktionstypus festzustellen waren. Diese unterschiedlichen histologischen Bilder wurden auf verschiedene Intensitätsgrade der Reaktion zurückgeführt. Die vasculäre Purpura vom Typus der Schönlein-Henochschen Erkrankung ist Ausdruck einer allergischen Reaktion. In seltenen Fällen werden Nahrungsmittel verantwortlich gemacht, in den meisten scheint eine bakterielle Allergie vorzuliegen. Schließlich können auch medikamentöse Überempfindlichkeitsreaktionen (Conteben) zum Bilde der vasculären Purpura führen. Die Frage, inwieweit cytotrope, gegen die Gefäßendothelien gerichtete Autoantikörper für das Zustandekommen der Purpura Schönlein-Henoch verantwortlich zu machen sind, kann auf Grund der unterschiedlichen Tierexperimente bisher noch nicht beantwortet werden. Allerdings gelang es PANNER (1962) und MIESCHER und VORLAENDER nicht, fluorescenzoptisch die Ablagerung von Antikörperglobulinen, wie dies beispielsweise bei der Glomerulonephritis, dem Lupus erythematodes oder dem Amyloid möglich ist, nachzuweisen. Trotzdem besteht bei der Purpura Schönlein-Henoch ein ähnliches Geschehen, wie man es auch bei der Glomerulonephritis vorfindet und es lassen sich viele Analogien aufzeigen. Auch beim Goodpasture-Syndrom lassen sich die Beziehungen, sei es zu den Kollagenosen, sei es zur Schönlein-Henochschen Purpura nicht ableugnen und es findet sich eine bestimmte Gefäßreaktion mit einer Glomerulonephritis, die eine immunologische Pathogenese nahelegt.

γ) Therapie

Auf jeden Fall muß das fragliche Allergen eliminiert werden. Bei bakteriellen Allergien ist eine rigorose antibakterielle Therapie oft erfolgreich. Meistens tritt diese doch nach kurzem Sistieren wieder auf. Darum müssen latente Infektherde wie Sinusitiden, Zahngranulome, chronische Tonsillitiden, besonders angegangen werden. Früher wurden auch viel die Präparate aus der Gruppe des Vitamin B, Calcium-Salicylate, Aminophenazol, C-Vitamin, Antihistaminica, angewendet, ohne daß eine sichere Wirkung nachweisbar war. Neuerdings hat man mit Cortison, Prednison und ACTH wirksamere Mittel in die Hand bekommen. Mit ACTH wird gewöhnlich eine befriedigende Wirkung erzielt, auch besonders hinsichtlich einer renalen Beteiligung (MIESCHER und VORLAENDER). Man sollte gerade bei diesem Krankheitsbild einen Antibioticaschutz verabfolgen, zumindest während der ersten 5 Tage der Behandlung. Später können dann diese Hormone in sinkender Dosierung weiter gegeben werden. PUGLISI, LA ROSA und OLIVERI (1958) berichten allerdings über eine vollständige Remission innerhalb von wenigen Tagen nach Verabfolgung von 30 mg Prednison pro Tag. MIESCHER und VORLAENDER verabfolgen am 1.—3. Tag 50 iE ACTH-Infusion bzw. 100 mg Cortison oder 60 mg Prednison. Vom 4.—7. Tag werden 40 iE ACTH bzw. 75 mg Cortison oder 50 mg Prednison verabfolgt. Dann wird diese Dosis individuell gesenkt. Während der ersten 5 Tage werden 1,5 g eines Breitspektrumantibioticums verabfolgt. Für leichtere Formen hat sich das Resochin® in der Dosierung von 1 g täglich bewährt, wie es auch beim Lupus erythematodes gegeben wird. Bei besonders hartnäckigen Fällen muß später über längere Zeit 0,5 g Resochin täglich verabfolgt werden, um einen weiteren Purpuraschub zu verhüten. Auch wird bei schweren Fällen die Hormontherapie durch Resochin abgelöst. Bei einer Resistenz gegenüber dieser Behandlung kann eine Desensibilisierung mit einer Hetero- oder Autovaccine versucht werden, ferner eine Umstimmungstherapie mit Schwefelbädern. An dieser Stelle soll aber auch darauf hingewiesen werden, daß durch eine sog. Desensibilisierung ein tödliches Rezidiv auftreten kann (SARRE). Auch berichtete SARRE über eine schwere Purpura Schönlein-Henoch mit diffuser Nephritis und Anurie, die trotz Cortison und ACTH nur vorübergehend gebessert werden konnte und später infolge einer Urämie am 15. Krankheitstage ad finem kam. Die Obduktion ergab neben typischen Organbefunden mit ausgedehnter fibrös nekrotischer Enteritis eine schwere hämorrhagische Nephritis. Das Goodpasture-Syndrom scheint immer tödlich zu verlaufen, so daß die Therapie sich auf symptomatische Maßnahmen beschränken muß. Antibiotica und Corticosteroide sind ohne Einfluß. Man verabreicht Hämostyptica und Bluttransfusionen. Die extrakorporale Dialyse (SARRE, SIEBERTH und NOLTENIUS 1964) oder Peritonealdialyse, erwies sich nur für kurze Zeit als lebensverlängernd, wie bisher an vier Patienten gezeigt werden konnte. Die Patienten sterben an einer nicht zu beeinflussenden Herzinsuffizienz, die sich infolge der zunehmenden Einengung der Lungenstrombahn entwickelt.

2. Hämoblastosen

(Akute und chronische Leukämien, Polycythämie)

Grundsätzlich kann bei sämtlichen malignen Erkrankungen des Knochenmarks (Tabelle 7) eine Niereninsuffizienz auftreten, die sich einmal auf dem Boden eines gestörten Wasserelektrolythaushaltes rein funktionell entwickeln können. Dann wäre die Möglichkeit einer mechanischen Verlegung der ableitenden Harnwege durch Ureterkompression bei Lymphosarkom, leukämischer Durchsetzung der Prostata oder Harnblase, Kompression der Nierenhilusgefäße mit einer Venenthrombose, möglich. Spezifische Stoffwechselstörungen, z.B. in Form des Auftretens eines Paraproteins, können zur Niereninsuffizienz oder Amyloidose führen. Tubulusverstopfungen sind bei Leukämie infolge Störungen des Harnsäurestoffwechsels vor allem bei intensiv behandelten Leukämien durch vermehrten Zellzerfall möglich. Eine Nephrolithiasis tritt sicher gehäuft in Erscheinung. Schließlich muß die Infiltration des Nierenparenchyms durch Tumorzellen, die relativ häufig bei der akuten myeloischen Leukämie sich einstellt, gelegentlich auch beim Lymphosarkom diskutiert werden. Indirekte Nierenschädigungen nach therapeutischer Röntgenbestrahlung (Röntgenschrumpfniere) sind ebenfalls möglich (ARDAILLOU und SLAMA 1961) (s. Kapitel Tumor).

Tabelle 7. *Einteilung der Hämoblastosen.* (Nach D. REMY 1958)

Chronische Formen				Akute Formen
Polycythämie Chronische Paraerythroblastose (HEILMEYER-SCHÖNER)	Erythropoese	Akute Paraerythroblastose (DI GUGLIELMO)		Paraleukoerythroblastosen
Chronische myeloische Leukämie	Myelopoese	Akute Paramyeloblastose	Paraleukoblastosen	
Chronische lymphatische Leukämie	Lymphopoese	Akute lymphatische Leukämie		

a) Akute und chronische Leukämien (Myelosen und Lymphadenosen)

α) Pathologische Anatomie

Überraschenderweise hat VIRCHOW schon im Jahre 1853 von pathologisch-anatomischer Seite auf das Vorkommen von Leukämiezellen in den Nieren hingewiesen. Im Jahre 1857 beobachtete FRIEDREICH einen Fall von Leukämie, dessen pathologisch-anatomische Untersuchung eine Bestätigung der Beobachtung VIRCHOWs erbrachte. In der linken Niere fand sich eine markige Geschwulst, bestehend aus Leukämiezellen, durch die die Harnkanälchen, ohne Veränderungen aufzuweisen, hindurchzogen. Andernorts waren die Harnkanälchen vollgestopft mit Harnsäure, Leukämiezellen oder Kolloidzylindern. Hiermit wurde vom Autor die in den letzten Tagen aufgetretene Oligurie erklärt. HEUCHEL und VOM DAHL (1959) haben eine ausführliche Literaturübersicht über diese Beobachtungen vermittelt. O. STOERK hat dann schon im Jahre 1925 die leukämische Nierenbeteiligung als grobknotige, kleinfleckige oder diffuse Infiltration beschrieben. Meist sind diese drei Erscheinungsformen miteinander kombiniert. Diese Art der Infiltration findet sich unabhängig vom Typ der Leukämie, und zwar sowohl bei der myeloischen als auch bei der lymphatischen und überraschenderweise auch bei der akuten Leukämie. Die akuten Leukämien haben dann häufig noch eine hämorrhagische Diathese, die sich bevorzugt im Bereich der leukämischen Niereninfiltrate manifestiert. Es entstehen dann hämorrhagisch gesprenkelte Infiltratrationsbezirke. Diese Infiltrate bedeuten zunächst für die eingeschlossenen Glomerula und Tubuli keine besondere Schädigung. Erst in Gebieten, in denen die Zellansammlungen sehr ausgedehnt sind, scheint sich ein Schwund der Kanälchen einzustellen. Daß die Nierenbeteiligung bei der Leukämie keine Seltenheit darstellt, geht schon aus einer Aufstellung von KIRSCHBAUM und PREUSS (1943) hervor, die auf Grund von 123 Leukämiesektionen zu dem Ergebnis kamen, daß in 63% aller Leukämien die Nieren Zellinfiltrationen aufwiesen. Sie fanden die myeloischen oder lymphocytären Zellen in den Glomerulusschlingen und im interstitiellen Gewebe. ZOLLINGER (1945) hat dann im Rahmen seiner Monographie über die interstitielle Nephritis neun Fälle mit leukämischen Infiltraten der Niere mitgeteilt, wobei er ebenfalls die perivasculäre Anordnung der Infiltrate hervorhebt und auf die Ähnlichkeit des histologischen Bildes der leukämisch infiltrierten Niere mit der interstitiellen serösen Nephritis hinweist. STERNBY hat 1955 bei 108 Leukämiefällen bei zwei Drittel der Fälle leukämische Niereninfiltrate und eine Nierenvergrößerung in 60% aller Leukämiefälle nachgewiesen. Diese war aber nicht ausschließlich durch leukämische Infiltrate bedingt. Bei ca. 15% waren nämlich die Nieren auch bei Fehlen von Zellinfiltraten vergrößert, ohne daß hierfür eine Erklärung gegeben werden konnte. In etwa der Hälfte der Fälle waren klinische Nierensymptome beobachtet worden, die bei Fällen mit und ohne Infiltrierung der Nieren gleich häufig waren. Es wird daher von STERNBY die Frage aufgeworfen, ob die renalen Symptome überhaupt zu den leukämischen Infiltrationen in Beziehung gesetzt werden können. FRESEN (1955) hat ebenfalls die Häufigkeit der Nierenbeteiligung bei Leukämie untersucht und an Sektionsergebnissen in 78,5% der Fälle eine myeloische Infiltration nachgewiesen. Die Niere erwies sich damit als das am vierthäufigsten (nach Knochenmark, Leber, Milz) an der Myelose beteiligte Organ. BRÜCHER und WEICKER haben dann im Jahre 1955 eine zusammenfassende Darstellung gegeben, wobei sie ebenfalls auf die große Häufigkeit der Nierenbeteiligung bei den Myelosen und Lymphadenosen hinweisen. Es handelt sich um interstitiell gelegene Wucherungen leukämischer Zellen, die bei großer Ausdehnung zu einer schweren Beeinträchtigung der Nierenfunktion und schließlich zu tödlicher Urämie führen können. HEUCHEL und v. DAHL (1959) fanden bei 90 Autopsien 67mal (74,5%) eine leukämische Infiltrierung, während sie 23mal (25,5%) nicht vorhanden war (Abb. 14). In elf Fällen (12,2%) waren die Nieren ohne jeden pathologischen Befund. Bei den akuten unreifzelligen Leukämien fand sich die Infiltrierung in 82%, bei den chronisch myeloischen in 65,5% und bei den lymphatischen Leukämien in 74,2%. Tubuläre Degenerationen kommen in einem hohen Prozentsatz in Nieren mit leukämischen Zellinfiltraten (43,3%) vor. Nur in 13% fanden sich tubuläre Degenerationen ohne leukämische Infiltrierung. In acht Fällen bestanden selbständige Nierenkrankheiten, teils mit und teils ohne leukämische Beteiligung. Es ist nach diesen Untersuchungen statistisch gesichert, daß die akuten Formen häufiger eine renale Mitbeteiligung aufweisen als die chronischen Verlaufsformen. Hierbei ist es gleichgültig, ob eine leukämische, subleukämische oder aleukämische Erkrankung vorliegt. Ein Einfluß der Krankheitsdauer und des Lebensalters konnte von HEUCHEL und v. DAHL nicht wahrscheinlich gemacht werden. Autoptische Untersuchungen von 696 malignen Lymphomen ergaben in 33,5% der Fälle infiltrative Nierenveränderungen, die bei 0,5% zum Exitus führten (FREI, BENTZEL, RIESENBACH u. BLOCK, 1963).

Nach den Untersuchungen von VOIGT und HELBIG (1963), die die Nierenveränderung bei der leukämischen Niere an Hand von 451 Fällen aus den Jahren 1951—1961 systematisch untersucht haben, fanden sich die Infiltrate stets interstitiell angeordnet. Dabei erweist sich die Rinde als weitaus stärker befallen als das Mark. Weiterhin besteht eine Beteiligung der Schleimhaut und stärker noch des Nierenbeckens. Bei knotiger Infiltration finden sich neben erkrankten Abschnitten auch weitgehend freie Bezirke. Aggressives Wachstum gegenüber den Glomerula und Tubuli, wie es von den Autoren bei der sarkomatösen Form zu finden ist, war nicht festzustellen. Während ein Untergang der Glomerula nur bei

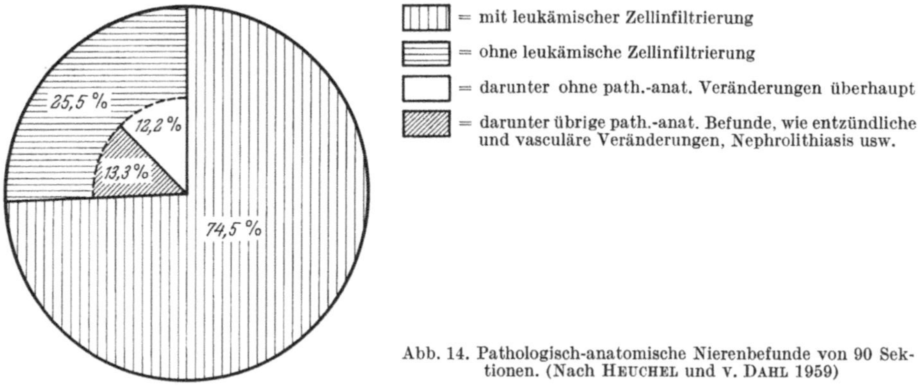

Abb. 14. Pathologisch-anatomische Nierenbefunde von 90 Sektionen. (Nach HEUCHEL und v. DAHL 1959)

massiver Infiltration gefunden wird, sieht man den Tubuli contorti eine offensichtlich durch Druckatrophie oder Hyperämie bedingte — mehr oder weniger starke Schädigung — in Form von Nekrobiosen und Nekrosen an. Hierbei entwickelt sich ein mit Gomori zu erkennendes ortsfremdes Fasergerüst. Bei PAS-Färbung ist hin und wieder auch eine Unterbrechung der Basalmembran des tubu-

Tabelle 8. *Die Infiltrationsstärke bei den verschiedenen Leukämieformen* (Nach VOIGT u. HELBIG 1963)

Infiltrate	Unreifzellige Leukämien		Chronische Myelosen	Chronische Lymphadenosen
	Erwachsene	Kinder		
Negativ	30%	32%	43%	40%
Gering bis mittelstark	63%	44%	54%	57%
Stark bis sehr stark	7%	24%	3%	3%

lären Apparates zu beobachten. Die perivasculären Infiltrate an den Venen zeigen einen unterschiedlich starken Befall aller Wandschichten. Bei den Arterien sind diese dagegen nur in der Adventitia nachzuweisen. Die Lokalisation der Niereninfiltrate ist auch nach VOIGT und HELBIG bei Myelosen, Lymphadenosen und unreifzelligen Leukosen die gleiche und kann also zu differentialdiagnostischen Zwecken nicht herangezogen werden (Tabelle 8). Heterotope Niereninfiltrate treten im Gegensatz zu der geringen klinischen Symptomatik relativ häufig auf und sie wurden in 64,5 % ihrer Fälle histologisch gesichert. Da bei 17 % der Obduktionen keine feingewebliche Untersuchung der Nieren erfolgte, dürfte die tatsächliche Infiltrationsrate noch höher liegen. Die akuten Leukämien zeigen im Vergleich zu den chronischen etwas häufiger eine renale Beteiligung (Abb. 15a). Ihre Stärke ist hier besonders ausgeprägt. Letzteres trifft vor allem für die kindlichen Fälle zu. Bei den chronischen Myelosen und Lymphadenosen läßt sich keine derartige Differenzierung feststellen. Sichere Geschlechtsunterschiede waren nicht vorhanden. Mit zunehmender Infiltration wird natürlicherweise das Gewicht größer und bei unreifzelligen Leukämien mit sehr starker Infiltration stieg das Gewicht beider Nieren bis auf 1000 g an. Besonders hohe Werte zeigten kindliche Erkrankungen. VOIGT und HELBIG (1963) weisen auch darauf hin, daß im Rahmen der Leukämien die hämorrhagische Diathese eine wesentliche Rolle spielt. Sie fanden in 63% ihrer Fälle Blutungen im Bereich der Nieren oder ableitenden Harnwege. Gerade bei den unreifzelligen Leukämien trat dieser Befund am häufigsten auf (Abb. 15b). Allerdings konnten sie im Nierenbecken doppelt so oft diese Hämorrhagien beobachten wie vergleichsweise im Nierenparenchym, Ureter oder Harnblase (Abb. 15c).

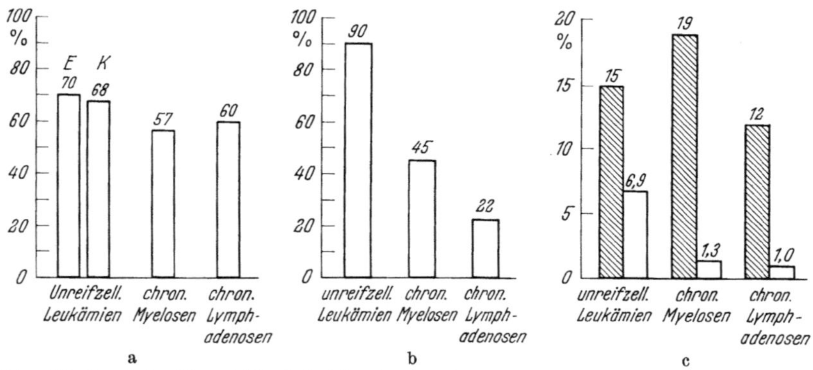

Abb. 15. a Häufigkeit der Niereninfiltrate bei den einzelnen Leukämieformen. b Verhältnis von autoptisch festgestellten Blutungen in Nieren und ableitenden Harnwegen bei den verschiedenen Leukämien. c Vorkommen von Hämaturien bei den einzelnen Arten der Leukämien. (Nach VOIGT und HELBIG 1963)

Die Vergrößerung der Nieren kann extreme Formen annehmen und röntgenologisch ein wichtiges Symptom sein (SLOOF 1960), so daß bei einem vierjährigen Mädchen beide Nieren 400 bis 420 g wiegen. Beide Organe zeigten histologisch kaum noch Organstruktur und sind überall von einförmigen Zellen durchsetzt. Dieses Kind wies einen Hochdruck auf und ist an einer Urämie verstorben. Röntgenologisch standen die unteren Nierenpole in Höhe der Crista iliaca. Bei einem 14 Monate alten Knaben vergrößerten sich klinisch und röntgenologisch beide Nieren, obwohl es hämatologisch zu einer deutlichen Remission kam. Gleichzeitig entwickelte sich eine Hämaturie, eine Hypertension von 170/110 mm Hg und ein Anstieg des Blutharnstoffes auf 170 mg-%. Bei der Obduktion wogen die Nieren 250 bzw. 220 g und das Parenchym war durch große retikuläre Zellen verdrängt. Außerdem waren zahlreiche Blutbildungsherde vorhanden. Auch bei einem dritten Kinde, einem dreijährigen Knaben fanden sich sehr große Nieren, die nach Aminopterin vorübergehend sich verkleinerten. Die Nierenbiopsie ergab normales Gewebe, das größtenteils durch leukämische Infiltrate verdrängt war. Die Vergrößerung der Niere infolge Infiltration mit leukämischen Zellen ist schon häufiger beschrieben worden (ANDERSON 1953, GOWDEY und NEUHAUSER 1948, KIRSCHBAUM und PREUSS 1943, MERRILL und JACKSON 1943, PENTECOAST und PIZZOLATO 1945, WATSON, SAUER und SADUGOR 1949, WINTROBE 1956). Trotzdem zeigte es sich, daß die Vergrößerung meistens bei Patienten vorhanden war, die an akuter Leukämie verstarben. Die Vergrößerung war keineswegs immer auf eine leukämische Zellinfiltration zurückzuführen (HÄSSIG u. Mitarb.; STERNBY 1955). BESSE, LIEBERMAN und LUSTED (1958) haben bei 38 Leukämiepatienten (16 Erwachsene, 22 Kinder) mit Hilfe von Übersichtsaufnahmen den Längs- und Querdurchmesser der Nieren ermittelt und die Nierenoberfläche errechnet. Hierbei wurden einmal die Befunde von MOELL (1956) bestätigt, daß die Nierenfläche bei Männern größer als bei Frauen ist. Dies trifft auch dann noch zu, wenn die Nierenfläche in Verhältnis zum Körpergewicht gesetzt wird. Auch das von MOELL (1956) postulierte größenmäßige Überwiegen der linken Niere konnte bestätigt und statistisch gesichert werden. Zwischen der jeweils errechneten Nierenfläche und dem bei der Autopsie bestimmten Nierengewicht bestand eine enge Korrelation. Die einzelnen röntgenologisch ermittelten Nierengrößen ließen jedoch keinerlei Relation zu dem bei der Autopsie histologisch geschätzten Ausmaß der leukämischen Infiltrationen der Niere erkennen. Dies wird damit erklärt, daß bei akuten Leukämien meist vergrößerte Nieren häufiger durch Parenchymblutungen und Ödeme als durch reine Zellinfiltrationen hervorgerufen sind. Die Verfasser diskutieren zum Schluß auch die Möglichkeit, ob man die Therapieeffekte bei Leukämien an Hand der röntgenologisch feststellbaren Nierengröße verfolgen kann. Röntgenologisch zeigte das Nierenbecken eine Ausziehung und Verlängerung der Kelche und der Infundibula, ohne daß eine reguläre Deformation vorlag. Die Nierenbecken selbst waren vergrößert, ohne daß eine Obstruktion nachweisbar war. Die Einschränkung der Nierenfunktion kam sowohl in Nieren mit und ohne leukämische Infiltrationen vor, so daß auf Grund des Röntgenbildes nicht entschieden werden kann, ob eine Infiltration der Niere vorliegt oder nicht. Ähnliches wurde auch von GOWDEY und NEUHAUSER (1948) beschrieben. Das gleiche röntgenologische Bild kann beobachtet werden, wenn die Niere durch Ödeme oder durch Blutungen vergrößert ist. Dies kann auch bei den drei nicht autopsierten Fällen der von GOWDEY und NEUHAUSER genannten vorliegen.

β) Klinische Untersuchungen

WINTROBE (1956) hat schon in seinem Buch darauf hingewiesen, daß die ersten Symptome einer Leukämie direkt auf den Harntrakt hinweisen können: Hämaturie, Priapismus, Tumor in der Nierengegend oder Rückenschmerzen. Weiterhin können Symptome auftreten, die in Richtung der Prostata weisen (WINTROBE und MITCHELL, 1940); auch Menorrhagie, Metrorrhagie und Amenorrhoe sind beschrieben. LOCKE und MINOT untersuchten 1924 das Auftreten der Hämaturie bei Leukämien. Diese fand sich in 15% ihrer 110 untersuchten Fälle chronischer Myelosen. Allerdings war sie nur in zwei Fällen hochgradig. Bei 80 Fällen mit einer lymphatischen Leukämie fanden sich nur in 20% eine Hämaturie. Hier war sie allerdings in 8% erheblich. Meist war sie mit Bauchschmerzen und starker Vergrößerung der abdominalen Lymphknoten verbunden. Nach Röntgenbestrahlung bildeten sich die Hämaturie, Schmerzen und Lymphknotenvergrößerung wieder zurück. Nach LOCKE und MINOT (1924) soll die Hämaturie auf einer Thrombocytopenie beruhen, während bei chronischen Leukämien eine Infiltration der Niere oder eine Infiltration von Lymphknoten in der Umgebung der Niere mit Stauung in Betracht käme. In vorgeschrittenen Fällen wurde auch eine Urämie beobachtet. Ein Priapismus ist mehr bei myeloischen als bei lymphatischen Leukämien nachweisbar und stellt ein außerordentlich unangenehmes, schwer zu beseitigendes und schmerzhaftes Symptom dar. Es beruht auf einer Stase von Leukocyten oder auf einer Thrombose im Bereich der Corpora cavernosa. Auch wurde ein Priapismus im Bereich der Clitoris beobachtet (KULKA, 1932). GWYN berichtet 1930 von einem Mädchen, bei dem plötzlich ziehende Schmerzen in der linken Nierengegend auftraten. Man nahm einen Nierenstein an. Später entwickelte sich dann eine starke Makrohämaturie, so daß an der Diagnose eines Nierensteines Zweifel kamen und der Blutausstrich schließlich eine unreifzellige Leukämie ergab. Von GWYN wird auch noch ein zweiter Fall angeführt. MACH

(1931) weist ebenfalls auf ein Harnsyndrom bei unreifzelligen Leukämien hin, bei dem infolge der Proteinurie, Leukurie und Hämaturie in Verbindung mit Zylindern auch die Diagnose einer akuten Nephritis gestellt werden kann. Bei diesem Fall zeigten die Nieren ausgedehnte Myeloblasteninfiltrate, wobei die Tubulusepithelien degeneriert und zum Teil in das Lumen abgestoßen waren. Trotz dieser morphologischen Veränderungen war die Funktion noch erhalten. Die Diurese blieb gut und es trat keine Niereninsuffizienz ein. Auch MERRILL und JACKSON fanden 1943 bei elf Leukämiefällen vier Patienten, die unter den Zeichen einer Urämie starben. Bei weiteren vier Patienten trat im Endstadium eine Rest-N-Steigerung sowie ein pathologisches Harnsediment auf. In drei weiteren Fällen war die Phenolrotausscheidung ungenügend. Pathologisch-anatomisch konnten in neun Fällen leukämische Zellinfiltrate der Niere nachgewiesen werden. Bei den übrigen zwei Fällen stellten sich Nierensteine als Ursache der Niereninsuffizienz heraus. Auch NAEGELI fand 1943 bei einem Mädchen mit einer Myeloblastenleukämie stark vergrößerte Nieren, trotzdem war die Nierenfunktion nie gestört und mikroskopisch wurden bei erhaltenen Tubuli und Glomerula leukämische Zellinfiltrate nachgewiesen. NAEGELI ist der Meinung, daß die leukämischen Zellinfiltrate der Nieren zwar häufig auftreten, aber selten die Nierenfunktion stärker in Mitleidenschaft ziehen. GUICHARD, CRYSSEL und CORTET berichteten 1948 über nephritische Symptome bei einer lymphatischen Leukämie, die auf Infiltrationen im Bereich beider Nieren beruhten und gleichzeitig bestand auch noch ein großer Tumor in der linken Niere. Bei einem 13jährigen Jungen mit akuter Paramyeloblastenleukämie, der unter den Zeichen einer Urämie verstarb, fand MYHRE (1950) eine massive Vergrößerung der Nieren, wobei in diesem Fall die histologische Struktur der Niere infolge einer Durchwucherung mit undifferenzierten lymphocytenähnlichen Zellen völlig zerstört war. ROMAGNY hat 1950 das klinische Verhalten der Niere bei 100 Leukämiefällen untersucht und konnte nur in einem Fall eine vergrößerte Niere tasten, eine makroskopische Hämaturie war nur in 4% der akuten Leukämien nachweisbar, während diese bei den chronischen Fällen noch seltener war. Eine Mikrohämaturie sowie Proteinurie bestanden bei vielen Patienten, vorwiegend jedoch bei akuten Fällen. Terminal kam es bei drei Fällen zu einer Anurie ohne daß Ödeme oder eine Blutdruckerhöhung beobachtet wurden. Von 12 Patienten mit deutlicher Proteinurie war dreimal der Rest-N erhöht, der in einem Fall sogar bis auf 132 mg-% anstieg.

BERNARD u. Mitarb. (1954) untersuchten ebenfalls die Nierenfunktion und glaubten drei verschiedene Möglichkeiten im Hinblick auf eine Niereninsuffizienz unterscheiden zu können. Entweder es besteht eine Myelose und unabhängig davon eine primär latente Nierenerkrankung oder die Leukämie führt ihrerseits zu einer durch Zellinfiltrierung bedingten Schädigung der Nierenfunktion; oder die Rest-N-Erhöhung entsteht bei intakter Niere allein durch hohen Zellzerfall. RADONIC hat 1956 bei 54 Patienten in 70% mehr oder weniger stark ausgeprägte Nierenfunktionsstörungen nachgewiesen. In 47% lag ein Sedimentbefund vor, in 27% war die Phenolrotausscheidung eingeschränkt. Die Harnstoffclearance und der Konzentrationsversuch wiesen in 68,5 bzw. 59% der Fälle eine renale Funktionseinschränkung nach. Eine Azotämie leichten Grades bestand bei mehr als der Hälfte der Patienten. Der Blutdruck war in 51 von 54 Fällen normal. Es ließen sich auch gewisse Beziehungen zwischen der Höhe des Rest-N und der Leukocytenzahl nachweisen, da bei starker Vermehrung der unreifen Leukocyten meist auch eine Rest-N-Erhöhung vorhanden war. Andererseits bestanden keine Beziehungen zwischen der Höhe des Rest-N und der Behandlungsart. Alle Fälle, bei denen klinisch eine Erhöhung des Rest-N nachweisbar war, hatten bei der

Obduktion leukämische Infiltrate der Niere. Bei den Fällen, die keine Rest-N-Erhöhung aufwiesen, waren keine Infiltrationen nachweisbar.

HEUCHEL und v. DAHL haben dann sehr ausführlich die Nierenfunktionsstörung bei Leukämie untersucht. Hierbei zeigte sich, daß die akuten Leukosen den höchsten Anteil im Hinblick auf die Nierenbeteiligung aufwiesen (76,2%) (Abb. 16a).

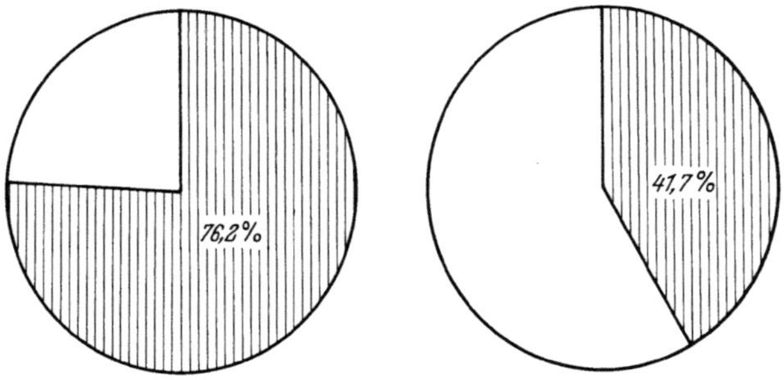

Abb. 16a. Nierenbeteiligung bei unreifzelligen Leukämien (links) und chronisch myeloischen sowie lymphatischen Leukämien (rechts). (Nach HEUCHEL u. v. DAHL 1959)

Hierbei war wiederum in zwei Drittel der Fälle eine Einschränkung der Verdünnungs- und Konzentrationsleistung der Niere nachweisbar. Die chronischen Leukämien wiesen dagegen nur in einem Drittel der Fälle eine derartige Funktionseinschränkung auf (Abb. 16b). Bei 26 Fällen haben sie dann die Kreatinin-

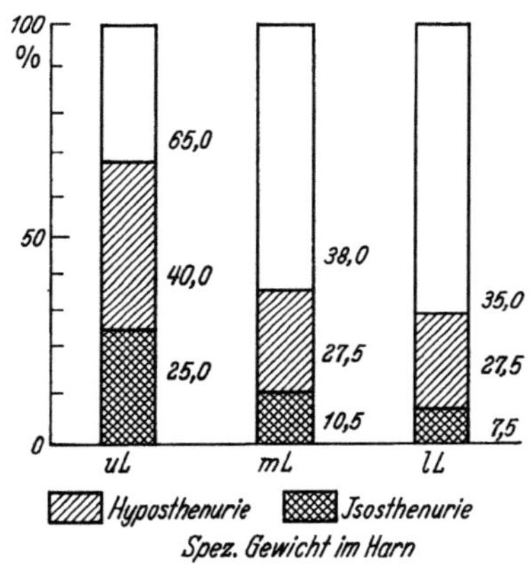

Abb. 16 b

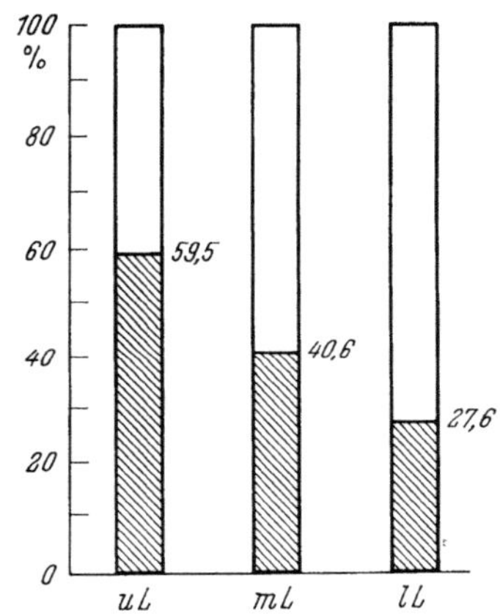

Abb. 17

Abb. 16b. Spezifisches Gewicht bei verschiedenen Leukämien (s. Abb. 17)

Abb. 17. Abnorme Harnbefunde bei unreifzelligen Leukämien (uL), bei chronisch myeloischen Leukämien (mL) und chronisch lymphatischen Leukämien (lL). (Nach HEUCHEL und v. DAHL 1959)

clearance und die Phenolrotausscheidung geprüft und konnten drei Gruppen unterscheiden. In elf Fällen fand sich sowohl eine normale Kreatininclearance als auch eine normale Phenolrotausscheidung. Die zweite Gruppe zeigte eine isolierte Einschränkung der tubulären Funktion (viermal) oder eine glomeruläre Funktionseinschränkung (einmal). Auch hierzu gehörten, wie bei der vorigen Gruppe, alle drei Leukämieformen. Nur ein Fall dieser Gruppe zeigte einen geringfügigen Harnbefund mit minimaler Eiweißausscheidung. Die dritte und letzte Gruppe (zehn Fälle) zeigte sowohl glomerulär wie auch tubulär eine mehr oder weniger starke Funktionseinschränkung. Bei diesen Fällen kann die renale Beteiligung im klinischen Gesamtbild sogar führend sein. Bei allen diesen Fällen fand sich ein pathologischer Harnbefund in Verbindung mit einer Einschränkung der Konzentration und Verdünnungsfähigkeit. An krankhaften Harnbestandteilen fand sich am häufigsten die Proteinurie. Vielfach ist sie nur gering bis 0,25‰ ausgeprägt, während höherer Eiweißgehalt über 2‰ auf wenige Einzelfälle beschränkt bleibt und auch auf eine Nierenvenenthrombose verdächtig sein dürfte. In der Mehrzahl der Fälle liegt der Eiweißgehalt zwischen 0,25 und 2‰. Sie wird in 64,3% bei den akuten Leukämien, in 42% bei den myeloischen, in 32,2% bei den lymphatischen Leukämien beobachtet. Sie ist meistens schon in den akuten Fällen mit den Manifestschäden der Bluterkrankung zu beobachten, während bei den chronisch verlaufenden Leukämien sie erst zu einem späteren Zeitpunkt des Krankheitsverlaufes zutagetritt. Leukocyten finden sich sehr häufig im Harn und machen bei allen Leukämieformen über 50% aus. Man sieht einzelne bis mehrere Leukocyten; zu einer stärkeren wesentlichen Leukocytenbeimengung kommt es aber erst gewöhnlich zusammen mit einer Proteinurie und Hämaturie. Die Hämaturie tritt meistens in Form einer Mikrohämaturie auf. Makrohämaturien bleiben auf Einzelfälle beschränkt und sind meistens Ausdruck einer hämorrhagischen Diathese bei unreifzelligen Leukosen. HEUCHEL und v. DAHL fanden eine Hämaturie fünfmal bei unreifzelligen, fünfmal bei myeloischen und dreimal bei lymphatischen Leukämien. Alle abnormalen Befunde treten am häufigsten bei der unreifzelligen Leukämie auf, wobei gerade bei der Hämaturie eine unterschiedliche Genese in Form einer hämorrhagischen Diathese, interstitieller leukämischer Zellinfiltration oder in Form von Nierensteinen in Betracht gezogen werden muß.

Eine Cylindrurie bestand relativ selten und war ebenfalls bei den unreifzelligen Leukämien am häufigsten (31%). Eine isolierte Cylindrurie fand sich niemals, sondern sie trat immer zusammen mit einer Hämaturie und Proteinurie auf. Oft ließ sich erkennen, wie in einem immer deutlich krankhaft werdenden Harnbefund schließlich auch granulierte Cylinder in Erscheinung treten (Abb. 17). Ganz kurz soll noch darauf hingewiesen werden, daß der Blutdruck nur in Ausnahmefällen einen ganz geringen Anstieg zeigte. Als Ursache wird für das Fehlen der Hypertonie die oft erhebliche Anämie, die Kachexie und das Fieber angeführt. Ödeme vom renalen Typ fanden sich niemals, wenn man von dem geringen Knöchel- oder prätibialen Ödem der älteren Patienten absieht. Auch bei Absinken des Serumeiweißes fand sich nur in einem Fall ein generalisiertes Ödem. Im allgemeinen bestand eine gute Übereinstimmung zwischen den klinischen Symptomen (pathologische Harnbefunde bzw. Nierenfunktionsstörung) und den pathologisch-anatomischen Befunden der einzelnen Fälle. Diese Nierenbeteiligung war nicht vom Lebensalter oder Krankheitsdauer abhängig. Bei einzelnen Fällen wurde von HEUCHEL und v. DAHL die Nierenfunktion mehrfach untersucht und man konnte mit Fortschreiten der Erkrankung eine zunehmende Verminderung der Nierenfunktion beobachten, wobei das Finalstadium dann gewöhnlich durch extrem niedrige Werte charakterisiert war. Ein Anstieg des Rest-N konnte bei den akuten Leukämien in 28,6% und bei den chronischen Leukämien in 16—17% beobachtet werden. Meistens sind die Rest-N-Steigerungen nur geringfügig und nur fünfmal konnten Werte über 150 mg-% (Höchstwert 206 mg-%) beobachtet werden. In diesen Fällen war das Nierenversagen die unmittelbare Todesursache. Für die Rest-N-Steigerung lassen sich sowohl renale als auch extrarenale Faktoren verantwortlich machen. Neben der Einschränkung der Nierenfunktion spielt natürlich auch der erhöhte Anfall harnpflichtiger Substanzen infolge eines gesteigerten Zellzerfalls eine wesentliche Rolle. Bezüglich des Rest-N haben auch KIRSCHBAUM und PREUSS darauf hingewiesen, daß von 20 Fällen elfmal ein erhöhter Rest-N bestand. MERRILL und JACKSON (1943) fanden in den elf von ihnen untersuchten Fällen acht mäßige bis hochgradige Rest-N-Steigerungen. Vier Patienten starben unter den Zeichen der Urämie.

Vergleicht man die pathologisch-anatomischen Befunde mit den in der Klinik vorher aufgetretenen Symptomen wie den Reststickstoff, die Harnsäure, Eiweißausscheidung im Urin und das Sediment, so kommt man zu folgenden Feststellungen (Tabelle 9). VOIGT und HELBIG fanden nur bei 38% ihrer 267 Patienten einen erhöhten Rest-N, wobei der Anstieg lediglich 27mal über 80 mg-% lag. Die Harnsäure war in 43% ihrer Fälle erhöht und vorwiegend bei Vorhandensein von Niereninfiltraten. In zwölf Fällen betrug sie über 10 mg-% (120 Patienten wurden untersucht). Dies ist sicher nur durch eine renale Insuffizienz infolge leukämischer Niereninfiltrationen in Verbindung mit einem verstärkten Kernzerfall im Rahmen der Generalisation der Erkrankung

Tabelle 9. *Vergleich der prozentualen Häufigkeit klinischer Befunde bei Patienten mit und ohne leukämische Niereninfiltrate.* (Nach VOIGT und HELBIG 1963)

Untersuchung	Zahl der Pat.	Unreifzellige Leukämien Infiltrate		Chronische Myelosen Infiltrate		Chronische Lymphadenosen Infiltrate	
		positiv	negativ	positiv	negativ	positiv	negativ
1. Rest-N	267	36%	20%	51%	43%	49%	52%
2. Harnsäure . . .	120	65%	44%	72%	42%	50%	50%
3. Proteinurie . .	404	51%	42%	62%	33%	45%	33%
4. Harnsediment .	399						
a) Leukocyten .		27%	26%	32%	23%	41%	40%
b) Erythrocyten		17%	20%	16%	13%	11%	8%
c) Epithelien . .		22%	16%	20%	7%	22%	21%
d) Zylinder . .		11%	6%	8%	3%	3%	18%

hervorgerufen. Auch bei Auswertung des Sedimentes bzw. des Harnes zeigten die Patienten mit Nierenbeteiligung öfter einen krankhaften Befund. FROMOWICZ, JANICKI und KACZOROWSKA (1959) haben die Leukocyten untersucht, die bei Leukämien sich im Urin finden. Sie stellten hierbei fest, daß die absolute Leukocytenzahl im Harn bei chronischen Leukämien höher ist als bei gesunden Kontrollpersonen. Andererseits ist die relative Leukocytenausscheidung, bezogen auf die Blutleukocytose, bei chronischer Leukämie beträchtlich vermindert. Die Ausscheidung der Leukocyten im Harn erhöht sich aber im Laufe einer Behandlung bei gleichzeitigem Zurückgehen der Leukocyten im Blut. Es dürfte aber bei derartigen Fällen mit einer erhöhten Infektionsgefahr der Harnwege gerechnet werden, da man z.B. in allen Fällen einer Gicht vermehrt Pyelonephritiden beobachten kann. Es stimmten diese Untersuchungen überraschend gut mit denen von RADONIC (1956) sowie HEUCHEL und v. DAHL überein. Die Sedimentbefunde waren im allgemeinen uncharakteristisch und es konnte eine sichere Korrelation zu den Niereninfiltraten nicht festgestellt werden. Interessant war auch die Frage, ob leukämische Niereninfiltrate imstande sind, Blutdruckerhöhungen zu verursachen. Interessanterweise stellten die Autoren fest, daß selbst bei erheblichen renalen Infiltrationen keine Hypertonie auftrat. Dies stimmt auch mit anderen Beobachtungen überein.

Eine besondere Bedeutung spielt die Harnsäure bei therapeutischem Absinken der Zellzahl. Auch auf diese Weise droht die Gefahr renaler Komplikationen. Besonders nach Bestrahlung oder nach intensiver cytostatischer Therapie kommt es zu Einschmelzungen lymphatischer oder myeloischer Zellwucherungen. Auf die Harnsäure wurde schon im Kapitel Tumoren hingewiesen. Die durch Kernzerfall freiwerdende Harnsäure muß naturgemäß durch die Niere ausgeschieden werden und kann sich in den Sammelröhren als Harnsäureinfarkt oder in Form von Harnsäuregrieß bzw. Harnsäuresteinen im Nierenbecken ablagern. Hierdurch kann eine schwere Behinderung des Harnabflusses, eine hydronephrotische Schrumpfniere oder tödliche Urämie verursacht werden. JUGENBURG und TSCHOTSCHIA (1931) untersuchten die Harnsäureausscheidung nach Röntgenbestrahlung und stellten in den ersten Tagen nach der Röntgenbestrahlung mit Absinken der Leukocyten eine starke Erhöhung der Harnsäureausscheidung fest. Ähnliches konnte auch bei der Urethanbehandlung beobachtet werden, wobei der Harnsäureanstieg im Blut bei intakter Nierenfunktion immer gering bleibt (MICHALIK 1948, FRITZE 1949). JUGENBURG und TSCHOTSCHIA (1931) empfehlen zur Vermeidung von Komplikationen, die Nierenfunktion zu kontrollieren und eine purinfreie Ernährung zu verabfolgen und evtl. nur mit kleinen Röntgendosen zu bestrahlen. Natürlich ist trotzdem immer noch die Möglichkeit gegeben, daß es infolge des starken Zellzerfalles und der damit einsetzenden Harnsäureausscheidung zur Steinbildung in den Nieren und Harnwegen bei Leukämiekranken kommt. BEDRNA und POLČAK haben 1929 auf diese Komplikationen hingewiesen und zwei besonders eindrucksvolle Fälle beschrieben. Im ersten Fall (chronisch-myeloische Leukämie) wurde nach der zweiten Röntgenbestrahlung der Milz (insgesamt 27 r) ein akuter Verschluß des rechten Harnleiters durch einen Harnsäurestein beobachtet. Beim zweiten Fall einer lymphatischen Leukämie kam es nach der fünften Röntgenbestrahlung (insgesamt 150 r) zum gleichen Ereignis. Auch LEAR und OPPENHEIMER haben 1950 einen ähnlichen Fall mit Anurie nach Röntgenbestrahlung beobachtet.

Nach Cytostatica sind ähnliche Komplikationen bekannt. KRAVITZ, DIAMOND und CRAVER (1951) fanden einen verstopften Ureter, nachdem an vier aufeinanderfolgenden Tagen insgesamt 20 mg TEM verabfolgt worden waren und die Leukocyten von 170000 auf 35000 abgesunken waren. Der linke Ureter war noch durchgängig und das retrograde Pyelogramm zeigte eine hydronephrotisch erweiterte Niere. Der Harnstoffstickstoff stieg dann auf 140 mg-% und die Harnsäure auf 26 mg-% an. Die Urämie konnte jedoch im Verlaufe von 2 Wochen durch Ureterkatheterismus, Flüssigkeitszufuhr und Alkalisierung des Urins beseitigt werden. Andererseits hat MARTIN (1953) eine Urämie mit tödlichem Ausgang nach einer TEM-Behandlung von nur 5 mg TEM beobachtet. 12 Tage nach Beginn der TEM-Behandlung trat der Exitus letalis im Coma uraemicum ein, nachdem der Rest-N auf 225 mg-% angestiegen war. Die Obduktion zeigte eine Verstopfung beider Ureteren mit Harnsäurekristallen, einen mäßigen Hydroureter und geringe Hydronephrose beiderseits. Es wurden in sechs von 57 akuten Leukosen nach kurzdauernder cytostatischer Therapie eine Hyperurikämie mit Nephropathie, Azotämie und Oligurie beobachtet (FREI, BENTZEL, RIESENBACH und BLOCK, 1965). Im Einzelfall stieg die Harnsäure im Blut auf 71 mg-% bei einer täglichen Ausscheidung 18 g/24 Std.

Die vermehrte Harnsäureausscheidung könnte die Ursache einer verstärkten *Nierensteinbildung* sein. Nach HENNEMANN und BECKER (1955) beträgt die Häufigkeit der Nephrolithiasis im gesamten Krankengut ihrer Klinik von 1934 bis 1952 etwa 0,96%. Bei den Leukämiepatienten betrug sie dagegen 1,8%, so daß ungefähr eine doppelt so große Häufigkeit bei Leukämien angenommen werden kann. HEUCHEL u. v. DAHL fanden sogar in 7,8% ihrer Leukämiefälle eine Steinbildung. KLIMA und HERZOG (1956) sahen nur achtmal Nierensteine bei 419 Leukämien. HEILMEYER und BEGEMANN (1950) sind der Auffassung, daß weniger die leukämischen Zellinfiltrationen als vielmehr die starke Uratelimination Erscheinungen seitens der Nieren und Harnwege auslöst. Infolge gesteigerten Kernzerfalls wird vermehrt Harnsäure frei und Werte von 10 mg-% im Blut sind keine Seltenheit. Nach Untersuchungen von HEILMEYER beträgt schon normalerweise bei chronischen Myelosen die Harnsäureausscheidung pro Tag 1,2 g gegenüber Normalwerten von 0,3—0,6 g pro Tag.

VOIGT und HELBIG (1963) fanden in 8% ihrer Fälle Nierensteine, die jedoch nur zweimal klinisch in Erscheinung getreten sind. Chronische Leukämien wiesen in einem bedeutend höheren Prozentsatz eine Urolithiasis (Myelosen 19,2%, Lymphadenosen 10%) als akute Leukämien (2,9%) auf. Dabei kam es in einer Reihe von Fällen zur Bildung von Harnsäure bzw. Uratkristallen. BARNEY hat im Jahre 1931 bei 54 autoptisch untersuchten Fällen von Lymphoblastomen bei 23 (darunter zehn Leukämien) die Nieren 18mal, den Ureter siebenmal, die Blase sechsmal, der Hoden dreimal beteiligt gefunden. Die klinische Symptomatik bestand in Hämaturie, Pyurie, Schmerzen in der Nierengegend, beidseitiger Epididymitis und Hydrocele. Auch VIRCHOW hat bei seinem ersten veröffentlichten Fall im Jahre 1846 Nierensteine vorgefunden.

Die morphologischen Zeichen der *Nephrose* als Ausdruck einer toxischen Schädigung stellen eine häufige Begleiterscheinung der Leukämie dar. Akute und chronische Formen zeigten sich fast in der Hälfte des Materials von VOIGT und HELBIG. Es muß auch auf die Häufigkeit der Pyelonephritiden hingewiesen werden, die einmal ein Ausdruck der allgemeinen Resistenzminderung sein kann und zum anderen sich auf dem Boden der ausgefallenen Harnsäurekristalle entwickeln kann. VOIGT und HELBIG fanden in 16% akute Entzündungen in Form von Cystitiden und Cystopyelitiden, die besonders häufig bei der chronischen Form zu beobachten waren. Auffällig sind im Vergleich hierzu die Feststellungen von GROSS, WILDHACK und STEINER (1958) an Hand von 903 Leukosen, die eine Nephrolithiasis bei den unreifzelligen Leukämien in 0,3%, bei den chronischen Myelosen in 0,8% und bei den chronischen Lymphadenosen nur in 1,3% fanden. Eine chronische Nierenentzündung bestand bei den unreifzelligen Leukosen in weniger als 0,3%, auch bei den chronischen Myelosen in weniger als 0,3%, lediglich bei den chronischen Lymphadenosen in 1,5%. Diese Autoren haben die Nephrolithiasis bzw. die Nephritis als Komplikation einer Leukose nicht aufgeführt. Auch LYNCH (1962) fand bei 186 Fällen mit Blutkrankheiten zehn Fälle mit gichtiger Arthritis und drei Fälle mit einer Nephropathie auf dem Boden einer Gicht. Eine Hyperuricämie fand sich in 50% aller Fälle. Bei zwölf Patienten lag die Harnsäure im Blut über 12 mg-%. Für die Erhöhung der Harnsäure spielt auch eine gewisse Insuffizienz der Niere eine Rolle und es kommt bei 10% aller Fälle sekundärer Gicht zu einer Steinbildung in den ableitenden Harnwegen. FREEMAN und MEISEL (1959) berichten darüber, daß bei sauer reagierendem Urin die Harnsäure auskristallisiert und vermehrt eine Steinbildung einsetzt. Sie beschreiben einen Fall, der wegen eines Nierensteinleidens aufgenommen wurde und bei dem sich hinterher eine vorher nicht bekannte chronisch myeloische Leukämie herausstellte. Hier bestand neben einer erheblichen Anämie ein Harnsäurewert von 9,8 mg-%, röntgenologisch konnten zwei Steine nachgewiesen werden. Von Bedeutung erscheint, daß durch eine Alkalisierung des Urins (8 g Na-Bicarbonat täglich) sowie eine vermehrte Flüssigkeitszufuhr trotz Behandlung mit Myleran die weitere Steinbildung verhindert werden konnte. Es war sogar möglich, die Steine aufzulösen und den Harnsäureserumspiegel zu reduzieren. Die Autoren empfehlen immer, die Alkalisierung als Vorbeugung der Steinbildung bei derartigen Fällen durchzuführen. Die Harnreaktion kann vom Patienten selbst kontrolliert werden. Auch mittels Papierchromatographie wurde eine vermehrte Purinausscheidung bei akuten und chronischen Leukämien nachgewiesen (PARK, HOLLAND und JENKINS 1962). Durch Behandlung mit Metotrexat kann die Ausscheidung der Purine verhindert werden, so daß man annehmen darf, daß die Methylierung der Purine folsäureabhängig ist. Auch GREENBAUM und STONE (1959) beobachteten nach Röntgenbestrahlung bei einer chronisch lymphatischen Leukämie einen Anstieg des Harnsäuregehaltes im Blut sowie des Harnstoffspiegels. Da eine Verstopfung der Harnwege durch die Auskristallisierung der Harnsäure angenommen werden mußte, wurde viel Flüssigkeit und Natriumlactat peroral sowie i.v. verabfolgt. Nach einer Woche war der Harnsäurespiegel auf 5,3 mg-% abgesunken. Im folgenden Monat konnte der Patient wieder bestrahlt werden, nachdem er vorher große Mengen von Flüssigkeit und Natriumcitrat zur Neutralisierung des Urins erhalten hatte, wonach keine Beschwerden von seiten der Nieren mehr auftraten. Spätere Urinkontrollen, Nierenfunktionsprüfungen und die i.v. Pyelographie konnten keinen Nierenschaden mehr nachweisen, so daß eine vermehrte Harnsäureausscheidung angenommen werden mußte. Man sollte während der Bestrahlung leukämischer Tumoren bei Auftreten von Nierenschmerzen, Erbrechen, Hämaturie, Oligurie, Schläfrigkeit und bei Trübung des Urins immer an eine Auskristallisierung der Harnsäure denken. Am besten werden schon prophylaktisch größere Flüssigkeitsmengen verabreicht und für die Alkalisierung des Urins gesorgt.

Die Erhöhung der Harnsäure — wie sie relativ häufig bei leukämischen Prozessen beschrieben worden ist — kann also auf einen erhöhten Umsatz der Purinderivate bezogen werden, der einen Teil des neoplastischen Prozesses darstellen kann. Es wird vermehrt Harnsäure gebildet, diese erhöhte Produktion stellt gewissermaßen einen Teil des Gesamtsyndroms neoplastisch wachsenden Gewebes dar. Weiterhin kann die Bildung von Harnsäure durch die Therapie in erheblicher Weise verstärkt werden, da hierdurch Gewebe zerfällt. Die Löslichkeit der Harnsäure ist gering und es kommt nicht selten zur Oligurie oder Anurie (Kritzler 1958). Weiterhin können die Nierenkomplikationen in einigen Fällen dadurch verstärkt werden, daß die leukämische Infiltration des Nierengewebes sich mit dem Harnsäureausfall kombiniert. Wie vorher schon des öfteren angeführt, ist es empfehlenswert, Na-Bicarbonat zur Alkalisierung des Harnes zu verabfolgen und gleichzeitig große Flüssigkeitsmengen zu geben. Bei schon vorliegenden Ödemen stößt diese Behandlung naturgemäß auf Schwierigkeiten.

Herrington und Fallon (1962) beschreiben den Fall eines dreijährigen Knaben, bei dem es im Verlaufe der Behandlung mit Prednison und Mercaptopurin zu einem kritischen Harnsäureanstieg im Serum mit Oligurie, Hyperkaliämie und Acidose kam. Nach Alkalisierung des Harnes mit Azolamid und gleichzeitiger Bicarbonatzufuhr kam es zu einer raschen Besserung mit Anstieg des Urinvolumens und Normalisierung der Elektrolyte im Serum. Durch Alkalisierung des Urins wird die Löslichkeit und damit die Ausscheidung der Harnsäure begünstigt. Allein hierdurch ist es häufig möglich, die Auskristallisierung zu verhindern. Es wäre allerdings notwendig, daß der pH des Urins wesentlich heraufgesetzt wird und es müssen große Mengen von Natriumbicarbonat verabfolgt werden. Trotzdem kann es gelegentlich vorkommen, daß eine Hyperuricämie in Verbindung mit einer Nierenschädigung zu einer Auskristallisierung führt (Gold und Fritz 1957). In diesen Fällen wurde auch eine Katheterisierung und Spülung des Ureters und Nierenbeckens durchgeführt, um die Urate zu entfernen (Kravitz, Diamond und Craver 1951). Natürlich können durch diese Maßnahmen die Kristalle im Bereiche der Sammelröhren nicht entfernt werden. Von Schreiner und Berman (1957) wurde bei diesen Fällen die extrakorporale Dialyse empfohlen und angewandt. Die erhöhte Harnsäure wird nicht beseitigt und Infektionen der Harnwege werden begünstigt. Beziehungen zwischen Nierenbeteiligung und Therapie sind also anzunehmen. Gowdey und Neuhauser (1948) vertreten die Meinung, daß eine radiologische Behandlung die Infiltrate in der Niere beeinflussen kann. Voigt und Helbig glauben, daß Patienten, die nur symptomatisch behandelt wurden, häufiger eine renale Beteiligung aufwiesen. Für die akuten

Fälle traf dies allerdings nicht zu. Dieses Ergebnis müßte allerdings noch an einer größeren Zahl nachgeprüft werden.

γ) Paraproteine

In den letzten Jahren haben sich die Berichte vermehrt, daß auch bei Leukämien abartige Eiweiße vorkommen können (Jorke und Kühn 1962, Hässig und Roulet 1961, Kappeler 1961). Jorke und Kühn beobachteten eine Patientin, bei der klinisch der Verdacht auf ein Plasmocytom bestand. Es fand sich eine Vermehrung des Serumeiweißes auf 9,48 g-%, später auf 11,25 g-%, sowie eine schmalbasige spitze Gammaglobulinfraktion von 46 bzw. 49%.

Makroglobuline im Serum oder eine Bence-Jonessche Proteinurie fehlten. Nach 4 Monaten kam es zu einem akuten Myeloblastenschub, der zum Exitus führte. Auch zu diesem Zeitpunkt fand sich noch eine unveränderte Paraproteinämie. Die Autopsie deckte eine akute Stammzellenleukose mit Zeichen eines chronischen Verlaufes einer Myelose ohne Nachweis eines Plasmocytoms auf. Natürlich denkt man bei einem derartig eigenartigen Krankheitsbild an die Möglichkeit, daß neben der Myelose auch ein Plasmocytom oder ein anderer maligner Prozeß vorgelegen haben könnte, wie es schon häufiger in der Literatur beschrieben wurde. Den Autoren ist es aber nicht gelungen, einen tragfähigen Beweis zu erbringen, daß neben der Myelose noch ein Plasmocytom vorgelegen hat, so daß sie rückblickend die anfängliche Plasmazellvermehrung als reaktiv betrachtet haben. Es erhebt sich also die Frage, ob auch Paramyeloblasten bzw. atypische Stammzellen in der Lage sind, Paraproteine zu produzieren. Man muß also auch bei leukämischen Erkrankungen, insbesondere bei der Lymphadenose, Lymphogranulomatose und beim Reticulosarkom an das Vorkommen eines Paraproteins und damit an die entsprechende Nierenschädigung denken. Wir werden später noch auf die Nierenschädigung infolge Paraproteinämie eingehen. Auch die Entwicklung eines Amyloids wäre möglich. Wir konnten bei einer lymphatischen Leukämie mit Lymphocytenwerten bis 140000 eine Proteinurie bis 12‰ beobachten. Mit Rückgang der Leukocyten auf 10000 wurde ein fast komplettes Verschwinden des nephrotischen Syndroms beobachtet, so daß man hier eine Paraproteinbildung annehmen muß.

Bezüglich der *Prognose* resp. als Todesursache spielt die Urämie nur eine geringe Rolle. Fabian (1912) sowie Zollinger (1945) als auch Naegeli sind der Meinung, daß es sehr spät und höchst selten zu einer wahrnehmbaren Funktionsstörung der Niere kommt. Auch Sternby wirft die Frage auf, ob die renalen Symptome überhaupt zu den Zellinfiltraten in Beziehung gesetzt werden können, da er in 15% vergrößerte Nieren fand, ohne daß er von der Leukämie aus eine Erklärung hierfür angeben konnte. Auch Klima und Herzog (1956) sahen unter 419 Leukämiekranken nur zwei terminale Suburämien. Andererseits fanden sie nicht selten interkurrente entzündliche Affektionen der Harnwege, so daß insgesamt fünf an Komplikationen von seiten der Harnwege verstorben sind. Nur 1,6% der Fälle von Voigt und Helbig verstarben an einer Urämie. Andererseits fanden sich klinisch Urämien in 4,6% der Fälle und bei Ausschluß einer zusätzlichen Nierenerkrankung lag dieser Prozentsatz bei 3,4%. Kranke, bei denen kein anderweitiges Nierenleiden gleichzeitig vorlag, zeigten bei Vorliegen einer Urämie eine besonders starke Infiltration der Nieren. Andererseits muß natürlich berücksichtigt werden, daß schon vorgeschädigte Nieren leichter an einer Pyelonephritis erkranken als gesunde Nieren. Bei Gegenüberstellung der Sektionsbefunde mit den Untersuchungsbefunden fanden Voigt und Helbig für alle Fälle in 29% krankhafte Veränderungen. Schloß man die von der Leukämie unabhängigen Nierenerkrankungen aus, so reduzierte sich dieser Prozentsatz auf 24%. Teilte man die Patienten in solche mit und ohne Niereninfiltrate auf, so zeigten sich in 32 resp. in 23% klinische Symptome.

HEUCHEL und v. DAHL hatten sogar in sieben Fällen präfinal ein Versagen der Harnsekretion beobachtet, in dem sich dreimal leukämische Zellinfiltrate in den Nieren mit Schwellung des Organs und einmal eine Steinbildung in den ableitenden Harnwegen nachweisen ließ. In einem Fall hatten eine Nephrolithiasis und leukämische Zellinfiltrate bei Entstehung der Anurie zusammengewirkt. ROMAGNY (1950) konnte eine Anurie unter 100 Leukämiefällen dreimal beobachten, woraus hervorgeht, daß diese keineswegs ein seltenes Ereignis darstellt. Natürlich ist die Häufigkeit der Urämie bei der akuten Leukämie wesentlich größer als bei den chronischen Verlaufsformen. An dieser Stelle soll auch nochmals auf die elf Fälle von MERRILL und JACKSON (1943) hingewiesen werden, die achtmal mäßige bis hochgradige Rest-N-Steigerungen aufwiesen, wobei vier unter den Zeichen einer Urämie verstarben. Meistens geht der hohe Rest-N mit einem pathologischen Harnbefund einher, wobei für die Ursache der Rest-N-Steigerung bei Leukämien sowohl renale als auch extrarenale Faktoren zusammenkommen. HEUCHEL und v. DAHL beobachteten bei akuten Leukämien in 28,6% und beiden chronischen Leukämien in 16—17% zu irgendeinem Zeitpunkt einen erhöhten Rest-N. Meistens waren die Rest-N-Vermehrungen aber nur sehr geringfügig bis mäßig. In fünf Fällen konnten aber Rest-N-Werte von über 150 mg-% beobachtet werden, die dann auch mit mehr oder weniger ausgeprägten urämischen Krankheitsbildern einhergingen. In diesen Fällen war das Nierenversagen die unmittelbare Todesursache.

FIRMAT, VANAMEE, KLAUBER, KRAKOFF und RANDALL (1960) beschreiben vier Fälle mit Nierenversagen bei Lymphosarkom, Morbus Hodgkin, chronischer lymphatischer Leukämie, bei denen es in drei Fällen unmittelbar nach der Dialyse zu einer Besserung des Allgemeinbefindens kam. Bei zwei Patienten entwickelte sich eine Zunahme des Urinvolumens. Alle Patienten starben jedoch kurze Zeit später an ihrer Grundkrankheit. Durch diese Maßnahme konnte nur in einem Fall eine geringfügige Verlängerung des Lebens erreicht werden. Außerdem war die Anwendung der künstlichen Niere mit technischen Schwierigkeiten wegen der Thrombocytopenie und der erhöhten Blutungsgefahr verbunden.

Wir kommen abschließend zu der Auffassung, daß die Niere häufig am Krankheitsgeschehen der Leukämie teilnimmt und daß sie unter Umständen den Krankheitsverlauf schicksalhaft beeinflußt. Sie erkrankt aber im allgemeinen nur im Rahmen der Allgemeinerkrankungen und stellt nur selten eine bevorzugte Lokalisation der Infiltrate dar. Ob es sinnvoll erscheint, eine künstliche Niere einzusetzen, kann nur mehr in Zusammenhang mit therapeutischen Harnsäure- und Rest-N-Anstiegen diskutiert werden. Andererseits stimmen alle Autoren in der Feststellung überein, daß die Nephrolithiasis bei Leukämien häufiger vorkommt. Die Niere scheint das Schicksal der Leukämiekranken unabhängig vom Verlauf nicht zu bestimmen. Wesentliche Unterschiede zwischen lymphatischen und myeloischen Formen können nicht herausgearbeitet werden.

b) Polycythaemia vera

An dieser Stelle soll nicht von der renalen Polycythämie gesprochen werden, die symptomatisch bei Nierentumoren und bestimmten Nierenerkrankungen auftreten kann (ENDERS und FRIEDERICI 1963), sondern von der Niere bei der Polycythaemia vera. Das hervorstechende Merkmal der Polycythaemia vera ist die oft extreme Vermehrung der Erythrocyten. Die Hämatokritbestimmungen lassen dementsprechend häufig eine meist erhebliche Vermehrung des Blutkörperchenanteils erkennen, was besonders dann auch in einer Erhöhung der Blutmenge seinen Ausdruck findet (WOLLHEIM 1928). Hierbei ist natürlich das Verhalten der Nierenfunktion von besonderem Interesse, da der Primärharn aus einem stark verminderten Plasmavolumen gebildet werden muß. Es nimmt nicht wunder, daß die Nierenfunktion bei der Polycythaemia vera und auch bei der symptomatischen Polycythämie des öfteren untersucht worden ist. Nach Untersuchungen von DAL PALÙ, CORÀ, RUOL und DEBIASI (1959), die insgesamt zehn Fälle von Polyglobulie verschiedener Ursache im Hinblick auf die Nierenfunktion beobachteten, besteht eine relative Konstanz der Plasmadurchströmung, da mit zunehmendem Hämatokritwert eine ansteigende renale Blutdurchströmung feststellbar ist. Diese Verfasser neigen daher zu der Annahme, daß intrarenale Regulationsmechanismen bestehen, die zum Ziele haben, den Plasmafluß konstant zu halten, wenn die Masse der zirkulierenden Erythrocyten schwankt. REUBI hat schon im Jahre 1952 über eine stärker herabgesetzte Nierenfunktion bei zwei Polycythämien mit Nephrosklerose berichtet. DUTZ (1953) konnte eine ähnliche Einschränkung bei drei Fällen nachweisen, wobei ein Patient eine Nierenvenenthrombose aufwies. DE WARDENER, MCSWINEY und MILES (1951) zeigten ebenfalls bei weiteren drei Fällen mit Nierenvenenthrombose eine deutliche Einschränkung der Nierenfunktion. Da bei der echten Polycythämie eine gleichzeitige Vermehrung der Thrombocyten und der Erythrocyten vorhanden und die Häufigkeit der Thrombosen im allgemeinen geläufig ist, muß natürlich mit einer Nierenvenenthrombose und nephrotischem Syndrom gerechnet werden. Auch thrombotische Verschlüsse einzelner Gefäße mit Niereninfarkten sind denkbar und könnten die Häufigkeit der Hypertonie bei der Polycythämie erklären. Weitere Nierenfunktions- bzw. Clearanceuntersuchungen wurden von BRADLEY, BRADLEY, TYSON, CRURY und BLAKE (1950) und von LEHR (1958) mitgeteilt.

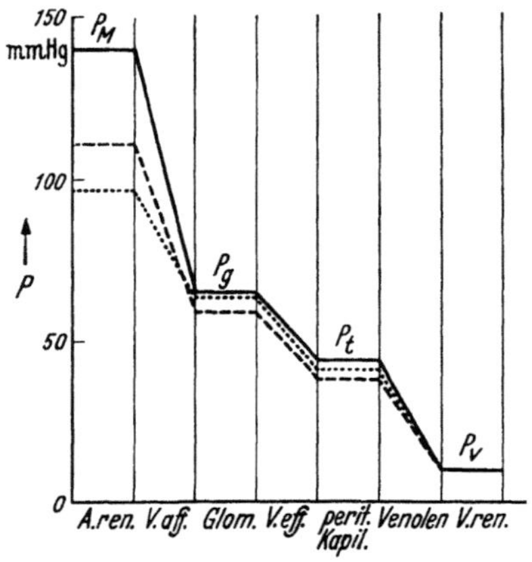

Abb. 18. Abfall des Blutdruckes in den funktionellen Abschnitten des Nierenkreislaufes bei Gesunden (......) Patienten mit essentieller Hypertonie (————) und Patienten mit Polycythämie (------). (Nach DOERING, P. und H. WENKER 1956)

DOERING und WENKER (1956) haben insgesamt bei sieben Patienten (vier Männer und drei Frauen) vor Durchführung einer Radiophosphorbehandlung das Glomerulusfiltrat (Kreatininclearance), den renalen Plasmafluß sowie sich daraus ergebende Widerstandswerte in den verschiedenen Gefäßgebieten errechnet. Hierbei ergab sich bei sechs Patienten eine erhebliche Heraufsetzung der renalen Gesamtdurchblutung, die bei einem Patienten mit Werten von 2113 cm³/min das Doppelte des normalen Nierenblutflusses beträgt. Die Steigerung der renalen Durchblutung gewährleistet nach Ansicht der Autoren, daß trotz des stärker heraufgesetzten Plasmaanteiles an der Volumeneinheit Blut ein nur wenig herabgesetzter renaler Plasmafluß besteht. Es wäre also so die Voraussetzung gegeben, daß trotz relativer Verminderung des Plasmaanteiles ein normales Glomerulusfiltrat gebildet werden kann. Bei längerem Verlauf der Erkrankung kommt es jedoch zu einem Versagen des Kompensationsmechanismus und zu einer Einschränkung der Funktionswerte. Es ist anzunehmen, daß eine Vergrößerung des Gefäßdurchmessers, wie es schon in allen Gefäßgebieten anatomisch nachgewiesen wird, auch bei der Niere angenommen werden muß und somit eine Erhöhung des

Gefäßquerschnittes den Einfluß der Viscosität kompensiert, somit fanden auch DOERING und WENKER eine deutliche Herabsetzung des renalen Gefäßwiderstandes (Abb. 18). Insbesondere kam eine Erhöhung des Filtrationsdruckes in einer deutlichen Erhöhung der Filtrationsfraktion (0,231) zum Ausdruck. Bestätigt wird diese Auffassung durch Untersuchungen anderer Autoren, daß bei der Polycythaemia vera eine Verlängerung der Kreislaufzeit und eine beträchtlich herabgesetzte Strömungsgeschwindigkeit besteht. Besonders aufschlußreich war die Feststellung, daß bei einer Patientin mit symptomatischer Polyglobulie infolge Lungenfibrose ein ähnliches Verhalten wie bei der echten Polycythaemia vera bestand. Nach Auffassung von DOERING und WENKER ist für die Umstellung der Nierenhämodynamik also nicht die Grundkrankheit, sondern die Verringerung des Plasmaanteiles wesentlich. Die mit der Polycythaemia vera ausgeprägten Veränderungen der Blutzusammensetzung bedeuten nach Ansicht dieser Autoren eine erhebliche Belastung für die Niere, die die Gefahr einer Funktionsstörung heraufbeschwört. Im Gegensatz zu diesen Untersuchungen fand TAWLAS (1960) ebenfalls mit Hilfe der Kreatininclearance ein normales Glomerulusfiltrat. In einem Fall war die Kreatininclearance eindeutig herabgesetzt; auch dieser Autor weist darauf hin, daß eine längere Krankheitsdauer zu Nierenschädigungen führt. Umgekehrt führt die Herabsetzung der Erythrocytenzahl und der Blutviscosität bei gleichzeitiger Blutdruckabnahme zu einer besseren Nierenfunktion. HAMBURGER, MÉRY und GUERRA (1961) zeigen, daß die verschiedensten Polyglobulieformen sich an der Niere auswirken können, wobei es häufig zu einer Proteinurie kommt. Steinbildung und vasculäre Komplikationen sollen selten sein. Man muß natürlich bei jeder Polyglobulie an eine Nierenerkrankung, insbesondere an einen Nierentumor denken. Die Zusammenhänge zwischen Polycythämie und Hypernephrom resp. Nierenerkrankung sind seit vielen Jahren bekannt (s. ENDERS und FRIEDERICI 1963). Interessanterweise beschrieben LUTZEYER und TEICHMANN (1960) sieben Polycythämien bei 122 Hypernephrompatienten (4,9%) und sechs Polycythämien bei 50 Hydronephrosen, wobei sie die kausalen Beziehungen offenlassen. Erstaunlich ist die Feststellung, daß CHIEVITZ und THIEDE (1962) bei 250 Patienten mit Polycythaemia vera niemals eine Urämie als Todesursache festgestellt haben. Sie beobachteten lediglich eine Gicht und eine Nephrolithiasis als Komplikationen der Polycythaemia vera, wobei durch eine cytostatische Behandlung ebenfalls eine Cystitis und Hämaturie hervorgerufen sein kann.

Besonders aufschlußreich sind neuere Untersuchungen von DAL PALÙ, CORÀ, DEBIASI und CASSON (1963) über die Hämodynamik der echten Polycythämie. Diese Autoren bestätigten frühere Untersuchungen, daß die Zunahme des Herzminutenvolumens nicht der Zunahme der allgemeinen Blutmenge parallel verläuft. Hieraus resultiert eine Abnahme der Kreislaufzeit und eine relative Verminderung des Herzminutenvolumens. Dieses entspricht auch der Auffassung von WOLLHEIM, der die Relation zwischen Herzminutenvolumen und aktiver Blutmenge in den Vordergrund rückt. Die Nierenhämodynamik zeigte bei diesen Autoren, daß bei Bestimmung des Glomerulusfiltrates sieben Fälle innerhalb oder im Bereich der unteren Norm zwischen 90 und 100 cm^3/min gelegen sind, während sich das Filtrat bei fünf weiteren Fällen klar als pathologisch erwies (zwischen 18 und 85 cm^3/min). Der effektive Nierenplasmafluß war fast ständig verringert. Bemerkenswert ist auch die Tatsache, daß die höheren Werte (560 bis 700 cm^3/min) sich bei den Kranken fanden, bei denen auch die totale Blutmenge normal oder an der oberen Grenze der Norm lag. Die Nierendurchblutung war in ihrer Veränderung weniger auffällig. Die Autoren schieden die Fälle mit deutlich herabgesetztem Glomerulumfiltrat aus, da bei ihnen der Verdacht auf eine Verminderung des funktionierenden Nierengewebes infolge einer Nephrosklerose oder einer anderen Erkrankung (z.B. Niereninfarkt) in Betracht gezogen werden mußte. So zeigte sich, daß von neun Beobachtungen die Nierendurchblutung in vier Fällen erhöht, in vier Fällen normal und in einem Fall vermindert war.

Besonders wichtig erscheint die Bestimmung der Extraktion der Paraaminohippursäure durch Einführung eines Katheters in die rechte Nierenvene, die eine mehr oder weniger erkennbare Verminderung der Extraktion für PAH mit einem Minimum von 62% und einem Maximum von 82% ergab; der mittlere Normalwert liegt um 92%. Hieraus ist zu schließen, daß die wahre Nierendurchblutung in Wirklichkeit noch höher liegt als aus der einfachen PAH-Clearance hervorgeht. Hierdurch werden auch die früher durchgeführten Untersuchungen zum Teil als nicht stichhaltig widerlegt. Außerdem entspricht eine Herabsetzung der renalen Extraktion einer Verminderung der tubulären Sekretionsfähigkeit und damit einer Nierenschädigung, falls nicht irgendwelche Anastomosen vorliegen, worauf DE WARDENER u. Mitarb. schon hingewiesen haben. Auch BECKER und ARGENTON (1960) fanden bei einem jugendlichen Patienten bei einer Polycythaemia vera eine auffallende Vergrößerung der Niere mit gleichzeitiger Einschränkung ihrer Leistungen. Man muß also wesentlich häufiger trotz normaler Clearancewerte an eine gefährdete Niere denken, was auch nicht wunder nimmt, da bei der echten Polycythämie relativ häufig Komplikationen durch Hypertonie oder Nephrosklerose sich einstellen. LAWRENCE (1955) hält es für möglich, daß ein verlangsamter Blutstrom zu einer relativen Anoxie der Niere und zur Freisetzung von hypertensiven Substanzen führt. In erster Linie besteht eine Einschränkung der tubulären Extraktionsfähigkeit für PAH und eine Verminderung der glomerulären Filtration. Eine Beurteilung erscheint schwierig, da sich gerade bei der Polycythämie altersabhängige Veränderungen mit den typischen Veränderungen der Polycythämie überlagern.

Besonders interessante Untersuchungen liegen von HERMS, SCHRÖDER und WETZELS (1965) vor, die Clearanceuntersuchungen an Patienten mit Polyglobulie bei Herzfehlern untersuchten. Es wurden 17 männliche und weibliche Patienten mit cyanotischen Herzfehlern der Untersuchung zugeführt, deren venöser Hämatokrit in allen Fällen erheblich erhöht war und im Durchschnitt bei den männlichen Patienten 67% und bei den weiblichen Patienten 62% ausmachte. Die Inulinclearance lag im unteren Anteil des Normalen; beim männlichen Geschlecht betrug sie im Mittel um 89 cm^3/min, beim weiblichen Geschlecht um 80 cm^3. Demgegenüber war die PAH-Clearance als Maß des effektiven Nierenplasmastromes mit 336 cm^3/min bzw. 307 cm^3/min fast auf die Hälfte der Norm reduziert. Die Filtrationsfraktion war entsprechend im Durchschnitt auf 27% erhöht. Wenn man die erhöhten Hämatokritwerte berücksichtigte, war die Nierendurchblutung nur leicht unter die Norm vermindert, was eigentlich in einem gewissen Gegensatz zu den Untersuchungen bei der echten Polycythämie steht, die zum Teil eine erhöhte Durchblutung nachgewiesen haben. Hierin stimmen aber keineswegs alle Untersucher überein. Man findet also bei der symptomatischen Polyglobulie eine deutliche Verminderung des effektiven Nierenplasmastromes und ein nur wenig vermindertes Glomerulusfiltrat, was von HERMS u. Mitarb. als Ausdruck eines intrarenalen Adaptationsvorganges ähnlich dem sog. Autoregulationsphänomen gedeutet wird. Schon normalerweise kommt es innerhalb der Niere zu einem Anstieg der Blutviscosität und damit auch zu einem kontinuierlichen Ansteigen des Strömungswiderstandes. Hieraus ergibt sich zwangsläufig, daß Plasma in den Arteriae interlobaris durch den Abfluß in die rechtwinkelig abzweigenden Vasa afferentia zunehmend konzentrierter wird und der Hämatokrit ansteigt. Dementsprechend muß auch der Durchströmungsdruck ansteigen, damit überhaupt noch eine Abschöpfung von Plasma möglich ist. HERMS u. Mitarb. (1965) glauben daher, daß die Änderung der Blutviscosität zwangsläufig zu einer Verminderung der Durchblutung führen muß, da es autoregulatorisch zu einem Anstieg des Gefäßwiderstandes infolge des Viscositätsanstieges kommen muß. Diese Vorgänge spielen sich ab, um in einem bestimmten Druckbereich von 80—185 mm Hg eine konstante Nierendurchblutung und glomeruläre Filtratbildung aufrechtzuerhalten. Hierbei kommen sie zu der Feststellung, daß es besonders bemerkenswert ist, daß das Glomerulusfiltrat in noch höherem Ausmaß konstantgehalten wird als die Nierendurchblutung resp. der Nierenplasmastrom. Es geht also die Autoregulation des Glomerulusfiltrates nicht unbedingt der Autoregulation der Nierendurchblutung parallel, sondern das Filtrat wird regulatorisch länger aufrechterhalten. Es ergeben sich also sowohl für die primäre Polycythämie als auch für die sekundäre symptomatische Polycythämie bezüglich der Nierenfunktion noch viele offene Fragen und die Ursache der Einschränkung der Nierenfunktion, die in einem hohen Prozentsatz der Fälle vorliegt, kann im einzelnen noch nicht völlig abgeklärt werden.

III. Niere bei Paraproteinämien und Dysproteinämien

Die Untersuchung des Bluteiweißbildes ist heute gleichberechtigt neben die Untersuchung des cellulären Blutbildes getreten. Bestimmte Krankheiten sind überhaupt erst durch Bestimmung der krankheitsbedingten Verschiebungen der Bluteiweißkörper zu diagnostizieren und von ähnlichen Krankheitsbildern abgegrenzt. In klinischer, diagnostischer und prognostischer Hinsicht kann heute auf die Kontrolle des Bluteiweißbildes nicht mehr verzichtet werden. Nachdem früher die Bestimmung der einzelnen Eiweißfraktionen, ihre Isolierung in reiner Form mit Hilfe verschiedener Äthanolkonzentrationen bei variiertem pH, niedriger Salzkonzentration sowie unterschiedlicher Temperatur außerordentlich umständlich war, gelingt es heute, durch den Ausbau der elektrophoretischen Methoden eine exakte Grundlage zu gewinnen. Auf Grund der unterschiedlichen Wanderungsgeschwindigkeiten im elektrischen Feld lassen sich verschiedene Eiweißkomponenten abtrennen und somit auch pathologisch bedingte typische Eiweißverschiebungen herausarbeiten, die unter Umständen von bestimmten Nierenveränderungen gefolgt und daher für unsere Fragestellung wichtig sind. Praktische Bedeutung besitzt vor allem die Papierelektrophorese. Hierbei wird das Serumprotein am Rande eines Filtrierpapiertstreifens aufgetragen und beginnt in einem elektrischen Gleichstromfeld zu wandern. Durch die unterschiedliche Wanderung lassen sich im wesentlichen fünf verschiedene Gipfel mit verschiedenartigen Eiweißen herausarbeiten (Tabelle 10). Hierbei ist darauf hinzuweisen, daß die

Tabelle 10. *Elektrophorese (Normalwerte)*

	Nach ANTWEILER	Nach RIVA
Albumine . . .	57,0—64,0 rel. %	58,0—72,0 rel. %
α_1-Globuline . .	2,5—5,5 rel. %	3,1—6,6 rel. %
α_2-Globuline . .	6,0—10,5 rel. %	5,2—9,1 rel. %
Betaglobuline . .	11,0—16,0 rel. %	6,1—12,1 rel. %
Gammaglobuline	12,0—17,0 rel. %	10,3—18,4 rel. %

Fraktionierungswerte zwischen den einzelnen Kliniken und Laboratorien erheblichen Schwankungen unterworfen sind, so daß jedes Laboratorium seinen eigenen Normalwert aufweist.

Über die Zusammensetzung des Bluteiweißbildes hat man sich nun auf folgende Nomenklatur geeinigt (Kongreß der deutschen Gesellschaft für innere Medizin,

1960, Komitee bestehend aus F. WUHRMANN, H. BENNHOLD und G. RIVA): Bezüglich der Höhe des Gesamteiweißes wird zwischen einer Normoproteinämie (zwischen 6,5 und 8,0 g-%), Hyperproteinämie (über 8 g-%) und Hypoproteinämie (unter 6,5 g-%) unterschieden. Eine Hyperproteinämie kommt vor allem beim Plasmocytom, bei der Makroglobulinämie, bei bestimmten Retikulosen, chronisch entzündlichen Prozessen, M. Boeck, Lupus erythematodes und anderen Erkrankungen in Betracht. Auch die chronisch-rheumatische Polyarthritis kann mit einer Hyperproteinämie einhergehen. Man spricht von einer Euproteinämie, wenn eine normale Zusammensetzung der Bluteiweißkörper sowohl in qualitativer als auch in quantitativer Hinsicht vorliegt; eine Pathoproteinämie liegt vor, sobald ein krankhaft verändertes oder von der Norm abweichendes Proteinogramm vorhanden ist. Die Pathoproteinämie stellt den Sammelbegriff für alle Untergruppen dar.

1. Pathoproteinämien

1. Defekt-Dysproteinämie oder Defekt-Pathoproteinämie;

a) Afibrinogenämie = Fehlen von Fibrinogen;

b) Agammaglobulinämie = Fehlen von Gammaglobulinen (Antikörpermangelsyndrom);

c) Analbuminämie = Fehlen von Albuminen;

d) Abetaglobulinämie = Fehlen von Betaglobulinen.

2. Erbliche Eiweißanomalien, z.B. die Doppelalbuminämie.

3. Paraproteinämie = im normalen Serum nicht vorkommende atypische Proteine. Sie können in großen Mengen auftreten und zu Speicherungserscheinungen führen.

a) Plasmocytom;

b) Makroglobulinämie Waldenström.

4. Dysproteinämie (quantitative Verschiebung der Serumeiweißfraktion zueinander). Sie können Ausdruck einer reaktiven Veränderung des Organismus auf irgendwelche Schädigungen sein oder Ausdruck einer normalen Beanspruchung darstellen.

a) Essentielle Dysproteinämie wie Kryoglobulinämie, symptomatische Purpura hyperglobulinaemica, essentielle Hypoglobulinämie;

b) Symptomatische Dysproteinämien, die den größten Teil des Dysproteinämietyp überhaupt stellen. Hierbei ist zu berücksichtigen, daß es keinen bestimmten Dysproteintyp gibt, der nur einer bestimmten Erkrankung zugehörig ist.

Nach RIVA werden deshalb im wesentlichen drei verschiedene Dysproteinämietypen unterschieden:

Dysproteinämietyp 1 (Vermehrung der Gammaglobuline über 20%). Hierzu gehören vor allen Dingen die rheumatischen Erkrankungen, wie primär chronischer Gelenkrheumatismus, Lupus erythematodes mit Libman-Sacks-Syndrom, akuter Gelenkrheumatismus und die Kollagenosen. Auch andere Krankheitsbilder können in dieses Kapitel eingeordnet werden, wie beispielsweise der M. Boeck und das Carcinom.

Dysproteinämietyp 2. Es besteht eine Vermehrung der Alphaglobuline über 17,5%. Besonders kennzeichnend ist dieses Bild für die Nephrose, Glomerulonephritis, die Schwangerschaftsnephritis, gewisse Veränderungen beim Carcinom, des Alphamyeloms und der Lymphogranulomatose.

Dysproteinämietyp 3, bei dem die Alphaglobuline über 17,5% vermehrt sind und gleichzeitig die Gammaglobulinfraktion ebenfalls über 20% erhöht ist. In diesen Typ gehört vor allem auch der rheumatische Formenkreis, die Tuberkulose, das Carcinom und viele andere Krankheiten.

In den folgenden Kapiteln möchten wir auf die wesentlichen Patho- und Dysproteinämien eingehen, die eine Erkrankung der Niere bedingen können.

I. Pathoproteinämien.

1. Plasmocytom.
2. Makroglobulinämie Waldenström.

II. Dysproteinämien.

1. Amyloid.
2. Morbus Boeck.
3. Entzündlich rheumatische Erkrankungen und sog. Kollagenkrankheiten (primäre Polyarthritis, sekundäre Polyarthritis, Sklerodermie, Dermatomyositis und Wegenersche Granulomatose).
4. Lupus erythematodes.
5. Periarteriitis.

Die Periarteriitis nodosa soll hier nicht noch einmal abgehandelt werden, da diese bereits im Kapitel Hypertonie (IX/5 von WOLLHEIM und MOELLER) ausführlich besprochen wurde.

2. Paraproteinämien

Definitionsgemäß wird unter Paraprotein ein Eiweiß verstanden, das strukturell von den normalen Proteinen im Blut verschieden ist und im normalen Blut nicht vorkommt. Man weiß aber heute, daß die Unterschiede, welche die Abartigkeit bedingen, nur Teile des Globulinaufbaues betreffen und daß zwischen den verschiedenen Paraproteinämien Verwandtschaften bestehen. Zu den klassischen Erkrankungen, die mit einer Paraproteinämie einhergehen, gehören das Plasmocytom und die Makroglobulinämie Waldenström. Weiterhin kommt es in sehr seltenen Fällen vor, daß lymphatische Leukämien, Reticulosarkome oder Carcinome mit Metastasierung in die Lymphdrüsen ähnliche Veränderungen der Bluteiweiße bewirken können, so daß sich dann schließlich die gleichen Folgerungen ergeben.

a) Myelomniere

Die Diagnose eines Myeloms stützt sich im wesentlichen auf drei Hauptsymptome,

a) eine osteolytische oder osteoporotische Skeleterkrankung;

b) den Nachweis von Plasmocytomzellen im Knochenmark, wobei eine Vermehrung über 20% eine wesentliche diagnostische Bedeutung besitzt (FRANKE und HEINICKE 1951);

c) den Nachweis von Plasmocytomzellsekreten, Paraprotein im Serum oder im Urin (Bence-Jones-Proteinurie). Nahezu pathognomonisch ist eine Gamma- oder Betaglobulinbande im Elektrophoresediagramm: ein schmaler, dichter und hoher Gradient ist besonders charakteristisch.

Das Myelom trägt die Merkmale einer schweren konsumierenden Erkrankung, wobei eine Anämie fast obligat ist. In charakteristischer Weise tritt die Krankheit in erster Linie als Skeleterkrankung in Erscheinung. Gerade auf Grund dieser ins Auge fallenden Erscheinung ist das Myelom schon seit rund 80 Jahren bekannt. Dem Röntgenbefund kommt große diagnostische Bedeutung zu, obwohl nicht immer die typischen osteolytischen Herde beispielsweise im Schädel nachweisbar sind. Nicht selten findet sich röntgenologisch lediglich eine gewöhnliche Osteoporose, die mit einer der Skeletentkalkung parallel gehenden Hypercalcämie einhergehen kann. Im Rahmen einer derartigen Hypercalcämie kommt es dann zu Kalkniederschlägen in den Lungen, im Bereich der Niere sowie im Pankreas. Im Gegensatz zum M. Waldenström findet sich eine Hepatomegalie oder Splenomegalie und Lymphdrüsenvergrößerung nur in bescheidenem Ausmaße. Diese stellt beim Myelom eher eine seltene Erscheinung dar. Beide Erkrankungen weisen dagegen die Paraproteinämie und eine charakteristische plasmacelluläre Markdurchsetzung auf. Die genaue Beschreibung des Sternalmarkes soll an dieser Stelle nicht erfolgen.

Beim Myelom findet sich in charakteristischen Fällen eine beschleunigte Blutsenkung mit einer Hyperproteinämie. Kennzeichnend ist besonders eine starke Vermehrung bestimmter Globulinfraktionen, wobei Beta- und Gammaplasmocytome relativ häufig sind, während Alphaplasmocytome nur sehr selten beobachtet werden. Fraglich sind Kombinationsformen. Der Nachweis einer Paraproteinämie vom Typ β_{2A}- ist gleichbedeutend mit der Diagnose Plasmocytom. Der Nachweis einer Paraproteinämie ist durch die Immunelektrophorese wesentlich verbessert worden: Es konnte gezeigt werden, daß Paraproteine Eiweißkörper aus der Gruppe der Immunglobuline darstellen, die über eine abnorme Struktur verfügen. Diesen Paraproteinen fehlt ein Teil der Antigendeterminanten ensprechenden physiologischen Globuline, andererseits aber verfügen Paraproteine wieder über individuell spezifische und zum Teil auch gruppenspezifische Antigendeterminanten, welche die entsprechenden normalen Immunglobuline nicht besitzen. Daraus wird beispielsweise verständlich, daß Paraproteine im Gammaglobulinbereich auch keine Antikörperfunktion mehr ausüben können. Es kann also trotz hochgradiger Vermehrung der Gammaglobuline in diesen Fällen ein Antikörpermangelsyndrom mit allen seinen Folgen für die Abwehr bakterieller Sekundärinfektionen sich einstellen.

Für den Kliniker wichtig ist die Tatsache, daß in einem nicht unerheblichen Prozentsatz der Fälle im Blut ein Paraprotein nicht nachweisbar ist. In diesen Fällen läßt sich fast regelmäßig das Paraprotein im Urin nachweisen, wobei es sich um Eiweißkörper mit niedrigem Molekulargewicht handelt. Auch kann das Serumeiweißbild infolge der Paraproteinurie normal sein. Häufiger finden sich dann nur banale uncharakteristische Dysproteinämien, meistens vom Alphatyp ohne typische Zacke des Plasmocytoms.

Nach der Auffassung von KAPPELER (1961) kommt der Lokalisation des Paraproteingradienten beim Myelom keine besondere klinische Bedeutung zu, da keine Verschiedenheiten der Cytologie, des Verlaufes und des Malignitätsgrades im Zusammenhang mit dem Paraproteinämietyp nachzuweisen war. Von besonderer Bedeutung ist aber, daß gerade bei den Myelomfällen, bei denen keine Paraproteinämie nachweisbar ist, eine Paraproteinurie so gut wie immer vorhanden ist, so daß mit Hilfe der Urineiweißuntersuchung der paraproteinämische Charakter einer Erkrankung indirekt erfaßt werden kann. Hiermit stellt der Nachweis einer Paraproteinämie oder Paraproteinurie das wichtigste diagnostische Symptom beim Myelom dar. Andererseits ist die Paraproteinurie die pathogenetische Grundlage einer Myelomniere, wenn wir von den seltenen Fällen absehen, bei denen der Nephropathie eine Amyloidose zugrundeliegt. Auch kann die Nephropathie ein Alarmsymptom der Erkrankung darstellen.

Uns hat nun die Frage zu befassen, ob eine Nierenbeteiligung beim Myelom eine wesenhafte Eigentümlichkeit dieser Erkrankung darstellt, wie es HEUCHEL (1961) glaubt annehmen zu müssen. Die renale Affektion kann sogar die erste klinische Manifestation dieser Erkrankung sein. Keineswegs selten hat die renale Symptomatik während des ganzen Krankheitsverlaufes die Führung inne und gibt schließlich durch eine Niereninsuffizienz auch die unmittelbare Todesursache ab. Die wichtigste Entdeckung, nämlich der Nachweis eines besonderen Eiweißkörpers im Harn von Myelomträgern gelang vor über einem Jahrhundert BENCE-JONES 1848. Eigenartigerweise wurde erst 40 Jahre später die dazu gehörige Grundkrankheit von KAHLER beschrieben und fast 100 Jahre nach BENCE-JONES erkannten APITZ (1940) und andere, daß die Plasmazellen des Knochenmarkes als Muttergewebe des Myeloms in Betracht kommen. Heute dürfte feststehen, daß die neoplastisch wuchernden Plasmazellen die krankhaften Eiweißkörper hervorrufen. Nach Untersuchungen von PUTNAM u. Mitarb. (1957) stellt das Bence-Jones-Protein ein Produkt der Plasmazellen bei der Globulinsynthese bzw.

eine intermediäre Substanz dar, die sich infolge fehlgeleiteter oder sehr forcierter Eiweißbildung anhäufte (HEUCHEL 1961). Auch im Aminosäurenaufbau haben sich deutliche Abweichungen zwischen dem Protein nach BENCE-JONES und dem normalen Serumeiweiß feststellen können (ALTHAMMER und SCHMIDT 1962). Trotzdem muß man sagen, daß die Diagnose des Plasmocytoms von seiten der Niere zwar nicht entscheidend gefördert wird, andererseits ihre Mitbeteiligung im Krankheitsverlauf doch auffällig oft und pathologisch-anatomisch sehr typisch ist. Vor allen Dingen nach 1945 ist es zu einer erheblichen Zunahme der Malignome und damit auch des Plasmocytoms gekommen. Die allgemeine Häufigkeit oberhalb 30 Jahren wird jetzt mit 0,39% beziffert, wobei der Altersgipfel im 6. Jahrzehnt lag (GÜTHERT, WÖCKEL und JÄNISCH 1961). Aber auch bei Kindern kann es schon auftreten (PORTER 1963).

Es handelt sich um einen vielfältigen Komplex von Nierenerkrankungen, die in Verbindung mit der Grunddiagnose Plasmocytom keineswegs zwangsläufig in Erscheinung treten. Hierzu gehören die Begriffe wie unklare Nephropathie (LUDWIG 1958, MCALISTER und ADDISON 1961), Pyelonephritis (REUBI 1960, SANCHEZ und DOMZ 1960 u.a.), Papillennekrose (VALACH 1957), Amyloidose und Paramyloidose (HEUCHEL 1961, BRAUNSTEINER und REINHARDT 1953, SANCHEZ und DOMZ 1960), Hyperparathyreoidismus (EISALO 1956, MELTZER, PALMON jr., PAIK und CUSTER 1962), Nephrocalcinosis (BARDEN 1962) und Erhöhung des Harnsäurespiegels (LYNCH 1962) in wechselnder Häufigkeit.

Bezüglich der Häufigkeit der Nierenbeteiligung werden natürlich auf Grund der Vielfalt der Erscheinungen außerordentlich unterschiedliche Prozentsätze angegeben. GESCHICKTER und COPELAND (1928) fanden bei 150 Fällen eine Häufigkeit von 70%, die sich histologisch auf 80% erhöhte. Es bestand nach DELBARRE (1949) eine renale Symptomatologie in 20% der Fälle. LAMBERT u. Mitarb. (1962) fanden eine Niereninsuffizienz in 21% und eine Proteinurie in 64%, während KÖRTGE u. Mitarb. (1965) sogar in 33% der Patienten mit Plasmocytom eine Niereninsuffizienz nachwiesen. HEALY (1963) glaubt sogar, daß 43% mit einem akuten Nierenversagen enden, das sich aber über längere Zeit hinzieht. Diese Schätzung scheint zunächst übertrieben, wird aber doch plausibel, wenn man mit ALLEN (1951) der vorher schon erwähnten Tatsache Rechnung trägt, daß die bei solchen Patienten beobachteten Läsionen außerordentlich vielfältig sind. Man findet neben den vorher erwähnten Krankheitsbildern die Entwicklung eines nephrotischen Syndroms mit einer großen Proteinurie, die meistens überwiegend durch die renale Ausscheidung von Paraproteinen bedingt wird. Auch nach ALLEN (1951) beträgt die Häufigkeit 43%. Das Plasmocytom stellt vor allen Dingen eine Erkrankung des vorgeschrittenen Lebensalters dar, so daß altersgemäße Nierenveränderungen und dadurch bedingte Nierenfunktionseinschränkungen sich mit den plasmocytären Nierenveränderungen überlagern. Es kann auch auf dem Boden des Plasmocytoms zu der Ausbildung eines Antikörpermangelsyndroms (CLEVE und HARTMANN 1961, ALTHAMMER und SCHMIDT 1962) kommen und hierdurch vielleicht infolge der Antikörperverluste zu bakteriellen Infekten (Pyelonephritiden). Eigenartigerweise besteht keine vermehrte Anfälligkeit gegen Tuberkelbakterien oder Viren. Schließlich entwickelt sich in 6% der von einem multiplen Myelom befallenen Patienten eine Amyloidose (APITZ 1940). Daher muß der Begriff einer Myelomniere auf ganz bestimmte Veränderungen zurückgeführt werden, die als typisch zu bezeichnen sind.

α) Pathologische Anatomie

Schon BELL (1933) hat beobachtet, daß bei 17 von 45 Patienten eine Niereninsuffizienz vorlag, obwohl das Nierengewicht stark vermehrt war. Andererseits kann sich eine Schrumpfniere mit geringem Nierengewicht entwickeln, da fünf von sechs Patienten, die ein Nierengewicht von weniger als 200 g aufwiesen, eine Urämie hatten. Bei 17 von 27 Patienten mit Niereninsuffizienz fand Bell eine große Anzahl von Nierenzylindern, die die Sammelröhren verschlossen hatten. Er betont aber, daß bei seinen Fällen keine Korrelation zwischen der Anwesenheit von Zylindern, der Anwesenheit des Bence-Jonesschen Proteins und der Höhe des Serumglobulins festgestellt werden konnte. Mainzer (1932) hat schon einen Fall beschrieben, den er als nephrotische Schrumpfniere bezeichnet hat. Er betrachtete die Erkrankung als degenerativ tubulär, ohne daß ein vermehrtes Auftreten von Zylindern ursächlich für die Niereninsuffizienz in Betracht gekommen wäre. Auch Perla und Hutner (1930) beschreiben eine Schrumpfniere auf nephrotischer

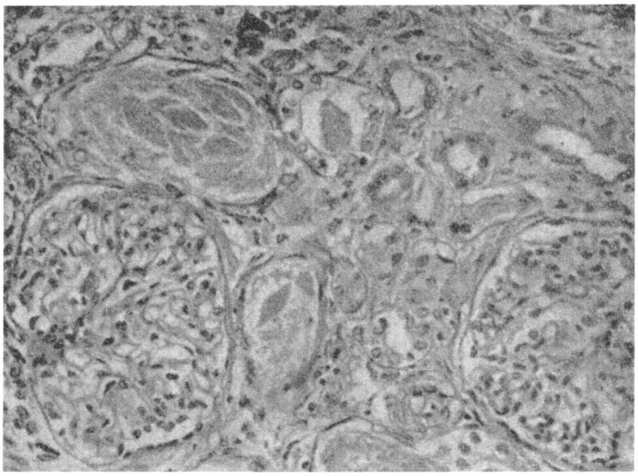

Abb. 19. Myelomniere: Rhombenförmige Eiweißkristalle in den stark dilatierten Tubuluslichtungen. Häm.-Eos. (Aus Jutzler, Zapp und Brunck 1961)

Basis. Nach Ansicht von Bell erscheint es klar, daß es sich um eine obstruktive tubuläre Erkrankung handelt, womit ein wesentlicher Punkt der Problematik der Plasmocytomniere herausgegriffen ist, da auf der einen Seite immer wieder auffällt, daß die lichtmikroskopischen Veränderungen der Niere in gar keinem Verhältnis zur Entwicklung der Niereninsuffizienz stehen (Nonnenbruch 1942, Brass 1943). Auf der anderen Seite muß man sich fragen, ob es wirklich die Nephrohydrose (Ehrich 1932) ist, die die Niereninsuffizienz hervorruft. Nonnenbruch hat beim Myelom sogar von einem extrarenalen Nierensyndrom gesprochen. Die meisten Autoren sind sich heute einig, daß die morphologisch faßbaren Veränderungen im wesentlichen an den Tubuli und im Interstitium der Niere sich abspielen. Zollinger (1945) spricht von einer diffusen interstitiellen Sklerose, teils mit, teils ohne Ödem, sowie verbreiterter Basalmembran und etwas verquollenen Glomerulusschlingen. Sickel (1959) verweist auf die schon von Brass im Jahre 1943 nachgewiesenen bekannten tubulären Ablagerungen von Eiweißkristallen. Diese Eiweißkristalle können teils in Nadelform, teils mehr als runde Coacervate in den Tubuli bei der van Gieson-Färbung rot angefärbt werden (Abb. 19) (Jutzler, Zapp und Brunck 1961). Im allgemeinen sind die Nierentubuli im Rindenmark in großer Zahl atrophisch oder im Untergang befindlich. Erhaltene Tubuli können durch Eiweißzylinder gefüllt oder nephrohydrotisch erweitert sein. Die Glomeruli sind im Verhältnis zu den Tubuli im allgemeinen besser erhalten, zum Teil sind aber die Glomeruli völlig verödet oder weisen eine beginnende Verödung der

Schlingen am Hilus auf. Ansonsten erscheinen die Glomeruli durch Schwund des tubulären Parenchymanteiles relativ vermehrt. McAllUSTER und ADDISON (1961) erwähnen die stark gefärbten, oft lamellierten und fragmentierten Zylinder, außerdem Riesenzellen und tubuläre Atrophie. ZOLLINGER hat schon im Jahre 1945 auf die starke Vermehrung des interstitiellen Bindegewebes infolge der Abräuminfiltrate, die streifig-herdförmig über Rinde und Mark verteilt sind, hingewiesen. Gelegentlich kommt eine Nephrocalcinosis vor. LUDWIG (1958) betont ebenfalls die Fremdkörperriesenzellen, wobei aber immer wieder darauf hingewiesen werden muß, daß eine gewisse Differenz zwischen dem Ausmaß der Niereninsuffizienz und den lichtmikroskopisch nachweisbaren Veränderungen besteht. KÖRTGE, DANIGS und KESSEL (1965) fanden neben einer Glomerulonephrosis gewöhnlich eine interstitielle Nephritis. Sie betonen im Gegensatz zu anderen Autoren, daß Morphologie und Funktionsausfall übereinstimmen. Die biochemischen Eigenschaften des Paraproteins und die Dauer seiner Ausscheidung bestimmen die morphologische und funktionelle Beeinträchtigung der Niere.

JUTZLER u. Mitarb. (1961) haben zur Klärung dieser Frage noch histoenzymatische Untersuchungen zusätzlich durchgeführt. Sie fanden dabei eine deutliche Veränderung der Fermentaktivität der Succinodehydrogenase und alkalischen Phosphatase in den Tubuli contorti I und II als Hinweis auf Funktionseinschränkungen der Tubuli. Auch VASSAR und CULLING (1962) sahen bei der Verwendung von Thioflavin T an den intratubulären Zylindern eine leuchtend gelbgrüne Fluorescenz, die vielleicht durch eine Kohlenhydratkomponente bedingt ist und damit für ein Paraprotein spricht. Auf der anderen Seite fanden sie keine sicheren Veränderungen an den Glomeruli.

Die von allen Autoren übereinstimmend beschriebenen Fremdkörperriesenzellen würden in erster Linie dafür sprechen, daß die Ausscheidung eines Paraproteins ursächlich für die typischen Veränderungen der Myelomniere in Betracht kommt. Schon LÖHLEIN hat im Jahre 1921 darauf aufmerksam gemacht, daß die Paraproteine in seltenen Fällen zur Auskristallisierung, besonders beim Myelom, kommen können. Die Kristalle waren meistens in der Niere lokalisiert, BRASS hat diese Befunde 1943 ergänzt, indem er die Harneiweißkörper auch in der Niere nachweisen konnte. ZOLLINGER (1945) hat diese interstitielle Nephritis dann als typisch für die Myelomniere beschrieben. VALACH (1957) ist dieser Frage nochmals ausführlich nachgegangen und fand in allen seinen Beobachtungen extracelluläre Eiweißkristalle in den Nieren; diese lagen fast immer in den Kanälchen, einmal in den Glomerula und zweimal im Interstitium. Der Befund der im Nierenbecken freiliegenden Kristalle ließ sich mit der Annahme von Kristallen aus den Nierenkanälchen oder mit der Auskristallisation von Harneiweißstoffen erklären. Intracelluläre Kristalle fanden sich in den Kanälchenepithelien insgesamt dreimal von insgesamt 45 untersuchten Fällen. In der Mehrzahl fand sich im Plasma der Kanälchenepithelien eine grobe Körnung, die manchmal der Kristallform sehr ähnlich war, aber nicht als Kristall berücksichtigt wurde. Diese Kristalle hatten rhombische, prismatische, quader-, pyramiden- oder tafelartige Formen (Abb. 19). Sie färbten sich im Trichrompräparat blau, rot oder gemischt, teilweise mit Kongorot oder Methylviolett. Die Kristalle waren vorwiegend in den Rindenkanälchen gelegen. Neben diesen typischen Kristallen fanden sich auch oft dichte umfangreiche Zylinder mit geschichteter Struktur, deren Rinde sehr scharf war. Diese kristalloiden Zylinder sind Kristallen sehr ähnlich, da sich häufig Fragmente mit scharf abgebrochenen Wänden abspalten (Abb. 20). VALACH glaubt, daß zwischen den echten Kristallen und diesen Zylindern kein grundsätzlicher Unterschied besteht und daß sich die Paraproteine einmal in echte Kristalle und das andere Mal in kristalloide oder gewöhnliche Zylinder umwandeln können. Sicher-

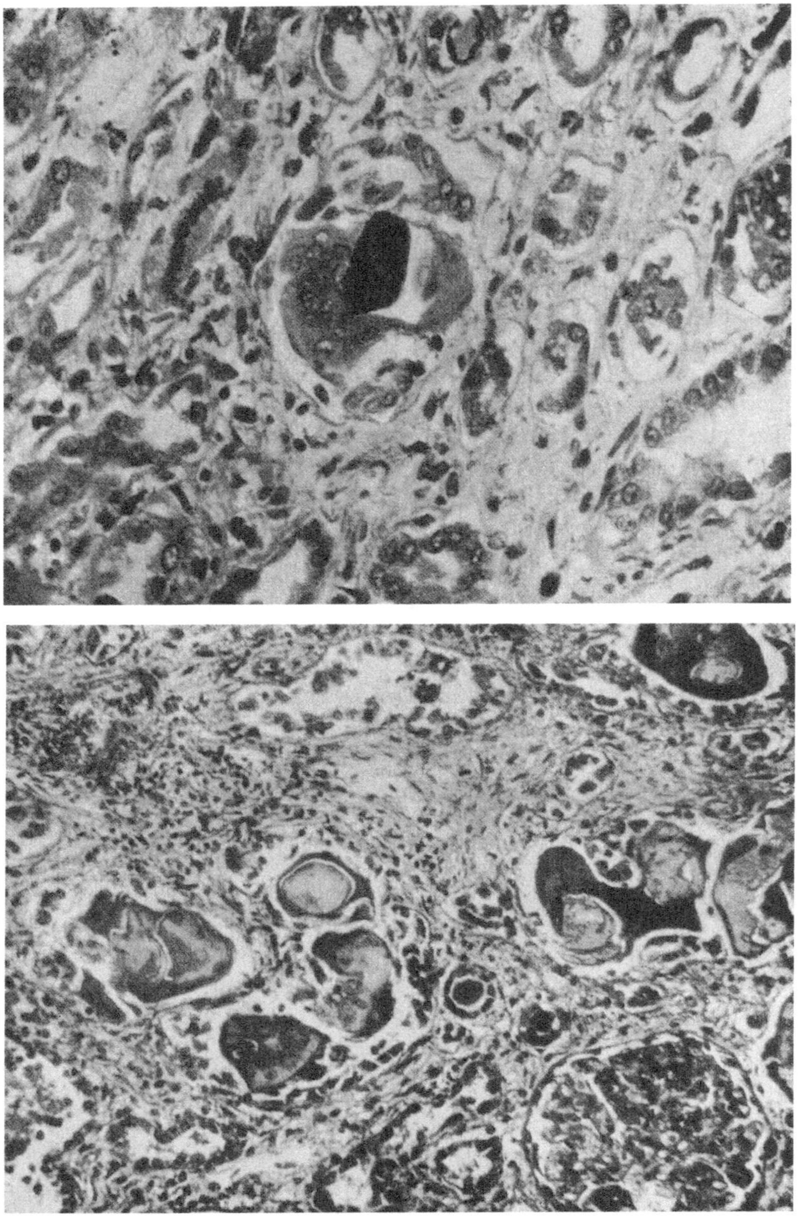

Abb. 20. Oben: Phagocytose eines Eiweißkristalls durch eine Riesenzelle im Nierenkanälchen (Mifo 4886, Trichrom 400 ×, Fall 6). Unten: Umfangreiche kristalloide Zylinder in den Nierenkanälchen, umgeben von Fremdkörperriesenzellen (Mifo 4885, HE, 195 ×, Fall 6). (Aus VALACH 1957)

lich handelt es sich aber um intravitale Veränderungen, wenn eine Fremdkörperreaktion mit Riesenzellen nachweisbar ist, die solche Zylinder und ihre Bruchstücke umgibt, oder wenn sich andere Zeichen einer Gewebsreaktion in ihrer Umgebung vorfinden. Gerade die Anwesenheit von Riesenzellen, wie sie fast immer wieder beschrieben wird, ist histologisch ein Beweis dafür, daß es schon intra vitam zu einer Ausfällung von Kristallen gekommen ist, die als Fremdkörper vom Organismus empfunden worden sind. Diese Wucherungen von Bindegewebe können zum völligen Untergang des zugehörigen Nierenkanälchens führen. Ferner verursachen diese Kristalle nicht selten eine Druckatrophie oder einen völligen Schwund der Kanälchenepithelien. In einem Fall konnte VALACH (1957) sogar eine Nekrose (Nierenpapillennekrose) der peripheren Abschnitte der Papille infolge von Infiltration des Interstitiums mit Paraproteinen und Auskristallisation beobachten. Das makroskopische Bild war ganz ungewöhnlich, da die Mehrzahl der Papillen von braunen oder bräunlich gelben dicken Streifen durchsetzt war. Analog zu diesen Veränderungen konnte der Autor auch schwere Schädigungen der Haut und der Muskulatur beobachten. Der Autor vermutet, daß neben den Eiweißkörpern nach BENCE-JONES noch andere Proteine beteiligt sind, da hier unterschiedliche Farbreaktionen beobachtet werden konnten. Nach seiner Ansicht ist der Nachweis von echten Kristallen keineswegs selten (zehnmal bei 45 unausgewählten Fällen), was einem Prozentsatz von 22% entsprechen würde. Ferner stellte der Autor fest, daß diese Kristalle in den Nieren oft nur herdförmig sich vorfinden, so daß sie sehr leicht der Untersuchung entgehen können. Bei einem Fall konnte er sogar die typischen Paraproteinkristalle im Kapselraum mancher Glomeruli und zwischen ihren Schlingen nachweisen.

Es wurde schon von BRASS (1943) gezeigt, daß interessanterweise eine Identität der Eigenschaft der Kristalle in der Niere und des aus dem Harn von Myelomkranken gewonnenen Eiweißkörpers besteht (BECKER 1953). Man müßte daher eigentlich annehmen, daß die typischen Veränderungen einer Myelomniere durch die Ausscheidung des Paraproteins hervorgerufen sind. Die Ausbildung eines Fanconi-Syndroms infolge kristalliner Ablagerung ist mehrfach ausführlich beschrieben worden (ENGLE und WALLIS 1957). Aber auch andere Schädigungsmöglichkeiten bestehen, so daß das Bild eines Hyperparathyreoidismus vorgetäuscht wird (EISALO 1956). Es kann zu einer Nephrocalcinose auf dem Boden einer Hypercalcämie kommen. Zu dieser Frage wäre später noch ausführlich Stellung zu nehmen (KAPPELER 1961, MCALLUSTER und ADDISON 1961, BOULET u. Mitarb. 1962). In vielen Fällen kann die Histologie der Niere ganz uncharakteristisch sein und höchstens altersentsprechende Veränderungen aufweisen. Auf derartige Veränderungen mit normaler Histologie bzw. völligem Fehlen der Plasmocytomniere weisen in einschlägigen Fällen BADER (1952), DUTZ (1953), KENNY und MOLONEY (1957), EFFERT, GEHRMANN, ODENTHAL und RIPPERT (1960) hin.

In der letzten Zeit ist gelegentlich auf die Bedeutung der *Nierenbiopsie* hinsichtlich der Plasmocytomdiagnose resp. sogar der Frühdiagnose hingewiesen worden. So fanden WEISE und TEUBNER (1963) in einem Plasmocytomfall sehr frühzeitig bei der Nierenpunktion charakteristische histologische Veränderungen, ehe das typische klinische Krankheitsbild in Erscheinung trat. BOULET u. Mitarb. (1962) haben sogar die Ansicht vertreten, daß die diagnostische Nierenbiopsie eine an sich einfache Methode zur Erkennung des Plasmocytoms sei. Sie fanden bei acht Plasmocytomen allerdings nur in zwei Fällen eine eindeutige Plasmocytomniere. Andererseits war in zwei weiteren Fällen eine Nephrocalcinose vorhanden, die nicht für das Plasmocytom typisch ist, sondern die Folge der durch die Hypercalcämie bedingten Calciumverschiebung darstellt. Ebenso unspezifisch sind die sehr häufigen glomerulären Veränderungen als Ausdruck einer Nierenschädigung. Sie tragen zusammen mit der nicht seltenen interstitiellen Sklerose zur Niereninsuffizienz bei. Aus den oben zitierten Fällen mit teilweise negativem histologischen Nierenbefund bei sonst gesicherter Plasmocytomdiagnose und den Ausführungen von BOULET u. Mitarb. kann nicht gefolgert werden, daß sich die Nierenbiopsie grundsätzlich zur Frühdiagnose des Plasmocytoms eignet. Dieser

Feststellung widerspricht natürlich nicht, daß in vielen Fällen (40%) die Nierenbeteiligung den Krankheitsverlauf bestimmt und in einer Reihe von Fällen bereits sehr frühzeitig pathognomonische Veränderungen an den Nieren sich finden können und dann gelegentlich eine ausgesprochene Frühdiagnose möglich ist. In einem eigenen Fall eines gesicherten Plasmocytoms fand sich histologisch bei der Nierenbiopsie in erster Linie eine sklerotische Veränderung, wobei nur ein gewisser Hinweis auf ein Plasmocytom durch die Sklerose des Interstitiums vorhanden war. Es lag aber nicht das typische Bild der Plasmocytomniere vor (Abb. 21). Es fehlten völlig die oben im einzelnen aufgeführten Veränderungen,

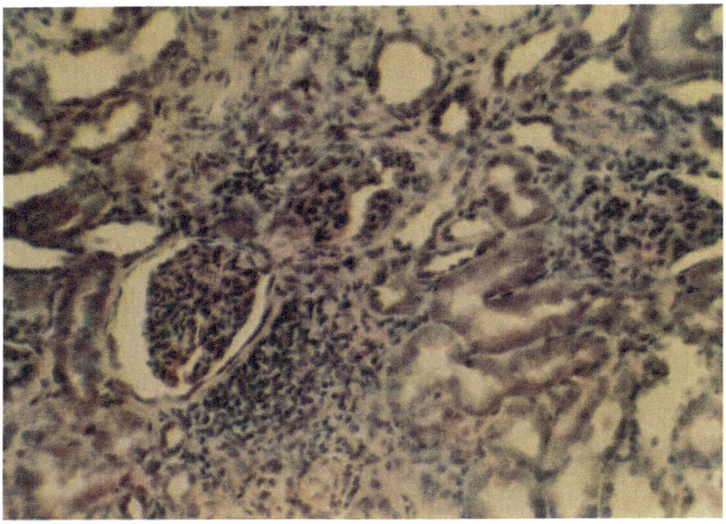

Abb. 21. Beta-Plasmocytom mit typischen klinischen Veränderungen. Im Nierenzylinder eine ausgeprägte Arteriolosklerose. Die Capillarschlingen teilweise untereinander verklebt (im Bild nicht zu erkennen). Kapselraum weit, Bowmansche Membran zart. Kleine Narbenfelder mit Lymphocyteninfiltraten. Starke Marksklerose. Kanälchen auseinandergedrängt. Diese Marksklerose spricht für ein Plasmocytom. (Eigener Fall)

die zumindest in der Mehrzahl vorhanden sein müssen, um histologisch die Diagnose einer Plasmocytomniere zu gestatten. Die Nierenbiopsie stellt also zweifellos nur eine zusätzliche diagnostische Möglichkeit im Rahmen aller Untersuchungsmethoden beim Plasmocytom dar.

Besonderes Interesse verdienen natürlich Untersuchungen über die *Nierenfunktion* beim Plasmocytom, die in den letzten Jahren in zunehmendem Maße durchgeführt worden sind und nicht selten eine erhebliche Schädigung bei fortgeschrittenen Fällen nachwiesen. Viele Plasmocytome endeten unter dem Bilde einer Urämie. Obwohl bei der Plasmocytomniere auf Grund der Proteinurie von einer Nephrose gesprochen wurde, tritt relativ häufig eine Niereninsuffizienz auf, die von dem Ausmaß der Eiweißausscheidung völlig unabhängig ist und sowohl von NONNENBRUCH (1942) als auch von HÖPKER (1948) zum extrarenalen Nierensyndrom gerechnet wurde. WUHRMANN (1956) hat eine Komaform beschrieben, die wenige Tage bis 3 Wochen vor dem Tode bei Patienten mit Paraproteinämie (Myelom und Makroglobulinämie) auftreten kann, ohne daß andere Ursachen wie Urämie, Anämie, Leberveränderungen oder organische Erkrankungen des ZNS hierfür verantwortlich zu machen sind. KIRCHMAIR und GABL (1960) haben unter 25 Fällen ein Coma paraproteinaemicum beobachtet und die verschiedensten Ursachen diskutiert (wie Eindringen der pathologischen Eiweißkörper ins Gehirn,

Veränderungen des Eiweißstoffwechsels und Gefäßverschlüsse durch Mikrothromben. JESCHAL (1964) betont besonders die Infektanfälligkeit auf Grund mangelnder Antikörperbildung (CLEVE und HARTMANN 1961), VORLAENDER beschreibt einen ganz dramatisch verlaufenden Fall, der wahrscheinlich auf dem Boden eines zusätzlichen Virusinfektes mit ungeklärter Urämie zum Tode führte, ohne daß histologisch ein entsprechender Befund vorlag.

SANDKÜHLER (1949) sprach von einer dyskrasischen Schrumpfniere und wollte hiermit zum Ausdruck bringen, daß beim Plasmocytom globale Funktionsschäden auftreten können, die sowohl den Tubulusapparat als auch das Glomerulum betreffen. Übereinstimmend wird als besonders charakteristisch berichtet, daß die Konzentrationsfähigkeit eingeschränkt ist und daß eine Poly- resp. Oligurie auftreten kann. Gerade Polyurie und Durstgefühl sind nach Auffassung verschiedener Autoren (MOELLER 1955, SANDKÜHLER 1948) recht charakteristische Symptome. Sie zeigen jedoch nicht unbedingt ein fortgeschrittenes Stadium der Niereninsuffizienz an. Schon immer war die Diskrepanz zwischen den pathologisch-anatomischen Befunden und den funktionellen Ausfällen aufgefallen. Dies wird durch die Beobachtung von JESCHAL (1964) bestätigt, der an unserer Klinik eine akute Urämie (Kreatinin 8,0 mg-%, Rest-N 380 mg-%) bei akutem Myelom mit völlig uncharakteristischem Nierenbefund beschrieben hat. HÖPKER hat besonders hervorgehoben, daß auf gar keinen Fall als Ursache eine mechanische Verstopfung der Harnkanälchen durch Zylinder nach seinen Befunden angenommen werden kann. An Hand von drei Fällen mit akutem Nierenversagen nimmt HEALY (1963) zu den Nierenveränderungen Stellung. Obwohl sich gehäuft Zylinder nachweisen lassen, die Basalmembran verdichtet erscheint und in der Umgebung der Zylinder vermehrt Risenzellen interstitiell auftreten, erscheint die Niereninsuffizienz nicht plausibel. Ein spezifisches morphologisches Äquivalent für das akute Nierenversagen fehlt. Da man über die Reversibilität der Oligurie noch in Unkenntnis ist, wird eine aktive Therapie vorgeschlagen. Aus den Urämien nach i.v. Pyelographie weiß man aber, daß diese im allgemeinen irreversibel sind (s. später).

ARMSTRONG (1950) hat erstmals bei 15 Patienten mit Myelom die Nierenfunktion mittels *Clearancemethoden* untersucht. Er fand hier eine besser erhaltene Nierenfunktion im tubulären Anteil im Vergleich zur glomerulären Funktion und der Nierendurchblutung. GOLDMAN, ADAMS und LUCHSINGER (1952) untersuchten neun Fälle. Sie fanden eine parallele Einschränkung der glomerulären und tubulären Nierenfunktion sowie der Durchblutung. Sie schlossen hieraus auf eine Ausschaltung ganzer Nephrone. Diese Autoren glaubten, daß die Clearanceergebnisse für eine tubuläre Verstopfung sprechen würden. Die Schwierigkeit, Clearanceergebnisse zu beurteilen, geht besonders aus den Untersuchungen von MYHRE und BRODWALL (1956) hervor, die an zehn normotonen Patienten mit Myelom die Nierenfunktion einschließlich der TmPAH, zum Teil auch unter Berücksichtigung der renalen Extraktion für PAH, untersucht haben. Sie fanden eine parallele Einschränkung der glomerulären und tubulären Funktion sowie der Nierendurchblutung bei der Myelomniere. So war das Glomerulumfiltrat um 53%, der Nierenplasmastrom um 49% und die tubuläre Sekretionskapazität um 53% der Normalwerte eingeschränkt. Dies entspricht auch ungefähr den Ergebnissen von GOLDMAN u. Mitarb., die eine Einschränkung des Filtrates um 27%, des Nierenplasmastromes um 24% und der tubulären Sekretionskapazität um 31% festgestellt haben. Hierbei zeigte sich, daß die Filtrationsfraktion in allen Untersuchungen gut übereinstimmte, wobei allerdings unterstellt worden war, daß die PAH-Extraktion nicht eingeschränkt war. MYHRE und BRODWALL haben bei sieben Fällen die PAH-Extraktion mittels Nierenvenenkatheter bestimmt und fanden in fast allen Fällen eine deutliche Einschränkung, die zwischen 0,19 und

0,85 gelegen war. Besonders auffällig war ein Fall (5), bei dem die Clearance für PAH 486 cm³/min betrug, während die Extraktion 0,67 ausmachte. Es war also hier schon eine deutlich eingeschränkte Extraktion nachweisbar, die bei relativ hohen Werten eingesetzt hatte. Im allgemeinen wird eine Einschränkung der Extraktion bei der PAH-Clearance erst unterhalb Werten von 300 cm³ angenommen (REUBI). Dies scheint aber gerade für die Myelomniere nicht in allen Fällen zuzutreffen. Aus diesem Grund kann die Filtrationsfraktion nicht sicher verwertet werden und ist keineswegs beweisend für eine parallele glomeruläre und tubuläre Einschränkung, da für die PAH-Clearance falsch niedrige Werte errechnet wurden. Sowohl ARMSTRONG (1950) als auch GOLDMAN u. Mitarb. (1952) hatten auf Grund ihrer normalen Filtrationsfraktion angenommen, daß primär keine glomeruläre Erkrankung vorliegen würde. Gerade die von MYHRE und BRODWALL (1957) durchgeführten Katheteruntersuchungen zeigen, daß bei der Auswertung der Clearanceergebnisse beim Myelomkranken Zurückhaltung am Platze ist und eher eine „tubuläre Insuffizienz" vorliegt. MOELLER (1955) hat schon die Störung der tubulären Funktion in den Vordergrund gerückt, wobei auffälligerweise auch bei späteren Untersuchungen immer wieder die glomeruläre Funktion weitgehend erhalten geblieben ist (Tabelle 11). Auch hat JESCHAL (1965)

Tabelle 11 nach J. MOELLER (1955)

Nephrotisches Syndrom	Plasmocytomniere
1. Proteinurie (Nephrosetyp)	1. Proteinurie vom Typ Bence-Jones
2. Ödeme	2. Konzentrationsschwäche
3. Oligurie	3. Polyurie
4. Hypoproteinämie	4. Hyperproteinämie, sehr oft
5. Lipämie, Lipoidurie,	5. Niereninsuffizienz
6. keine Niereninsuffizienz	

bei der Auswertung von fünf Plasmocytomfällen unserer Klinik auf den wechselnden Ausfall der Tubulusfunktion an Hand der Phenolrotprobe hingewiesen. Hierbei sind Arteriolosklerose (alte Patienten!) und begleitende Pyelonephritis oft mit verantwortlich. REUBI (1960) zeigte dagegen bei zwei eigenen Fällen eine erhebliche Verminderung des Glomerulumfiltrates und des Nierenplasmastromes. In einem dritten Fall fanden sich keine wesentlichen Funktionsausfälle, lediglich im Wasserversuch bestand eine verzögerte Ausscheidung mit einer Einschränkung der Konzentrationsfähigkeit. In einem vierten Fall bestand eine Polyurie mit einem spezifischen Gewicht zwischen 1006 und 1018. Es erhebt sich hier die Frage, ob diese Polyurie auf Störungen des Mineralhaushaltes als Hypercalcämie zurückzuführen ist, worauf später noch hingewiesen werden muß. Auf jeden Fall stellt die Polyurie und das Unvermögen, den Urin zu konzentrieren, eine für die Myelomniere bzw. Plasmocytom typische Erscheinung dar. Andererseits ist die Hypercalcämie durch die Symptome Durst und Polyurie gekennzeichnet, so daß hierdurch eine gewisse Diskrepanz zwischen Symptom und Nierenbefunden erklärt werden könnte.

Schließlich wurde gelegentlich sogar eine gesteigerte Nierenfunktion beobachtet, die vor allen Dingen die Filtration betraf. Diese Erhöhung der Filtrationsgröße wird von DUTZ (1953) möglicherweise mit der durch die Paraproteinämie bedingten Erniedrigung des kolloidosmotischen Druckes des Plasmas erklärt, obwohl natürlich auch andere hämodynamische Veränderungen gelegentlich zu stärkeren Erhöhungen der Filtration führen können. BRÜGEL u. Mitarb. (1956) sprechen von einer Pränephrose, da sie ebenfalls eine Steigerung der Clearancewerte fanden, die sie als überfunktionelles Stadium eines nephrotischen Syndroms betrachten. Interessanterweise kam es unter Prednison zu einer Normalisierung der Inulinclearance.

Von LUDWIG (1958) werden drei Fälle eines Plasmazellenmyeloms beschrieben, bei denen die renale Symptomatik im Vordergrund stand. Im ersten Fall war die Fehldiagnose einer interstitiellen Nephritis mit frischem cystopyelitischem Schub gestellt worden. Klinisch fand sich eine Erhöhung der Phosphatase sowie eine Hypercalcämie von 16,0 mg-%. Autoptisch bestanden ausgedehnte Kalkablagerungen in beiden Nieren sowie eine schwere „Nephrose" mit hyalinen Zylindern und Fremdkörperreaktionen (sog. Myelomniere). In den beiden anderen Fällen war eine starke Einschränkung der Kreatininclearance und der Phenolrotausscheidung vorhanden.

LUDWIG zieht den Schluß, daß bei ungeklärten chronischen Nephropathien an die Möglichkeit eines Plasmocytoms gedacht werden muß. Auch JUTZLER, ZAPP und BRUNCK (1961) beschreiben einen Fall mit Urämie, bei dem mehrfach der Einsatz einer künstlichen Niere notwendig wurde. Während einer 44tägigen Behandlungsdauer wurde eine viermalige Dialysebehandlung erforderlich; trotzdem war eine Besserung der Nierenfunktion in diesem Zeitraum nicht zu vermerken. Es fanden sich zwar histologisch in beiden Nieren die typischen Veränderungen, aber wiederum stand das Ausmaß dieser histologischen Befunde in einem gewissen Mißverhältnis zum schweren klinischen Verlauf. Da bei den klassischen Färbemethoden noch relativ viele Tubuli gut erhalten scheinen, versuchten die Autoren mittels histoenzymatischer Methoden eine bessere Übereinstimmung mit dem klinischen Bilde zu erzielen. Sie konnten die oft beschriebene Diskrepanz durch die vorher beschriebenen Fermentfärbungen erklären. VERCILLO (1958) fand ein Absinken des Filtrates, des renalen Plasmastromes und der maximalen tubulären Sekretionskapazität; es bestand keine Korrelation zwischen Schwere der Erkrankung und Ausmaß der Nierenveränderungen. Auch wir selber sahen einen atypischen Plasmocytomfall, der ohne histologisch nachweisbare Nierenveränderungen unter dem Bilde einer Urämie verstarb (JESCHAL 1964). VORLAENDER (1962) berichtet über einen Fall mit einem Rest-N von 210 mg-% und einem Kreatininwert von 30 mg-%, ohne daß ein proliferativer Prozeß an den Glomerula nachweisbar war. Natürlich bestanden im Interstitium und im Bereich der Tubulusepithelien erhebliche Veränderungen. Es müssen also bei der Myelomniere noch funktionelle bzw. fermentative Störungen ihren Niederschlag finden, die bisher lichtmikroskopisch nicht vollständig zur Darstellung gebracht werden konnten. Eine wichtige Bedeutung dürfte hierbei der Mineralhaushalt, insbesondere das Calcium, besitzen.

Schon SARRE hat einen Fall beschrieben, bei dem sich im Verlauf einer Plasmocytomerkrankung eine hypochlorämische Acidose mit schwerer Mineralhaushaltstörung, vermehrt renalem Calciumverlust und renaler Osteopathie entwickelt hat. Auch VORLAENDER, FRITZ und ROSS (1960) berichten über die Entwicklung einer tubulären Insuffizienz bei einem Fall eines α_2-Plasmocytoms mit hochgradigem Calciumverlust und Osteoporose. MCALLUSTER und ADDISON (1961) weisen direkt auf die besonders charakteristischen tubulären Veränderungen und Nephrocalcinose hin. REUBI (1960) hatte ebenfalls schon auf die Hypercalcämie hingewiesen und das starke Durstgefühl resp. die Polyurie mit dieser Hypercalcämie in Verbindung gebracht. EISALO (1956) beschreibt einen Fall eines multiplen Myeloms, bei dem schließlich nach mehrjährigem Verlauf das Blutcalcium auf 17,6 mg-% angestiegen war, während das Gesamteiweiß nur 6,5 g-% ausmachte. Dieser Fall war gekennzeichnet durch eine ausgedehnte Osteoporose, die wegen der Rückenschmerzen mit Spontanfrakturen sowie Röntgenveränderungen im Bereich des Schädels zur Aufnahme geführt hatte. Es fand sich außerdem eine Hypercalcämie, Hypercalciurie, niedrige Blutsenkung und normaler Bluteiweißgehalt.

Bei dieser Symptomatik erhob sich natürlich sofort die Frage der *Differentialdiagnose* zwischen diesem Hyperparathyreoidismus und einem Myelom. Die Schwierigkeit dieser Differentialdiagnose ist schon von verschiedenen Autoren betont worden (Jores 1931, Caylor und Nickel 1933, Enzer und Lieterman 1935, Gill 1946, Cosgrove und Latourette 1953, McGeown und Montgomery 1956). Bei dem vorliegenden Fall (Eisalo) war in Anbetracht der Hypercalcämie, der Hypercalciurie, der niedrigen Blutsenkung, des normalen Bluteiweißgehaltes und des vermehrten Durstgefühles an einen Hyperthyreoidismus zu denken. Andererseits ist schon lange die Hypercalcämie beim Myelom bekannt, ohne daß unbedingt röntgenologische Veränderungen am Knochensystem nachweisbar sein müssen. Unter Umständen können lediglich eine Verringerung der Strahlendichte der Wirbelsäule oder Spontanfrakturen ohne erkennbare osteolytische Läsionen vorliegen. Plasma- und Harncalcium können erhöht sein (Kenny und Moloney 1957). Die Erhöhung des Plasmacalciums steht hierbei in keiner Beziehung zum Ausmaß der Hyperproteinämie oder der Knochenläsion. Eine Hypercalcämie wurde selbst bei einem Fall mit solitärem Knochenmyelom (Nassim und Crawford, 1950) und bei einem Fall ohne nachweisbare Knochenläsion (Wallerstein 1951) gefunden. In einigen Fällen erfolgte sogar eine Exploration des Halses — die Epithelkörperchen waren aber normal —, woraus die Schwierigkeit der Differentialdiagnose hervorgeht (Albright und Reiffenstein 1948, Cosgrove und Latourette 1953). Von besonderem Interesse ist hierbei, daß die Hypercalcämie auf Cortisonzufuhr ähnlich wie beim M. Boeck ansprechen kann (Merigan und Hayes 1961). Obwohl das erhöhte Blutcalcium beim multiplen Myelom ein wichtiges Symptom darstellt, ist es relativ wenig untersucht worden. Man fragt sich, ob die Myelomzellen eine parathormonartige Substanz bilden können oder ob eine verminderte Rückresorption von Phosphat, wie es McGeown und Montgomery (1956) glaubten nachweisen zu können, die Ursache ist. Auf jeden Fall dürfte in gleicher Weise wie beim Morbus Boeck die Hypercalcämie nicht allein durch die osteolytischen Herde des Myeloms erklärt werden. Diese Frage wurde in gleicher Weise auch beim Carcinom diskutiert.

Meltzer u. Mitarb. (1962) haben ebenfalls ein multiples Myelom beschrieben, das durch das klinische Bild eines Hyperparathyreoidismus mit Hypercalcämie und Pankreatitis gekennzeichnet war, während die Nebenschilddrüsen autoptisch normal waren. Es dürfte hier eine Funktionsstörung des Tubulus im Mittelpunkt stehen, wobei vor allen Dingen die Rückresorption des Phosphors eine wesentliche Rolle spielt. Schon Sirota und Hamerman (1954) haben bei einem multiplen Myelom ein Fanconi-Syndrom vom Erwachsenentyp beschrieben. Beim Fanconi-Syndrom handelt es sich um eine typisch tubuläre Erkrankung, bei der im proximalen Tubulus die glomerulär filtrierten Substanzen wie Glucose, Phosphat, Aminosäuren und Bicarbonat, möglicherweise auch Kalium und Harnsäure, nicht rückresorbiert werden. Die Ursache ist oft unbekannt; bei Kindern wird sie familiär beobachtet und oft mit einer Cystinspeicherkrankheit kombiniert gesehen. Engle und Wallis (1957) haben nun einen zweiten Fall beschrieben, der ein multiples Myelom in Verbindung mit dem Fanconi-Syndrom aufwies. Die Autoren diskutieren die Möglichkeit, daß kristallähnliche Einschlüsse innerhalb der Tubulusepithelien oder die Bence-Jones-Proteinurie mit Ablagerung in den Tubuluszellen und der reaktiven Infiltration ursächlich diesen Defekt hervorgerufen haben können. Sie haben dann noch andere Patienten mit multiplem Myelom im Hinblick auf ein Fanconi-Syndrom untersucht, indem sie mittels Papierchromatographie eine Aminoacidurie nachzuweisen versuchten. In keinem

Fall waren sie in der Lage, größere Mengen an Aminosäuren im Urin aufzufinden, obwohl in elf Fällen eine Proteinurie nach BENCE-JONES bestand. Gerade das Auftreten dieses Krankheitsbildes spricht aber dafür, daß die Ablagerung eines pathologischen Eiweißkörpers als Ursache für die Funktionsstörung einer Myelomniere in Betracht kommt.

Es kommt ursächlich für die relativ häufig zu beobachtende Hypercalcämie eine verstärkte Osteolyse durch die immer vorhandenen Myelomherde im Knochensystem oder eine sekundäre Erhöhung des Calciumspiegels infolge einer verminderten Rückresorption der Phosphate mit Absinken des Phosphatspiegels im Blut in Betracht. Als Folge der Hypercalcämie entwickelt sich eine Hypercalciurie, die wiederum auf dreierlei Weise zu einer renalen Schädigung führt:

a) Eine Steinbildung bewirkt eine Obstruktion und Infektion in den distalen Harnwegen.

b) Die Ablagerung von Calcium in den Sammelkanälchen und in den distalen tubulären Zellen sowie im interstitiellen Nierengewebe bewirkt eine Nephrocalcinose.

c) die Hypercalcämie kann die renale Funktion beeinträchtigen, selbst wenn keine Calciumablagerungen festgestellt werden können. Diese Funktionsstörung ist reversibel.

β) Proteinurie

Eines der häufigsten Symptome der Myelomniere ist neben der Polyurie und der allmählichen Entwicklung einer funktionellen Insuffizienz die Proteinurie. Die Proteinurie kommt wegen überwiegender oder ausschließlicher Ausscheidung

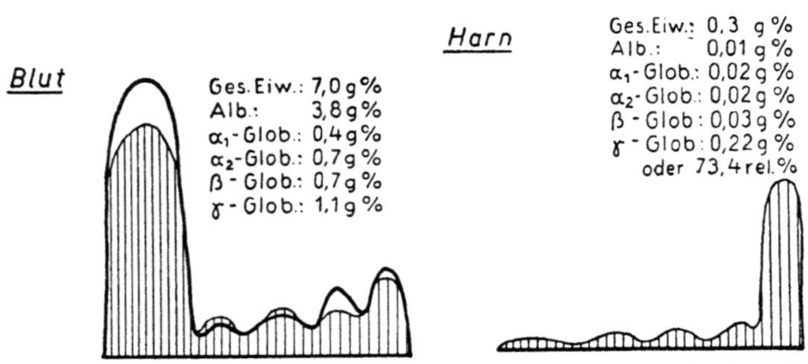

Abb. 22. Verschwinden der Gammaglobulinzacke im Blut und der Hyperproteinämie bei einem Gamma-Plasmocytom mit nephrotischem Syndrom. Das paraproteinämische Gammaglobulin wird im Urin ausgeschieden. (Aus VORLAENDER 1962)

eines Paraproteins zustande. Dieses Protein braucht die für den Bence-Jonesschen Eiweißkörper typische Löslichkeit beim Erwärmen nicht unbedingt aufzuweisen. Die elektrophoretische Untersuchung des Urins gestattet aber in den meisten Fällen, das Paraprotein entweder allein oder in Kombination mit anderen Eiweißfraktionen nachzuweisen (Abb. 22). Die Proteinurie kann massiv oder äußerst diskret sein. Das Urinsediment kann auch Zylinder enthalten. Wenn celluläre Elemente sich im Sediment befinden, besteht meistens eine Superinfektion, die relativ häufig zu beobachten ist. Das multiple Myelom stellt daher eine Disposition für die Entwicklung einer Pyelonephritis dar, worauf schon GLENCHUR, ZINNEMAN und HALL (1959) hingewiesen haben. Erstaunlich ist eigentlich, daß bisher kaum Mitteilungen darüber vorliegen, ob im Harnsediment Myelomzellen nachweisbar sind, was eigentlich erwartet werden könnte. Lediglich PROWSE und BLECHER (1962) berichten über einen Fall, bei dem es gelang, auch im Urinsediment typische Myelomzellen nachzuweisen (Abb. 23). Wahrscheinlich sind diese Myelomzellen infolge Transsudation durch die Tubuluszellen hindurch in den Urin gelangt. Es konnten nämlich keinerlei plasmocytäre Veränderungen im Bereich der Harnwege nachgewiesen werden.

Besonderes Interesse beansprucht natürlich der Bence-Jones-Eiweißkörper, der als Paraprotein im Harn von paraproteinämischen Erkrankungen vorkommt. Die Häufigkeit des Vorkommens wird im Schrifttum außerordentlich

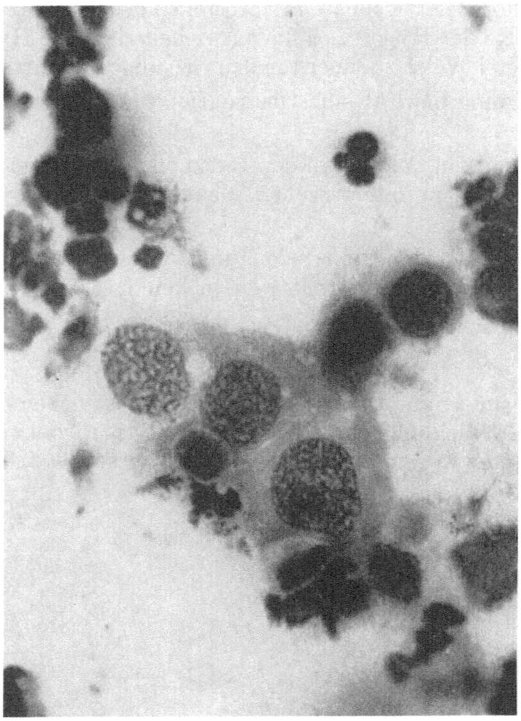

Abb. 23. Darstellung von Plasmazellen im Urinsediment mit basophilem Cytoplasma, großen runden oder ovalen Nucleolen. Da in den ableitenden Harnwegen kein Plasmocytom nachgewiesen werden konnte, muß man annehmen, daß die Myelomzellen durch Exsudation in den Urin gelangt sind. Man sieht drei Myelomzellen im Mittelpunkt des Bildes. (Aus PROWSE und BLECHER 1962)

unterschiedlich angegeben. Sie liegt zwischen 8 und 87% (KENNY und MOLONEY 1957).

Wesentlich dürfte die Häufigkeit von der Methode des Nachweises abhängig sein. Beim Bence-Jones-Eiweißkörper handelt es sich um ein echtes Paraprotein mit einem Molekulargewicht von 35000—37000. Dieser Eiweißkörper liegt in der Größenordnung weit unter der Porengröße des Glomerulusfiltrates und kann somit ohne weiteres filtriert werden. Dementsprechend findet man auch eine parallele Ausscheidung dieses Eiweißkörpers mit dem Kreatinin. Weitere elektrophoretische Untersuchungen im Urin beim Plasmocytom haben nun ergeben, daß der Bence-Jonessche Eiweißkörper sehr viel häufiger vorkommt, als man allein auf Grund der Kochprobe oder einer ihrer Modifikationen annehmen mußte. Interessanterweise liegt auch der Prozentsatz der Paraproteinausscheidung bei cytologisch gesicherten Plamocytomen ohne Paraproteinämie wesentlich höher als bei den Plasmocytomen, die mit paraproteinämischen Serumveränderungen verlaufen (MOELLER 1955, RIVA 1957, WEICKER und HUHNSTOCK 1962 u.a.). Die von BENCE-JONES 1848 erstmals beschriebene, nach ihm benannte atypische Harnproteinkörperausscheidung hat auch heute noch für die Diagnostik paraproteinämischer Erkrankungen große praktische Bedeutung; dies gilt besonders für solche Fälle, deren Serumproteinbefund uncharakteristisch ist, so daß erst der Nachweis eines Paraproteins im Harn die Diagnose sichert (MOELLER 1955, RIVA 1957). Bis vor wenigen Jahren galt die Definition einer Präcipitation in einem relativ niedrigen Temperaturbereich sowie Löslichkeit des Niederschlags in der Hitze als obligate Eigenschaft für die Annahme eines Bence-Jonesschen Proteins als unabänderlich. RIVA (1959) zeigte nun erstmals, daß die Hitzelöslichkeit des Bence-Jones auch fehlen kann. In jüngerer Zeit wurde dieser Befund auch von anderen Autoren bestätigt (PHLIPPEN 1961). Trotzdem erscheint es zweckmäßig — worauf besonders PHLIPPEN hinweist —, die Bezeichnung Bence-Jones-Proteinurie und Paraproteinurie synonym weiter zu verwenden, unabhängig davon, ob ein hitzelösliches oder ein hitzeunlösliches Paraprotein vorliegt. Hierunter würde man auch die von WEICKER und HUHNSTOCK (1962) nachgewiesenen anderen Eiweißkörper subsummieren. Es wäre daher zu empfehlen, ältere Nachweismethoden gegebenenfalls durch neuere elektrophoretische Untersuchungen des Harnes unter Umständen zu ersetzen. Gerade die Elektrophorese des Harnes gilt heute als sicherste Methode, die auch in Zweifelsfällen die Unterscheidung einer Paraproteinurie von einer gewöhnlichen Proteinurie gestattet. Trotz zahlreicher Untersuchungen besteht hinsichtlich der Frage, ob das Bence-Jonessche Protein ein Abbauprodukt des Serumparaproteins darstellt, oder ob es von diesem gebildee wird, noch keine endgültige Klarheit. Es existieren bisher neun verschiedent übliche Nachweismethoden (PHLIPPEN).

1. Sulfosalicylsäureprobe;
2. Essigsäurekochprobe;
3. Salpetersäureprobe;
4. Probe mit Esbach-Reagens;
5. Bence-Jonessche Kochprobe mit und ohne Kochsalzzusatz;
6. Sandkühlersche Ringprobe (Hitzefiltration nach SNAPPER, TURNER und MOSCHCOWITZ);
7. Zentrifugiermethode nach JAKOBSON und MILDNER;
8. Urinelektrophorese;
9. Probe nach PURDY.

PHLIPPEN untersuchte 20 Myelomfälle vergleichend und konnte elektrophoretisch insgesamt bei zwölf ein Paraprotein nachweisen. Bei Anwendung der angesäuerten Kochprobe fand sich nur in fünf dieser nachgewiesenen Fälle ein Niederschlag. Wurde nun die Kochprobe ohne vorherige Ansäuerung durchgeführt, so erhöhte sich die Zahl des positiven Bence-Jones-Eiweißkörpers um zwei weitere. Diese fälschlich negativen Proben konnten auch durch Zugabe von gesättigter Kochsalzlösung positiv werden, aber nicht nur diese, sondern auch weitere Proben, die sowohl ohne als auch mit Ansäuerung negativ ausfielen, zeigten nach Kochsalzzugabe eine eindeutige Präcipitation des Bence-Jones-Eiweißes (Tabelle 12). So erhöhte sich mittels Kochsalzzugabe die Zahl der positiven Niederschläge vom Bence-Jones-Eiweiß auf zwölf von insgesamt 20 untersuchten Myelompatienten, während sich durch bloße Ansäuerung der Harnproben die Nachweisgrade sogar verringerten (Tabelle 13). Die nach Kochsalzzugabe positiven Proben auf Bence-Jones-Eiweiß entsprachen daher sowohl den positiven elektrophoretischen Harnbefunden als auch den in gleicher Weise positiven chemischen Eiweißreaktionen mit Sulfosalicylsäure-Esbach-Reagens. PHLIPPEN glaubt sogar, daß eine negative Sulfosalicylsäureprobe nach

Tabelle 12. *Schema zum Nachweis von Bence-Jones-Eiweiß.* (Nach R. PHLIPPEN 1961)

Nativ-Urin + Sulfosalicylsäure

positiv — negativ (Eiweiß negativ + Bence-Jones-Eiweiß negativ)

Erhitzen bis zum Siedepunkt

löslich — unlöslich

löslich: Albumosen — Bence-Jones-Eiweiß

Klärung durch
↓
Urin-Kochprobe
(nach Zusatz von Kochsalz und Essigsäure)

negativ (Albumosen) — positiv (Bence-Jones-Eiweiß)

unlöslich: Bence-Jones-Eiweiß — banales Eiweiß

Klärung durch
↓
Urin-Elektrophorese

Isolierte Bande (Bence-Jones-Eiweiß) — Multiple Banden mit vorwiegend Albumin (banales Eiweiß)

den bisherigen Erfahrungen das Vorhandensein eines Paraproteins ausschließt. Weitere Untersuchungen einschließlich der Urinelektrophorese sind dann nicht mehr erforderlich. Es konnte auch von ausländischen Untersuchern festgestellt werden, daß die früher von BENCE-JONES als charakteristisch angesehene Hitzelöslichkeit keineswegs obligat ist. Bei fehlender Hitzelöslichkeit

Tabelle 13. *Treffsicherheit der einzelnen Methoden zum Nachweis von Bence-Jones-Eiweiß, geprüft an 20 Myelomfällen.* (Nach R. PHLIPPEN 1961)

Nachweismethode	Niederschlagsbildung	Völlige bzw. teilweise Hitzelöslichkeit
ohne Ansäuerung	7	7
ohne Kochsalz		
Bence-Jones mit Ansäuerung		
ohne Ansäuerung	5	5
Mit Ansäuerung		
mit Kochsalz	12	10
Sandkühler-Ringprobe	5	5
Purdy-Probe	11	9
„Umgekehrte Ringprobe" . .	12	10
Urinelektrophorese		
Paraproteinbande	12	—

entscheidet die Urinelektrophorese über das Vorhandensein eines Paraproteins. Andererseits erscheint es zweckmäßig, auch hitzeunlösliche Paraproteine im Harn als Bence-Jones-Eiweißkörper zu bezeichnen. Es kann sich hierbei beispielsweise um die Mischung verschiedener Eiweißkörper handeln, die dann nicht wieder in Lösung gehen. In derartigen Fällen von einer Mischproteinurie bleibt bei der Papierelektrophorese nach GRASSMANN und HANNIG (1952) die Paraproteinfraktion als schmalbasiger hoher Gradient erkennbar, während die Albuminkomponente sehr viel kleiner ist. EFFERSØE und TIDSTRØM (1957) haben eine neue Nachweismethode mit verschiedenen Konzentrationen von Kaliumphosphat angegeben, die sich aber nicht eingebürgert hat. Wichtig erscheint noch der Hinweis von HUHNSTOCK (1962), daß der im klinischen Laboratorium neuerdings viel verwendete Albustix-Test die diagnostisch besonders wichtige Paraproteinurie beim Plasmocytom und bei Makroglobulinämie nicht erfaßt. Der Schnelltest versagt hierbei völlig und es wird nur die Begleitalbuminurie erfaßt. Dieser und andere Schnellteste können daher nicht für die Routineanwendung bei Plasmocytomverdacht, insbesondere bei älteren Menschen, empfohlen werden. Nach RIVA (1959) fand sich bei insgesamt 60 Myelomfällen nur in 20 eine Paraproteinurie. Interessanterweise fand auch RIVA in Übereinstimmung mit unserer früheren Feststellung in diesen Fällen in der Serumelektrophorese nur uncharakteristische Veränderungen. Hierbei soll das gesamte Paraprotein das Nierenfilter passieren, so daß die Paraproteinämiezacke elektrophoretisch verschwindet und im Urin wieder auftaucht. Bei diesen Fällen ist nicht nur das elektrophoretische Bluteiweißbild normal, sondern es findet sich auch eine normale Blutsenkung (NEUBAUER, ZÁHOR und MOSCECOVIE 1962, BRÜDIGAM und MOELLER 1957). Besonders bedeutungsvoll sind die Untersuchungen von ZINNEMAN, GLENCHUR und GLEASON (1960). Unter anderem hatten sie neun Fälle mit Plasmocytom, bei denen die Serumelektrophorese keinen Hinweis auf ein Paraprotein bot. Jedoch zeigten alle neun Patienten typische Plasmocytomkonstellationen in der Urinelektrophorese. Einige dieser Patienten kamen zur Autopsie und es fand sich eine Proteinablagerung in den Tubuli. Andere Untersuchungen mit der üblichen Elektrophorese, auch mit der Stärke-Gel-Elektrophorese bzw. der Immunoelektrophorese erbrachten bei verschiedenen Untersuchungsreihen abnorme Urinproteine unterschiedlicher Intensität, die zum Teil nur mit differenzierten Methoden erfaßbar waren. (CAZAL u. Mitarb. 1962, ENGLE u. Mitarb. 1961, HERMANN u. Mitarb. 1962, OWEN und GOT 1960, STEVENSON 1960, WEICKER und HUHNSTOCK 1962, WIEME 1956).

DRIVSHOLM (1961) untersuchte die Halbwertzeit von Bence-Jonesschem Eiweißkörper bei zehn Patienten mittels Etikettierung der atypischen Eiweißfraktion durch C 14 enthaltende Glycine. Es zeigte sich, daß die Halbwertzeit bei den Uroproteinen des Plasmocytoms 0,8—4 Tage betrug, bei den Myelomproteinen im Serum war sie länger und betrug im Mittel 4,5—15 Tage. Sie war bei den verschiedenen Myelompatienten außerordentlich unterschiedlich. DRIVSHOLM glaubt daher, daß es nicht wahrscheinlich ist, daß die Uroproteine aus den Paraproteinfraktionen des Plasmas hervorgehen, wie es andererseits von OSSERMAN und LAWLOR (1961) angenommen wurde. Diese Autoren bestimmen im Serum immunoelektrophoretisch eine typische Präcipitationslinie. Diese gleiche Linie konnte auch durch Zugabe des Uroproteins zum Serum des gleichen Patienten verstärkt werden und war für das Bence-Jonessche Protein typisch. DRIVSHOLM (1961) glaubte, daß auch das Uroprotein in gleicher Weise wie das Paraprotein des Serums in den Plasmazellen gebildet wird. Auch FINE u. Mitarb. (1961) zeigten, daß die gleichen Antikörper mit dem Serum und Harnparaglobulin reagierten, so daß angenommen werden kann, daß es sich immunologisch um den gleichen Eiweißkörper handelt. OSSERMAN und LAWLOR (1961) sind sogar der Meinung, daß man 97% aller Fälle eines Plasmocytoms bzw. einer Eiweißanomalität erfassen kann, wenn man gleichzeitig die Blut- und Urinelektrophorese durchführt.

Die immer wieder berichtete Beobachtung des sog. normoproteinämischen Plasmocytoms (EFFERT u. Mitarb. 1960) bestätigt die von uns schon früher geäußerte Auffassung, daß im Urin ausgeschiedenes Paraprotein aus dem Blut stammen muß, da es sonst nicht erklärbar wäre, daß ausgerechnet bei den Fällen mit paraproteinämischer Nephrose die Bluteiweißwerte normal sind. Bei chromatographischer Untersuchung des Harneiweißes fanden ALTHAMMER und SCHMIDT (1962) Cystein, Ornithin und Oxylysin, wobei gleichzeitig ein verstärkter Anfall von Ornithin und Ammoniak als Ursache einer Urämie diskutiert wird. Schneiderbaur und Rettenbacher (1962) fanden in 15 von 18 Fällen eine Übereinstimmung zwischen der Paraproteinfraktion des Blutes und des Harnes. Einmal ließ sich eine im Serum nicht vorhandene Nachfraktion von 14,1% nachweisen. Hierdurch wird die Annahme eines Zerfalles von Plasmacytomproteinen während der Nierenpassage gestützt. Lachnit, Reinhardt und Tretenhahn (1957) haben sich ebenfalls ausführlich mit diesen Fragen auseinandergesetzt und gezeigt, daß der Bence-Jonessche Eiweißkörper ziemlich konstant unabhängig vom Tag- und Nachtrhythmus oder sonstigen aktuellen Reaktionen im Harn ausgeschieden wird. Mit auffallender Gesetzmäßigkeit konnten sie eine gleichbleibende Ausscheidung von ungefähr 7,7 g/Tag feststellen. Es bestand auch eine Unabhängigkeit von der Diurese, d.h. bei erhöhter Diurese nahm die Konzentration ab, während die Gesamtausscheidung gleichblieb. Trotz dieser starken Proteinurie war die Nierenfunktion völlig normal und das Nierenfilter erwies sich gegenüber einem Angebot von Albumin als sehr dicht. Auch die verhältnismäßig geringe Wirkung von Prednisolon unterscheidet diese Proteinurie von jener bei einer echten Nephrose. Die Autoren kommen zu der Auffassung, daß man bei ihrem Fall noch nicht von einer Nierenerkrankung, ja nicht einmal von einer Nierenschädigung sprechen kann. Man muß annehmen, daß noch ein funktionstüchtiges Organ vorliegt, das auf Grund einer anderen Erkrankung (Eiweißstoffwechselstörung des Myeloms) im Rahmen dieses abnormen Geschehens wahrscheinlich passiv ein niedermolekulares Eiweiß ausscheidet. Dies gilt aber nur für das untersuchte Frühstadium der Myelomniere. Es ist absolut denkbar, daß nach jahrelangem Bestehen der Erkrankung eine echte Nierenschädigung auftritt, die dann als Myelomniere zu bezeichnen wäre. Auch bei diesem Fall stand einer hohen Eiweißausscheidung (7,7 g/Tag = 12‰ Esbach) ein Gesamteiweiß von 5,33 g-% gegenüber, wie wir es früher schon beschrieben hatten. Auch Fronescu und Orchinciuc (1960) beobachteten eine Proteinurie bis 14 g-‰. Da übereinstimmend in allen Fällen mit einer hohen Eiweißausscheidung das Paraprotein im Serum verschwunden war und das Gesamteiweiß sich vermindert hatte, erscheint unseres Erachtens der Rückschluß gerechtfertigt, daß das Paraprotein doch aus dem Serum stammt.

Die von vielen Autoren übereinstimmend getroffene Feststellung, daß gerade bei den Fällen, bei denen eine erhebliche Proteinurie besteht, keine Paraproteinämie feststellbar ist, erscheint von großer praktischer Bedeutung, da bei diesen Patienten kein *i.v. Pyelogramm* durchgeführt werden sollte, worauf zuerst Brüdigam und Moeller (1957) in der deutschen Literatur hingewiesen haben. Im Jahre 1954 waren es Bartels, Brun, Gammeltoft und Gørup (1954), die über einen Patienten mit multiplem Myelom berichteten, der unmittelbar nach einer i.v. Pyelographie eine akute tubuläre Insuffizienz entwickelte. Zwei weitere Patienten mit Myelom, bei denen das i.v. Pyelogramm wahrscheinlich zu einer Oligurie oder Anurie geführt hat, wurden vorher schon von Myrhe, Brodwall und Knutsen (1955) in der skandinavischen Literatur mitgeteilt. In beiden Fällen bestand eine erhebliche Proteinurie, die im ersten Fall 18,5 und im zweiten Fall 12‰ ausmachte. Die Nierenfunktion war aber vor Durchführung des Pyelogramms normal, da eine normale Konzentrationsfähigkeit und normaler Harnstoffspiegel im Blut nachweisbar waren. Auch Killmann, Gjørup und Thaysen (1957) beobachteten eine tödliche Anurie im unmittelbaren Anschluß an eine i.v. Pyelographie, so daß diese Autoren ebenfalls zu der Auffassung kommen, daß bei einem Myelom unbedingt ein i.v. Pyelogramm vermieden werden sollte. Über einen weiteren Fall berichten dann Perillie und Conn (1958). Diese Autoren glauben, daß bei der Anwesenheit einer Proteinurie nach Bence-Jones durch eine Dehydrierung infolge Fasten und Abführen in Verbindung mit einer abdominalen Kompression, wie sie ja bei den Pyelogrammen üblich ist, es zu einer intratubulären Präcipitation des Urineiweißes kommt. Diese Auffassung stützt sich vor allem auf Beobachtungen von ADDIS (1948), der eine Anurie bei einem Patienten mit Myelom beobachtet hat, nachdem durch Abführmittel eine Dehydrierung erfolgt war. Ähnliches wurde von KILLMANN, GJØRUP und THAYSEN (1957) berichtet, bei denen eine akute Niereninsuffizienz beobachtet wurde, die sich im Anschluß an starkes Erbrechen und Übelkeit entwickelt hatte. Die Autoren sind der Auffassung, daß allein die Anwesenheit von großen Mengen abnormalen, leicht präcipitierbaren Eiweißes genügt, um in Verbindung mit einer Dehydrierung einen Verschluß durch Eiweißzylinder hervorzurufen.

BRÜDIGAM und MOELLER (1957) beobachteten bei einem 46jährigen Patienten mit Myelom eine ungewöhnliche allergische Reaktion nach Injektion von 1 cm^3 Kontrastmittel, die eigentlich als Testinjektion gedacht war.

Bei diesem Fall lag eine ungeklärte Proteinurie, keine erhöhte Blutsenkung, niedriges Gesamteiweiß und eine mäßige Anämie vor. Die Anämie war durch eine intestinale Blutung erklärt, deretwegen der Patient eingewiesen worden war. Zur Aufklärung der unklaren Proteinurie war ein Pyelogramm beabsichtigt und es erfolgte eine i.v. Testinjektion von 1 cm^3 Perabrodil. Im Anschluß daran kam es zu einem Kollapszustand mit Schweißausbruch, Blutdruckabfall auf 60/40 und kleinem frequenten Puls. Innerhalb von 20 min gelang es, diesen bedrohlichen Kollapszustand zu beherrschen. Im Anschluß an diesen kurzdauernden Schock entwickelte sich eine schwere Niereninsuffizienz, bei der auffällig war, daß es innerhalb kurzer Zeit zu einem erheblichen Anstieg des Kreatinins mit urämischem Mundgeruch und starken subjektiven Erscheinungen kam. Die Untersuchung des Serum- und Urineiweißes zeigte in allen Urinportionen elektrophoretisch eine hohe Gamma-Globulinzacke, wobei die Ausscheidung der kleinmolekularen Albumine immer geringer wurde, was durch eine schlechte Nierenfunktion erklärt werden könnte (Abb. 24). Der Anteil der Gammaglobuline im Urin stieg von 47,4 über 69,5 auf 86,0% an. Auch hier fanden sich histologisch in den Harnkanälchen massive Eiweißausfällungen, wobei die Kanälchendichtungen stark erweitert waren. Das histologische Bild entsprach weitgehend der sog. hyalintropfigen Speicherung und es ließ sich innerhalb der Eiweißcylinder als auch innerhalb der Epithelien eine Anzahl doppelbrechender Eiweißkristalle nachweisen. Diese Eiweißcylinder finden sich vorwiegend in den proximalen Kanälchenanteilen (Abb. 25), gleichzeitig ist das Interstitium beträchtlich verbreitert, teils infolge mäßiger Faservermehrung, stärker jedoch durch eine Lockerung und ödematöse Durchtränkung des Gewebes. Azanrote Granula und etwas gröbere Eiweißschollen stehen möglicherweise in Beziehung zu den Lymphgefäßen.

Der besonders unglückliche Verlauf dieser Urämie wurde von uns durch die Kombination von drei Noxen erklärt. In erster Linie handelt es sich um die typische tubuläre Schädigung der sog. Plasmocytomniere infolge Ausscheidung und Rückresorption pathologischer Eiweißkörper. Dementsprechend fanden sich auch Eiweißausfällungen in den erweiterten Tubuli und verbreiterten Interstitium sowie schwere Veränderungen im Bereich der Tubulusepithelien. Auch sah man in den Epithelien die Einlagerung von Eiweißkristallen, wie sie von BRASS (1943) schon beschrieben worden sind. Diese dürften einem pathologischen Eiweißkörper entsprechen, der die tiefere Ursache der tubulären Insuffizienz beim Myelom darstellen soll, da hierdurch erhebliche Reaktionen im Interstitium der Niere hervorgerufen werden. Weiterhin sah man im histologischen Bild Verquellungen der Glomerulusschlingen, Verbreiterung der Grundmembran und Eiweißausfällung in den Kapselblättern. Ob diese glomeruläre Eiweißausscheidung auf das Myelom zurückzuführen ist oder auf dem Boden einer Überempfindlichkeit sich abgespielt hat, muß ungeklärt bleiben. Außerdem ist eine tubuläre Schädigung durch die vorhergehende intestinale Blutung anzunehmen und schließlich hat die Überempfindlichkeitsreaktion auf Perabrodil als auslösende Ursache einer irreversiblen Urämie gewirkt. Es ist sehr wahrscheinlich, daß ohne dieses akute Ereignis sich ebenfalls eine Niereninsuffizienz entwickelt hätte. Es muß aber auch unterstellt werden, daß es zum sofortigen Exitus letalis gekommen wäre, wenn die volle

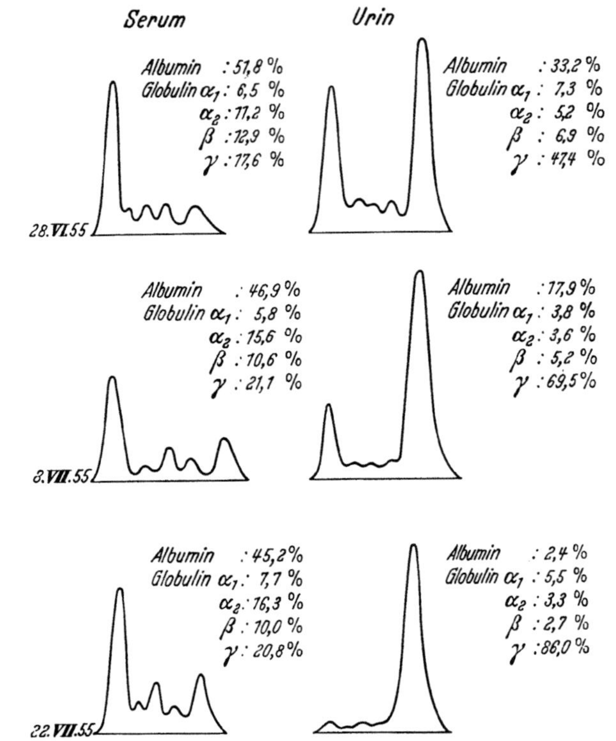

Abb. 24. Elektrophoretogramme des Serum- und Urineiweißes, mit Übergang der Proteinurie vom „Nephrosetyp" zum „Serumtyp". Es handelt sich um ein Plasmocytom in Verbindung mit einem anaphylaktischen Schock infolge Kontrastmittelunverträglichkeit. (Aus BRÜDIGAM und MOELLER 1957)

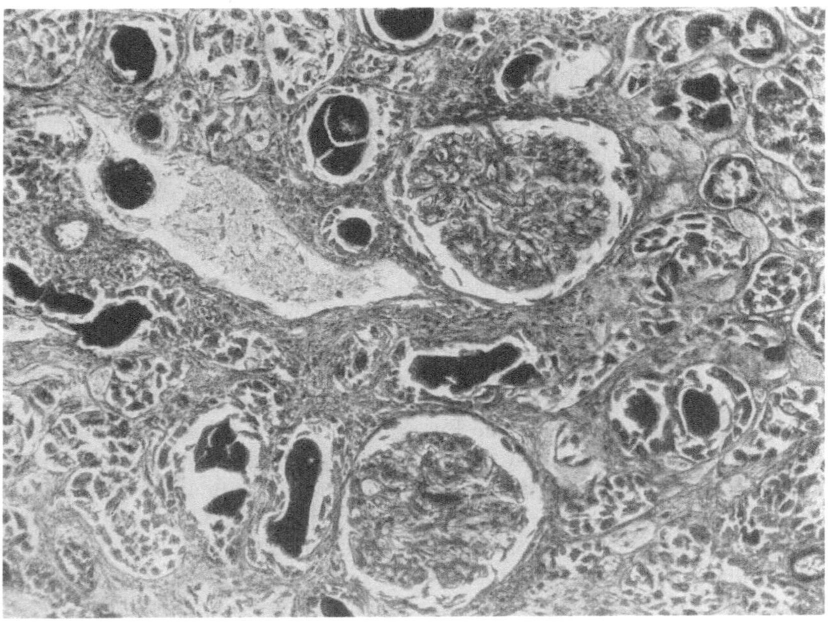

Abb. 25. Histologisches Bild der Nieren (Azanfärbung, Vergr. 800fach) mit hochgradigen Coacervatbildungen in den Harnkanälchen und schweren Veränderungen der Tubulusepithelien, sowie beträchtlicher Verbreiterung des Interstitium. Die Glomeruli zeigen eine mäßige bis deutliche Verquellung der Gefäßschlingen. Die Grundmembranen erscheinen verbreitert, die parietalen Kapselblätter sind mit Eiweißbestandteilen imprägniert und geringgradig verdickt. Die vorliegenden Nierenschädigungen entsprechen einer kombinierten Läsion durch das Myelom und durch einen anaphylaktischen Schock. (Aus BRÜDIGAM und MOELLER 1957)

Dosis des Perabrodils (20 cm³) injiziert worden wäre. Diese Beobachtung allein genügt unseres Erachtens, um in jedem Falle eine Vorprobe mit 1 cm³ Kontrastmittel durchzuführen, da nur hierdurch leichte Überempfindlichkeitsreaktionen erfaßt werden können, was forensisch von großer Bedeutung sein kann.

Tabelle 14. *Todesfälle bei Myelom in Anschluß an ein i.v. Pyelogramm.* (Nach W. SCHEITLIN u. Mitarb. 1960)

	Kontrastmittelausscheidung	Vorbestehende Nierenfunktion	Urinvol./24 Std	Verlauf
BARTELS (1954)	schlecht	Bl.-Harnst. 81 mg-%	40 Tage unter 100 cm³	Exitus am 40. Tag nach 3 Dialysen
MYHRE (1956a)	gut	Bl.-Harnst. 30 mg-%	um 200 cm³	Exitus am 11. Tag
MYHRE (1956b)	gut gut	Bl.-Harnst. 36 mg-% Urea-Cl. 86%	Anurie, 1 Liter nach 2 Wochen 2,5 Liter nach Monaten	Exitus nach 4 Mon., Bl.-Harnst. 115 mg-%, (Exitus nicht renal)
KILLMANN (1957)	gut	Urea-Cl. 82%	Anurie-Oligurie max. 155 cm³	Exitus am 9. Tag
PERILLIE (1958)	gut	Bl.-Harnst. 23 mg-%	erste 6 Tage ?, später 0,5 bis 1 Liter	progr. Nierenversagen, Exitus nach 3 Mon.
SCHEITLIN u. Mitarb. (1960)	schlecht	Rest-N 44,4 mg-%, Phenolrot 10% in 35 min	Anurie-Oligurie max. 450 cm³	Exitus am 19. Tag nach einer Dialyse
BRÜDIGAM u. MOELLER (1957)	Schock nach 1 cm³ Kontrastmittel	Rest-N 38,4 mg-%	Oligurie 600—800 cm³	Exitus nach 1 Mon.

Verschiedentlich war schon der Vorschlag gemacht worden, vollständig auf die Vorprobe zu verzichten, da die allergischen Reaktionen bei Pyelogrammen so selten seien. Im allgemeinen wird die Komplikation bei der i.v. Pyelographie mit 9‰ beziffert, wobei es sich fast immer um Schocktodesfälle innerhalb 1 Std handelt. Ein vorübergehender Blutdruckabfall als Gefäßreaktion auf das Kontrastmittel oder eine Nierendurchblutungsstörung als Folge der häufig angewandten abdominalen Kompression kann unseres Erachtens lediglich einen leichten reversiblen tubulären Schaden setzen. Immerhin ist aber in unserem Fall durch eine kurzdauerende Gefäßinsuffizienz resp. kurzdauernden Schock eine tödliche Urämie beobachtet worden. Um so auffälliger ist, daß es bei den bisher beobachteten Myelompatienten mit einem akuten Nierenversagen nach i.v. Pyelogrammen in allen Fällen zum Exitus gekommen ist, wobei der Exitus bei MYHRE u. Mitarb. (1955) erst 4 Monate nach dem Pyelogramm nicht renal erfolgte. In allen anderen Fällen konnte der Exitus trotz Einsatz einer Dialyse nicht aufgehalten werden. Bei keinem dieser Patienten konnte die akute Urämie auf eine Hypercalcämie oder eine Obstruktion der abführenden Harnwege durch Konkremente zurückgeführt werden (Tabelle 14).

Es ist unwahrscheinlich, daß eine vorher bestehende schlechte Nierenfunktion für diese Komplikationen verantwortlich gemacht werden muß, da in fast allen Fällen eine gute Nierenfunktion bestanden hat. Auffällig ist, daß häufig dort eine massive Proteinurie mit Ausscheidung pathologischer Eiweißkörper bestanden hat, wo sie gesucht wurde. In keinem der bisher beschriebenen Krankheitsverläufe war der Nierenfunktionsausfall reversibel, und es blieb daher auch die für die akute Tubulusnekrose typische Polyurie aus. Von besonderer Bedeutung ist die Mitteilung von BARTELS u. Mitarb. (1954), die einen anurischen Patienten über 40 Tage durch drei Behandlungen mit der künstlichen Niere am Leben erhalten konnten, ohne daß es auch nur zu der geringsten Zunahme der Urinausscheidung gekommen wäre. Auch SCHEITLIN u. Mitarb. (1960) glauben, daß es durch die i.v. Injektion von Röntgenkonstrastmittel möglicherweise zu einer verstärkten Ausfällung von pathologischen Eiweißkörpern in das Tubuluslumen und damit auch zu einer für die Myelomniere charakteristischen Zylinderbildung kommt. Es ist auffällig, daß in allen mitgeteilten Fällen von Anurie bei Myelompatienten nach i.v. Pyelographie Tubuluszylinder beschrieben worden sind. Dies ist allerdings jeweils in mehr oder weniger ausgeprägtem Maße der Fall. Eine akute Tubulusnekrose auf Grund einer Durchblutungsstörung scheidet nach dem klinischen Verlauf aus. Die langsam fortschreitende Urämie könnte nach Auffassung von SCHEITLIN u. Mitarb. ebenfalls eine Blockierung der Tubuli durch Zylinderbildung erklären. Da ähnliche Urämien auch bei Patienten mit Exsiccose oder Hypertonie beobachtet wurden, müßte auch hier eine vermehrte Zylinderbildung angenommen werden.

Nach unserer Auffassung stellt die Myelomniere eine erheblich vorgeschädigte Niere dar, bei der eine geringe zusätzliche Schädigung ausreicht, um dann eine irreversible komplette tubuläre Urämie hervorzurufen. Eine Regeneration der Tubulusepithelien erscheint auf Grund des ausgedehnten interstitiellen Prozesses nicht mehr möglich zu sein, so daß unseres Erachtens nicht unbedingt eine Zylinderbildung als Erklärung der Urämie erforderlich ist. Auch scheint die Anurie nach i.v. Pyelographie ein relativ seltenes Ereignis zu sein, wie wir selbst beobachten konnten, da sonst derartige Zwischenfälle wesentlich häufiger berichtet worden wären. Daß es nicht in jedem Falle eines Myeloms nach i.v. Pyelographie zu einer Anurie bzw. Urämie kommt, konnten wir selbst ebenfalls beobachten.

Es ist natürlich an dieser Stelle nicht möglich, ausführlich auf die *Behandlung* des Plasmocytoms einzugehen. Wir möchten andererseits aber doch darauf hinweisen, daß vor allen Dingen nach Mitteilung italienischer Autoren es unter einer Behandlung mit hohen Dosen Cortison (1. Woche 200 mg, 2. Woche 150 mg/die, 3. Woche 100 mg/die, 4. Woche 50 mg/die, dann 10 Tage in jedem Monat 20 mg) zu einer auffallenden Besserung des Zustandes kommen kann, wobei die Proteinurie nach BENCE-JONES verschwindet (GUGLIELMO, 1960; BÀGUENA, CANDELA, FORTEZA-BOVER, 1962). Die Angaben bezüglich des Rest-N sind allerdings unterschiedlich. Während einmal über eine weitere Zunahme des Rest-N berichtet wird, haben BAGUENA u. Mitarb. (1962) auch einen Abfall des Rest-N beobachtet. GUGLIELMO (1960) bezeichnet sogar das Auftreten eines erhöhten Rest-N als Kontraindikation für die Prednisonmedikation. Bei einer hohen Prednisondosierung ist theoretisch mit einer weiteren Decalcifizierung des Skelets zu rechnen, die unter Umständen zu einer Hypercalcämie führt, aus deren Folge sich dann wiederum eine Nierensuffizienz entwickeln kann. Nach SANDKÜHLER (1956) entsteht die für das Myelom charakteristische Osteoporose keineswegs rein mechanisch durch eine Tumorosteolyse, sondern es handelt sich wahrscheinlich um eine allgemeine Stoffwechselstörung, die wohl in der Beeinträchtigung des Proteinstoffwechsels ihre Ursache hat. Auf jeden Fall dürfte eine stärkere Flüssigkeitsausscheidung unbedingt erforderlich sein, um eine Ausfällung von Calcium oder Eiweiß zu verhindern. Meistens ist die Polyurie Symptom einer Hypercalcämie. Auch SANDKÜHLER weist darauf hin, daß eine Verminderung des Bence-Jones-Proteins im Urin schon häufig beschrieben worden ist (SNAPPER, TURNER und MOSCOVITZ (1953); HEILMEYER (1949). In gleicher Weise wie bei der Sarkoidose und auch bei der Vitamin D-Vergiftung führt entgegen den theoretischen Erwartungen die Gabe von hohen Dosen Cortison oder ähnlichen Präparaten zu einer Verringerung des Plasmacalciums (MERIGAN und HAYES, 1961), wie wir selbst in eigenen Beobachtungen nachweisen konnten. Es scheint sich hierbei aber um eine unspezifische Reaktion zu handeln, da die Hypercalcämie sowohl beim Carcinom als auch bei der Sarkoidose wie auch beim Myelom bei hohen Cortisondosen sich wesentlich zurückbilden kann. Hieraus resultiert dann eine Besserung der Beschwerden und der Nierenfunktion.

b) Niere bei Makroglobulinämie (Waldenström)

Es ist das Verdienst WALDENSTRÖMS (1948), auf ein besonderes Krankheitsbild hingewiesen zu haben, das durch starke Vermehrung der Serumgammaglobuline gekennzeichnet ist und demzufolge als typische Paraproteinämie mit einer Nierenbeteiligung einhergehen kann. Diese Nephropathie ist mit der Myelomniere nahe verwandt, aber längst nicht so häufig. Von dieser Krankheit werden vorwiegend ältere Menschen, besonders im 5.—7. Dezennium betroffen und Männer bevorzugt. Der jüngste aus der Literatur bekannte Patient war etwa 30 Jahre alt. Die Beschwerden, die den Patienten zum Arzt führen, sind im einzelnen wenig charakteristisch. Schon länger bestehende allgemeine Schwäche, Müdigkeit, Blässe, Kurzatmigkeit, Nasenbluten oder Blutungen aus dem Zahnfleisch werden angegeben. Auch sind Blutungen vor allem nach Zahnextraktionen außerordentlich lange anhaltend. Weiterhin ist die Krankheitsgeschichte durch eine immer wieder rezidivierende Purpura mit Sitz an den unteren Extremitäten gekennzeichnet. Die Serumgammaglobuline machen 30% und mehr des Totaleiweißes aus. Seither wird dieses Syndrom auch Waldenströmsche hyperglobulinämische Purpura genannt (MIESCHER und VORLAENDER 1961). Nach längerem Bestehen sind die befallenen Hautpartien meist stark pigmentiert, im Blut findet sich eine außerordentlich stark beschleunigte Senkungsreaktion und pathologische Serumlabilitätsproben, die auf eine Dysproteinämie resp. Paraproteinämie hinweisen. Der cytologische Blutbefund und der Gerinnungsstatus sind nicht charakteristisch verändert. Die weitere klinische Abklärung erlaubt bei einem Teil der Fälle eine der hyperglobulinämischen Purpura zugrundeliegende Krankheit aufzudecken. Man spricht dann auch von einer sekundären oder symptomatischen hyperglobulinämischen Purpura (DÖRKEN 1953, 1954, LINKE 1950). WALDENSTRÖM selbst beschrieb z.B. einen Fall mit gleichzeitigem Vorkommen einer Boeckschen Sarkoidose. Daneben gibt es sog. primäre oder idiopathische Formen (DÖRKEN 1954), bei denen keine weitere Krankheit festgestellt werden kann. Unter diesen Fällen sollen sich mit Wahrscheinlichkeit auch solche befinden, die zum Formenkreis der Schönlein-Henochschen Purpura gehören. MIESCHER und VORLAENDER (1961), PRIBILLA (1951) und DÖRKEN (1954) konnten bei je einem Fall histologisch entzündliche Gefäßveränderungen feststellen, wie sie bei der Schönlein-Henochschen Purpura angetroffen werden. MIESCHER und VORLAENDER beschreiben entzündliche Gefäßveränderungen in Form von gemischtzelligen perivasculären Infiltraten mit geringer Leukoklasie und leichter Schwellung der Gefäßendothelien. Unter Resochin kam es zu einer wesentlichen Besserung, der Gammaglobulingehalt sank von 41,2% auf 24%. Als das Resochin abgesetzt wurde, traten neue Schübe auf, so daß das Mittel weiter genommen werden mußte. Bei dieser Patientin bestand eine heftige Überempfindlichkeit gegenüber einem polyvalenten Colifiltrat. Die Waldenströmsche hyperglobulinämische Purpura stellt also keine nosologische Einheit dar, sondern lediglich ein Syndrom, das verschiedene Krankheitsgruppen in sich schließt. Man sollte sich daher nie mit der Diagnose allein begnügen, sondern immer nach einer Grundkrankheit suchen.

Als besonders charakteristisch wird auch eine Anämie angegeben, die normochrom und offensichtlich nicht hämolytisch ist, da Erhöhungen des Bilirubinspiegels und der Reticulocytenzahl vermißt werden. Es ist natürlich auch möglich, daß die starke Blutungsneigung zu einem Eisenmangel geführt hat und als Teilursache der Anämie in Betracht kommt. Ein Eisenmangel kann aber als Hauptursache ausgeschlossen werden (SCHULTEN und KANZOW 1956). Auch von anderen wird berichtet, daß die Anämie keineswegs obligat ist. Es besteht eine gewisse

Verwandtschaft zum Myelom, da bei beiden Erkrankungen eine ausgeprägte Paraproteinose vorliegt. Außerdem wird sowohl beim Plasmocytom als auch beim Morbus Waldenström eine Hyperproteinämie gefunden. Beim M. Waldenström findet sich eine exzessive Vermehrung der β_{2M}-Globuline ohne gleichzeitige Vermehrung der β_{2A}-Globuline. Diese Makroglobuline des M. Waldenström sind also β_{2M}-Paraproteine. Die Form des Serumeiweißbildes kann als krankheitsspezifisch für den M. Waldenström angesehen werden. Von KLEMM, HUNSTEIN und LANGENDORFF (1964) wurden z. B. Makroglobuline auch beim Myelom beschrieben, ohne daß diese Krankheitsbilder eine besondere nosologische Einheit darstellen.

Im Gegensatz zum Myelom fehlen Knochenschmerzen, es fehlt eine Plasmazellvermehrung im Knochenmark und es fehlen auch die ossalen Defektbildungen. Dafür treten mononucleäre lymphocytenartige Zellen im Knochenmark auf und von TISCHENDORF und HARTMANN (1950) wurde eine auffällige Vermehrung der Gewebsmastzellen festgestellt. Der Knochenmarksbefund unterscheidet sich recht charakteristisch von dem bekannten Bilde beim Plasmocytom. Weiterhin besteht eine Neigung zu Osteoporose und eine ausgesprochene Neigung zu Neoplasie (HEILMEYER und BEGEMANN 1950).

Die pathologisch-anatomischen Veränderungen der Niere stellen meistens erst die Folge der klinischen Erkrankung der Niere dar und sind Ausdruck der Paraproteinämie bzw. Proteinurie. Dies kann natürlich auch seinen Ausdruck in einer Amyloidose resp. Paramyloidose finden. Nach ZOLLINGER (1958) stehen pathologisch-anatomisch herdförmige bis diffuse Infiltrate im Vordergrund, welche aus lymphoiden Reticulumzellen sowie atypischen und typischen Plasmazellen bestehen. Der Infiltrattyp stimmt weitgehend mit demjenigen einer Leukämie überein. Als Folge einer Paraproteinämie stellen sich glomerulonephritische Veränderungen sowie eine interstitielle Infiltration ein, wie sie auch ZOLLINGER beim Plasmocytom beobachtet hat. Bei der Differentialdiagnose hat man das medulläre Plasmocytom und die malignen Lymphadenosen zu berücksichtigen. Die Diagnose ist einfach, wenn alle klinischen Befunde zur Verfügung stehen. LARCAN, RAUBER und STREIFF (1959) betonen ebenfalls die Ähnlichkeit mit dem Plasmocytom, wobei die Veränderungen weniger ausgeprägt sind. Es finden sich dichte Zylinder im Lumen der Harnkanälchen und eine tubuläre Atrophie. Riesenzellen um die Zylinder fehlen meist. Eine interstitielle Begleitentzündung ist häufig zu beobachten und die Glomerula zeigen das typische Bild einer unspezifischen Glomerulonephrose. Das ganze Nierenbild ist jedoch nicht pathognomonisch für den M. Waldenström, sondern nur ein Ausdruck der Paraproteinämie bzw. Paraproteinurie. Wegen der Verwandtschaft, die offenbar zwischen diesen beiden Krankheiten besteht, ist natürlich die Nierenfunktion und der Urinbefund von besonderem Interesse. WALDENSTRÖM hat im allgemeinen nur gewöhnliche Harnproteine gefunden; bei einer seiner Patientinnen aber ein Harneiweiß, das bei Erwärmung auf 45—50° ausfiel und sich beim weiteren Erhitzen nicht mehr löste. Später wurden neben Fällen mit uncharakteristischer Proteinurie (MÜLLER 1954, TISCHENDORF und HARTMANN 1950, BRAUNSTEINER u. Mitarb. 1954, LAYANI u. Mitarb. 1955) wiederholt Kranke beobachtet, die typisches Bence-Jonessches Eiweiß entweder ständig oder vorübergehend ausschieden (BICHEL, BING und HARBOE 1950, WUHRMANN 1952, McFARLANE u. Mitarb. 1952, RIVA u. Mitarb. 1951, PERNIS u. Mitarb. 1954, MANDEMA 1954). Während beim Plasmocytom in 50% der Fälle der Bence-Jonessche Eiweißkörper ausgeschieden wird, findet er sich beim M. Waldenström nur in etwa 23% aller Fälle (KANZOW 1954, 1959). Dabei soll die Bezeichnung Bence-Jones-Eiweißkörper als Gruppenbestimmung für alle abnormen Harnproteine mit niedriger Hitzecoagulationsschwelle verstanden werden, da diese abnormen Proteine natürlich auch wiederum voneinander unterschieden sind. SCHULTEN und Kanzow (1956) berichten über sieben Fälle, bei denen nur einmal eine leichte Eiweißausscheidung bestand, ohne daß eine Proteinurie nach Bence-Jones nachgewiesen werden konnte. Serratto und Elliott (1961) haben eine Frau über viele Jahre beobachten können. Hier kam es zuerst zu einer geringfügigen Eiweißausscheidung und erst 2 Jahre später konnte ein Eiweißkörper nach Bence-Jones nachgewiesen werden. Michon, Rauber, Larcan und Streiff (1959) haben auf Grund von sieben Eigenbeobachtungen ebenfalls die Albuminurie, die Cylindrurie und die Ausscheidung des Bence-Jonesschen Eiweißkörpers beschrieben. Ähnliche Veränderungen wurden von ihnen auch bei der Myelomniere gefunden und unter dem Krankheitsbild der dysglobulinämischen Nephropathie zusammengefaßt, für deren Entstehung eine Glomerulonephrose auf toxischer Basis angenommen wird. Nach Larcan, Rauber und Streiff (1959) sieht man relativ häufig neben der Albuminurie auch eine Azotämie. Im allgemeinen sind aber Nierenfunktionsstörungen ausgesprochen selten und das Fehlen einer Nierenbeteiligung wird gerade für den M. Waldenström im Gegensatz zum Myelom als Regel betrachtet (Randerath und Bohle 1959). Nur Tischendorf und Hartmann (1950) haben ein nephrotisches Syndrom beim M. Waldenström beschrieben; sie konnten aber nur Albumine und keine Makroglobuline im Harn nachweisen.

Schrade, Böhle und Hübner (1958) haben sich dann ausführlich mit der Frage der Nierenbeteiligung auseinandergesetzt und geprüft, ob das Harneiweiß ein Makroglobulin enthält, ob die ausgeschiedenen Uroproteine der Wanderungsgeschwindigkeit der Serumparaproteine entsprechen und welche Molekulargrößen gegebenenfalls die auffälligen Harnproteine aufweisen. Sie haben den Urin von vier Kranken weiblichen Geschlechtes im Alter zwischen 52 und 65 Jahren untersucht. Bei drei Fällen war die Sulfosalicylsäureprobe im Harn negativ, bei dem vierten Fall bestand eine massive Proteinurie; bei keinem Patienten ergab sich eine positive Reaktion auf Bence-Jonessches Protein. Hierbei zeigte sich, daß in sämtlichen Urinen sowohl Proteine als auch Lipoide ausgeschieden wurden. Während in den ersten drei Fällen die Eiweißausscheidung zwischen 6,7 und 8,2 mg-% gelegen war, betrug im vierten Fall die Ausscheidung 842,5 mg-%. Normalerweise fanden die Autoren bei gleicher Methode bei 21 Gesunden eine Ausscheidung von 1,7—4,1, im Durchschnitt 2,9 mg-% Gesamteiweiß. Es ist also kein Wunder, daß bei den ersten drei Fällen mit den üblichen qualitativen Proben Eiweiß nicht nachweisbar war. Die elektrophoretische Harnuntersuchung ergab bei den drei Makroglobulinkranken sowohl Albumine als auch Globuline und zwar erheblich mehr Globuline als Albumine. Die Verschiebung zugunsten der Globuline beruhte auf der Anwesenheit eines Eiweißkörpers, der die gleiche Wanderungsgeschwindigkeit wie das Makroglobulin des Serums hatte, also vielleicht ein Paraprotein darstellen konnte. Durch Untersuchungen mit Hilfe einer Ultrazentrifuge konnten allerdings bei diesen Globulinen Sedimentationskonstanten nachgewiesen werden, die diejenigen von Albumin nicht überschritten. Es kann sich also bei der fraglichen Harnfraktion nicht um ein unverändert ausgeschiedenes Makroglobulin handeln. Dies erscheint auch unwahrscheinlich, da diese Globuline eine besonders große Molekulargröße besitzen, die oberhalb der Permeabilitätsgrenze der Glomerulusmembran gelegen ist. Überhaupt ist das Auftreten von Globulinen im Urin nur verständlich, wenn Unterschiede in der Molekulargröße bei Serum- und Harnglobulinen bestehen. Normalerweise findet man ja auch beim nephrotischen Syndrom eine maximale Ausscheidung der kleinmolekularen Eiweißkörper, die im Blut dementsprechend vermindert sind (Moeller und Steger 1955). Hierbei muß natürlich die Frage offenbleiben, wie die Verschiedenheit der Molekulargrößen von Serum und Harnproteinen zustande kommt. Auf jeden Fall ist die Ausscheidung des Paraproteins bei den Makroglobulinfällen quantitativ sehr viel geringer und auch viel seltener. Schrade, Böhle und Hübner (1958) haben bei den vier beobachteten Fällen keine entsprechenden positiven Harnproben entdecken können. Es besteht eine prinzipielle Ähnlichkeit mit dem Plasmocytom, die jedoch quantitativ erhebliche Unterschiede zeigt (Abb. 26). Grund-

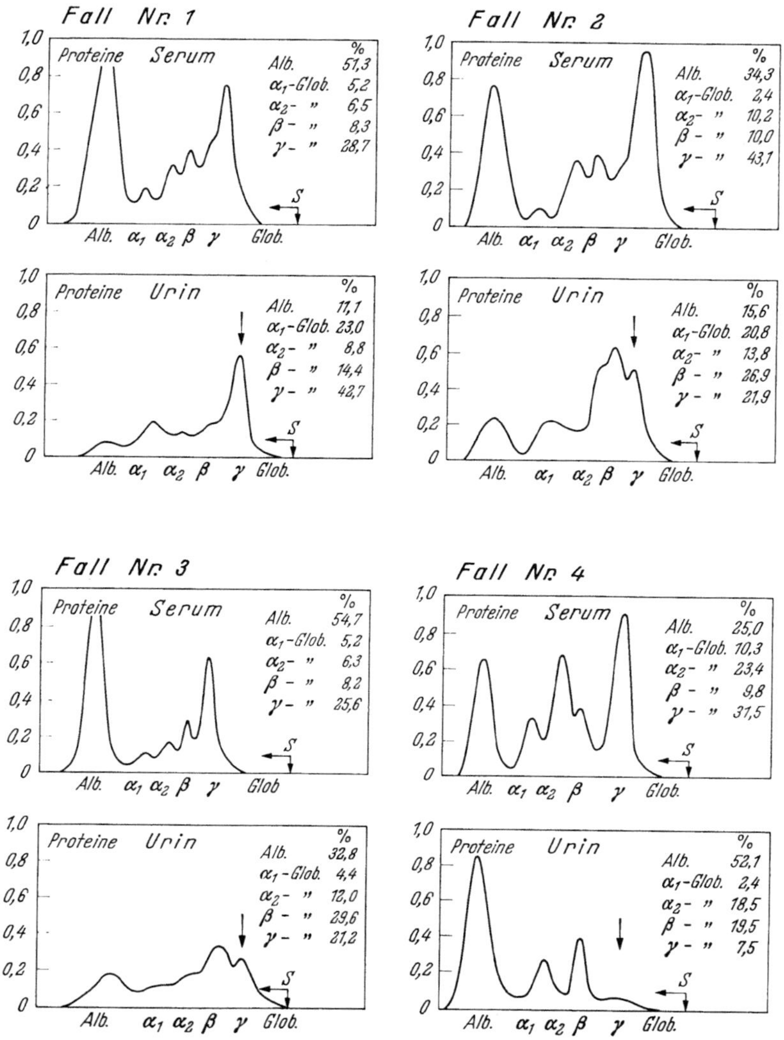

Abb. 26. Papierelektrophoretische Untersuchungen des Serums und Urins von vier Patienten mit einer Makroglobulinämie. (Aus Schrade, Boehle und Hübner 1958)

sätzlich scheinen beim M. Waldenström die Voraussetzungen für eine Paraproteinausscheidung gegeben zu sein, tatsächlich kommt es aber im allgemeinen nicht zu dieser Komplikation, weil offenbar die Menge des auszuscheidenden Paraproteins zu gering ist. Daher muß das Verhältnis von Harnprotein zum Serummakroglobulin unklar bleiben. Hier besteht ebenfalls eine Parallelität zu den Paraproteinen des Plasmocytoms. Es wäre eben noch zu klären, ob die sowohl für das Myelom als auch für das Makroglobulin im Harn auftretenden typischen Paraproteine Vorläufer der abnormen Serumproteine oder vielleicht ein Nebenprodukt bei der Synthese der Globuline darstellen.

Einer Sonderstellung bedurfte der Fall 4 von SCHRADE, BÖHLE und HÜBNER (1958), bei dem eine lymphoid-kleinzellige Infiltration des Knochenmarkes sowie ein schweres nephrotisches Syndrom mit hochgradigen Ödemen und massiver Proteinurie auf Grund einer Paramyloidose vorlag. Hier war die Nierenschädigung auf die Ablagerung von Amyloid und auf die Paraproteinurie zurückzuführen. Da diese Kombination keineswegs selten ist, soll hierauf später im Zusammenhang noch einmal eingegangen werden. Grundsätzlich kommen die Autoren zu der Feststellung, daß sich bezüglich der Nierenbeteiligung erhebliche Ähnlichkeiten zwischen der Makroglobulinämie Waldenström und dem Plasmocytom herauskristallisieren. Bei beiden Erkrankungen finden sich Paraproteine im Harn, beim M. Waldenström sind sie allerdings im allgemeinen mengenmäßig zu gering, als daß sie eine Ausscheidungsnephrose wie beim Plasmocytom hervorrufen können. Prinzipiell scheint jedoch die Möglichkeit einer derartigen Nierenkomplikation gegeben zu sein. Auch VORLAENDER (1962) erklärt das Freibleiben der Nieren beim M. Waldenström durch das große Molekulargewicht und durch die große Partikelgröße der Makroglobuline, die selbst diejenige der Plasmocytomproteine weit übersteigt. Hierdurch wird die Passage durch das Glomerulumfiltrat erschwert oder gänzlich verhindert. Trotzdem wird bei den in der Literatur mitgeteilten Fällen meistens eine Proteinurie beobachtet (TIMM 1960, AARSETH, OFSTAD u. TORVIK 1961). Es nimmt auch nicht wunder, daß eine Urämie als Todesursache bei der Makroglobulinämie äußerst selten beobachtet wird.

Lediglich bei der Kombination mit einer Amyloidnephrose, worauf SCHRADE, BÖHLE und HÜBNER (1958) schon hingewiesen haben, wäre eine derartige Niereninsuffizienz grundsätzlich möglich. Das klinische Bild mit hochgradigen Ödemen, massiver Proteinurie, Verminderung des Gesamteiweißes und Vermehrung des Lipoidgehaltes des Blutes und das Elektrophoresebild des Harnes läßt die Diagnose leicht stellen. Im Harn finden sich Albumine sowie eine deutliche α_1- und Betafraktion. Die Gammaglobuline nehmen im Gegensatz zur unkomplizierten Waldenströmschen Erkrankung nur einen relativ geringen Anteil ein. Diese Zusammensetzung der Harnproteine entspricht dem Bild, wie wir es früher schon beim nephrotischen Syndrom beschrieben haben (MOELLER und STEGER 1955). Der Anteil des Paraproteins resp. des Serummakroglobulins war dabei außerordentlich gering und es erschien unwahrscheinlich, daß eine paraproteinämische Ausscheidungsnephrose als Ursache der Nierenstörung, die schließlich auch den Tod der Patientin in der Urämie herbeiführte, in Betracht kam. Man mußte vielmehr auf Grund der elektrophoretischen Harnuntersuchungen eine andere Genese in Betracht ziehen, nämlich das Krankheitsbild einer chronischen Nephritis oder einer Amyloidnephrose. Dies wurde dann auch bei der Autopsie bestätigt. Es fand sich eine Paramyloidose als Folgeerscheinung der Makroglobulinämie resp. um ein Paramyloid mit symptomatischer Makroglobulinämie. Auch von WUHRMANN und WUNDERLY (1952) wurde über eine derartige Kombination berichtet und es bestand wiederum eine Parallelität zum Plasmocytom, bei dem ebenfalls Kombinationen zwischen Amyloidose und Plasmocytom berichtet worden sind. Auch TISCHENDORF und HARTMANN (1950) haben ein nephrotisches Syndrom ohne Paraproteinurie beschrieben. GASSNER, BITTAR und PARRISH (1961) sahen eine 72jährige Frau, bei der anamnestisch eine Lues bestanden hatte. Im Blutbild fand sich eine erhebliche Eosinophilie sowie eine starke Erhöhung des Blutcholesterins. Bei Nierenbiopsien zeigten sich diffuse Amyloidablagerungen; elektrophoretisch bestand eine Hyperproteinämie sowie eine erhebliche Albuminverminderung, also ein Bluteiweißbild, das im wesentlichen dem nephrotischen Syndrom entspricht, wie wir es vorher schon diskutiert haben. BOMBARDELLA und BOCCATO (1960) diskutierten an Hand einer ausgedehnten Literaturübersicht die Differentialdiagnose und kamen zu dem Schluß, daß diese Erkrankung den myelomatösen Geschwulstprozessen zuzurechnen ist. Von KAPPELER (1961) werden zwei Verlaufsformen des M. Waldenström beschrieben, wobei eine maligne in relativ kurzer Zeit zum Tode führt, die zahlenmäßig überwiegt, sowie eine relativ seltenere und benigne aber auch symptomenarme Form. Diese symptomenarme Form ist lediglich durch eine Hyperproteinämie mit massiv erhöhter Serumviscosität gekennzeichnet und beschränkt sich meistens auf leichte Allgemeinsymptome oder Hepatosplenomegalie und Lymphdrüsenvergrößerung. Eine hämorrhagische Diathese fehlt dabei. Dann muß noch ein besonderer Fall von BOULET, MIROUZE, BARJON und TEMPLE (1959) Erwähnung finden. Es handelt sich klinisch um das typische Bild einer Makroglobulinämie mit einem Molekulargewicht um 1 Million sowie um eine lymphoreticuläre Infiltration des Knochenmarkes. Die Makroglobuline machten ungefähr 23% der Serumeiweißkörper aus. Im Gegensatz zur klassischen Form bot dieser Fall eine Hypoproteinämie von 5,6 g/100 cm^3 und ein fast völliges Fehlen der Plasmazellen im Knochenmark. Von Bedeutung erscheint, daß die linke Niere eine pseudotumorale Vergrößerung aufwies, die gelblich-weiß aussah und einer extremen interstitiellen lymphocytären Infiltration mit multiplen Nekrosen entsprach, wobei die Tubuli durch pathologisches Globulin verstopft erschienen und eine Sklerose der Glomerula in Erscheinung trat. Wahrscheinlich handelt es sich um die Folgen der Ausscheidung des Makroglobulins. Daß Makroglobuline auch symptomatisch beim Myelom vorkommen können (KLEMM, HUNSTEIN und LANGENDORFF 1964) wurde schon erwähnt.

Sowohl beim Morbus Waldenström als auch beim Plasmocytom treten sog. Kryoglobuline im Serum auf, die nach WINTER u. Mitarb. (1961) ebenfalls zu den Makroglobulinen gehören. Es handelt sich um abnorme Eiweißkörper von hohem Molekulargewicht, die nach ihrer chemischen Analyse aus Lipoprotein und Glucoprotein zusammengesetzt sind (SCHRADE, BÖHLE und HÜBNER 1958). Kryoglobulinhaltige Seren sind stark temperaturempfindlich, gelieren bei Erkaltung vollständig und werden bei Erwärmung wieder verflüssigt. Krankhafte Veränderungen können durch sie nur dann hervorgerufen werden, wenn die physikalische Beschaffenheit durch Löslichkeit verändert wird. Daher sind klinische Manifestationen durch Kryoglobuline im allgemeinen selten. Insbesondere kommt es zu kältebedingten Zirkulationsstörungen oder zu hämorrhagischen Diathesen. In diesen Fällen scheint eine Speicherung in der Bowmanschen Kapsel wie auch im Interstitium der Niere vorzukommen. Man hat daher Veränderungen nach Art einer interstitiellen Nephritis wie beim Morbus Waldenström nachgewiesen (BARR u. Mitarb. 1957, BRAUNSTEINER u. Mitarb. 1954).

Auch anderweitige hämolytische Anämien sind beschrieben worden, wobei einmal die Niere in Form einer Proteinurie und einer massiven Infiltration (AARSETH, OFSTAD und TORVIK 1961) beteiligt ist, während in einem anderen Fall (KUHN und KOHN 1963) der Übergang einer Purpura hyperglobulinaemica in eine hämolytische Anämie auf Grund einer alten Tuberkulose beobachtet wird. Gerade diese Beobachtungen beleuchten eindrücklich die Problematik dieser Erkrankungen, die zum Teil als sekundäre Reaktion auf primäre Grundkrankheiten angesehen werden können. Während bis vor einigen Jahren das Auftreten eines Paraproteins als pathognomonisch, vor allem für das Myelom und die Makroglobulinämie Waldenström galt, mehren sich in letzter Zeit Berichte, die das Vorkommen abartiger Eiweißkörper auch bei anderen Krankheiten zeigen, so daß von einer Spezifität eines M-Gradienten nicht mehr die Rede sein kann. SPENGLER, ROULET, RICCI, SNIDER, SCHOOP, KAPPELER und RIVA (1961) haben auf Paraproteinosen auch bei lymphatischer Leukämie, bei Lymphosarkom und bei Reticulosarkom aufmerksam gemacht, wenn auch fakultativ. JORKE und KÜHN (1962) haben ausführlich zur Frage der Paraproteinämie bei einer Paramyeloblastenleukämie Stellung genommen, wobei sich die Frage ergibt, ob die Eiweißstoffwechselstörung im Sinne einer Fehlsteuerung der Globulinsynthese aufzufassen ist oder ob die Veränderungen im Blutbild resp. die reticulären Infiltrationen das Primäre darstellen. Bei einer derartigen Betrachtungsweise gewinnt auch die Beachtung der Nierenveränderung eine besondere Bedeutung. Auf jeden Fall ist eine Paraproteinbildung bei allen Fällen neoplastischer Wucherungen des lymphoreticulären Systems möglich (VORLAENDER 1962), und es müssen hierbei sekundäre Auswirkungen auf die Niere diskutiert werden. Wir konnten ebenfalls einen eigenen Fall beobachten.

K. E. 216/64. Die stationäre Einweisung der 61jährigen Patientin erfolgte wegen stärkster Schmerzen im Bereiche der LWS mit Verlust des Gehvermögens. Dieser Zustand hatte sich im Verlauf von mehreren Tagen entwickelt und wurde von der Untersuchten als körperliche Überlastung angesehen.

Aus der Anamnese war zu erfahren, daß die Patientin seit 1962 angeblich an einer perniciösen Anämie leide. Damals kam sie in schlechtem AZ und unbeweglich vor Schmerzen zur stationären Aufnahme. Anhand eines Blutbildes wurde eine Perniciosa diagnostiziert. Eine Sternalpunktion wurde abgelehnt. Unter Behandlung mit Vitamin B 12 und Kobalt-Ferrlecit trat nur eine geringgradige Besserung ein.

1963/64 wurde erneut ein Krankenhausaufenthalt wegen schlechtem AZ nötig. Dabei wurden mehrere Lymphknotenschwellungen gefunden, Leber und Milz waren nicht vergrößert; das Sternalpunktat brachte ein zellreiches Mark mit deutlich gesteigerter Erythropoese, die jedoch eine Reifungshemmung erkennen ließ. Auf Grund der vorhandenen Dysproteinämie und der Veränderung im Blutbild wurde eine Perniciosa ausgeschlossen und vielmehr ein Leberparenchymschaden (nach früherer Hepatitis) mit Speicherungsanämie angenommen. Erst auf Grund des jetzigen hiesigen Krankenhausaufenthaltes (1964) ist es nun gelungen, die verschiedenen Befunde auf ein Grundleiden zurückzuführen.

Die augenfälligsten Befunde während der Beobachtung waren: Lymphknotenschwellungen mit teilweise eitriger Einschmelzung, eine extrem hohe BKS von 83/134 mm n. W., ein Hb-Gehalt von 65% (bei 3,22 Mill. Erythrocyten und einem Hb_E von 32,9 Gamma-Gamma) eine leichte Leukocytose von 9700, in der Elektrophorese ein Gesamteiweiß von 9,5 g-% mit einem Gamma-Globulingehalt von 28%. In der Immunelektrophorese dargestellte Gammamakroglobuline. Schwere Osteoporose der Wirbelsäule. Bence-Jones war negativ, keine Einschränkung der Nierenfunktion. Das histologische Untersuchungsergebnis eines Lymphknotens zeigte eine Lymphogranulomatose. Nachträglich erscheint es nun leicht, in dieses Krankheitsbild die Blutbildveränderungen im Sinne einer hyperchromen Anämie, die elektrophoretischen Befunde im Sinne eines Waldenström, die Wirbelsäulenveränderungen mit den immer wiederkehrenden Schmerzen und die zunehmend schwindenden Körperkräfte der Patientin einzuordnen.

Es fehlten völlig die beschriebenen schubweise auftretenden Temperatursteigerungen, Leber- und Milzvergrößerung, Juckreiz, Eosinophilie und Lymphopenie, was wieder einmal die Polymorphie dieses Krankheitsbildes unterstreicht. Unter einer kombinierten Behandlung mit Cortison und Endoxan kam es zu einer wesentlichen Besserung mit Rückgang der BSG auf 35/78 mm n. W. und die Patientin konnte entlassen werden.

Die Waldenströmsche hyperglobulinämische Purpura stellt also keine nosologische Einheit dar, sondern lediglich ein Syndrom, das verschiedene Krankheitsgruppen in sich schließt. Man sollte sich darum nie mit der Diagnose hyperglobulinämische Purpura begnügen, sondern immer nach der ihr zugrunde liegenden Krankheit weitersuchen. Gerade für die Frage der Therapie bei der Makroglobulinämie scheint die Suche nach der Grundkrankheit von besonderer Bedeutung, da sich die Therapie nach dieser Grundkrankheit richten muß. Dies konnten wir an einem eigenen eindrucksvollen Fall demonstrieren.

Auch GUGLIELMO (1960) behandelte zwei Fälle von Makroglobulinämie mit Prednison, wobei in der ersten Woche pro Tag 200 mg, in der zweiten Woche 150 mg, in der dritten Woche 100 mg und in der vierten Woche 50 mg/Tag verabfolgt wurden. Er fand in bezug auf alle Symptome eine gute Besserung, Verschwinden des Fiebers und der Adenosplenomegalie. Gleichzeitig besserte sich der Allgemeinzustand erheblich und die Schmerzen verschwanden. Das Knochenmark, das mit lymphoreticulären Zellen ausgefüllt war, normalisierte sich völlig und das Serumeiweiß zeigte einen deutlichen Rückgang, welcher durch das Verschwinden der Makroglobuline bedingt war. Die Dauer der Remission betrug mehrere Monate und diese Remissionen waren wiederholbar. Im allgemeinen sind aber die im bisherigen Schrifttum vorliegenden Erfahrungen über die Therapie der Makroglobulinämie Waldenström und der mit fakultativer Makroglobulinvermehrung einhergehenden Erkrankungen (Plasmocytom, chronische Kälteagglutininkrankheit usw.) uneinheitlich und insofern wenig befriedigend, da nur in einzelnen Fällen der therapeutische Erfolg durch Sedimentationsanalyse des Serums vor und nach der Behandlung exakt kontrolliert wurde (LONG, RIOPELLE, FRANCEUR, PARE, POIRIER, GEORGESCO und COLPRON 1955, SCHMIDT 1956, CHARMOT u. Mitarb. 1961, SIEGMUND 1962, SKOOG, ADAMS und CORBURN 1962). An differenten therapeutischen Maßnahmen wurden bisher vor allem angewandt Cytostatica, Corticoide, ACTH und Sulfhydrylverbindungen (HITZIG 1959, RITZMANN, COLEMANN und LEVIN 1960, RITZMANN und LEVIN 1961). Vereinzelt wurden auch Röntgenbestrahlungen, Heparininjektionen, Plasmapherese oder Milzexstirpationen angegeben. KAPPELER, KREBS und RIVA (1958) haben an Hand von 21 eigenen und 126 Fällen des Schrifttums auf die schwere therapeutische Beeinflußbarkeit der Makroglobulinämie Waldenström hingewiesen. KLEMM, SCHUBOTHE, OBRECHT und LANGENDORFF berichten 1963 über die Behandlung von sieben Makroglobulinämien, zum Teil primärer, zum Teil sekundärer Art, die im wesentlichen mit der Kombination von Cytostatica und Decortin behandelt wurden. Wenn eine Tuberkulose als Grundkrankheit bestand, wurde gleichzeitig eine tuberkulostatische Therapie durchgeführt. Besonders auffällig war, daß bei Tuberkulose als Grundkrankheit die auch schon seit vielen Jahren bestehende Makroglobulinämie mit Verschlechterung der Tuberkulose sich verstärkte und nach erfolgreicher Therapie der Tuberkulose der Makroglobulingehalt des Serums auf seinen Ausgangswert zurückging. Hierbei erscheint es den Autoren unwahrscheinlich, daß ein direkter Effekt der Tuberkulostatica auf die Proteinsynthese oder den Proteinabbau vorliegt. Nach Ansicht von KLEMM u. Mitarb. erscheint am erfolgreichsten die Kombination von Endoxan mit Corticoiden zu sein. Die entscheidende Bedeutung ist dabei einer hohen Gesamtdosis von 40 g und mehr zuzumessen. Hierbei wurde dann gleichzeitig unabhängig vom Verhalten der Makroglobuline ein Rückgang der lymphoidzelligen Knochenmarksinfiltration nach einer Gesamtdosis von 21 g Endoxan und nach gleichzeitiger Gabe von Corticoiden erreicht. Entscheidend aber für die Frage der Behandlung ist nicht nur die Art der Behandlung, sondern wann die Indikation zur Behandlung gegeben ist. Es ist bekannt, daß Patienten mit deutlicher Makroglobulinvermehrung über Jahre beschwerdefrei bleiben können. WALDENSTRÖM (1962) hat selbst erst vor kurzem zu weitgehender therapeutischer Zurückhaltung geraten.

Neuerdings wurde die bereits im Jahre 1947 von WUHRMANN aufgeworfene Frage der Carcinogenese auf dem Boden einer längerdauernden Dysproteinämie speziell im Hinblick auf die Makroglobuline von OLMER u. Mitarb. (1957) aufgegriffen. Es ist ja bekannt, daß gerade bei der Makroglobulinämie es zu einer überdurchschnittlichen Häufung von neoplastischen Prozessen kommt. Ob diese Häufung nun eine sekundäre Folge der Paraproteinämie oder der Ausdruck einer erhöhten Bereitschaft zur somatischen Mutation ist, ist bis heute noch ungeklärt. Auf jeden Fall kann eine differente Therapie makroglobulinämischer Krankheitsbilder mit der etwaigen Absicht einer Carcinomprophylaxe ohne sonstige notwendige Indikation vorerst nicht gerechtfertigt werden und es empfiehlt sich, erst dann mit einer gezielten Therapie zu beginnen, wenn es das klinische Bild erfordert (KLEMM u. Mitarb. 1963). Als klare Indikation für den Therapiebeginn bietet sich an: Eine Beeinträchtigung der Knochenmarksfunktion durch Verdrängung der Zellproliferation, stärkere Lymphknotenvergrößerungen bzw. ausgeprägtere Störungen des Allgemeinbefindens. Hierbei ist auch noch zu berücksichtigen, daß etwaige paraproteinbedingte Durchblutungsstörungen durch eine erfolgreiche cytostatische Therapie günstig zu beeinflussen wären. Auf jeden Fall ist der kombinierten Behandlung mit Endoxan und Prednison der Vorzug zu geben und eine genügend hohe Dosierung und eine möglichst lange Behandlungsdauer (mehrere Monate) anzustreben. Eine Nierenbeteiligung ist nicht besonders kennzeichnend und nicht entscheidend für das Schicksal dieser Kranken.

3. Dysproteinämien

a) Amyloid

Wenn auch bei der Amyloidose kein Paraprotein nachweisbar ist, so stellt doch die Dysproteinämie resp. die Hyperglobulinämie die Grundlage der Amyloiderkrankung dar, so daß die Eingruppierung in dieses Kapitel erfolgte. SARRE ordnet sogar das Amyloid unter den Paraproteinosen ein. Es soll die Amyloidose in fünf Gruppen klassifiziert werden, um keine Präjudizierung zu provozieren.

1. Allgemeine sekundäre Amyloidose.
2. Generalisierte primäre Amyloidose (idiopathisch).
3. Erbbedingte Amyloidosen (nephropathische, myokardiale, neuropathische Form).
4. Lokalisierte Amyloidose.
5. Amyloidose auf Grund eines malignen Prozesses (einschließlich Myelom).

Die generalisierte *sekundäre Amyloidose* (1.) geht meistens mit chronisch destruktiven Prozessen wie Tuberkulose, Polyarthritis, ulcerativer Colitis, chronischer Pyelonephritis, Osteomyelitis oder Lepra einher und befällt die parenchymatösen Organe wie Milz, Nieren, Leber und Nebennieren. Auch beim M. Boeck stellt die Amyloidose keine Seltenheit dar. In manchen Fällen findet sich das Amyloid auch in den Lymphknoten, im Pankreas, in der Darmschleimhaut, in den Arteriolen, in der Schilddrüse und im Herzen.

Die *primäre Amyloidose* (2.) ist dadurch gekennzeichnet, daß sich keine präexistente Grundkrankheit findet und daß die amyloide Substanz vor allen Dingen in den mesodermalen Geweben wie Herz, Lunge, Zunge, Skeletmuskulatur, Larynx und in der Haut zu finden ist.

In den letzten Jahren wurden die *erbbedingten Amyloidosen* (3.) in den Vordergrund gerückt. Man kann nach dem klinischen Bild drei Gruppen unterscheiden, je nachdem, ob mehr die Nephropathie, die Myokardiopathie oder die Neuropathie das Krankheitsbild beherrschen.

Die *lokalisierte Amyloidose* (4.) befällt die mesodermalen Gewebe und ist meistens auf eine Stelle des Körpers beschränkt, wie beispielsweise das Herz, Larynx, Harnblase, Lunge, Haut, Scheidenschleimhaut, Speicheldrüse und Schilddrüse.

Bei den Fällen, die *auf Grund eines Neoplasmas* (5.) sich entwickeln, findet sich die Veränderung ebenfalls in den mesodermalen Geweben. Bei diesen tritt das Amyloid gehäuft bei malignen Prozessen, wie beim multiplen Myelom, M. Hodgkin, medullärem Carcinom der Schilddrüse und Hypernephrom auf.

Wenn eine Nierenbeteiligung besteht, wird primär die amyloide Substanz in den Glomerula abgelagert. Es sind zwar auch tubuläre Veränderungen nachweisbar, aber diese stellen meistens die Folge der glomerulären Erkrankung dar. Die typische Proteinurie beruht auf einer glomerulären Schädigung, und wenn ein nephrotisches Syndrom sich einstellt, muß man annehmen, daß infolge einer Permeabilitätsstörung des Glomerulum die Bluteiweißkörper die Membran passieren, wie das auch bei der Lipoidnephrose der Fall ist.

Die ersten Untersuchungen über die Amyloidose und über den Charakter der amyloiden Substanzen stammen von VIRCHOW und die Farbreaktionen der Jod- und Schwefelsäurereaktion sind seine Entdeckung (1853). Es stellte sich aber sehr bald heraus, daß die amyloide Substanz kein Problem der cellulären Pathologie ist, sondern daß es sich um abgelagertes Eiweiß handelt. Von LETTERER (1926) und LOESCHKE (1927) wurde erstmals die Vermutung geäußert, daß es sich um eine Antigen-Antikörper-Präcipitation handeln könnte. Ausgehend von experimentellen Studien hielt LOESCHKE das Amyloid für eine Antigen-Antikörperverbindung, die gegen Leukocyteneiweiß gerichtet ist, während LETTERER in der immer zu beobachtenden Hyperglobulinämie die Grundlage für die Amyloidentstehung sah. Da die Globuline Antikörper enthalten, d.h. Immunglobuline darstellen, entsprach schon die damalige von LETTERER geäußerte Auffassung den heutigen Vorstellungen. Es zeigte sich, daß die Zelle sich nicht in Amyloid verwandelt, sondern daß die amyloide Substanz aus dem flüssigen in den festen Zustand übergehend, außerhalb der Zelle, also im Interstitialraum abgeschieden wird. So war das Problem aus dem Bereich der cellulären Pathologie in den der intercellulären und der humoralen Pathologie verlagert (LETTERER 1958).

Makroskopisch sind meistens die Nieren größer als normal; es kommen aber auch Schrumpfnieren vor. Das Gewicht der Nieren erhöht sich mit Zunahme der amyloiden Ablagerung bis ein Stadium der Niereninsuffizienz erreicht ist, in dem es zu einer Schrumpfung der Tubulusepithelien und damit wieder zu einer Verkleinerung der Nieren kommt. Es scheint gesichert, daß eine Amyloiderkrankung in einer Urämie enden kann (BELL 1933, 1950). Eine Urämie entwickelt sich schon, obwohl die Nieren noch groß sind. Deutlich verkleinerte Nieren sind im Gegensatz zur chronischen Glomerulonephritis für die Amyloidniere ungewöhnlich.

Histologisch sind die Glomerula schon im frühesten Stadium der renalen Amyloidose beteiligt, so daß sich eine Eiweißausscheidung resp. ein Verschluß der glomerulären Capillaren findet (Abb. 27). Eine ausführliche Literatur hat sich zu der Frage ergeben, an welcher Seite der Basalmembran die amyloide Substanz abgelagert wird. ALLEN (1951) schreibt, daß sich das Amyloid hauptsächlich innerhalb des Lumens findet und daß er niemals das Amyloid außerhalb der Basalmembran nachweisen konnte. In frühen Stadien gelingt es im allgemeinen, die Basalmembran von dem abgelagerten Amyloid zu unterscheiden. Manchmal scheint die amyloide Substanz auch in die Basalmembran zu dringen. BOHLE und KRECKE (1955) haben dann geglaubt, daß es zu einer Ablagerung des Amyloids zwischen dem subendothelialen Grundhäutchen und der subepithelialen Basalmembran kommt, wobei es sich wahrscheinlich um ein verdicktes Endothelcytoplasma handelt und die Capillarwände selbst frei von Amyloid sind.

BERGSTRAND und BUCHT (1961) sind an Hand von elektronenmikroskopischen Untersuchungen ausführlich auf diese Frage eingegangen, wobei Nierenbiopsien zur Untersuchung dienten. Das Amyloid wird meistens sowohl auf dem endothelialen als auch auf dem epithelialen Blatt der Basalmembran abgelagert, oft sogar auf beiden Seiten. Bei frühen Stadien ist es außerhalb der Zellen gelegen. Bei mehr fortgeschrittenen Fällen kommt es zu einer Präcipitation innerhalb des Zellcytoplasmas. HJORT und CHRISTENSEN (1961) fanden elektronenoptisch das Amyloid intracellulär an den Stellen, wo die Basalmembran viel Amyloid eingelagert hat und betrachten das Amyloid als intracellulären Ursprungs. Die Basalmembran selbst soll intakt bleiben und das Amyloid zwischen Endothelium und Basalmembran abgelagert werden, resp. zwischen Basalmembran und Glomerulumepithel (Abb. 28) (MOVAT 1960). Das Epithel zeigt eine Auflösung und eine Fusion der Fußfortsätze bei frühen Stadien und eine vollständige Zerstörung bei fortgeschrittenen Veränderungen. Auf Grund dieser Befunde nimmt der Autor an, daß das Amyloid keine degenerative Veränderung der Basalmembran, sondern lediglich eine Ablagerung darstellt. BERGSTRAND und BUCHT (1961) zeigten trotzdem eine deutliche Verdickung der Basalmembran. An unfixierten Schnitten bemerken diese Autoren eine allmähliche Auflösung der Basalmembran. Innerhalb der amyloiden Präcipitation erscheint die Basalmembran erheblich in Mitleidenschaft gezogen zu sein.

Besondere Diskussion hat die fibrilläre Struktur des Amyloid nach sich gezogen, wie sie zuerst von MILLER und BOHLE (1956) bei der experimentellen

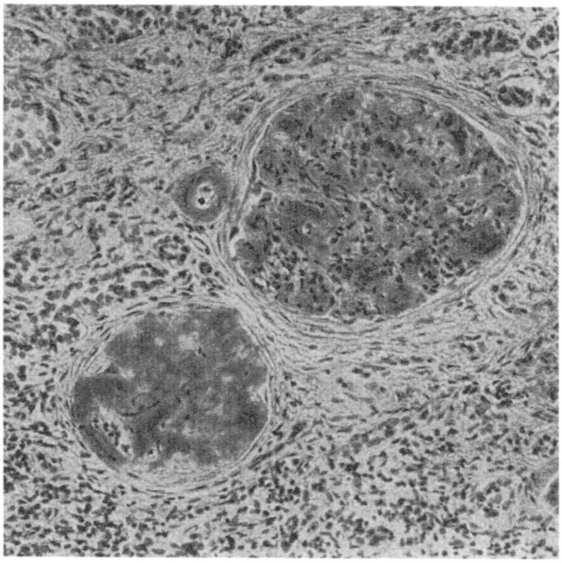

Abb. 27. Einlagerung von Amyloidsubstanzen im Glomerulum und in der Wand der Arteriolen. (Nach LETTERER 1958)

Amyloidose und später auch bei der menschlichen Amyloidose gefunden wurde (LETTERER, CAESAR und VOGT 1960). BERGSTRAND und BUCHT konnten diese fibrilläre Struktur des Amyloids nicht bestätigen und sind der Meinung, daß das Amyloid auch in frühen Stadien keinerlei Struktur aufweist. Die Bildung von Fibrillen scheint nach ihrer Ansicht ein Reifungsvorgang zu sein, wie es beispielsweise bei den kollagenen Fasern der Fall ist. LETTERER, CAESAR und VOGT (1960) haben sogar den Durchmesser und die Länge der Fibrillen gemessen und ihn mit 100—3600 Å festgelegt. Nach Ansicht von BERGSTRAND und BUCHT (1961) ist es allerdings nicht möglich, die Dimension dieser Fibrillen mit einer derartigen Genauigkeit festzustellen, da sie außerordentlich stark sich winden und selten in einem ultradünnen Schnitt sich in ganzer Länge darstellen. Trotzdem haben auch sie in Übereinstimmung mit LETTERER, CAESAR und VOGT (1960) Fibrillen mit einer Länge von 100 Å gefunden. Eine Querstreifung wurde innerhalb der Fibrillen nicht gesehen und es ist deshalb wahrscheinlich, daß die Fibrillen weder Fibrin noch Kollagen darstellen. Es fragt sich, ob diese Fibrillen, die im Amyloid beobachtet wurden, präkollagene Fasern als Zeichen der Umwandlung von Amyloid in Kollagen sind. Es scheint, daß Kollagen im Bereich der Glomeruluscapillaren gebildet wird und allmählich in Amyloid übergeht und diese ersetzt

(BERGSTRAND und BUCHT 1961). Da chemische Untersuchungen des Amyloids kein Hydroxyprolin nachweisen, ist diese Umwandlung unwahrscheinlich.

Auf Grund seiner pathologisch-anatomischen Untersuchungen konnte TERBRÜGGEN (1948) zwei Formen der allgemeinen Amyloidose unterscheiden, von

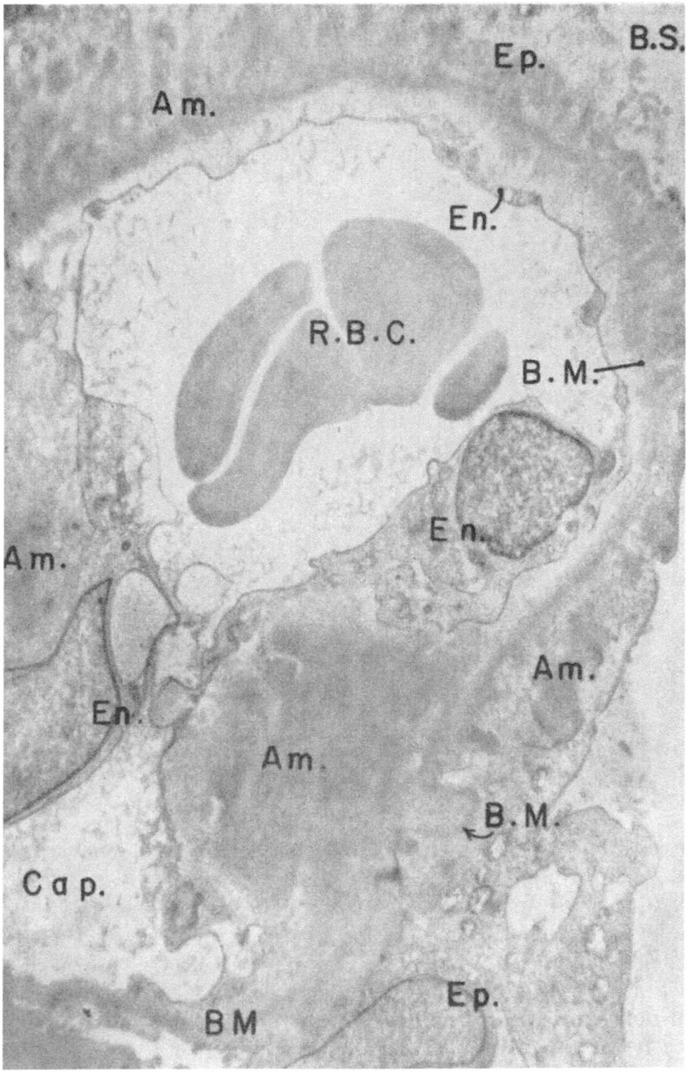

Abb. 28. Die Abbildung zeigt eine Capillarschlinge des Glomerulum, die durch Ablagerung von Amyloid zwischen Endothel und Basalmembran uhrglasartig eingeengt wird. Das Amyloid ist deutlich zwischen Endothel und Basalmembran abgelagert. (Aus MOVAT 1960)

denen die eine nach dem Verhalten des führenden Organs als Sagomilztyp und die andere als Schinkenmilztyp bezeichnet wird. TERBRÜGGEN hat diesen beiden Typen auch klinische Besonderheiten zugeordnet und diese mit den immunbiologischen Verhältnissen in Einklang zu bringen versucht. Beim Vorliegen eines *Sagomilztyps* war gleichmäßig in sämtlichen befallenen Organen das Capillarsystem durch Amyloidablagerung erkrankt. In der Milz befand sich das Amyloid hauptsächlich in der Randzone der Follikel, die den Fluträumen benachbart sind. In der Leber trat es in der Wand der intraacinösen Capillaren auf, im Magen-Darmkanal werden die Capillaren der Schleimhaut befallen. Die Nieren sind bei dieser Form frei von Amyloid und zeigen nur die Veränderungen einer Nephrose, wie sie auch bei der reinen Nephrose vorkommen. Bringt man diese Erkrankungsform auf einen Nenner, so muß man sagen, daß das gesamte RES erkrankt und mit Amyloid imbibiert erscheint. Klinisch ist dieser Typ durch eine schwere Nephrose ohne Zeichen einer Niereninsuffizienz oder Blutdrucksteigerung gekennzeichnet. Es besteht keine Nierenschrumpfung. Die Anamnese bestand nie länger als 5 Jahre und das Grundleiden war in den meisten Fällen eine schwere Form der exsudativen Tuberkulose, bei der ein erheblicher Eiweißzerfall anzunehmen war. Der *Schinkenmilztyp* dagegen ging mit einer Erkrankung der Arteriolen in den befallenen Organen einher. In der Milz sind die Zentralarterien der Follikel, in der Leber die interlobären Arterien, in der Niere die Glomerula einschließlich der Vasa afferentia, efferentia und in den Nebennieren die Arteriolen befallen. Bei dieser Form trat relativ häufig eine Blutdrucksteigerung oder eine Niereninsuffizienz mit Nierenschrumpfung auf. Als Grundkrankheit wurden Bronchiektasen oder chronisch cirrhotische Prozesse gefunden, die naturgemäß mit einem geringen Eiweißzerfall einhergehen. TERBRÜGGEN zog den Schluß, daß bei der Amyloidose in Abhängigkeit von der Grundkrankheit bzw. vom Eiweißzerfall zwei verschiedene Gefäßkategorien erkranken. Diese Befunde konnten später auch durch andere Untersucher bestätigt werden. MOELLER (1951) hat dann rein hypothetisch versucht, diese beiden Formen der Amyloidose in Parallele zu den nephrotischen und hypertonischen Verlaufsformen der Glomerulonephritis zu stellen und hierbei auf gewisse Analogien zwischen beiden Erkrankungen hingewiesen.

α) Pathogenese

Besondere Bedeutung besitzt die *experimentelle Forschung*, da sich nach LETTERER, CAESAR und VOGT (1960) die gleichen fibrillären Feinstrukturen sowohl beim experimentellen Amyloid als auch beim menschlichen Amyloid trotz verschiedener Grundkrankheiten (Greisenamyloid, Paramyloid, Myelom, sekundärem Amyloid) in Milz und Niere finden. Nach ihrer Ansicht stellt die Beschaffenheit des Amyloids ein Strukturmerkmal verschiedener Amyloidformen dar. LETTERER, CAESAR und VOGT (1960) haben experimentelles Mäuseamyloid mit dem Spontanamyloid der Maus sowie menschliches Amyloid bei sekundärer Amyloidose mit Hilfe eines antikomplementären Serums untersucht. Sie konnten zeigen, daß im Laufe einer amyloidkrankmachenden Behandlung eine starke Vermehrung der Plasmazellen im Bereich der Milz, der Leber und der Lymphknoten sich entwickelt; die Plasmazellen enthalten hochgradig vermehrte und zisternenartig aufgetriebene Ergoplasmaschläuche, aus denen die offenbar dort gebildeten Antikörper austreten und in unmittelbarer Umgebung der Zellen infolge einer Präcipitation den Niederschlag des fibrillär strukturierten Amyloids hervorrufen können. Mit fluorescierendem antikomplementärem Serum konnten sich im Amyloid komplementbindende Antigen-Antikörperkomplexe feststellen lassen, die zuweilen schon vor dem Sichtbarwerden des Amyloids in den Plasmazellen und Megakaryocyten auftreten. VAQUEZ, DIXON und NEIL (1957) haben im Bereich der Amyloidablagerungen sowohl Gammaglobuline als auch Antikörper gegen Casein, das als amyloidkrankmachendes Antigen angewendet wurde, gefunden. Hierbei sind LETTERER u. Mitarb. (1960) nicht davon überzeugt, daß dem Casein selbst eine direkte Rolle zur Bildung und Ablagerung der amyloiden Substanz zukommt. Sie wollen andererseits auch nicht behaupten, daß die Entstehungsbedingung des Amyloids lediglich auf einer Antigen-Antikörperreaktion beruht.

Es spielen ihres Erachtens eine Reihe von anderen Faktoren, darunter auch Gewebsfaktoren, eine mitbestimmende Rolle. Cohen und Paul (1963) konnten zwar die fibrilläre Komponente des Amyloids in ziemlich reiner Form auffinden, es gelang ihnen aber nicht, markiertes Gammaglobulin im Amyloid nachzuweisen, so daß sie Gammaglobulin als Bestandteil des sekundären menschlichen Amyloids bezweifeln.

Experimentell gelingt es nun beim Kaninchen beispielsweise, durch Injektionen von 0,001 mg Tuberkelbacillen vom Typ Bovinus intravenös eine Amyloidose hervorzurufen (Johansson 1949). Hierbei entwickelt sich eine Hypalbuminämie bei gleichzeitiger Hyperglobulinämie und Hyperlipämie. Prinzipiell bestanden die gleichen Veränderungen bei der experimentellen wie bei der menschlichen Amyloidose. Nur schien das Albumin bei den Versuchstieren weniger stark reduziert, weil es infolge einer fehlenden Nephrose nicht zur Albuminausscheidung kam. Auffällig war auch die geringe Zunahme der Gammaglobuline bei den immunisierten Tieren. Gouygou (1958) injizierte Gelatine, aufgelöst in destilliertem Wasser intraarteriell und konnte hierdurch eine Amyloidose erzeugen. Mit einer von Latvalahti (1953) angegebenen Methode arbeiteten Miller und Bohle (1956). Hierbei erhielten weibliche Mäuse innerhalb von 4 Wochen 20 Injektionen von jeweils 0,5 cm^3 einer 5%igen Suspension von Natrium-Casein in 1/10 NaOH (pH 10,0) unter die Rückenhaut. Gleichzeitig erhielten die bei Versuchsbeginn 25 g schweren Tiere jeweils 0,5 i E ACTH. Nach Beendigung des Versuches wurden die Nieren freigelegt und kleinste Nierenrindenstückchen entnommen und elektronenoptisch untersucht. Normalerweise besteht die Wand einer Glomerulumcapillare aus einem zarten, von Poren durchsetzten Endothelschlauch, der Basalmembran und den Glomerulumeckzellen, die mit fußförmigen Fortsätzen an der Basalmembran ansetzen. Die Basalmembran selbst hat wiederum einen dreischichtigen Aufbau, wobei eine osmiophile Mittelschicht von einer osmiophoben Innen- und Außenschicht (Lamina rara interna und externa) voneinander unterschieden wird. Bei der experimentellen Mäusetuberkulose sind pilzartige Auftreibungen der Basalmembran zu sehen, ohne daß es zu Kontinuitätstrennungen im Bereich der Deckzellen gekommen wäre (Miller und Bohle 1956). Die Verdickung betraf ausschließlich die osmiophile Mittelschicht und war niemals gegen das Capillarlumen, sondern ausnahmslos gegen den Bowmanschen Kapselraum gerichtet. Dies wird als morphologischer Ausdruck des Druckabfalles in Richtung des Bowmanschen Kapselraumes aufgefaßt. An einer Capillarschlinge können oft mehrere pilzartige Auftreibungen zum Teil dicht nebeneinander gelegen sein. Die äußere osmiophobe Schicht ist auch im Bereich der pilzförmigen Auftreibungen der Basalmembran überall nachweisbar und ist gleich breit wie bei gesunden Kontrollen. Auch die innere osmiophobe Schicht ist nicht verändert. Durch Vergleich mit lichtoptischen Untersuchungen, die vorher schon angeführt worden sind, zeigte sich, daß diese Verdickungen nicht auf Ablagerung von Amyloid beruhten, sondern daß es sich wahrscheinlich um Einlagerungen von Serumeiweißkörpern handelt, die beim Durchtritt durch die Glomerulumcapillarwände infolge ihrer erhöhten Permeabilität bei der Amyloidnephrose sich niedergeschlagen haben. Diese Untersuchungen werden durch die Befunde von Mellors und Ortega (1956) bestätigt, die mit Hilfe der von Coons und Kaplan (1950) entwickelten fluorescenzmikroskopischen Methode Gammaglobuline bei der menschlichen Nierenamyloidose in den verdickten Capillarwänden nachweisen konnten und zwar bereits vor einer mikroskopisch nachweisbaren Amyloidablagerung. Die Verdickung der Mittelschicht stellt also lediglich die Folge des Eiweißdurchtrittes dar, wie es früher schon von Randerath (1959) beim nephrotischen Syndrom beschrieben worden ist. Diese Befunde würden dafür sprechen, daß die osmiophile

Mittelschicht das eigentliche Ultrafilter des Glomerulum darstellt. Es konnten aber trotz erhöhter Permeabilität im Bereich der Glomerulumcapillaren keine Poren nachgewiesen werden. Andererseits erschien die osmiophile Mittelschicht an den Stellen mit starker Verdickung feinschwammig pilzartig aufgetrieben. Durch diese Untersuchungen wird die Frage der Ablagerung des Amyloids nicht geklärt und es müssen weitere Untersuchungen folgen. TRÄGER (1959) hat dann untersucht, ob die Amyloiderzeugung mittels Caseininjektionen durch einen unterschiedlich langen Histaminschock beeinflußt werden kann, wobei sich zeigte, daß sie weder im positiven noch im negativen Sinne beeinflußt wird. Nach Untersuchungen von COHEN und CALKINS (1960) am Kaninchen ist eine fünfmonatige Behandlung mit Casein erforderlich, bevor eine Nierenerkrankung festgestellt werden kann. Mit der Amyloiderkrankung entstehen fibrilläre Massen im Cytoplasma der Endothelien und die Füßchen der Protocyten (Epithelien) verklumpen und liegen der Basalmembran sehr dicht auf. Nach sechs und mehr Monaten sind sämtliche Glomerula befallen und die innerhalb der Basalmembran liegenden Amyloidmassen springen nicht selten in das Gefäßlumen vor, ohne ihre endotheliale Bedeckung zu verlieren. In gleicher Weise wie MELLORS und ORTEGA (1956) demonstrierten VAQUEZ und DIXON (1956) einen Gammaglobulinniederschlag sowohl beim experimentellen als auch beim humanen Amyloid. Wir diskutierten vorher schon diese Befunde, indem neben einer stoffwechselbedingten unspezifischen Ablagerung von Gammaglobulinen das Vorliegen einer Antigen-Antikörperpräcipitation im Amyloid in Frage kam. VOGT und KOCHEM (1960) konnten beim experimentellen Mäuseamyloid eine Komplementbindung aufzeigen. Auch SCHNEIDER (1962) hat beim experimentellen Mäuseamyloid mit Hilfe der Agar-Geldiffusion und der Immunoelektrophorese Isoantikörper gegen verschiedene Mäuseorgane wahrscheinlich machen können, so daß eine immunologische Genese zu vermuten war.

H. E. SCHÄFER und A. SCHÄFER (1965) haben dann in Anlehnung an frühere Untersuchungen bezüglich der Glomerulonephritis ihre Untersuchung auf die humane sekundäre Amyloidose ausgedehnt, wobei als Ausgangsmaterial bioptisch und autoptisch gewonnenes Nierengewebe Verwendung fand. In Ergänzung hierzu überprüften sie das Komplementverhalten im Serum, um an Hand eines eventuellen Schwundes des Komplementes im Serum den Nachweis einer Immunreaktion zu führen. Mittels eines fluoresceinmarkierten Antihumangammaglobulins des Kaninchens versuchten sie den Niederschlag von Gammaglobulin im Bereich der Basalmembran nachzuweisen, wie sie es vorher schon bei der Glomerulonephritis durchgeführt hatten (H. E. SCHÄFER 1964). In Ergänzung dieses Befundes haben diese Autoren mit einem Antihumankomplementserum des Meerschweinchens auch eine Ablagerung des Komplementes zeigen können. Sie konnten bei neun Amyloidosen mittels der angeführten fluorescenzoptischen Untersuchungsmethode einen Komplementniederschlag im Bereich der Glomerula sichtbar machen, wobei das humane Nierengewebe bioptisch gewonnen worden war (Abb. 29). Entsprechend der anatomisch-histologisch nachweisbaren Amyloidablagerung fanden sie auch das Gammaglobulin in diesen Bereichen plaqueartig darstellbar und die Autoren nehmen auf Grund der Befunde an, daß in den amyloiden Ablagerungen Gammaglobulin enthalten ist (Abb. 30). Eine Verunreinigung mit anderen Fraktionen erscheint unwahrscheinlich, wie experimentelle Kontrolluntersuchungen ergeben haben. Es steht auf Grund dieser Untersuchungen außer Zweifel, daß die amyloide Substanz tatsächlich Gammaglobulin enthält. Um nachzuweisen, daß es sich wirklich um einen immunologischen Vorgang handelt, versuchten SCHÄFER und SCHÄFER (1965) in den vorliegenden Amyloidablagerungen gleichzeitig das Komplement mit seinen verschiedenen

Fraktionen darzustellen. Sie konnten hier sowohl den Gesamtkomplex mit einem antihumanen Serum als auch die dritte Komplementfraktion sichtbar machen (Abb. 31). Die Autoren schränken aber selber ihre Befunde dahingehend ein, daß aus diesen Befunden sich nicht folgern lasse, daß das Amyloid ausschließlich ein Substrat einer Antigen-Antikörperreaktion darstellt. Auch die Komplementfraktion konnte in gleicher Weise im Bereich der Glomerulumcapillaren dargestellt

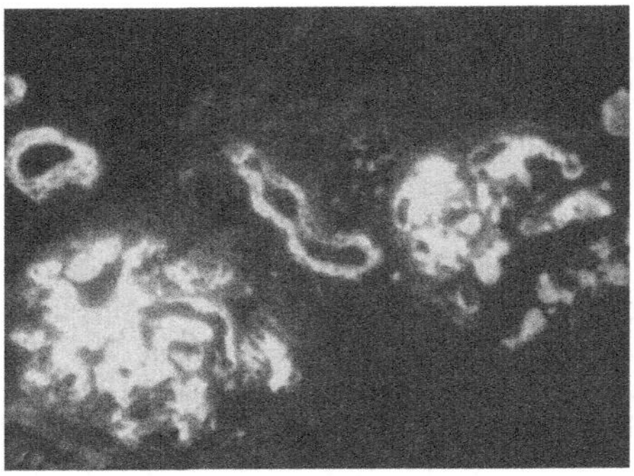

Abb. 29

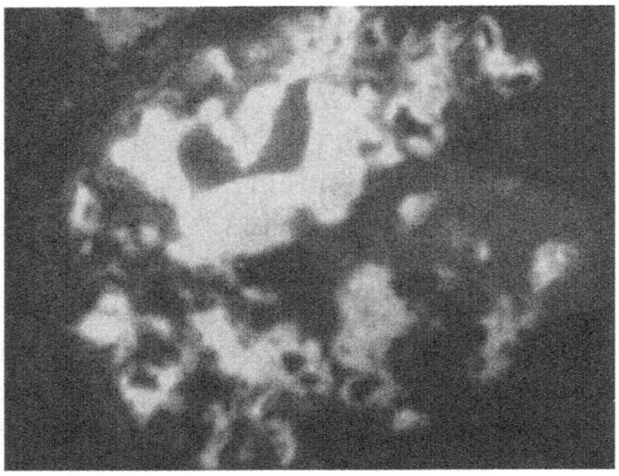

Abb. 30

Abb. 29. K. G., 36 Jahre. Sekundäre Amyloidose bei kavernöser Lungen-Tbc. Vergr. 1:100. Zwei Glomerula mit deutlichem Nachweis der dritten Komplementfraktion im Amyloiddepot der Glomerula, Gefäße und in einem Amyloidzylinder der Tubuli. Der Nachweis der dritten Komplementfraktion erfolgte mit einem fluoresceinmarkierten Antihumankomplement 3 des Kaninchens. (Nach SCHÄFER und SCHÄFER 1965)

Abb. 30. Der gleiche Fall (wie Abb. 29). Kryostatschnitt. Vergr. 1:250. Ein Glomerulum gefärbt mit fluoresceinmarkiertem Antihuman-Gammaglobulin des Kaninchens. Plaqueartige Ablagerung des Amyloids durch den Nachweis des im Amyloid enthaltenen Gammaglobulins. (Nach SCHÄFER und SCHÄFER 1965)

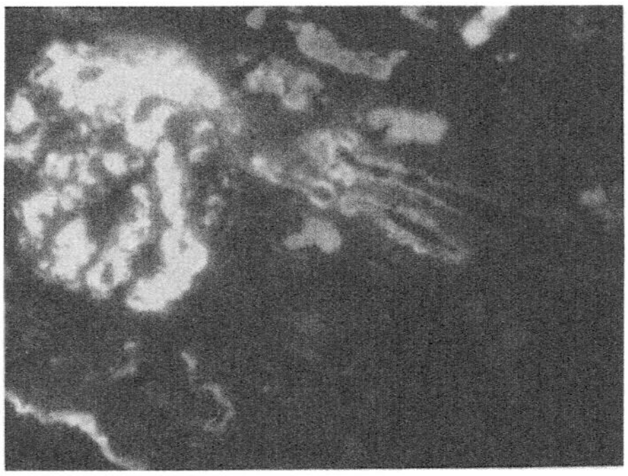

Abb. 31. Der gleiche Fall wie Abb. 29 und 30. Vergr. 1:100. Mit Nachweis der ersten Komplementfraktion im Amyloiddepot des Glomerulum und der Gefäße. Der Nachweis der ersten Komplementfraktion erfolgte mittels fluoresceinmarkiertem Antihumankomplement 1 des Kaninchens. (Nach SCHÄFER und SCHÄFER 1965)

werden, so daß kaum ein Zweifel bestehen kann, daß an der Bildung der Amyloidablagerungen ein Immunpräcipitat beteiligt ist (SCHÄFER und SCHÄFER 1965).

Hiermit dürfte aber nicht der Beweis erbracht sein, daß die Amyloidose ausschließlich auf einer Antigen-Antikörperkomplementreaktion beruht, da einmal keine Kenntnis über das oder die Antigene vorliegen und deshalb auch die physikochemische Klassifizierung eines spezifischen Antikörpers bisher noch nicht gelungen ist (SCHÄFER und SCHÄFER 1965). Die vorliegenden fluorescenzoptisch nachgewiesenen Befunde stellen lediglich einen indirekten Beweis für eine Immunpathogenese bei der Amyloidose dar. Allerdings würde der Befund von VAQUEZ und DIXON (1956), die in den amyloiden Depots sowohl das als Antigen fungierende Casein als auch das entsprechende Anticasein auffinden konnten, sehr gravierend sein. GILES und CALKINS (1958) fanden sogar im Serum der erkrankten Tiere gegen Casein gerichtete zirkulierende präcipitierende Antikörper. Nach Auffassung von CAESAR (1963) werden die Nieren wahrscheinlich im Rahmen der diesem Organ obliegenden Ausscheidungsfunktion besonders stark betroffen, womit die Lokalisation der Amyloidablagerung sowohl im glomerulären Capillargebiet als auch im Tubulusbereich erklärt werden kann. SCHÄFER und SCHÄFER glauben, daß Vorstufen des Amyloids aus der Zirkulation geweblich fixiert werden und antigene Eigenschaften entwickeln; sie denken hierbei an die Polymerisation von Proteinen. Gegen diese Fremdproteine würden dann vom Organismus zwecks Eliminierung Antikörper gebildet, die nach ihrer Konjugation mit dem Antigen fluorescenzoptisch bei gleichzeitiger Einbeziehung des Komplements im Amyloid nachweisbar werden. Damit wäre die Amyloidablagerung Teil einer Antigen-Antikörperkomplementreaktion ohne pathogenetisch durch diese allein erklärt zu sein. Ähnlich wie bei der chronischen Glomerulonephritis fand sich nur in Ausnahmefällen eine Reduzierung der Komplementaktivität im Serum, da bei beiden Erkrankungen der geringe Komplementverbrauch kompensatorisch ausgeglichen werden kann. Außerdem ist der Komplementschwund von der Aktivität des Prozesses abhängig. Mit dieser Auffassung von SCHÄFER und SCHÄFER ließen sich auch zwanglos die verschiedenen Formen des Amyloids einschließlich der erbbedingten Amyloidose erklären. Ob ein bestimmter genetischer Faktor grundsätzlich für die Entwicklung einer Amyloidose verantwortlich ist, wie es von GAFNI, SOHAR und HELLER (1964) diskutiert wird (s. später), muß weiteren Untersuchungen überlassen bleiben.

β) Beziehungen der Morphologie zur Klinik

Mit zunehmender Ablagerung des Amyloids kann eine weitgehende Einengung des Capillarlumens entstehen und schließlich werden die glomerulären Capillaren durch das Amyloid vollkommen verschlossen, so daß die Filtration aufhören muß und das zugehörige Nephron degeneriert (BOHLE und KRECKE 1955). Auf diesem Wege kann dann schließlich eine Schrumpfniere auf dem Boden einer Amyloidose entstehen (BELL 1933). Weiterhin spielen Zylinder bei der Amyloidniere eine wesentliche Rolle. Sie geben zwar keine Amyloidreaktion, führen aber zu Verstopfungen des Tubulus und damit zum Lumenverschluß und zur Dilatation mit Atrophie. BELL (1952) schreibt, daß diese verschließenden Zylinder nicht selten wichtiger sind als glomeruläre Veränderungen im Hinblick auf die Niereninsuffizienz. Die Veränderungen im Bereiche des Tubulus können auch zu einem nephrogenen Diabetes insipidus führen. Hierbei liegt das Amyloid hauptsächlich manschettenförmig in den Sammelröhren und zwar zwischen Basalmembran und Epithel (CARONE und EPSTEIN 1960). Teilweise war die Basalmembran zerstört und die Amyloidmassen reichten dort bis ins Interstitium hinein. Wie durch eine Mikrodissektion konnte das Nephron in einzelnen Abschnitten dargestellt werden und zwar vorwiegend waren die Sammelrohre in der Innenzone des Nierenmarkes erkrankt, während die Sammelrohre in der Außenzone weniger stark beteiligt waren. Die Rindenkanälchen enthielten überhaupt kein Amyloid. Ebenso fehlte das Amyloid völlig in den größeren Gefäßen. Lediglich in den Arteriae interlobulares sowie in den Vasa aberrantia und recta fanden sich geringe Amyloidablagerungen. Auch war in den Glomerula nur sehr wenig Amyloid zu finden. In den Henleschen Schleifen, denen bei der Konzentration des Harnes eine große Rolle zugeordnet wird, fand sich kein Amyloid. Entsprechend diesen anatomischen Veränderungen fand sich ein renaler Diabetes insipidus, der auf eine Vasopressintherapie nicht ansprach und sonst keine weiteren Einschränkungen der Nierenfunktion außer einer Hyposthenurie aufwies. Dies wird auch von MARTIN, BROWN und DAUGHERTY (1962) bestätigt, die eigentlich keine sichere Beziehung zwischen den Veränderungen im Bereiche des Glomerulum und den klinischen Befunden nachweisen konnten. Diese Autoren haben die Ablagerung des Amyloids im Glomerulum, in den Blutgefäßen, im Tubulus und im interstitiellen Gewebe auf der einen Seite mit dem Nierengewicht, dem Blutdruck, der Proteinurie, der Niereninsuffizienz, dem spezifischen Gewicht des Urins, dem Serumeiweiß und der klinischen renalen Symptomatik auf der anderen Seite verglichen. Bei den Arteriolen lagert sich das Amyloid in der Media zwischen den einzelnen Muskelzellen ab, die allmählich durch Amyloid ersetzt werden. Es besteht hier ein eindeutiger Unterschied zur Hyalinisierung der essentiellen Hypertonie; ein frühzeitiges Amyloid kann morphologisch leicht von einer essentiellen Hypertonie unterschieden werden. Ein massives Amyloid kann von sich aus eine Hypertonie hervorrufen. Eine Ablagerung im Bereich der Arteriolen stellt sich nicht selten ein und eine Lumeneinengung mit Schrumpfniere ist dann die Folge. Man trifft es auch im Nierenmark, insbesondere im Bereich der Vasa recta und im interstitiellen Gewebe an, weniger häufig findet man es im Bereich der Basalmembranen und der medullären Tubuli. Es ist außerordentlich selten, daß die Tubulusepithelien durch fokale Anhäufungen von Amyloid zerstört werden. GEER, STRONG, MCGILL und MUSLOW (1958) fanden auch im Bereich der tubulären Basalmembran lokale Verdickungen, die sie für Amyloid hielten. Auch sie fanden das Amyloid im Bereich der glatten Muskelzellen von Nierenarteriolen, während die übrigen Veränderungen denen einer gewöhnlichen Nephrose entsprechen. v. DUCROT, HABIB, SLAMA und DE MONTERA (1958) befassen sich mit der anatomischen Klassifizierung des Amyloids und weisen vor allen Dingen differentialdiagnostisch darauf hin, daß die Nierenveränderungen beim Lupus erythematodes disseminatus und bei der Glomerulosklerose (Kimmelstiel-Wilson) und im Anfangsstadium einer Nierenamyloidose außerordentlich ähnlich sein können.

Das primäre Amyloid besitzt noch seine eigene Problematik (HARANGHY, BEREGI und SUGÁR 1959). Das färberische und gestaltliche Verhalten einer amyloidähnlichen Substanz in den großen und mittelgroßen Nierengefäßen bei Patienten über 65 Jahren stimmt im allgemeinen mit dem Verhalten der üblichen Amyloidose überein und muß deshalb als seniles Amyloid angesprochen werden, es kann keine Unterscheidung getroffen werden. Engere Beziehungen zwischen dieser Amyolidart und den elastischen Fasern erscheinen wahrscheinlich, eine weitere Überprüfung ist notwendig. In den letzten Jahren ist die Frage des primären Amyloids resp. der Paramyloidose sehr in den Vordergrund gerückt. Nach DAHLIN (1949) ist das primäre Amyloid durch folgende Kriterien gekennzeichnet:

1. Fehlen einer präexistenten bzw. ätiologischen Krankheit.
2. Ablagerung von Amyloid im Herzen, Lunge, quergestreifter Muskulatur und anderen Organen, die nicht vom sekundären Amyloid befallen werden.
3. Geringe Unterschiede in der Färbbarkeit.

MISSMAHL (1964) glaubt, die Faserart, an der die Erkrankung ihren Anfang nimmt, sei entscheidend für die Organlokalisation. Alle sekundären Amyloidosen begännen mit Veränderungen an den reticulären Faserstrukturen, wo eingelagertes Lipoid verloren und durch Amyloid ersetzt wird. Die primären, atypischen oder auch paramyloidosen Formen begännen mit der Einlagerung an kollagenen Fasern wie perivasculärem Bindegewebe, größeren Gefäßen oder auch an den peripheren Fasern eines Organgewebes.

Beim primären Amyloid zeigt das Herz eine erhebliche Vergrößerung (LINDSAY 1946, DAHLIN 1949, JOSSELSON, PRUITT u. EDWARDS 1952, ELIOT, MCGEE u. BLOUNT 1961). LINDSAY berichtet über 43 Fälle von primärer Amyloidose, von denen 39 eine erhebliche Herzverzögerung hatten. Besonders auffällig war bei diesen Fällen, daß auch die Herzklappen befallen waren. ELIOT u. Mitarb. (1961) gaben einen ausgedehnten Überblick über die Amyloidose und fanden ein durchschnittliches Herzgewicht von 452 g, wobei das größte Herz 1090 g wog. JOSSELSON u. Mitarb. (1952) berichteten über 29 Fälle, konnten aber keine varicösen Klappenveränderungen beobachten. GONZALES-ANGULO, GREENBERG und WALLACE (1963) beschrieben ebenfalls einen Fall einer generalisierten Amyloidose mit Herzinsuffizienz und nephrotischem Syndrom und fanden eine ausgedehnte Amyloidablagerung im Herzen und in den Nieren, wobei in den Nieren vor allen Dingen eine glomeruläre Ablagerung vorhanden war. Diese Autoren kommen zu der Auffassung, daß bei allen Formen einer Herzinsuffizienz oder eines nephrotischen Syndroms an eine primäre Amyloidose gedacht werden müßte. Eine primäre

Tabelle 15. *Einteilung der Amyloidosen.* (Nach MISSMAHL 1964)

	Periretikuläres Amyloid	Perikollagenes Amyloid
hereditär	Amyloidose bei familiärem Mittelmeerfieber Amyloidose, mit Urticaria und Taubheit einhergehend	Neuropathische familiäre Amyloidosen Kardiopathische familiäre Amyloidose
erworben	Amyloidose als Folge einer entsprechenden Grundkrankheit	Amyloidose als Folge des multiplen Myeloms
idiopathisch	Amyloidose ohne nachweisbare Grundkrankheit	Amyloidose ohne nachweisbare Grundkrankheit („primäres Amyloid“)

generalisierte Amyloidose kann auch schon in einem Lebensalter von 20 Jahren auftreten. Es handelt sich hierbei wahrscheinlich um den jüngsten bisher beobachteten Fall einer primären Amyloidose, da diese meistens erst im Alter über 40 Jahre auftritt (MANN 1961).

Neuerdings wurde das Vorkommen einer *familiären erblich bedingten Amyloidose,* die erstmals im Jahre 1932 beschrieben wurde, besonders herausgearbeitet (MISSMAHL 1964). Eigenartigerweise fanden die ersten Berichte über erblich bedingte Amyloidosen wenig Beachtung. Selbst heute, da mehr als 600 Fälle von familiärem Amyloid bekannt sind, ist diese Erkrankung in Übersichten und Monographien über Erbleiden nicht oder nur am Rande erwähnt. Nach MISSMAHL (1964) ist es möglich, verschiedene Formen erblich bedingter Amyloidose zu unterscheiden, je nachdem welches Organ bevorzugt befallen ist (Tabelle 15). Wenn eine Nephropathie im Vordergrund der klinischen Erscheinungen steht, handelt es sich nach MISSMAHL um ein perireticuläres Amyloid, während bei den Myokardiopathien und Neuropathien ein perikollagenes Amyloid vorliegt. Zu der ersten Gruppe mit Nephropathie gehört das familiäre Mittelmeerfieber sowie die mit Urticaria und Taubheit einhergehende Amyloidose (MUCKLE und WELLS 1962). MISSMAHL hatte schon 1961 eine ausführliche Übersicht gegeben und vor allen Dingen darauf hingewiesen, daß auf Grund der vielfältigen klinischen Erscheinungen diese Erkrankung verschiedenste Namen bekam (Tabelle 15).

Im Verlaufe dieser Erkrankung kommt es zu einer langsam progredienten Niereninsuffizienz, die letztlich zum Tode führt. Das erste klinische Zeichen ist in der Regel eine Proteinurie, teilweise sind jedoch vorübergehende Hämaturien von erheblichem Ausmaße beschrieben worden (HELLER, SOHAR und SHERF 1958). Schwere Nephrosen treten regelmäßig im Verlauf der Erkrankung auf, wobei die zur sicheren Diagnose einer Amyloidose eingeführte Rectumbiopsie relativ häufig das Vorliegen einer Amyloidose sichern soll. So fanden GAFNI und SOHAR (1960) in 14 von 20 Fällen eine Amyloidose. Sie kamen zu dem Schluß, daß die Niereninsuffizienz beim familiären Mittelmeerfieber immer auf einer Amyloidose beruht, da bei allen bisher bekannten Autopsiebefunden ebenfalls eine schwere allgemeine Amyloidose nachgewiesen werden konnte. Es ist daher anzunehmen, daß eine derartige Amyloidose zum familiären Mittelmeerfiber gehört. MISSMAHL (1964) hatte dann Gelegenheit, die Organe autoptisch zu untersuchen. Diese Form der Amyloidose beginnt immer in den Arteriolen und befällt im ganzen Körper alle diese Gefäße. Später lagert sich dann Amyloid in den Capillaren und in den Sinusoidwänden der entsprechenden Organe ab. Die Kombination Schinkenmilz, Amyloid der Leber, in den Gefäßwänden und Lungenamyloid erscheint typisch, aber nicht spezifisch für familiäres Mittelmeerfieber. Die Pathogenese ist noch völlig unklar. Sämtliche Versuche, einen Erreger nachzuweisen, schlugen fehl. Fest steht jedoch, daß es sich um ein recessiv vererbbares Leiden handelt, das, soweit bis jetzt zu überblicken ist, fast nur bei sephardischen Juden Armeniens auftritt. Die sephardischen Juden sind die Nachkommen der im 15. Jahrhundert aus Spanien ausgewanderten Teile dieses Volkes. Sie bleiben wie die irakischen Juden weitgehend abgesondert, da sie praktisch nur untereinander heiraten. Einzelne Fälle sind auch von anderen Volksstämmen bekannt. So berichten MUCKLE und WELLS (1962) über acht Blutsverwandte eines alten Geschlechts aus Derbshire, die schon im Adoleszenzalter mit Fieberanfällen, Schüttelfrost und urticariaähnlichem Hautausschlag erkrankten. In späteren Jahren treten bei einigen Familienmitgliedern Taubheit und Nephropathie auf. Bei zwei Patienten bestand eine autoptisch gesicherte Amyloidose und zwar eine isolierte Amyloidose der Nieren und Nebennieren mit ungeklärter Schrumpfnierenerkrankung. Im anderen Fall lag eine generalisierte Amyloidose mit einer Schrumpfnierenerkrankung vor. Das schon früher beobachtete Syndrom einer erblichen Taubheit und Nephropathie scheint ebenso wie die familiär auftretende Amyloidose mit diesem Syndrom verwandt zu sein, das am ehesten Ähnlichkeit zum Mittelmeerfieber aufweist. Wahrscheinlich dürfte die Amyloidose die Grundlage aller Symptome sein. Nach einer neueren Mitteilung von SOHAR, GAFNI, BLUM, PRAS und HELLER (1963) beruht die Erkrankung auf einem autosomal recessiv vererbten Gen, das vornehmlich bei Juden des Mittelmeerraumes und bei Armeniern vorkommt. Da es sich bei den hier beschriebenen erbbedingten Amyloidosen um generalisierte Amyloidablagerungen handelt, kommt dem einfachen Nachweis dieser Erkrankung mit Hilfe der Rectumbiopsie zur weiteren Aufklärung des Krankheitsbildes entscheidende Bedeutung zu. Nach MISSMAHL (1963) sollte dieser den Patienten kaum belästigende Eingriff bei allen Fällen mit unklarer Proteinurie, unklarer Myokardiopathie und unklaren neurologischen Erscheinungen durchgeführt werden. In einer Übersicht betonen GAFNI, SOHAR und HELLER (1964), daß die Entdeckung der vererbbaren Amyloidosen vielleicht einen neuen Weg zur Aufklärung der Amyloiderkrankung aufzeigt. Während bisher meistens verschiedene Antigen-Antikörperreaktionen in Betracht gezogen wurden, weist die nachgewiesene Heredität mehr auf biochemische Veränderung im Sinne einer Stoffwechselstörung hin. Es besteht gar kein Zweifel, daß hierdurch auch die Auffassung über die Ätiologie der nicht genetischen Formen der Amyloidose sich ändern kann. Vielleicht stellt die sekundäre Amyloidose eine besondere phänotypische Form der vererbbaren Amyloidose dar. Das Amyloid ist ein hochmolekularer Eiweißkörper von Globulincharakter, bei dem es wahrscheinlich ist, daß es kein Paraprotein darstellt (LETTERER 1958). Wie wir vorher schon auseinandergesetzt haben, ist die Voraussetzung für eine Amyloidose immer eine erhebliche Dysproteinämie oder Paraproteinämie, die sich auf dem Boden einer chronisch entzündlichen Erkrankung oder einer Paraproteinose wie der Makroglobulinämie resp. dem Myelom (GASSNER, BITTAR und PARRISH 1961) entwickelt. MIROUZE, PAGE und MION (1964) haben die Entwicklung einer Amyloidnephrose auf dem Boden einer rezidivierenden Dermatomyositis beschrieben und in den letzten Jahren wird immer häufiger auf die Koinzidenz einer Polyarthritis und Amyloidnephrose hingewiesen (RASZEJA-WANIC und JASINŃSKI 1957, FRASER und KAYE 1961, ARAPAKIS und TRIBE 1963). Nach Ansicht von ARAPAKIS und TRIBE (1963) ist die Polyarthritis heutzutage eine der häufigsten Ursachen einer sekundären Amyloidose. Dies gilt in erster Linie für die primär chronische Polyarthritis, bei der die Amyloidose die für diese Erkrankung typische Nierenbeteiligung ausmacht und mit einer Häufigkeit von 3,5—24% beobachtet wird. Jetzt haben ENNEVAARA und OKA (1963) über eine Amyloidose bei M. Bechterew (ankylosing spondylitis) berichtet. Es lagen ziemlich akute Krankheitsbilder mit extrem hoher Blutsenkung vor; allerdings waren die Rheumateste negativ.

γ) Häufigkeit

Früher mußte die Diagnose hauptsächlich auf dem Boden postmortaler Untersuchungen oder mit Hilfe des Kongorotschwundes durchgeführt werden. MISSEN und TAYLOR (1956) haben eine ausgedehnte Literaturübersicht gegeben und fanden auf Grund der bis dahin vorliegenden Untersuchungen eine äußerst unterschiedliche Häufigkeit. So wurde von TEILUM und LINDAHL (1954) eine Häufigkeit von 60% gefunden, während ROSENBERG, BAGGENSTOSS und HENCH (1943) nur eine Amyloidose bei 30 Autopsien nachweisen konnten (3,3%). Diese bemerkenswerten Unterschiede können nur dadurch erklärt werden, daß es sich um ein unterschiedliches Material gehandelt hat. Die rectale Biopsie wurde noch in den letzten Jahren als beste und angenehmste Methode zur Diagnose einer Amyloidose bezeichnet (MISSMAHL 1963). BLUM und SOHAR (1962) erhielten positive Befunde in 75% ihrer Fälle, ARAPAKIS und TRIBE (1963) untersuchten 115 Fälle einer Polyarthritis mit Hilfe der rectalen Biopsie, bei denen die Polyarthritis wenigstens 3 Jahre bestand. Hierbei fanden sie in sechs Fällen ein Amyloid im Rectum, während von diesen nur drei Fälle eine Proteinurie und einen erhöhten Harnstoffspiegel im Blut aufwiesen. Weiterhin konnte auf Grund ihrer Untersuchung festgestellt werden, daß die Amyloidose beim männlichen Geschlecht wesentlich häufiger infolge einer Polyarthritis auftritt. Es handelt sich meistens um sehr späte Stadien der Erkrankung mit gleichzeitig stark positiven serologischen Testen. FEARNLEY und LACKNER (1955) hatten schon 183 Patienten mit Polyarthritis untersucht und hierbei in 24 Fällen eine Proteinurie nachgewiesen. Sieben davon hatten eine Amyloidose, die an Hand einer Leberbiopsie sowie des Kongorottestes festgestellt werden konnte. Die Häufigkeit des Amyloids bei der Polyarthritis könnte ebenfalls als Indiz dafür gewertet werden, daß die Amyloidose irgendetwas mit einer immunologischen Problematik zu tun hat. SCHÄFER und SCHÄFER empfehlen ebenfalls die Rectumbiopsie für die Diagnostik und teilen vergleichende, sehr schöne Bilder aus Rectum und Niere mit (Abb. 32, 33, 34, 35). Auf die kritische Beurteilung der Rectumbiopsie soll noch einmal hingewiesen werden, da es schwer vorstellbar erscheint, daß die Rectumschleimhaut vor der Niere erkrankt.

Auch die Kombination von einer Amyloidnephrose mit Lymphogranulomatose könnte in der gleichen Richtung, d.h. eine Paraproteinämie, verweisen. Seit 1950 wurden in amerikanischer Literatur neun Fälle von Nierenamyloid bei M. Hodgkin beschrieben (WINAWER und FELDMAN 1959), wobei ein Fall erwähnt wird, bei dem sich eine Amyloidnephrose im Gegensatz zu den sonstigen Beobachtungen schon im Beginn der Erkrankung zusammen mit den übrigen Krankheitserscheinungen zeigte. Es war auch die Amyloidnephrose, die in diesem Falle nach einer relativ langen Zeit von 27 Monaten zum Tod durch Nierenversagen geführt hat. Die Entwicklung dieser Nephrose hat nichts mit einer Stickstofflost- oder Steroidtherapie zu tun. Überhaupt scheint nach GARDNER (1962) die Häufigkeit der

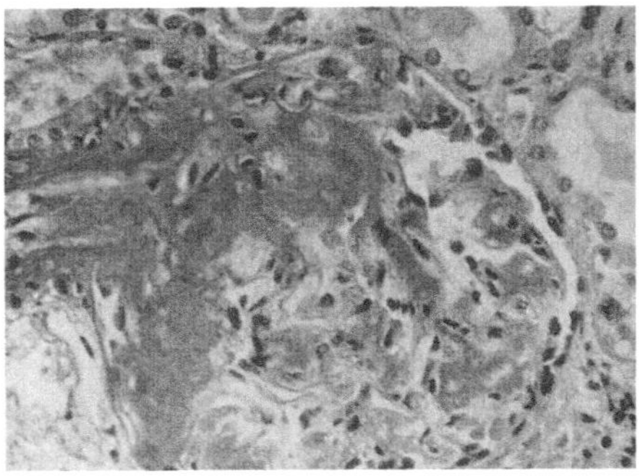

Abb. 32

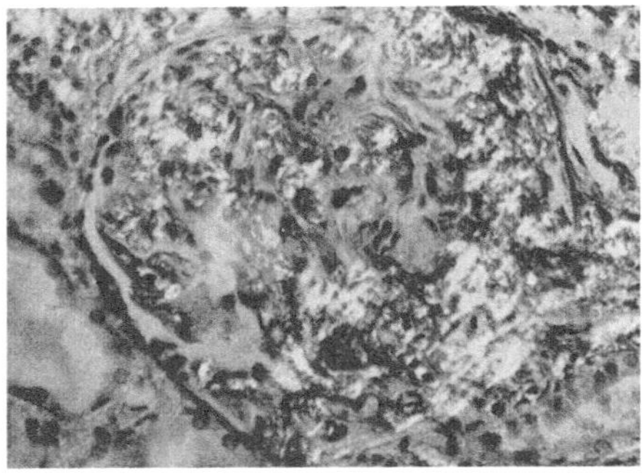

Abb. 33

Abb. 32. Humane sekundäre Nierenamyloidose mit arteriolär capillärem Ablagerungstyp. Kongorotfärbung. (Nach SCHÄFER u. SCHÄFER 1965)

Abb. 33. Gleiches Präparat mit polarisationsoptischer Darstellung des Amyloiddepots. (Nach SCHÄFER u. SCHÄFER 1965)

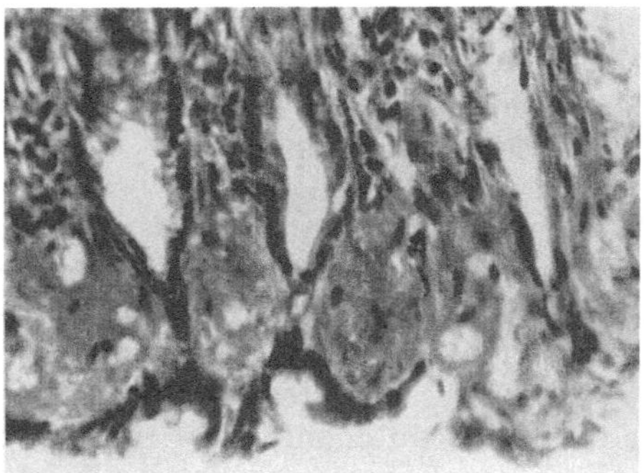

Abb. 34

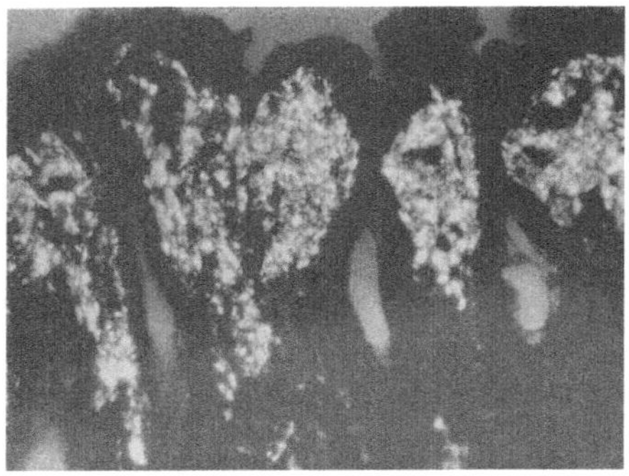

Abb. 35

Abb. 34. Rectumbiopsie bei sekundärer Amyloidose, Kongorotfärbung, massive Ablagerung von Amyloid. (Nach SCHÄFER u. SCHÄFER 1965)

Abb. 35. Rectumbiopsie mit polarisationsoptischem Nachweis des Amyloids nach vorheriger Anfärbung mit Kongorot. (Nach SCHÄFER und SCHÄFER 1965)

Amyloidose bei Polyarthritis trotz Steroidbehandlung nicht zugenommen zu haben. Sie betrug jeweils in 54 Fällen, in den Jahren zwischen 1935 und 1950, 9,3% und zwischen 1954 und 1960 14,8%, von denen nur einer Corticoide erhalten hatte. Der höhere Prozentsatz dürfte an der besseren Untersuchungsmethode liegen. Grundsätzlich scheint das Amyloid eine relativ häufige Erkrankung zu sein. So konnte DAHLIN (1949) in 25 Jahren insgesamt 44 Fälle einer Amyloidose an der Mayo-Clinic beobachten; hierbei wurden 30 sekundäre Amyloidosen (Tabelle 16), 7 primäre, 3 Amyloidosen auf dem Boden eines multiplen Myeloms, 3 Paraamyloidosen und 1 Amyloidose auf Grund eines Tumors beschrieben. Ungefähr 40% aller Amyloidosen beruhen auf einer Tuberkulose oder Carcinom. Wir werden später aber noch auf die verschiedenen Grundkrankheiten zu sprechen kommen.

Da die Proteinurie eines der häufigsten Symptome einer Amyloidose darstellt, wird sie meistens unter der Diagnose eines nephrotischen Syndroms eingewiesen. KARK, PIRANI, POLLACK, MUEHRCKE und BLAINEY (1958) fanden bei 46 nephrotischen Syndromen in drei Fällen eine Amyloidose. Auch die längere Lebenserwartung der Tbc-Kranken nach Einführung der tuberkulostatischen Therapie ließ die Zahl der Todesfälle durch Urämie infolge einer Amyloidnephrose nach Angaben der Prosektur des Tbc-Krankenhauses in Odessa außerordentlich stark ansteigen. In den Jahren von 1946—1950 betrug die Mortalität 1,8% und stieg in den Jahren von 1951—1956 auf 8,3% an, wie überhaupt im allgemeinen die Tuberkulose in 40—50% der Fälle als Ursache angeschuldigt wird (OLEKTHNOVICH 1960). In den letzten Jahren sollen allerdings die banalen Amyloidosen nach chronischen Eiterungen und Lungentuberkulosen stark zurückgegangen sein, während die Amyloidosen nach Myelom, Polyarthritis, M. Hodgkin und malignen Tumoren nicht nur relativ, sondern auch absolut zugenommen haben. PICARD, KERNEIS, HOREAU, GUILLON, BRUNEAU und PIGEAUD (1960) fanden bei 220 erfolgreichen Nierenbiopsien elfmal eine Nierenamyloidose. In zehn Fällen handelte es sich um eine sekundäre Amyloidose, während in einem Fall eine primäre Amyloidose vorlag. Als Grundleiden bestand fünfmal eine Osteomyelitis, je zweimal eine Lungentuberkulose und eitrige Bronchitis, sowie einmal eine chronische Polyarthritis. Bezüglich der allgemeinen Häufigkeit der Amyloidose muß gesagt werden, daß HÄRTTER (1949) bei 10188 Sektionen nur 40 Fälle fand, während GEDDA (1955) über 0,9% bei 10914 Autopsien berichtet. MARTIN, BROWN und DAUGHERTY (1962) haben immerhin noch 36 Amyloidosen gefunden, wenn sie sämtliche Fälle ausgeschlossen haben, die sich im Anschluß an ein Myelom entwickelt hatten. KIMBALL (1961) fand bei 4033 Obduktionen von malignen Tumoren in 16 Fällen (0,4%) eine Amyloidose. Diese Häufigkeit entsprach der allgemeinen Amyloidosehäufigkeit, während sie andererseits bei M. Hodgkin und beim Myelom statistisch häufiger erscheint. Auch die Kombination Hypernephrom und Amyloid ist nicht selten. Das Hypernephrom soll der maligne Tumor sein, der am häufigsten zum Amyloid führt (PICARD u. Mitarb. 1960), worauf früher schon eingegangen wurde.

Tabelle 16. *Sekundäre Amyloidosis („Ätiologische" Krankheiten).* (Nach DAHLIN 1949)

Krankheiten	Fälle
Tuberkulose	7
Carcinome	5
Osteomyelitis, multiple	3
Infektionen	3
Lungenabscesse	2
Bronchiektasen	2
Rheumatoide Arthritis	2
Hodgkin	2
Chronische ulcerative Colitis	2
Actinomycosis	1
Syphilis tertiana	1
Gesamt	30

Besonders aufregend sind Mitteilungen aus Israel, wo in Verbindung mit dem Mittelmeerfieber das erbbedingte Amyloid in 40% der Fälle auftritt. Die Genhäufigkeit soll 0,02 ausmachen.

δ) Klinik

Der Kliniker denkt meistens nur bei Kranken mit langdauernden Eiterungen an die Amyloidose. Oft können aber Jahre vergehen, während derer eine Osteomyelitis oder eine Tuberkulose äußerlich völlig stationär erscheint und trotzdem auf Grund einer unklaren Proteinurie ein Amyloid sich entwickelt. Die Häufigkeit der Nierenbeteiligung wird für die primäre Amyloidose mit 27% (RUKAVINA u. Mitarb. 1956) und für die sekundäre Amyloidose nach Tuberkulose mit 83%, (AUERBACH und STEMMERMAN 1944) beziffert. Außer einer Blutsenkung wird man öfters den Urin kontrollieren. Eine Lebervergrößerung resp. eine Milzvergrößerung, wie sie als klinisches Syndrom in Verbindung mit Durchfällen gefordert wird, ist keineswegs regelmäßig der Fall. HELLER, SOHAR, GAFNI und HELLER (1961) haben ihre Nierenamyloidfälle klinisch in vier Gruppen eingeteilt. In der Gruppe 1 fanden sich alle Patienten ohne irgendwelche klinischen Symptome oder mit nur einer geringen Albuminurie bis maximal 1‰. 18 Patienten in der zweiten Gruppe hatten eine dauernde Proteinurie von 1—4‰ oder pathologische Sedimentbefunde. In der Gruppe 3 fand sich ebenfalls eine chronische Proteinurie, Ödeme, eine ausgeprägte Verminderung der Albumine (unter 3,5 g-%); eine Erhöhung des Cholesterins war nicht als Kriterium mit einbegriffen. Die Patienten der Gruppen 1—3 hatten noch keine Niereninsuffizienz. Erst in der Gruppe 4 bestand eine deutliche klinisch und labormäßig feststellbare Niereninsuffizienz. MARTIN u. Mitarb. (1962) haben nun diese klinische Gruppierung einer anatomischen Gruppierung gegenübergestellt, wobei sie ebenfalls vier Grade der glomerulären Veränderungen der Niere unterschieden haben. In Gruppe 1 war weniger als ein Viertel der Glomerula mit Amyloid befallen, während in Gruppe 4 drei Viertel resp. alle Glomerula durch Amyloid gekennzeichnet waren. Die Arterien oder das interstitielle Gewebe wurden bei dieser Einteilung nicht berücksichtigt. Eine Proteinurie war praktisch in jedem Fall vorhanden, auch wenn sie zuerst außerordentlich gering ausgeprägt war, worauf auch andere Autoren hingewiesen haben. Das Ausmaß der Proteinurie geht weitgehend dem Ausmaß der renalen Amyloidose parallel. Auch die Entwicklung der Ödeme zeigt eine gewisse Beziehung zur Schwere der Erkrankung resp. zum Ausmaß der Proteinurie (DAHLIN 1949). Ein ausgeprägtes nephrotisches Syndrom kommt aber nur in einem geringen Prozentsatz der Fälle vor. Hierbei scheinen die elektrophoretischen Veränderungen des Bluteiweißes der Proteinurie vorauszugehen, wie aus tierexperimentellen Untersuchungen geschlossen werden kann (JOHANSSON 1949). MOELLER und STEGER (1955) haben schon in früheren Untersuchungen darauf hingewiesen, daß die Proteinurie bei jedem nephrotischen Syndrom in Abhängigkeit von der Molekülgröße sich entwickelt, d.h. es werden bevorzugt kleinmolekulare Eiweißkörper wie Albumin und α_1-Globulin im Urin ausgeschieden. Im Gegensatz hierzu fanden SCHUBERT und HAUG (1962) im Harn von glomerulär stark geschädigten Kranken (zwei Amyloidnephrosen, zwei chronische Glomerulonephritiden mit Niereninsuffizienz) eigenartigerweise eine Vermehrung der hochmolekularen Anteile von Polyvinylpyrrolidin im Vergleich zu Nierengesunden bei gleichzeitig stark herabgesetzter Gesamteiweißmenge. So betrug der 24 Std-Wert einer Patientin mit Amyloidnephrose nur 44% der normalen Eiweißausscheidung, d.h. der Kranke eliminiert etwa nur die Hälfte der Normalausscheidung in demselben Zeitraum. Dies stand in guter Übereinstimmung mit der Inulinclearance resp. der Filtrationsgröße, die ebenfalls mit 48,6 cm^3/min etwa die Hälfte des Normalwertes ausmachte. Während die quantitative Minderausscheidung durch die glomeruläre Schädigung der Niere wohl als Folge einer Verminderung der gesamten filtrierenden Fläche aufzufassen ist, müßte die vermehrte Elimination großmolekularer Anteile auf die gesteigerte Durchlässigkeit einer kleineren Anzahl von Glomerula zurückzuführen sein. JAHNKE (1961) wies in der Diskussion darauf hin, daß eigentlich die verminderte Ausscheidung der kleineren Moleküle nicht ohne weiteres einleuchtend sei. Man müßte schon die Annahme zu Hilfe ziehen, daß nur einzelne Glomerula bevorzugt die höhermolekularen Anteile ausscheiden. JAHNKE zeigt hierbei methodische Fehlermöglichkeiten auf. Auch hat sich gezeigt, daß mit zunehmender Proteinurie die Ausscheidung von Polyvinylpyrrolidon zunehmend geringer wird, so daß die Abhängigkeit von der Diurese und dem Grad der Proteinurie die Ausscheidung des PVP erheblich beeinflussen dürfte und daher diese Ergebnisse nicht sicher zu verwerten seien.

Bergstrand und Bucht (1961) haben auch die Nierenfunktion untersucht und hierbei eine Verminderung der Filtrationsfraktion als Ausdruck der schlechten Filtration infolge der Einengung des Capillarbettes durch Ablagerung von Amyloid nachgewiesen (Tabelle 17). Sie fanden eine stärkere Verminderung des Glomerulusfiltrates und der PAH-Clearance, wobei mittels Nierenvenenkatheter auch die renale Extraktion für PAH bestimmt wurde. Hierbei erscheint es wichtig, daß es keineswegs nur lichtmikroskopisch sichtbare Veränderungen sein müssen, sondern daß es durch molekulare Verschiebungen mit Schwellungen zu einer Änderung der glomerulären Permeabilität mit Proteinurie kommen kann; dies geht dann gleichzeitig mit einem erhöhten Gefäßwiderstand einher. Auch die endogene Kreatininclearance ist relativ häufig eingeschränkt (Fraser und Kaye 1961). Schließlich

Tabelle 17. *Fortlaufende Einschränkung der Nierenfunktion bei einer Amyloidniere.* (Nach Bergstrand und Bucht 1961)

Datum	Inulin-Clearance ml/min	PAH-Clearance ml/min	Filtrations-Fraktion %	PAH Extrakt %	Urin-verdünnung m Osm/l	Urin-konzentration m Osm/l	Urin pH
31. 1. 57	72	446	16,1				
15. 3. 57	75	358	21,0	74	193	606	
		488	18,3				
10. 6. 57	56	293	19,4				
13. 9. 57	76	409	18,8		383	595	4,90
10. 12. 58	29	311	9,5	79,4			
		393	7,3				
16. 10. 59	8	29	28,0				

muß daran gedacht werden, daß eine Nierenvenenthrombose als Ursache des nephrotischen Syndroms sich entwickeln kann. Neben 39 in der Literatur mitgeteilten Fällen teilen Barclay, McCameron und Loughridge (1960) neun eigene Fälle mit. Auch Fraser und Kaye (1961) sahen bei acht verstorbenen Fällen dreimal eine beidseitige Nierenvenenthrombose. Klinisch zeichnet sich die Thrombose durch ein plötzlich auftretendes nephrotisches Syndrom mit schneller Verschlechterung der Nierenfunktion und Urämie aus. Diese Komplikation dürfte besonders im Zeitalter wirksamer Diuretica und ihrer allzu gedankenlosen Anwendung eine besondere Beachtung finden. Die Anwendung ist bei Thromboseneigung kontraindiziert. Gerade in den Nierenvenen dürfte die größte Hämokonzentration und Thrombosebereitschaft vorliegen.

Die Untersuchung der Tubulusfunktion zeigt, daß diese im Vergleich zum Glomerulum auffällig gut erhalten bleibt. Dies könnte man auch nach dem lichtmikroskopischen Bild vermuten. Im distalen Tubulus ist die Funktion ebenfalls ausreichend gut erhalten, wie aus der guten Säuerung resp. aus dem Konzentrationsvermögen hervorgeht (Bergstrand und Bucht). Es wurde von uns vorher aber schon ein Fall angeführt, bei dem ein renaler Diabetes insipidus mit Polydipsie, Polyurie und Nykturie auftrat, ohne daß die Nierenfunktion weiter eingeschränkt war. Als Ursache fand sich die Amyloidablagerung im Bereich der Sammelröhren. Die Nierenfunktion scheint also in Abhängigkeit von der amyloiden Ablagerung eingeschränkt zu sein, wobei nicht unbedingt das lichtmikroskopische Bild verbindlich sein muß. Hier scheint auch ein gewisser Gegensatz zu älteren Untersuchungen (Bell 1933) vorzuliegen, die fast nur Endstadien zu Gesicht bekommen haben und deshalb vielleicht die tubulären Befunde zu stark betont haben.

Es wurde eingangs schon darauf hingewiesen, daß auch bei der Amyloidose eine Urämie möglich ist. Wenn sie einmal eingetreten ist, verläuft sie ziemlich progredient (LINDEMAN, SCHEER und RAISZ 1961). Schon in der alten Literatur wurde über Urämien bei der Amyloidose berichtet (BELL). Auch berichtet BELL (1950) über funktionelle Untersuchungen bei insgesamt 77 Fällen von 145 beobachteten Amyloidosen. Mit zunehmender Ausdehnung des Amyloids in der Niere — auch er hatte eine Einteilung in vier Gruppen zur Klassifizierung durchgeführt — nahm die Häufigkeit der Niereninsuffizienz zu. Während in Gruppe A praktisch eine Niereninsuffizienz nicht vorkam, hatten alle Fälle der schweren Erkrankung (Gruppe D) eine Rest-N-Steigerung. Die Niereninsuffizienz in Gruppe D war meistens auf einen Verschluß der glomerulären Capillaren, zum Teil aber auch auf Obstruktion der Tubulusepithelien durch Zylinder zurückzuführen. BELL glaubt, daß die Amyloidose häufig in der Urämie endet. DAHLIN (1949) beobachtete in drei von 30 Fällen eine ausgeprägte Urämie, während bei drei weiteren Patienten erhöhte Harnstoffwerte auf Grund prärenaler Azotämie vorliegen sollten. FISHBERG (1954) kommt zu der Feststellung, daß eine Niereninsuffizienz gewöhnlich sich bei Patienten mit einer Amyloidschrumpfniere entwickelt. Ebenfalls ZUCKERBROD, ROSENBERG und KAYDEN (1956) sind der Auffassung, daß eine Niereninsuffizienz bei der Amyloidose keineswegs so selten ist und daß weitere Untersuchungen notwendig sind. GUTMANN (1953) stellt fest, daß in seltenen Fällen die Obliteration der Nephrone so ausgedehnt sein kann, daß sie eine Urämie verursacht. Im Gegensatz zu diesen Untersuchungen stehen die Befunde von MARK und MOSENTHAL (1938), AUERBACH und STEMMERMAN (1944), TEILUM und LINDAHL (1954), DIXON (1934), ALTNOW, VAN WINKLE und COHEN (1939). Diese Autoren fanden im allgemeinen eine relativ große Häufigkeit einer Niereninsuffizienz, die meistens eine rasche Progredienz in Verbindung mit einer Hypertonie bei ihren Patienten aufweist.

Die Häufigkeit der Hypertonie wird unterschiedlich angegeben. Nur in einem Fall konnte DAHLIN einen erhöhten Blutdruck mit Werten von 194/100 mm Hg bei einem 18jährigen Patienten mit schwerer Amyloidose und Urämie beobachten. Bei einem anderen Fall glaubte DAHLIN einen Zusammenhang zwischen Hypertonie und der Amyloiderkrankung nachweisen zu können. Im Gegensatz hierzu fanden MARTIN, BROWN und DAUGHERTY (1962) eine Hypertonie nur in Gruppe I und II, während bei schweren Erkrankungen (Gruppe III und IV) eine Hypertonie nicht beobachtet werden konnte. Mit zunehmendem Alter schien die Hypertonie in Gruppe I und II zuzunehmen. Obwohl 36% der Nierenamyloidosen eine Hypertonie hatten, zeigten alle Patienten, die eine Niereninsuffizienz aufwiesen oder ein schweres nephrotisches Syndrom, einen normalen Blutdruck. Auffällig war bei dieser Serie, daß sechs Patienten mit einer Amyloidose auch stark vergrößerte Schilddrüsen hatten, die eine gewisse Ähnlichkeit mit der Hashimoto-Thyreoiditis zeigten. Eine Schrumpfniere konnte bei den Fällen mit nephrotischem Syndrom oder Niereninsuffizienz nicht beobachtet werden und war nur bei den Patienten nachweisbar, bei denen eine Proteinurie ohne stärkere Beeinträchtigung der Nierenfunktion vorlag. Diese Autoren beobachteten andererseits aber auch eine Nierenamyloidose bei Fällen ohne Proteinurie oder sonstige Zeichen einer Nierenerkrankung. Alle sieben Patienten mit stärker ausgeprägter Niereninsuffizienz hatten aber eine erhebliche Proteinurie, die das normale Maß überstieg. Diese Autoren kamen zu dem Schluß, daß die Niereninsuffizienz meistens dem nephrotischen Syndrom parallel lief, keine Veränderungen im Augenhintergrund aufwiesen und dementsprechend auch keine Hypertonie zeigten. Bei starkem Eiweißverlust (Proteinurie) stellt sich ein Hypertensinogenmangel ein, der die Entwicklung einer Hypertonie verhindert (MOELLER 1949, 1950).

Es nimmt daher nicht wunder, daß bezüglich der Häufigkeit einer Niereninsuffizienz und Hypertonie auf Grund einer sekundären Amyloidose unterschiedliche Auffassungen bestehen. BELL (1950) bestimmte den Blutdruck bei 84 von seinen 145 Patienten. 21 von 84 Patienten hatten einen systolischen Blutdruck, der 150 mm Hg überstieg. Bei den klinisch nicht so schweren Fällen (Gruppe A und B) hatten vier von 23 Patienten einen Hochdruck, aber es konnte sich hier auch um eine essentielle Hypertonie handeln, da alle Nieren pathologisch-anatomisch eine Arteriolosklerose aufwiesen. Im Gegensatz zu den Untersuchungen, wie sie von MARTIN, BROWN und DAUGHERTY (1962) angegeben wurden, fand BELL auch bei der schweren Amyloidose mit Niereninsuffizienz in elf von 30 Patienten eine Hypertonie und es ist nach Auffassung von BELL absolut wahrscheinlich, daß eine schwere Amyloidose auch eine Hypertonie verursachen kann, da in seiner Gruppe D mit schwerer Amyloidose und Niereninsuffizienz acht von 14 Patienten unter 40 Jahren eine Hypertonie aufwiesen. Wenn eine Hypertonie fehlte, so ist sie auf eine besonders ausgedehnte Amyloidose mit allgemeiner Kachexie zurückzuführen. Von anderen Autoren wird ursächlich für das Fehlen der Hypertonie auch eine Erkrankung der Nebennieren angeführt.

Auch ZUCKERBROD, ROSENBERG und KAYDEN (1956) betonen die Häufigkeit einer Kombination von Niereninsuffizienz und Hypertonie bei einer sekundären Amyloidose. Der klinische Verlauf ähnelt sehr häufig einer chronischen Glomerulonephritis. Diese Autoren fanden andererseits keine Beziehungen zwischen der Entwicklung einer Hypertonie und der Beteiligung der Nebennieren.

ε) Bedeutung des Kongorotversuches und der Rectumbiopsie

Das Auftreten einer stärkeren Proteinurie sollte immer an eine Amyloidose denken lassen, da die Proteinurie das häufigste Symptom einer Amyloidose darstellt; besonders wenn sich gleichzeitig eine Hypertonie entwickelt. Auch bei der Kombination von Herzinsuffizienz und nephrotischem Syndrom ist an ein Amyloid zu denken, da es neben anderen Organmanifestationen beim primären Amyloid zu einem wärzchenförmigen Befall der Mitral- und Pulmonalklappe kommen kann (GONZALEZ-ANGULO, GREENBERG und WALLACE 1963). Es ist aber außerordentlich schwierig, ante mortem die Diagnose einer Amyloidose festzulegen, da der Kongorotversuch nach BENNHOLD (1923) für alle Fälle keineswegs verbindlich ist. Er zeigt nur einen positiven Ausfall, wenn eine allgemeine Amyloidose mit einer ausgedehnten Beteiligung der Leber vorliegt. Ein Schwund von 60% soll beweisend sein. Bei Vorliegen einer reinen renalen Amyloidose ist der Schwund nur unvollständig (BUCHT 1961). FRASER und KAYE untersuchten sechs primäre und sechs sekundäre Nierenamyloidosen sehr ausführlich; sie fanden in acht von neun untersuchten Fällen einen Farbstoffschwund von über 60%. Bei zwei Patienten bestand ein erhöhter systolischer und diastolischer Blutdruck. Besondere Schwierigkeiten bereitet eben immer wieder die intravitale Diagnose. So wäre zur Diagnose auch die Frage der rectalen Biopsie zu diskutieren, wie sie von DUCROT, DE MONTERA, MÉRY und RUEFF (1951) bei 19 Kranken, die auf eine Amyloidose verdächtig waren, durchgeführt wurde. Hierbei zeigen die Gefäße der Submucosa charakteristische, morphologische und färberische Randveränderungen. Bei zwölf negativen Fällen waren vier, die bei einer zusätzlichen Nierenbiopsie ebenfalls keine Amyloidablagerungen aufwiesen. Die Autoren nehmen allerdings nicht dazu Stellung, ob die rectale Biopsie für die Diagnostik geeignet erscheint. MISSMAHL (1963/64) hat dann noch einmal vergleichende Untersuchungen angestellt und gezeigt, daß ein normaler oder weniger als 60% betragender Kongorotschwund mit „Sicherheit nur gegen ein ausgedehntes Amyloid (BENNHOLD 1923)" spricht. Sehr wichtig ist, daß bei Aufarbeitung des Blutes jegliche Hämolyse vermieden wird. MÜLLER (1958) hat sich ausführlich mit der Methodik befaßt und erst einen Schwund über 70% als verdächtig bezeichnet.

Tabelle 18. *Kongoschwund nach* BENNHOLD *bei Lungentuberkulosekranken, sekundären Amyloidosen bei Tuberkulose und zum Vergleich bei anderen inneren Krankheiten. (17 Bestimmungen bei zwei Kranken, die später eine Amyloidose entwickelten, sind nicht berücksichtigt).* (Nach A. MÜLLER, 1958)

Krankheit	Anzahl	Kongoschwund (Durchschnitt)	Alter Durchschnitt	Urin 1—3 Std
Tuberkulose	190 (250 Best.)	32,02% (8—54)	43,1 Jahre (14—79)	+
Vergleich	200	30,93% (15—44)	44,8 Jahre (19—77)	+
Sekundäres Amyloid bei Tuberkulose	15 (37 Best.)	76,5% (30—100)	31,9 Jahre (21—54)	30:neg. 7:((+))

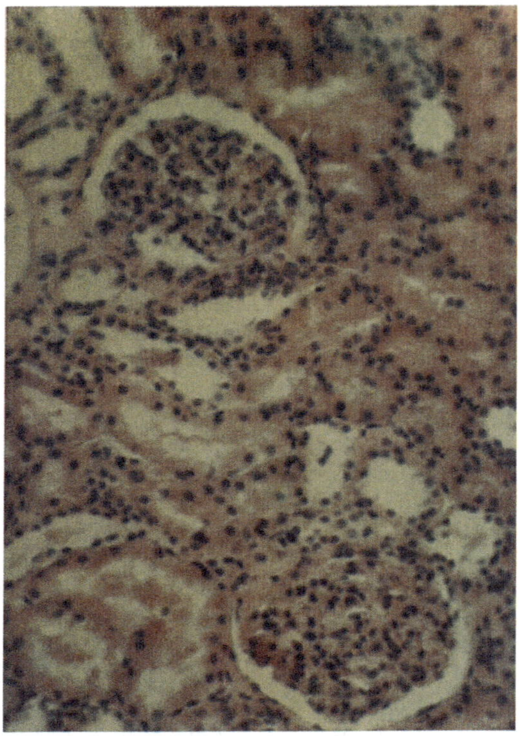

Abb. 36a u. b. Morbus Boeck bei einem 28jährigen Mann. a Glomerula mit zarten Capillarschlingen ohne entzündliche oder degenerative Veränderungen. Tubuli mit kubischem Epithel. Im Lumen häufig fädige Eiweißmassen. Keine Granulome. Arteriolenwände zart. Kein Anhalt für Amyloid. b Verstärkte Anfärbbarkeit mit Kongorot und Verbreiterung der kollagenen Fasern der Rectumschleimhaut als Ausdruck einer Amyloidose bei Morbus Boeck (gleicher Fall). Im Polaristionsmikroskop sieht man ein grünliches Aufleuchten der kollagenen Fasern. (Eigener Fall)

Die Normalwerte bei Tuberkulose liegen bei 31 bzw. 32% (Tabelle 18). Hinzu kommt, daß der Kongorotversuch nicht ungefährlich zu sein scheint, wie kürzlich FÖRSTENSMEYER (1964) an Hand eines tödlichen Zwischenfalles nach i.v. Kongorotinjektion aufgezeigt hat. Er berichtet über einen 38jährigen Patienten, bei dem im Rahmen eines Sozialgerichtsverfahrens 10 cm³ Kongorotlösung injiziert worden waren. Es sollte ein Amyloid auf Grund einer chronischen Eiterung nachgewiesen werden. Ein paar Minuten nach der Injektion trat Bewußtlosigkeit mit tonisch-klonischen Krämpfen und stridoröser Atmung ein. Der Blutdruck war nicht mehr zu messen. Es entwickelten sich später auch eine ausgeprägte Blutdrucksteigerung, wobei die Hämatome trotz Kompression post injectionem Markstückgröße erreichten. Der Heparintoleranztest und die Recalcifizierungszeit lagen in den ersten Stunden bei Unendlich. Obwohl dieser Zustand nach 24 Std wieder beherrscht werden konnte, kam der Patient 4 Tage später unter den Zeichen eines zentralen Fiebers und einer Atemlähmung ad exitum. Die Autopsie ergab multiple Gefäßwandnekrosen, frische piale Venenthromben der Hirnwände und kirschgroße hämorrhagische Nekrosen im Bereich der Hirnrinde. Die genaue Ursache dieser Komplikation konnte nicht eruiert werden, wobei vier Punkte vor allen Dingen besprochen wurden. Einmal zeigte es sich, daß die Auflösung des Kongorotes in physiologischer Kochsalzlösung nicht ungefährlich ist; dann können Zwischenfälle auf ungelöste Farbstoffpartikel zurückgeführt werden, auch sind

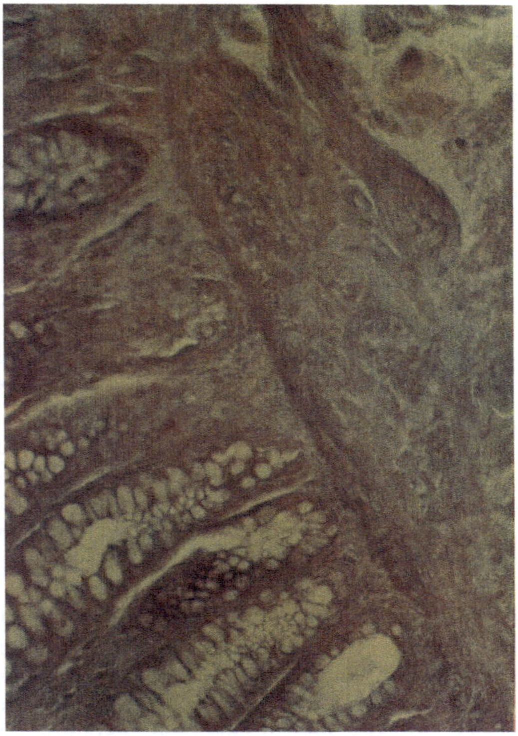

Abb. 36 b

theoretisch anaphylaktische Reaktionen möglich. Zum Schluß wäre eine Verunreinigung der Lösung zu diskutieren. Nach Auffassung des Autors ist es unter der Einwirkung des Kongorotes zu einem Kreislaufkollaps mit Hypercoagulabilität und anschließender Verbrauchsafibrinogenämie gekommen. Eine unmittelbare Auslösung des Gerinnungsvorganges durch das Kongorot ist nicht wahrscheinlich. Da auch in der Literatur immer wieder Zwischenfälle nach Kongorotinjektionen beschrieben worden sind, wobei auch ein tödlicher Ausgang vorkommt, empfiehlt der Autor die Methode durch eine Biopsie der Rectumschleimhaut zu ersetzen. Dieser Eingriff ist ungefährlicher und bringt zuverlässigere Resultate.

Die rectale Biopsie stellt eine einfache, ungefährliche und sichere Methode dar, um ein Amyloid vor allen Dingen polarisationsoptisch nachzuweisen. Es erscheint aber zumindest noch zu prüfen, ob es möglich ist, daß die Rectumschleimhaut mit Amyloid befallen ist, während die Niere noch frei ist (Abb. 36), wie wir es bei einem Fall von Amyloid bei M. Boeck zeigen konnten. Schäfer und Schäfer betonen ebenfalls die Unsicherheit der Kongorotprobe und zeigen überzeugende Befunde. In zwei von neun histologisch nachgewiesenen Fällen fanden sie einen sicher pathologischen Ausfall, während die übrigen Fälle Schwankungen zwischen 22 und 62% aufwiesen, obwohl die Nieren ausgedehnte Ablagerungen zeigten. Ähnlich äußern sich Frey (1951), Sarre (1959), Reubi (1960), Selikoff und Robitzek (1947), Blum und Sohar (1962). Der Kongorotprobe kommt im Hinblick auf die Diagnose speziell in den Anfangsstadien nur eine beschränkte Aussagekraft zu. Da es sich bei der Amyloidose um eine eigenartige Eiweißablagerung mit einer Dysproteinämie handelt, wobei diese Substanz viel Chondroitinschwefelsäure enthält, die zu den Polysacchariden gehört, ist natürlich die Untersuchung der *Bluteiweißkörper* von besonderem Interesse. Nach Vorlaender (1952) imponieren erhebliche Verschiebungen mit mehr oder weniger ausgeprägter Albuminverminderung, Vermehrung der Alpha- und Betaglobulinfraktion und Veränderungen auch der Gammaglobuline, die bei Vorliegen eines nephrotischen Syndroms in späten Krankheitsstadien auch stark erniedrigt sein können, bei einer mehr vasculären Form aber nicht selten auch erhöht gefunden werden. Das Serumeiweißbild ist also nicht so einheitlich wie bei der reinen Lipoidnephrose. Grundsätzliche Voraussetzung für die Entwicklung einer sekundären Amyloidose ist immer eine erhebliche Dysproteinämie, die durch eine andersartige Primärerkrankung, wie Tuberkulose, Osteomyelitis, chronische Eiterungen, Bronchiektasen, primär chronische Polyarthritis und maligne Prozesse hervorgerufen werden kann. Lezgus (1951) untersuchte elektrophoretisch das Serumeiweiß bei einer ausgeprägten Amyloidose der Leber und der Milz und bei zwei Fällen von Amyloidnephrosen als Folge einer konsumierenden Tuberkulose. Im ersten Fall (ohne Nephrose) bestand nur ein geringer Albuminmangel mit annähernd normalen Werten für die Alpha- und Betaglobuline, dagegen eine starke Erhöhung der Gammaglobuline, die aber nicht als typisch für die Amyloidose angesehen wird. Bei diesen Amyloidnephrosen konnte auch der eiweißhaltige Harn elektrophoretisch untersucht werden und es fand sich, daß zwei Drittel des Urineiweißes aus Albuminen bestand. Andererseits wurden neben Alpha- und Betaglobulinen auch Gammaglobuline im Harn gefunden. Im Rahmen der allgemeinen Hypoproteinnämie waren die Albuminwerte im Blut außerordentlich niedrig. Die α_2-Globuline zeigten dagegen extrem hohe Werte. Diese quantitativen Verhältnisse erlauben aber keine Schlußfolgerungen über die Entstehung des Amyloids. Insbesondere gelang es mit dieser Methode nicht, einen Eiweißkörper darzustelllen, der etwa dem früher vermuteten Präamyloid oder einer Art Vorstufe des Amyloids (Letterer) entspricht. Fraser und Kaye (1961) konnten diese nephrotische Symptomatik bei neun von zehn Kranken nachweisen. Stets war das Serumcholesterin entsprechend der Albuminabnahme vermehrt. Sie sahen in dieser nephrotischen Symptomatik die wesentlichen klinischen Veränderungen; Unterschiede zwischen primärer und sekundärer Amyloidose waren nicht zu erkennen. Die Proteinurie betrug stets mehr als 5 g (im Mittel 10 g/Tag). Nur zweimal lag sie unter 4 g, doch wurde auch hier eine Albuminverminderung mit Ödem beobachtet. Heuchel (1961) fand bei der Amyloidose im Urin deutliche Unterschiede zum Plasmocytom zugunsten eines einheitlichen Fraktionsgemisches. Malmendier, Gregoire und Lambert (1957) fanden bei Nephrosen verschiedener Ursachen auch bei der Amyloidose eine verstärkte Albuminkonzentration im Glomerulusfiltrat, die drei- bis zehnmal höher lag als bei normalen Versuchspersonen und gleichzeitig war die Rückresorption des Albumins bei nephrotischem Syndrom geringer als beim Normalen. Durch die Behandlung mit Nebennierenrindenhormonen konnte die Nierenschwelle für Albumin gehoben werden. Andererseits bestand aber die Hauptwirkung der Nebennierenrindenhormone in einer Besserung der krankhaft veränderten Glomerulumdurchlässigkeit. Allerdings vermißten ZANNONI, ABATEE und CONSTANTINI (1960) das Ansteigen der Albuminausscheidung im Urin. Es waren alle Fraktionen der Globuline erhöht, so daß Blut- und Urineiweiße konform gingen. Das soll ein wesentliches Differentialdiagnosticum darstellen. Dies könnte aber auch vom Ablagerungstyp des Amyloids abhängig sein. MOELLER und STEGER (1955) haben dagegen in Übereinstimmung mit VORLAENDER (1962) unterschiedliche Zusammensetzungen der Blut- und Harneiweißkörper bei der Amyloidose nachgeweisen. Insbesondere wenn eine amyloide Infiltration im Bereich der Arteriolen vorlag, fand sich eine erhöhte Gammaglobulinzacke sowohl im Blut (Schinkenmilztyp) als auch im Urin. Es handelt sich hierbei

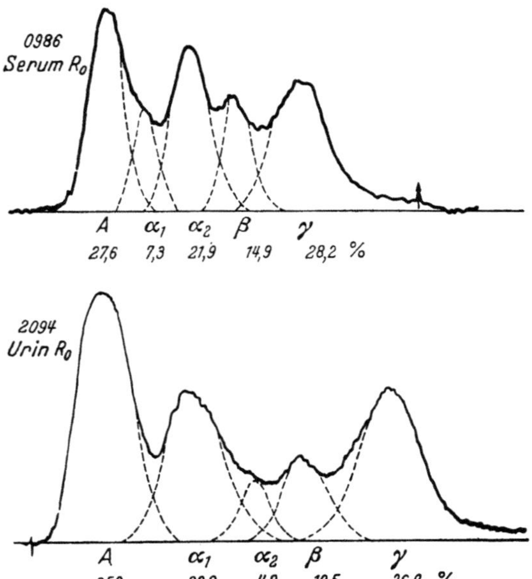

Abb. 37. Mischtyp einer Proteinurie bei Amyloidose mit Schrumpfniere. Besonders charakteristisch ist die erhöhte Gammaglobulinzacke im Urin. (Aus MOELLER und STEGER 1955)

um den sog. Schinkenmilztyp, der meistens in eine Schrumpfniere übergeht, wie wir es auch in einem eigenen Fall beobachten konnten (Abb. 37). Meistens findet sich aber bei der Amyloidose der sog. Sagomilztyp, bei dem bevorzugt die nephrotische Verlaufsform mit amyloider Ablagerung im Capillarbereich vorliegt. Klinisch ist im zweiten Fall mehr das Bild einer Nephrose ohne Blutdrucksteigerung und ohne Niereninsuffizienz vorhanden.

ζ) Prognose

Besonderes Interesse beansprucht natürlich die Prognose, d.h. ob eine derartige Amyloidose auch wieder rückbildungsfähig ist. Bis vor kurzer Zeit galt noch die Meinung, daß ein Kranker mit Amyloidose früher oder später an dieser Krankheit stirbt, insbesondere wenn bereits ausgeprägte Nephrosesyndrome vorhanden sind. WALDENSTRÖM (1927) hat schon vor Jahrzehnten einen geheilten Fall beschrieben. Weitere Berichte über klinische Remissionen stammen von FREY (1951), SARRE (1958), LINDEMAN, SCHEER und RAISZ (1961). MARTINI (1952) berichtet über die Krankengeschichte eines Patienten mit einer Amyloidnephrose, bei dem sich alle Befunde außer einer geringen Proteinurie normalisiert haben. Er glaubt, daß die Dysproteinämie und Hypoproteinämie auf einer Eiweißbildungsstörung in der Leber und nicht auf den Eiweißverlust im Harn zurückgeführt werden muß. Andererseits machte er die interessante Beobachtung, daß es nach Zufuhr von Humanalbumin zu einer Hypertonie kam, die auf die Vermehrung des Hypertensinogens bezogen wurde. Moeller (1949) konnte schon früher zeigen, daß das Hypertensinogen bei allen nephrotischen Syndromen deutlich vermindert ist und er bezog hierauf die fehlende Blutdrucksteigerung beim nephrotischen Syndrom. Das fehlende Hypertensinogen könnte andererseits auch gerade bei der Amyloidose für das relativ seltene Auftreten der Hypertonie trotz Nierenerkrankung betrachtet werden. Der zusätzliche Blutdruckanstieg würde diese Auffassung bestätigen, da es infolge der amyloidgeschädigten Niere auch zu einer vermehrten Reninbildung kommt. Daß aber der Eiweißverlust bei der Amyloidose eine wesentliche Rolle spielt, geht aus Untersuchungen von Mills, Calkins und Cohen (1961) hervor, die bei sekundärer Amyloidose eine deutlich verminderte Halbwertszeit eines intravenös verabfolgten, mit Jod 131 markierten menschlichen Gammaglobulins auffinden konnten. Während bei gesunden Versuchspersonen Werte zwischen 16,5 und 30 Tagen gemessen wurden, bestand bei den Amyloidosepatienten eine Halbwertszeit zwischen 4,5 und 11 Tagen. Bei einem Patienten mit einer primären Amyloidose, ohne daß ein nephrotisches Syndrom bestand, betrug dagegen die Halbwertszeit des Serumgammaglobulinschwundes 21 Tage. Die Halbwertszeit des Serumschwundes bei vier Patienten mit chronisch floridem Rheumatismus schwankte zwischen 21 und 8,5 Tagen. Auf Grund dieser Befunde muß man doch annehmen, daß neben einer Eiweißbildungsstörung auch der renale Eiweißverlust bei dem Serumeiweißbild eine wesentliche Rolle spielt. Ähnliches wurde ja auch beim Plasmocytom beobachtet. Mit Verschwinden der Proteinurie bildet sich sowohl das Amyloid der Leber als auch der Niere vollständig zurück, wenn beispielsweise ein Bein mit einer Osteomyelitis amputiert wird, worauf Milne (1961) hinweist. Andererseits betont Bucht (1961), daß er bei 15 Patienten mit Nierenamyloidose in keinem Fall ein Verschwinden der Proteinurie beobachtet hat. Nach seiner Meinung erscheint es leichter, das Amyloid aus der Leber als aus der Niere zu entfernen.

η) Therapie

Es ist sichergestellt, daß das nephrotische Syndrom als immunologische Nierenerkrankung sowohl bei Kindern als auch bei Erwachsenen durch eine Corticosteroidbehandlung gebessert oder sogar geheilt werden kann. Auch histologisch konnte mit Hilfe der Nierenbiopsie gezeigt werden, daß bei elektronenmikroskopischer Untersuchung eine völlige Ausheilung erreicht werden kann. Man nimmt an, daß durch Corticosteroide beim nephrotischen Syndrom die Antikörperbildung gehemmt wird oder daß ein direkter entzündungshemmender Einfluß auf die Grundmembran des Glomerulum ausgeübt wird. Es lag daher nahe, auch beim nephrotischen Syndrom der Amyloidose eine Corticosteroidtherapie zu versuchen. Die Ätiologie der Amyloidose ist noch als unbekannt zu betrachten, obwohl viele Theorien vorgelegt wurden. Sie reichen von abnormen, vielleicht hereditären Stoffwechselveränderungen des reticuloendothelialen Systems über Veränderungen im Eiweißstoffwechsel bis zu der Auffassung, daß das Amyloid das Präcipitat einer Antigen-Antikörperreaktion darstelle. Ähnliche Differenzen bestehen im Hinblick auf die Corticosteroidbehandlung. Wir haben früher schon festgestellt, daß das Amyloid durch die Cortisonbehandlung des Gelenkrheumatismus nicht häufiger geworden ist. Im Gegensatz dazu geben Teilum (1952) und Latvalahti (1952, 1953) zu bedenken, daß die experimentelle Amyloidose durch Cortison verstärkt wird, während andererseits von Grayzel, Heimer und Saremsky (1956) sowie von Cohen, Calkins und Mullinax (1962) die gegenteilige Auffassung vertreten wird, indem sie zeigten, daß durch Verabfolgung von Cortison nach Injektion von Casein bei Mäusen und Ratten das Amyloid verringert werden soll. Auch JOHANSSON (1949, 1953) zeigt im Tierexperiment, daß die Behandlung mit Cortison und ACTH die Ablagerung einer amyloidähnlichen Substanz in Milz, Nebennieren und im Bereich der Glomeruli verstärkt hat. Auf der anderen Seite konnten sie bei einer Amyloidnephrose auf allergischer Basis (Bronchialasthma) zeigen, daß es zu einer rasanten Besserung kam, wenn Ascorbinsäure i.v. injiziert wurde. Späterhin kam es aber doch zu einer Polyurie und Tod mit Urämie. Dieser Autor kommt zu dem Schluß, daß mit der Cortisonbehandlung Vorsicht geboten sei, bevor man Genaueres über die Entwicklung des Cortisons wisse. Auch in anderen Fällen der menschlichen Amyloidose wurden unterschiedliche Ergebnisse durch die Cortisonbehandlung berichtet. So glauben COPEMAN und NICOLAIDES (1957), MCCALL und FISHER (1953) eine Besserung beobachtet zu haben, während die meisten Autoren über Verschlechterungen berichten. WEGELIUS (1956), PAULSEN (1950), BICKEL und LASSERRE (1956), RASZEJA-WANIC und JASIŃSKI (1957) teilen sechs Fälle mit, bei denen eine Niereninsuffizienz nach einer Cortison- oder ACTH-Behandlung auftrat.

Der beste Überblick wird von MAXWELL, ADAMS und GOLDMAN (1964) vermittelt, die über 18 Fälle aus der Literatur und acht eigene Fälle mit nephrotischem Syndrom bei Amyloid berichten. Sie betonen besonders, daß rein klinisch sehr häufig die Diagnose nicht möglich ist, so daß hierzu eine Nierenbiopsie unbedingt erforderlich erscheint. Die meisten der von ihnen beobachteten Fälle starben mit einer Niereninsuffizienz nach einer durchschnittlichen Überlebenszeit seit Beginn der Erkrankung von 17,6 Monaten. Die Amyloidose unterschied sich von anderen Nierenerkrankungen nur durch die relativ große Häufigkeit von purpuraähnlichen Hautblutungen sowie Fehlen einer Hypertonie. Zeitweise lag sogar eine ausgeprägte Hypotonie bei einer außerordentlich raschen und nicht zu beeinflussenden Progression der Urämie vor. Es schien besonders bemerkenswert zu sein, daß im Gegensatz zum nephrotischen Syndrom auf dem Boden einer Nierenerkrankung die Eiweißausscheidung weiter anhielt. Sie kommen zu der Auffassung, daß die Corticosteroide den Verlauf der Amyloidose nicht beeinflussen; dies sei weder in positivem noch in negativem Sinne möglich. In Anbetracht der großen Häufigkeit schwerer Nebenwirkungen einer langdauernden Corticosteroidtherapie und der wirksamen neueren diuretischen Substanzen, die das Ödem sehr gut bessern können, scheinen die Corticosteroide bei der Behandlung der Amyloidose kontraindiziert zu sein (MILLIEZ, LAROCHE, WOLFROMM und LAGRUE 1958). Von ihren acht Fällen sind immerhin sieben schon während der Beobachtungszeit verstorben und einer lebt mit einer fortschreitenden Urämie. Es handelte sich allerdings in sieben Fällen um eine primäre Amyloidose und in einem Fall um eine Amyloidose auf dem Boden eines M. Hodgkin. Da die primäre Amyloidose eine hereditäre Stoffwechselanomalie darstellen kann, erscheint hier die Behandlung von vornherein wenig erfolgversprechend. Bei der sekundären Amyloidose sollte man versuchen, eher das Grundleiden zu behandeln, wie wir vorher schon berichtet haben, da es hierdurch zu einer Rückbildung des Amyloids kommen kann. Auf jeden Fall ist eine Behandlung mit Corticosteroiden bei einem Amyloid kontraindiziert. Auch die Behandlung mit Diuretica erscheint nicht indiziert, da bei der Amyloidose die Nierenvenenthrombose relativ häufig auftritt und durch eine drastische Diurese begünstigt wird.

b) Sarkoidose (Morbus Boeck)

Da beim M. Boeck die Dysproteinämie im Krankheitsbild eine beherrschende Rolle spielt (SALVESEN 1935), soll sie in diesem Kapitel besprochen werden. Der

M. Boeck ist eine granulomatöse Erkrankung unbekannter Ätiologie (LÖFFLER und BEHRENS 1956), die mit einer Hyperproteinämie einhergeht. Pathologisch-anatomisch ist sie durch das Vorhandensein von Epitheloidzelltuberkeln in irgendeinem Gewebe oder Organ gekennzeichnet, wobei die Nekrose meistens fehlt. Hierdurch unterscheidet sie sich von der Tuberkulose. Häufig finden sich in den Riesenzellen dieser Tuberkel doppeltbrechende bzw. verkalkte Einschlußkörperchen. Meistens werden zerstreut liegende miliare Granulome nachgewiesen. Von CROSNIER (1959) wird an Hand der Literatur in etwa 20% aller Sarkoidoseerkrankungen eine renale Beteiligung angenommen. Als mögliche Ursachen werden von diesem Autor 1. die banale Nephroangiosklerose, 2 die Glomerulumsklerose in Verbindung mit der charakteristischen Hyperproteinämie, 3. die spezifischen granulomatösen Veränderungen im Nierenparenchym und 4. die Hypercalcämie diskutiert. Die Amyloidose oder Glomerulonephritis wird nicht erwähnt.

Klinisch können sämtliche Organe wie Haut, Augen, Milz, Knochen, Extremitäten und Lungen erkranken. Besonders bekannt sind neben den Lungenerscheinungen die cystischen Knochenveränderungen (Ostitis fibrosa cystica). Ähnlich wie beim Lupus erythematodes wurde auch der M. Boeck zuerst als Hauterkrankung beschrieben; später stellte sich dann heraus, daß die vielfältigen Krankheitserscheinungen zu einem gemeinsamen Krankheitsbild gehören, das schon im Jahre 1914 von SCHAUMANN erstmals in diesem Sinne dargestellt wurde. SCHAUMANN sprach auch von einer „Lymphogranulomatosa benigna". Es existieren über dieses Krankheitsbild eine Fülle von Bezeichnungen, die je nach dem im Vordergrund stehenden Symptom sich ableiten. Immer wieder wird diskutiert, inwieweit es sich um eine atypische Tuberkulose handelt.

Der Hypercalcämie mit oder ohne Nephrocalcinose infolge gesteigerter intestinaler Resorption wird zwar die größte Bedeutung zugemessen, zuvor muß aber die spezifische granulomatöse Infiltration der Niere abgehandelt werden. CAMERON (1956) beschreibt die bei Sarkoidose typischen Granulome der Niere besonders in der Rindenschicht mit Langerhansschen Riesenzellen, epitheloiden Zellen, Schaumann-Körperchen und asteroiden Körperchen, wobei die Harnkanälchenepithelien zum Teil verkalkt waren. Die Granulome lagen entweder in unmittelbarer Nachbarschaft der Glomerula oder in Gefäßnähe. Auch SORGER und TAYLOR (1961) fanden bei einem 35jährigen Mann, der durch eine Urämie ad exitum gekommen war, in den Nieren hyaline Knötchen, so daß das Parenchym weitgehend zerstört war. Die Zellen enthielten Schaumann-Körperchen. Natürlich können die Nieren Sitz von sarkoidotischen Veränderungen sein, wie dies durch vielfältige Untersuchungen erwiesen ist (LONGCOPE und FREIMAN 1952, SCHAUMANN 1933, RICKER und CLARK 1949). Die Granulome sind aber meist so klein und von solch geringer Zahl, daß sich daraus keine Schwächung der Nierenfunktion ableiten läßt. Auch konnten STROBEL und LOSSE (1959) zeigen, daß trotz Bestehenbleiben der sarkoidotischen Infiltrationen die Niereninsuffizienz wieder rückbildungsfähig ist und daß, wie diese Autoren ausdrücklich betonen, die Hypercalcämie von sich aus noch zusätzlich eine Nierenschädigung verursachen muß (Abb. 38). Allerdings berichten BERGER und RELMAN (1955) von einem Fall einer ausgedehnten Granulomatose der Niere, die ohne Nephrocalcinose ebenfalls zur Niereninsuffizienz führte. Die granulomatöse Infiltration der Niere ist nicht sehr häufig und führt nicht in jedem Fall zur Niereninsuffizienz. Klinisch liegen keine besonderen Charakteristica vor. KLINEFELTER und SALLEY (1946) haben einen Fall beschrieben, bei dem ein generalisierter M. Boeck bestand und histologisch fand sich hinterher eine doppelseitige Cystenniere.

Eine große Zahl von Untersuchungen liegen zur Hypercalcämie vor. LÖFGREN, SNELLMAN und LINDGREN (1957) haben bei sechs Fällen mit Hypercalcämie eine

Nierenbiopsie durchgeführt und fanden die Bowmansche Kapsel verdickt, hyalinisiert oder durch Bindegewebe ersetzt; verstreute Depots von Mineralsalz lagen in den Harnkanälchen. Die pathologischen Nierenveränderungen fehlten bei weiteren zehn Fällen von Sarkoidose, die andererseits aber auch keine Hypercalcämie hatten. Diese Autoren zogen den Schluß, daß die Befunde mit der Hypercalcämie in enger Beziehung stehen. Deller, Brodziak und Phillips (1959) berichten über eine Nephrocalcinosis mit einer Fibrosierung eines Teiles der Glomerula und einer interstitiellen entzündlichen Infiltration und Narbenbildung im Sinne einer Pyelonephritis; keine Granulomatose. Durch Behandlung mit Cortison kam es zur Besserung der Erscheinungen. Die Nierenbiopsie zur Kontrolle zeigte aber keine Änderung des histologischen Befundes. Nach Meinung der Verfasser

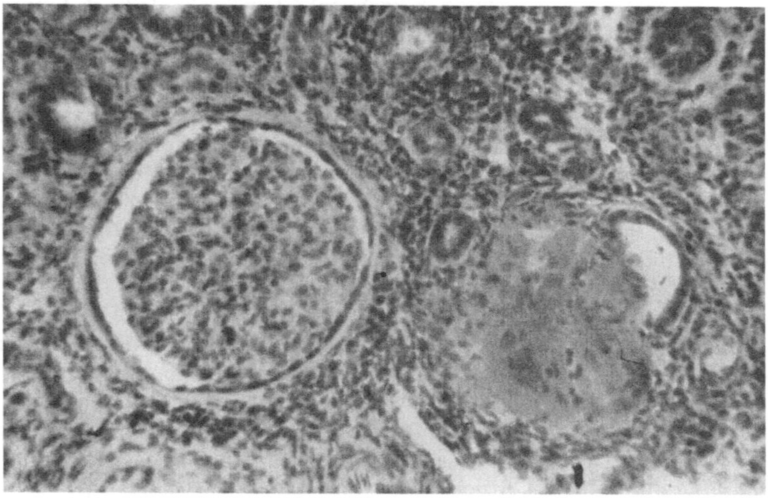

Abb. 38. Nierenpunktat: Das histologische Bild zeigt neben einer ausgedehnten Sarkoidose der Niere und einer interstitiellen Nephritis tubuläre Veränderungen mit getrübten und stellenweise atrophischen Tubulusepithelien. Dies wird als Ausdruck einer akuten hypercalcämischen Schädigung aufgefaßt. (Aus Strobel und Losse 1959)

scheint also der Nierenschaden bei der hypercalcämischen Sarkoidose nicht Folge einer irreversiblen Destruktion des Nephrons durch Kalkablagerung zu sein, sondern durch die Hypercalcämie an sich verursacht zu werden. Hier liegt überhaupt die Problematik der Sarkoidose resp. der Hypercalcämie.

Jaccottes (1959) kommt zu der Auffassung, daß die Nephrocalcinose beim M. Boeck zu der Gruppe der metastatischen Nephrocalcinosis gehört. Diese metastatischen Kalkablagerungen in den Nieren entstehen meist auf der Grundlage rückresorbierter Mucoproteine. Die Verkalkung beginnt überwiegend intraepithelial in den gewundenen Tubuli der Rinde. Größere Konkremente entstehen erst sekundär in den Sammelröhren des Markes, wie beim primären Hyperparathyreoidismus. Carson und Solomon (1962) berichten über einen Fall einer Hypercalcämie bei Boeckscher Sarkoidose, die seit 13 Jahren bestand; gleichzeitig lag eine erhebliche Phosphorretention vor. Die Untersuchung der Niere zeigte eine ausgedehnte metastatische Verkalkung, die durch Biopsie gesichert war. Gleichzeitig fanden sich aber auch metastatische Verkalkungen in den Achillessehnen der vorderen Tibiaregion der Plantarfascie, der Ligamente des Fußes, der Falx cerebri, im Tentorium cerebelli, der Dura und beider Foramina optica.

Klinisch werden bei der Boeckschen Sarkoidose keine typischen Urinbefunde beobachtet. Selbstverständlich kann die Eiweißausscheidung größer werden, wenn ein nephrotisches Syndrom auf dem Boden einer Amyloidose oder einer Glomerulonephritis sich entwickelt. KRÜCK (1960) hat ausführlich die klinischen Erscheinungen bei einer Boeckschen Sarkoidose beschrieben und lediglich eine minimale Eiweißauscheidung, mäßig Leukocyten und Epithelien im Sediment erwähnt. Die Konzentrationsleistung war im 24 Std-Durstversuch deutlich eingeschränkt. Die Phenolrotausscheidung nach 15 min mit 8,9% ebenfalls erheblich vermindert, die Calciumausscheidung lag mit 465 mg ungefähr dreimal über dem Normalen (normal bis 150 mg/Tag). Eine Hypertonie scheint sich nicht zu entwickeln. Überhaupt fehlen im allgemeinen die üblichen Anzeichen einer Glomerulonephritis, wie Fundusveränderungen, Hochdruck, Ödeme, stärkere Proteinurie, Hämaturie und Cylindrurie. Relativ frühzeitig kommt es zu einem Rest-N-Anstieg mit Polyurie und Polydipsie. Die tubulären Funktionsstörungen stehen im Vordergrund.

Da die Hypercalcämie, die in ihren Ursachen noch nicht endgültig geklärt ist, wahrscheinlich im Mittelpunkt der Nierenschädigung steht, muß diese zuerst einmal diskutiert werden. LOSSE, BÄUMER, STROBEL und FRITSCH (1960) haben schon darauf hingewiesen, daß die Boecksche Erkrankung durch Hypercalcämie und Hypercalciurie gekennzeichnet ist, wobei sich die Hypercalcämie nicht nur auf Fälle mit Knochenveränderungen beschränkt. In dem Krankengut von LOSSE (1963) fand sich siebenmal ein Serumcalciumspiegel über 4,3 mVal/Liter, viermal ein solcher über 5,8 mVal/Liter. Der höchste von ihm beobachtete Wert betrug 8,1 mVal/Liter. Aus anderen größeren Statistiken geht hervor, daß etwa bei einem Drittel der Patienten mit M. Boeck eine Hypercalcämie vorliegt (MCSWINEY und MILLS 1956). Häufig findet sich auch nur eine intermittierende Hypercalcämie. Die Störungen des Kalkhaushaltes können den Verlauf der Erkrankung ganz entscheidend beeinflussen, wenn es zu Nierenveränderungen kommt.

Neben der Hypercalcämie wird auch eine *Hyperproteinämie*, wie sie früher schon von SALVESEN (1935) als charakteristisch beschrieben worden ist und von BING (1937) bestätigt wurde, diskutiert. Hier lag natürlich der Gedanke nahe, daß die Steigerung der Calciumkonzentration durch einen vermehrten Anfall proteingebundenen Calciums bedingt sei. Es ließ sich aber keine Parallelität der Calciumkonzentration und der Proteinkonzentration im Serum erkennen. Diese Befunde blieben auch zunächst unbeachtet, bis ALBRIGHT und REIFFENSTEIN (1948) wiederum ihre Aufmerksamkeit auf die Hypercalciurie bei Sarkoidose richteten und das Krankheitsbild zunächst als Hyperparathyreoidismus deuteten.

Differentialdiagnostisch muß darauf hingewiesen werden, daß die Hypercalcämie der Sarkoidose auch zur Fehldiagnose eines Hyperparathyreoidismus führen kann. Beide Krankheiten können durch ihre Reaktion auf Cortison unterschieden werden, während beim Hyperparathyreoidismus keine Reaktion auftritt, ändert das Cortison in einer Tagesdosis von 100—200 mg das Serumcalcium bei der Sarkoidose innerhalb 10—14 Tagen, gleichzeitig fällt auch die Harnausscheidung ab. Nach einigen Monaten Behandlung können beim M. Boeck die Kalkablagerungen verschwinden und die Nierenfuktion sich besseren (CITRON 1955, MCSWINEY und MILLS 1956, SCHOLZ 1959).

Von GOLDSMITH und FOURLAND (1964) wurde die rasche Infusion von Calcium zur Differentialdiagnose an 13 Fällen mit einem Hyperparathyreoidismus und an zehn Patienten mit einer Sarkoidose untersucht. Hierbei konnten sie zeigen, daß nach rascher Infusion von Calcium eine typische Ausscheidungsänderung des Phosphates resultiert. Während normalerweise eine leichte Steigerung der Phosphatausscheidung nach Calciuminfusion sich einstellt, bleibt beim Hyperparathyreoidismus die Phosphatausscheidung durch Calciuminfusionen unverändert; bei der Sarkoidose entsteht dagegen eine zweizipfelige Kurve, indem unmittelbar nach der Infusion ein Anstieg beobachtet wurde, der von einem Abfall während der nächsten Untersuchungsperiode und dann von einem nochmaligen Anstieg gefolgt war (Abb. 39). Die Autoren glaubten zunächst, es handele sich hierbei um einen unspezifischen Effekt, der vielleicht auf eine Lungenbeteiligung oder auf eine mediastinale Beteiligung zurückgeführt werden könne. Sie untersuchten dann aber ein mediastinales Lymphom, das röntgenologisch einem Sarkoid sehr ähnlich sah. Hier fand sich eine ganz normale Phosphatausscheidung als Folge der Calciuminfusion. Die renale Calciumausscheidung im Urin soll überhaupt eine wertvolle Nierenfunktionsprobe sein, die der Blutharnstoffuntersuchung überlegen ist, wenn Knochen- und Nebenschilddrüsenerkrankungen ausgeschlossen sind (Nicolesco, Marcolesco und Gheorghiu 1962). Auch im Tierexperiment zeigte sich, daß bei Erhöhung des Ca-Spiegels im Blut durch Infusionen sowohl der Phosphatspiegel im Blut als auch die renale Ausscheidung erhöht wurde (Verbanck u. Kahn 1962). Die erhöhte P-Ausscheidung dürfte auf einer tubulären Insuffizienz beruhen, da durch vermehrte Ca-Verabfolgung eine Einschränkung der Konzentrationsfähigkeit im Tierexperiment nachweisbar war, die streng parallel mit einer Verminderung des Na-Gehaltes in der Nierenpapille verläuft (Abb. 40) (Porter und Wells 1964). Die Nierenfunktion könnte also durch einen „washing out effect“ beeinträchtigt werden, wie wir ihn schon früher beschrieben haben.

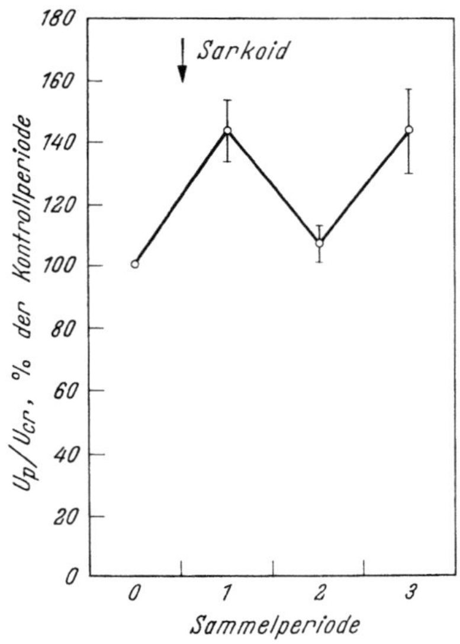

Abb. 39. Typische zweigipfelige Ausscheidungskurve des Phosphates (U_P) im Verhältnis zur Kreatininausscheidung (U_{Kr}) nach rascher i.v. Calciuminfusion. Durchschnitt aus zehn Fällen. (Aus Goldsmith u. Forland 1964)

Nach Freiman (1948) und Longcope und Freiman (1952) findet man in 20% der Fälle eine Hypercalcämie. Bei den durch Röntgenreihenuntersuchung entdeckten Fällen von Sarkoidosis der Lunge ist die Häufigkeit der Hypercalcämie aber wesentlich geringer (Mather 1957). Die Zunahme des Serumcalciumspiegels kann — wie schon erwähnt — durch die Zunahme des Plasmaglobulinspiegels,

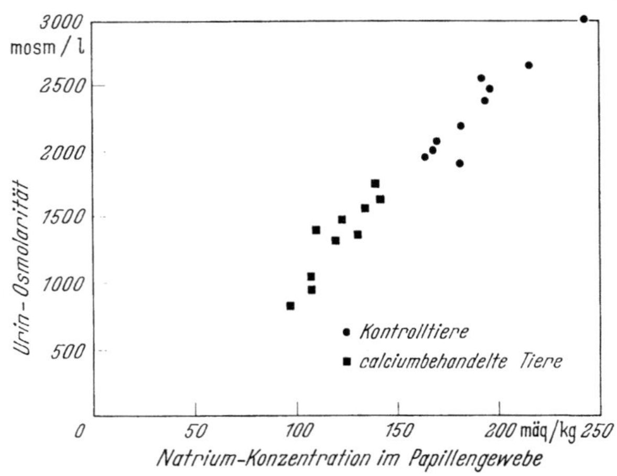

Abb. 40. Vergleichende Untersuchung der Na-Konzentration im Interstitium der Nierenpapille in Beziehung zur Konzentrationsfähigkeit. (Aus Porter und Wells 1964)

wie er bei dieser Krankheit ebenfalls gefunden wird, nicht allein erklärt werden (GUTMAN und GUTMAN 1937). Wahrscheinlich betrifft sie auch die ionisierte Fraktion des Plasmacalciums, da diese Patienten enorm große Mengen von Calcium im Harn ausscheiden. CITRON (1955) berichtet über den Fall einer jungen Frau von 23 Jahren, die bei einem Serumcalciumspiegel von 19 mg-% täglich 800 mg ausschied. Es wurde dann angenommen, daß der Überschuß von Calcium im Blut aus dem Knochen stamme. Die Patienten mit einem hohen Serumcalciumspiegel haben keineswegs immer Knochenläsionen und, falls Knochenläsionen auftreten, sind sie nicht sehr ausgedehnt. DAVIDSON u. Mitarb. (1954) beschrieben sieben Fälle von Sarkoidose mit Hypercalcämie, wobei nur ein Patient deutliche röntgenologische Knochenläsionen aufwies, und zwar in einer Zehe.

Die Lösung des Problems gelang dann durch Untersuchungen von HENNEMAN u. Mitarb. (1954, 1956), sowie ANDERSON u. Mitarb. (1954). Beide Forschergruppen entdeckten bei Patienten mit Hypercalcämie und Sarkoidose eine niedrige Calciumausscheidung im Stuhl. Einer der von HENNEMAN u. Mitarb. untersuchten Patienten erhielt eine niedrige Calciumzufuhr über 24 Tage und schied daraufhin nur 8 mg mit dem Stuhl aus. Bei zwei weiteren Patienten wurde ebenfalls eine sehr niedrige fäkale Calciumausscheidung beobachtet. Bei den Patienten, die von ANDERSON u. Mitarb. (1954) untersucht wurden, hielt man die Calciumzufuhr normal (800 mg täglich). Die Ausscheidung im Stuhl, die natürlich größer als bei den Patienten von HENNEMAN u. Mitarb. war, lag bei ihren Patienten mit 33 und später mit 35% der Aufnahme immer noch weit unter der Norm. Die beiden anderen Patienten schieden ungefähr 70% ihrer Aufnahme aus. Jedenfalls resorbierte eine Reihe von Patienten mit Sarkoidose mehr als den gewöhnlichen Prozentsatz von Calcium aus der Nahrung. Es scheint also die Verschiebung der Relation des Calciums im Stuhl und Urin ein wesentlicher Befund zu sein. Dieser Befund kann nur in der Richtung gedeutet werden, daß Calcium aus dem Darm verstärkt resorbiert wird, wie dies auch bei Vitamin D-Gaben beobachtet wird. Eine ähnliche Problematik wurde auch beim Carcinom diskutiert. Vitamin D ist die einzige Substanz, von der man weiß, daß sie sowohl die Calciumresorption aus dem Darm als auch die Calciumausscheidung im Harn vermehrt. HENNEMAN u. Mitarb. nahmen deshalb an, daß die Patienten eine anomale Substanz, die in ihrer Wirksamkeit an Vitamin D erinnert, bilden. Die Hypothese könnte durch eine Bestimmung des Vitamin D-Gehaltes des Plasmas geprüft werden, wobei allerdings im Serum von Sarkoidosekranken die Vitamin D-Aktivität normal gefunden wurde (THOMAS u. Mitarb. 1959).

Auf der anderen Seite ergibt sich auch die Hypothese, daß Patienten mit Sarkoidose gegen Vitamin D abnorm empfindlich sind und es gelang ANDERSON u. Mitarb. (1954), hierfür Belege anzuführen. Bei ihrem ersten Patienten stieg der Serumcalciumspiegel auf 16,3 mg-% nach Zufuhr einer mittelgroßen Dosis von 9000 E Vitamin D an. HARRELL und FISHER (1939) haben in ihrem ersten Bericht eine Zunahme des Serumcalciums von 9,6 auf 14,2 mg-% bei einem ihrer Patienten, der einen Liter Lebertran monatlich zu sich nahm, d.h. ungefähr 1000 E täglich, mitgeteilt. Spätere Berichte haben dann die Beobachtung bestätigt, daß bei Patienten mit Sarkoidose die toxischen Wirkungen des Vitamins D mit verhältnismäßig kleinen Dosen hervorgerufen werden können (SCADDING 1950, LARSSON u. Mitarb. 1952, SCHOLZ und KEATING 1956). Es wurde deshalb die Meinung geäußert, daß die Calciumstoffwechselstörungen bei Sarkoidose durch eine endogene Vitamin D-Intoxikation resp. durch eine verstärkte Empfindlichkeit gegenüber Vitamin D zustande kommen könnten. Zu dieser Hypothese würde auch gut passen, daß Patienten mit Sarkoidose kaum eine Demineralisation des Knochensystems entwickeln, obwohl lange Zeit eine Hypercalcämie besteht.

KRÜCK (1960) erklärt diese Beobachtungen dadurch, daß in der ersten Phase wie beim Vitamin D eine gesteigerte intestinale Calciumresorption mit vermehrter Ablagerung von Calciumsalzen stattfindet. Es kommt jedoch nie zu übermäßiger Knochenverkalkung, da die zweite Phase des Vitamin D einer Parathyroidwirkung gleichkommt, die die Phosphatrückresorption senkt und wiederum Calcium aus dem Knochen mobilisiert. Die ständige Ablagerung von Calciumsalzen im Knochen erklärt andererseits auch den Anstieg der alkalischen Serumphosphatase, die als Reaktionsbeschleunigung für diesen Prozeß verantwortlich ist. KRÜCK glaubt dies aus der Anamnese seiner Patientin herleiten zu können, da bei dieser Patientin nach einer vierwöchigen Kur mit 3 × 5 mg Vitamin D pro Woche eine Gewichtsabnahme, Übelkeit, Schwächegefühl und diffuse abdominale Schmerzen aufgetreten waren. Nach Absetzen der Mediaktion verschwand diese

Tabelle 19. *Verhalten des Rest-N in Abhängigkeit vom Serum-Calciumspiegel bei Hypercalcämie verschiedener Genese.* (Nach W. STROBEL u. H. LOOSE, 1959)

Diagnose	Vor Therapie		Art der Therapie	Nach Therapie	
	Ca im Serum mg-%	Rest-N mg-%		Ca im Serum mg-%	Rest-N mg-%
Morbus Boeck mit Nephrolithiasis . . .	13,5	42	ACTH	9,6	37
	16,1	63	Decortin	9,8	30
	14,9	61	Infusionen	11,4	45
Morbus Boeck mit interstitieller Nephritis	14,3	70	ACTH und Decortin	10,1	38
Morbus Boeck mit Vitamin D-Intoxikation	17,0	48	Flüssigkeit	10,2	33
Skeletmetastasen bei Reticulumzellsarkom	16,0	61	Decortin	12,2	29
Skeletmetastasen bei Mammacarcinom .	14,5	67	Röntgen u. Notandron	10,0	22

Symptomatik spontan wieder. Es ist also durchaus möglich, daß das Beschwerdebild durch eine gesteigerte Empfindlichkeit gegen Vitamin D entstanden ist und daß sich die Wirkungen der zusätzlichen Vitamingaben einer schon erhöhten Vitamin D-Produktion aufpfropfen.

STROBEL und LOSSE (1959) berichten über fünf Fälle einer reversiblen Niereninsuffizienz bei Sarcoidosis Boeck, die ursächlich auf die Hypercalcämie zurückgeführt wird (Tabelle 19). In einem Fall (36jährige Frau) entwickelte sich nach vierwöchiger Behandlung mit täglich vier Tropfen Vigantol forte (40000 E) ein Calciumanstieg auf 17 mg-% mit Proteinurie, deutlicher Einschränkung des Glomerulumfiltrates auf 19 cm³/min und der PAH-Clearance auf 137 cm³/min. Das Erbrechen hielt auch nach Absetzen des Vigantol an und erst nach Wochen normalisierten sich alle Befunde allmählich. LOSSE (1963) schreibt später, daß es bei entsprechenden Patienten schon nach kleinen Mengen von Vitamin D zu einem ausgeprägten Hypercalcämiesyndrom mit schweren Komplikationen seitens der Niere kommen kann. Nach seiner Ansicht lassen sich zwei verschiedene Formen der Nierenschädigung unterscheiden: Einmal können infolge der Hypercalcämie akute Nierenfunktionsstörungen sich entwickeln, die reversibel sind und eine fast gesetzmäßige Abhängigkeit vom Serumcalciumspiegel besitzen. Hierbei soll es sich offenbar um eine direkte Schädigung der Tubuluszellen durch das Calcium handeln, wie sie auch bei anderen mit Hypercalcämie einhergehenden Erkrankungen beobachtet werden kann. Wahrscheinlich ist der „washing out effect“

mit Verlust des Na-Pools maßgeblich beteiligt, wie wir vorher schon dargelegt haben. Außerdem kann es aber infolge der Hypercalciurie zu einer Nephrocalcinosis und einer Nephrolithiasis kommen, die dann den weiteren Verlauf der Krankheit bestimmen. Infolge der Hypercalciurie mit dem Niederschlag von Calciumsalzen im Bereich der Tubuli und in den Sammelröhren sowie in den Tubuluszellen selbst und im Interstitium der Niere entstehen Schwellungen der Lumina und Rupturen der Tubuluswände, so daß eine Rückdiffusion harnpflichtiger Substanzen ins Blut ermöglicht wird (KRÜCK).

Das Hypercalcämiesyndrom ist mit Erbrechen und Flüssigkeitsverlust verbunden und muß mit einer Flüssigkeitszufuhr und Elektrolytersatz behandelt werden, so daß der Rest-N wieder abfällt. Hierdurch wird aber nicht die nach Abfall des Rest-N weiterhin eingeschränkte Nierenfunktion erklärt. Außerdem geht ein Teil der Fälle ohne Erbrechen, ohne Exsiccose, ohne Hypochlorämie, aber mit einer Rest-N-Steigerung einher, so daß LOSSE (1963) doch an der tubulären Schädigung festhält.

STROBEL und LOSSE (1959) konnten einen Fall beobachten, bei dem der Rest-N und die Hypercalcämie durch reichliche Flüssigkeitszufuhr noch vor Beginn der ACTH- und Decortinbehandlung normalisiert waren. Dies würde für den Na-Verlust sprechen. Die jetzt durchgeführte Nierenpunktion zeigte eine ausgedehnte Sarkoidose der Niere und eine interstitielle Nephritis mit tubulären Veränderungen, die die Autoren als Ausdruck einer akuten hypercalcämischen Schädigung auffassen möchten: Die Epithelien waren teilweise etwas getrübt, manchmal abgeflacht, stellenweise atrophisch. Da einerseits die spezifischen Veränderungen des M. Boeck unverändert bestehen blieben, andererseits der erhöhte Rest-N mit einer Hypercalcämie abgefallen war, können die spezifischen Veränderungen des M. Boeck (interstitielle Infiltrate) nicht für den Rest-N-Anstieg verantwortlich gemacht werden. Die morphologischen Veränderungen bei der Hypercalciurie werden auch aus den Tierexperimenten verständlich, nachdem bei einer durch Vitamin D_2 induzierten Hypercalcämie von 12,9 mg-% an Ratten bereits nach 4 Tagen Verminderungen der renalen Konzentrationsfähigkeit auftreten (EPSTEIN, RIVERA und CARONE 1958). Nach UEHLINGER (1956) ist die hypercalcämische Nephrose streng von der Nephrocalcinose abzugrenzen. Die hypercalcämischen Nephrosen sind im Gegensatz zur Nephrocalcinose rasch und vollständig reversibel. Sobald der Blutcalciumspiegel zur Norm abfällt, wird auch die Nierenfunktion wieder normal. Anatomisch ist nach Ansicht von UEHLINGER (1956) die Nephrose bei Hypercalcämie noch wenig abgeklärt. KLATSKIN und GORDON (1953) haben an Hand zweier eigener Beobachtungen eine Übersicht über die bis dahin bekannten Fälle von Niereninsuffizienz bei Sarkoidose gegeben. Hierbei fanden sich mindestens neun durch metastatische Calcifikation infolge Hypercalcämie und Hypercalciurie bedingt. Gleichartige Berichte stammen von DAVIDSON u. Mitarb. (1954), SCHOLZ u. Mitarb. (1957), PHILLIPS u. Mitarb. (1956), CITRON (1955), DELLER u. Mitarb. (1959) und SCHOLZ (1959). Natürlich kommt es bei der Sarkoidose auch zu einer Niereninsuffizienz ohne jede Calciumablagerung (SCHOLZ und KEATING 1956). Lediglich JACKSON und DONKASTLER (1959) nehmen auf Grund von Calciumbilanzstudien bei hypercalcämischem Nierenversagen infolge einer Sarkoidose an, daß eine renale Schädigung primär vorliegen muß, damit es zu einer Hypercalcämie kommen kann, die dann ihrerseits bei Koinzidenz mit einer Sarkoidose zu einer verstärkten intestinalen Calciumresorption als Kompensationsmechanismus führen würde. Natürlich ist es außerordentlich schwierig, retrospektiv zu entscheiden, ob vielleicht vorher schon eine Pyelonephritis vorgelegen hat, die dann erst sekundär die Calciumstoffwechselstörung hervorgerufen haben würde. Andererseits ist es natürlich absolut wahrscheinlich, daß durch den Ausfall der Calciumsalze im Tubulus eine Pyelonephritis in ihrer Entstehung begünstigt wird.

Neuere Untersuchungen zur Hypercalcämie stammen von GILL und BARTTER (1961). Diese Autoren gingen von den Untersuchungen von EPSTEIN, RIVERA und CARONE aus, nach denen im Tierexperiment eine längerdauernde Hypercalcämie und Hypercalciurie zu einer Störung der Konzentrationsfähigkeit der Niere führt. Hierbei bleibt auf Grund der Tierversuche die Natur der Veränderungen innerhalb der Niere und der Weg, auf dem diese Veränderungen sich entwickeln, ungeklärt. Auf Grund der Tierversuche erscheint es sogar wahrscheinlich, daß die Verminderung der Konzentrationsfähigkeit ohne morphologische Veränderungen im Bereiche der Niere und ohne Zerstörung des Nierengewebes sich einstellen kann (UEHLINGER 1956, EGER 1956). GILL und BARTTER haben nun insgesamt bei sechs Patienten mit Hypercalciurie oder Hypercalcämie bzw. beidem eingehend die Nierenfunktion und den Wasserhaushalt untersucht. Hierbei zeigte sich, daß bei den Patienten mit einer verstärkten Calciumresorption (Vitamin D-Überdosierung und Hyperparathyreoidismus) die Urincalciumausscheidung immer sehr niedrig gelegen ist. Auch bei Einschränkung der enteralen Calciumresorption blieb die Calciumausscheidung im Urin unverändert. Alle untersuchten Patienten zeigten eine erhebliche Einschränkung im Konzentrationsvermögen und in der Clearance für freies Wasser. Bei Beschränkung der Calciumzufuhr besserte sich die Nierenfunktion. Auf Grund dieser Befunde glauben die Autoren annehmen zu können, daß ein Überschuß an Calcium unabhängig davon, ob das Calcium endogen entsteht oder exogen vermehrt zugeführt wird, für diesen Konzentrationseffekt verantwortlich zu machen ist. Auf jeden Fall ist die mangelnde Konzentrationsfähigkeit nicht auf eine verstärkte Flüssigkeitsausscheidung zurückzuführen. Eigenartigerweise soll — was bedingt gegen die früher geäußerte Auffassung sprechen würde — die Natriumausscheidung sich völlig normal verhalten. Alle Untersucher sind daher der Auffassung, daß die Hypercalcämie ursächlich für die Niereninsuffizienz verantwortlich zu machen ist, wobei nicht in jedem Fall einer Hypercalcämie eine gestörte Nierenfunktion vorliegen muß (LÖFGREN und NORBERG 1959).

Diese Autoren haben im Vergleich zur Tuberkulose auch noch die Höhe der Harnsäure bestimmt. Sie fanden bei Erhöhung des Reststickstoffs über 45 mg-% in 40% der Sarkoidose auch eine Erhöhung der Harnsäure, die bei den Tuberkulosen nur in 5% vorhanden war. Eine Erklärung für diese Erscheinung konnten die Autoren vorläufig nicht geben. Völlig unverständlich ist allerdings die Zusammenstellung von MURPHY und SCHIRMER (1961), die bei 306 Patienten mit Morbus Boeck folgende Nierenbefunde erhoben haben: 1,3% Steinbildung (keine Erhöhung gegenüber der Norm), in 1,6% eine Nephrocalcinose und in 16,3% eine Hypercalcämie. Im Gegensatz zu UEHLINGER (1956) behaupten diese Autoren, daß die Hypercalcämie als solche von großer Bedeutung für die Entstehung der Nephrocalcinose sei, andererseits spielt aber in Übereinstimmung mit anderen Autoren die Hypercalcämie keine Rolle bei der Entwicklung einer Nephrolithiasis. Diese Autoren haben bei Vorliegen einer Nephrocalcinosis kaum eine Niereninsuffizienz beobachtet, wohl aber, wenn ein Boeck-Granulom der Niere vorlag. Die Analyse der Beobachtungen zeigt die Möglichkeit einer größeren Buntheit der Krankheitsbilder, wobei eine Niereninsuffizienz mit Hypercalcämie oder Nephrocalcinose vorliegen kann, die aber nicht unbedingt an eine Nierenaffektion durch spezifische Granulationsgewebe gebunden zu sein braucht, sondern von einer ungewöhnlichen Calciummobilisation herrühren kann, wie dies bei Sarkoidose öfters beobachtet wurde. Andererseits ist es natürlich nur ein quantitatives Problem, inwieweit die charakteristische Granulomatose eine Niereninsuffizienz hervorruft (Abb. 41).

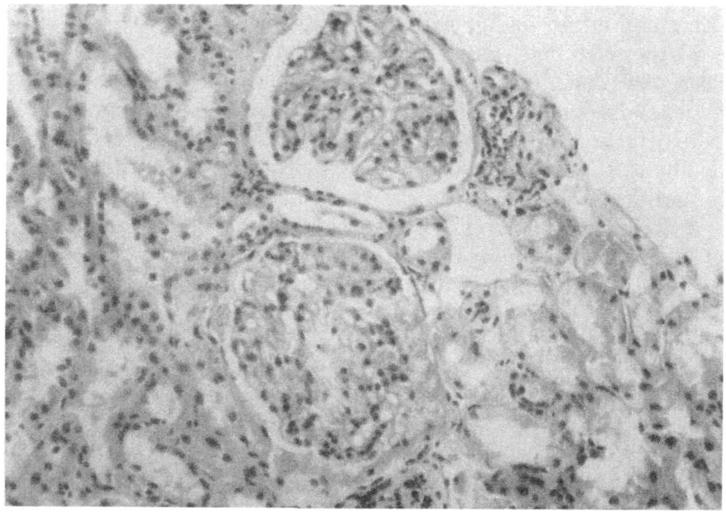

Abb. 41. Histologisch nachgewiesenes Schüppelsches Lymphom (M. Boeck). Im Nierenzylinder lediglich geringe Anzeichen einer Arteriolosklerose mit kleinen vasculären Schrumpfungsherden, keine sonstigen Veränderungen. (Eigener Fall)

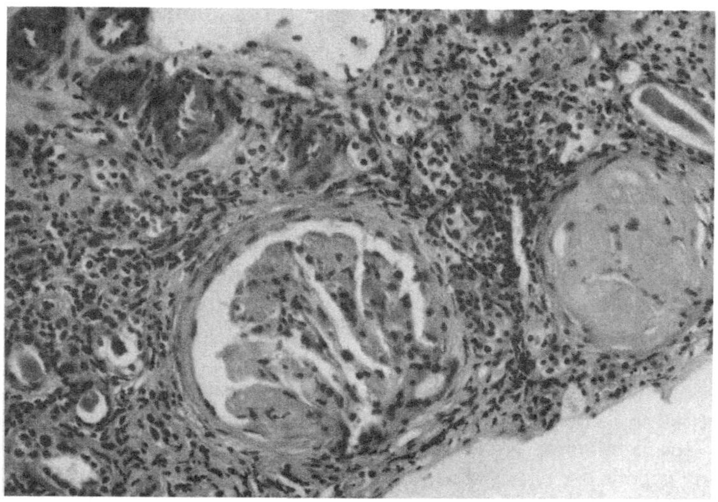

Abb. 42. M. Boeck (Stadium II) mit Amyloidnephrose. Nierenzylinder. Das Bild einer intracapillären Glomerulonephritis mit Lappung des Schlingenkonvolutes, Kernvermehrung und Verdickung der Capillarwand. Ein vollständig hyalinisiertes Glomerulum und atrophische Harnkanälchen. In einzelnen Kanälchen Eiweißmassen. In einem anderen Glomerulum hyalinisierte Schlingen. Verdickung der Bowmanschen Kapsel. Narbenfelder mit Rundzellinfiltraten. Amyloidfärbung mit Methylviolett positiv

Die Frage der allergischen Glomerulonephritis wird praktisch in der Literatur überhaupt nicht diskutiert, obwohl die vorliegenden Bluteiweißveränderungen in dieser Richtung deuten könnten. Lediglich PLATTNER und HATAM (1957) glauben, daß der klinische Ausdruck der renalen Sarkoidose in der Mehrzahl der Fälle eine hypersensitive Nephritis zu sein scheint, wie wir es auch beobachten konnten. In einem Fall einer 50jährigen Frau (Abb. 42) fand sich das typische Bild einer intracapillären Glomerulonephritis auf dem Boden einer Amyloidnephrose. In einem zweiten Fall, bei dem ebenfalls mit größter Wahrscheinlichkeit eine Boecksche Erkrankung vorlag, bestand das Bild einer intracapillären Glomerulonephritis mit Niereninsuffizienz, wobei die Nierenbiopsie ebenfalls eine intracapilläre Glomerulonephritis als Ursache einer Niereninsuffizienz ergab (Abb. 43).

Auf Grund dieser zwei eigenen Beobachtungen muß auf die Möglichkeit einer immunologischen Nierenerkrankung hingewiesen werden. Während im ersten Fall, der histologisch als M. Boeck gesichert war, eine Amyloidnephrose gesichert war, wurde im zweiten Fall eine intracapilläre Glomerulonephritis mit Niereninsuffizienz angenommen, ohne daß im Nierenpunktat irgendwelche Anhaltspunkte für eine renale Beteiligung in Form des M. Boeck bestanden. Sowohl das Amyloid als auch die Glomerulonephritis stellen immunologische Erkrankungen dar, und

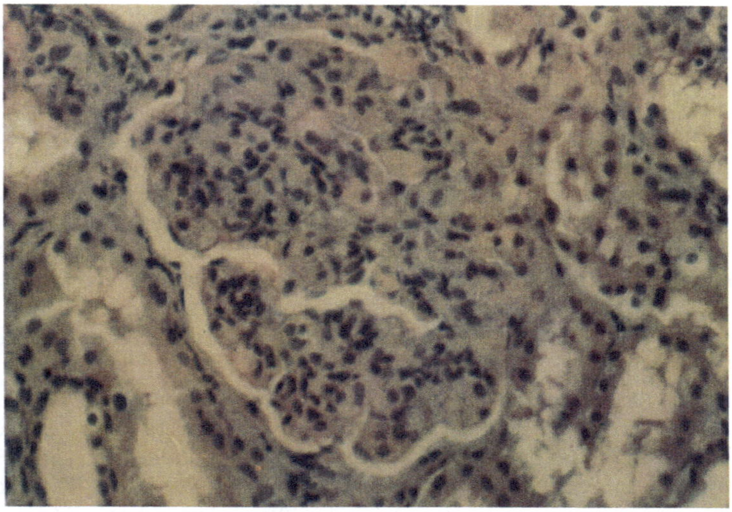

Abb. 43. M. Boeck mit chronischer Glomerulonephritis (56jähriger Mann). Lappung der Glomerulumschlingen, Verdickung der Capillarwand und der Bowmanschen Kapsel. Kernvermehrung und Schlingenadhäsion. (Eigener Fall)

es ist sehr gut möglich, daß ein pathologischer Eiweißkörper als Antigen in Erscheinung treten und eine Glomerulonephritis resp. ein Amyloid verursachen kann. Entsprechende Untersuchungen liegen bisher noch nicht vor.

Therapie

Von besonderer Bedeutung erscheint die Beobachtung, daß die Nierenveränderungen nach Behandlung mit Cortison zurückgehen, worauf wir vorher schon hingewiesen haben (Strobel und Losse 1959). Es ist schon seit einiger Zeit bekannt (Shulman u. Mitarb. 1952, Dent u. Mitarb. 1953), daß Cortison, das sowieso bei der Behandlung der Sarkoidose angewandt wird, auch die Erhöhung des Serumcalciumspiegels ausgleicht, die abnorme Calciumresorption verringert und die Empfindlichkeit der Patienten gegen Vitamin D herabsetzt. Anderson u. Mitarb. (1954) stellen die interessante These auf, ob diese beiden Substanzen nicht Antagonisten darstellen. Es ist ja bekannt, daß bei höherdosierter und längerdauernder Medikation von Cortisonpräparaten die Knochengewebsneubildung beeinträchtigt wird, so daß ein Verlust an körpereigenem Calcium mit daraus resultierender Osteoporose möglich erscheint. Andererseits hat Cortison keinen Einfluß auf die intestinale Calciumresorption und auf die renale Calciumausscheidung (Jesserer und Kotzaurek 1959). Cortison stellt bei der Vitamin D-Vergiftung das Mittel der Wahl dar, ohne daß man sich letztlich über den Angriffspunkt im klaren ist. Auf jeden Fall hat Cortison keinen Einfluß auf die Calciumresorption. Einerseits ist bekannt, daß Sarkoidosekranke mit Hypercalcämie eine besondere Empfindlichkeit auf Vitamin D besitzen und andererseits eine wesentliche Besserung nach Cortison zeigen, so daß das Calcium absinkt und die Niereninsuffizienz zurückgeht. DENT, FLYNN und NABARRO haben schon 1953 gleichzeitig mit SHULMAN, SCHOENRICH und MCHARVEY (1952) den Versuch unternommen, die Hypercalcämie durch Cortisongaben zu korrigieren. HENNEMAN, DEMPSEY, CARROLL und ALBRIGHT (1956) konnten dann bei ihren Bilanzstudien einen Anstieg der fäkalen und einen Abfall der renalen Calciumausscheidung nach Cortison demonstrieren, so daß eine Normalisierung der Calciumrelation zwischen Stuhl und Urin resultierte, die zum Rückgang der Hypercalcämie und zur Besserung der renalen Insuffizienz führte. Eine Nephrocalcinosis wird natürlich nicht beseitigt (PHILLIPS und FITZPATRICK 1956). Auch scheint das verminderte Calciumangebot an die Nieren für die Besserung der Symptomatik die größere Rolle zu spielen. SCHOLZ, POWER und DEARING (1957) konnten beim Diabetiker mit Boeckschem Sarkoid nach einer sechstägigen Behandlung mit jeweils zweimal 200 mg Cortison per os eine Normalisierung des Calciumspiegels im Blut erreichen, ohne daß eine verwertbare Veränderung der Calciumausscheidung im Stuhl oder Urin vorlag. Nach einem vorübergehenden Anstieg des Harnstoffs, der vorher auf 128 mg-% erhöht war, kam es später dann zu einem Absinken und zu einer Besserung der Niereninsuffizienz. Phosphor und Kreatinin sanken ebenfalls ab. Nach der Entlassung trat dann wieder eine Hypercalcämie ein und die Niereninsuffizienz nahm zu, so daß $4 \times 2{,}5$ mg Prednison verabfolgt werden mußte, das aber nach 2 Monaten auf 5 mg täglich reduziert werden konnte.

Auch eine calcium- und phosphorarme Diät führt zu einer Besserung der Serumcalcium- und Phosphorwerte (CARSON und SOLOMON 1962). Nach zusätzlicher Gabe von 20 mg Prednison/Tag über 6 Wochen kam es zu einer weiteren Besserung der subjektiven Beschwerden. Der Calciumspiegel, der vorher auf 13,0 mg-% erhöht war, normalisierte sich nach einem Jahr, stieg später wieder an, nachdem 11 Tage lang kein Prednison gegeben worden war. In gleicher Weise wie STROBEL und LOSSE (1959) konnten DELLER, BRODZIAK und PHILLIPS (1959) zeigen, daß durch eine Cortisonbehandlung der Serumcalciumspiegel deutlich absank (von 13,2 auf 11,2 mg-%), die histologischen Veränderungen mit Fibrosierung der Glomerula und den interstitiellen Infiltraten ergaben keine Änderung. Der Nierenschaden bei der hypercalcämischen Sarkoidose beruht also nicht nur auf einer irreversiblen Destruktion des Nephrons, sondern auf einer Hypercalcämie mit funktionellen Veränderungen. GOLDENBERG und GREENSPAN (1960) erzielten sogar eine wesentliche Besserung der Nierenfunktion mit Abfall des Blutcalciums von 12,5 auf 8,4 mg-%, nachdem sie 3 Wochen 60 mg Prednison verabfolgt hatten. Auch bildete sich eine Atelektase des Mittellappenbronchus zurück, da die vergrößerten Bronchiallymphknoten sich verkleinerten; die Dyspnoe und die keuchende Atmung hörten auf. Bei weiteren Fällen bestand keine Hypercalcämie, weshalb bei diesen Fällen auch keine Nierenbeteiligung nachweisbar war. Die ACTH- und Nebennierensteroidbehandlung, die in einer Dosierung von zunächst 40—60 mg täglich bis zum Abfall des Calciumspiegels durchgeführt werden sollte und später auf eine Dauertherapie mit 5—15 mg täglich eingestellt wird, hat sich als sehr erfolgreich erwiesen. LOSSE (1963) empfiehlt außerdem noch die Anwendung eines calciumfällenden Natriumphytates (Phytinum liqu. Ciba). Diese Substanz, die in einer Dosis von 9,0 g täglich verabreicht wird, bildet im Darm unresorbierbare Komplexe mit Calcium, wodurch die Ausscheidung im Darm vermehrt und die Calciurie vermindert wird. Im folgenden wird ein Fall von LOSSE mitgeteilt, der unseres Erachtens besonders eindrucksvoll ist.

Frau G.R., 29 Jahre. Es handelte sich um einen histologisch gesicherten Morbus Boeck mit Beteiligung der Lungen, der Milz, der Augen und der Knochen. Bei der ersten stationären Beobachtung im Jahre 1955 normaler Calciumwert (4,9 mval/l) und normale Nierenfunktion. Konzentrationsfähigkeit 1027, Rest-N 29 mg-%. Im Jahre 1957 kam die Patientin mit renalen Insuffizienzerscheinungen (Rest-N 42 mg-%, maximale Konzentrationsfähigkeit 1012, Albuminurie, im Sediment Leukocyten, Erythrocyten, Epithelien) erneut zur Aufnahme. Der Serumcalciumspiegel betrug 6,8 mval/l. Röntgenologisch fanden sich multiple kalkdichte Verschattungen im Bereich beider Nieren, die an Nierensteine denken ließen. Keine Osteoporose. Nach einer 10tägigen ACTH-Behandlung (dreimal 25 E täglich) betrug der Serumcalciumspiegel 4,8 mval/l, der Phosphorspiegel 1,6 mval/l. Rest-N mit 37 mg-% normal. Etwa 2 Monate später kam es zu einem akuten Zustandsbild mit Erbrechen, Temperaturen und Nierenkoliken. Der Serumcalciumspiegel zeigte jetzt den hohen Wert von 8,1 mval/l, der Rest-N war auf 63 mg-% angestiegen. Es handelte sich um ein typisches Hypercalcämiesyndrom. Nach einer längeren Decortinbehandlung fiel der Calciumspiegel wieder auf 4,8 mval/l ab, der Rest-N normalisierte sich. Die Konzentrationsschwäche der Nieren und der pathologische Sedimentbefund sowie die Albuminurie bestanden jedoch fort. Bei einer 5 Monate später durchgeführten Kontrolluntersuchung hatte sich der Allgemeinzustand gebessert, der Calciumspiegel betrug 5 mval/l, der Phosphorspiegel 1,8 mval/l, der Rest-N 39 mg-%. Die Spontankonzentration des Harns betrug jetzt 1020. Im Urinsediment fanden sich lediglich Leukocyten und Epithelien, die Eiweißprobe zeigte eine Opaleszenz.

Aus diesem Fall geht eindeutig hervor, daß die Calciumstoffwechselstörung den Verlauf einer Boeckschen Erkrankung entscheidend beeinflußt. Unregelmäßig auftretende Hypercalcämien führen zum Anstieg bzw. Abfall des Rest-N in Abhängigkeit von der Höhe des Calciumspiegels und beweisen eigentlich, daß die Niereninsuffizienz auf einen erhöhten Calciumspiegel im Blut zurückzuführen ist. Auf welchem Wege die Steroide auf die Hypercalcämie einzuwirken vermögen, ist bisher noch völlig unklar.

Henneman u. Mitarb. (1954) werfen die Fage auf, ob das Sarkoidgewebe oder das Intestinum selbst bei dieser Erkrankung in der Lage ist, Vitamin D-ähnliche Substanzen zu bilden. Dann wäre es nach ihrer Meinung vorstellbar, daß ein direkter Antagonismus zwischen den Corticoiden und Vitamin D, die beide das gleiche chemische Grundgerüst haben, vorliegen kann. Wenngleich diese Annahme noch etwas spekulativ ist (Krück 1960), so wird sie doch gestützt durch die Beobachtung, daß Cortison und seine Derivate wohl die Hypercalcämie und Hypercalciurie bei Sarkoidose, nicht jedoch beim primären Hyperparathyreoidismus beeinflussen. Diese wichtige Beobachtung machten Snapper u. Mitarb. (1958) an eineiigen Zwillingen, die beide wegen familiärem Hyperparathyreoidismus operiert werden mußten und von denen der eine gleichzeitig an Sarkoidose litt. Unseres Erachtens ist bisher gerade bei der Sarkoidose Boeck, bei der vom klinischen her besondere immunologische Verhältnisse vorliegen, zu wenig die immunbiologische Nierenerkrankung in Form einer Glomerulonephritis resp. einer Amyloidnephrose, wie wir sie in jeweils einem Fall beobachten konnten, beachtet worden. Nach ihr könnte Cortison desensibilisierend wirken und hierdurch wiederum zu einer besseren Calciumausscheidung führen. Auf jeden Fall ist die Nierenerkrankung beim M. Boeck außerordentlich vielgestaltig und bedarf noch der näheren Klärung.

Es sind verschiedene Formen zu unterscheiden, von denen im Vordergrund stehen

1. die metastatische Infiltration ins Interstitium der Niere in Form der charakteristischen Granulomatose
2. die relativ häufig beschriebene Nephrocalcinose, die ursächlich nichts mit der Hypercalcämie zu tun haben soll,
3. die Calciumnephrose, bei der es sich um eine reversible Nierenschädigung mit Hypercalcämie handelt und die gewisse Parallelen zur Hypercalcämie bei malignen Tumoren aufweist,
4. eine aufgepropfte Pyelonephritis, die sich auf dem Boden der narbigen Veränderungen sehr leicht ausbilden kann,

5. eine Amyloidnephrose auf Grund des entzündlichen Prozesses und
6. eine immunbiologisch verursachte Glomerulonephritis

c) Rheumatische Erkrankungen und Kollagenosen

Die rheumatischen Erkrankungen und Kollagenosen sollen unter dem Kapitel der Dysproteinämie abgehandelt werden, da auch Eiweißverschiebungen ein wichtiges Symptom darstellen und Übergänge zu den Kollagenosen sowie Beziehungen zum Amyloid nicht zu leugnen sind.

Das Wesen der **primär chronischen Polyarthritis,** die ja bekanntlich eine konsitutionell bedingte, familiär erbliche Allgemeinerkrankung darstellt, beruht wahrscheinlich auf autoallergischen Vorgängen, wobei im Serum von Polyarthritikern ein Rheumafaktor nachgewiesen werden kann, der ein makromolekulares Gammaglobulin darstellt und fast ausschließlich bei der primär chronischen Polyarthritis gebildet wird. Der Rheumafaktor ist in der Lage, bestimmte Agglutinations- und Präcipitationsreaktionen auszulösen. Neuere Untersuchungen haben gezeigt, daß der Rheumafaktor an andere Makroglobuline mit dem Sedimentationskoeffizienten von ca. 18,7 gebunden ist. Sämtliche Methoden zum Nachweis dieses Rheumafaktors beruhen auf dessen Fähigkeit, mit menschlichem und tierischem Gammaglobulin zu reagieren bzw. eine Bindung einzugehen. Die typische Symptomatik wie Fieber, entzündliche Gelenkerscheinungen und weitere Symptome kommt zusammen mit dem Rheumafaktor auch bei anderen Erkrankungen aus der Gruppe der sog. Kollagenkrankheiten vor, besonders aber beim Lupus erythematodes disseminatus. Die Frage der Beziehungen dieser Erkrankungen untereinander ist in den letzten Jahren besonders aktuell geworden, da man selbst bei Fällen von primär chronischer Polyarthritis LE-Zellen in unterschiedlicher Häufigkeit zwischen 3 und 27% nachweisen konnte (MARMONT 1959, MIESCHER und VORLAENDER 1961, JESSAR 1958, COSTE, DELBARRE, ORTHOLAN und DELAUNAY 1956, GSELL und MIESCHER 1959, GOSLINGS und HYMANS 1958, NAVERSEN 1957, WEIKKERT 1959, FALLET, MEYER, VASEY und SPAHR 1959).

Sowohl für den Lupus erythematodes als auch für die primär chronischen Polyarthritiden stellt das Bindegewebe den Manifestationsort für eine Erkrankung primär anderer Herkunft und höchstwahrscheinlich auch für eine primär unterschiedliche Ätiologie dar. Daraus erklären sich gemeinsame Symptome und auch die Möglichkeit der Beteiligung von Herz und Nieren. Die Möglichkeit einer Nierenbeteiligung wurde bei der primär-chronischen Polyarthritis von VORLAENDER, FRITZ und BRAUN (1959) an 394 Erkrankten mit einer Häufigkeit von nur 3,5% errechnet. Histopathologisch dominiert hierbei das Bild einer Nierenamyloidose, die aber nur in sehr langwierig verlaufenden Fällen zur Beobachtung kommt. Die Häufigkeit der Nierenbeteiligung beim Lupus erythematodes beträgt dagegen durchschnittlich 80%; sie ist auch klinisch und pathologisch-anatomisch völlig anders gelagert und dürfte etwas grundsätzlich anderes darstellen als die Nierenerkrankung in Form der Amyloidose bei der primär chronischen Polyarthritis.

RASZEJA-WANIC und JASINSKI (1957) haben sogar sechs Amyloidnephrosen bei primär chronischer Polyarthritis beschrieben, wovon drei sogar eine Urämie entwickelt haben, was ja grundsätzlich beim Amyloid möglich ist (s. Kapitel Amyloidose). So läßt der an Sensibilisierungsvorgängen reiche Lupus erythematodes eine Vielzahl klinischer Manifestationen und Komplikationen erkennen, die möglicherweise ursächlich auf eine Antikörperbildung gegen Blutzellen oder Gerinnungsfaktoren zurückzuführen sind (Abb. 44). Ob eine antinucleäre, also gegen die Kerne der Gewebszellen gerichtete Antikörperbildung ursächlich für eine Miterkrankung der Nieren oder des Endokards resp. der Leber hierfür verantwortlich gemacht werden kann, ist Gegenstand der Diskussion (Miescher und Vorlaender). Man glaubt heute ein Makroglobulin erkannt zu haben, das als verantwortlicher Faktor für die Beteiligung bestimmter innerer Organe betrachtet wird und chromatographisch vom eigentlichen LE-Faktor abgetrennt werden kann. Demgegenüber ist für die primär chronische Polyarthritis das Zurücktreten direkter zellpathogener Antikörperbildungen geradezu charakteristisch. Für den hier ganz im Vordergrund stehenden Rheumafaktor konnten bisher gewebsschädigende Einflüsse nicht nachgewiesen werden. Demzufolge findet man bei der

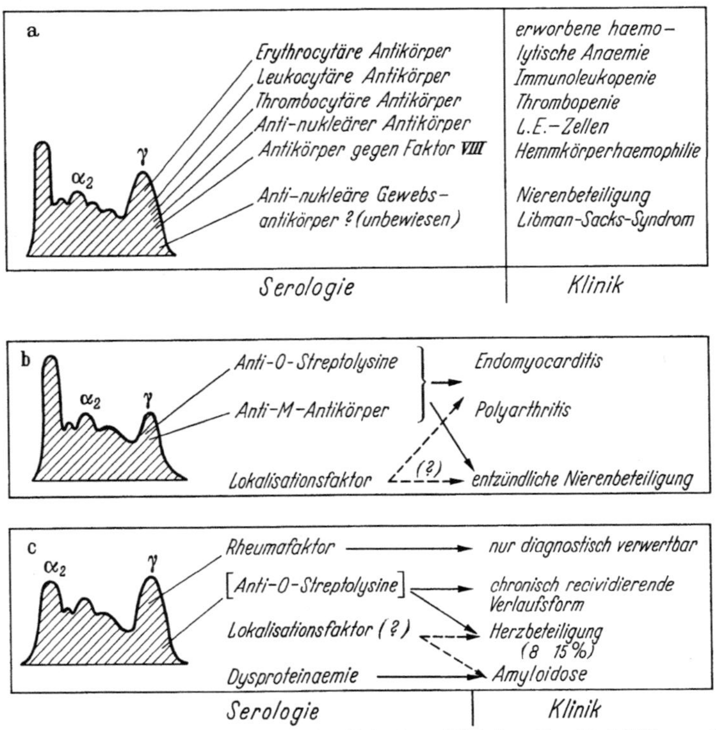

Abb. 44a—c. Zuordnung verschiedener serologischer Befunde zu klinischen Krankheitsbildern. a Lupus erythematodes; b rheumatisches Fieber; c primär chronische Polyarthritis. (Aus Miescher und Vorlaender 1961)

primär chronischen Polyarthritis auch nur Veränderungen, die auf die Dysproteinämie zurückzuführen sind (Amyloidose) und keine speziellen Schädigungen des Nierengewebes. Primär chronische Polyarthritis und Lupus erythematodes disseminatus sind also nicht nur nach pathologisch-anatomischen Kriterien, sondern vor allem auch nach dem klinischen Verhalten und entsprechend ihrer Prognose klar voneinander abgrenzbare Krankheitseinheiten. Dies gilt insbesondere auch für die Beteiligung der Niere bei der primär chronischen Polyarthritis. Anderen verwandten Erkrankungen aus dieser Gruppe (der sog. Kollagenkrankheiten) wie Dermatomyositis, Sklerodermie, Periarteriitis nodosa oder Wegenersche Granulomatose fehlt die Gesamtkonstellation eines Lupus erythematodes und einer primär chronischen Polyarthritis. Allerdings können auch hier öfter Anginen, polyarthritische Schübe, Dysproteinämie mit Gammaglobulinvermehrung und Nierenbeteiligung verschiedener Prägung möglich sein, wenngleich auch in sehr unterschiedlichem Ausmaß. Bei der Periarteriitis nodosa wie bei der Sklerodermie findet man lediglich den Waaler-Rose-Test (Rheumafaktor) in

20—30% positiv (MIESCHER und VORLAENDER). Alle anderen speziellen serologischen Phänomene treten gegenüber der unspezifischen Dysproteinämie in den Hintergrund. Trotzdem sollen gewisse klinische Analogien nicht darüber hinwegtäuschen, daß es sich um eigene, voneinander abgrenzbare Erkrankungen handelt, bei denen Übergänge nicht abgeleugnet werden können. Zusammenfassend müssen wir feststellen, daß bei der primär chronischen Polyarthritis die Amyloidose auf dem Boden der Dysproteinämie mit einer Häufigkeit von maximal 20% als wesenhaft zu gelten hat (s. Amyloidose). Im Wesen übereinstimmend, wegen der besonderen Lokalisation in den Wirbelgelenken aber von der chronischen Polyarthritis abzutrennen ist die Spondylarthritis ankylopoetica. Hier ist im wesent-

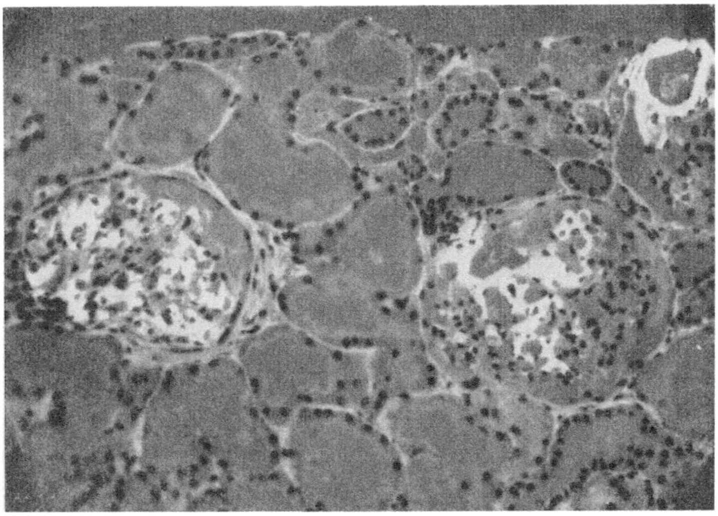

Abb. 45. Die Nierenbiopsie zeigt eine ausgedehnte Amyloidose im Bereich der Glomerula, der Basalmembran, der Tubuli und Blutgefäße bei einer Spondylarthritis ankylopoetica. (Aus ENNEVAARA und OKA 1963)

lichen mit den gleichen Problemen zu rechnen wie bei der primär chronischen Polyarthritis. Es wurde von ENNEVAARA und OKA (1963) in drei Fällen von Spondylitis ankylopoetica eine erhebliche Amyloidose beobachtet (Abb. 45).

Sekundäre Polyarthritis. Grundsätzlich von der primär chronischen Polyarthritis zu unterscheiden ist die Nierenbeteiligung im Verlauf *eines rheumatischen Fiebers*, das als Zweiterkrankung nach dem Infekt mit betahämolytischen Streptokokken der Gruppe A aufgefaßt werden muß. Man sollte annehmen, daß die akute diffuse Glomerulonephritis und das rheumatische Fieber als Zweiterkrankung relativ häufig zusammen auftreten müßten, da sie gemeinsame ätiologische Grundlagen besitzen. Tatsächlich sind aber Doppelerkrankungen an rheumatischem Fieber und akuter Glomerulonephritis recht selten (VORLAENDER, FRITZ und BRAUN 1959). Diese Autoren haben eine Kombination dieser beiden Erkrankungen unter 394 auswertbaren Fällen lediglich in 4,8% gefunden. Die Autoren glauben die Ursache in einer besonderen Spezifität bestimmter Stämme der A-Streptokokken zu finden. Andererseits ist es natürlich schon lange bekannt, daß in Verbindung mit dem Streptokokkeninfekt ein „Nierenkatarrh" möglich ist. Dennoch können im Verlauf eines rheumatischen Fiebers, wenn auch selten, alle Übergangsstadien einer entzündlichen Nierenbeteiligung beobachtet werden. Man findet relativ gutartige Formen einer Herdnephritis (KLINGE 1933, MIRANDA 1951). KERR (1948) hat Bilder beschrieben, bei denen die ganze Nierenrinde beteiligt ist und deshalb unter dem Bild einer Glomerulonephritis verlaufen und chronisch werden können. Selbst subakute Verläufe mit frühzeitiger Urämie sind beschrieben worden (Bell 1932, Hartmann und Bland 1951, Edstroem und Gedda 1954, Voit und Gamp 1958). Es sind sogar Fälle bekannt, bei denen akute Nephritiden im Verlauf eines rheumatischen Fiebers vorübergehend zur totalen Anurie geführt haben (Dévot und Roy 1960). Selbst chronische Krankheitsverläufe in Form einer chronischen Glomerulonephritis können im Verlauf eines rheumatischen Fiebers auftreten, worauf besonders Vorlaender u. Mitarb. (1959) hingewiesen haben. Sie beobachteten akute und subakute Glomerulonephritiden mit Übergang in Schrumpfnierenbildung. Interstitielle Nephritiden werden seltener gesehen. Im allgemeinen verläuft aber die Nierenbeteiligung beim entzündlichen Rheumatismus gutartig in Form einer Herdnephritis. Bedeutung besitzt der Streptokokkeninfekt, der Typ des Streptococcus und die Frage der typischen Reinfektion.

Ferner glauben Hauss und Junge-Hülsing (1961) auch in der Niere eine Steigerung des Mucopolysaccharidstoffwechsels nachgewiesen zu haben, wie es von ihnen im Verlauf rheumatischer Erkrankungen in besonderer Weise herausgearbeitet wird. Nach Ansicht Vorlaenders ist die Typenverschiedenheit der Streptokokkenerreger von Bedeutung, wobei Vorlaender mehrfach darauf hinweist, daß eine Differentialdiagnose an Hand des Serumeiweißbildes, ob eine Nierenbeteiligung vorliegt, nicht möglich ist. Andererseits schließt eine Doppelerkrankung an rheumatischem Fieber und akuter diffuser Glomerulonephritis sich nicht aus, da sich beide Prozesse in ihrem klinischen Verlaufsbild unterschiedlich entwickeln. So kann beispielsweise eine meist gutartige Nierenentzündung ausheilen bei Fortentwicklung einer rezidivierenden Endomyocarditis mit Ausbildung eines Vitiums. Die Gründe für eine derartige Krankheitsentwicklung sind zur Zeit noch hypothetisch. Es ist denkbar, daß eine typenspezifische Reinfektion mit einem besonders nephritogenen oder aber auch mit einem besonders kardiotropen Streptokokkentyp für die einseitige Weiterentwicklung zur chronischen Nephritis oder zur rezidivierenden Karditis verantwortlich zeichnet (Goldberger 1958). Andererseits besteht natürlich auch die Möglichkeit, daß im Rahmen einer rheumatischen Karditis sekundäre Serumfaktoren wirksam werden, die als Gammaglobuline gegen ein im Gewebe von der Niere fixiertes Antigen gerichtet sind. Für die Endomyokarditis wurde ein vergleichbarer serologischer Vorgang schon nachgewiesen. Offenbar kommen darüber hinaus atypische Bilder vor. So hat Miranda (1951) darauf aufmerksam gemacht, daß beim Rheumatismus nicht selten nur perivasculär und periglomerulär gelegene Rundzellinfiltrate auftreten, die an das Bild der Herdnephritis erinnern.

Allander, Bucht, Löfgren und Wehle (1963) haben die Frage untersucht, ob die Häufigkeit phenacetinhaltiger Medikamente oder allgemeine Gefäßerkrankungen beim rheumatischen Fieber ähnlich wie bei der Phenacetinniere ursächlich in Betracht kommen. Bei 24 Patienten mit Gelenkrheumatismus im Alter von 23—74 Jahren und einer Krankheitsdauer von 2—30 Jahren ließ sich keine der angeführten Ursachen wahrscheinlich machen. Lediglich in einem Fall bestand eine von der rheumatischen Erkrankung unabhängige Nierenerkrankung mit einer Verminderung des Glomerulusfiltrates sowie der Nierendurchblutung. Diese Befunde unterschieden sich eindeutig von den chronischen interstitiellen Nephritiden infolge eines Phenacetinabusus. Histologisch konnte auch durch Nierenbiopsie in keinem Fall eine interstitielle Nephritis oder eine Papillennekrose gefunden werden. Keiner der Patienten hatte größere Mengen phenacetinhaltiger Medikamente eingenommen. Ebenso fand sich histologisch nie eine Glomerulitis oder eine Gefäßveränderung. Dagegen konnte fast regelmäßig eine Verdickung der

Basalmembran der Glomerula oder eine manifeste Amyloidose (zwei Fälle) nachgewiesen werden. Bei acht Patienten wurde klinisch eine Proteinurie festgestellt. Am wahrscheinlichsten ist bei der Nierenbeteiligung des Gelenkrheumatismus die Amyloidose. Andererseits scheint die Zahl von 24 Patienten zu gering zu sein, um Aussagen über die Häufigkeit der Nierenbeteiligung zu machen. Grundsätzlich können also beim rheumatischen Fieber sämtliche Nierenerkrankungen einschließlich der Glomerulonephritis und der interstitiellen Nephritis auftreten, wobei es eigentlich wundernimmt, daß nicht häufiger eine Phenacetinschädigung in Erscheinung tritt. Nach HEIDELMANN, HUTH und KAHN (1956) sind rein funktionelle Störungen der Niere im Verlaufe einer entzündlich rheumatischen Erkrankung sehr viel häufiger als im allgemeinen angenommen wird. Sie sind vor allem durch die Tendenz zur Wasserretention durch Veränderungen des Nierenplasmastromes und durch Verminderung der Filtration gekennzeichnet. Bezüglich der Ätiologie und Pathogenese gilt für diese Form der Glomerulonephritis, wie sie in Verbindung mit der Polyarthritis auftreten kann, alles das, was auch für die akute Glomerulonephritis feststeht. Offenbar kommen darüber hinaus aber auch noch atypische Bilder einer Nierenbeteiligung in Betracht, die entweder als perivasculär oder periglomerulär gelegene Herdnephritis imponieren oder auch als interstitielle Nephritis verlaufen können. Inwieweit solche perivasculären Infiltrate für reversible Störungen der Nierenfunktion verantwortlich sein können, steht noch offen.

d) Progressive Sklerodermie

In diesem Rahmen wäre zur Frage der Nierenbeteiligung bei *der progressiven Sklerodermie* Stellung zu nehmen, da die diffuse Sklerodermie zu recht charakteristischen vasculären Veränderungen führt. Ähnlich dem Lupus erythematodes handelt es sich auch hier um eine Erkrankung des gesamten Gefäßbindegewebes, so daß praktisch alle Organe mit ergriffen sein können (SCHUERMANN und HAUSER 1950). Dennoch ist eine renale Beteiligung nach PFISTER und NÄGELE (1956) im Verlauf der progressiven Sklerodermie nicht mehr als in 8% der Fälle zu erwarten. Nach SARRE (1959) erfolgt diese Beteiligung erst sehr spät und führt dann sehr schnell zu einer Niereninsuffizienz. Klinisch stellt die Nephropathie bei Sklerodermie eine Spätmanifestation des Leidens dar. Die Kranken bieten dann das Bild, das an die maligne Phase einer Nephrosklerose mit progressiver Hypertonie und Niereninsuffizienz erinnert. Der Tod erfolgt in Oligurie bis Anurie mit Urämie (REUBI 1960). RUTKAI (1958) berichtet über eine 51jährige Frau, bei der seit 1950 ein Sklerödem der Gesichtshaut bekannt ist. 1955 entwickelte sich ein Hochdruck und 1957 erfolgte der Tod im Coma uraemicum. Bei der Autopsie fand sich eine bunte Fleckenniere mit Rindenatrophie. Histologisch bestand eine zellarme, konzentrische, mucoide Intimaverquellung der interlobulären Arterien mit hochgradiger Lumeneinengung. Weiter eine vorwiegend auf die Elastica interna beschränkte lamelläre Elastose der gleichen Arterien, sowie eine fibrinoide Medianekrose der afferenten Arteriolen. Das Interstitium war sklerosiert, die Glomerula zellarm mit vermehrter Grundsubstanz, zum Teil vollkommen hyalinisiert. An den Tubuli herdförmige ältere Nekrosen mit Epithelregeneration. RUTKAI (1958) betont, daß die mucoide Wandverquellung der Nierenarterien in Übereinstimmung mit neueren Mitteilungen des amerikanischen Schrifttums für das Sklerödem typisch ist und eine differentialdiagnostische Abgrenzung zu den anderen Kollagenkrankheiten möglich macht. Eine wire-loop-Läsion, wie sie beim disseminierten Lupus erythematodes gefunden wird, war nicht vorhanden. Die Elastose und ebenso die fibrinoide Nekrose der Vasa afferentia werden als Hypertoniefolgen gedeutet. Über weitere Todesfälle an Urämie infolge einer diffusen

Sklerodermie mit ähnlichen histologischen Veränderungen berichten HEIDEL und SCHILG (1958), MORARD, HOERNI, ROUX und PLATTNER (1959). RODNAN, SCHREINER und BLACK (1957) beschreiben sieben Patienten mit Sklerodermie, die unter urämischen Erscheinungen starben und bei denen histologisch die Nieren das Bild einer malignen Nephrosklerose der Glomerula aufwiesen. Es wird eine spastische Genese vermutet, wobei auch der kritiklose Gebrauch blutdrucksenkender Mittel eine Rolle spielen könnte.

An dieser Stelle soll darauf hingewiesen werden, daß es uns in früheren Untersuchungen gelungen war, mit Hilfe von Ganglienblockern zum Teil dramatische Besserungen der Sklerodermie herbeizuführen (MOELLER 1955).

Zum Unterschied von der Periarteriitis nodosa, die früher von WOLLHEIM und MOELLER im Rahmen der Hypertonie besprochen wurde, fehlen celluläre Infiltrationen im Bereich der Nierenarterien vollständig (FISCHER 1963). Auch ist die Lamina elastica interna nicht aufgesplittert und die Subendothelialschicht von elastischen Fasern nicht durchsetzt und die Intima nicht verfettet und unterscheidet sich damit wesentlich von der Arteriosklerose. FISCHER berichtet ebenfalls über zwei Fälle mit maligner Hypertonie, die relativ kurzfristig an einer Urämie ad finem kamen.

Symptomatologisch ist also sichergestellt, daß eine leichte Nierenbeteiligung bei der Sklerodermie im allgemeinen symptomlos bleibt (REUBI 1960). In einer Serie von 15 Patienten mit progressiver Sklerodermie fanden BEIGELMAN, GOLDNER und BAYLES (1953) eine diskrete Proteinurie bei acht Fällen. Wie vorher schon festgestellt, haben PFISTER und NÄGELE (1956) aber lediglich in 8% von 614 Beobachtungen der Weltliteratur eine klinisch faßbare Nierenbeteiligung gefunden, während die Häufigkeit der Oesophaguskomplikationen 54% und diejenige der Lungenfibrose 44% ausmachten. Bezüglich der Häufigkeit sind also weitere Untersuchungen erforderlich. Die Nierenbeteiligung kommt scheinbar sehr spät und verläuft dann sehr foudroyant. FRED und RAMBO (1957) haben einen Fall publiziert, der wie alle anderen Fälle an die maligne Phase einer Nephrosklerose erinnert.

Es handelt sich um einen 39jährigen Mann, der seit 2 Jahren an einer Sklerodermie litt, als er zum ersten Mal untersucht wurde. Hierbei war der Blutdruck normal. Das spezifische Uringewicht betrug 1020 und der Harnstoff-N war ebenfalls nicht erhöht. Es bestand keine Albuminurie. Zwei Monate später war der arterielle Blutdruck auf 180/110 mm Hg angestiegen, der Harnstoff-N erreichte einen Wert von 80 mg-% und es bestand eine deutliche Albuminurie und Mikrohämaturie. Obwohl der arterielle Blutdruck in der Folge noch bis auf 240/140 mm Hg anstieg, konnten am Augenhintergrund keine eindeutigen Veränderungen nachgewiesen werden. Der Zustand verschlimmerte sich immer mehr, der Kranke wurde anurisch und starb schließlich in einem urämischen Koma mit einem Harnstoffstickstoff von 260 mg-%.

Dies entspricht ja auch der Beobachtung anderer Autoren (SARRE 1959), die auf den relativ späten Beginn der Nierenbeteiligung, den raschen und schweren Verlauf hinweisen. Die chronische Nephropathie verläuft oft lange subklinisch, ehe sie durch Proteinurie und Sedimentbefund offenbar wird (LEVINE und BOSHELL 1960). Daher sind Angaben über die Häufigkeit äußerst fragwürdig. Nach diesen Autoren ist die Nierenbeteiligung in einem hohen Prozentsatz zu erwarten.

URAI, NAGY, SZINAY und WILTNER (1958) haben 25 Sklerodermiekranke untersucht und als erste klinische Funktionsstörung eine Verminderung des renalen Plasmaflusses nachgewiesen. Die anderen Veränderungen der Clearance sind unspezifisch und werden als kompensatorische Maßnahmen des Organismus auf die Erhaltung der Glomerulusfunktion bezogen. KREYSEL (1966) beschreibt ähnliche Ergebnisse und empfiehlt die Nephrographie, da sie weniger aufwendig ist. Neben der seltener protrahierten benignen Verlaufsform steht das akute Nierenversagen, das sich durch Oligurie, Azotämie und maligne Hypertonie auszeichnet, im Vordergrund. Zum Schluß muß noch erwähnt werden, daß eine allgemeine Calcinosis wie bei der Dermatomyositis auftreten kann.

Entsprechend diesem Verlauf ist die Prognose bei progressiver Sklerodermie mit akuter Nierenbeteiligung als denkbar schlecht anzusehen. Die Sklerodermie ohne Nierenbeteiligung ist eine nicht zu heilende, in Kachexie übergehende Affektion, die im Laufe einiger Jahre zum Tode führt. Man gibt eine mittlere Verlaufsdauer von 7 Jahren an (SCHUERMANN und HAUSER 1950). Treten dann die Zeichen einer Hypertonie und Zeichen der Niereninsuffizienz hinzu, so muß man auf einen raschen und fatalen Verlauf gefaßt sein. Im allgemeinen überleben die Patienten dieses Stadium einige Monate.

Eine Therapie der Sklerodermie gibt es zur Zeit nicht. Wir haben früher klinisch sehr gute Erfolge mit Ganglienblockerbehandlung gesehen, wobei wir aber noch nicht auf die Verbesserung der Nierenfunktion geachtet haben (MOELLER 1955). LEVINE und BOSHELL (1960) weisen darauf hin, daß Antihypertonica oder Corticosteroide bzw. ACTH den Zustand sogar noch verschlimmern können. Corticoide wirken dadurch, daß sie den Blutdruck unter Umständen noch erhöhen und den renalen Gefäßprozeß beschleunigen (FISCHER 1963). Auch REUBI (1960) betont, daß durch Verabfolgung von Corticoiden der fatale Verlauf beschleunigt werden kann und sie daher kontraindiziert seien. Unsere Bemühungen beschränken sich daher im wesentlichen auf eine palliative Behandlung der Hypertonie und der Urämie. Ein therapeutischer Versuch mit Ganglienblockern erscheint prüfenswert.

e) Dermatomyositis

Die Dermatomyositis wird zu den klassischen Kollagenosen gerechnet (SCHUERMANN 1958), bei denen eine Nierenbeteiligung sehr unterschiedlich gesehen wird (SMITH 1955). Etwa 20% der bisher mitgeteilten Fälle sind bei Kindern bis zum 15. Lebensjahr beschrieben worden (PÖNITZ und WEIDEMÜLLER 1946). FRENGER und SCHÜTZ (1959) sahen die Symptome einer akuten Nephritis mit Eiweißausscheidung, Hämaturie und Zylindern im Urin und beobachteten außerdem eine Retention harnpflichtiger Substanzen. Eine Proteinurie soll sich in nahezu 80% der Fälle finden (BUMZALSKI, MORGAN 1955, GÜNTHER 1940). PÖNITZ und WEIDEMÜLLER (1946) haben besonders die Abhängigkeit der Nierenbeteiligung vom Gefäßsystem hervorgehoben. Auch hier kann sich eine Oligurie und Retention harnpflichtiger Substanzen entwickeln, was auf eine besondere Akuität des Prozesses hinweist. Die Krankheit wird oft auf Grund der polymorphen Symptomatologie nicht erkannt. Von einzelnen Autoren wurde die Anwesenheit des LE-Phänomens als Ausdruck eines Autoantikörpers aufgefaßt und die Krankheitsursache im Sinne eines Autoaggressionsmechanismus gedeutet, wobei durch den Abbau der Nucleoproteine körperfremde Eiweißbruchstücke entstehen sollen, die die Bildung von Antikörpern anregen. Die Dermatomyositis scheint ein dem akuten Erythematodes verwandtes Krankheitsbild zu sein (MIESCHER 1953). WALDENSTRÖM (1958) nimmt eine spezifische Eiweißbildungsstörung an, da er familiär eine verstärkte Synthese von Gammaglobulinen beobachten konnte (Hypergammaglobulinämie), die nach längerem Bestehen infolge zusätzlicher Noxen in Einzelfällen zu einer Dermatomyositis oder zum disseminierten visceralen Erythematodes und anderen Kollagenkrankheiten führen soll. Auch er diskutiert die Möglichkeit von Autoantikörpern. Pathologisch-anatomisch überwiegen bei der Dermatomyositis Veränderungen an den Arteriolen. Nach BRADLEY u. Mitarb. (1951) können gelegentlich entzündliche Veränderungen an den Glomerula sich einstellen, die dann wiederum gewisse Ähnlichkeiten mit der Nierenbeteiligung beim Lupus erythematodes disseminatus haben sollen.

Eine Besonderheit im Verlauf der Dermatomyositis im Kindesalter ist das im Vergleich zu den Erwachsenen gehäufte Auftreten einer interstitiellen Calcinosis (CHRISTIANSON, BRUNSTING und PERRY 1956, SPAHR und BRENN 1957). Die letzteren Autoren konnten sogar eine spontane Rückbildung massiver Verkalkungen nachweisen. Es war bemerkenswert, daß das Mädchenim Alter von fast 4 Jahren erkrankte und etwa 1 Jahr später sich schon röntgenologisch kalkdichte Verschattungen darstellten, die mit 7 Jahren am ausgeprägtesten waren und sich dann langsam zurückbildeten. Von SCHUERMANN (1958) ist ausdrücklich darauf hingewiesen worden, daß die Prognose in den ersten beiden Lebensjahrzehnten günstiger ist als bei Patienten, die nach dem 20. Lebensjahr erkranken.

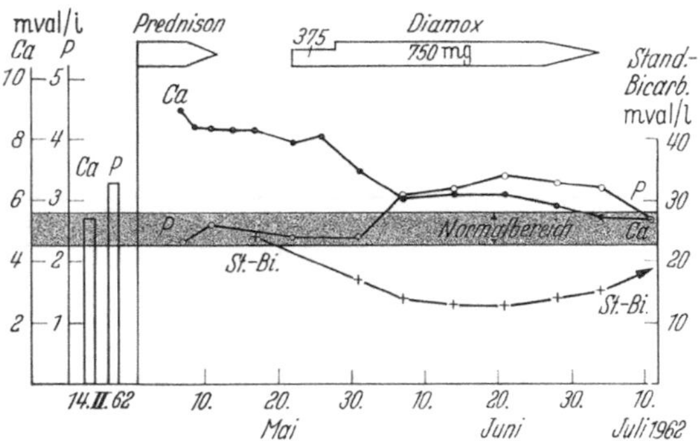

Abb. 46. Beeinflussung der Hypercalcämie durch Diamox bei einer Dermatomyositis. (Von WERNER 1964)

Während im allgemeinen die Calcinosis, d.h. die Ablagerung von Kalk in Bindegewebe, Haut und Interstitium der Muskulatur ohne Veränderung des Calciumphosphatgehaltes des Serums verläuft, hat WERNER (1964) zwei Kinder beobachtet, bei denen zunächst ebenfalls ein normaler Serumcalciumgehalt vorlag. Bei dem einen Kind, einem 8 Jahre alten Mädchen, kam es dann während der Auflösung der pathologischen Verkalkungen zu einer Hypercalcämie, die 3 Wochen lang fast unverändert bestehen blieb, so daß die Autoren einen Weg suchten, um die Hypercalcämie zu beeinflussen. Wie vorher schon beschrieben, werden zur Behandlung der Hypercalcämie vor allen Dingen Corticosteroide und Diäthylendiamintetraessigsäure (EDTA) empfohlen (FINK und BAUM, 1963). Von den Cortisonderivaten kann man eine Beeinflussung der Grundkrankheit auf Grund ihrer katabolen Wirkung eine vermehrte Calciumausscheidung erwarten. Trotzdem sind die Ansichten über eine günstige Beeinflussung des Krankheitsbildes durch Corticosteroide bei der Dermatomyositis noch geteilt (WERNER), so daß versucht wurde, mit Hilfe eines Carboanhydrasehemmstoffes (Diamox®) die Hypercalcämie zu beeinflussen. Es gelang bei dem achtjährigen Kind die durch hochdosierte Prednisongabe ausgelöste Mobilisierung des Kalks, die zu einer Calciumintoxikation mit einem Calciumgehalt von 9 mVal/l geführt hatte, mit Gaben von $3 \times {}^1/_2$ Tablette Diamox eine wesentliche Besserung zu erreichen. Später gingen die Autoren auf 3×1 Tablette Diamox/Tag hinauf (750 mg/die). Der Serumcalciumspiegel ging prompt zurück und erreichte schließlich Normalwerte (Abb. 46). Sie führten diese Behandlung auf Grund experimenteller Untersuchungen von SIEGMUND und DULCE (1960) durch, nach denen als gesichert angenommen werden kann, daß ein calciumsenkender Effekt auf einer Hemmung der H-Ionensekretion in den Osteoblasten beruht. Der Eingriff in die

Reaktionskette des Calciumstoffwechsels erfolgt nach Ansicht von Werner durch eine Hemmung der Knochenresorption, was sich auch in einer Besserung der Osteoporose zeigte. Gegen die Annahme einer durch Diamox ausgelösten vermehrten Calciumausscheidung im Harn spricht das Diuresediagramm und die Calciumausscheidung im Harn während der Behandlungsphase, da mit Absinken des Calciumgehaltes im Serum auch die Calciumausscheidung im Harn geringer wurde und keine vermehrte Calciurie auftrat. Die Autoren konnten dann die Rückbildung der Calcinosis an Hand von Röntgenbildern sehr deutlich demonstrieren, so daß an der Wirksamkeit dieser Therapie nicht gezweifelt werden kann.

f) Wegenersche Granulomatose

Die Wegenersche Granulomatose ist eine seltene und vorwiegend dem Pathologen bekannte Krankheit, die erstmals von Wegener (1936) als nosologische Einheit beschrieben wurde. Es handelt sich um ein Krankheitsbild, welches mit

Tabelle 20. *Klinik der Wegenerschen Granulomatose im Vergleich zur Periarteriitis nodosa.* (Aus: Reubi, F.: Nierenkrankheiten, Stuttgart 1960)

	Wegenersche Granulomatose	Periarteriitis nodosa
Befallene Gefäße	Arterien von kleinem Kaliber und Venen	Arterien kleinen und mittleren Kalibers
Veränderungen im Nasennebenhöhlenbereich	überwiegend	fehlend
Lungenbeteiligung	häufig	selten
Periphere Neuritiden	fehlend	üblich
Niereninsuffizienz	häufig	selten
Hypertonie	selten	häufig
Bluteosinophilie	selten	häufig
Verlauf	fortschreitend	intermittierend, mit Remissionen

Schleimhautgranulationen im Bereich der oberen Luftwege, einer generalisierten Arteriitis mit Granulomen in den Lungen sowie schließlich mit Nierensymptomen einhergeht. Die Nierensymptome treten relativ spät auf. Pathogenetisch wird diese Erkrankung dem Formenkreis der Überempfindlichkeitsreaktionen zugeordnet, wobei jedoch die Ursache letztlich unbekannt bleibt. Reubi (1960) reiht sie in die große Gruppe der Kollagenosen ein. Der Ausgang ist fast ausnahmslos fatal; die Verlaufsdauer liegt zwischen 3 Monaten und 2 Jahren. Anatomisch findet sich eine nekrotisierende oder granulomatöse Angiitis mit glomerulärer Beteiligung, welche anfänglich von geringem Ausmaß, schließlich zu einer Niereninsuffizienz mit Urämie führt. Die meisten der hier mitgeteilten Fälle einer Wegenerschen Granulomatose verstarben an einer Urämie (Kesselring und Zollinger 1961, Fil, Church und Gutmann 1954, Godman und Church 1954, Hunstein, Kiefer, Schirmeister und Stötzer (1963). Vor allem werden die Vasa afferentia von dem Prozeß befallen und in zweiter Linie die Arteriae interlobulares und weniger häufig die Arteriae arciformes und interlobares. Die glomeruläre Beteiligung entspricht einer herdförmigen nekrotisierenden Glomerulitis mit verschieden starker, aber häufig diffuser zirkulärer Proliferation. Im Interstitium finden sich vorwiegend periglomeruläre entzündliche Reaktionen sowie Fibrosierungen und hämorrhagische Nekrosen. Nach Ansicht von Reubi (1960) ist die Granulomatose von Wegener am ehesten den Kollagenosen und im besonderen der Periarteriitis nodosa verwandt (Tabelle 20). Kochsiek, Schimanski und Voth (1964) haben zwei Fälle beschrieben, bei denen sie die Diagnose schon intra vitam gestellt haben. Auffällig war bei diesen Patienten, daß die Entfernung der polypös granulomatösen Wucherungen die Diagnose nicht erlaubte. In einem zweiten Fall gelang es durch eine unspezifische Behandlung die Urämie zu beseitigen, obwohl bei der Sektion ausgedehnte doppelseitige Nierenveränderungen bestanden. Auffallend waren bei Beginn der Erkrankung ausgedehnte Lymphknotentumoren sowie in beiden Fällen leukämoide Reaktionen im Finalstadium. Wichtig scheinen die spezifischen Lungenveränderungen im Röntgenbild zu sein. Die Nephropathie stellt eine späte Komplikation der Wegenerschen Granulomatose dar. Bis zum Auftreten einer Niereninsuffizienz kann diese Erkrankung

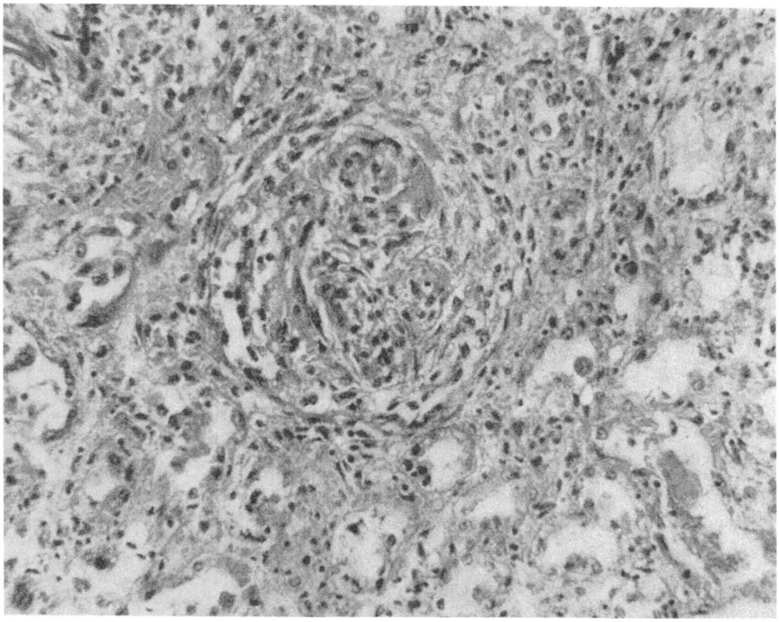

Abb. 47. Glomerulum mit herdförmigen Schlingennekrosen und Wucherung der Endothelien der Bowmanschen Kapsel bei einer Wegenerschen Granulomatose (HE 200fach). (Aus Panzram, Meerbach u. Rübesamen 1964)

stumm verlaufen, da der arterielle Blutdruck häufig normal bleibt und die Ödeme nicht die Regel sind. Im Urin finden sich Eiweiß in wechselnder Menge, weiterhin Erythrocyten und Leukocyten.

Largiadèr (1964) teilt in Übereinstimmung mit Kesselring und Zollinger (1961) das Krankheitsbild der Wegenerschen Granulomatose in vier Stadien ein.

1. Initial tritt eine nekrotisierende Entzündung der oberen Luftwege auf, wobei Nasen-Rachenraum, Nebenhöhlen, Mittelohr oder auch die Luftröhre selbst den Ausgangsort bilden können. In diesem Falle darf man wohl zu Recht von einer decapitierten Form sprechen. 2. Im zweiten Stadium breitet sich die Krankheit auf bronchialem Wege in die Lunge aus, wobei ausgedehnte und schon oft carnifizierende pneumonische Herde mit Absceßbildung zustande kommen. Radiologisch erinnert das Bild unter Umständen an ein Malignom oder einen Lungenabsceß; die befallenen Lungenpartien sind dabei sehr dicht und homogen verschattet. 3. Im nächsten Stadium bildet sich eine generalisierte Vasculitis aus, deren Einzelherde als unspezifische oder auch epitheloid-riesenzellige Granulome angesprochen werden müssen (Abb. 47). Befallen werden alle gut durchbluteten Organe, in erster Linie Lunge, Leber, Milz und Nieren. Das Myokard, die Schilddrüse sowie Nebennieren können aber auch in den Prozeß mit einbezogen werden.

4. Das Terminalstadium ist durch eine herdförmige Glomerulonephritis gekennzeichnet. Die Patienten sterben meist infolge eines akuten Nierenversagens mit zunehmender Oligurie (Abb. 48).

Als diagnostisch zuverlässigstes Hilfsmittel gilt die Nierenbiopsie, und HUNSTEIN, KIEFER, SCHIRMEISTER und STÖTZER (1963) konnten kürzlich über einen der wenigen zu Lebzeiten mittels Nierenbiopsie diagnostizierten Fälle berichten.

Die Ursache des Krankheitsbildes ist unklar. Bakteriologische Untersuchungen haben keinen spezifischen Erreger ergeben. Man vermutet zur Zeit, daß der befallene

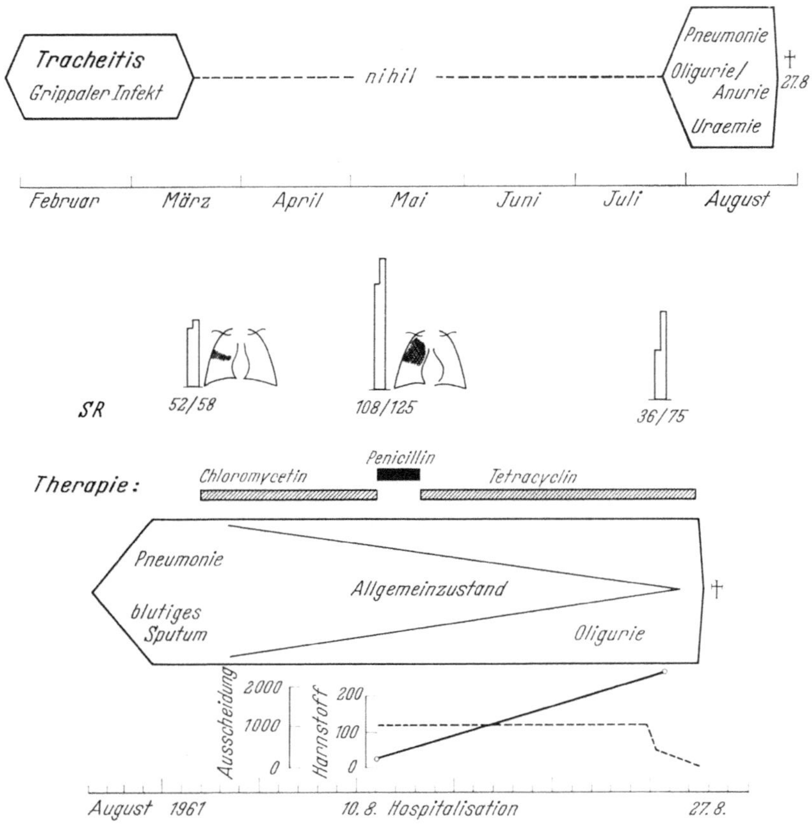

Abb. 48. Schematische Darstellung eines typischen Krankheitsverlaufes bei einer Wegenerschen Granulomatose bei einem 57jährigen Mann. Oben: Gesamtverlauf; unten: Terminalstadium. (Aus LARGIADÈR 1964)

Organismus auf den bakteriellen Infekt mit einer langsam sich entwickelnden ganz speziellen Reaktionsform antwortet. Auch SMITH und VICKERY (1963) ordnen das Krankheitsbild unter den Kollagenosen ein und es läßt sich nicht die Verwandtschaft zur Periarteriitis nodosa leugnen, worauf besonders HAVEMANN (1964) hingewiesen hat. Es bestehen zwischen beiden Erkrankungen enge pathologisch-anatomische Beziehungen. Für beide Krankheitsbilder ist eine generalisierte Arteriitis typisch, die im Bereich der Intima und Media abläuft und zu fibrinoider Nekrose führt (KESSELRING und ZOLLINGER 1961). Hierbei unterscheidet sich die Wegenersche Granulomatose durch den mehr protrahierten Verlauf ohne Remission.

PANZRAM, MEERBACH und RÜBESAMEN (1964) weisen vor allen Dingen auf die Ähnlichkeit mit dem Goodpasture-Syndrom hin (s. Kapitel der Anämie Schönlein-Henoch). Auch bei der Wegenerschen Granulomatose kann eine Schönlein-Henoch-Symptomatik beobachtet werden (KESSELRING und ZOLLINGER 1961, ZOLLINGER und HEGGLIN 1958). Trotz der gebotenen Zurückhaltung bei derartigen Gegenüberstellungen ist vom klinischen Blickwinkel aus die gemeinsame, zum Teil fakultative pulmorenale Symptomatik auf Grund eines hyperergisch ausgelösten und in seiner Art unterschiedlichen Gefäßprozesses bemerkenswert. Dies konnte vor allen Dingen durch immunologische Untersuchungen von HAVEMANN (1964) wahrscheinlich gemacht werden, der eine Vermehrung und Veränderung der Gammaglobuline im Harn bei gleichzeitiger relativer Alpha- und Gammaglobulinvermehrung im Blut und deutlicher Albuminverminderung zeigen konnte. Die Albuminverminderung ist nicht nur durch den Proteinverlust, sondern auch durch eine Synthesehemmung in der mitbeteiligten Leber bedingt. Ähnliche Verschiebungen sind für die Periarteriitis nodosa charakteristisch. Auch bei den rheumatischen Erkrankungen findet sich die gleiche Verschiebung des Serumeiweißspektrums. Es wird als primärer Befund ein Endothelschaden mit sekundärer Insudation von Plasmabestandteilen angenommen, da sich neben Gammaglobulinen auch andere Plasmaproteine wie Albumine und Fibrinogen in der Gefäßwand finden. Es konnte daher bisher bei der Periarteriitis nodosa ein Gewebsautoantikörper nicht als auslösender Faktor nachgewiesen werden. Es fragt sich daher auch, ob bei der Wegenerschen Granulomatose das Gammaglobulin ins Gewebe abwandert, dort abgewandelt wird und dann erst sekundär zum Antigen wird, wie es SCHÄFER und SCHÄFER (1965) für das Amyloid diskutiert haben. Strukturell veränderte Gammaglobuline führen aber nur dann zu einer Autoantikörperbildung, wenn eine hyperergische Reaktionslage vorliegt, wie es bei der primär chronischen Polyarthritis und einigen anderen verwandten Krankheitsbildern angenommen wird (MÜLLER 1962). Für eine solche Reaktionsform spricht ein von HAVEMANN (1964) beobachteter Fall, der in der Familienanamnese (Agranulocytose beim Vater, juvenile Arthritis beim Bruder und Allergien bei ihm selbst) eine allergische Reaktionslage vorwies. So wurde erst kürzlich das Auftreten eines Rheumafaktors bei Wegenerscher Granulomatose beschrieben. Das häufig beschriebene unspezifische Auftreten auch bei nicht rheumatisch bedingten Erkrankungen und bei Normalpersonen erlaubt also allein nicht die Zuordnung dieses Krankheitsbildes zum rheumatischen Formenkreis. Auf jeden Fall dürfte auf Grund der bisher vorliegenden Untersuchungen die Auffassung gerechtfertigt sein, daß die Wegenersche Granulomatose in die Gruppe der rheumatischen Erkrankungen resp. Kollagenosen einzuordnen ist. Man muß klinisch an eine derartige Erkrankung denken, wenn eine schwere eitrige hämorrhagische nekrotisierende Entzündung im Nasennebenhöhlenbereich mit rascher Beeinträchtigung des Allgemeinzustandes, pulmonalen Veränderungen und Urinsymptomen vorliegt (Abb. 49). Nach HUNSTEIN u. Mitarb. (1963) ist besonders die Nierenbiopsie geeignet, histologisch die Diagnose zu stellen. Diese Autoren fanden auch in der Niere die typischen epitheloidzelligen Granulome mit zentralen Nekrosen, während KESSELRING und ZOLLINGER die Granulome in der Regel in der Niere vermißt haben.

Die *Behandlung* ist ausschließlich palliativ. Sie soll vor allem darauf gerichtet sein, eine Superinfektion zu verhindern. Die Steroidbehandlung ist umstritten; wahrscheinlich wird hierdurch der Allgemeinzustand gebessert, ohne daß die Verschlimmerung der Nierenveränderungen verhindert wird.

Andererseits gelang es bisher doch, in einigen Fällen mit hohen, über längere Zeit verabreichten Dosen von Corticosteroiden das fatale Ende hinauszuschieben (SMITH und VICKERY 1963). BEIDLEMANN (1963) erreichte sogar ein günstiges Resultat über 8 Monate, wobei allerdings eine Therapiekomplikation

(Ulcusperforation) in Kauf genommen werden mußte. Autoptisch konnten im beschriebenen Fall spezifische Granulome in der Nasenschleimhaut, in der Lunge und in der Prostata nachgewiesen werden. Antibiotica mit breitem Wirkungsspektrum beeinflußten den Krankheitsverlauf bisher noch in keinem Fall. Lediglich PANZRAM, MEERBACH und RÜBESAMEN (1964) berichten darüber, daß das typische Krankheitsbild unter hohen Prednison- und Penicillingaben insofern sich änderte, als die rhinogene Infektion vollständig abklang und das pulmonale Geschehen vorübergehend gestoppt wurde, während der Nierenprozeß überhaupt nicht beeinflußt wurde. Auch hatten kleine nekrotische Granulome in der Darmmucosa zu wiederholten kleinen Blutungen mit Teerstühlen geführt.

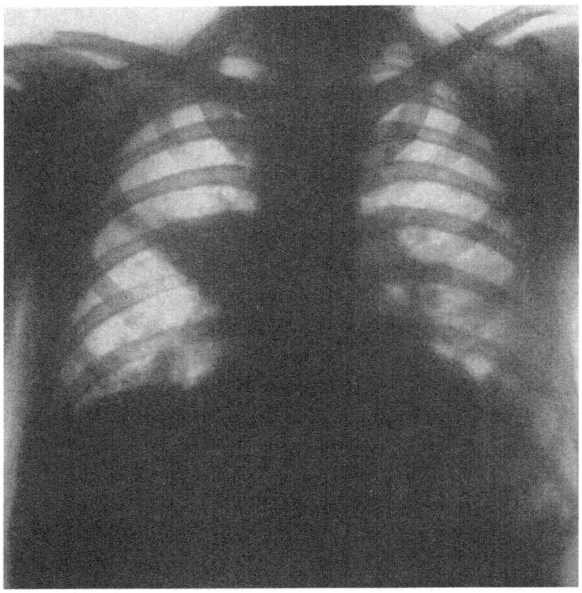

Abb. 49. Typischer Thoraxbefund bei Wegenerscher Granulomatose mit Drüsenschatten in beiden Hilusbereichen. Segmentatelektase rechts, mehrere Rundherde mit teilweisen Einschmelzungen, doppelseitigen Infiltraten in beiden Unterfeldern und Pleuraergüssen. (Aus KOCHSIEK, SCHIMANSKI u. VOTH 1964)

HAVEMANN (1964) berichtet sogar, daß bei längerer Behandlung mit Corticoiden und Antibiotica zuletzt wegen einer zirkulären Stenose des Ringknorpels eine Tracheotomie erforderlich wurde. Zum Schluß erliegen im allgemeinen alle Patienten einer Niereninsuffizienz, die eigentlich durch nichts mehr zu beeinflussen ist. Insofern dürfte gerade dieses Krankheitsbild hier eingeordnet werden.

g) Lupus erythematodes

Ähnlich wie bei der Sklerodermie und dem Morbus Boeck-Besnier-Schaumann, die ursprünglich als Hautaffektionen beschrieben wurden, ist auch der Lupus Erythematodes in den letzten Jahren immer mehr in das Interessengebiet der inneren Medizin gerückt. So konnte bei dieser Erkrankung, die visceraler Lupus erythematodes, generalisierter Lupus erythematodes disseminatus, akuter innerer Erythematodes, systemic Lupus erythematodes und Lupo erythematovis maligne genannt wurde, immer häufiger beobachtet werden, daß neben der Haut praktisch alle Organe in Mitleidenschaft gezogen werden können. Insbesondere werden hier charakteristische Bluteiweißveränderungen beobachtet, die eine Eingliederung bei den Dysproteinämien rechtfertigt. Ob man grundsätzlich eine akute Form von einem chronischen Erythematodes abtrennen kann (HERZBERG 1963, HERRMANN 1963), soll hier nicht diskutiert werden. Nach SCHÖLMERICH und DEICHER (1963) erscheint eine systematische Unterteilung des visceralen Erythematodes in verschiedene Formen und Verläufe von beschränktem Wert, da im Laufe von Jahren der gleiche Patient alle Stadien durchmachen kann. Schon im Jahre 1872 hat KAPOSI erkannt, daß neben den Hauterscheinungen, die im Jahre 1851 schon von CAZENAVE beschrieben worden sind, eine Lymphadenopathie, eine Anämie und Gelenkmanifestationen auftreten können. Im Jahre 1895 bemerkte OSLER, daß bei einem Erythema exsudativum multiforme verschiedene viscerale Manifestationen eines L. e. wie eine Arthritis oder eine thrombocytopenische Purpura bei bestimmten Fällen sich entwickelt. Erst im Jahre 1924 haben LIBMAN und SACKS

Tabelle 21. *Einteilung der Verlaufsformen des Erythematodes und gebräuchlichste Synonyma aus der französischen und angloamerikanischen Fachliteratur.* (Zit. nach W. P. HERRMANN, 1963)

Deutsch	Französisch	Englisch
(Lupus) Erythematodes chronicus discoides	Lupus érythémateux chronique	localized discoid lupus erythematosus chronic discoid l. e.
E. chronicus disseminatus	L. e. subaigu	generalized discoid l.e. chronic disseminate l. e.
E. chronicus cum exacerbatione acuta	L. e. aigu sécondaire	subacute disseminate l. e. acute disseminate l. e.
E. acutus	L. e. aigu d'emblée L. e. exanthématique L. e. systémique lupo-érythémato-viscérite maligne	systemic l. e. (S.L.E.)

eine Endokarditis beschrieben, bei der in zwei von vier Fällen neben der Endokarditis gleichzeitig ein Lupus erythematodes der Haut bestanden hat. Hieraus hat man dann den Schluß gezogen, daß es auch Fälle von generalisiertem Lupus erythematodes geben muß, die ohne Hautveränderungen (Lupus sine lupo) einhergehen und damit diagnostisch äußerst schwer faßbar sind. Die Bezeichnung der Krankheit als Lupus erythematodes ist daher nicht zutreffend. Sie ist unter der Annahme entstanden, daß es sich bei der zuerst allein bekannten Hautmanifestation um eine Spielart der Hauttuberkulose handelt, die wie der Lupus vulgaris zu Zerstörung und Entstellung führt. Ein schlüssiger Beweis für die tuberkulöse Ätiologie des Erythematodes ist aber niemals erbracht worden. Zwar fand man manchmal säurefeste Stäbchen und Tierversuche sind auch positiv verlaufen. Meist war aber das Ergebnis negativ und histologisch konnte eine Tuberkulose niemals gesichert werden. In einem Augenblick, in dem wir in bezug auf Ätiologie und Pathogenese einer Krankheit aber noch keineswegs klar sehen, ist es wenig sinnvoll, eine neuen Namen zu prägen und daher erscheint es auch das Beste zu sein, einen Namen zu wählen, der einer späteren Einordnung nach ätiologischen Prinzipien am wenigsten vorgreift (ISEKEN und MUNDT 1956). Da der Hautprozeß nur in einem Teil der Fälle zu Zerstörungen führte, hat man in letzter Zeit die Bezeichnung Lupus häufig fallengelassen und spricht einfach von Erythematodes (KIMMIG) (Tabelle 21). Auf jeden Fall ist der akute Erythematodes eine universelle Erkrankung des Organismus, die fast septischen Charakter hat und dem Gelenkrheumatismus ähnelt. DÉVOT, GOMELSKY und ROUDIER (1958) unterscheiden eine pleuro-pulmonale, eine kardiale und eine renale Form. Die Entdeckung des sog.

LE, oder Lupus erythematodes-Phänomens durch HARGRAVES, RICHMOND und MORTON (1948) löste eine intensive Forschung aus, die zur Entdeckung einer beträchtlichen Zahl weiterer immunologischer Phänomene geführt hat. Unabhängig von HARGRAVES u. Mitarb. entdeckten auch HASERICK und SUNDBERG (1948) die LE-Zelle, resp. das LE-Zellphänomen. Auch war es jetzt möglich, Frühformen des Lupus erythematodes aufzuspüren, die früher als solche nicht erkannt worden wären (HARVEY u. Mitarb. 1954, SOFFER 1959). Da dieses LE-Zellphänomen auch unter dieser Bezeichnung in die Literatur eingegangen ist, erscheint es fast unmöglich, den Begriff Lupus fallenzulassen, wie es KIMMIG (1965) gefordert hat.

Die anatomisch typische Läsion des Lupus erythematodes visceralis ist durch die Trias lokale Nekrose, Ablagerung von Fibrinoid und Hämatoxylinkörperchen

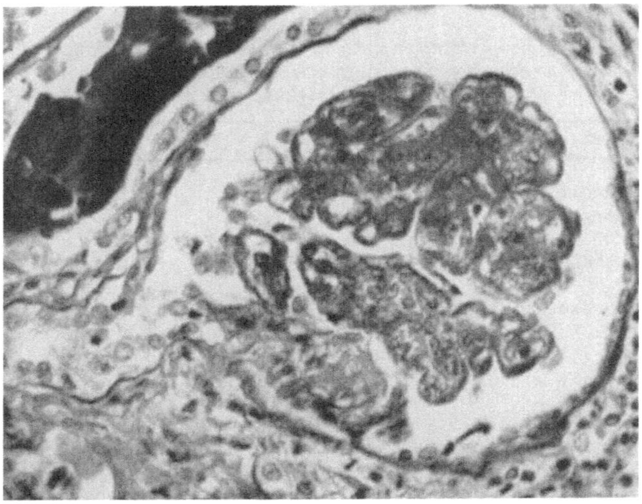

Abb. 50. Drahtschlingenphänomen durch Hyalineinlagerung in die Capillarwand. (Aus MIESCHER u. VORLAENDER, Thieme-Verlag 1961)

gekennzeichnet. Makroskopisch sind die Nieren im allgemeinen vergrößert, die Oberfläche ist glatt, manchmal von Narben oder gelben und hämorrhagischen Flecken bedeckt. Zahlreiche Petechien erinnern an den Befund, den die Niere bei der akuten diffusen Glomerulonephritis bietet. Vor allem das Gefäßsystem wird von der fibrinoiden Entzündung betroffen und seitdem die an Erythematodes Erkrankten durch die Behandlung mit ACTH und den Nebennierenrindenhormonen einen protrahierten Krankheitsverlauf erleben, werden mehr und mehr die schweren, durch die Gefäßveränderungen ausgelösten Organerkrankungen in besonderer Weise auch an den Nieren beobachtet (RAITT und HOLMAN 1962).

Schon 1935 haben BAEHR, KLEMPERER und SCHIFRIN darauf hingewiesen, daß beim Erythematodes besonders die für die diffuse Glomerulonephritis sonst nicht üblichen Veränderungen der Glomerulumschlingen vorkommen, die seither im angelsächsischen Schrifttum als sog. "Wire Loop" (Drahtschlingen) bezeichnet werden (Abb. 50). Es handelt sich hierbei um herdförmige Hyalinablagerungen in die Wände der Capillarschlingen, die dadurch das Aussehen von Drahtschlingen annehmen können. Nach Untersuchungen von KLEMPERER, POLLAK und BAEHR (1941) sind diese Drahtschlingenbildungen häufig mit dem Auftreten hyaliner Thromben im Capillarlumen kombiniert, wobei die Thromben aus homogenen eosinophilen Substanzen bestehen sollen, die die gleiche Farbreaktion ergeben, wie die hyalinen Einlagerungen in den Capillarwänden. Diese Autoren erkannten ferner die spezifische Bedeutung der hämatoxyphilen Körperchen und stellten diese in Analogie zu den Kernveränderungen des LE-Phänomens. Damit war es wahrscheinlich, daß auch im Gewebe ein gesteigerter Kernabbau das Krankheitsgeschehen charakterisiert. In besonderer Weise ist die fokale Schlingennekrose in den Glomerula, die sich aus der Einlagerung von Hyalin und dem Auftreten von hämatoxyphilen Körperchen zusammensetzt, charakteristisch.

Bezüglich der Nierenerkrankung ergibt sich nun die einzigartige Möglichkeit, durch Biopsie Verlaufsuntersuchungen zu erhalten. Die einzelnen Entwicklungsstadien der glomerulären Veränderungen beim Erythematodes sind aus den bioptischen Untersuchungen von MUEHRCKE, KARK, PIRANI, POLLACK und STECK

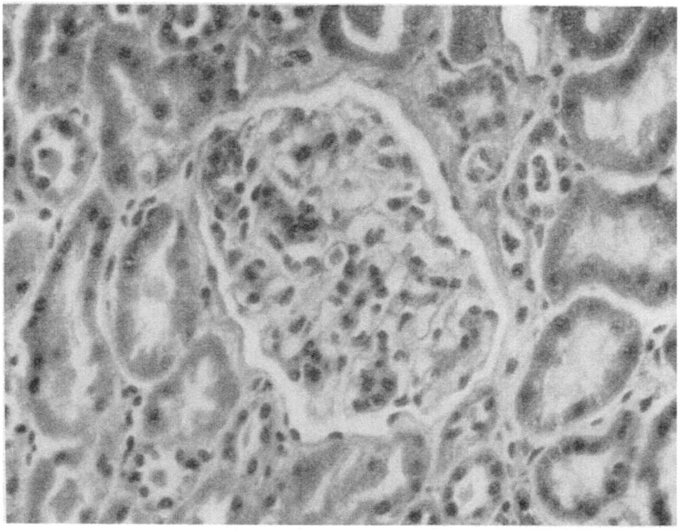

Abb. 51. Typisches Bild einer frühen Lupusglomerulitis mit lokalen Infiltrationen im Bereich der Capillaren mit einer mäßigen Verdickung der Capillarmembran. (Aus PIRANI u. Mitarb. 1961)

(1957) bekannt. Später wurden diese Untersuchungen von PIRANI, POLLACK, MUEHRCKE und KARK (1961) weiter fortgesetzt. Diese Autoren untersuchten insgesamt 105 Patienten, bei denen ein Lupus erythematodes nachgewiesen war. Bei 52 Patienten konnten Serienuntersuchungen mit 2—5 Biopsien im Abstand von 2—12 Monaten durchgeführt werden. Postmortale Untersuchungen lagen bei 22 dieser Fälle vor. Elektronenoptische Untersuchungen wurden in acht Fällen durchgeführt.

Die Untersuchungen dieser Autoren sollen nun näher aufgeführt werden, da sie von besonderer Bedeutung für den Kliniker im Hinblick auf die Lupusnephritis sind, da klinisch-pathologische Korrelationen gezogen worden sind, die bezüglich des therapeutischen Eingreifens wichtige Informationen vermitteln. So konnten systematisch die Veränderungen der Glomerula, Tubuli, der Blutgefäße und des Interstitiums entsprechend einer Skalenbewertung von 0—4 untersucht werden und man glaubte hiermit semiquantitative histologische Beobachtungen herstellen zu können, die einen Vergleich der verschiedenen histologischen Veränderungen mit dem Verlaufe der Erkrankung zuließen. Bei vielen Biopsien zeigte sich, daß die Niere histologisch keine Veränderungen aufwies, wenn klinisch oder laboratoriumsmäßig keine Nierenschädigung feststellbar war. In einigen Fällen fanden sich in kleinen Gebieten eine Vermehrung der Endothelzellen und gelegentlich eine Schwellung, bevorzugt in der Peripherie der Glomerula. Diesen Veränderungen mögen pathologische Urinbefunde vorangehen. Mäßige, unregelmäßig verteilte, lokale, herdförmige Verdickungen der Capillarmembran waren im allgemeinen nur in Verbindung mit Zellveränderungen zu sehen, die durch elektronenmikroskopische Beobachtungen bestätigt wurden. In einzelnen Capillarschlingen sah man eine Verschmelzung der Fußfortsätze. Diese Veränderungen der

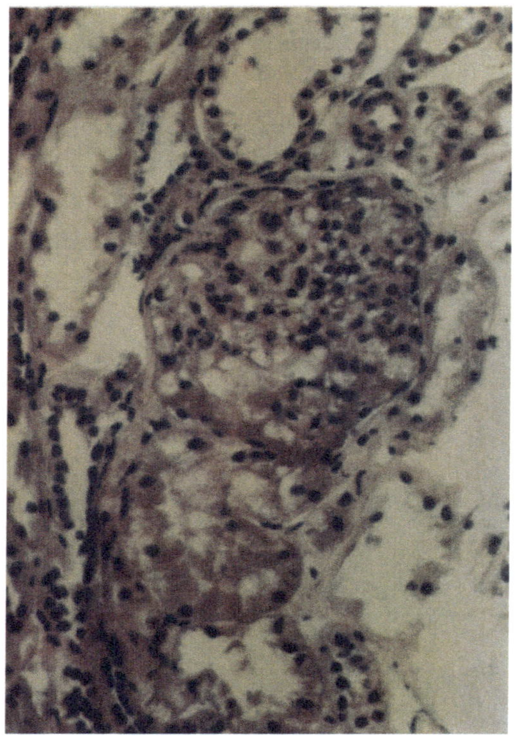

a

Abb. 52. a Lupus erythematodes bei einer 27jährigen Patientin, die mit einer Pleuritis exsudativa zur Aufnahme kam. Im Nierenpunktat Verdickung der Basalmembran einzelner Capillarschlingen („Drahtschlingenphänomen"). Einige Capillarschlingen in Hyalinisierung begriffen. b Typisches L.E.-Zellphänomen bei der gleichen Patientin. (Eigener Fall)

Fußfortsätze und der Deckzellen sind lichtmikroskopisch nicht zu erkennen und vielleicht für die membranösen Veränderungen in frühen Stadien verantwortlich zu machen (MUEHRCKE u. Mitarb. 1957).

In diesem frühen Stadium der Erkrankung werden fibrinoide oder nekrotische Veränderungen der Glomerula nicht gesehen und die Tubuli, das interstitielle Gewebe und die kleinen Arterien sind normal. Diese geringfügigen und hauptsächlich proliferativen glomerulären Veränderungen in Abwesenheit von anderen Veränderungen des Nierenparenchyms wurden von PIRANI u. Mitarb. (1961) für diese frühe Phase des Lupus erythematodes als „Lupusglomerulitis" bezeichnet (Abb. 51). Diese frühzeitigen Veränderungen sind zwar für die Lupusnephritis verdächtig, aber nicht unbedingt spezifisch. Bei der anaphylaktoiden Purpura oder z. B. asymptomatischen Proteinurie können ähnliche Veränderungen beobachtet werden. Die Lupusglomerulitis muß nicht unbedingt progredient verlaufen und in eine Lupusglomerulonephritis übergehen. In vielen Fällen findet sich über viele Jahre keine Progression der Nierenerkrankung, obwohl an anderen Stellen der L.E. einen fortschreitenden Charakter aufweist. Auch von EVERALL, HEPTINSTALL und JOEKES (1958) werden zellige Granulationen im Bereich der Glomerula schon nach 3 Monaten beschrieben.

Bei anderen Fällen stellt diese Lupusglomerulitis den Vorläufer einer schweren Nierenschädigung dar (Abb. 52a und b), die sich im allgemeinen nach Ablauf von wenigen Monaten entwickelt, rasch progredient verläuft und zur Lupusnephritis

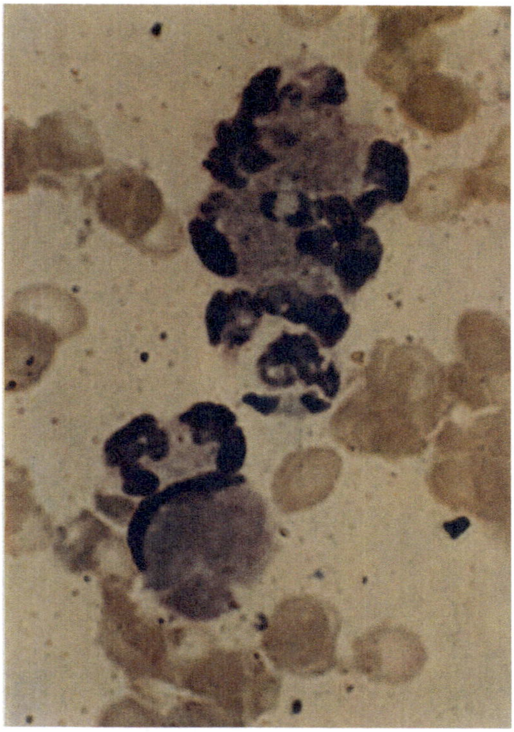

Abb. 52b

führt. Meistens kommen diese schweren Veränderungen zur Darstellung, ohne daß man vorher das Stadium der Glomerulitis gesehen hat. Hierbei zeigen sich dann lokale glomeruläre Nekrosen, die gewöhnlich mit einer Obliteration des Capillarlumens infolge fibrinoider Veränderungen sowie einer Karyorhexis und der Bildung von hämatoxyphilen Körperchen verbunden sind. Gelegentlich werden auch polymorphkernige Leukocyten in diesen Gebieten gesehen. Diese lokalen Nekrosen entwickeln sich im allgemeinen in Gebieten endothelialer Infiltration und sind oft verbunden mit einer Proliferation der visceralen und später auch der parietalen epithelialen Zellen der Bowmanschen Kapsel, wobei sich dann eventuell auch glomeruläre Adhäsionen und fibro-epitheliale Halbmonde bilden können. Die häufige Abwesenheit von Fibrin und hyalinen Thromben innerhalb der Capillaren läßt vermuten, daß ein ischämischer Faktor bei der Histogenese der lokalen nekrotischen Schädigungen eine Rolle spielen könnte. Hierfür würde auch sprechen, daß REUBI (1960) Einschränkungen der Clearancewerte gefunden hat, ohne daß entsprechende morphologische Befunde vorlagen. REUBI (1960) spricht direkt von einer funktionellen Nephropathie. STAFFELDT (1963) hebt besonders die Erkrankung der Arterien hervor, die in der Niere nach der Milz am häufigsten auftreten (Abb. 53).

Auf der anderen Seite weisen die Karyorhexis der Endothelkerne und vielleicht auch der Leukocyten in Verbindung mit der Bildung von hämatoxyphilen Körperchen auf die Anwesenheit eines abnormalen immunisatorischen Faktors auf dem Boden eines antinucleären Globulins hin. Die Verdickung und andere Veränderungen der Basalmembran im Glomerulum sind immer und sehr frühzeitig bei der Lupusnephritis vorhanden. Bei der Lupusglomerulitis ist diese Verdickung sehr mäßig und es ist nicht klar, ob diese Veränderung den lokalen Proliferationen der Endothelzellen folgt oder vorausgeht. Membranähnliches Material konnte auch

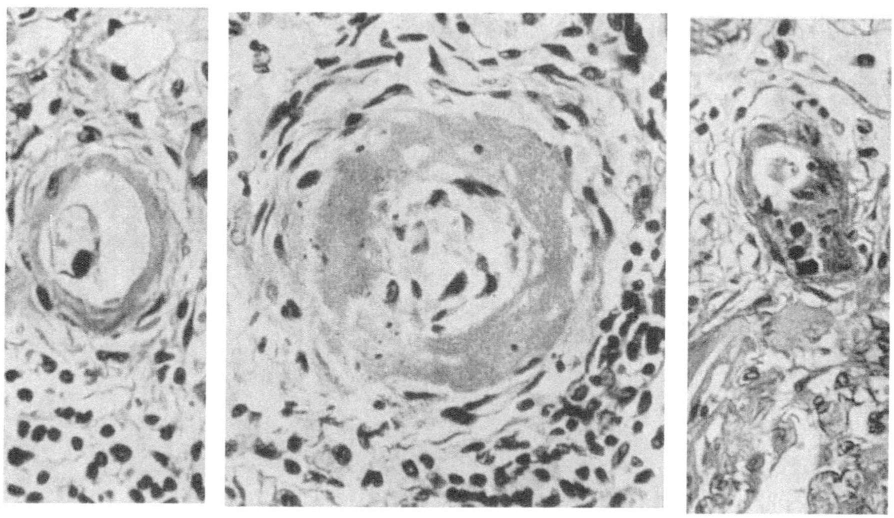

a b c

Abb. 53. Typische Veränderungen der Nierenarterien mit ödematöser Auflockerung und homogener Aufquellung umschriebener Mediaabschnitte (a) (HE 472 ×). Wandzerfall mit völligem Kernschwund, Einengung der Lichtung (b) (PAS 455 ×). Gleiche Wandveränderungen bis zur vollständigen Nekrose finden sich auch an den Vasa afferentia, fibrinös nekrotisierende Entzündung (c) (PAS 357 ×). (Aus Staffeldt 1963)

in den geschwollenen Endothelzellen nachgewiesen werden und könnte eine anomale Reaktion dieser Zellen bedeuten. Zuerst ist die Verdickung der Capillarmembran irregulär und rein fokal verteilt. Die sog. Drahtschlingenbildung ist durch fibrinoide Veränderungen der verdickten Capillarwand charakterisiert. Bei bestimmten Färbungen kann das Fibrin innerhalb der Capillarmembran nachgewiesen werden und bei der Elektronenmikroskopie sind die Drahtschlingen durch die Anwesenheit von dichtem osmiophilem Material zwischen der Basalmembran und den Endothelzellen gekennzeichnet (Farquar, Vernier und Good 1957, Farquar 1959, Spargo und Arnold 1960). Dieses Material ist amorph und enthält keine fibrillären Strukturen. Seine Ablagerung und Charakter lassen vermuten, daß es sich um ein anomales Blutprotein handelt und nicht um ein lokales degeneratives Phänomen. Auch die Bestimmung der Trockensubstanz ergab eine deutliche Vermehrung (Engfeldt, Zetterström und Bergendahl 1957), so daß eine effektive Massenvermehrung anzunehmen ist, die durch Einlagerung pathologischer Eiweißkörper bedingt sein könnte. Die Drahtschlingen stellen sich autoptisch sehr gut dar (Tabelle 22) (Schölmerich und Deicher 1963). Sie kommen durch Einlagerung eines eosinophilen, scheinbar homogenen Materials in die Basalmembran zustande und enthalten Fibrin, Gammaglobulin und Lipide. Auch der fluorescenzoptische Nachweis von Gammaglobulin in der Basalmembran würde für eine allergische Pathogenese sprechen (LANGE u. Mitarb. 1965).

Epithelzellproliferationen waren im allgemeinen nur bei schweren glomerulären Veränderungen nachweisbar. Das Cytoplasma der Epithelzellen ist häufig geschwollen und die Fußfortsätze sind im allgemeinen verkleinert und inkonstant. Epitheliale Halbmonde und Kapselwucherungen sind häufig zu sehen, sie sind das Ergebnis einer Entzündung und Nekrotisierung der glomerulären Schlingen. Dieser Prozeß ist nur lokal und herdförmig verteilt und erreicht nicht das fortgeschrittene Ausmaß, das man im allgemeinen bei postmortalen anatomischen Untersuchungen anderer Formen von Glomerulonephritis findet. Im allgemeinen bestehen keine tubulären Degenerationen bei der Lupusglomerulitis. Lediglich in stärker fortgeschrittenen Stadien der Lupusglomerulonephritis finden sich nicht spezifische tubuläre Veränderungen, die aber weniger stark ausgeprägt sind als

Tabelle 22. *Autoptische Nierenbefunde bei* L. e. v. (Nach LARSON, 1961). (Aus: SCHÖLMERICH und DEICHER: Klinik der Gegenwart, Bd. VI)

52 Fälle	Prozent der Fälle	Zahl der Fälle
Normal	5,7	3
Wire loops (Drahtschlingen)	72,9	38
Entzündung der Arteriolen	3,8	2
Pyelonephritis	5,7	3
Herdnekrose	15,3	8
Verschiedenes	13,2	7

man es auf Grund des Ausmaßes und der Schwere des glomerulären Prozesses annehmen möchte. Vielleicht steht dieser Befund in Beziehung zur lokalen und herdförmigen Verteilung der glomerulären Schädigung.

Im *Interstitium* finden sich Lymphocyten, Plasmazellen und andere mononucleäre Zellen einschließlich Mastzellen. Diese Infiltrate finden sich am häufigsten um die Glomerula herum und ähneln den häufig auch in anderen Geweben beim L.E. gefundenen Infiltraten. Die celluläre Zusammensetzung und Verteilung dieser Infiltrate lassen in Verbindung mit den klinischen Befunden eine bakterielle Infektion als ätiologischen Faktor ausschließen. Eine Pyelonephritis soll nach Erfahrung von PIRANI u. Mitarb. (1961) eine ungewöhnliche Komplikation der Lupusnephritis darstellen, auch wenn die Patienten mit hohen Dosen von Corticoiden behandelt worden sind. Ein interstitielles Ödem — unregelmäßig verteilt — wird oft gesehen und stellt bei den Patienten mit einem nephrotischen Syndrom das Charakteristikum dar. Interstitielle Fibrosen auf der anderen Seite entwickeln sich erst später und erscheinen relativ unspezifisch. Eine Arteriitis wird bei den renalen Biopsien selten gesehen, während fibrinoide Verquellungen auch an den kleinen Arterien bei der Lupusglomerulonephritis häufig sind.

FARQUAR, VERNIER und GOOD (1957) beschreiben im wesentlichen die gleichen Veränderungen, weisen aber darauf hin, daß bei der chronischen Glomerulonephritis und auch bei der Nephrose die zusätzliche Endothelschwellung und die Verdickung der Basalmembran noch auffälliger ist. Bei akuter Glomerulonephritis sind die Glomerula durch Proliferation des Endothels, weniger auch des Epithels zellreich. Im Gegensatz zur Lupusnephritis bleiben die Fußfortsätze der Deckzellen, die beim L.E. vollkommen verschwinden können, erhalten. Vor allen Dingen im elektronenmikroskopischen Bild gelingt es, die Lupusnephritis, die Nephrose und die chronische Glomerulonephritis zu unterscheiden, während im Lichtmikroskop noch keine deutlichen Unterschiede zu sehen sind. Es scheint, daß bei der Nephrose das Epithel von der primären Schädigung betroffen wird. Die Epithelveränderungen könnten aber auch als Versuch zur Abdichtung der primär durchlässig gewordenen Basalmembran aufgefaßt werden. Wenn die Verdickung der Basalmembran beim L.E. nicht hochgradig ist, werden Drahtschlingen im Lichtmikroskop noch nicht erkannt. POLLAK, BONTING, MUEHRCKE und KARK (1960) haben dann bei 13 Fällen mit Lupusglomerulitis (Anfangsstadium) nur Veränderungen an den Glomerula gefunden. Bei der Lupusglomerulonephritis (fortgeschrittenes Stadium) bestanden zusätzliche Veränderungen an Tubulus und Interstitium. Bei 18 percutanen Biopsien und einer Autopsie untersuchten sie die Aktivität der alkalischen Phosphatase und Lactatdehydrogenase im Nierengewebe. Alle Patienten standen unter Prednisonbehandlung, die bei Ratten keinerlei Änderung der Fermentaktivität im Bereich des Nierengewebes bewirkt hatte. STAFFELDT (1963) fand in wechselnder Häufigkeit und Intensität Veränderungen auch an den kleinen Arterien und Arteriolen des Interstitiums sowie der Vasa afferentia. Besonders hebt er die ödematös durchtränkten Mediaschnitte hervor, wobei das Endothel abgehoben und die Lichtung eingeengt sein kann. Trotzdem war die alkalische Phosphatase in allen Fällen im proximalen wie auch im distalen Konvolut signifikant gegenüber der Norm erniedrigt. In den Glomerula war sie dagegen unverändert. Die LDH-Aktivität des proximalen Konvoluts war bei der Lupusglomerulonephritis deutlich, die des distalen Konvoluts ebenfalls deutlich, jedoch weniger stark erhöht. Bei der Lupusglomerulitis war sie eher erniedrigt. Das Gewicht der einzelnen Glomerula war bei Lupusglomerulonephritis um 40% höher als normal.

Auf Grund ihrer detaillierten histologischen Betrachtungsweise glauben PIRANI u. Mitarb. (1961), eine Beziehung zwischen den semiquantitativen histologischen Veränderungen resp. der Veränderung der Nierenstruktur und der Nierenfunktion herstellen zu können. Im allgemeinen war eine mäßig gute Übereinstimmung zwischen den strukturellen Veränderungen auf der einen Seite und den Urinbefunden sowie den Ergebnissen der Nierenfunktionsprüfungen auf der anderen Seite gegeben (MUEHRCKE u. Mitarb. 1957). Trotzdem können schon mäßige Veränderungen in Form einer Lupusglomerulitis mit endothelialer Zellvermehrung und lokaler Verdickung der Basalmembran auftreten, ohne daß irgendein Urinbefund besteht. Bei der Lupusglomerulonephritis dagegen war eine gute Übereinstimmung zwischen dem Ausmaß der Verdickung der Capillarmembran und der Menge des ausgeschiedenen Eiweißes im Urin vorhanden. Die Anwesenheit und das Ausmaß der hyalinen und granulären Veränderungen im Bereich der proximalen Tubuli stand ebenfalls in Relation zu der Menge an ausgeschiedenem Eiweiß. Weiterhin ist interessant, daß nur eine geringe Korrelation zwischen den eindrucksvollen glomerulären proliferativen und nekrotisierenden Veränderungen auf der einen Seite und dem Ausmaß der Proteinurie und dem Ausfall der Nierenfunktion auf der anderen Seite bestand. Die Einschränkung der Nierenfunktion war wesentlich geringer als man nach dem histologischen Bild der Glomerula annehmen möchte. Hierfür muß auch der fokale Charakter der glomerulären Veränderungen und das häufige Fehlen der tubulären Veränderungen in Betracht gezogen werden. Lediglich wenn interstitielle und tubuläre Veränderungen deutlich hervortraten, war die Nierenfunktion signifikant eingeschränkt. Im allgemeinen war die globale Nierenfunktion einschließlich der tubulären Funktion gut erhalten, wenn man das Konzentrationsvermögen der Niere, die Harnstoffclearance und die Phenolsulfonphthaleinausscheidung betrachtete. LEÖVEY, NAGY und PETRÁNYI (1961) fordern für die Diagnose einer Lupusnephritis neben einem begründeten klinischen Verdacht mindestens ein Kriterium. Hierzu gehören typische Hautveränderungen, histologischer Befund oder ein positives LE-Zellphänomen. Schwierigkeiten bestehen immer, wenn Perioden eintreten, in denen alle charakteristischen Symptome fehlen. In diesen Fällen wird die Krankheit meistens mit irgendeiner Form der Glomerulonephritis verwechselt. Auch YAMAUCHI, ROONEY und HOPPER (1962) beschreiben zwei Fälle eines nephrotischen Syndroms auf Grund eines Lupus erythematodes. Die Diagnose wurde aber nicht gestellt, obwohl in einem Fall sogar eine Nierenbiopsie erfolgte. Das Schicksal der Patienten wird in erster Linie durch das Ausmaß der Gefäßveränderungen in der Niere bestimmt. Besonders aufschlußreich sind langfristige Untersuchungen von LANGE, ORĚS, STRAUSS und WACHSTEIN (1965), die an 15 Patienten mit L.E. die Biopsie der Niere mit Nierenfunktion, Verlauf, dem Serumkomplement, Gammaglobulin, DNA-Präcipitation und Hauttest und der Therapie verglichen haben. Nach ihren Untersuchungen ist der Serumkomplementspiegel der empfindlichste immunbiologische Indicator.

Die früher so selten beobachtete Krankheit ist in den letzten 10 Jahren erstaunlich häufig geworden. Über die *Häufigkeit* des visceralen Erythematodes hat vor einigen Jahren DUBOIS (1953) interessante Angaben gemacht: Während vor der Einführung des LE-Phänomens im County-General-Hospital Los Angeles (3600 Betten) in der Zeit von 1948—1949 nur elf Fälle diagnostiziert wurden, waren es 1955 54 Fälle. Aufschlußreich ist auch der Vergleich mit der Häufigkeit anderer Krankheiten, die in der Zeit von 1950—1951 in dem gleichen Spital diagnostiziert wurden: Akuter Gelenkrheumatismus 88 Fälle, akute und subakute Leukämien 38, perniciöse Anämien 36, Hodgkinsche Krankheit 18 Fälle. Diese besonders ins Auge fallende zunehmende Häufigkeit scheint aber nach Rücksprache mit vielen Autoren vor allen Dingen in Amerika aufzufallen.

Die Krankheit befällt hauptsächlich weibliche Patienten, wobei das Verhältnis von Frauen zu Männern in größeren Statistiken im Durchschnitt 8:1 beträgt. Die Symptomatik von seiten der Niere wird von MIESCHER und VORLAENDER (1961) in einer Häufigkeit von 67% angegeben. SOFFER u. Mitarb. (1958) fanden in 56 von 90 Fällen eine Nierenbeteiligung, SIEGENTHALER und HEGGLIN (1957) beziffern sie mit 75%. Von W. KUHN (1959) wird in 70% der Fälle eine Herdnephritis nachgewiesen. Von MILLIEZ, LAROCHE, SAMARCQ, LAGRUE und KAPLAN (1959) wird der Prozentsatz auf dem Boden von pathologisch-anatomischen Untersuchungen sogar auf 75% festgelegt. Wir können also sagen, daß die Häufigkeit der Nierenbeteiligung beim L.E. vor allen Dingen wenn er längere Zeit besteht, zwischen 70 und 80% gelegen ist (BOCK 1956). Die Nierenerkrankung stellt eine besonders wichtige Organlokalisation dar, da sie prognostisch das Schicksal der Patienten bestimmt; die Nierenfunktion ist gerade jetzt von besonderer Bedeutung, da es mit Hilfe von Antibiotica, Bluttransfusionen, ACTH und Steroiden gelingt, die Lebensaussichten dieser Patienten wesentlich zu bessern (POLLAK, PIRANI, MUEHRCKE, PULOS, KARK und STECK 1958). Die Patienten erleben infolge der längeren Überlebensdauer ihre Niereninsuffizienz. Nach Untersuchungen dieser Autoren starben innerhalb einer Vierjahresperiode von 47 Patienten 15. Davon sollen zwölf an einer Urämie infolge einer Lupusglomerulonephritis verstorben sein, bei zwei weiteren ergab die Autopsie ebenfalls eine Lupusglomerulonephritis. Klinisch handelt es sich meistens um eine blande verlaufende Glomerulonephritis oder um ein nephrotisches Syndrom. Das sog. pseudonephritische Syndrom mit niedrigem Cholesterinspiegel soll nach Untersuchungen von POLLAK u. Mitarb. (1958) zu rapidem Fortschreiten neigen und in wenigen Wochen zum Tode führen. Hierbei findet man allerdings auch ausgedehnte typische histologische Veränderungen.

α) Klinik

Von Miescher und Vorlaender (1961) wird betont, daß häufig die Befunde der Nierensymptome völlig unspezifisch sind, wie sie auch bei allen anderen hämatogenen doppelseitigen entzündlichen Nierenerkrankungen bestehen können. Von Bedeutung ist dabei, daß sehr häufig Zeichen einer glomerulären Erkrankung wie Hämaturie, Proteinurie, Hypertonie, Einschränkung der Glomerulumfiltration und Nierendurchblutung beobachtet werden. Nach Ansicht dieser Autoren ist gerade die Einschränkung der Clearancewerte charakteristisch.

Die Wertigkeit der renalen Symptome ist höchst unterschiedlich. Im Sediment lassen sich Erythrocyten und Leukocyten fast regelmäßig nachweisen, das konstanteste Syndrom ist aber eine mehr oder weniger ausgeprägte *Proteinurie* (Tabelle 23). In allen Fällen (100%) soll sich eine Proteinurie, in 88% eine Hämaturie, in 63% eine Pyurie und in 70% eine Cylindrurie (Soffer u. Mitarb. 1961) finden. Die Proteinurie ist häufig sehr erheblich und vermag in Einzelfällen den übrigen Symptomen des L. e. v. um Monate vorauszugehen. Brenner, Leff und Hochstein (1948) haben schon über Fälle von L.E. berichtet, die als Nephrose oder als chronische Glomerulonephritis mißdeutet worden sind, da sie anfänglich lediglich ein Ödem und eine Proteinurie aufwiesen. Yamauchi, Rooney und Hopper (1962) berichten ebenfalls über zwei Erwachsene mit einem rein nephrotischen Syndrom, das aber die Hauptmanifestation eines L.E. darstellte. Bei keinem Fall konnte die Verdachtsdiagnose intra vitam gestellt werden und es fanden sich erst nach dem Tode bei der pathologisch-anatomischen Untersuchung ausgedehnte Veränderungen eines L.E. In einem Fall war sogar eine Nierenbiopsie durchgeführt worden, aber alle fünf getroffenen Glomerula zeigten keine besonderen Veränderungen, die es erlaubt hätten, die Diagnose zu stellen. Lange u. Mitarb. (1965) fanden in 13 von 15 Patienten eine Proteinurie, in neun Fällen eine verminderte Harnstoffclearance und in zwölf Fällen einen erhöhten Harnstoffspiegel im Blut.

Tabelle 23. *Nierenbefunde. Urinbefunde bei 56 Fällen von* L. e. v. (Nach Soffer u. Mitarb., 1961)

Albuminurie	100%	Pyurie	63%
Hämaturie	88%	Cylindrurie	70%

Als Besonderheit soll noch ein Fall von Wegelius (1956) angeführt werden, der neben einem akuten L.E. disseminatus mit den typischen Symptomen auch eine allgemeine Amyloidose aufgewiesen hat. Da bis zu der Zeit kein einschlägiger Fall beschrieben worden ist, besteht nach Ansicht des Autors die Möglichkeit, daß die Amyloidose durch die therapeutische Anwendung von ACTH und Cortison zumindest mitbedingt wurde, obwohl sie grundsätzlich bei allen Krankheiten mit Hyperglobulinämie vorkommen kann; andererseits ist die nephrotische Verlaufsform auch beim Myelom relativ häufig. Muehrcke u. Mitarb. (1961) sahen schon unter 21 Fällen zehnmal ein nephrotisches Bild. Crosnier, Slama und de Montera (1960) fanden unter 14 Fällen elf, bei denen Ödeme, Proteinurie, Hypalbuminämie und ein gesteigertes Cholesterin ohne Hypertonie vorlag. Soffer u. Mitarb. geben die nephrotische Konstellation mit oder ohne Hypercholesterinämie in 30% ihrer Fälle an. Die Prognose dieser Fälle war besonders schlecht; die mittlere Lebensdauer betrug 8 Monate.

Bei Vorliegen eines nephrotischen Syndroms interessiert natürlich in besonderer Weise das Serumeiweißbild, das bei fortgeschrittenen Fällen oft eine starke Vermehrung der Gammaglobuline mit einem breitbasigen abgerundeten Gipfel zeigt (Hauser 1955). Im allgemeinen ist der Plasmaeiweißgehalt normal, wenn es nicht zur Entwicklung eines nephrotischen Syndroms mit Gesamteiweiß- und Albuminverminderung gekommen ist. Natürlich können im Verlauf eines derartigen nephrotischen Symptomenkomplexes gänzlich veränderte Serumproteinwerte gemessen werden, wobei während der akuten Schübe oder einer akut entzündlichen Progredienz der Erkrankung zusätzlich eine Vermehrung der α_1- und α_2-Globuline sich findet. Fast regelmäßig findet man eine Vermehrung der Gammaglobuline, wobei auch die β_{2a}- und β_{2b}-Globuline beteiligt sind. Entsprechend der Schwere dieser Verschiebungen findet man auch eine stark erhöhte Senkungsbeschleunigung, wobei Werte von über 50—100 mm in der ersten Stunde keine unbedingte Seltenheit bedeuten. SOFFER, SOUTHREN, WEINER und WOLF (1961) haben in den Jahren 1949—1959 90 Patienten mit L.E. untersucht und hierbei in 56 Fällen eine Beteiligung der Nieren festgestellt. Der jüngste Patient war ein sechsjähriger Knabe, während der älteste ein 70jähriger Mann war. Die meisten Kranken befanden sich im Alter zwischen 15 und 30 Jahren. Je jünger der Patient war, um so schwerer war sein Krankheitsverlauf. Je länger der L.E. ohne Nierenkomplikation bestanden hatte, desto unwahrscheinlicher wurde es, daß eine solche Komplikation später sich noch entwickelte. Von besonderer Bedeutung war die Feststellung, daß eine Blutdruckerhöhung ungefähr in 50% der Fälle sich nachweisen ließ, wenn gleichzeitig eine Nierenkomplikation bestand. Auch diese Autoren bezeichneten das Nephrosesyndrom als besonders gravierend.

Von *Funktionsproben* haben sich nach Ansicht dieser Autoren die Phenolsulfonphthaleinausscheidung in 15 min (MOELLER und BEDÖ) sowie die Kreatininclearance am besten bewährt, während die Konzentrationsprobe nur fortgeschrittene Schäden anzeigte. Dies beruht natürlich darauf, daß primär das Glomerulum und weniger der Tubulus geschädigt wird. An weiteren Befunden verweisen diese Autoren besonders auf das Bestehen einer normochromen Anämie, die nicht auf Eisentherapie anspricht. 81% aller Patienten mit Nierenbeteiligung zeigten eine Anämie, während solche ohne Nierenbeteiligung nur in 56% eine Anämie aufwiesen. Nach KARK, POLLAK, SOOTHILL, PIRANI und MUEHRCKE (1957) zeigte die Konzentrationsfähigkeit, die Harnstoffclearance und PSP-Ausscheidung die beste Übereinstimmung mit den Biopsiebefunden. In gleicher Weise wie JOSKE und STUBBE (1957) betonen sie die diagnostische und prognostische Bedeutung der Nierenbiopsie. SIGUIER, BETOURNÉ, GODEAU, MILHAUD und SLAMA (1961) betonen ebenfalls, daß die Diagnose einer Lupusnephritis außerordentlich schwierig sei und daß selbst die histologischen Befunde keineswegs eindeutig für die Diagnose sprechen müssen. Für die Prognose hat die Biopsie, deren Unschädlichkeit immer noch nicht genügend erwiesen sein soll, keineswegs dieselbe Bedeutung wie die fortlaufende Kontrolle der Nierenfunktionsproben. Andererseits beschreiben auch diese Autoren, daß die Prognose um so bedenklicher ist, je kürzer die Spanne zwischen erster Feststellung der LE-Zellen und dem Auftreten der Nierenerscheinungen ist, falls das Auftreten der LE-Zellen und der Nephropathie zeitlich überhaupt festgelegt werden kann. SLAMA, RUEFF und CROSNIER (1962) berichten ebenfalls über 23 Fälle von L.E. mit Nierenbeteiligung. Es handelte sich fast ausschließlich um Frauen zwischen dem 18. und 34. Lebensjahr. Die Nierenbeteiligung trat frühzeitig, in zwei Fällen aber auch erst nach 7 Jahren in Erscheinung. Sie haben besonders die Bedeutung der Proteinurie hervorgehoben; eine Hypertonie bestand in fünf Fällen, von denen vier eine Niereninsuffizienz aufwiesen. Ein voll ausgeprägtes nephrotisches Syndrom entwickelte sich in 66% der Fälle. Andererseits hat eine Untersuchung von 234 Patienten mit nephrotischem Syndrom in 7% einen L. erythematodes ergeben. Bei den Frauen war das nephrotische Syndrom sogar zu 13% auf einen visceralen Erythematodes zurückzuführen.

Wenn auch im allgemeinen die *Hypertonie* erst nach stärker eingeschränkter Nierenfunktion sich entwickelt, so berichten SUTNICK, SELLERS, JEFFERS und WOLFERTH (1960) über zwei jungendliche Patienten mit erheblichem Hypertonus, bei denen klinisch jedoch keinerlei Anzeichen einer gestörten Nierenfunktion bestand. Beide Patienten sprachen auf die üblichen blutdrucksenkenden Mittel nicht an, so daß in einem Falle eine subtotale Adrenalektomie und im anderen Falle eine subdiaphragmatische Sympathektomie vorgenommen wurde. Diese Beobachtungen sollen beweisen, daß schwere Hypertonien auch beim akuten Erythematodes ohne Nierenbeteiligung vorkommen können. Bei Patienten mit einem unklaren „essentiellen" Hypertonus ist daher auch der akute L.E. differentialdiagnostisch in Erwägung zu ziehen. Hierbei muß man natürlich fragen, ob es sich nicht primär um zwei Fälle mit essentiellem Hypertonus handelt, die durch einen L.E. wesentlich verschlimmert worden sind.

LEÖVEY, NAGY und PETRÁNYI (1961) erörtern ausführlich die Differentialdiagnose der Lupusnephropathie, die häufig mit irgendeiner Form der Glomerulonephritis verwechselt wird. Meistens handelt es sich um ein latentes, ohne Hypertonie und Ödem verlaufendes, primär chronisches Anfangsstadium; später mäßige Hypertonie, eventuell Ödeme. Gewisse Anhaltspunkte ergeben das Bluteiweißbild und das Serumcholesterin sowie anfangs auch die Leukopenie. Das Krankheitsbild ist oft erst nach längerer Beobachtung und nach wiederholter Durchführung der LE-Reaktion sowie auch nach Ausführung einer Nierenbiopsie diagnostisch zu sichern. Von besonderer Bedeutung ist die Beobachtung, daß in manchen Fällen ein permanent erhöhter Gammaglobulinspiegel mit voll ausgeprägtem nephrotischen Syndrom zur richtigen Diagnose eines L.E. führen kann. Man sollte daher bei erhöhtem Gammaglobulinspiegel und nephrotischem Syndrom die serologische Probe des Antidesoxyribonucleinsäure-Antikörpertiters oder die LE-Zelluntersuchung resp. die Nierenbiopsie vornehmen. Besonders charakteristisch ist eine starke Verminderung der Albumine, ohne daß die α_2-Globuline zum Unterschied zur echten Nephrose — absolut gemessen — vermehrt sind (LEWIS 1962).

STEVENS und KNOWLES (1962) untersuchten bei 22 Fällen eines L.E. mit Nierenbeteiligung verschiedener Stadien elektrophoretisch das Serum und das Urineiweiß innerhalb 24 Std. Es ergab sich hierbei, daß die Menge der 24 Std-Eiweißausscheidung von der Aktivität des Prozesses unabhängig war, daß aber der prozentuale Gammaglobulinanteil bei den Patienten mit akutem L.E. mit 40% deutlich über dem der chronischen Verlaufsform lag. Je geringer die Aktivität des Prozesses ausgeprägt war, um so geringer war der Gammaglobulinanteil des Urineiweißes. Durch Bildung eines Quotienten zwischen der Gammaglobulinclearance und der Albuminclearance wurde deutlich, daß die Gammaglobulinclearance bei allen Fällen von akutem L.E. die Albuminclearance bis um das 725fache überstieg. Vergleichsuntersuchungen an Nierenerkrankungen anderer Genese ergeben, daß bei diesen Erkrankungen die Gammaglobulinclearance die Albuminclearance nicht um mehr als das 90fache überstieg. In diesem Bereich bewegten sich auch die Quotienten bei den chronischen LE-Zellen. Unter einer Behandlung fiel der Clearancequotient innerhalb von 4—6 Wochen von über 200 bis auf 30 ab. Die Verfasser weisen darauf hin, daß gerade die vermehrte Ausscheidung von Gammaglobulin ein wichtiges Kriterium für die Aktivität des Prozesses sei.

β) Pathogenese

Seit der Entdeckung der LE-Zelle durch HARGRAVES, RICHMOND und MORTON (1948) und dem LE-Zellenphänomen resp. dem LE-Faktor durch HASERICK und

Sundberg (1948) war die weitere Forschung auf die Immunitätslage des Organismus resp. auf die Immunologie gerichtet. Mehr als 20 verschiedene abnorme Antikörper konnten bisher beim Lupus erythematodes festgestellt werden, von denen der LE-Faktor sowie die nucleären Autoantikörper am wichtigsten sind. Die regelmäßig zu beobachtende Hypergammaglobulinämie des Lupus erythematodes visceralis ist Ausdruck einer hyperergischen Immunlage des Organismus; diese findet ihren Ausdruck darin, daß Lupus erythematodes-Kranke häufiger als Normalpersonen präcipitierende Antikörper gegen exogene, zum Teil medikamentöse Allergene wie beispielsweise Apresolin, bilden. Schölmerich und Deicher (1963) sind ausführlich auf diese Frage eingegangen. Wie bei keiner anderen Autoaggressionskrankheit kommt eine Fülle von abnormen Antikörpern vor und es sind stets auch eine Reihe von antinucleären Reaktionen festzustellen, die die immunologischen Phänomene charakterisieren. Leider sagen sie nichts aus über die Pathogenese des Lupus erythematodes (Miescher 1953, Miescher und Vorlaender 1961).

Es hat sich herausgestellt, daß der LE-Faktor in 70—75% der Fälle vorhanden ist, daß er aber bei durch Autopsie gesicherten Fällen mit Sicherheit fehlen kann. Die LE-Zelle ist wahrscheinlich auf eine Antikörperbildung zurückzuführen, die gegen die Kernsubstanzen körpereigener Leukocyten gerichtet ist, wobei der LE-Zellfaktor von andersartigen Leukocyten und agglutinierenden Antikörpern getrennt werden muß. Die entzündlichen Gefäßveränderungen sind mit der positiven passiven Hämagglutination menschlicher Erythrocyten verbunden, wobei es gleichzeitig noch zu andersgearteten serologischen Phänomenen kommt. Nach Miescher und Vorlaender sind die entzündlichen Gefäßveränderungen aber nicht auf die antinucleären Faktoren zurückzuführen. Es werden von diesen Autoren vor allen Dingen vier Punkte zur Begründung angegeben: 1. Säuglinge, denen der LE-Faktor diaplacentar übertragen wurde, bekommen einen positiven LE-Zelltest, ohne an einem Lupus erythematodes zu erkranken. 2. Die Krankheit kann durch Transfusionen nicht übertragen werden. 3. Der LE-Faktor dringt nicht in vitale Zellen ein. 4. Es ist möglich, bei Tieren eine antinucleäre Sensibilisierung auszulösen. Diese Tiere weisen jedoch keine dem L.E. entsprechenden Krankheitssymptome auf.

Die pathologischen Vorgänge dürften komplexer Natur sein, wobei das autoimmunserologische Geschehen als Zweitfaktor einer primären, bis heute unbekannten, eigentlichen Krankheitsursache untergeordnet ist. Bezüglich der Ätiologie, die noch als völlig unbekannt bezeichnet werden muß, ist es bisher noch nicht gelungen, eine exogene Ursache zu entdecken. Natürlich schienen sich exogene Gründe zuerst anzubieten, als man beobachten konnte, daß drei junge Krankenschwestern im Anschluß an multiple Impfungen an einem Lupus erythematodes erkrankten. Weiterhin wurden Lupus erythematodes-Fälle nach einer Sulfonamid- oder Penicillinbehandlung beobachtet, bzw. es fand sich ein LE-Zellphänomen bei Sulfonamid- und Penicillinallergie. Auch besonders bekannt ist der L.E. mit positivem LE-Zellphänomen nach großen Dosen l-Hydrazalin (Apresolin), wie sie anfänglich vor allen Dingen in Amerika bei Behandlung der Hypertoniker angewandt wurden (s. Wollheim und Moeller 1960). Auch bei einer Reihe von „Kollagenosen" wie Periarteriitis nodosa, Dermatomyositis, Sklerodermie und gewissen Leberkrankheiten, fand sich ein positives LE-Phänomen. Besonders interessant sind die Überschneidungen mit dem primär chronischen Rheumatismus, der in 15% ein positives LE-Phänomen aufweist, während der Erythematodes in 20% einen positiven Rheumafaktor besitzt.

Miescher und Vorlaender kommen zu der Auffassung, daß auf dem Boden einer schweren Allergose autoimmunologische Vorgänge ausgelöst werden können resp. daß eine bereits vorhandene Autosensibilisierung durch die Allergose manifest wird, um später wieder in ein latentes Stadium überzugehen. Nach SCHÖLMERICH und DEICHER (1963) wurde die Auslösung eines LE durch folgende Substanzen literarisch belegt. 1. Pferdeserum, Tetanusantitoxin, Typhus, Paratyphus, Streptokokkentoxin, Tuberkulin; 2. Hydantoin mit Mesantoin, Gold, Phenylbutazon, Hydralazine (Apresolin), Chinin, Wismut, Sulfonamide, Penicillin, Tetracyclin, Isonicotinsäurehydrazid.

In solchen Fällen wäre die Grundkrankheit im Immunsystem des Patienten selbst zu sehen, das in pathologisch verstärkter Weise auf endogene oder exogene Antigene reagiert. Auch DAMASHEK (1958) kommt zu der Auffassung, daß die hämatologischen Veränderungen beim LE als Ausdruck eines autoimmunisatorischen Vorganges betrachtet werden müssen. Hierbei kommt es zur Entwicklung von Autoantikörpern gegen verschiedene Antigene. Der LE-Faktor ist vielleicht nur ein anomaler Autoantikörper, der direkt gegen den Zellkern gerichtet ist. Andere Leukocytenantikörper können bei dieser Erkrankung ebenfalls auftreten. Der Lupus erythematodes ist wahrscheinlich ein Komplex von immunologischen Störungen und zeigt von allen Krankheiten die stärksten und mannigfaltigsten Symptome einer Autosensibilisierung (VORLAENDER und ROSS 1961). Die ganze Schwere und Tragweite des Prozesses im Bereich aller Gefäßgebiete und damit auch im Gebiet der Niere spiegelt sich im Bluteiweißverhalten wider. Innerhalb der Gammaglobuline wird in diesen Fällen auch der sog. LE-Faktor nachweisbar, der auch für die Prägung des LE-Zellphänomens verantwortlich zeichnet. Dieser Serumfaktor ist gegen die Nucleoproteine des Zellkerns von Leukocyten gerichtet und läßt sich nicht — wie SPIEGELBERG (1960/61) gezeigt hat — durch die Abbauprodukte von Kernnucleoproteinen, nämlich durch Desoxyribonucleinsäure durch Histone und Protamine, neutralisieren. Gegen diese Abbauprodukte richten sich aber drei weitere begleitende Serumfaktoren. Es ist nicht auszuschließen, daß diese Begleitfaktoren an der individuellen Prägung des morphologisch so verschiedenartig in Erscheinung tretenden LE-Zellphänomens beteiligt sind. Gleichzeitig gelingt auch der Nachweis einer Präcipitation mit Nierenrindenextrakt bei L.E. mit Nierenbeteiligung; fehlende Nierenbeteiligung schließt die untere Präcipitationslinie aus (Abb. 54). CASALS, FRIOU und TAEGUE (1963) konnten mit einer indirekten Fluorescenzmethode Antikörper gegen DNA im Serum Erythematodeskranker nachweisen und mit einer Komplementbindung bestätigen. Auch MORSE, MÜLLER-EBERHARD und KUNKEL (1962) hatten schon Antikörper gegen Desoxyribonucleinsäure in 50% der Fälle nachgewiesen.

Von besonderer Bedeutung erscheint auch, daß der LE-Faktor bei Nierenbeteiligung im Urin nachgewiesen werden kann. HAUSER (1955) beobachtete zwei Fälle, bei denen jedesmal mit einer Zunahme der Aktivität der Erkrankung auch eine Vermehrung der Gammaglobuline des Urins beobachtet werden konnte. Er ist aber eigentlich der einzige Autor, der eine derartige Beobachtung gemacht hat. Bisher liegen nur noch wenige Untersuchungen vor, die eine Beziehung zwischen der klinischen Aktivität und dem Urineiweiß nachweisen. Lediglich STEVENS und KNOWLES (1955) haben gezeigt, daß mit Zunahme der Gammaglobulinausscheidung das Urineiweiß in der Lage ist, ein LE-Phänomen auszulösen. Auch STEVENS und KNOWLES (1962) konnten eine positive Nuclearfluorescenzreaktion nachweisen und ein LE-Zellphänomen auslösen, wenn menschliche Leukocyten im frischen Serum suspendiert wurden. Es besteht daher gar kein Zweifel, daß bei der Lupusnephritis Eiweiß ausgeschieden wird, das in der Lage ist, mit Zellkernen zu reagieren und wahrscheilich dem LE-Faktor im Serum entspricht. Auf die Untersuchungen von VORLAENDER und ROSS (1961), die bei Nierenbeteiligung einen Faktor isolieren konnten, der gegen Extrakte aus dem Glomerulumbereich der Niere gerichtet ist, haben wir schon hingewiesen. Dieser ist nicht dem für die LE-Zellbindung verantwortlichen Faktor identisch. In weiteren Untersuchungen haben MIESCHER und VORLAENDER korrespondierende Antikörper ganz überwiegend in dem auch klinisch erkrankten Organ konzentriert gefunden. Diese Feststellung deckt sich mit der Tatsache, daß bei einer Nierenbeteiligung die Gammaglobuline ganz überwiegend im Glomerulumbereich der Nierenrinde lokalisiert werden.

Mittels fluorescierender Antikörper konnten MELLORS, ORTEGA und HOLMAN (1957) zeigen, daß beim LE Gammaglobuline in den Drahtschlingen und in den sog. hyalinen Glomerulothromben nachweisbar sind. Besonders reich an Gammaglobulinen sind die Capillarbezirke, die sich bei der HE-Färbung durch ihre deutliche

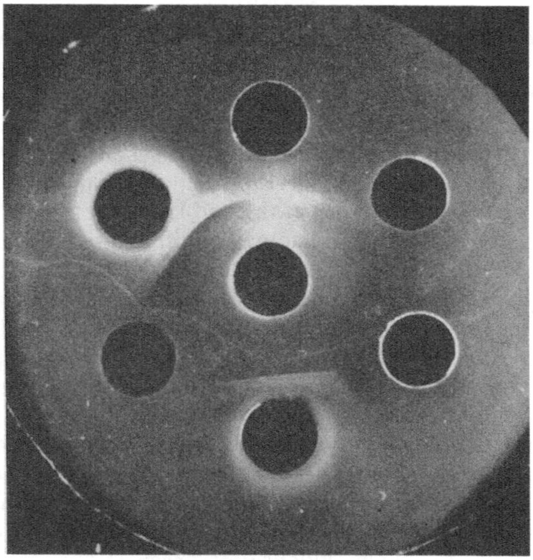

Abb. 54. Nachweis antinucleärer Serumfaktoren gegen Kernnucleoproteine und Desoxyribonucleinsäure (oben) und gleichzeitiger Nachweis einer Präcipitation mit Nierenrindenextrakt (unten) bei L.E.D. mit Nierenbeteiligung. (Fehlen der Nierenbeteiligung schließt die untere Präcipitationslinie aus.) (Aus VORLAENDER 1962)

Eosinophilie auszeichnen und die PAS-positiv sind. Beim L.E. fanden sie dagegen kaum Gammaglobuline in den hyalinen Tropfen der Tubulusepithelien bzw. in den Eiweißzylindern der Harnkanälchen. Auch fanden sie im Gegensatz zu Kontrollen Gammaglobulin vor allem im Bereich der Leukocytenkerne. Auch VAQUEZ und DIXON (1956) konnten mit der Immunfluorescenz die Ablagerung von Gammaglobulin im Fibrinoid des L.e.v. nachweisen. CARLSON und MÖLLERBERG (1958) wiesen nach, daß das LE-Zellphänomen mit den Gammaglobulinen in der Zonenelektrophorese wandert. Auch im Urineiweiß zeigt dieser Faktor die gleichen Eigenschaften. Besonders aufschlußreich scheinen auch die Untersuchungen, die schon im Jahre 1951 gerade bei aktiven Fällen von L.e. disseminatus eine erhebliche Verminderung des Serumkomplementes nachweisen konnten (VAUGHAN, BAYLES und FAVOUR 1951, ELLIS und FELIX-DAVIES 1959, ELLIOTT und MATHIESON 1953). LANGE, WASSERMAN und SLOBODY (1960) haben dann 43 Fälle von L.E. untersucht. Sie fanden in elf Fällen (25%) ein antikomplementäres Serum; diese Fälle mußten daher von der Statistik ausgeschlossen werden. Andererseits ist es bekannt, daß gerade beim L.E. antikomplementäres Serum auftritt und daß diese Feststellung bei der klinischen Diagnose zu Hilfe gezogen werden kann. Bei den verbleibenden 32 Fällen lagen alle Komplementwerte deutlich unter dem Normalwert, solange eine klinische Aktivität nachweisbar war. Der Durchschnitt betrug 0,45 E und lag ungefähr bei einem Fünftel des Normalen. ELLIS und FELIX-DAVIES (1959) haben mit einer spezifischen Technik auch das Komplement bei Vorliegen eines antikomplementären Serums untersucht und fanden es deutlich erniedrigt. Vier der Fälle von L.E. mit niedrigem Komplement zeigten keine Nierenbeteiligung und hatten auch ein normales Bild bei der Nierenbiopsie. Drei Fälle mit negativem LE-Phänomen zeigten trotzdem ein niedriges Komplement. Bei zwei von diesen Fällen wurde das LE-Zellphänomen später positiv. Besondere Bedeutung besitzt die Beobachtung, daß unter einer Steroidbehandlung das Komplement langsam normal und das LE-Zellphänomen negativ wurde. Gleichzeitig besserte sich auch die klinische Symptomatik. Die Autoren berichten über einen Fall eines neunjährigen Mädchens, das unter einer 30tägigen Behandlung mit 80 mg Prednison täglich und später 40 mg Triamcinolon einen Komplementanstieg von 0,71 auf 3,7 aufwies. Dieser Anstieg des Komplementes ist sowohl für den L.E. als auch für das nephrotische Syndrom prognostisch ein außerordentlich günstiges Zeichen. Gerade die Bestimmung des Komplementes gestattet die Differentialdiagnose zu einer rheumatischen Polyarthritis. Es ließ sich sogar körpereigenes Komplement im Fibrinoid bei Lupusnephritis nachweisen (LACHMANN, MÜLLER-EBERHARD, KUNKEL und PARONETTO 1962). Nach Corticoidbehandlung sinkt der Spiegel des Gammaglobulins und das erniedrigte Komplement normalisiert sich (MORSE, MÜLLER-EBERHARD und KUNKEL 1962), was im gleichen Sinne spricht. Die Hautreaktion mit Homogenaten von frischen menschlichen Arterien fiel besonders beim Erythematodes stark positiv aus (VACCARI, BALDINI und FONTANA 1962) und würde für die Gefäßallergie sprechen. Der endgültige Beweis für diese Auffassung steht aber noch aus. Es ergibt sich also die Frage, ob die zweifelsohne beim L.E. auftretende Antigen-Antikörperreaktion ursächlich für die Entwicklung der Nierenerkrankung verantwortlich zu machen ist oder ob diese nur ein Symptom der renalen Beteiligung darstellt und daß dann diese Antikörper quantitativ in verstärktem Maße in der Nierenrinde abgelagert werden. Der LE-Zellfaktor hat zur Zeit nur eine überwiegend diagnostische Bedeutung. Es ist bis heute nicht eindeutig erwiesen (VORLAENDER), daß der zur Reaktion mit Kernnucleoprotein befähigte LE-Faktor oder ein gegen plasmatische Antigene gerichtete Serumfaktor auch ursächlich für die Nierenbeteiligung beim L.e.d. verantwortlich zeichnet. Die Klärung dieser Frage hängt von der weiteren Untersuchung, vor allen Dingen der gegen plasmatische Antigene gerichtete Serumfaktoren ab. Es sind hier bestimmte Parallelen zum Amyloid gegeben, ob die nachweisbaren Autoantikörper pathogenetisch wirksam sind, oder ob sie nur eine Zweitreaktion auf den ablaufenden Prozeß darstellen.

γ) Therapie

Die Therapie des L.E. hat durch Prednison und ACTH eine wertvolle Bereicherung erfahren. Diese Hormone sind im akuten Schub oft lebensrettend (SOFFER, LEVITT und BAEHR 1956, ZIFF, ESSERMAN und MCEVEN 1958, WILSON und JORDAN 1959). Die Behandlung wird mit hohen Dosen begonnen (60—80 mg Prednison oder 40 E ACTH in Form einer Dauertropfinfusion). Die Dosierung muß mindestens 4—7 Tage aufrechterhalten werden (MIESCHER und VORLAENDER). Nachdem die Temperatur als erstes Indiz abgefallen ist, wird die Dosis sehr vorsichtig vermindert, hierbei ist zu berücksichtigen, daß bei zu starker Reduktion nicht selten heftige Exacerbationen beobachtet werden. So berichten YAMAUCHI, ROONEY und HOPPER (1962) über einen Patienten, der mit Methylprednison behandelt wurde und kurz nach Aussetzen der Therapie, was ziemlich abrupt erfolgt war, verstarb. Sie warnen ausdrücklich vor einer abrupten Unterbrechung einer Corticoidtherapie. MARMONT (1963) ist der Auffassung, daß durch eine Therapie mit Steroiden der Beginn der Nephropathie zeitlich hinausgeschoben werden kann oder daß sogar die Initialstadien ausheilen können. Fortgeschrittenere Nephropathien können gelegentlich durch Steroide noch gebessert werden. Sehr oft kommt es aber auch zu Verschlechterungen. Derartige Verschlechterungen sind dann noch einer Therapie mit Cytostatica (z.B. Trenimon) zugänglich. Stickstofflost verstärkt dagegen in manchen Fällen die Nephropathie. Auch dieser Autor berichtet, daß nach Absetzen der Steroide häufig ein Rückfall zu beobachten ist.

PIRANI u. Mitarb. (1961) haben an Hand der Nierenbiopsie dann ausführlich die Frage der Steroidbehandlung untersucht. Hierbei zeigte sich, daß gewisse Veränderungen der Lupusnephritis, insbesondere glomeruläre Schädigungen akut sind und rascher fortschreiten als andere. Diese Veränderungen scheinen auch zum Teil reversibel zu sein. Andererseits gibt es auch schwere und irreversible glomeruläre Veränderungen, die trotz Behandlung bestehen bleiben. Häufige Rückfälle des L.E. oder der Lupusnephritis im besonderen führen zu einem stärker verbreiterten Prozeß der glomerulären Veränderungen, wobei gleichzeitig auch tubuläre und interstitielle Schädigungen sich einstellen können. Als aktive reversible Veränderungen werden bezeichnet: Lokale Nekrosen im Glomerulum, Karyorhexis, hämatoxyphile Körperchen, fibrinoide Veränderungen und hyaline Thromben, interstitielle Infiltrate von Plasmazellen und mononucleäre Zellen sowie Ödem; in den kleinen Arterien fibrinoide Veränderungen. Im Gegensatz dazu stellt die Endothelzellproliferation besonders in den Glomerula eine chronische Veränderung dar, die in gleicher Weise wie die Verdickung der glomerulären Capillarwand und glomeruläre Adhäsionen sowie die glomerulären interstitiellen und arteriellen Fibrosen nicht reversibel sind. Andererseits sind sie auch nicht typisch für eine akute Lupusnephritis. Eine Behandlung mit niedrigen Dosen von Steroiden (50 mg Cortison/Tag), die normalerweise in der Lage ist, die allgemeinen Symptome des L.E. zu bessern, ist nicht ausreichend, die klinischen und histologischen Veränderungen der Lupusnephritis aufzuhalten oder zurückzubilden (MUEHRCKE u. Mitarb. (1957). In Serienuntersuchungen konnte gezeigt werden, daß bei dieser Dosierung die allgemeinen Veränderungen bestehen blieben und daß die histologischen glomerulären Schädigungen noch zunahmen (POLLACK u. Mitarb. 1961).

So ist es auch zu verstehen, wenn CROSNIER und SLAMA (1960) schreiben, daß die Wirkung der Behandlung mit Nebennierenrindenhormonen gerade auf die Lupusnephritis nicht so überzeugend wie auf die anderen klinischen Erscheinungen sei, ja daß sie sogar schädlich sein könne. Doch wirken diese Hormone auf den Allgemeinzustand, Gelenkschmerzen so überzeugend, daß man sie benützen müsse. Andererseits müssen Nierenfunktion und Blutdruck überwacht werden, um von Fall zu Fall die Nützlichkeit einer derartigen Behandlung abzuschätzen.

Eine verlängerte Therapie mit hohen Dosen von Steroiden für die Zeitdauer von mindestens 6 Monaten (Cortison 160—200 mg oder Prednison 40—60 mg täglich) führte zu einem völligen Verschwinden oder zu einer bemerkenswerten Verminderung der histologischen Veränderungen, die vorher als aktiv und reversibel beschrieben worden sind. Natürlich bleiben die irreversiblen Schädigungen bestehen oder werden bei manchen Patienten noch ausgeprägter. Insgesamt scheinen sich aber die Nierenveränderungen nicht zu verstärken, sondern eher zu verbessern. Der Harnstoffspiegel im Serum ist außerordentlich nützlich, um einen Anhaltspunkt über die Wirksamkeit der Behandlung zu erreichen (POLLACK u. Mitarb. 1961). Diese Untersuchungen beruhen auf sehr sorgfältigen vergleichenden

Untersuchungen zweier Patientengruppen, die zu Beginn der Behandlung sowohl klinisch als funktionell als auch histologisch vergleichbar waren. Die erste Gruppe von zehn Patienten wurde in den Jahren von 1953—1955 untersucht und erhielt kleinere Dosen von Cortison und überlebte im Durchschnitt 13,8 Monate. Bei fünf Patienten lag der anfängliche Serumharnstoffspiegel ungefähr bei 30 mg-%. Bei weiteren fünf lag er über 30 mg-%. Bei beiden Gruppen war die Überlebenszeit sehr kurz. Die zweite Gruppe von 16 Patienten, die in den Jahren von 1956—1958 untersucht wurden, erhielten mindestens 40 mg Prednison (durchschnittlich 47 mg) täglich über die Zeitdauer von 6 Monaten. Von diesen starben

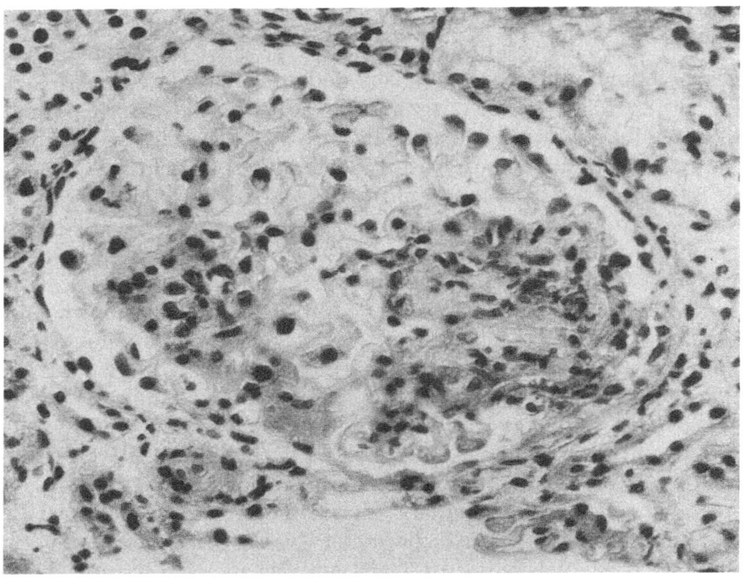

a

Abb. 55. a Erste Biopsie. Typische glomeruläre Veränderungen eines Lupus erythematodes mit lokalen nekrotisch-proliferativen Veränderungen in fast jedem Glomerulum. Gleichzeitig besteht eine mäßige Verdickung der Basalmembran. Hämatoxylin-Eosin 385. Schweregrad + 4, Aktivität + 4. b Zweite Biopsie. Typische Veränderungen nach einer Behandlung mit 60 mg Prednison. Die nekrotischen Veränderungen sind fast vollständig verschwunden. Es sind nur noch proliferative Veränderungen vorhanden und die Verdickung der Basalmembran ist deutlicher. Schweregrad + 3. Aktivität + 2. c Dritte Biopsie. Typische Veränderungen des Glomerulum nach 33monatiger Behandlung. Fortgeschrittene glomeruläre Fibrose mit geringer Infiltration ohne Nekrosen. Interstitielle Fibrose und tubuläre Atrophie tritt jetzt in den Vordergrund. Schweregrad + 4, Aktivität + 1. (Aus PIRANI u. Mitarb. 1961)

sieben nach einer Zeitdauer von 13,4 Monaten. Bei fünf Patienten lag der anfängliche Harnstoffspiegel über 30 mg-%. Die anderen neun Patienten sind jetzt, 34,2 Monate später, noch am Leben. Alle hatten einen Harnstoffspiegel, der unter 30 mg-% lag als die Therapie begann.

PIRANI u. Mitarb. (1961) haben zu diesem Thema einen eindrucksvollen Fall berichtet, der sowohl klinisch als auch laboratoriumsmäßig sehr sorgfältig beobachtet wurde: Es handelt sich um einen 20jährigen Mann, der zuerst im September 1957 zur Untersuchung kam. Zu dieser Zeit war er ungefähr 16 Monate an einem LE erkrankt. Wahrscheinlich war seit 9 Monaten die Niere beteiligt und seit 4 Monaten war er mit 7,5—20 mg Prednison täglich behandelt worden. Bei der Aufnahme betrug der Blutdruck 160/110 mm Hg und es waren leichte Ödeme nachweisbar. Das spezifische Gewicht des Urins lag zwischen 1007 und 1012; im Urin fanden sich Erythrocyten, Leukocyten und viele Cylinder. Er schied 13,7 g Eiweiß je Tag aus. Der Serumharnstoffspiegel lag bei 28 und das Serumcholesterin bei 387 mg-%. Der Albumin-Globulinquotient betrug 2,6:2,0. Die Kreatininclearance war mit 78 cm^3/min und die PSP mit 12% in 15 min stark eingeschränkt. Die Nierenbiopsie zeigte ausgedehnte schwere und aktive glomeruläre Veränderungen (Aktivität + 4 und Schwere + 4) (Abb. 55a). Dieser Patient erhielt dann täglich 60 mg Prednison. Neun Monate später im Mai 1958 betrug

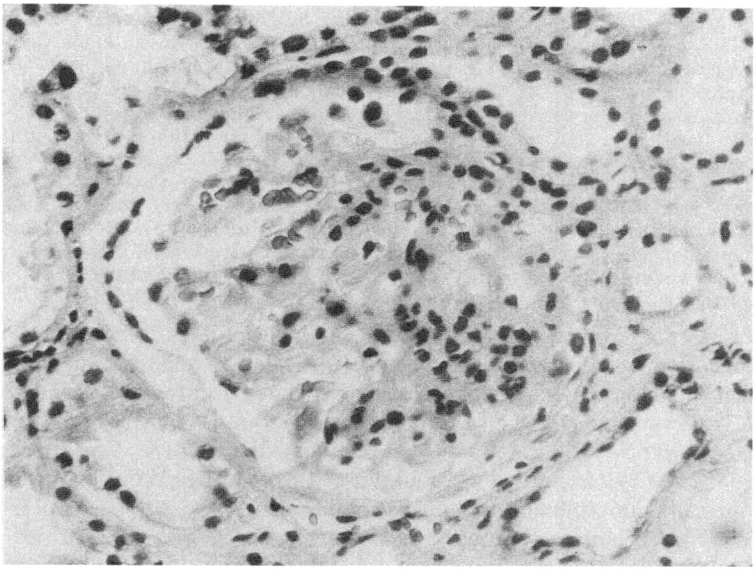

Abb. 55 b

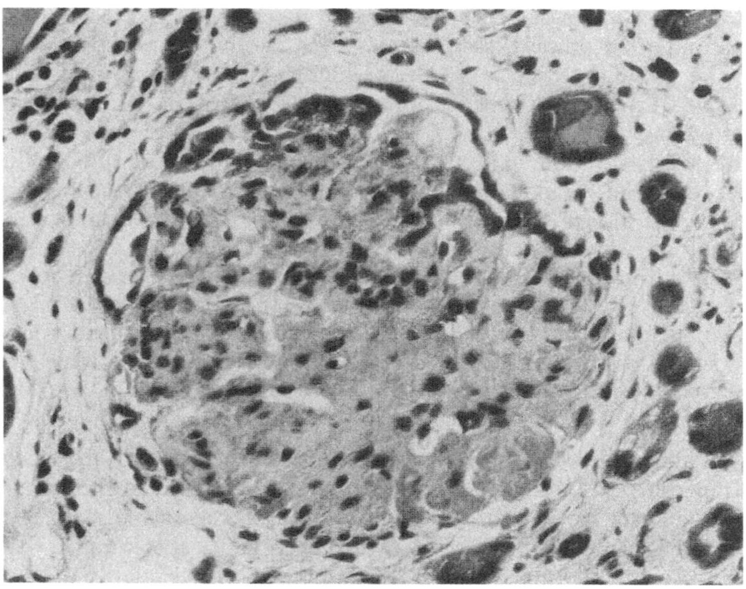

Abb. 55 c

der Blutdruck 155/120 mm Hg und die Knöchelödeme hatten zugenommen. Das spezifische Gewicht des Urins stieg bis 1023 an und das Sediment zeigte keine weitere Veränderung. Er schied jetzt ungefähr 7,4—11,5 g Eiweiß/Tag aus. Der Harnstoffstickstoffspiegel betrug 28 mg-% und das Serumcholesterin war auf 465 mg-% angestiegen. Die Kreatininclearance war unverändert und die Harnstoffclearance zeigte eine geringgradige Verbesserung, gleichfalls die Phenolrotausscheidung. Bei der zweiten Nierenbiopsie waren die aktiven glomerulären Veränderungen geringer, es zeigten sich aber andererseits stärker ausgeprägte irreversible Erscheinungen (Abb. 55b). Jetzt setzte eine antihypertensive Behandlung, eine kochsalzarme Kost und eiweißreiche Diät ein. Die hohen Prednisondosen wurden fortgeführt, da das histologische Bild der Nieren immer noch Zeichen einer Aktivität aufwies. Später wurde die Prednisondosis allmählich auf 20 mg/Tag verringert. 32 Monate nach der zweiten Biopsie im Februar 1961 betrug der Blutdruck 230/130 mm Hg und es bestanden keine Ödeme mehr. Das spezifische Gewicht des Urins lag bei 1010 mit unverändertem Urinsediment. Die Eiweißausscheidung betrug 8,1 g/Tag, der Albumin-Globulinquotient lag bei 2,9/2,5 g-%. Der Serumharnstoffspiegel lag bei 71, Serumkreatinin lag bei 4,2 und das Cholesterin bei 256 mg-%. Die Kreatininclearance war mit 18 cm^3/min stark eingeschränkt und die Harnstoffclearance zeigte ebenfalls eine starke Verminderung. Eine dritte Nierenbiopsie zeigte jetzt keine aktiven glomerulären Veränderungen mehr, aber sowohl die glomeruläre als auch die interstitielle Fibrose war sehr deutlich ausgeprägt (Abb. 55c). Zusammenfassend muß man also sagen, daß bei diesem Patienten seit 58 Monaten ein LE bestand und seit 51 Monaten eine schwere Lupusglomerulonephritis. Die Schwere und die Aktivität der renalen Veränderungen zum Zeitpunkt der ersten Nierenbiopsie ließen gar keinen Zweifel daran, daß sich eine Niereninsuffizienz relativ rasch ohne eine adäquate Steroidtherapie entwickeln würde.

Die Autoren glauben, daß die Krankengeschichte dieses Patienten und andere ähnliche Verlaufsformen ziemlich sicher belegen, daß es gelingt, mit hohen Dosen Prednison die Progredienz der Nierenveränderungen zu drosseln, Exacerbationen des LE zu verhindern und damit auch die Lupusnephritis in ihrem Verlauf zu bessern. Natürlich geht die Rückbildung der aktiven Veränderungen zu Lasten der irreversiblen renalen Schädigung. Insgesamt haben die Autoren zwölf Patienten mit Lupusglomerulonephritis mit hohen Dosen Prednison behandelt und bei zehn Patienten konnten keine aktiven Veränderungen bei der zweiten Nierenbiopsie — die 3—12 Monate nach Therapiebeginn durchgeführt wurde — festgestellt werden. Lediglich bei dem einen Patienten, dessen Krankengeschichte vorher dargestellt wurde, und bei einem anderen Patienten waren bei der zweiten Nierenbiopsie noch aktive Veränderungen nachweisbar. Trotzdem scheint es sichergestellt, daß durch diese Therapie eine Heilung der Lupusnephritis nicht möglich ist und daß lediglich der Entwicklung von schweren Nierenschädigungen vorgebeugt wird. Diese vorher ausführlich zitierten Untersuchungen erklären auch die Auffassung von SOFFER u. Mitarb. (1961), daß ACTH oder Corticosteroide imstande seien, die anderen klinischen Erscheinungen des LE zu beeinflussen, daß sie aber keinerlei Effekt hinsichtlich Verhütung oder Besserung der renalen Symptome aufweisen. Auch SIGUIER, BETOURNÉ, GODEAU, MILHAUD und SLAMA (1961) schreiben, daß trotz vieler schlechter Erfahrungen zur Zeit die hochdosierte Prednisongabe angezeigt ist. DÉVOT, GOMELSKY und ROUDIER (1958) berichten über zwei Fälle, von denen der eine 20 und der andere 14 Jahre alt ist, die trotz hochdosierter Cortisonbehandlung an einer Urämie ad finem kamen. Bei beiden Fällen bestand aber schon vor Beginn der Behandlung eine Niereninsuffizienz, so daß anzunehmen ist, daß schon vor Beginn der Behandlung schwere irreversible Schäden vorgelegen haben.

Weiterhin muß darauf hingewiesen werden, daß auch Antimalariamittel zur Behandlung des L.E. eingeführt wurden. Der Erfolg dieser Behandlung tritt aber erst nach einigen Wochen ein, weshalb im akuten Schub nie diese Mittel allein gegeben werden können. In der Literatur liegen keine Mitteilungen darüber vor, inwieweit die Lupusnephritis ebenfalls durch diese Antimalariamittel beeinflußt wird. DUSTAN, CORCORAN und HASERICK (1956) berichten über günstige Erfahrungen mit Stickstofflost in der Behandlung des visceralen Erythematodes mit renaler Beteiligung. Seither hat auch DUBOIS (1956) über weitere Erfolge hauptsächlich bei Patienten mit nephrotischem Syndrom berichtet. Sowohl unter der Steroid- als auch unter der Chloroquinbehandlung nimmt das LE-Phänomen an Intensität ab. Ebenso vermindert sich der Titer der antinucleären Seroreaktionen. MIESCHER und VORLAENDER haben aber andererseits viele Patienten über Jahre verfolgt, ohne daß das LE-Phänomen oder der Antiglobulinkonsumptionstest mit Zellkernen negativ geworden wäre. SLAMA, RUEFF und CROSNIER (1962) berichten, daß die Therapie mit Stickstofflost, Antimalariamitteln oder Corticosteroiden den Verlauf nicht verbessert, ihn andererseits aber auch nicht verschlechtert. Von ihren 23 Patienten sind 16 innerhalb 3 Jahren nach Entdeckung der Nierenbeteiligung verstorben. Sobald eine Rest-N-Erhöhung eingetreten ist, erscheint die Prognose trotz Corticoidbehandlung schlecht zu sein (Wilson, Maher und Schreiner 1963). Nur drei von neun Patienten lebten länger als 6 Monate. Im Gegensatz zum Amyloid kann die Lupusnephritis auch noch im progredienten Stadium positiv beeinflußt werden, was naturgemäß oft auf Kosten irreversibler narbiger Veränderungen in der Niere vor sich geht.

Der beste und neueste Überblick über Pathogenese, Klinik und Therapie des Lupus erythematodes wird eigentlich durch die Untersuchungen von Lange, Ores, Strauss und Wachstein (1965) vermittelt. Die Autoren haben 15 Fälle mit Lupus erythematodes nach allen Richtungen hin untersucht und fanden bei 13 Patienten eine Proteinurie, bei neun eine verminderte Harnstoffclearance und bei zwölf sogar einen erhöhten Harnstoffstickstoffwert im Blut. Immunologisch zeigte sich bei 14 Fällen eine Verminderung des Serumkomplementes; auch war bei 14 Fällen das Gammaglobulin erhöht und LE-Zellen nachweisbar. In allen diesen Fällen war die Präcipitation mit Desoxyribonucleinsäure positiv und bei vier Fällen konnte eine positive Hautreaktion erzielt werden. Sie wurde nur in vier Fällen durchgeführt. Alle 14 Patienten, die einer Nierenbiopsie unterzogen wurden, zeigten histologische Veränderungen verschiedenen Ausmaßes. Es wurde dann eine intermittierende Behandlung durchgeführt, wie sie schon Lange u. Mitarb. (1957) bei der Nephrose beschrieben haben. Hierbei erhielten alle Patienten, die weniger als 80 Pfund wogen, 60 mg Prednison, während die anderen 100 mg bekamen. Wenn das Serumkomplement und das Gammaglobulin innerhalb 8 Wochen nicht zu Normalwerten zurückkehrten, wurde die tägliche Dosis des Prednison um 20 mg erhöht. Bei Exacerbationen während der Behandlung, was bei zwei Fällen beobachtet wurde, mußte die Prednisondosis ziemlich rasch auf über 180 mg/Tag erhöht werden. Wenn diese Exacerbationen wieder abgeklungen waren, konnte die tägliche Dosis wieder langsam auf die initiale Dosishöhe reduziert werden. Sobald das Komplement und das Gammaglobulin normale Werte erreicht hatten und das LE-Zellphänomen verschwunden war, wurde eine intermittierende Dauertherapie durchgeführt, die in der Form erfolgte, daß täglich 48—64 mg Triamcinolon an vier aufeinanderfolgenden Tagen jeder Woche (z.B. Montag, Dienstag, Mittwoch, Donnerstag) gegeben wurde und kein Steroid an den anderen 3 Tagen der Woche. Wenn das Gammaglobulin und das Komplement normal blieben, wurde die Behandlung auf 3 Tage in der Woche verringert und mindestens über 2 Jahre durchgeführt. Immunologische Kontrolluntersuchungen wurden alle 4 Wochen angelegt. Erstaunlicherweise konnte in vier von fünf bioptisch untersuchten Fällen eine wesentliche Besserung erreicht werden. Der letzte Fall zeigte aber auch keine weiteren Zeichen der Progression. In allen fünf Nierenbiopsien konnten Gammaglobulin, Komplement und die dritte Komponente des Komplements durch Immun-Fluorescenz nachgewiesen werden. Besonders bemerkenswert war, daß es neben der Verbesserung des Nierensedimentes zu einer wesentlichen Besserung der Nierenfunktion kam (Tabelle 24). Bei neun Patienten lag die Harnstoffclearance unter 60 cm^3/min und normalisierte sich bei sechs Fällen, während sie bei zwei Fällen eingeschränkt blieb. Auch histologisch konnte eine eindeutige Besserung festgestellt werden, indem die Drahtschlingenänderung geringer wurde, die capsulären Adhäsionen und die fokalen Nekrosen der Capillarwände verschwanden. Von besonderer Bedeutung erscheint, daß bei keinem Fall der Kontrollbiopsien die Grundkrankheit zu einem kompletten Verschluß der Glomeruluscapillaren geführt hat. Natürlich wurden die üblichen

Nebenwirkungen wie Mondgesicht, akneartige Hautschäden, Rötungen der Haut, insbesondere im Gesicht und Gewichtszunahme beobachtet. Die Decalcifizierung des Skeletes wurde durch kombinierte Verabfolgung von Calcium und Vitamin D behandelt. Bei drei Patienten kam es zu einer Aktivierung der Lungentuberkulose, die behandelt werden mußte. Hier existiert die eigentümliche Beobachtung, daß bei nephrotischen Syndromen, die in gleicher Weise mit Corticoiden behandelt wurden, eine Aktivierung der Lungentuberkulose niemals beobachtet werden konnte.

Obwohl die Ursache des Lupus erythematodes bisher unbekannt ist, kommen LANGE u. Mitarb. (1960) doch zu der Auffassung, daß wahrscheinlich ein genetischer Effekt dieser Erkrankung zugrunde liegt. Der Organismus kann sich nicht

Tabelle 24. *Besserung der Nierenfunktion nach hochdosierter Triamcinolonbehandlung.* (Nach LANGE, ORES, STRAUSS u. WACHSTEIN, 1965)

Name	Harnstoffstickstoff mg-%		Harnstoffclearance mg-%	
	vor der Behandlung	nach der Behandlung	vor der Behandlung	nach der Behandlung
H. L.	19	13	64	70
H. C.	34	14	34	87
C. R.	28	10	58	73
S. H.	53	14	25	60
L. J.	71	15	28	86
D. R.	37	8	69	126
C. M.	31	14	70	71
R. D.	23	77	55	64
R. C.	27	13	49	109
F. M.	13	7	39	75
S. A.[1]	27	12	21	29

[1] Diabetes mellitus.

selbst erkennen und bildet deshalb Autoantikörper (recognize „self") gegen Kerneiweißkörper wie Desoxyribonucleinsäure und Histone. Die Tatsache, daß verschiedene Mitglieder einer Familie mit L.E. erkranken können (LEONHARD 1963) und daß andere abnorme Antikörper auf genetischer Basis entstehen — wie es vielleicht auch beim Amyloid der Fall ist — macht diese Auffassung wahrscheinlich. Auch die Tatsache, daß es Inzuchtstämme von Mäusen gibt, die mit einem hohen Prozentsatz immunologisch und klinisch das Krankheitsbild des Lupus erythematodes wie beim Menschen entwickeln, läßt eine solche Interpretation zu (HELYER und HOWIE 1963). Obwohl alle Antigene, gegen die sich die abnormalen Antikörper direkt bilden, meistens intracellulär gelegen sind und die Autoantikörper in die Zelle nicht eindringen können, kommt es doch auf Grund eines normalen Gewebsabbaues zur Freisetzung von Kernmaterial. Dieses Kernmaterial kann dann mit den abnormen Autoantikörpern reagieren und Antigen-Antikörperkomplexe bilden, die die Capillaren, insbesondere die Capillaren mit hoher Filtration, beschädigen. Solch eine Schädigung kann durch die Freisetzung von Histamin oder auch andere toxische Substanzen oder durch die anaphylaktische Reaktion zustande kommen. Die Nierenschädigung, die heute die hauptsächlichste Todesursache des Lupus erythematodes darstellt, kann durch die Veränderungen infolge eines Autoantikörperkomplexes erklärt werden, die dann zu einer chronischen Glomerulonephritis führt (HAWN und JANEWAY 1947, GERMUTH 1953, DIXON, FELDMAN und VAZQUEZ 1961). Auch die Tatsache, daß in der Basalmembran des Glomerulum und im Mesangium Gammaglobulin sowie Komplement abgelagert wird, bestätigt diese Hypothese. Die Tatsache, daß es zu einer wesentlichen Besserung unter hochdosierter Steroidbehandlung kommt, kann am besten durch eine Unterdrückung der Antikörperbildung bei solch einer Therapie erklärt werden (LANGE, STRONG, SLOBODY und WENK 1957). Dies führt dann zu einer Verminderung der gewebsschädigenden Antigen-Antikörperreaktion. Leider kann diese hochdosierte Corticoidbehandlung nicht über sehr lange Zeit durchgeführt werden und die beobachteten Nebenwirkungen sind recht erheblich. Auf Grund der vorliegenden Untersuchungen von LANGE, ORES, STRAUSS und WACHSTEIN (1965) kann man sagen, daß es durch eine relativ hochdosierte Corticoidbehandlung gelingt, die abnorme Antikörperbildung zu verhindern und das weitere Fortschreiten der Nierenerkrankung zu hemmen und den Patienten ihre subjektiven Beschwerden zu nehmen. Die Therapie muß durch immunologische Methoden gesteuert werden, wie dies in vorliegenden Untersuchungen von LANGE u. Mitarb. durchgeführt wurde. Es besteht auch gar kein Zweifel, daß durch diese Behandlung das Leben der Patienten auch mit Nierenschäden, die fast immer vorliegen, verlängert wird (GRISHMAN und PORUSH 1964). Zum Schluß soll noch darauf hingewiesen werden, daß in letzter Zeit ganz allgemein Versuche gemacht wurden, Autoaggressionserkrankungen nicht nur mit Steroiden, sondern auch mit Cytostatica wie 6-Mercaptopurin oder mit Endoxan zu behandeln. Hierbei zeigte sich, daß es gelingt, auch mit diesen Substanzen die Antikörperproduktion zu bremsen und eine Autoaggressionskrankheit zu beeinflussen (VORLAENDER 1965).

Grundsätzlich möchten wir zu diesem ganzen Kapitel sagen, daß eine jede Veränderung des Bluteiweißbildes mit einer entsprechenden immunologischen Reaktion des Organismus beantwortet wird. Hierbei ist es möglich, daß sich Makroglobuline bilden oder daß der Betreffende mit einer primär chronischen Polyarthritis, mit einer Amyloidose oder mit einem Lupus erythematodes reagiert. Vielleicht dürfte die Art der Reaktion Ausdruck des genetisch verankerten Defektes sein, wobei der auslösende Reiz unter Umständen immer derselbe sein kann. Bei allen immunologischen Prozessen scheint die Niere aber wesentlich am ganzen Krankheitsprozeß, besonders auch in prognostischer Hinsicht, beteiligt zu sein. Hierbei dürfte die Ausscheidungsfunktion eine wesentliche Rolle spielen.

Literatur

Aarseth, S., E. Ofstad, and **A. Torvik:** Macroglobulinaemia Waldenström. A case with haemolytic syndrome and involvement of the nervous system. Acta med. scand. **169**, 691 (1961). — **Adams, W. S., E. L. Alling,** and **J. S. Lawrence:** Multiple myeloma: Its clinical and laboratory diagnosis with emphasis on electrophoretic abnormalities. Amer. J. Med. **6**, 141 (1949). — **Addis, T.:** Glomerular nephritis: Diagnosis and treatment. New York: Macmillan & Co. 1948. — **Albright, F.,** and **E. C. Reiffenstein jr.:** The parathyroid glands and metabolic bone disease. Baltimore: Williams & Wilkins Co. 1948. — **Allander, E., H. Bucht, O. Löfgren,** and **B. Wehle:** Renal function in rheumatoid arthritis. Acta rheum. scand. **9**, 116 (1963). — **Allen, A. C.:** The kidney. Medical and surgical diseases. New York: Grune & Stratton 1951. — **Althammer, R.,** u. **G. Schmidt:** Einige Beobachtungen an neun Kranken mit Paraproteinosen. Z. ges. inn. Med. **17**, 945 (1962). — **Altnow, H. O., van Winkle, L. L.** and **S. S. Cohen:** Renal amyloidosis. Arch. intern. Med. **63**, 249 (1939). — **Altvater, G.,** u. **G. Imholz:** Die Ureterstenosen beim Kollumcarcinom. Geburtsh. u. Frauenheilk. **20**, 1214 (1960). — **Anderson, J., C. E. Dent, C. Harper,** and **G. R. Philpot:** Effect of cortisone on calcium metabolism in sarcoidosis with hypercalcaemia. Possibly antagonistic of cortisone and vitamin D. Lancet **1954 II**, 720. — **Anderson, W. A. D.** (Ed.): Pathology, second ed., p. 584. St. Louis: C. V. Mosby Co. 1953. — **Apitz, K.:** Die Paraproteinosen über die Störung des Eiweißstoffwechsels bei Plasmocytom. Virchows Arch. path. Anat. **306**, 631 (1940). — **Arapakis, G.,** and **C. R. Tribe:** Amyloidosis in rheumatoid arthritis. Ann. rheum. Dis. **22**, 256 (1963). — **Ardaillou, R.,** et **R. Slama:** Les complications rénales des hémopathies maligne. Path. et Biol. **9**, 1049 (1961). — **Armstrong, J. B.:** A study of renal function in patients with multiple myeloma. Amer. J. med. Sci. **219**, 488 (1950). — **Aub, J. C.,** and **R. H. Smithwick:** Lead treatment of cancer. New Engl.

J. Med. **208**, 310 (1933). — **Auerbach, O.**, and **M. G. Stemmerman:** Renal amyloidosis. Arch. intern. Med. **124**, 244 (1944). — **Auster, L. W.**, and **A. M. Sala:** Causes of death in cancer of cervix uteri. Surg. Gynec. Obstet. **71**, 231 (1940).

Bader, H.: Über das plasmocelluläre Myelom mit besonderer Berücksichtigung der Kombinationen mit dem Reticulosarkom. Schweiz. Z. Path. **15**, 139 (1952). — **Baehr, G., P. Klemperer**, and **A. Schifrin:** Diffuse diseases of peripheral circulation (usually associated with lupus erythematosus and endocarditis). Trans. Ass. Amer. Phycns **50**, 139 (1935). — **Bàguena, R., Candela** y **Forteza-Bover:** Dosis masivas de prednisona en el tratamiento del plasmocytoma. Med. esp. **47**, 126 (1962). — **Baldini, M.**, e **S. Lamperi:** L'adattamento funzionale del rene nell'anemia cronica. Minerva nefrol. **3**, 111 (1956). — **Barclay, G. P. T., D. McCameron**, and **L. W. Loughridge:** Amyloid disease of the kidney and renal rein thrombosis. Quart. J. Med., N.S. **29**, 137 (1960). — **Barden, R. P.:** The multiple myeloma syndrome and its implications. Amer. J. Roentgenol. **87**, 1140 (1962). — **Barney, J. D.:** Lymphoblastoma as seen by urologist. N. Engl. J. Med. **205**, 1038 (1931). — **Barr, D. P., R. L. Engle jr.**, and **E. M. Russ:** Cryoglobulinemia: a case report. Ann. intern. Med. **47**, 1225 (1957). — **Bartels, E. D., O. C. Brun, A. Gammeltoft**, and **Gørup:** Acute anuria following intravenous pyelographie in patients with myelomatosis. Acta med. scand. **150**, 297 (1954). — **Bauer, J.:** Die Sichelzellkrankheit als Kreislaufproblem. Wien. Z. inn. Med. **39**, 497 (1958). — **Bauer, J.**, and **L. J. Fisher:** Sicke cell disease, with special regard to its nonanemic variety. Arch. Surg. **47**, 553 (1943). — **Becker, H.**, u. **H. Argenton:** Klinische Beobachtungen bei einem jugendlichen Polycythämie-Patienten. Folia haemat. (Frankfurt), N. F. **4**, 299 (1960). — **Becker, V.:** Histochemische Untersuchungen an sog. Paraprotein-Kristallen. Zbl. allg. Path. path. Anat. **90**, 81 (1953). — **Bedrna, J.**, u. **J. Polčak:** Akuter Harnleiterverschluß nach Bestrahlung chronischer Leukämien mit Röntgenstrahlen. Med. Klin. **25**, 1700 (1929). — **Behney, C. A.:** Advanced carcinoma of cervix with report of 166 necropsies. Amer. J. Obstet. Gynec. **26**, 608 (1933). — **Beidleman, B.:** Wegener's granulomatosis. Prolonged therapy with large doses of steroids. J. Amer. med. Ass. **186**, 827 (1963). — **Beigelman, P. M., F. Goldner**, and **T. B. Bayles:** Progressive systemic sclerosis (scleroderma). New Engl. J. Med. **249**, 45 (1953). — **Bell, D. J.:** Renal lesions in the toxamias of pregnancy. Amer. J. Path. **8**, 1 (1932). — **Bell, E.:** Amyloid disease of the kidneys. Amer. J. Path. **9**, 185 (1933). — **Bell, E. T.:** Renal lesions with multiple myeloma. Amer. J. Path. **9**, 393 (1933). ~ Renal diseases. London: Henry Kimpton 1950. — **Ben-Ascher, S.:** Metastatic bone carcinomatosis associated with parathyroid hyperplasia and with symptoms of hyperparathyroidism; with blood calcium and phosphorus-studies before and after exstirpation of a hyperplastic parathyroid gland. J. Lab. clin. Med. **24**, 709 (1939). — **Bence-Jones, H.:** On a new substance occurring in the urine of a patient with mollities ossium. Phil. Trans. **138**, 55 (1948). — **Bennhold, H.:** Über die Ausscheidung intravenös einverleibten Kongorotes bei den verschiedensten Erkrankungen, insbesondere bei Amyloidosis. Dtsch. Arch. klin. Med. **142**, 32 (1923). — **Beregi, E., I. Földes, R. Jankovics**, and **L. Csötörtök:** Serotonin-induced renal changes in the rabbit and in the rat. Arch. int. Pharmacodyn. **139**, 268 (1962). — **Berger, K. W.**, and **A. S. Relman:** Renal impairment due to sarcoid infiltration of the kidney. Report of a case proved by renal biopsies before and after treatment with cortisone. New Engl. J. Med. **252**, 44 (1955). — **Bergstrand, A.**, and **H. Bucht:** Electron microscopy of renal glomerular amyloidosis. In: Renal biopsy, p. 51. London: Churchill 1961. — **Berman, L. B.**, and **I. Tublin:** The nephropathies of sickle-cell disease. Arch. intern. Med. **103**, 602 (1959). — **Bernard, J.**, et **M. Boiron:** Les anémies preleucoblastiques de la leucose aigue. Sang **25**, 797 (1954). — **Bernstein, J.**, and **Ch. F. Whitten:** A histologic appraisal of the kidney in sickle cell anemia. Arch. Path. **70**, 417 (1960). — **Besse, B. E., J. E. Lieberman**, and **L. B. Lusted:** Kidney size in acute leukemia. Amer. J. Roentgenol. **80**, No 54 (1958). — **Bichel, J., J. Bing**, and **N. Harboe:** Another case of hyperglobulinemia and affection of the central nervous system. Acta med. scand. **138**, 1 (1950). — **Bickel, G.**, et **R. Lasserre:** Amyloidose d'evolution rapide chez une tuberculeuse traitée par la cortisone. Bull. Soc. méd. Hôp. Paris **72**, 275 (1956). — **Bing, J.:** The formolgel reaction and other globulin reactions. Acta med. scand. **91**, 336 (1937). — **Blum, A.**, and **E. Sohar:** The diagnosis of amyloidosis. Lancet **1962 I**, 721. — **Bock, H. E.:** Internistisch Betrachtenswertes bei Lupus erythematodes disseminatus. Ärztl. Wschr. **11**, 537 (1956). — **Bohle, A.**, u. **H. J. Krecke:** Zur Frage der Basalmembran der Glomerulumschlingen in der Niere des Menschen. Virchows Arch. path. Anat. **327**, 663 (1955). — **Bombardella, M. P.**, e **P. Boccato:** La malattia de Waldenström. Contributo anatomopathologico. Riv. Anat. pat. **18**, 137 (1960). — **Bouissou, H., H. G. Dupont** et **C. L. Regnier:** L'atteinte rénale au cours du syndrome de Schönlein-Henoch. Etude clinique: étude histologique par ponction biopsie du rein. Arch. franç. Pédiat. **16**, 890 (1959). — **Bouissou, H., J. Fabre, J. Familiades** et **Cl. Regnier:** Les néphroanémies. Etude anatomo-pathologique. Rapports avec la maladie de Moschkowitz et la nécrose corticale. Presse méd. **71**, 233 (1963). — **Boulet, P., J. Mirouze, P. Barjon** et **M. Temple:** Lymphose rénale pseudotumorale au cours d'une maladie de Waldenström. J. Urol. méd. chir. **65**, 272 (1959). — **Boulet, P., J. Mirouze, A. Pages,**

P. Barjon, S. Fabre et **Cl. Jaffiol:** Ponction-biopsie rénale et néphropathie kahlérienne. J. Urol. Néphrol. **68**, 89 (1962); — Path. et Biol. **10**, 975 (1962). — **Bradley, J.E., M.E. Drake,** and **H. P. Mack:** Dermatomyositis with nephritis in negro girl. Amer. J. Dis. Child. **81**, 403 (1951). — **Bradley, S.E., C.P. Bradley, V.J. Tyson, J.J. Crury,** and **W.P. Blake:** Renal function in renal diseases. Amer. J. Med. **9**, 766 (1950). — **Bradley, S.E.,** and **G.P. Bradley:** Renal function during chronic anemia in man. Blood **2**, 192 (1947). — **Brass, K.:** Die Eiweißstoffwechselstörung des Plasmocytomkranken. I. Mitt. Frankfurt. Z. Path. **57**, 387 (1943); II. Mitt. **58**, 56 (1943). — **Braunsteiner, H., R. Falkner, A. Neumeyer** u. **F. Pakesch:** Makromolekulare Kryoglobulinämie. Klin. Wschr. **32**, 722 (1954). — **Braunsteiner, H.,** u. **F. Reinhardt:** Untersuchungen über die Natur von Paramyloid bei Plasmocytom. Klin. Wschr. **31**, 710 (1953). — **Brenner, J.J., W.A. Leff,** and **E. Hochstein:** Lupus erythematosus disseminatus sine lupo with nephrotic syndrome. Amer. J. Med. **5**, 288 (1948). — **Brosman, St.A., Ph.F. Bradford,** and **F.W. Hughes:** Modification of renal lesions produced by 5-hydroxytryptamine (serotonin). Amer. J. clin. Path. **32**, 457 (1959). — **Bruck, E.:** Renal function in anemia. Amer. J. Dis. Child. **86**, 511 (1953). — **Brücher, H.,** u. **H. Weicker:** Beitrag zur lymphatischen plasmacellulären Retikulose. Acta haemat. (Basel) **13**, 272 (1955). — **Brüdigam, B.,** u. **J. Moeller:** Über ein atypisches Plasmocytom mit einer schweren Überempfindlichkeitsreaktion auf Perabrodil. Klin. Wschr. **35**, 280 (1957). — **Brügel, H., D.P. Mertz, J. Krauss** u. **N. Lutz-Dettinger:** Hyperfunktionelles Stadium eines nephrotischen Syndroms bei Plasmocytom. Dtsch. Arch. klin. Med. **203**, 519 (1956). — **Brunschwig, A.,** and **V. Pierce:** Necropsy findings in patients with carcinoma of the cervix. Amer. J. Obstet. Gynec. **56** (6), 1134 (1948). — **Buchmann, E.:** Ureterstenosierung und Hydronephrosenbildung durch Krebs-Infiltration und Strahleninduration des Parametriums beim Collumcarcinom. Strahlentherapie **99**, 20 (1956).— **Bucht, H.:** Diskussion zu **Bucht** und **Bergstrand** 1961.

Caesar, R.: Elektronenmikroskopische Beobachtungen bei der Nierenamyloidose des Goldhamsters. Frankfurt Z. Path. **72**, 506 (1963). — **Cameron, H. McDonald:** Renal sarcoidosis. J. clin. Path. **9**, 136 (1956). — **Canby, C.B., G. Carpenter,** and **L.F. Ellmore:** Drepanocytosis (Sicklemia) and an apparently acute surgical condition of the abdomen. Arch. Surg. **48**, 123 (1944). — **Carlson, L.A.,** and **H. Möllerberg:** Zone electrophoretic studies on the distribution of the L.E. factor in the serum proteins and urinary proteins from patients with systemic lupus erythematosus. J. Lab. clin. Med. **51**, 53 (1958). — **Carone, F.A.,** and **F.H. Epstein:** Nephrogenic diabetes insipidus caused by amyloid disease. Evidence in man of the role of the collecting ducts in concentrating urine. Amer. J. Med. **29**, 539 (1960). — **Carson, D.R.,** and **F.A. Solomon:** Sarcoidosis: a case with extensive metastatic calcification, renal failure and favorable response to steroid therapy. Calif. Med. **96**, 114 (1962). — **Carstensen, G.:** Die sekundäre Niereninsuffizienz beim Colon- und Rectumcarcinom. Langenbecks Arch. klin. Chir. **293**, 434 (1960). — **Casals, S.P., G.J. Friou,** and **P.O. Teague:** Specific nuclear reaction pattern of antibody to DNA in Lupus erythematosus sera. J. Lab. clin. Med. **62**, 625 (1963). — **Cathcart, E. S.,** and **A. S. Cohen:** Evans blue as a diagnostic test for Amyloidosis. Arch. intern. Med. **112**, 875 (1963). — **Cattell,** R. B.: Improvements in the treatment of cancer of the rectum. J. Amer. med. Ass. **107**, 2011 (1936). — **Caylor, H. D.,** and **A. C. Nickel**: Multiple myeloma simulating hyperparathyroidism. Ann. Surg. **97**, 823 (1933). — **Cazal, P., J. Mirouze, J. Macabies, M. Robinet, Cl. Jaffiol** et **R. Bouvier:** Les protéines myélomateuses urinaires: étude immunologique. Intérêt de l'utilisation d'immunsérums spécifiques. Path. et Biol. **10**, 963 (1962). — **Charmot, G., R. Vargues** et **M. Fouchet:** Splenomegalie tropicale avec macroglobulinemie. Effet therapeutique possible de l'heparine dans deux cas. Presse méd. **69**, No 33 (1961). — **Chievitz, E.,** and **T. Thiede:** Complications and causes of death in polycythaemia vera. Acta med. scand. **172**, 513 (1962). — **Christianson, H.B., L.A. Brunsting,** and **H.O. Perry:** Dermatomyositis. Unusual features, complications and treatment. Arch. Derm. **74**, 581 (1956). — **Citron, K.M.:** Renal impairment in sarcoidosis with special reference to nephrocalcinosis. Postgrad. med. J. **31**, 516 (1955). — **Cleve, H.,** u. **F. Hartmann:** Antikörpermangelsyndrom. Internist. Prax. **1**, 87 (1961). — **Cochran jr., R.T.:** Hyposthenuria in sickle cell states. Arch. intern. Med. **112**, 222 (1963). — **Cohen, A.S.,** and **E. Calkins:** A study of the fine structure of the kidney in casein-induced amyloidosis in rabbits. J. exp. Med. **112**, 479 (1960). — **Cohen, A.S., E. Calkins,** and **P.F. Mullinax:** Studies in experimental amyloidosis. III. The effect of cortisone administration on the incidence of casein-induced amyloidosis in the rabbit. Arch. intern. Med. **110**, 75 (1962). — **Cohen, A.S.,** and **W.E. Paul:** Relationship of gamma-globulin to the fibrils of secondary human amyloid. Nature (Lond.) **197**, 193 (1963). — **Coke, H.:** Two interesting casis of purpura. Brit. med. J. **1931 I**, 535. — **Connor, T.B., W.C. Thomas jr.,** and **J.E. Howard:** The etiology of hypercalcemia associated with lung carcinoma. J. clin. Invest. **35**, 697 (1956). — **Coons, A.H.,** and **M.H. Kaplan:** Localisation of antigen in tissue cells. II. Improvements in a method for the detection of antigen by means of fluorescent antibody. J. exp. Med. **91**, 1 (1950). — **Copeman, H.A.,** and **N.J. Nicolaides:** Primary systemic amyloidosis treated with cortisone. Med. J. Aust. **44**, 828 (1957). — **Cosgrove, K.E.,** and **K.A. Latourette:** Multiple myeloma simulating hyperparathyroidism: a clinical and pathological study. Amer. J. Med. **15**, 862 (1953). — **Coste, F., F. Delbarre, J. Ortholan** et **J. Delaunay:** Sur deux cas de polyarthrite du lup. erythemat. diss., ayant simulé un rheumatisme infectieux. Rev. Rhum. **23**, 507 (1956). — **Crone, R.I., S.C. Jefferson, V.J. Pileggi,** and **E.C. Lowry:** Gross hematuria in sickle-cell trait. A report of eight cases. Arch. intern. Med. **100**, 597 (1957). — **Crosnier, J.:** Physiopathologie de l'insuffisance rénale au cours de la sarcoidose. Path. e Biol. **7**, 1895 (1959). — **Crosnier, J., J.Ph. Méry, H. de Montera, S. Zaltzman** et **B. Rueff:** Sur un syndrome associant une glomérulite segmentaire necrotique et une pneumopathie hémoptoique avec alvéolite hemorragique. J. Urol. Néphrol. **68**, 569 (1962). — **Crosnier, J.,** et **R. Slama:** Les lupo-érythématonéphrites. II. Diagnostic différentialnosologie et traitement. Presse méd. **68**, 371 (1960). — **Crosnier, J., R. Slama** et **H. de Montera:** Les lupoérythématonéphrites. Etude clinique et anatomique de quatorze observations. Presse méd. **68**, 148 (1960).

Dahlin, D.C.: Amyloidosis. Proc. Mayo Clin. **24**, 637 (1949). — **Dal Palù, C., D. Corà, S. Debiasi** u. **F. Casson:** Über die Hämodynamik in der echten Polycythämie. Z. Kreisl.-Forsch. **52**, 1019 (1963). — **Dal Palù, C., D. Corà, A. Ruol** e **S. Debiasi:** L'edodinamica renale negli stati anemici e poliglobulici. Cuore e Circol. **43**, 257 (1959). — **Dameshek, W.:** Systemic lupus erythematosus: A complex auto-immune disorder? Ann. intern. Med. **48**, 707 (1958). — **Davidson, C.N., J.M. Dennis, E.R. McNinch, J.K.V. Willson,** and **W.H. Brown:** Nephrocalcinosis associated with sarcoidosis: a presentation and discussion of seven cases. Radiology **62**, 203 (1954). — **Davis, H.,** and **P.T. Moe:** Favorable response of calcinosis universalis to edathamil sodium. Paediatrics **24**, 780 (1959). — **Dearing, R.:** Study of renal tract in carcinoma of cervix. J. Obstet. Gynaec. Brit. Emp. **60**, 165 (1953). — **De Gowin, R.L., Y. Oda,** and **R.H. Evans:** Nephritis and lung hemorrhage. Goodpasture's syndrome. Arch. intern. Med. **111**, 16 (1963). — **Delbarre, F.:** La maladie de Kahler. Etude clinique et biologique. Rev. Rhum. **16**, 375 (1949). — **Deller, D.J., I.A. Brodziak,** and **A.D. Phillips:** Renal failure in hypercalcaemic sarcoidosis. Brit. med. J. **1959 I**, 1278. — **Dent, C.E., F.V. Flynn,** and **J.D. Nabarro:** Hypercalcaemia and impairment of renal function in generalized sarcoidosis. Brit. med. J. **1953 II**, No 4880, 808. — **Derham, R.J.,** and **M.M. Rogerson:** The Schönlein-Henoch and collagen diseases. Arch. Dis. Childh. **27**, 132 (1952). — **Dévot, M., J. Gomelsky** et **M. Roudier:** Les formes rénales de la maladie de Libman-Sachs ou lupus érythémateux dissémié. Sem. Hôp. Paris **34**, 583 (1958). — **Dévot, M.,** et **J.L. Roy:** Glomérulonéphrite aigue, anurique révélatoire d'un rheumatisme articulaire aigu. Bull. Soc. méd. Hôp. Paris **76**, 856 (1960). — **Dische, St., L. Caplan,** and **S. Kramer:** The isotope renogram in carcinoma of the cervix. Amer. J. Roentgenol. **90**, 149 (1963). — **Dixon, F.J., J.D. Feldman,** and **J.J. Vazques:** Experimental glomerulonephritis: the pathogenesis of a laboratory model resembling the spectrum of human glomerulonephritis. J. exp. Med. **103**, 899 (1961). — **Dixon, H.M.:** Renal amyloidosis in relation to renal insufficiency. Amer. J. med. Sci. **187**, 401 (1934). — **Doering, P.,** u. **H. Wenker:** Nierenfunktion und intrarenale Hämodynamik bei der Polycythaemia rubra vera. Klin. Wschr. **34**, 1028 (1956). — **Dörken, H.:** Primäre und sekundäre Purpura hyperglobulinaemica. Verh. dtsch. Ges. inn. Med. **60**, 761 (1954). ~ Primäre und sekundäre Purpura hyperglobulinaemica. Acta haemat. (Basel) **10**, 340 (1953). — **Domzalski, C.A.,** and **V.C. Morgan:** Dermatomyositis: Diagnostic features and therapeutic pitfalls. Amer. J. Med. **19**, 370 (1955). — **Drivsholm, A.:** Turnover rate of myeloma proteins in serum and urine determined after intravital labelling with glycine-1-C-14. Acta med. scand. **169**, 503 (1961). — **Dubois, E.L.:** Effect of L.E. cell test on clinical picture of systemic lupus erythematosus. Ann. intern. Med. **38**, 1265 (1953). — **Ducrot, H., R. Habib, R. Slama** et **H. de Montera:** Anatomie pathologique de l'amylose rénale. J. Urol. méd. chir. **64**, 515 (1958). — **Ducrot, H., H. de Montera, J.Ph. Méry** et **B. Rueff:** La biopsie rectale est-elle la méthode de choix pour le diagnostic de la maladie amyloide? J. Urol. Néphrol. **67**, 432 (1961). — **Dustan, H.P., A.C. Corcoran,** and **J.R. Haserick:** Urinary sediment in acute diffuse lupus erythematosus: nature and response to treatment. Zit. nach **E.L. Dubois.** Ann. intern. Med. **45**, 163 (1956). — **Dutz, H.:** Die Bedeutung der Clearancemethodik zur Prüfung der Nierenfunktion für die Klinik unter besonderer Berücksichtigung differentialdiagnostischer Fragestellungen. Z. ges. inn. Med. 8, 436 (1953).

Edstroem, G., and **P. O. Gedda:** Investigation on the localisations and forms of some visceral. Acta med. scand. **157**, 367 (1954). — **Effersøe, P.,** and **B. Tidstrøm:** Detection of myeloma protein in urine by a new Quick method. J. Lab. clin. Med. **50**, 134 (1957). — **Effert, S., G. Gehrmann, H. Odenthal** u. **R. Rippert:** Beitrag zum „normproteinämischen Plasmocytom". Dtsch. med. Wschr. **85**, 2022 (1960). — **Eger, W.:** Der experimentelle Hyperparathyreoidismus. Verh. dtsch. Ges. inn. Med. **62**, 403 (1956). — **Ehrich, W.:** Die Nierenerkrankung bei Bence-Jonesscher Proteinurie. Z. klin. Med. **121**, 396 (1932). — **Eisalo, A.:** Multiple myeloma simulating hyperparathyroidism. Ann. Med. intern. Fenn. **45**, 203 (1956). — **Eliot, R.S., H.J. McGee,** and **S.G. Blount:** Cardiac amyloidosis. Circulation **23**, 613 (1961). — **Elliott, J.A.,** and **D.R. Mathieson:** The response of serum gamma globulin levels and complement titer to adrenocorticotrophic hormone (ACTH) therapy in lupus erythematosus disseminatus. Arch. Derm. Syph. (Chic.) **68**, 119 (1953). — **Ellis, H.A.,** and **D. Felix-Davies:**

Serum complement, rheumatoid factor, and other serum proteins in rheumatoid disease and systemic lupus erythematosus. Ann. rheum. Dis. 18, 215 (1959). — **Elster, K., u. H. Feuerstein:** Hyperparathyreoidismus und Niereninsuffizienz. Ärztl. Wschr. **10**, H. 2, 39 (1955). — **Enders, W., u. L. Friederici:** Renale Polycythämie. Dtsch. med. Wschr. 88, 1512 (1963). — **Engfeldt, B., R. Zetterström,** and **G. Bergendahl:** A note of the glomerular changes in systemic lupus erythematosus. Acta path. microbiol. scand. (Kbh.) **40**, 209 (1957). — **Engle, R.L.,** and **L.A. Wallis:** Multiple myeloma and the adult Fanconi syndrome. Amer. J. Med. **22**, No 1, 5—23 (1957). — **Engle jr., R.L., K.R. Woods, G.B. Castillo,** and **J.H. Pert:** Starch gel electrophoresis of serum proteins and urinary proteins from patients with multiple myeloma, macroglobulinemia, and other forms of dysproteinemia. J. Lab. clin. Med. **58**, 1 (1961). — **Ennevaara, K.,** and **M. Oka:** Amyloidosis in ankylosing spondylitis. Ann. rheum. Dis. **22**, 336 (1963). — **Enzer, N.,** and **B. Lieterman:** Multiple myeloma. Ann. intern. Med. 8, 1062 (1935). — **Epstein, F.H., M.J. Rivera,** and **F.A. Carone:** The effect of hypercalcemia induced by calciferol upon renal concentrating ability. J. clin. Invest. **37**, 1702 (1958). — **Etteldorf, J.N., J.D. Smith, A.H. Tuttle,** and **L.W. Diggs:** Renal hemodynamic studies in adults with sickle cell anemia. Amer. J. Med. 18, 243 (1955). — **Etteldorf, J.N., A.H. Tuttle,** and **G.W. Clayton:** Renal function studies in pediatrics. I. Renal hemodynamics in children with sickle cell anemia. Amer. J. Dis. Child. **83**, 185 (1952). — **Evans, P.V.,** and **A.T. Symmes:** Bone marrow infarction with fat embolism and nephrosis in sickle cell disease. J. Indiana med. Ass. **50**, 1101 (1957). — **Everall, J.D., R.H. Heptinstall,** and **A.M. Joekes:** An early renal lesion in systemic lupus erythematosus. Brit. J. Derm. **70**, 44 (1958).

Fabian, E.: Über die diffus infiltrierende Form der Leukämie und des Lymphosarkoms (zugleich ein Beitrag zur Kenntnis des mediastinalen Lymphosarkoms). Beitr. path. Anat. **53**, 491 (1912). — **Fahey, J.L., E. Leonhard, J. Churg,** and **G. Godman:** Wegener's granulomatosis. Amer. J. Med. **17**, 168 (1954). — **Fallet, G.H., E. Meyer, H. Vasey** et **J. Spahr:** Les polyarthrites chron. évolutives à cellules L.E. Jahresversg Schweiz. Ges. inn. Med. 1959. — **Farquar, M.B.:** In proc. Xth Ann. Conf. Nephrotic syndrome (ed **J. Metcoff,**) p. 2. New York: Nat. Kidney Disease Foundation 1959. — **Farquar, M.G., R.L. Vernier,** and **R.A. Good:** Electron microscope study of glomerulus in nephrosis, glomerulonephritis and lupus erythematosus. J. exp. Med. **106**, 649 (1957). — **Fearnley, J.R.,** and **R. Lackner:** Amyloidosis in rheumatoid arthritis and significance of "unexplained" albuminuria. Brit. med. J. **1955 I**, 1129. — **Fine, J.M., J. Dormont, J.Ph. Méry, R. Creyssel, J. Groulade** et **M. Debray-Sachs:** Etudes sur la nature d'une pyroglobuline sérique abservée au cours du myélome. Rev. franç. Étud. clin. biol. **6**, 864 (1961). — **Fink, Ch.W.,** and **J. Baum:** Treatment of calcinosis universalis with chelating agent. Amer. J. Dis. Child. **105**, 390 (1963). — **Firmat, J., P. Vanamee, L. Klauber, I. Krakoff,** and **H.T. Randall:** The artificial kidney in the treatment of renal failure and hyperuricemia in patients with lymphoma and leukemia. Cancer **13**, 276 (1960). — **Fischer, J.A.:** Die Sklerodermieniere. Schweiz. med. Wschr. **93**, 140 (1963). — **Fishberg, A.M.:** Hypertension and nephritis. 5th ed. Philadelphia: Lea & Febiger 1954. — **Fisher, M.S., A.V. Torre,** and **G.T. Wohl:** Fatal uremia due to uric acid crystals in a case of lymphosarcoma. Radiology **70**, 84 (1958). — **Förstensmeyer, L.:** Tödlicher Zwischenfall nach intravenöser Injektion von Kongorot. Dtsch. med. Wschr. **1964**, H. 39, 1845. — **Fourman, P.:** Calciumstoffwechsel und Knochenkrankheiten. Stuttgart: Georg Thieme 1963. — **Fourman, P.,** and **P.M. Leeson:** Thirst and polyuria, with a note on the effects of potassium deficiency and calcium excess. Lancet **1959 I**, 268. — **Franke, C.:** Die Coliinfektion des Harnapparates und deren Therapie. Ergebn. Chir. Orthop. **7**, 671 (1913). — **Franke, H., u. E. Heinicke:** Zur Physiologie und Pathologie der Plasmazellen. Folia haemat. (Lpz.) **70**, 243 (1951). — **Fraser, J.C.,** and **M. Kaye:** Renal amyloidosis: A review of 12 cases. Canad. med. Ass. J. **85**, 967 (1961). — **Freeman, I.,** and **H. Meisel:** Renal calculi as complications of leukemia and lymphomata. Ann. intern. Med. **50**, 1050 (1959). — **Frei, E., C. J. Bentzel, R. Rieselbach,** and **J. B. Block:** Renal complications of neoplastic disease. J. chron. Dis. **16**, 757 (1963). — **Freiman, D.G.:** Medical progress. Sarcoidosis. New Engl. J. Med. **239**, 664, 709, 743 (1948). — **Frenger, W., u. E. Schütz:** Zur klinischen Symptomatologie der Dermatomyositis. Dtsch. med. Wschr. **84**, 2234 (1959). — **Fresen, O.:** Über extramedulläre Ausbreitung und Erscheinungsformen der Myelosen. Ärztl. Forsch. **9**, 451 (1955). — **Frey, W., u. F. Seiler:** Handbuch der inneren Medizin, Bd. VIII. Berlin-Göttingen-Heidelberg: Springer 1951. — **Friedreich, W.:** Ein neuer Fall von Leukämie. Virchows Arch. path. Anat. **12**, 37 (1857). — **Fritze, E.:** Der Purinstoffwechsel bei Leukämien unter Urethanbehandlung. Klin. Wschr. **1949**, 366. — **Fromowicz, K.K., K. Janicki u. A. Kaczorowska:** Untersuchungen der Leukocytenausscheidung im Harn bei Leukämien. Folia haemat. (Lpz.) **76**, 193 (1959). — **Fronescu, E., u. S. Ochinciuc:** Über eine „Nierenform" des Plasmocytoms. Med. interna (Buc.) **12**, 1687 (1960) [Rumänisch]. — **Fuchs, K.H.:** Infektion der Harnwege bei Stagnationsprozessen am Dickdarm. Langenbecks Arch. klin. Chir. **260**, 656 (1948). ~ Harninfektion durch mechanische und dynamische Stagnation im Dickdarm. Z. Urol., Sonderh., 385 (1950). ~ Über die Infektion der Harnwege beim Rectumcarcinom. Fortschr. Med. **70**, 85 (1952).

Gafni, J., and **E. Sohar:** Rectal biopsy for the diagnosis of amyloidosis. Amer. J. med. Sci. **240**, 332 (1960). — **Gafni, J., E. Sohar,** and **H. Heller:** The inherited amyloidoses; their clinical and theoretical significance. Lancet **1964 II**, 71. — **Ganzoni, A.:** Hypercalcämie-syndrom. Schweiz. med. Wschr. **94**, 855 (1964). — **Gardner, D.L.:** Amyloidosis in rheumatoid arthritis treated with hormones. Ann. rheum. Dis. **21**, 298 (1962). — **Gasser, C., E.E. Bittar,** and **A.E. Parrish:** Macroglobulinemia and amyloid nephrosis. Report of a case. Med. Ann. D. C. **30**, 342, 373 (1961). — **Gasser, C., E. Gautier, A. Steck, R.E. Siebenmann** u. **R. Oechslin:** Hämolytisch-urämische Syndrome: Bilaterale Nierenrindennekrosen bei akuten erworbenen hämolytischen Anämien. Schweiz. med. Wschr. **1955**, 905. — **Gedda, O.:** On amyloidosis and other causes of death in rheumatoid arthritis. Acta med. scand. **150**, 443 (1955). — **Geer, J.C., J.P. Strong, H.C. McGill jr.,** and **T. Muslow:** Electron microscopic observations on the localization of amyloid in the kidney in secondary amyloidosis. Lab. Invest. **7**, 554 (1958). — **Gerbrandy, J.,** and **H.B.A. Hellendoorn:** Renal failure acute hypercalcaemia in patients with metastasized mammary carcinoma. Clin. chim. Acta **3**, 435 (1958). — **Germuth jr., F.G.:** A comparative histologic and immunologic study in rabbits of induced hypersensitivity of the serum sickness type. J. exp. Med. **9**, 257 (1953). — **Geschickter, C.F.,** and **M.M. Copeland:** Multiple Myeloma. Arch. Surg. **16**, 807 (1928). — **Giles, R.B.,** and **E. Calkins:** The relationship of serum hexosamine, globulins and antibodies to experimental amyloidosis. J. clin. Invest. **37**, 846 (1958). — **Gill, D.:** Multiple myeloma simulating hyperparathyreoidismus. Ann. intern. Med. **24**, 1087 (1946). — **Gill, jr. J.R.,** and **F.C. Bartter:** On the impairment of renal concentrating ability in prolonged hypercalcemia and hypercalciuria in man. J. clin. Invest. **40**, 716 (1961). — **Glanzmann, B.:** Beiträge zur Kenntnis der Purpura im Kindesalter. Jb. Kinderheilk. **83**, 271, 379 (1916). — **Glenchur, H., H.H. Zinneman,** and **W.H. Hall:** A review of fifty-one cases of multiple myeloma. Arch. intern. Med. **103**, 173 (1959). — **Godman, G.C., J. Churg:** Wegener's Granulomatosis. Arch. Path. **58**, 533 (1954). — **Gold, G.L.,** and **D. Fritz:** Hyperuricema associated with the treatment of acute leukemia. Ann. intern. Med. **47**, 428 (1957). — **Goldberger, E.:** The etiology and pathogenesis of rheumat. fever. Acta med. scand. **161**, 347 (1958). — **Goldenberg, G.J.,** and **R.H. Greenspan:** Middle-lobe atelectasis due to endobronchial sarcoidosis, with hypercalcemia and renal impairment. New Engl. J. Med. **262**, 1112 (1960). — **Goldman, R., W.S. Adams,** and **E.B. Luchsinger:** Renal function in multiple myeloma. J. Lab. clin. Med. **40**, 519 (1952). — **Goldsmith, R.S.,** and **M. Forland:** Rapid calcium infusion test for hyperparathyroidism. Arch. intern. Med. **113**, 550 (1964). — **Gonzalez-Angulo, A., S.D. Greenberg,** and **St.A. Wallace:** Generalized primary amyloidosis. Amer. Heart J. **65**, 110 (1963). — **Goodpasture, E.W.:** Significance of certain pulmonary lesions in relation to etiology of influenza. Amer. J. med. Sci. **158**, 863 (1919). — **Goodwin, W.E., E.F. Alston,** and **J.H. Semans:** Hematuria and sickle cell disease; unexplained, gross unilateral, renal hematuria in negroes, coincident with the blood sickling trait. J. Urol. (Baltimore) **63**, 79 (1950). — **Goslings, J.,** et **W. Hymans:** La signification du phénomène L.E. dans la polyarthrite chron. évolutive. J. belge Méd. phys. Rhum. **13**, 113 (1958). — **Gouygou, C.:** Etude par injection artérielle des altérations glomérulaires et vasculaires dans l'amylose rénale. J. Urol. méd. chir. **64**, 576 (1958). — **Gowdey, J.F.,** and **E.B.D. Neuhauser:** The roentgen diagnosis of diffuse leukemic infiltration of the kidneys in children. Amer. J. Roentgenol. **60**, 13 (1948). — **Graham, W.P., B. Gardner,** and **G.S. Gordan:** Glomerular filtration in disseminated breast cancer. Arch. intern. Med. **113**, 837 (1964). — **Grassmann, W.,** u. **K. Hannig:** Ein quantitatives Verfahren zur Analyse der Serumproteine durch Papierelektrophorese. Hoppe-Seylers Z. physiol. Chem. **290**, 1 (1952). — **Grayzel, H. G., D.M. Heimer,** and **I. Saremsky:** Amyloidosis-experimental studies. Part IX. The effect of corticotropin (ACTH) and cortisone injections upon the production of amyloidosis in albino mice. Exp. Med. Surg. **14**, 332 (1956). — **Green, T.W.,** and **C.L. Conley:** Occurrence of symptoms of sickle cell disease in the absence of persistent anemia. Ann. intern. Med. **34**, 849 (1951). — **Greenbaum, D.,** and **H.F.H. Stone:** Dangers of uric-acid excretion during treatment of leukemia and lymphosarcoma. Lancet **1959 I**, 73. — **Griboff, S.J., J.B. Hermann, A. Smelin,** and **J. Moss:** Hypercalcemia secondary to bone metastases from carcinoma of the breast: relationship between serum calcium and alkaline phosphase values. J. clin. Endocr. **14**, 378 (1954). — **Grishman, E.,** and **J. Porush:** Electron microscopic studies of "minimal" lupus nephritis. Fed. Proc. **23**, 446 (1964). — **Gross, R., R. Wildhack** u. **H. Steiner:** Klinisch-statistische Übersicht über 900 Leukosen. Dtsch. med. Wschr. **83**, 1974 (1958). — **Gsell, O.,** u. **P. Miescher:** Primäre chronische Polyarthritis und visceraler Erythematodes. I. Sympos. Immunpath. Basel: Benno Schwabe & Co. 1959, S. 468. — **Günther, H.:** Die kryptogenen Myopathien. Ergebn. inn. Med. Kinderheilk. **58**, 331 (1940). — **Güthert, H., W. Wöckel** u. **W. Jänisch:** Zur Häufigkeit des Plasmocytoms und seiner Ausbreitung im Skeletsystem. Ergebnisse autoptischer Untersuchungen. Münch. med. Wschr. **103**, 1561 (1961). — **Guglielmo, R. di:** Traitement du plasmocytome et de la macroglobulinémie. Schweiz. med. Wschr. **90**, 1189 (1960). — **Guichard, M.M., R. Cryssel** et **L. Cortet:** J. Méd. Lyon **1**, 193 (1948). — **Gutmann, A.B.:** Amyloidosis. In: **Cecil** and **Loeb,** Textbook of Medicine, 8th ed. Philadelphia: W. B. Saunders Co. 1953. — **Gutmann, A.B.,** and **E.B.**

Gutmann: (a) An empirical regression equation relating total serum calcium to serum albumin and globulins. Proc. Soc. exp. Biol. (N.Y.) **36**, 527 (1937). ~ (b) Relation of serum calcium to serum albumin and globulins. J. clin. Invest. **16**, 903 (1937). — **Gwyn, N.B.:** On some clinical manifestations of acute leukemia. Canad. med. Ass. J. **23**, 35 (1930).

Härtter, W.: Statistische Untersuchungen, Häufigkeit und Geschlechtsverteilung der Amyloidose. Dtsch. med. Wschr. **1949**, 1359. — **Hässig, A.,** u. **D. L. A. Roulet:** Paraproteine. Symposion. Bull. schweiz. Akad. med. Wiss. **17**, 162 (1961). — **Hamburger, J., J. Ph. Méry** et **L. Guerra.:** Etude clinique sur les relations du rein et des polyglobulies. Nouv. Rev. franç. Hémat. **1**, 503 (1961). — **Haranghy, L., E. Beregi** u. **J. Sugár:** Über das Vorkommen des senilen Amyloids in der Niere. Acta biol. Acad. Sci. hung. **9**, 363 (1959). — **Hargraves, M. M., H. Richmond,** and **R. Morton:** Presentation of two bone marrow elements: the "tart" cell and "L.E." cell. Proc. Mayo Clin. **23**, 25 (1948). — **Harrell, G.T.,** and **S. Fisher:** Blood chemical changes in Boeck's sarcoid with particular reference to protein, calcium and phosphatase values. J. clin. Invest. 18, 687 (1939). — **Harrow, B.R., J.A. Sloane,** and **N.C. Liebman:** Roentgenologic demonstration of renal papillary necrosis in sickle-cell trait. J. Med. **268**, 969 (1963). — **Hartmann, S.,** u. **E. Bland:** Gelenkrheuma und Glomerulonephritis. Amer. J. Med. **10**, 47 (1951). — **Harvey, A.M., L.E. Shulman, P.A. Tumulty, C.L. Conley,** and **E.H. Schoenrich:** Systemic lupus erythematosus: review of literature and clinical analysis of 138 cases. Medicine (Baltimore) **33**, 291 (1954). — **Hasche-Klünder, R.,** u. **M. Schwarzkopf:** Spätmetastasen eines Magenkrebses in der Niere. Z. Urol. **55**, 503 (1962). — **Haschek, H.:** Erfahrungen mit der Langzeitbehandlung der chronischen Pyelonephritis (Spätergebnisse). Wien. klin. Wschr. **73**, 929 (1961). — **Haserick, J.R.,** and **R.D. Sundberg:** Bone marrow as diagnostic aid in acute disseminated lupus erythematosus; report on Hargraves' "L.E." cell. J. invest. Derm. **11**, 209 (1948). — **Hauser, W.:** Lupus erythematosus acutus mit Begleitretikulose und mit Beteiligung von Reticulumzellen an der LE-Zellbindung. Med. Klin. **46**, 412 (1951). ~ Elektrophoretische Untersuchungen des Urineiweißes bei akut verlaufendem Lupus erythematodes. Arch. Derm. Syph. (Berl.) **200**, 564 (1955). — **Hauss, W.H.,** u. **G. Junge-Hülsing:** Veränderungen des Bindegewebsstoffwechsels durch toxische, infektiöse und allgemeine Einflüsse. Z. Rheumaforsch. **20**, 161 (1961). — **Havemann, G.:** Immunologische Untersuchungen bei Wegenerscher Granulomatose mit Nachweis von Gamma-Globulin-Antikörpern. Klin. Wschr. **42**, 866 (1964). — **Hawn, C.Z.,** and **C.A. Janeway:** Histological and serological sequences in experimental hypersensitivity. J. exp. Med. **85**, 571 (1947). — **Healy, J.K.:** Acute oliguric renal failure associated with multiple myeloma. Report of three cases. Brit. med. J. **1963 I**, 1126. — **Hegglin, R.:** Differentialdiagnose innerer Krankheiten. Stuttgart: Georg Thieme 1959. — **Heidel, W.,** u. **J. Schilg:** Kasuistischer Beitrag zur diffusen generalisierten Sklerodermie unter besonderer Berücksichtigung der vasculären Veränderungen an den Nieren. Z. ges. inn. Med. **13**, 707 (1958). — **Heidelmann, G., I. Huth** u. **E. Kahn:** Nierenfunktionsstörungen bei chronischer Polyarthritis. Z. Rheumaforsch. **15**, 208 (1956). — **Heilmeyer, L.:** Neuere Beobachtungen an Myelomkranken mit besonderer Berücksichtigung der Behandlung mit Stilbamidin und Pentamidin. Schweiz. med. Wschr. **1949**, 837. — **Heilmeyer, L.,** u. **H. Begemann:** Klinische Beobachtungen bei Störungen in der Zusammensetzung der Bluteiweißkörper. Med. Mschr. **4**, 250 (1950). ~ **Heilmeyer, L.,** u. **H. Begemann:** Handbuch der inneren Medizin, Bd. II. Berlin-Göttingen-Heidelberg: Springer 1951. — **Heineman, H. O.,** and **M. W. Cheung:** Renal concentrating mechanism in sickle-cell anemia. J. Lab. clin. Med. **49**, 923 (1957). — **Heintz, R.:** Peliosis rheumatica (M. Schönlein-Henoch) und diffuse Glomerulonephritis als allergisches Syndrom. Ärztl. Wschr. **7**, 352 (1952). — **Heller, H., E. Sohar, J. Gafni,** and **J. Heller:** Amyloidosis in familiar mediterranean fever: An independent genetically determined charakter. Arch. intern. Med. **107**, 539 (1961). — **Heller, H., E. Sohar,** and **L. Sherf:** Familial mediterranean fever. Arch. intern. Med. **102**, 50 (1958). — **Helyer, B.J.,** and **J.B. Howie:** Renal disease associated with positive lupus erythematosus tests in a crossbred strain of mice. Nature (Lond.) **19** (I), 97 (1963). — **Hennemann, H.H.,** u. **K. Becker:** Leukämiestudien. II. Nephrolithiasis und Leukämien. Z. ges. inn. Med. **10**, 137 (1955). — **Henneman, P.H., E.L. Carroll,** and **E.E. Dempsey:** The mechanism responsible for hypercalcuria in sarcoid. J. clin. Invest. **33**, 941 (1954). — **Henneman, P.H., E.F. Dempsey, E.L. Carroll,** and **F. Albright:** The cause of hypercalcuria in sarcoid and its treatment with cortisone and sodium phytate. J. clin. Invest. **35**, 1229 (1956). — **Henoch, E.:** Über eine eigentümliche Form von Purpura. Berl. klin. Wschr. **11**, 641 (1874). — **Heptinstall, R.H.,** and **A.M. Joekes:** Renal amyloid. A report on eleven cases proven by renal biopsy. Ann. rheum. Dis. **19**, 126 (1960). — **Herhaus, B.:** Purpura Schoenlein-Henoch nach Conteben. Dtsch. med. Wschr. **82**, 632 (1957). **Hermann, G.,** u. **Ch. de Vaux-St.-Cyr.:** Einige Ergebnisse immunelektrophoretischer und säulenchromatographischer Untersuchungen mit DEAE-Cellulose von Harneiweißen bei verschiedenen Fällen pathologischer Proteinurien. Verh. dtsch. Ges. inn. Med. **67**, 320 (1962). — **Herms, W., E. Schröder** u. **E. Wetzels:** Glomerulumfiltrat und Nierendurchblutung bei erhöhtem Hämatokrit. Dtsch. med. Wschr. **90**, 30 (1965). — **Herrington, R.T.,** and **H.J. Fallon:** Urin acid nephropathy in leukemia. The use of acetazolamide in its management. New Engl.

J. Med. **266**, 934 (1962). — **Herrmann, J.B.:** Hormonal treatment of breast cancer. Amer. J. Roentgenol. **63**, 326 (1950). — **Herrmann, W.:** Der chronische Erythematodes. Internist (Berl.) **4**, 480 (1963). — **Herzberg, J.J.:** Der akute Erythematodes. Internist (Berl.) **4**, 475 (1963). — **Heuchel, G.:** Die Niere bei chronischer Pathoproteinämie. Verh. dtsch. Ges. inn. Med. **66**, 858 (1961). ~ Glomeruläre und tubuläre Nierenerkrankungen. Internat. Symposium Würzburg 1960. Stuttgart: Georg Thieme 1962. — **Heuchel, G.,** u. **D. vom Dahl:** Leukämie und Niere. Blut **5**, 390 (1959). — **Hitzig, W.H.:** Immunological studies on dissociation of human macroglobulinemia. Proc. 7th Coll. on "Protides of the Biological Fluids", Bruges, Belgium, May 1959. — **Hjort, G.H.,** and **H.E. Christensen:** Electron-microscopic investigations on secondary renal amyloidosis. Acta rheum. scand. **7**, 65 (1961). — **Höpker, W.:** Die Nierenfunktion des Plasmocytomkranken. Dtsch. med. Wschr. **73**, 154 (1948). — **Hohenfellner, R.,** u. **K. Weghaupt:** Urologische Komplikationen als Bestrahlungsfolge des Kollumcarcinoms. Strahlentherapie **122**, 362 (1963). — **Howard, J.E.:** Editorial. Hypercalcaemia and renal injury. Ann. intern. Med. **16**, 176 (1942). — **Huhnstock, K.:** Paraproteinurien mit negativem Ausfall des Albustix-Tests. Klin. Wschr. **40**, 1009 (1962). — **Hunstein, E., H. Kiefer, J. Schirmeister** u. **H. Stötzer:** Über einen intravital diagnostizierten Fall einer Wegenerschen Granulomatose. Dtsch. med. Wschr. 88, 52 (1963). — **Huser, H. J., L. Humair** et **D. Frommel:** Un cas particulier de glomérulonéphrite dans le syndrome de Schönlein-Henoch. J. suisse Méd. **93**, 700 (1963). — **Hutt, M. P., J.F. Reger,** and **H. B. Neustein:** Renal pathology in paroxysmal nocturnal hemoglobinuria. An electron microscopie illustration of the formation and disposition of ferritin in the nephron. Amer. J. Med. **31**, 736 (1961).

Iseken, G., u. **E. Mundt:** Die internistische Bedeutung des Lupus erythematodes disseminatus. Medizinische **46**, 1647 (1956).

Jaccottes, Marc-André: Zur Histologie und Pathogenese der Nierenverkalkung. Virchows Arch. path. Anat. **332**, 245 (1959). — **Jackson, W.P.U.,** and **C. Doncaster:** Consideration of hypercalcuria in sarcoidosis, idiopathic hypercalcuria and that produced by vitamin D. J. clin. Endocr. **19**, 658 (1959). — **Jaffe, H.L., J.V. Meigs, R.C. Graves,** and **Ch.J.E. Kickham:** Ureteral and renal complications of carcinoma of the cervix. Their classification and management. Surg. Gynec. Obstet. **70**, 178 (1940). — **Jahnke, K.:** Diskussionsbemerkung zu **Schubert** u. **Haug.** Verh. dtsch. Ges. inn. Med. **67**, 605 (1961). — **Jellinek, H.,** u. **E. Mátyus:** Hämaturie als irreführendes Symptom bei extrarenalem Tumor. Zbl. allg. Path. path. Anat. **101**, 270 (1960). — **Jernigan, J.A.:** Chronic radiation nephritis: a review of the literature with report of a case. Ann. intern. Med. **51**, 1084 (1959). — **Jeschal, E.:** Atypisches Plasmocytom. Med. Klin. **59**, 699 (1964). ~ Über Diagnostik und Funktion der Plasmocytomniere. Dtsch. med. J. (Im Druck). — **Jessar, R.A.:** Neue Fortschritte über Grundlagen und klinischen Verlauf der rheumatischen Polyarthritis. Klin. Wschr. **1958**, 998. — **Jesserer, H.,** u. **R. Kotzaurek:** Cortison und Calciumstoffwechsel. Klin. Wschr. **37**, 285 (1959). — **Johansson,** G. A.: Elektrophoreseuntersuchungen im Blut und Harn von Amyloidosen mit und ohne Amyloidnephrose. Klin. Wschr. **27**, 68 (1949). ~ Cortison, ascorbinsyra och amyloidbildning. Nord. Med. **50**, 1605 (1953). — **Jores, A.:** Beitrag zur Differentialdiagnose des multiplen Myeloms und der Ostitis fibrosa generalisata. Klin. Wschr. **1931**, 2352. — **Jorke, D.,** u. **R. A. Kühn:** Betrachtungen zur Klinik paraproteinämischer Krankheitsbilder. Bull. schweiz. Akad. med. Wiss. **17**, 216 (1961). ~ Paramyeloblastenleukämie mit Paraproteinämie. Blut 8, 229 (1962). — **Joske, R. A.,** and **J.L. Stubbe:** Aspiration biopsy of the kidney in systemic lupus erythematosus. Med. J. Aust. **1957 I**, 347. — **Josselson, A. J., R.D. Pruitt,** and **J.E. Edwards:** Amyloid localized to the heart. Arch. Path. 54, 359 (1952). — **Jugenburg, A.,** u. **K. Tschotschia:** Neue Ergebnisse zum Verständnis des Leukämieverlaufes. Strahlentherapie **41**, 86 (1931). — **Jutzler, G.A., F.J. Zapp** u. **H.J. Brunck:** Kasuistischer Beitrag zur Frage atypischer Plasmocytom-Paraglobuline und zur Plasmocytom-Niere. Med. Welt **1961**, 1613.

Kabokow, B., M.F. Mines, and **F.H. King:** Hypercalcemia in Hodgkin's disease. New Engl. J. Med. **256**, 59 (1957). — **Käser, O.,** u. **F.A. Iklé:** Urologische Komplikationen bei der Behandlung des Collumcarcinoms. Dtsch. med. Wschr. **1961 II**, 2465. — **Kahler, O.:** Prager med. Wschr. **1889**, 33, 45. — **Kanzow, U.:** Die Makroglobulinämien Waldenström. Klin. Wschr. **1954**, 154. ~ Plasmocytom und Makroglobulinämie. Klin. Wschr. **1959**, Nr 29 30, 1352. ~ Die Paraproteinbande als Krankheitssymptom. Klin. Wschr. **1964**, Nr 29, 1544. — **Kaplan, M., R. Grumbach** et **P. Drapeau:** Néphro-anémie thrombopénique aigue. Etude d'une forme curable avec biopsies rénales. Sem. Hôp. Paris **37**, 3572 (1961). — **Kappeler, R.:** Betrachtungen zur Klinik paraproteinämischer Krankheitsbilder. Bull. schweiz. Akad. med. Wiss. **17**, 216 (1961). — **Kappeler, R., A. Krebs** u. **G. Riva:** Klinik der Makroglobulinämie Waldenström. Helv. med. Acta **25**, 101 (1958). — **Kark, R. M., C. L. Pirani, V.E. Pollack, R.C. Muehrcke,** and **J. O. Blainey:** The nephrotic syndrom in adults. A common disorder with many causes. Ann. intern. Med. **49**, 751 (1958). — **Kark, R. M., V. E. Pollack, J. S. Soothill, C. L. Pirani,** and **R. C. Muehrcke:** Simple tests of renal function in health and disease. I. A reappraisal of their value in the light of serial renal biopsies. Arch. intern. Med. **99**, 176 (1957). — **Kasanen, A.,** and **H. Salmi:**

Renal function in chronic non-renal anemia. Ann. Med. intern. Fenn. 48, 163 (1959). — **Keitel, H. G., D. Thompson,** and **H. A. Itano:** Hyposthenuria in sickle cell anemia: a reversible renal defect. J. clin. Invest. 35, 998 (1956). — **Kendall, A. R.,** and **W. H. Lakey:** Sclerosing Hodgkin's disease vs. idiopathic retroperitoneal fibrosis. J. Urol. (Baltimore) 86, 217 (1961). — **Kennedy, B. J., J. T. Nathanson, D. M. Tibbets,** and **J. C. Aub:** Biochemical alterations during steroid hormone therapy of advanced breast cancer. Amer. J. Med. 19, 337 (1955). — **Kenny, J. J.,** and **W. C. Moloney:** Multiple myeloma: diagnosis and management in a series of 57 cases. Ann. intern. Med. 46, 1079 (1957). — **Kerr, W. K. J.:** Pathogenesis of rheumatic fever. Ann. intern. Med. 29, 587 (1948). ~ Significance of urinary tract complications in carcinoma of cervix uteri. Surg. Gynec. Obstet. 113, 219 (1961). — **Kesselring, F.,** u. **H. U. Zollinger:** Die Wegenersche Granulomatose. Ergebn. inn. Med. Kinderheilk. 16, 41 (1961). — **Killmann, S. A., St. Gjørup,** and **J. H. Thaysen:** Fatal acute renal failure following intravenous pyelography in a patient with multiple myeloma. Acta med. scand. 158, 43 (1957). — **Kimball, K. G.:** Amyloidosis in association with neoplastic disease. Report of an unusual case and clinico-pathological experience at memorial center for cancer and allied diseases during eleven years (1948—1958). Ann. intern. Med. 55, 958 (1961). — **Kimmig, D.:** Nordwestdeutscher Internistenkongr. Hamburg 1965. — **Kirchhoff, H.:** Die fraktionierte Röntgenbestrahlung fortgeschrittener Collumcarcinome bei Mitbeteiligung der abführenden Harnwege. Strahlentherapie 65, 579 (1938). ~ Komplikationsreiche Veränderungen am Harnsystem nach Strahlentherapie des Collumcarcinoms. Geburtsh. u. Frauenheilk. 20, 34 (1960). — **Kirchmair, H.,** u. **Fr. Gabl:** Beitrag zum Komaparaproteinaemicum. Dtsch. med. Wschr. 85, 2025 (1960). — **Kirschbaum, J. D.,** and **F. S. Preuss:** Leukemia, a clinical and pathologic study of 123 fatal cases in a series of 14,400 neocropsies. Arch. intern. Med. 71, 777 (1943). — **Klatskin, G.,** and **M. Gordon:** Renal complications of sarcoidosis and their relationship to hypercalcaemia with report of two cases simulating hyperparathyroidism. Amer. J. Med. 15, 484 (1953). — **Klemm, D., W. Hunstein** u. **H. Langendorff:** Atypische Makroglobuline beim Plasmocytom. Dtsch. med. Wschr. 89, 877 (1964). — **Klemm, D., H. Schubothe, P. Obrecht** u. **H. Langendorff:** Über die therapeutische Beeinflussung makroglobulinämischer Krankheitsbilder. Klin. Wschr. 41, 805 (1963). — **Klemperer, P.:** The concept of collagen diseases. Amer. J. Path. 26, 505 (1950). — **Klemperer, P., A. D. Pollack,** and **G. Baehr:** Pathology of disseminated lupus erythematosus. Arch. Path. 32, 569 (1941). — **Klima, R.,** u. **E. Herzog:** Beziehungen der lymphatischen Leukämie zu Entzündung und Carcinom. Wien. med. Wschr. 106, 6 (1956). — **Klinefelter jr., H. F.,** and **S. M. Salley:** Sarcoidosis simulating glomerular nephritis. Bull. Johns Hopk. Hosp. 89, 333 (1946). — **Klinge, F.:** Der Rheumatismus. Ergebn. allg. Path. path. Anat. 27, 242 (1933). — **Klinger, M. E.:** Secondary tumors of the genito-urinary tract. J. Urol. (Baltimore) 65, 144 (1951). — **Kochsiek, K., J. Schimanski** u. **H. Voth:** Verlaufsbeobachtungen bei Wegenerscher Granulomatose. Med. Welt **1964**, 842. — **Körtge, P., J. Daugs** u. **M. Kessel:** Die Niere bei Erkrankungen des paraproteinbildenden lymphoreticulären Systems. Verh. dtsch. Ges. Path. 49, 192 (1965). — **Kraatz, H.:** Der Einfluß der vaginalen Radikaloperation auf die Harnblase. Z. Geburtsh. Gynäk. 123, 1 (1942). — **Kravitz, S. C., H. D. Diamond,** and **L. F. Craver:** Uremia complicating leukemia chemotherapy; report of case treated with triethylene melamine. J. Amer. med. Ass. 146, 1595 (1951). — **Kremling, H.:** Harnverstopfung bei Veränderungen am weiblichen Genitalsystem. Zbl. Gynäk. 74, 262 (1952). ~ Die Pyelonephritis in gynäkologisch-geburtshilflicher Sicht. Med. Klin. 59, 761 (1964). — **Kremling, H., A. Rummel** u. **H. Borgmann:** Zur Frage der Harnabflußstörung beim Genitalcarcinom der Frau. Med. Welt **1962**, 1575. — **Kresbach, H.:** Postgrippöse Vasculitis „allergica“ unter dem Bild der Purpura necroticans mit Nierenbeteiligung. Arch. klin. exp. Derm. 209, 30 (1959). — **Kreysel, H. W.:** Nierenfunktion bei progressiver Sklerodermie und Pyelonephritis. Z. Haut- u. Geschl.-Krh. 6, 173 (1966). — **Kritzler, R. A.:** Anuria complicating treatment of leukemia. Amer. J. Med. 25, 532 (1958). — **Krück, F.:** Niereninsuffizienzerscheinungen bei Boeckscher Sarkoidose. Klin. Wschr. **1960**, 80. — **Kuhn, E.,** u. **R. Kohn:** Über Purpura hyperglobulinaemica und erworbene hämolytische Anämie beim gleichen Patienten. Schweiz. med. Wschr. 93, 1538 (1963). — **Kuhn, W.:** Zur Diagnostik des generalisierten Lupus erythematodes. Medizinische **1959**, 1385. — **Kulka, H.:** Leukämischer Priapismus der Clitoris unter dem Bilde eines Carcinoms. Arch. Gynäk. 149, 450 (1932). — **Kunkler, P. B., R. F. Farr,** and **R. W. Luxton:** The limit of renal tolerance to x-rsay. An investigation in to renal damage occurring following the treatment of tumors of the testis by abdominal faths. Brit. J. Radiol. 25, 190 (1952).

Lachmann, P. J., H. J. Müller-Eberhard, H. G. Kunkel, and **F. Paronetto:** The localisation of in vivo bound complement in tissue sections. J. exp. Med. 115, 63 (1962). — **Lachnit, V., F. Reinhardt** u. **W. Tretenhahn:** Ausscheidungsstudien bei Bence-Jones-Proteinurie. Klin. Wschr. 35, 773 (1957). — **Lambert, P. P., Ch. Gauchi, Y. Kenis, P. Potoliege, J. Smulders** et **Cl. Gompel:** Les manifestations rénales du myelome. J. Urol. Néphrol. 68, 41 (1962). — **Lampen, H.:** Akute Nephritis als Komplikation der Purpura Schönlein-Henoch. Medizinische **1954**, 1604. — **Lang, N.:** Immunologie des Carcinoms als Grundlage therapeutischer Überlegungen. Münch. med. Wschr. **106**, 11 (1964). — **Lange, K., R. Ores, W. Strauss,** and **M. Wachstein:** A rational therapy of systemic lupus erythematosus. Based on immunological considerations. New York 1965 (im Druck). — **Lange, K., R. Strong, L. B. Slobody,** and **E. J. Wenk:** The treatment of the nephrotic syndrome with steroids in children and adults. Arch. intern. Med. **99**, 760 (1957). — **Lange, K., E. Wasserman,** and **L. B. Slobody:** The significance of serum complement levels for the diagnosis and prognosis of acute and subacute glomerulonephritis and lupus erythematosus disseminatus. Ann. intern. Med. **53**, 636 (1960). — **Lantzius-Beninga, F.:** Chronische Retroperitonitis und Periureteritis. Urologe H. 1, 11 (1962). — **Larcan, A., G. Rauber** et **F. Streiff:** Le rein de la macroglobulinémie de Waldenström. J. Urol. méd. chir. **65**, 693 (1959). — **Largiadèr, A.:** Wegenersche Granulomatose. Schweiz. med. Wschr. **94**, 1000 (1964). — **Larson, D. L.:** Systemic lupus erythematosus. Boston: Little, Brown & Co. 1961. — **Larsson, L. G., A. Liljestrand,** and **H. Wahlund:** Treatment of sarcoidosis with calciferol. Acta med. scand. **143**, 280 (1952). — **Lasch, H. G.:** Referat Blutgerinnung im Schock. Internat. Internistenkongr. München 1962. — **Lasch, H. G., K. Mechelke, E. Nusser** u. **F. Daoud:** Der Einfluß der Fibrinolyse auf den Verlauf des hämorrhagischen Schocks. Klin. Wschr. **39**, 1137 (1961). — **Latvalahti, J.:** The effect of ACTH and cortisone on experimental amyloid degeneration, Acta path. microbiol. scand., Suppl. **93**, 81 (1952). ~ Experimental studies on the influence of certain hormone on the development of amyloidosis. Acta endocr. (Kbh.), Suppl. **16**, 3 (1953). — Diss. Helsinki 1953. — **Law, L. W.:** Recent advances in experimental leukemia research. Cancer Res. **14**, 695 (1954). — **Lawrence, J. H.:** Polycythemia. New York 1955. — **Layani, F., A. Aschkenasy** et **A. Bengui:** Macroglobulinémie avec lésions du squelette. Presse méd. **63**, 44 (1955). — **Lear, H.,** and **G. D. Oppenheimer:** Anuria following radiation therapy in leukemia. J. Amer. med. Ass. **143**, 806 (1950). — **Lehmann, H.:** Das Hämoglobinmolekül. Verh. Dtsch. Ges. inn. Med. 1958, S. 651. — **Lehr, P.:** Die Bedeutung der Clearanceuntersuchungen in Form der Dauerinfusionsmethodik für die Erkennung der Nierenerkrankungen. Z ges. inn. Med. **13**, 260 (1958). — **Lemon, H. M.,** and **N. Kotob:** Hypercitricemia and parathyreoid function in advanced cancer. Cancer (Philad.) **14**, 934 (1961). — **Leövey, S. Nagy** u. **J. Petrányi:** Beiträge zur Differentialdiagnose der „Lupusnephritis". Med. Klin. **56**, 1390 (1961). — **Leonhard, T.:** Serologic studies in systemic Lupus families. Trans. 7th. Int. Congr. Int. Med. Georg Thieme 1963. — **Letterer, E.:** Studien über Art und Entstehung des Amyloids. Beitr. path. Anat. **75**, 486 (1926); — Virchows Arch. path. Anat. **293**, 34 (1934). ~ Über die geweblichen und humoralen Störungen des Eiweißstoffwechsels. Medizinische **1958**, Nr 1, 1. ~ Über die geweblichen und humoralen Störungen des Eiweißstoffwechsels. Stuttgart: Schattauer 1958. — **Letterer, E., R. Caesar** u. **A. Vogt:** Immunmorphologische Struktur des Amyloids. Dtsch. med. Wschr. **85**, 1109 (1960). — **Levine, R. J.,** and **B. R. Boshell:** Renal involvement in progressive systemic sclerosis (scleroderma). Ann. intern. Med. **52**, 517 (1960). — **Levitan, R., H. D. Daimond,** and **L. F. Craver:** Myeloid metaplasia in Hodgkin's disease. Am. J. Med. **59**, 2376 (1959). — **Levitt, M. F., A. D. Hauser, M. S. Levy,** and **D. Polimeros:** The renal concentrating defect in sickle cell disease. Amer. J. Med. **29**, 611 (1960). — **Lewis, F. N.:** Serum paper electrophoresis in the diagnosis of lupoid nephrosis. Canad. med. Ass. J. **87**, 584 (1962). — **Lewitt, L. M.,** and **B. Burbank:** Glomerulonephritis as a complication of the Schönlein-Henoch-Syndrome. New Engl. J. Med. **148**, 530 (1953). — **Lezgus, R.:** Über elektrophoretische Untersuchungen bei Amyloidosis. Z. klin. Med. **148**, 119 (1951). — **Libman, E.,** and **B. Sacks:** A hitherto undescribed form of valvular and mural endocarditis. Arch. intern. Med. **33**, 701 (1924). — **Lindeman, R. D., R. L. Scheer,** and **L. G. Raisz:** Renal amyloidosis. Ann. intern. Med. **54**, 883 (1961). — **Lindsay, S.:** The heart in primary systemic amyloidosis. Amer. Heart J. **32**, 419 (1946). — **Linke, A.:** Primäre und sekundäre Dysproteinämie mit Purpura und Raynaud Syndrom. Dtsch. Z. Verdau.- u. Stoffwechselkr. **10**, 66 (1950). — **Locke, E. A.,** and **G. R. Minot:** Hematuria as a symptom of systemic disease. J. Amer. med. Ass. **83**, 1311 (1924). — **Löffler, W.,** u. **W. Behrens jr.:** Morbus Boeck, S. 464. In: Handbuch der inneren Medizin, Bd. IV/3. Berlin-Göttingen-Heidelberg: Springer 1956. — **Löfgren, S.,** and **R. Norberg:** Metabolic aspects of sarcoidosis. Acta tuberc. scand., Suppl. **45**, 40 (1959). — **Löfgren, S., B. Snellman,** and **A. G. H. Lindgren:** Renal complications in sarcoidosis. Functional and biopsy studies. Acta med. scand. **159**, 295 (1957). — **Loeschke,** Vorstellungen über das Wesen von Hyalin und Amyloid auf Grund von serologischen Versuchen. Beitr. path. Anat. **77**, 231 (1927). — **Lohlein, M.:** Eiweißkristalle in den Harnkanälchen bei multiplem Myelom. Beitr. path. Anat. **69**, 295 (1921). — **Long, L. A., J. L. Riopelle, M. Franceur, A. Pare, P. Poirier, M. Georgesco,** and **G. Colpron:** Macroglobulinaemia. Canad. med. Ass. J. **73**, 726 (1955). — **Longcope, W. T.,** and **D. G. Freiman:** A study of sarcoidosis based on a combined investigation of 160 cases including 30 autopsies from the Johns Hopkins Hospital and Massachusetts General Hospital. Medicine (Baltimore) **31**, 1 (1952). — **Losse, H.:** Kurzlehrbuch der Nierenkrankheiten. Stuttgart: Schattauer 1963. — **Losse, H., A. Bäumer, W. Strobel** u. **M. Fritsch:** Zur Klinik der Kalkstoffwechselstörungen des Erwachsenenalters. Ergebn. inn. Med. Kinderheilk., N.F. **13**, 1 (1960). — **Lucas, P. F.:** Acute hypercalcaemia from carcinomatosis without bone metastasis. Brit. med. J. **1960 I**, 1330. — **Lucké, B.,** and **H. G. Schlum-**

berger: Tumours of the kidney, renal pelvis and ureter. Atlas of tumour pathology. Washington: Armed Forces Institute of Pathology 1957. — **Ludwig, H.:** Renale Symptomatologie des Plasmazellmyeloms. Schweiz. med. Wschr. 88, 1082 (1958). — **Lundberg, C. G. D.:** Goodpasture's syndrome. Glomerulonephritis with pulmonary hemorrhage. J. Amer. med. Ass. **184**, 915 (1963). — **Lutzeyer, W.,** u. **H. H. Teichmann:** Nierentumor und Polycythämie. Ärztl. Wschr. **15**, 253 (1960). — **Luxton, R. W.:** Radiation nephritis. Quart. J. Med., N.S. **22**, 215 (1953). — **Lynch, E. C.:** Uria acid metabolism in proliferative diseases of the marrow. Arch. intern. Med. **109**, 639 (1962).

Mach, R. S.: Le syndrome urinaire dans les leucémies. Rev. méd. Suisse rom. **51**, 35 (1931). — **Malmendier, C., F. Gregoire** et **P. P. Lambert:** Physiopathologie de albuminurie dans le néphrose et l'amyloidose. Effets du traitement par les hormones du cortex surrénal. Rev. franç. Étud. clin. biol. **2**, 145 (1957). — **Mandema, E.:** Da macroglobulinaemia van Waldenström. Ned. T. Geneesk. **98**, 2109 (1954). — **Mann, M.:** Primäre Amyloidose im Alter von 20 Jahren. Schweiz. med. Wschr. **91**, 1539 (1961). — **Mark, M.,** and **H. O. Mosenthal:** Renal amyloidosis. Amer. J. med. Sci **19**, 529 (1938). — **Marmont, A.:** Nucleolytic phagocytosis in system Lup. erythemat., rheumat. arthritis and system skleroderma. I. Symps. Immunpathologie, p. 479. Basel: Benno Schwabe & Co. 1959. ~ Chemotherapie bei Autoimmunkrankheiten. III. Internat. Kongr. für Chemotherapie 1963. — **Martin, H.:** Tödliche Urämie nach Triäthylenmelamin (TEM)-Behandlung bei einer chronischen lymphatischen Leukämie. Klin. Wschr. **1953**, 263. — **Martin, J. H., A. L. Brown,** and **G. W. Daugherty:** Nonmyelomatous amyloid disease of the kidney. Proc. Mayo Clin. **37**, 567 (1962). — **Martini, G. A.:** Beitrag zum Heilverlauf der Amyloidnephrose. Klin. Wschr. **30**, 934 (1952). — **Mason, A. S.:** Acute osteoporosis with hypercalcaemia. Lancet **1957 I**, 911. — **Massini, M. A., H. Staub, H. Thölen** u. **G. Engelhart:** Purpura rheumatica Schoenlein-Henoch. Zwei Fälle mit Nierenbeteiligung. Münch. med. Wschr. **102**, 2228 (1960). — **Mather, G.:** Calcium metabolism and changes in sarcoidosis. Brit. med. J. **1957 I**, 248. — **Mathieu, E.:** Zit. par **J. Roskam,** Traité de médecine, vol. 12. Paris: Masson & Cie. 1949. — **Maxwell, M. H., D. A. Adams,** and **R. Goldman:** Corticosteroid therapy of amyloid nephrotic syndrome. Ann. intern. Med. **60**, 539 (1964). — **McAlluster, M. L. O.,** and **N. V. Addison:** Renal aspects of myelomatosis. Brit. J. Urol. **33**, 141 (1961). — **McCall, J. W.,** and **W. R. Fisher:** Primary amyloidosis of the larynx: With a report of experimental treatment with cortisone. Ann. Otol. (St. Louis) **62**, 316 (1953). — **McCrory, W. W., N. Goren,** and **D. Gornfeld:** Demonstration of impairment of urinary concentration ability or "Pitressin resistance" in children with sickle cell anemia. Amer. J. Dis. Child. **86**, 512 (1953). — **McFarlane, A. S., A. Dovey, H. G. B. Slack,** and **S. C. Papastamatis:** An unusual case of hyperglobulinaemia. J. Path. Bact. **64**, 335 (1952). — **McGeown, M. G.,** and **D. A. D. Montgomery:** Multiple myelomatosis simulating hyperparathyreoidismus. Brit. med. J. **1956 I**, 86. — **McGregor, C. S., R. S. Johnson,** and **K. A. D. Turk:** Fatal nephritis complicating idiopathic pulmonary haemosiderosis in young adults. Thorax **15**, 198 (1960). — **McSwiney, R. R.,** and **I. H. Mills:** Hypercalcemia due to sarcoidosis. Treatment with cortisone. Lancet **1956 II**, 862. — **Mellors, R. C.,** and **L. G. Ortega:** Analytical pathology. III. New observations in the pathogenesis of glomerulonephritis, lipid nephrosis, periarteriitis nodosa and secondary amyloidosis in man. Amer. J. Path. **32**, 455 (1956). — **Mellors, R. C., L. G. Ortega,** and **H. R. Holman:** Role of gamma-globulins in pathogenesis of renal lesions in systemic lupus erythematosus and chronic membranous glomerulonephritis with an observation of the lupus erythematosus cell reaction. J. exp. Med. **106**, 191 (1957). — **Meltzer, L. E., F. P. Palmon jr., Y. K. Paik,** and **P. Ph. Custer:** Acute pancreatitis secondary to hypercalcemia of multiple myeloma. Ann. intern. Med. **57**, 1008 (1962). — **Melvin, K. E. W., R. O. Farrelly,** and **J. D. K. North:** Effect of blood-transfusion on renal excretory function in chronic renal failure. Lancet **1963 I**, 537. — **Meriel, P.:** Manuel de néphrologie. Les néphropathies glomérulaires. Thérapeutique monde **14**, No 100 (1962). — **Merigan, T. C.,** and **R. E. Hayes:** Treatment of hypercalcaemia in multiple myeloma. Arch. intern. Med. **107**, 389 (1961). — **Merrill, D.:** Uremia following x-ray therapy in leukemia. New Engl. J. Med. **222**, 94 (1940). — **Merrill, D.,** and **H. Jackson:** Renal complications of leukemia. New Engl. J. Med. **228**, 271 (1943). — **Michalik, J.:** Med. Diss. Göttingen 1948. — **Michon, P., G. Rauber, A. Larcan** et **F. Streiff:** Le rein de la macroglobulinémie de Waldenström. Presse méd. **67**, 1267 (1959). — **Miescher, P.:** Nucléophagocytose et phénomène L. E. Schweiz. med. Wschr. **1953**, 1042. ~ Über Spätreaktionen vom Tuberkulintypus. Dermatologica (Basel) **112**, 392 (1956). — **Miescher, P., A. Reymond** et **G. Ritter:** Le rôle de l'allergie bactérienne dans la pathogénèse de certaines vasculites. Schweiz. med. Wschr. **86**, 799 (1956). — **Miescher, P.,** u. **K. O. Vorlaender:** Immunpathologie in Klinik und Forschung, 2. Aufl., S. 501. Stuttgart: Georg Thieme 1961. — **Miller, F.,** u. **A. Bohle:** Vergleichende licht- und elektronenmikroskopische Untersuchungen an der Basalmembran der Glomerulumcapillaren der Maus bei experimentellem Nierenamyloid. Klin. Wschr. **34**, 1204 (1956). — **Milliez, P., C. Laroche, P. Samarcq, G. Lagrue** et **J.-C. Kaplan:** Le rein des collagénoses. J. Urol. méd. chir. **65**, 101 (1959). — **Milliez, P., C. Laroche, R. Wolfromm** et **G. Lagrue:** Etude clinique, biologique et anatomique de 31 cas d'amylose rénale. J. Urol. méd. chir. **64**, 544 (1958). — **Mills, J. A.,**

E. Calkins, and **A. S. Cohen:** The plasma disappearance time and catabolic halflife of J^{131}-labeled normal human gamma globulin in amyloidosis and in rheumatoid arthritis. J. clin. Invest. **40**, 1926 (1961). — **Milne**: Diskussion zu **Bucht** und **Bergstrand** 1961. — **Miranda, F. M.:** Rev. Asoc. med. argent. **45**, 258 (1951). Zit. nach **K. O. Vorlaender** u. Mitarb., Rheumatismus und Nierenentzündung. Münch. med. Wschr. **101**, 150 (1959). — **Mirouze, J., A. Page** et **Ch. Mion:** Néphrose amyloide au cours d'une singuliere dermatomyosite lungue recidivante. J. Urol. Néphrol. **68**, 152 (1964). — **Missen, G. A. K.,** and **J. D. Taylor:** Amyloidosis in rheumatoid arthritis. J. Path. Bact. **71**, 179 (1956). — **Mißmahl, H. P.:** Übersichten: Das familiäre Mittelmeerfieber. Eine genetisch bedingte mit Amyloidose einhergehende Erkrankung. Dtsch. med. Wschr. **1961 II**, 2289. ~ Diagnose einer primären, perikollagenen Amyloidose mit Hilfe der Rectumbiopsie. Dtsch. med. Wschr. **1964**, H. 3, 122. ~ Erbbedingte generalisierte Amyloidosen. Dtsch. med. Wschr. **1964**, H. 15, 709. — **Moell, H.:** Size of normal kidneys. Acta radiol. (Stockh.) **46**, 640 (1956). — **Moeller, J.:** Amyloid und Nierenerkrankungen. Klin. Wschr. **29**, 65 (1951). ~ Zur Frage der Nierenschädigung bei Hämolysen. Die Bluttransfusion. Beilage zur Dtsch. med. Wschr. **1954**, 9. ~ Zur Behandlung der progressiven Sklerodermie. Verh. dtsch. Ges. inn. Med. **61**, 405 (1955). ~ Zur Frage der Nierenfunktionsstörung beim Plasmocytom. Klin. Wschr. **33**, 741 (1955). ~ Die Behandlung der Pyelonephritis. Therapiewoche **13**, 1, 25 (1963). — **Moeller, J.,** u. **A. Bedö:** Phenolsulfonphthalein als Nierenfunktionsprüfung. Ärztl. Wschr. **1952**, 1125. — **Moeller, J.,** u. **J. Steger:** Die Eiweißausscheidung bei der Nephrose. Z. klin. Med. **153**, 205 (1955). — **Mönch, L.,** u. **J. Holtorff:** Über die Bedeutung urologischer Spätschäden bei der Behandlung des Uteruscarcinoms. Geburtsh. u. Frauenheilk. **24**, 864 (1964). — **Moeschlin, S.:** Diagnose, Verlauf und Therapie des Morbus Hodgkin. Schweiz. med. Wschr. **94**, 665 (1964). — **Moeschlin, S., E. Schwarz** u. **H. Wang:** Die Hodgkinzellen als Tumorzellen. Schweiz. med. Wschr. **80**, 1103 (1950). — **Mohr, H.-J.,** u. **K. Morgenroth:** Nierengewebsveränderungen nach gezielter hochdosierter Röntgenbestrahlung. Verh. dtsch. Ges. Path. **49**, 206 (1965). — **Mohr, H.-J., K. Morgenroth** u. **E. Schnepper:** Das morphologische und submikroskopische Verhalten der Meerschweinchenniere bei gezielter einzeitiger und fraktionierter Röntgenbestrahlung. Strahlentherapie **129**, 571 (1966). — **Morard, J.-C., M. Hoerni, J.-L. Roux** et **H.-C. Plattner:** Néphropathie sclérodermique avec insuffisance rénale aigue aspects cliniques, morphologiques et histochimiques. J. Urol. méd. chir. **65**, 153 (1959). — **Mordsley, C.,** and **R. L. Holman:** Hypercalcaemia in acute leukaemia. Lancet **1957 I**, 78. — **Moschkowitz, E.:** An acute febrile pleichromic anemia with hyaline thrombosis of the terminal arterioles and capillaries. Arch. intern. Med. **36**, 89 (1925). — **Morse, J. H., H. J. Müller-Eberhard,** and **H. G. Kunkel:** Antinuclear factors and serum complement in systemic lupus erythematosus. Bull. N.Y. Acad. Med. **38**, 641 (1962). — **Mostofi, F.-K., C. D. F. vor der Bruegge,** and **L. W. Diggs:** Lesions in kidneys removed for unilateral hematura sickle cell disease. Arch. Path. **63**, 336 (1957). — **Movat, H. Z.:** The fine structure of the glomerulus in amyloidosis. Arch. Path. **69**, 323 (1960). — **Muckle, Th. J.,** and **M. Wells:** Urticaria, deafness and amyloidosis. A new heredo-familial syndrome. Quart. J. Med., N.S. **31**, 235 (1962). — **Muehrcke, R. C., R. M. Kark, C. L. Pirani,** and **V. E. Pollack:** Lupus nephritis: clinical and pathologic study based on renal biopsies. Medicine (Baltimore) **36**, 1 (1957). — **Müller, A. A.:** Kongorotprobe bei Tuberkulose. Tuberk.-Arzt **12**, 483 (1958). — **Müller, H.:** Über einen Fall von Makroglobulinämie. Münch. med. Wschr. **96**, 221 (1954). — **Müller, W.:** Die Serologie der chronischen Polyarthritis. Berlin-Göttingen-Heidelberg: Springer 1962. — **Murphy, G. P.,** and **H. K. Schirmer:** Nephrocalcinosis, urolithiasis and renal insufficiency in sarcoidosis. J. Urol. (Baltimore) **86**, 702 (1961). — **Muth, H.:** Über Funktionsstörungen der ableitenden Harnwege nach Strahlenbehandlung und Radikaloperation des Collumcarcinoms. Z. Geburtsh. Gynäk. **151**, 267 (1958). ~ Über Spätreaktionen mit tödlichem Ausgang nach Bestrahlung des Genitalcarcinoms. Med. Klin. **53**, 1849 (1958). — **Muth, H.,** u. **C. Legerlotz:** Zur Verhütung strahlenbedingter Komplikationen der oberen ableitenden Harnwege durch Cortison. Klinische, tierexperimentelle und gewebekulturelle Untersuchungen. Geburtsh. u. Frauenheilk. **24**, 408 (1964). — **Muth, H.,** u. **H. Losse:** Renale Hypertonie infolge Hydronephrosenbildung nach Behandlung des Collumcarcinoms. Geburtsh. u. Frauenheilk. **19**, 583 (1959). — **Myers, W. P.:** Hypercalcemia in neoplastic disease. Cancer (Philad.) **9**, 1135 (1956). — **Myhre, J. R.:** Leukämische Nierengeschwulst mit Urämie. Nord. Med. **43**, 75 (1950) [Norwegisch]. — **Myhre, J. R.,** and **E. K. Brodwall:** Kidney function studies in myelomatosis. Scand. J. clin. Lab. Invest. **9**, 80 (1957). — **Myhre, J. R., E. K. Brodwall,** and **S. B. Knutsen:** Acute renal failure following intravenous pyelography in cases of myelomatosis. Acta med. scand. **156**, 263 (1956).

Naegeli, G.: Differentialdiagnose der inneren Medizin, S. 623. Leipzig: S. Hirzel 1943. — **Nassim, J. R.,** and **T. Crawford:** Solitary myeloma with generalized metabolic disturbance. Nach Fourman 1950. — **Naversen, T. C.:** Investigation of L.E.-phenomena in a rheumatic material. Acta rheum. scand. **3**, 22 (1957). — **Neubauer, E., J. Záhor** u. **F. Moscecovie:** Atypisches Myelom mit Nephrose. Z. ges. inn. Med. **17**, 30 (1962). — **Nevius, D. B.,** and **N. B. Friedmann:** Mesotheliomas and extraovarian the comas with hypoglycemic and nephrotic syndromes. Cancer (Philad.) **12**, 1263 (1959). — **Nicolesco, I., C. Marcolesco** et **A. Gheorghiu:**

Sur la valeur de la calciurie comme test fonctionnel rénal. J. Urol. Néphrol. 68, 727 (1962). — **Nonnenbruch, W.:** Das extrarenale Nierensyndrom. Dtsch. Arch. klin. Med. **189**, 56 (1942). ~ Über das extrarenale Nierensyndrom. Münch. med. Wschr. **1942**, 146. — **Norbury, L.E.C.:** In: H. Lett u. Mitarb., Discussion on urinary complications of diseases of the large intestine. Proc. roy. Soc. Med. **25**, 1811 (1932).

Olekthnovich, L. I.: Clinico-morphological peduliarities of uremia during amyloidlipoid nephrosis in tuberculous patients. Arkh. Pat. **22**, Nr 9, 41—44 mit engl. Zus.fass. (1960) [Russisch]. — **Oliver, T. K.,** and **H. L. Barnett:** The incidence and prognosis of nephritis associated with anaphylactoid (Schönlein-Henoch) purpura in children. Amer. J. Dis. Child. **90**, 544 (1955). — **Olmer, J., M. Mongin** et **R. Muratore:** Le retentissement hépatique de la macroglobulinémie de Waldenström. Presse méd. **65**, 524 (1957). — **Osler, W.:** The visceral lesions of purpura and allied conditions. Brit. med. J. **1914 I**, 527. — **Osserman, E. F.,** and **D. Lawlor:** Immunoelectrophoretic characterization of serum and urinary proteins in plasma cell myeloma and Waldenström's macroglobulinemia. Ann. N.Y. Acad. Sci. **94**, 93 (1961). — **Ottenjann, R.:** Akutes Hyperkalzämiesyndrom bei Pankoast-Tumor. Med. Welt **1963**, 1342. — **Ottolander, G. J. H. den, H. B. A. Hellendoorn, H. de Juger** u. **J. Gerbrandy:** Acute hypercalciemie bij patienten met osteolytische metastasen van mamma carcinom. Ned. T. Geneesk. **101**, 2066 (1957). — **Owen, J. A.,** and **C. Got:** The biological significance of the anomalous serum and urinary proteins of myelomatosis, lymphoma and other conditions. J. clin. Path. **13**, 58 (1960).

Pahl, R.: Die verkürzte Lebensdauer bei Kollumkarzinom in Kombination mit Ureter- oder Nierenstauung und deren Differentialdiagnose. Geburtsh. u. Frauenheilk. 18, 1445 (1958). — **Panner, B.:** Nephritis of Schönlein-Henoch syndrome. Arch. Path. **74**, 230 (1962). — **Panzram, G., W. Meerbach** u. **M. Rübesamen:** Wegener-Granulomatose. Schweiz. med. Wschr. **94**, 995 (1964). — **Park, R. W., J. F. Holland,** and **A. Jenkins:** Urinary purines in leukemia. Cancer Res. **22**, 469 (1962). — **Paulsen, F.:** Pharmacological and clinical results with ACTH in 112 cases. Acta endocr. (Kbh.) **5**, 292 (1950). — **Payne, R. A.:** Metastatic renal tumours. Brit. J. Surg. **48**, 310 (1960). — **Pearson, O. H.,** and **Ch. D. West:** Evaluation of endocrine therapy for advancet breast cancer. J. Amer. med. Ass. **154**, 234 (1954). — **Pentecost, C. L.,** and **P. Pizzolato:** Involvement of genito-urinary tract in leukemia, with report of case of involvement of urinary bladder. J. Urol. (Baltimore) **53**, 725 (1945). — **Perillie, P. E.,** and **H. O. Conn:** Acute renal failure after intravenous pyelography in plasma cell myeloma. J. Amer. med. Ass. **167**, 2186 (1958). — **Perillie, P. E.,** and **F. H. Epstein:** Sickling phenomenon produced by hypertonic solutions: a possible explanation for the hyposthenuria of sicklemia. J. clin. Invest. **42**, 570 (1963). — **Perla, D.,** and **L. Hutner:** Nephrosis in multiple myeloma. Amer. J. Path. **6**, 285 (1930). — **Pernis, B., F. Wuhrmann,** and **Ch. Wunderly:** Aminoacid composition of macroglobulins in four cases of macroglobulinemia. Acta haemat. (Basel) **11**, 309 (1954). — **Pfister, R.,** u. **E. Nägele:** Die progressive Sklerodermie. Ergebn. inn. Med. Kinderheilk. **7**, 244 (1956). — **Phillips, R. W.,** and **D. P. Fitzpatrick:** Steroid therapy of hypercalcemia and renal insufficiency in sarcoidosis. New Engl. J. Med. **254**, 1216 (1956). — **Phlippen R.:** Zum Nachweis der Bence-Jones Paraproteinurie. Dtsch. med. Wschr. **86**, 260 (1961). — **Picard, R., J. P. Kerneis, J. Horeau, J. Guillon, Y. Bruneau** et **M. Pigeaud:** Amyloidose spléno-hépatique et cancer du rein. Etude de la plasmocytose et des lésions réticuliniques. Presse méd. **68**, 1541 (1960). — **Pirani, C. L.:** Lupus nephritis. In: Renal biopsy, p. 218. Ciba Foundation Symposium. London: J. & A. Churchill 1961. — **Pirani, C. L., V. E. Pollack, R. C. Muehrcke,** and **R. M. Kark:** Lupus nephritis. In: Ciba Foundation Symposium, p. 218. London: J. & A. Churchill 1961. — **Plattner, H. C.,** et **K. Hatam:** Les néphropathies de la maladie du Besnier-Boeck-Schaumann. Helv. med. Acta **24**, 11 (1957). — **Plimpton, C. H.,** and **A. Gellhorn:** Hypercalcemia in malignant disease without evidence of bone destruction. Amer. J. Med. **21**, 750 (1956). — **Pönitz, M.,** u. **K. Weidemüller:** Beitrag zur nichteitrigen Polymyositis. Z. ges. inn. Med. **1**, 156 (1946). — **Polcak, J.,** and **J. Bedrna:** Sudden obstruction of urethra caused by roentgenotherapy for chronic leukemia. Čas. Lék. ces. **68**, 1368 (1929). — **Pollack, V. E., S. L. Bonting, R. C. Muehrcke,** and **R. M. Kark:** Quantitative histochemistry of the nephron. V. Alkaline phosphatase and lactic dehydrogenase activities in lupus nephritis. J. clin. Invest. **39**, 1394 (1960). — **Pollack, V. E., C. L. Pirani,** and **R. M. Kark:** Effect of large doses of prednisone on renal lesions and life span of patients with lupus glomerulonephritis. J. Lab. clin. Med. **57**, 495 (1961). — **Pollack, V. E., C. L. Pirani, R. C. Muehrcke, P. C. Pulos, R. M. Kark,** and **I. E. Steck:** On renal involvement in systemic lupus erythematosus and other so-called collagen diseases. Arthr. and Rheum. **1**, 204 (1958). — **Porter, R. W.,** and **C. H. Wells:** Urinary concentrating ability changes and associated renal tissue sodium concentration changes induced by calcium excess. Tex. Rep. Biol. Med. **22**, 165 (1964). — **Porter jr., St.:** Multiple myeloma in a child. Pediat. (St. Louis) **62**, 602 (1963). — **Portwich, F.,** u. **A. Encke:** Lungenblutungen und Glomerulonephritis (Goodpasture-Syndrom). Dtsch. Arch. klin. Med. **210**, 48—70 (1965). — **Pratesi, G.,** e **A. Rizzuto:** La glomerulonefrite nel corso della sindrome di Schoenlein-Henoch. Rass. Fisiopat. clin. ter. **28**, 443 (1956). — **Pribilla, W.:** Purpura Schönlein-Henoch. Ärztl. Wschr. **6**, 1044 (1951). — **Primikirios, N., L. Stutzman,** and **A. A. Sandberg:**

Uric acid excretion in patients with malignant lymphomas. Blood 17, 701 (1961). — **Prowse, C.M.,** and **T.E. Blecher:** Exfoliated "myeloma cells" in the urine of a case of multiple myelomatosis. J. clin. Path. 15, 136 (1962). — **Puglisi, N., G. La Rosa** e **D. Oliveri:** Alterazioni sierouroproteiche nella sindrome di Schönlein-Henoch. Minerva med. 49, 4144 (1958). — **Putnam, F.W.,** and **A. Miyake:** Proteins in multiple myeloma. VII. The free amino groups of Bence-Jones proteins. J. biol. Chem. 227, 1083 (1957).

Radonic, M.: The signs of kidney affection in chronic myeloid leukemia. Acta med. jugosl. 10, 122, engl. Zus.fass. 134 (1956) [Kroatisch]. — **Raitt, J.,** and **H.R. Holman:** Lupus nephritis. Arthr. and Rheum. 5, 517 (1962). — **Randerath, E.,** u. **A. Bohle:** Die Pathomorphologie der Nierenausscheidung. In: Handbuch der allgemeinen Pathologie, Bd. V/2, S. 140ff. Berlin-Göttingen-Heidelberg: Springer 1959. — **Raszeja-Wanic, B.,** and **K. Jasiński:** On the amyloid nephrosis in the course of rheumatoid arthritis. Pol. Arch. Med. wewnet. 27, 75 mit engl. Zus.fass. (1957) [Polnisch]. — **Rees, J.R., S.B. Rosalki,** and **A.D.W. McLean:** Hyponatraemia and impaired renal tubular function with carcinoma of bronchus. Lancet **1960 II**, 1005. — **Regnier, C.,** et **H. Bouissau:** Apport de la microscopie électronique dans la néphropathie du syndrome de Henoch-Schönlein. Arch. franç. Pédiat. 17, 384 (1960). — **Remy, D.:** Probleme der Leukämien. Neue Z. ärztl. Fortbild. 47, 135 (1958). — **Reubi, F.:** Etude des fonctions rénales dans 2 cas de maladie de Vaquez. J. Urol. méd. chir. 58, 231 (1952). ~ Nierenkrankheiten, S. 553. Bern u. Stuttgart: Hans Huber 1960. — **Reubi, F.C., C. Vorburger,** and **H.M. Keller:** The renal extraction of sodium paraaminohippurate (PAH) in anaemic subjects before and after a red cell transfusion. Clin. Sci. 23, 213 (1962). — **Ritzmann, S.E., S.L. Coleman,** and **W.C. Levin:** The effect of some mercaptones upon a macrocryogelglobulin; modifications induced by cysteamine, penicillamine and penicillin. J. clin. Invest. 39, 1320 (1960). — **Ritzmann, S.E.,** and **W.C. Levin:** Effect of mercaptones in cold agglutinin disease. J. Lab. clin. Med. 57, 718 (1961). — **Riva, G.:** Das Serumeiweißbild. Bern u. Stuttgart: Hans Huber 1957. ~ Blut- und Harnproteine bei Nierenerkrankungen. Schweiz. med. Wschr. 89, 610 (1959). — **Riva, G., K. Dialer** u. **A. Hässig:** Untersuchungen zur Frage der Bence-Jonesschen Proteinurie und Proteinämie. Helvet. med. Acta 18, 401 (1951). — **Robbins, C.L.,** and **D.M. Kydd:** A note on the metabolic witeria of hyperparathyroidism. J. clin. Invest. 14, 220 (1935). — **Robertson, H.F.,** u. **S.T. Schlanowitz:** Glomerulonephritis bei rheumatischem Fieber. Ann. intern. Med. 33, 708 (1950). — **Rodnan, G.P., G.E. Schreiner,** and **R.L. Black:** Renal involvement in progressive systemic sclerosis (generalized scleroderma). Amer. J. Med. 23, 445 (1957). — **Romagny, G.:** Etude clinique sur le rein des leucémies. J. Méd. Lyon 31, 293 (1950). — **Rosenberg, E.F., A.H. Baggenstoss,** and **P.S. Hench:** The cause of death in thirty cases of rheumatoid arthritis. Ann. intern. Med. 19, 114 (1943). — **Rosenblatt, M.B.:** Amyloidosis and amyloid nephrosis. Amer. J. med. Sci. 186, 558 (1933). — **Rukavina, J.G., W.D. Block, C.E. Jackson, H.F. Falls, J.H. Carey,** and **A.C. Curtis:** Primary systemic amyloidosis: a review. Medicine (Baltimore) 35, 239 (1956). — **Rummel, H.H.,** u. **E. Walch:** Die primären urologischen Komplikationen bei der Radikaloperation des Kollumkarzinoms nach Wertheim. Z. Geburtsh. Gynäk. 161, 305 (1963). — **Rusby, N.L.,** and **C. Wilson:** Lung purpura with nephritis. Quart. J. Med., N. S. 29, 501 (1960). — **Rutkai, P.:** Gefäßveränderungen der Nieren im Scleroderma. Zbl. allg. Path. path. Anat. 98, 540 (1958).

Sägi, T.: Zur Urämie führende Nierenlymphosarkomatose. Z. Urol. 50, 198 (1957). — **Saexinger, J.:** Über Uteruskrebs. Prag. Vjschr. 24, 107 (1867). Zit. bei W. Latzko. — **Saito, H.:** Studies on cancer cells in the circulating blood. II. Experimental study on the fate of intraportally injected tumor cells and metastasis formation. Acta med. biol. (Niigata) 9, 151 (1961). — **Salvesen, H.A.:** The sarcoid of Boeck, a disease of importance to internal medicine. Acta med. scand. 86, 127 (1935). — **Sanchez, L.M.,** and **C.A. Domz:** Renal patterns in myeloma. Ann. intern. Med. 52, 44 (1960). — **Sanderson, P.H.:** Hypercalcaemia and renal failure in multiple secondary carcinoma of bone. Report of a case. Brit. med. J. **1959 II**, 275. — **Sandkühler, St.:** Zur Klinik der Plasmocytomniere. Dtsch. Arch. klin. Med. 193, 434 (1948). ~ Eine einfache Probe zum Nachweis von Bence-Jones-Protein. Dtsch. med. Wschr. **1949**, 977. ~ Über die Behandlung Plasmocytom-Kranker. Medizinische 45, 1601 (1956). — **Sarre, H.:** Nierenkrankheiten. Physiologie, Pathophysiologie, Untersuchungsmethoden, Klinik und Therapie. Stuttgart: Georg Thieme 1959. — **Sarre, H., H. Sieberth** u. **H. Noltenius:** Das Goodpasture-Syndrom. Dtsch. med. Wschr. 89, 2405 (1964). — **Saslaw, M.S.:** Case registry for rheumatic fever and glomerulonephritis. J. Amer. med. Ass. 16 (5), 1129 (1957). — **Scadding, J.G.:** Sarcoidosis with special reference to lung changes. Brit. med. J. **1950 I**, 745. — **Scafi, M.,** e **L. Gandini:** Considerazioni cliniche sugli stati trombocitopenici. Gazz. int. Med. Chir. 62, 3261 (1957). — **Schäfer, H.E.:** Untersuchungen über die Bedeutung des Serumkomplementes bei experimenteller und humaner Glomerulonephritis. Z. klin. Med. (im Druck). — **Schäfer, H.E.,** u. **A. Schäfer:** Diagnostische Bedeutung der Serum-Komplementaktivität bei Nierenerkrankungen. Verh. dtsch. Ges. inn. Med. 69, 725 (1963). ~ Diagnose und Immunpathogenese der humanen sekundären Amyloidose. Med. Welt **1965**, 1439. — **Schaumann, J.:** Lésions médullaires et osseuses au cours du lupus érythémateux. Bull. Soc. franç. Derm. Syph. 40, 775 (1933). ~ Sur le lupus pernio; mémoire présenté en Novembre 1914 à la société française de dermatologie et de syphilographie pour le prix zambaco. Stockholm: Norstedt & Söner 1934. — **Scheer, K.E., K. zum Winkel** u. **F. Täger:** Auswirkungen der Strahlentherapie auf die Nierenfunktion. Nucl.-Med. (Stuttg.) **3**, 164 (1963). — **Scheitlin, W., G. Martz** u. **U. Brunner:** Akutes Nierenversagen nach intravenöser Pyelographie bei multiplem Myelom. Schweiz. med. Wschr. **90**, 84 (1960). — **Schermuly, W.:** Zur Behandlung akuter Hirndrucksteigerungen im Verlauf der Röntgentherapie der Hirntumoren. Strahlentherapie **104**, 82 (1957). ~ Knochenmetastasen des Mammakarzinoms. München u. Berlin: Urban & Schwarzenberg 1964. — **Schermuly, W.,** u. **G. Lauth:** Beobachtungen zur Frage des Wirkungsverlustes männlicher Keimdrüsenhormone beim Mammakarzinom. Sonderbd. zur Strahlentherapie **43**, 400 (1959). — **Schlitt, L.E.,** and **H. G. Keitel:** Pathogenesis of hyposthenuria in persons with sickle cell anemia of the sickle cell trait. Pediatrics **26**, 249 (1960). ~ Renal manifestations of sickle cell disease: A review. Amer. J. med. Sci. **239**, 773 (1960). — **Schmähl, D.:** Experimentelle Untersuchungen über den Mechanismus der hämatogenen Metastasierung beim Krebs. Dtsch. med. Wschr. **86**, 595, 610 (1961). — **Schmidt, H.H.:** Bericht über die Beobachtung eines Morbus Waldenström mit atypischem Verlauf. Verh. dtsch. Ges. inn. Med. **62**, 558 (1956). — **Schneider, G.:** Die experimentelle Amyloidose im Blickwinkel immunologischer Vorgänge. Verh. dtsch. Ges. Path. **46**, 144 (1962). — **Schneiderbaur, A.,** u. **F. Rettenbacher:** Die Paraproteinurie beim Plasmocytom. Wien. med. Wschr. **112**, 801 (1962). — **Schölmerich, P.,** u. **H. Deicher:** Der Lupus erythematodes visceralis. In: Klinik d. Gegenwart **6**, 643 (1963). — **Schönlein, T.C.:** Allgemeine und spezielle Pathologie und Therapie nach dessen Vorlesungen. Freiburg: Herissan 1847. — **Scholz, D.A.:** Effects of steroid therapy on hypercalcemia and renal insufficiency in sarcoidosis. J. Amer. med. Ass. **169**, 682 (1959). — **Scholz, D.A.,** and **F.R. Keating jr.:** Renal insufficiency, renal calculi and nephrocalcinosis in sarcoidosis. Report of 8 cases. Amer. J. Med. **21**, 75 (1956). — **Scholz, D.A., M.H. Power,** and **W.H. Dearing:** Metabolic effects of cortisone in a case of sarcoidosis with hypercalcemia and renal insufficiency. Proc. Mayo Clin. **32**, 182 (1957). — **Schrade, W., E. Böhle** u. **L. Hübner:** Zur Frage der Nierenbeteiligung beim Morbus Waldenström (Makroglobulinämie). Dtsch. med. Wschr. **83**, 718 (1958). — **Schreiner, G.E.,** and **L.B. Berman:** Clinical results with disposable twin coil artificial kidney. Trans. Amer. Soc. Artificial Internal Organs **3**, 78 (1957). — **Schubert, R.,** u. **R. Haug:** Neue Ergebnisse über die glomeruläre Ausscheidung verschiedener Molekülgrößen bei Nierengesunden, Glomerulonephritis und Nierenamyloid. Verh. dtsch. Ges. inn. Med. **67**, 605 (1962). — **Schuermann, H.,** u. **W. Hauser:** Siehe bei W. Hauser, Lupus erythematodes. Derm. u. venerol., Bd. II, Teil 1, 584 (1958); — Hautarzt **1**, 557 (1950). — **Schulten, H.,** u. **U. Kanzow:** Makroglobulinämie (Waldenströmsche Krankheit). Folia haemat. N. F. **1**, H. 1, S. 49 (1956). — **Schulze, H. J.:** Radiologisch-klinische Untersuchungen über die Beziehungen der Nierenfunktion zum gynäkologischen Carcinom. Berl. Med. **12**, 232 (1961). — **Schwartz, W.B., W. Bennett, S. Curelop,** and **F.C. Bartter:** A syndrome of renal sodium loss and hyponatremia probably resulting from inappropriate secretion of antidiuretic hormone. Amer. J. Med. **23**, 259 (1957). — **Selikoff, J.J.,** and **E.H. Robitzek:** Gingival biopsy for the diagnosis of generalized amyloidosis. Amer. J. Path. **23**, 1099 (1947). — **Serratto, M.,** and **J.F. Elliott:** A case of macroglobulinemia. Canad. med. Ass. J. **85**, 944 (1961). — **Sessner, H.H., I. Herberg** u. **K. Huth:** Zur Pathophysiologie und Differentialdiagnose der Sichelzellenkrankheit. Med. Welt **1963**, 1433. — **Shulmann, L.E., H.E. Schoenrich,** and **A. McHarvey:** Effects of adrenocorticotropic hormone (ACTH) and cortisone on sarcoidosis. Bull. Johns Hopk. Hosp. **91**, 371 (1952). — **Shumway jr., C.N.,** and **G. Miller:** An unusual syndrome of hemolytic anemia, thrombocytopenic purpura and renal disease. Blood **12**, 1045 (1957). — **Sickel, G.W.:** Crystalline glomerular deposits in multiple myeloma. Amer. J. Med. **27**, 354 (1959). — **Siegenthaler, W.,** u. **R. Hegglin:** Die intern-medizinische Bedeutung des viszeralen Lupus erythematosus. Dtsch. med. Wschr. **82**, 698 (1957). — **Siegmund, G.:** Seltene Verlaufsform eines Falles von Makroglobulinämie Waldenström. Wien. klin. Wschr. **45**, 773 (1962). — **Siegmund, P.,** u. **H.-J. Dulce:** Der Einfluß von Diamox auf den Calciumstoffwechsel von Legehennen. Hoppe-Seylers Z. physiol. Chem. **320**, 149 (1960). — **Siguier, F., Cl. Betourné, P. Godeau, A. Milhaud** et **R. Slama:** Le rein lupique. Sem. Hôp. Paris **37**, 1484 (1961). — **Sirota, J.H.,** and **D. Hamerman:** Renal function studies in an adult subject with Fanconi syndrome. Amer. J. med. **16**, 138 (1954). — **Skoog, W.A., W.S. Adams,** and **J.W. Coburn:** Metabolic balance study of plasmaphoresis in a case of Waldenström's macroglobulinemia. Blood **4**, 425 (1962). — **Slama, R., B. Rueff** et **J. Crosnier:** La néphropathie du lupus érythémateux. Sem. Hôp. Paris **38**, 23 (1962). — **Slooff, J.P.:** Über die Niere bei der Leukämie. Maandschr. Kindergeneesk. **28**, 181 (1960) mit engl. Zus.fass. [Holländisch]. — **Smith, H.J.:** Dermatomyositis. Brit. med. J. **1955 I**, 770. — **Smith, H.W.:** The kidney—structure and function in health and disease. New York: Oxford University Press 1951. — **Smith jr., L.H.,** and **A.L. Vickery jr.:** Zit. in B. Castleman u. B.U. Kibbee, Case records of the Massachusetts General Hospital. Weekly clinicopathological exercises. New Engl. J. Med. **269**, 206 (1963). — **Snapper, I., L.B. Turner,** and **H.L. Moscovitz:** Multiple myeloma, p. 58. New York: Grune & Stratton

1953. — **Snapper, I., J. J. Yarvis, H. R. Freund,** and **A. F. Goldberg:** Hyperparathyroidism in identical twins, one of whom suffered concomitantly of Boeck's sarcoidosis. Metabolism **7**, 671 (1958). — **Soffer, L. J.:** The therapy of systemic lupus erythematosus. J. Mt Sinai Hosp. **26**, 297 (1959). — **Soffer, L. J., M. F. Levitt,** and **G. Baehr:** Observations on the course and treatment of systemic lupus erythematosus. Arthr. and Rheum. **1**, 332 (1958). — **Soffer, L. J., A. L. Southren, H. E. Weiner,** and **R. L. Wolf:** Renal manifestations of systemic lupus erythematosus. A clinical and pathologic study of 90 cases. Ann. intern. Med. **54**, 215 (1961). — **Sohar, E., J. Gafni, A. Blum, M. Pras,** and **H. Heller:** Primary peri-reticular (typical) amyloidosis in Israel; its relation to familial mediterranean fever. Quart. J. Med., N. S. **32**, 211 (1963). — **Sorger, K.,** and **W. A. Taylor:** Generalized sarcoidosis. Report of a case terminating in fatal nephropathy. Arch. Path. **71**, 35 (1961). — **Spahr, A.,** u. **H. Brenn:** Die Calcinosis interstitialis bei Dermatomyositis. Helv. paediat. Acta **12**, 48 (1957). — **Spargo, B.,** and **J. D. Arnold:** Glomerular extrinsic membranous deposit with the nephrotic syndrome. Ann. N.Y. Acad. Sci. **86**, 1043 (1960). — **Spengler, G. A., D. L. A. Roulet, C. Ricci, U. Snider, W. Schoop, R. Kappeler** u. **G. Riva:** Paraproteinämie bei chronischer Lymphadenose. Schweiz. med. Wschr. **35**, 1025 (1961). — **Spiegelberg, H.:** Die Rolle der verschiedenen antinucleären Antikörper in der Genese des L.E.-Phänomens. Schweiz. med. Wschr. **44**, 1262 (1960). ~ Die Rolle der antinucleären Antikörper beim Zustandekommen des L.E.-Phänomens. Acta haemat. (Basel) **24**, 6 (1961). — **Spiess, H.:** Zur Purpura Schönlein-Henoch nach Conteben. Medizinische **1955**, 699. — **Spinazzola, A. J.,** and **T. R. Sherrod:** The effects of serotonin (5-hydroxytryptamine) on renal hemodynamics. J. Pharmacol. exp. Ther. **119**, 114 (1957). — **Staffeldt, K.:** Die Arterienveränderungen beim Lupus erythematodes visceralis. Arch. Kreisl.-Forsch. **40**, 284 (1963). — **Sternby, N. H.:** Studies in enlargement of leukaemic kidneys. Acta haemat. (Basel) **14**, 354 (1955). — **Stevens, M. B.,** and **B. Knowles:** Significance of urinary gamma globulin in lupus nephritis. New Engl. J. Med. **267**, 1159 (1962). — **Stevenson, G. T.:** Detection in normal urine of protein resembling Bence Jones protein. J. clin. Invest. **39**, 1192 (1960). — **Stoerk, O.:** In: Handbuch der speziellen pathologischen Anatomie und Histologie, Bd. VI/1. Berlin: Springer 1925. — **Strobel, W.,** u. **H. Losse:** Akute sekundäre Niereninsuffizienz bei Hypercalcämie. Verh. dtsch. Ges. inn. Med. **65**, 655 (1959). — **Sutnick, A. I., A. M. Sellers, W. A. Jeffers,** and **Ch. C. Wolferth:** Systemic lupus erythematosus and hypertension without renal insufficiency. Ann. intern. Med. **52**, 849 (1960). — **Svane, S.:** Hypercalcemia in malignant disease without evidence of bone destruction. Acta med. scand. **175**, 353 (1964). — **Sweeney, M. J., W. T. Dobbins,** and **J. N. Etteldorf:** Renal diseases with elements of the nephrotic syndrome associated with sickle cell anemia. A report of 2 cases. J. Pediat. **60**, 42 (1962). — **Swift, H. F.:** The etiology of rheumatic fever. Ann. intern. Med. **31**, 715 (1949). — **Swyer, A. J., J. S. Berger, H. M. Gordon,** and **D. Laszlo:** Hypercalcemia in osteolytic metastatic cancer of the breast. Amer. J. Med. **8**, 724 (1950).

Tapie, J., J. Laporte et **R. Suc:** Syndrome néphrotique au cours de la maladie de Hodgkin-Sternberg. Presse méd. **1957**, 287. — **Tawlas, N.:** Creatinin clearance in the polycythaemia vera. Pol. Arch. Med. wewnet. **30**, 539 mit engl. Zus. fass. (1960). — **Taylor, L.:** Renal vein thrombosis in malignant disease. A report of a case developing the nephrotic syndrome. Arch. intern. Med. **111**, 449 (1963). — **Teilum, G.:** Cortisone-ascorbic acid interaction and the pathogenesis of amyloidosis. Ann. rheum. Dis. **11**, 119 (1952). — **Teilum, G.,** and **A. Lindahl:** Frequency and significance of amyloid changes in rheumatoid arthritis. Acta med. scand. **149**, 449 (1954). — **Te Linde, R. W.:** Urological aspects of gynecology. Amer. J. Obstet. Gynec. **60** (2), 273 (1950). — **Tellem, M., A. I. Rubenstone,** and **A. M. Frumin:** Renal failure and other unusual manifestations in sickle-cell trait. Arch. Path. **63**, 508 (1957). — **Terbrüggen, A.:** Zwei Grundformen der allgemeinen Amyloidose, mit besonderer Berücksichtigung der Amyloidniere und Nephrose. Virchows Arch. path. Anat. **315**, 250 (1948). — **Thaysen, J. H., S. Gjørup,** and **S. Killmann:** Acute renal failure experiences with conservative and hemodialytic treatment of 32 consecutive cases. Dan. med. Bull. **4**, 73 (1957). — **Thiermann, E.:** Die Beziehungen des Rectumcarcinoms zum Urogenitalsystem. Ergebn. Chir. Orthop. **34**, 94 (1943). — **Thomas, W. C., H. G. Morgan, T. B. Connor, L. Haddock, C. E. Bills,** and **J. E. Howard:** Studies of the antiricketic activity in sera from patients with disorders of calcium metabolism and preliminary observations on the mode of transport of vitamin D in human serum. J. clin. Invest. **38**, 1078 (1959). — **Thompson, R. K., J. A. Wagner,** and **C. M. McLeod:** Sickle cell disease: report of a case with cerebral manifestations in the absence of anemia. Ann. intern. Med. **29**, 921 (1948). — **Timm, G.:** Zur pathologischen Anatomie des Auges bei der Makroglobulinämie Waldenström. Klin. Mbl. Augenheilk. **137**, 772 (1960). — **Tischendorf, W.,** u. **F. Hartmann:** Makroglobulinämie (Waldenström) mit gleichzeitiger Hyperplasie der Gewebsmastzellen. Acta haemat. (Basel) **4**, 374 (1950). — **Träger, K. H.:** Untersuchungen über die Entstehung der experimentellen Amyloidose bei gleichzeitiger Histaminapplikation. Ärztl. Forsch. **13**, 81 (1959).

Uehlinger, E.: Pathogenese des primären und sekundären Hyperparathyreoidismus und der renalen Osteomalacie. Verh. dtsch. Ges. inn. Med. **62**, 368 (1956). — **Ultmann, J. E.:** Hyperuricemia in disseminated neoplastic disease other than lymphomas and leukemias. Cancer (Philad.) 15, 122 (1962). — **Urai, L., Z. Nagy, G. Szinay,** and **W. Wiltner:** Renal function in scleroderma. Brit. med. J. **1958 II**, No 5107, 1264.

Vaccari, F., E. Baldini, and **G. Fontana:** Delayed allergy to vascular antigens in systemic lupus erythematosus. Acta haemat. (Basel) **28**, 352 (1962). — **Valach, V.:** Die Kristallisation von Paraproteinen beim plasmocytären Myelom. Pathologie u. Bakteriologie **20**, 383 (1957). — **Vaquez, J. J.,** and **F. J. Dixon:** Immunohistochemica analysis of amyloid by the fluorescence technique. J. exp. Med. **104**, 727 (1956). — **Vaquez, J. J., F. J. Dixon,** and **A. L. Neil:** Demonstration of specific antigen and antibody in experimentally produced amyloid. Amer. J. Path. **33**, 614 (1957). — **Vassar, Ph. S.,** and **F. A. Culling:** Fluorescent amyloid staining of casts in myeloma nephrosis. Arch. Path. **73**, 59 (1962). — **Vaughan, J. H., T. B. Bayles,** and **C. B. Favour:** Complement in disseminated—systemic—lupus erythematosus. J. Lab. clin. Med. **37**, 698 (1951). — **Verbanck, M.,** et **R. J. Kahn:** Effets de l'hypercalcémie aigue sur la concentration sanguine et l'excrétion des électrolytes chez le chien. Rev. franç. Étude clin. biol. **7**, 722 (1962). — **Verbanck, M.,** and **N. Toppet:** Study of the regulation of phosphorus metabolism in a hypoparathyroid patient. Effect of anaemia on the urinary excretion of phosphorus and on the variations of serum phosphorus. Rev. franç. Étud. clin. biol. **6**, 239 (1961). — **Vercillo, L.:** La funzione renale nelle emopatie maligne. Nota II. Aspetti funzionale della nephropathia mielomatoza in degata con le preve di elipurazione. Haematologica (Roma) **43**, 1009 (1958). — **Vernier, H. L., M. G. Farquhar, T. G. Brunson,** and **R. A. Good:** Chronic renal disease in children. Amer. J. Dis. Child. **96**, 306 (1958). — **Virchow, R.:** Weißes Blut und Milztumoren. Med. Ztg **15**, 157, 163 (1846). ~ Die krankhaften Geschwülste, Bd. III, I. Hälfte, S. 13. Berlin 1861. — **Vogt, A.,** u. **H. G. Kochem:** Histo-serologische Untersuchungen mit fluoresceinmarkiertem Antikomplement. Z. Zellforsch. **52**, 640 (1960). — **Voigt, K. G.,** u. **W. Helbig:** Pathologie und Klinik der leukämischen Niere. Med. Klin. **1963**, 867. — **Voit, K.,** u. **H. Gamp:** Der Rheumatismus, S. 66ff. Stuttgart: Ferdinand Enke 1958. — **Vorlaender, K. O.:** Das Serumeiweißbild der entzündlichen Nierenerkrankungen und seine Beziehungen zu Pathogenese, Pathophysiologie und Klinik. In: Fortschritte der Immunitätsforschung. Darmstadt: Dr. Dietrich Steinkopff 1962. ~ Nordwestdeutscher Internistenkongr. Hamburg 1965. — **Vorlaender, K. O., K. W. Fritz** u. **H. J. Braun:** Rheumatismus und Nierenentzündung. Münch. med. Wschr. **101**, 150 (1959). — **Vorlaender, K. O., K. W. Fritz** u. **J. Ross:** Serumproteine und Nierenerkrankung. Med. Welt **17**, 883 (1960). — **Vorlaender, K. O., G. Hellweg** u. **G. Liesenfeld:** Experimentelle Untersuchungen zur Pathogenese der durch Typ-12-Streptokokken hervorgerufenen Nierenentzündung. Asthma **5**, 13 (1959). — **Vorlaender, K. O.,** u. **H. Nüssgens:** Die Gefäßveränderungen beim visceralen Erythematodes und ihre immunologischen Grundlagen. Z. Immun.-Forsch. **114**, 353 (1957). — **Vorlaender, K. O.,** u. **J. Ross:** Die Agar-Gel-Technik in der Immunologie klinischer Erkrankungen. Klin. Wschr. **1961**, 605.

Waldenström, J.: Über das Entstehen und Verschwinden des Amyloids beim Menschen. Klin. Wschr. **1927**, Nr 47, 2235. ~ Zwei interessante Syndrome mit Hyperglobulinämie (Purpura hyperglobulinaemia und Makroglobulinämie). Schweiz. med. Wschr. **78**, 927 (1948). ~ Klinik genbedingter Stoffwechsel- und Strukturanomalien. Verh. dtsch. Ges. inn. Med. **64**, 181 (1958). ~ Störungen der Gamma-Globulin-Synthese. Med. Klin. **36**, 1509 (1962). — **Wallerstein, R. S.:** Multiple myeloma without demonstrable bone lesions. Amer. J. Med. **10**, 325 (1961). — **Wardener, H. E. de, McSwiney, R. R.** and **B. E. Miles:** Renal haemodynamics in primary polycythaemia. Lancet **1951 II**, 204. — **Warwick, O. H., E. R. Yendt,** and **J. Olin:** The clinical features of hypercalcemia associated with malignant disease. Canad. med. Ass. J. **85**, 719 (1961). — **Watson, E. M., H. R. Sauer,** and **M. G. Sadugor:** Manifestations of lymphoblastomas in genitourinary tract. J. Urol. (Baltimore) **61**, 626 (1949). — **Watson, P. C.,** and **D. I. Williams:** The urological complications of excision of the rectum. Brit. J. Surg. **40**, 19 (1952). — **Wegelius, O.:** Amyloidosis of the kidneys, adrenals and spleen as a complication of acute disseminated lupus erythematosus treated with ACTH and cortisone. Acta med. scand. **156**, 91 (1956). — **Wegener, F.:** Über generalisierte septische Gefäßerkrankungen. Verh. dtsch. Path. Ges. **29**, 202 (1936). — **Weicker, H.,** u. **K. Huhnstock:** Neue Gesichtspunkte in der Paraproteinurie bei Plasmocytom. Verh. dtsch. Ges. inn. Med. **67**, 613 (1962). — **Weisberger, A. S.,** and **L. Persky:** Renal calculi and uremia as complications of lymphoma. Amer. J. med. Sci. **225**, 669 (1953). — **Weise, H. J.,** u. **K. Teubner:** Zur klinischen Diagnostik des maskierten Plasmocytoms durch Nierenbiopsie. 69. Verh. dtsch. Ges. inn. Med. 1963, S. 682. — **Werner, E.:** Klinischer Beitrag zur calciumsenkenden Wirkung des Diamox bei Dermatomyositis mit Calcinosis interstitialis und Hypercalcämie. Klin. Wschr. **42**, 1093 (1964). — **Wernly, M.,** u. **M. P. König:** Hypercalcämiesyndrom und Hypercalciurie 1 und 2. Schweiz. med. Wschr. **91**, 769 (1961). — **Whalley, P. J., F. G. Martin,** and **J. A. Pritchard:** Sickle cell trait and urinary tract infection during pregnancy. J. Amer. med. Ass. **189**, 903 (1964). — **Whitten, Ch. F., A. A. Younes,** and **G. Frazier:** A comparative study of renal concentrating ability in children with sickle cell anemia and in normal children. J. Lab. clin. Med. **55**, 400 (1960). — **Wieme, R. J.:** Ein neuer Weg zur Differenzierung von Makroglobulinen und

Myelomparaproteinen. Klin. Wschr. **1956**, 1264. — **Wildhack, R.:** Amyloidose bei Lymphogranulomatose. Z. klin. Med. **154**, 286 (1956). — **Willis, R. A.:** The spread of tumours in the human body. 2nd. ed. London 1952. ~ Pathology of tumours. London: Butterworth & Co. 1963. — **Wilson, A. P.,** and **J. W. Jordan:** Relationship of chronic discoid and disseminated lupus erythematosus. N.Y. St. J. Med. **50**, 2449 (1959). — **Wilson, R. M., J. F. Maher,** and **G. E. Schreiner:** Lupus nephritis. Clinical and histological survey. Arch. intern. Med. **111**, 429 (1963). — **Winawer, S. J.,** and **S. M. Feldman:** Amyloid nephrosis in Hodgkins' disease. Presentation of a case and review of the literature. Arch. intern Med. **104**, 793 (1959). — **Winkler, A. W.,** and **O. F. Crankshaw:** Chloride depletion in conditions other than Addison's disease. J. clin. Invest. **17**, 1 (1938). — **Winter, M.,** u. **G. Blakó:** Über die essentiellen Kryoglobulinaemien. Z. klin. Med. **157**, 46 (1961). — **Wintrobe, M. M.:** Clinical hematology. Philadelphia: Lea & Febiger 1951. ~ Clinical hematology, fourth ed., p. 938. Philadelphia: Lea & Febiger 1956. — **Wintrobe, M. M.,** and **D. M. Mitchell:** Atypical manifestations of leukemia. Quart. J. Med. **9**, 67 (1940). — **Wollheim, E.:** Plus- und Minusdekompensation. Verh. Dtsch. Ges. inn. Med. 1928, S. 389. — **Wollheim, E.,** u. **J. Moeller:** Hypertonie und Hypotonie. In: Handbuch der inneren Medizin, Bd. IX/5. Berlin-Göttingen-Heidelberg: Springer 1960. — **Wrong, O.,** and **H. E. F. Davies:** The excretion of acid in renal disease. Quart. J. Med. **28**, N. S. 259 (1959). — **Wuhrmann, F.:** Dysproteinämie und Neoplasma. Schweiz. Z. Path. **10**, 202 (1947). ~ Einige aktuelle Probleme über die Serum-Globuline. Schweiz. med. Wschr. **82**, 937 (1952). ~ Über das Coma paraproteinaemicum bei Myelomen und Makroglobulinämien. Schweiz. med. Wschr. **1956**, 623. — **Wuhrmann, F.,** u. **Ch. Wunderly:** Einige aktuelle klinische Probleme über die Serumglobuline. Schweiz. med. Wschr. **82**, 937 (1952).

Yamauchi, C. H., P. Rooney, and **J. Hopper jr.:** Nephrotic state as the chief manifestation of systemic lupus erythematosus. Ann. intern. Med. **57**, 981 (1962).

Zannoni, D., L. Abatee e **E. Costantini:** L'amiloidosi renale nelle tuberculosi polmonare. Rilievi anatomo-istologici e studio elettroforetica del quadro uroproteico. Riv. Pat. Clin. Tuberc. **33**, 52 (1960). — **Zarafonetis, C. J. D., J. D. McMaster, L. Molthan,** and **W. A. Steiger:** Apparent renal defect in siclemic individuals. Amer. J. med. Sci. **232**, 76 (1956). — **Zarafonetis, C. J. D., W. A. Steiger, L. Molthan, J. McMaster, V. F. Colville,** and **R. Stauffenberg:** Hyposthenuria in sickle cell trait and sickle cell disease. Clin. Res. Proc. **3**, 29 (1955). — **Zeek, P. M.:** Medical progress, perarteritis nodosa and other forms of necrotizing angiitis. New Engl. J. Med. **248**, 764 (1953). — **Ziff, M., P. Esserman,** and **C. McEven:** Observations on the course and treatment of systemic lupus erythematosus. Arthr. and Rheum. **1**, 332 (1958). — **Zinneman, H. H., H. Glenchur,** and **D. F. Gleason:** The significance of urine electrophoresis in patients with multiple myeloma. Arch. intern. Med. **106**, 172 (1960). — **Zollinger, H. U.:** Die interstitielle Nephritis, S. 110, 237. Basel: S. Karger 1945. ~ Die pathologische Anatomie der Makroglobulinämie Waldenström. Helv. med. Acta **25**, 153 (1958). — **Zollinger, H. U.,** u. **R. Hegglin:** Die idiopathische Lungenhämosiderose als pulmonale Form der Purpura Schönlein-Henoch. Schweiz. med. Wschr. 88, 439 (1958). — **Zuckerbrod, M., B. Rosenberg,** and **H. J. Kayden:** Renal insufficiency and hypertension associated with secondary amyloidosis. Amer. J. Med. **21**, 227 (1956).

Niere bei Endokrinopathien

Von

A. Labhart und W. Scheitlin

A. Niere und Nebennierenrinde

(A. LABHART)

I. Physiologie

Die Niere wird in ihrer Funktion maßgeblich von den zwei Haupthormonen der Nebennierenrinde, dem Glucocorticoid Cortisol und dem Mineralocorticoid Aldosteron beeinflußt. Das Corticosteron, das eine Mittelstellung zwischen den Gluco- und Mineralocorticoiden einnimmt, spielt beim Menschen eine untergeordnete Rolle und den Nebennieren-Androgenen kommt keine physiologische Bedeutung zu.

1. Cortisol und andere Glucocorticoide steigern im allgemeinen die glomeruläre Filtration, wobei diese Wirkung individuell verschieden stark in Erscheinung treten kann (DINGMAN u.a. 1958, FROESCH u.a. 1958, RAISZ u.a. 1957). Bei Ausfall der Nebennierenrinde sinkt die glomeruläre Filtration, auch wenn das extracelluläre Flüssigkeitsvolumen aufrechterhalten wird (GARROD u.a. 1955, CUTLER u.a. 1962). Cortisol und andere Glucocorticoide, nicht aber Aldosteron oder Deoxycorticosteron stellen die glomeruläre Filtration wieder her (BURSTON u. GARROD 1952, GARROD u.a. 1955, PECHET u.a. 1955, ROBERTS u. PITTS 1952, SLATER u.a. 1961). Bei Nebenniereninsuffizienz nimmt die Plasmadurchströmung ab, jedoch weniger als die glomeruläre Filtration. Umgekehrt wird durch Cortisol die Plasmadurchströmung weniger als die glomeruläre Filtration gefördert, so daß die Filtrationsfraktion ansteigt (SLATER 1961).

Eine tabellarische Zusammenstellung der Versuche an Tier und Mensch zur Messung des Einflusses der Nebennierenhormone auf Filtration und Nierendurchblutung findet sich bei HOFMANN und SOBEL (1964).

Wie Leber und Darmschleimhaut hat die Niere die Fähigkeit zur Gluconeogenese (KREBS u.a. 1963). Diese wird durch Cortisol wie in der Leber gefördert, nicht aber die Glykogenbildung (FROESCH u.a. 1958). Gleichzeitige Änderungen der Enzymaktivitäten, z.B. der Glucose-6-phosphatase, scheinen dabei adaptive, vom Substrat abhängige Vorgänge zu sein, bei denen dem Cortisol eine permissive Rolle zukommt (FROESCH u.a. 1958). Wieweit und welche physiologische Bedeutung der renalen Gluconeogenese zukommt, ist unbekannt, Beziehungen zur Diurese werden vermutet (McCANN 1962).

Cortisol hat daneben eine spezifische Wirkung auf die Permeabilität für Wasser an gewissen biologischen Membranen (KLEEMAN u.a. 1964). Nach Ausfall der Nebennierenrinde gelangt in den distalen Tubulusabschnitten und Sammelrohren auch ohne antidiuretisches Hormon (ADH) Wasser zur Rückresoprtion bzw. Rückdiffusion. Erst unter Cortisol oder anderen Glucocorticoiden, nicht aber unter Aldosteron kann die fakultative Wasserrückresorption vollständig ausgeschaltet werden, Cortisol wirkt damit permissiv für die Wasserundurchlässigkeit dieser Tubulusabschnitte (KLEEMAN u.a. 1964). Hingegen beeinflußt Cortisol nicht, wie früher vermutet (DINGMAN u.a. 1960, LLOYD u.a. 1950, SLESSOR 1951), Ausschüttung, Umsatz oder Wirksamkeit des ADH.

Cortisol hat eine geringe Mineralocorticoidwirkung, die $^{1}/_{500}$ derjenigen des Aldosterons beträgt. Prednison hat eine minimale, Dexamethason gar keine Mineralocorticoidwirkung (Pechet u.a. 1959, Prunty 1964).

Eine diuretische Wirkung des Cortisols oder der künstlichen Glucocorticoide kann sich ergeben, wenn unter bestimmten Verhältnissen die Steigerung der glomerulären Filtration die Förderung der Natriumrückresorption in den Tubuli übertrifft (Dingman u.a. 1958, Garrod u.a. 1955, Kleeman u.a. 1960, Pechet a.a. 1959, Slater u.a. 1961). Bei der Nebenniereninsuffizienz und in pharmakologischen Dosen auch beim Gesunden mag auch die abdichtende Wirkung des Cortisols auf die distalen Tubulusabschnitte an der diuretischen Wirkung teilhaben (Kleeman u.a. 1964, Raisz u.a. 1957).

Cortisol hemmt außerdem die Calciumresorption aus dem Darm und fördert die Calciumausscheidung im Darm und in der Niere, indem es die Rückresorption im proximalen Tubulus hemmt (Walser 1963). Auch hemmt es die Phosphatrückresorption (Roberts u. Randall 1955).

2. Aldosteron reguliert die Kationenkonzentration des extracellulären Flüssigkeitsraumes. Sein Erfolgsorgan ist ganz überwiegend die Niere, wo es am distalen Tubulus die fakultative Natriumrückresorption sowie die Kalium- und H-Ionenausscheidung fördert. Die Natriumrückresorption entspricht nicht quantitativ den ausgeschiedenen Kalium- und H-Ionen, deren Verhältnis untereinander wiederum variabel sein kann. Den rückresorbierten Natriumionen folgen Chloridionen und Wassermoleküle (Sonnenblick u.a. 1961). Im gleichen Sinne wie die Ausscheidung der Kaliumionen wird auch die Magnesiumionenausscheidung sowie Ammoniakbildung und Ammoniumionenausscheidung gefördert (Bartter 1956, Ross 1959). Aldosteron hat wie andere Mineralocorticoide keinen direkten Einfluß auf die glomeruläre Filtration, diese kann nur über die Natriumretention und das vermehrte extracelluläre Flüssigkeitsvolumen durch Aldosteron gefördert werden (August 1958, Garrod u.a. 1955, Sonnenblick u.a. 1961).

Wird Aldosteron in hoher Dosierung längere Zeit (beim Menschen 1—3 mg während 14 Tagen) verabfolgt, so setzt ein Kompensationsmechanismus gegen die Natriumretention, nicht aber gegen die Kaliumausscheidung ein (August u.a. 1958). Die Natriumretention führt über ein vergrößertes extracelluläres Flüssigkeitsvolumen und Plasmavolumen zu vermehrter glomerulärer Natriumfiltration, so daß durch vermehrte Filtration und vermehrte Rückresorption wieder ein Gleichgewicht entsteht („Escape"-Phänomen).

II. Nierenfunktionsstörungen bei Nebennierenrindeninsuffizienz

Bei der primären und sekundären Nebennierenrindeninsuffizienz liegt eine komplexe Funktionsstörung der Niere vor, welcher in der Regel kein morphologisches Substrat entspricht (Soffer u.a. 1961, Hoffmann und Sobel 1964).

Die Nierenfunktionsstörung besteht aus den drei Komponenten

1. verminderte glomeruläre Filtration,
2. Unvermögen zu Urinverdünnung und rascher Diurese,
3. Natrium- und Chloridverlust,

die früher in dem heute entbehrlichen und nicht harmlosen Robinson-Kepler-Power-Test (Robinson u.a. 1941) als Harnstoffclearance, Diuresefähigkeit und Chloridclearance in einem Index erfaßt zur Diagnose beigezogen wurden. Klinisch äußern sich diese Nierenfunktionsstörungen auch beim unbehandelten Addison-Kranken und Hypophyseninsuffizienten unter gewöhnlichen Verhältnissen nur wenig und verursachen kaum Beschwerden. Der normale Diureserhythmus geht zwar verloren, und es kann zur typischen Nykturie kommen (Azérad u.a. 1957,

Prunty 1964). Ob dieser nykthemerale Diureserhythmus beim gleichmäßig substituierten Addison-Patienten sich wieder wie beim Gesunden verhält, ist umstritten (Imrie u.a. 1963). Der nebenniereninsuffiziente Patient wird durch seine eingeschränkte Diuresefähigkeit von der Wasserintoxikation bedroht, wenn er in kurzer Zeit große Flüssigkeitsmengen zu sich nimmt, besonders wenn diese kein Natrium enthalten. Chronischer Natriumverlust andererseits fördert Hypotonie und Dehydration. Aber erst in der Addisonkrise führen diese zum Zusammenbruch des Kreislaufs und zum Schock, zur Azotämie und Hyperkaliämie. Die Urämie jedoch wird beim Addison-Patienten kaum gefunden, da er vor ihrer Entwicklung dem Kreislaufversagen erliegt.

1. Glomeruläre Filtration

In der akuten Nebenniereninsuffizienz, der Addisonkrise, versagt die Nierenfunktion. Vermindertes extracelluläres Flüssigkeitsvolumen mit Blutdruckabfall, vermindertem Herzminutenvolumen, Eindickung und Schock setzen die Leistung der Niere herab, und wenn der Druck in den Glomerulumcapillaren unter den kritischen Wert von 25—30 mm Hg sinkt, wird kein Primärharn mehr filtriert und es kommt zur Anurie. Diese Niereninsuffizienz der Addisonkrise unterscheidet sich in nichts von derjenigen bei andern Nierendurchblutungsstörungen. Sie ist bei kurzer Dauer rein funktionell und unmittelbar reversibel, wenn normale Kreislaufverhältnisse wieder hergestellt werden können. Bei längerer Dauer entstehen organische Läsionen (akute tubuläre Nekrose), wobei die Niereninsuffizienz die Kreislaufstörung überdauert.

Aber auch außerhalb der Addisonkrise bei normalem extracellulärem Flüssigkeitsvolumen und normaler Nierendurchblutung zeigen beim unbehandelten Addison-Patienten und Patienten mit Hypophyseninsuffizienz Kreatininclearance und Inulinclearance eine Abnahme der glomerulären Filtration (Margitay-Becht und Gömöri 1938, Talbot u.a. 1942, Waterhouse und Keutman 1948), welche durch Cortisol, nicht aber durch Aldosteron oder Mineralocorticoide normalisiert werden kann (Burston und Garrod 1952). Die Plasmadurchströmung ist weniger stark beeinträchtigt, so daß die Störung besonders in der verminderten Filtrationsfraktion zum Ausdruck gelangt (tabellarische Zusammenstellung bei Hofmann und Sobel 1964).

Bei *sekundärer* Nebenniereninsuffizienz sind glomeruläre Filtration und Plasmadurchströmung auch unter Substitution mit Cortisol und Thyroxin vermindert, was als Folge des Wuchshormonausfalles betrachtet wird (Falkheden 1963, Falkheden und Wickbom 1965).

Wuchshormon fördert die glomeruläre Filtration wie die Plasmadurchströmung (Corvilain und Abramov 1962, Lambert und Corvilain 1963) und fördert —dem Parathormon entgegengesetzt — die Phosphatrückresorption.

2. Diuresestörung

Bei primärer und sekundärer Nebenniereninsuffizienz vermag der Patient größere Mengen Wasser nicht rasch auszuscheiden. Ein Gesunder scheidet rasch getrunkene 1,5 Liter Wasser innerhalb von 4—5 Std vollständig aus. Bei Nebenniereninsuffizienz werden in dieser Zeit stets weniger als 800 ml ausgeschieden (Soffer und Gabrilove 1952). Diese Störung ist auch bei normalem extracellulärem Flüssigkeitsvolumen vorhanden und kann durch die eingeschränkte glomeruläre Filtration allein nicht erklärt werden (Kleeman u.a. 1958), obwohl dies einzelne Autoren annehmen (Gill u.a. 1962). Verschiedene Untersuchungen sprechen dafür, daß die fakultative Wasserrückresorption in den distalen Tubuli nicht vollständig abgestellt werden kann, auch wenn kein antidiuretisches Hormon zur Einwirkung gelangt (CUTLER u. a. 1962). Mehrere Untersucher glaubten beim unbehandelten Addison-Patienten vermehrtes ADH nachweisen zu können (LLOYD u. a. 1950, SLESSOR 1951). Es wurde angenommen, Cortisol sei notwendig zur Inaktivierung des ADH (LLOYD u. a. 1950) oder hemme dessen Ausschüttung im Hypothalamus (DINGMAN u. a. 1960). Zweifel an dieser Hypothese löste die Tatsache aus, daß Äthanol, das die Ausschüttung von ADH blockiert, beim Addison-Patienten nicht zur Diurese führt (LAMDIN u. a. 1956). Schließlich haben mit empfindlichen ADH-Bestimmungsmethoden bei Patienten mit primärer und sekundärer Nebenniereninsuffizienz sowohl unter Dehydration als nach Hydrierung keine vom Gesunden abweichende Mengen ADH nachgewiesen werden können. Auch verschwindet das ADH beim Addison-Patienten nicht verzögert gegenüber dem Gesunden (KLEEMAN u. a. 1964). Bei einem Addison-Patienten im Schock ist allerdings ein sehr rasch erfolgter hoher Anstieg des ADH nachgewiesen (KLEEMAN u. a. 1964). Entsprechend dem verzögerten Urinfluß vermag der Addison-Patient unter der Wasserbelastung den Urin nicht zu verdünnen. Eine Osmolarität unter 280 mOsm/l wurde nicht gefunden (KLEEMAN u. a. 1964).

Aus diesen Untersuchungen muß geschlossen werden, daß zur vollständigen Ausschaltung der fakultativen Wasserrückresorption der Organismus neben einer sehr tiefen ADH-Konzentration von weniger als 0,2 μE/ml noch einer normalen Plasmakonzentration von Cortisol bedarf, das in gewissen biologischen Membranen eine abdichtende Wirkung gegenüber Wasser ausübt.

Aldosteron und die anderen Mineralocorticoide vermögen diese Diuresestörungen nicht zu beeinflussen. Unter der Substitutionstherapie mit Cortisol, Cortison, aber auch Prednison wird diese Diuresestörung vollständig behoben (SOFFER und GABRILOVE 1952). Ob außerdem beim Ausfall der Nebennierenrinde regelmäßig eine gewisse Hyposthenurie besteht, wird zum Teil vermutet (STUDER u. a. 1964), ist aber ungewiß.

3. Natriumverlust und Kaliumretention

Die dritte Störung, die auf den Ausfall des Aldosterons zurückgeht, Natriumverlust, Kalium- und H-Ionenretention, führt zur Hyperkaliämie und metabolischen Acidose. Hyponatriämie und Hypochlorämie finden sich auch beim unbehandelten Patienten selten, weil sie in der Regel von einer gewissen Dehydratation begleitet werden, die die Verminderung des Natriums maskiert. Der Kochsalzentzug führt jedoch innerhalb weniger Tage zu Hypotonie, Muskelschmerzen und -krämpfen und zu kreislaufbedingten Nierenfunktionsstörungen. Die Nierendurchblutung geht zurück. Obwohl hinsichtlich der Beschwerden Natriumverlust und Kaliumretention für den unbehandelten Addison-Patienten im Vergleich zu den Symptomen des Cortisolausfalles zunächst im Hintergrund stehen, ist die Hyperkaliämie die gefährlichste Folge des Nebennierenausfalls. Aldosteron bzw. die künstlichen Mineralocorticoide vermögen diese Störung vollständig auszugleichen und wirken damit lebenserhaltend, wenn sie auch ohne Kombination mit Cortisol keine Beschwerdefreiheit erzielen lassen.

Diese dritte Störung, Natriumverlust und Kaliumretention, besteht nur bei der primären, nicht aber bei der sekundären Nebenniereninsuffizienz, da die das Aldosteron produzierende Zona glomerulosa der Nebennierenrinde weitgehend vom Corticotropin der Hypophyse unabhängig ist und in der sekundären Nebenniereninsuffizienz die Aldosteronsekretion eingeschränkt, aber nicht erloschen ist (LARAGH und KELLY 1964, MÜLLER 1962).

III. Nierenfunktion bei Nebennierenrinden-Überfunktion

1. Cushing-Syndrom

Als Cushing-Syndrom wird ohne Berücksichtigung der Pathogenese ein Krankheitsbild definiert, das durch Überangebot von Cortisol oder anderen Glucocorticoiden hervorgerufen wird. Ursache können sein: 1. ein Nebennierenrindenadenom oder -carcinom, 2. Überfunktionszustände der Nebennierenrinde meist mit Hyperplasie durch Störungen des hypothalamischen Regulationszentrums. 3. Hyperplasie der Nebennierenrinde infolge ektopischer Corticotropinbildung in Tumoren, 4. die exogene Zufuhr von Glucocorticoiden in pharmakologischen Dosen.

Für die Diagnose sind neben den charakteristischen, meist, aber nicht immer pathognomonischen klinischen Symptomen vor allem die erhöhte Ausscheidung der 17-Hydroxycorticoide, die sich mit 2 mg Dexamethason nicht hemmen läßt, oder der Nachweis einer vermehrten Sekretionsrate für Cortisol zu fordern [Labhart, im Druck].

Beim Cushing-Syndrom ist die Nierenfunktion nicht wesentlich gestört, wenn nicht die Hypertonie zu vasculären Nephropathien führt. Aus den auf S. 301/2 besprochenen Wirkungen des Cortisols auf die Niere lassen sich die Veränderungen der Nierenfunktion beim Cushing-Syndrom ableiten.

Die glomeruläre Filtration ist gesteigert. Dies hat unter anderem zur Folge, daß die maximale tubuläre Rückresorptionskapazität für Glucose bei dem wegen der vermehrten Gluconeogenese meist leicht erhöhten Blutzucker überschritten werden kann und es zur Glucosurie kommt, ohne daß die Rückresorption der Glucose in den Tubuli abnimmt (Froesch u.a. 1958).

Zusätzliche Belastung mit Kochsalz oder Desoxycorticosteron führt über das Escape-Phänomen (August u.a. 1958) meist zu vermehrter Natriumausscheidung, indem bei bereits gesteigerter glomerulärer Filtration mehr Natrium filtriert wird (Soffer u.a. 1957).

In ca. einem Drittel der Cushing-Fälle wird eine Polyurie während des Tages und während der Nacht gefunden. Unter Glucocorticoidüberangebot ist der Urinfluß auch bei salzarmer Diät gegenüber Gesunden erhöht, die free water clearance ist gesteigert. Die mäßig erhöhte glomeruläre Filtration allein vermag die Zunahme des Urinflusses nicht zu erklären. Möglicherweise kommt die membranabdichtende Wirkung des Cortisols an den Tubuli zur Geltung (Raisz u.a. 1957).

Die Hypertonie ist ein häufiges Symptom des Cushing-Syndroms und findet sich in den verschiedenen Beobachtungsreihen in 75—90%. Alle Grade der Hypertonie sind dabei vertreten von der leichtesten Hypertonie mit nur systolisch erhöhten Blutdruckwerten bis zur malignen Hypertonie mit Apoplexie, Herzinfarkt, Retinopathie mit Papillenödem und Niereninsuffizienz (Manninx u.a. 1962, Soffer u.a. 1961). Beim Cushing-Syndrom des Kindesalters ist die Hypertonie häufiger und ausgesprochener, wahrscheinlich weil das Nebennierenrindencarcinom mit abnormer Steroidbildung häufiger ist. Die Hypertonie bei Morbus Cushing ist in ihrer Art und ihrem Verlauf von der essentiellen Hypertonie nicht verschieden. Nach Heilung des Morbus Cushing verschwindet sie meistens, bleibt aber, wenn sie längere Zeit angehalten hat, bestehen. Die Pathogenese der Hypertonie bei Cushing-Syndrom ist unbekannt wie diejenige der essentiellen Hypertonie. Das Cortisolüberangebot fördert offenbar die Entstehung der Hypertonie. Die Anwesenheit von Cortisol ist notwendig für die Blutdruckwirkung des Noradrenalins (permissive Wirkung des Cortisols). Mineralocorticoide werden beim Cushing-Syndrom außerhalb des Nebennierencarcinoms nicht vermehrt gebildet, da jedoch auch unter Cortisol Kochsalz retiniert wird, spielt möglicherweise wie beim Conn-

Syndrom das Überangebot von Natrium an die Muskulatur der Arteriolen eine Rolle (s. S. 307).

Wegen der Häufigkeit der Hypertonie bei Cushing-Syndrom weisen SOFFER u. Mitarb. in ihrer Serie von 50 Cushing-Patienten bei 20% renale Schädigungen nach, sei es durch pathologischen Urinbefund, Rest-N-Erhöhung, Hyposthenurie oder pathologischen Phenolrottest (SOFFER u.a. 1961a). Die Art der Nierenfunktionsstörung ist mit derjenigen der essentiellen Hypertonie identisch.

Als dritte Nierenkrankheit bei Cushing-Syndrom tritt je nach der Beobachtungsserie in 5—30% (COPE und RAKER 1955, SCHOLZ u.a. 1957, SOFFER u.a. 1961) eine Nephrolithiasis auf. Nephrocalcinosis meist nur leichten Grades ist offenbar beim Cushing-Syndrom nicht selten (RAKER u.a. 1964, SCHOLZ u.a. 1957, SPRAGUE u.a. 1956). Nephrolithiasis und Nephrocalcinosis sind Folge der Hypercalciurie. Diese entsteht einerseits durch den gesteigerten Knochenabbau bei ungenügendem Aufbau der Knochenmatrix. Die Calciumbilanz ist beim Cushing-Syndrom, abgesehen von den Endstadien, negativ (ALBRIGHT und REIFENSTEIN 1948, LAAKE 1960, MOLINATTI u.a. 1960). Anderseits fördert Cortisol die Calciumausscheidung vorwiegend durch den Darm (DE LORME 1965), aber auch durch die Niere. Es wird die Calciumrückresorption im proximalen Tubulus gehemmt (LAAKE 1960, MOLINATTI u.a. 1960). Schließlich kommen bei der gesteigerten Infektanfälligkeit des Cushing-Syndroms gehäuft Pyelonephritiden vor (RAKER u.a. 1964, SCHOLZ u.a. 1957).

2. Primärer Aldosteronismus (Conn-Syndrom)

Als primärer Aldosteronismus oder Conn-Syndrom wird ein Krankheitsbild mit Hypokaliämie, benigner Hypertonie, Paresen und Polyurie bezeichnet, das durch Überproduktion von Aldosteron in Tumoren der Nebennierenrinde zustande kommt (CONN und CONN 1961). Der Aldosteronismus mit „kongenitaler Nebennierenrindenhyperplasie“ und maligner Hypertonie muß heute als eine Folge der vermehrten Angiotensin II-Bildung betrachtet werden und ist damit zum sekundären Aldosteronismus zu zählen (CONN u.a. 1964a, LARAGH und KELLY 1964).

Im Vordergrund der Nierensymptomatologie steht die Polyurie, die in 73% gefunden wird (DUSTAN u.a. 1956, KOCZOREK 1964) und besonders als Nykturie mit vielfach größeren Nacht- als Tagesurinmengen in Erscheinung tritt. Weniger regelmäßig (48%) wird eine Polydipsie angegeben. Als Ursache der Nykturie wird angenommen, daß nur im Liegen das vermehrte extracelluläre Flüssigkeitsvolumen über das Escape-Phänomen zu vermehrter Salz- und Wasserausscheidung führt (LENNON u.a. 1961, LUETSCHER 1964). Andererseits ist bei Hypokaliämien anderer Ursache der diuretische Tages-Nachtrhythmus auch aufgehoben (STANBURY u.a. 1958). Das austauschbare Körperkalium wird um ein Drittel vermindert gefunden, das Serumkalium ist mäßig bis stark erniedrigt zwischen 1,4 und 3,2 maeq/l. Es besteht eine metabolische Alkalose bei intracellulärer Acidose, da intracelluläres Kalium im Austausch gegen H-Ionen abgegeben wird (KOCZOREK 1964, PRUNTY 1964). Morphologisch finden sich bei jeder hypokaliämischen Nephropathie degenerative Schäden an den Tubuli [vacuoläre Nephropathie, clear cell nephrosis (RELMAN und SCHWARTZ 1962, STANBURY u.a. 1958)]. Der meist nur mäßig ausgeprägten Hypernatriämie kommt für die Auslösung der Polydipsie untergeordnete Bedeutung zu.

Neben diesem klinisch in Erscheinung tretenden Symptom der Polyurie lassen die Routineuntersuchungen im Laboratorium nur diskrete Störungen der Nierenfunktion beim Conn-Syndrom erkennen. Gewöhnlich (in 85%) besteht eine leichte Albuminurie (CONN u.a. 1964). Der Sedimentbefund ist nicht pathologisch, wenn nicht die häufige komplizierende Pyelonephritis dazukommt. Reststickstoff und Harnstoff sind gewöhnlich nicht erhöht und die Phenolrotprobe ist beim Conn-Syndrom in der Regel normal, was differentialdiagnostisch gegenüber den mit Hypokaliämie einhergehenden tubulären Nephropathien wichtig ist.

Hingegen sind beim primären Aldosteronismus mit besonderen Untersuchungen eine Reihe von Veränderungen der Nierenfunktion nachweisbar, wie sie aus der Physiologie des Aldosterons abzuleiten sind.

Die Überproduktion von Aldosteron führt zu einer gesteigerten Natriumrückresorption und zunächst zur Natriumretention. Diese hat eine Vermehrung des extracellulären Flüssigkeitsvolumens und des Plasmavolumens zur Folge (Biglieri und Forsham 1961). Dies führt auf noch ungeklärte Weise zu einer vermehrten glomerulären Filtration und damit kann durch das Escape-Phänomen (August u.a. 1958) die Kumulation des Natriums vermieden werden. Ist die Niere durch lange dauernde Hypokaliämie oder Hypertonie geschädigt, so kann die glomeruläre Filtration auch vermindert sein, wie auch die Nierendurchblutung in der Regel vermindert gefunden wird (Prunty 1964).

Ein entsprechender Kompensationsmechanismus für den Kaliumverlust besteht nicht, und die Niere kann unter der vermehrten Aldosteroneinwirkung auch bei Hypokaliämie und niedriger Kaliumzufuhr in der Ernährung die Kaliumausscheidung nicht unter 20 maeq/l in 24 Std einschränken.

Obwohl Aldosteron die H-Ionenausscheidung fördert, wird der Urin beim Conn-Syndrom in der Regel alkalisch bis neutral mit einem pH von 7—7,5 gefunden. Die Fähigkeit unter Belastung mit Ammoniumchlorid oder Sulfat einen sauren Urin zu bilden, ist zwar noch erhalten (Relman und Schwartz 1957), aber reduziert (Luetscher 1964). Die Ammoniumausscheidung ist nicht gestört, sondern vermehrt. Es wird angenommen, daß im Austausch gegen Natriumionen mehr Kalium- als H-Ionen ausgeschieden werden (Prunty 1964). Störungen der H-Ionenausscheidung finden sich, wahrscheinlich in geringerem Maße, auch bei Hypokaliämien anderer Ursache (Milne u.a. 1957).

Pyelonephritis ist eine häufige Komplikation des primären Aldosteronismus (Muehrcke u. Milne 1957). Ob die kalipenische Nephropathie allgemein zu pyelonephritischen Infektionen disponiert, ist umstritten (Muehrcke und Milne 1957, Relman und Schwartz 1958). In Differentialdiagnose tritt daher die „potassium-loosing nephritis", als welche früher sicher mehrmals primärer Aldosteronismus gedeutet wurde (Koczorek 1964).

Die Hypertonie beim Conn-Syndrom, bei dem pathogenetisch wahrscheinlich das chronische Überangebot von Natrium an die Muskulatur der Arteriolen und das vermehrte Plasmavolumen eine Rolle spielen, ist in den bisher beobachteten Fällen fast durchwegs benigner Natur gewesen (Conn und Conn 1961, Laragh und Kelly 1964, Luetscher 1964), wenn auch die diastolischen Werte zwischen 90—160 mm Hg lagen, d.h. sie war nicht rasch progredient, hatte keine Augenhintergrundsveränderungen über den Grad III zur Folge und führte nicht zur Niereninsuffizienz. Die Niere kann, aber braucht durch die Hypertonie des Conn-Syndroms in ihrer Funktion nicht gestört zu werden. Ein einziger Fall von Conn-Syndrom mit maligner Hypertonie ist bekannt (Kaplan 1963).

3. Differentialdiagnose der Nephropathie bei Aldosteronismus

Die wichtigste Differentialdiagnose zum primären Aldosteronismus ist die renale Hypertonie mit sekundärem Aldosteronismus und Nebennierenhyperplasie (s. Kap. II). Die maligne Hypertonie und die renal vasculäre Hypertonie führen über den Renin-Angiotensinmechanismus zu einer Stimulation der Zona glomerulosa der Nebennieren und extrem hoher Aldosteronsekretion und -exkretion. Der sekundäre Aldosteronismus kann dabei zur Hypokaliämie, jedoch nie zur Hypernatriämie führen. Auch ist das Plasmavolumen im Gegensatz zum primären Aldosteronismus nicht vermehrt, sofern keine Herzinsuffizienz besteht (CONN und CONN 1961, GENEST u.a. 1964, LARAGH u.a. 1960, MACH 1962, SAMBHI u.a. 1963, SIEGENTHALER 1963, WRONG 1964). Die maligne Hypertonie mit Retinopathie vom Grade IV scheidet ohnehin in der Differentialdiagnose des primären Aldosteronismus aus. Hingegen ist die Differentialdiagnose zur einseitigen Nierenarterienstenose schwierig (HÄNZE u.a. 1963, LAIDLAW u.a. 1960, SCHWAB u.a. 1963). Hydrierungs-i.v.-Pyelographie, und wenn möglich, Isotopenrenographie sollten in jedem Fall von Verdacht auf Conn-Syndrom durchgeführt werden, während Howard-Test und Aortographie als weitere Schritte in Erwägung zu ziehen sind (SCHEITLIN 1964). Das Plasma-Renin ist bei primärem Aldosteronismus auch unter Belastung (Salzentzug, Orthostase) niedrig, bei sekundärem Aldosteronismus hoch. (CONN 1965).

In Differentialdiagnose zur Nephropathie bei Conn-Syndrom fällt schließlich das erst wenige Male beobachtete, von BARTTER u. Mitarb. (1962) beschriebene Syndrom der Hyperplasie des juxtaglomerulären Apparates der Niere mit Angiotensinüberproduktion ohne Hypertonie, das zum sekundären Aldosteronismus ohne Ödeme einzureihen ist. Als primäre Ursache wird eine mangelnde Ansprechbarkeit der Arteriolen auf Angiotensin II angenommen, was über einen Rückkopplungsmechanismus zur vermehrten Angiotensinbildung und Hyperplasie der Nebennieren führt. Die Aldosteronüberproduktion kann bis auf die Hypertonie alle Symptome des primären Aldosteronismus nachahmen.

Der sekundäre Aldosteronismus mit Ödemen, wie er beim nephrotischen Syndrom, der Lebercirrhose und bei bestimmten Formen der Herzinsuffizienz vorkommt, hat bis auf die Natriumretention keinen Einfluß auf die Nierenfunktion. Insbesondere kommt es aus noch nicht geklärten Gründen nicht zur Hypokaliämie. Der Einfluß der Grundkrankheit auf die Niere steht ganz im Vordergrund.

Außerhalb des sekundären Aldosteronismus bei Hypertensinüberproduktion, fällt die Nephropathie des Conn-Syndroms ferner in Differentialdiagnose mit allen andern hypokaliämischen Krankheitszuständen. Die angeborenen und erworbenen tubulären Nephropathien einschließlich die bereits erwähnten Kaliumverlust-Pyelonephritiden führen im Unterschied zum Conn-Syndrom zu einer metabolischen Acidose. Eine Ausnahme bildet nur die von LIDDLE u. Mitarb. 1964 beschriebene familiäre Hypokaliämie, der eine angeborene Tendenz der Nieren zur Natriumretention und Kaliumelimination zugrunde liegt.

Das Cushing-Syndrom bei ektopischer Corticotropinbildung in meist malignen Tumoren (Literatur bei GREENBERG u.a. 1964, HAAS 1964, LABHART 1962, LABHART 1966, SULLIVAN und RONA 1964) geht fast stets mit Hypokaliämie und metabolischer Alkalose einher, die auf die an sich schwache Mineralocorticoidwirkung des Cortisols bei sehr starker Überproduktion zurückzuführen ist. Diese Form des Cushing-Syndroms ist sehr maligne und der Verlauf äußerst kurz, so daß die Hypokaliämie nicht zu tiefgreifenden Veränderungen der Niere führt. Schließlich ist hier das Krankheitsbild mit übermäßiger Deoxycorticosteronproduktion bei knotiger Hyperplasie der Nebennieren zu erwähnen, das die Symptome des Conn-Syndroms nachahmt und dem wahrscheinlich eine Störung des Umbaus von Deoxycorticosteron zu Aldosteron zugrunde liegt (BIGLIERI 1963).

Die häufigste Ursache der kalipenischen Nephropathien sind heute iatrogene bzw. von den Patienten provozierte Hypokaliämien.

Bei Hypokaliämie mit Alkalose und *Hyperkaliurie* ist in erster Linie an die Verwendung von Salidiuretica zu denken. Die Aldosteronsekretion kann dabei sekundär durch den gleichzeitigen Natriummangel stark ansteigen, so daß das Bild dem Conn-Syndrom täuschend ähnlich sehen kann. Der übermäßige Genuß von Lakritze oder Succus liquiritiae mit dem Wirkstoff Glycyrrhizin, der eine mineralocorticoidähnliche Wirkung hat und gewissen Getränken und Präparaten beigemischt ist, kann ein Pseudo-Conn-Syndrom hervorrufen. Die Aldosteronsekretion und -ausscheidung ist jedoch dabei vermindert. Diskrete Nierenfunktionsstörungen, Hyposthenurie ohne Azotämie, denen typische morphologische Befunde entsprechen, werden hier wie bei andern kalipenischen Nephropathien gefunden (Jenny u.a. 1961).

Hypokaliämie und Alkalose mit Hypokaliurie ist auf chronische Durchfälle bzw. Laxantienabusus verdächtig. Ausgeprägte kalipenische Nephropathien sind bei chronischem Laxantienabusus beschrieben (Labhart und Spühler 1953, Perrier 1960, Schwartz und Relman 1953). Schwierig wird die Differentialdiagnose oft durch die Tatsache, daß Patienten mit primärem Aldosteronismus wegen der Hypokaliämie an atonischer Obstipation leiden und Laxantien verwenden.

Tabelle 1. *Nierenuntersuchungen bei 133 Fällen von primärem Aldosteronismus* (nach Conn u.a. 1964a)

Nierenfunktion	Normal	Gestört	Gesamtzahl
Albuminurie			
nicht vorhanden	12		
vorhanden		69 (85%)	81
Konzentrationsvermögen	16	69 (80%)	85
Ansprechen auf Vasopressin	9	33 (80%)	42
Phenolrotausscheidung	12 (67%)	6	18
Andere Nierenfunktionsprüfungen, wie Reststickstoff, Harnstoff, Serumkreatinin, Harnstoffclearance, Kreatininclearance, Inulinclearance, PAH-Clearance	46 (63%)	27	73

Literatur

Albright, F., and E.C. Reifenstein: The parathyroid glands and metabolic bone disease. Baltimore: Williams & Wilkins Co. 1948. — **August, J.Th., D.H. Nelson,** and **G.W. Thorn:** Response of normal subjects to large amounts of aldosterone. J. clin. Invest. **37**, 1549 (1958). — **Azérad, E., J. Ghata** et **A. Reinberg:** Disparition du rythme nycthéméral de la diurèse et de la kaliurie dans 8 cas d'insuffisance surrénale. Ann. Endocr. (Paris) **18**, 484 (1957).

Bartter, F.C.: The role of aldosterone in normal homeostasis and in certain disease states. Metabolism **5**, 376 (1956). — **Bartter, F.C., P. Pronove, J.R. Gill jr.,** and **R.C. McCardle:** Hyperplasia of the iuxtaglomerular complex with hyperaldosteronism and hypokaliemic alkalosis. Amer. J. Med. **33**, 811 (1962). — **Biglieri, E.G., M.A. Herron** and **N. Brust:** 17-Hydroxylation deficiency in man. J. clin. Invest. **45**, 1946 (1966). — **Biglieri, E.G.,** and **P.H. Forsham:** Studies on the expanded extracellular fluid and the responses to various stimuli in primary aldosteronism. Amer. J. Med. **30**, 564 (1961). — **Burston, R.A.,** and **O. Garrod:** The variability of the lowered glomerular filtration rate in Addison's disease and panhypopituitarism, and the effect of cortisone thereon. Clin. Sci. **11**, 129 (1952).

Conn, J. W.: Plasma Renin in Primary Aldosteronism. J. Amer. med. Ass. **191**, 868 (1965).— **Conn, J.W.,** and **E.S. Conn:** Primary aldosteronism versus hypertensive disease with secondary aldosteronism. Recent Progr. Hormone Res. **17**, 389 (1961). — **Conn, J.W., R.F. Knopf,** and **R.M. Nesbit:** Clinical characteristics of primary aldosteronism from an analysis of 145 cases. Amer. J. Surg. **107**, 159 (1964). ~ a. Primary aldosteronism: present evaluation of its clinical characteristics and the results of surgery. In: Aldosterone, ed. by Baulieu and Robel.

Oxford: Blackwell 1964. — **Cope, O.,** and **J.W. Raker:** Cushing's disease. New Engl. J. Med. **253**, 119 (1955). — **Corvilain, J.,** and **M. Abramov:** Some effects of human growth hormone on renal haemodynamics and on tubular phosphate transport in man. J. clin. Invest **41**, 1230 (1962). — **Cutler, R.E., C.R. Kleeman, J. Koplowitz, M.H. Maxwell,** and **J.Th. Dowling:** Mechanisms of impaired water excretion in adrenal and pituitary insufficiency. III. The effect of extracellular of plasma volume expansion or both, on the impaired diuresis. J. clin. Invest. **41**, 1524 (1962).

Dingman, J.F., and **R.H. Despointes:** Adrenal steroid inhibition of vasopressin release from the neurohypophysis of normal subjects and patients with Addison's disease. J. Clin. Invest. **39**, 1851 (1960). — **Dingman, J.F., J.T. Finkenstaedt, J.C. Laidlaw, A.E. Renold, J. Jenkins, J.P. Merrill,** and **G.W. Thorn:** Influence of intravenously administered adrenal steroids on sodium and water excretion in normal and addisonian subjects. Metabolism **7**, 608 (1958). — **Dustan, H.P., A.C. Corcoran,** and **I.H. Page:** Renal function in primary aldosteronism. J. clin. Invest. **35**, 1357 (1956).

Falkheden, T.: Renal function following hypophysectomy in man. Acta endocr. (Kbh.) **42**, 571 (1963). — **Falkheden, T.,** and **I. Wickbom:** Renal funktion and Ridney size following hypophyseltomy in man. Acta endocr. (Kbh.) 48, 348 (1965). — **Froesch, E.R., J. Ashmore,** and **A.E. Renold:** Comparison of renal and hepatic effects, of fasting, cortisone administration and glucose infusion in normal and adrenalectomized rats. Endocrinology **62**, 614 (1958). — **Froesch, E.R. A.I. Winegrad, A.E Renold,** and **G.W. Thorn:** Mechanisms of the glucosuria produced by the administration of steroids with glucocorticoid activity. J. clin. Invest. **37**, 524 (1958).

Garrod, O., S.A. Davies, and **G. Cahill jr.:** The action of cortisone and desoxycorticosterone on glomerular filtration rate and sodium and water exchange in the adrnealectomized dog. J. clin. Invest. **34**, 761 (1955). — **Genest, J., R. Boucher, W. Nowaczynski, E. Koiw, J. de Champlain, P. Biron, M. Chrétien,** and **J. Marc-Aurèle:** Studies on the relationship of aldosterone and angiotensin to human hypertensive disease. In: Aldosterone, ed. by Baulieu and Robel. Oxford: Blackwell 1964. — **Gill jr., J.R., D.S. Gann,** and **F.C. Bartter:** Restoration of water-diuresis in Addisonian patients by expansion of volume of extracellular fluid. J. clin. Invest. **41**, 1078 (1962). — **Greenberg, E., M.B. Divertie,** and **L.B. Woolner:** A review of unusual systematic manifestations associated with carcinoma. Amer. J. med. **36**, 106 (1964).

Haas, H.G.: Endokrine Überfunktion bei malignen Tumoren. Praxis **53**, 610 (1964). — **Hänze, S., A. Kleinschmidt** u. **G. Stark:** Über das Syndrom des primären Hyperaldosteronismus bei Nierenarteriendrosselung. Klin. Wschr. **41**, 219 (1963). — **Hofmann, F.G.,** and **E.H. Sobel:** Adrenocortical insufficiency. In: Handbuch der experimentellen Pharmakologie, Bd. XIV/2, The adrenocortical hormones, herausgeg. von H.W. Deane u. B.L. Rubin. Berlin-Göttingen-Heidelberg: Springer 1964.

Imrie, M.J., I.N. Mills, and **K.S. Williamson:** Circadian variations in renal and adrenal function: are they connected? In: Hormones and the kidney, ed. by P.C. Williams. London and New York: Academic Press 1963.

Jenny, M., A.F. Müller, J. Faber et **R.S. Mach:** Hypokaliëmie et alcalose par ingestion abusive d'extraits de réglisse (liquorice) et d'eau bicarbonaté. Schweiz. med. Wschr. **91**, 869 (1961).

Kaplan, N.M.: Primary aldosteronism with malignant hypertension. New Engl. J. Med. **269**, 1282 (1963). — **Kleeman, C.R., J.W. Czaczkes,** and **R. Cutler:** Mechanisms of impaired water excretion in adrenal and pituitary insufficiency. IV. Antidiuretic hormone in primary and secondary adrenal insufficiency. J. clin. Invest. **43**, 1641 (1964). — **Kleeman, C.R., J. Koplowitz, M.H. Maxwell, R. Cutler,** and **J.Th. Dowling:** Mechanisms of impaired water diuresis in adrenal and pituitary insufficiency. II. Interrelatinships of adrenal cortical steroids and antidiuretic hormone in normal subjects and in diabetes insipidus. J. clin. Invest. **39**, 1472 (1960). — **Kleeman, C.R., M.H. Maxwell,** and **R.E. Rockney:** Mechanisms of impaired water excretion in adrenal and pituitary insufficiency. I. The role of altered glomerular filtration and solute excretion. J. clin. Invest. **37**, 1799 (1958). — **Koczorek, K.H.R.:** Primärer Aldosteronismus (Conn-Syndrom). Internist (Berl.) **5**, 32 (1964). — **Krebs, H.A., D.A.H. Bennett, P. de Gasquel, T. Gascogne,** and **T. Yoshida:** Renal gluconeogenesis. Biochem. J. **86**, 22 (1963).

Laake, H.: The action of corticosteroids on the renal reabsorption of calcium. Acta endocr. (Kbh.) **34**, 60 (1960). — **Labhart, A.:** Endokrine Überfunktionssyndrome der Gewebehormone. Gewebs- und Neurohormone. 8. Symp. der Dtsch. Ges. Endokrinologie. Berlin-Göttingen-Heidelberg: Springer 1962. ~ Klinik der inneren Sekretion, 2. Aufl. Berlin-Heidelberg-New York: Springer (im Druck). — **Labhart, A.,** u. **O. Spühler:** Alkalotische und acidotische Hypokaliämie als Ursache und als Folge von Nierenfunktionsstörungen. Schweiz. med. Wschr. **83**, 349 (1953). — **Laidlaw, J.C., E.R. Yendt,** and **A.G. Gornall:** Hypertension caused by renal artery occlusion simulating primary aldosteronism. Metabolism **9**, 612 (1960). — **Lambert, P.P.,** and **J. Corvilain:** Site of action of parathyroid hormone and role of growth hormone in phosphate excretion. In: Hormones and the kidney, ed. by P.C. Williams. London and New York: Academic Press 1963. — **Lamdin, E., C. Kleeman, M. Rubini,** and **F.H. Epstein:** Studies on alcohol diuresis. III. The response to ethyl alcohol in certain disease states characterized by impaired water tolerance. J. clin. Invest. **35**, 386 (1956). — **Laragh, J.H.,** and **W.G. Kelly:** Aldosterone: its biochemistry and physiology. Advances in metabolic disorders, vol. 1, p. 218. New York: Academic Press 1964. — **Laragh, J.H., S. Ulick, V. Januszewicz, Q.B. Denning, W.G. Kelly,** and **S. Lieberman:** Aldosterone secretion and primary and malignant hypertension. J. clin. Invest. **39**, 1091 (1960). — **Lennon, E.J., Ph. P. Ruetz,** and **W.W. Engstrom:** Reversal of diurnal rhythm in excretion of water and salt in primary hyperaldosteronism. Amer. J. Med. **30**, 475 (1961). — **Liddle, G.W., T. Bledsoe,** and **W.S. Coppage jr.:** A familial renal disorder simulating primary aldosteronism but with negligible aldosteron secretion. In: Aldosterone, ed. by Baulieu and Robel. Oxford: Blackwell 1964. — **Lloyd, C.W.,** and **J. Lobotsky:** Serum antidiuretic substances and urinary corticosteroid in the human. J. clin. Endocr. **10**, 318 (1950). — **Lorme, A. de:** Hypercalcämie bei M. Addison. Diss. Zürich 1964. — **Luetscher, J.A.:** Primary aldosteronism: observations in six cases and review of diagnostic procedures. Medicine (Baltimore) **43**, 437 (1964).

Mach, R.S.: Le rôle des surrénales dans l'hypertension artérielle. Schweiz. med. Wschr. **92**, 1027 (1962). — **Mach, R.S., J. Fabre, A. Duckert, R. Borth** et **P. Ducommun:** Action clinique et métabolisme de l'aldostérone (Electrocortine). Schweiz. med. Wschr. **84**, 407 (1954). — **Manninx, H.,** and **F. Glenn:** Hypertension in Cushing's syndrome. J. Amer. med. Ass. **180**, 225 (1962). — **Margitay-Becht, E.,** u. **P. Gömöri:** Die Nierenfunktion bei der Addisonschen Krankheit. Z. ges. exp. Med. **104**, 22 (1938). — **McCann, W.P.:** Renal glucose production and uptake in separate sites, and its significance. Amer. J. Physiol. **203**, 572 (1962). — **Milne, M.D., R.C. Muehrcke,** and **B.E. Heard:** Potassium deficiency and the kidney. Brit. med. Bull. **13**, 15 (1957). — **Molinatti, G.M., F. Camanni,** and **M. Olivetti:** A study on the metabolism of calcium in the hyperadrenocortical syndrome. Acta endocr. (Kbh.) **34**, 323 (1960). — **Muehrcke, R.C.,** and **M.D. Milne:** Primary hyperaldosteronism, long standing potassium depletion and pyelonephritis. Clin. Res. Proc. **5**, 190 (1957). — **Müller, A.F.:** Regulation der Aldosteronsekretion. Verh. Dtsch. Ges. Inn. Med. 68. Kongr. 1962, S. 599.

Pechet, M.M., B. Bowers, and **F.C. Bartter:** Metabolic studies with a new series of 1,4 diene steroids. I. Effects in addisonian subjects of prednisone, prednisolone and the 1,2-dehydro analogues of corticosterone, desoxycorticosterone, 17-hydroxy-11-desoxycorticosterone, and 9α-fluoro-cortisol. J. clin. Invest. **38**, 681 (1959). — **Perrier, C.:** Une forme spéciale d'hypokaliémie. La dénutrition psychogène par abus de laxatifs. Rev. franç. Étud. clin. biol. **5**, 792 (1960). — **Prunty, F.T.G.:** Chemistry and treatment of adrenocortical diseases. Springfield (Ill.): Ch.C. Thomas 1964.

Raisz, L.G., W.F. McNeely, L. Saxon, and **J.D. Rosenbaum:** The effects of cortisone and hydrocortisone on water diuresis and renal function in man. J. clin. Invest. **36**, 767 (1957). — **Raker, J.W., O. Cope,** and **I.P. Ackerman:** Surgical experience with the treatment of hypertension of Cushing's syndrome. Amer. J. Surg. **107**, 153 (1964). — **Relman, A.S.,** and **W.B. Schwartz:** Electrolyte balance and acid-base metabolism in primary aldosteronism (abstract). J. clin. Invest. **36**, 923 (1957). ~ The kidney in potassium depletion. Amer. J. Med. **24**, 764 (1958). — **Roberts, K.E.,** and **R.F. Pitts:** The influence of cortisone on renal function and electrolyte excretion in the adrenalectomized dog. Endocrinology **50**, 51 (1952). — **Roberts, K.E.,** and **H.T. Randall:** The effect of adrenal steroids on renal mechanisms of electrolyte excretion. Ann. N.Y. Acad. Sci. **61**, 306 (1955). — **Robinson, S.J., M.H. Power,** and **E.J. Kepler:** Two new procedures to assist in recognition, and exclusion of Addison's disease. Proc. Mayo Clin. **16**, 577 (1941). — **Ross, E.J.:** Aldosterone in clinical and experimental medicine. Oxford: Blackwell 1959. — **Ross, E.J., W.J. Reddy, A. Revera,** and **G.W. Thorn:** Effects of intravenous infusions of dl-aldosterone acetate on sodium and potassium excretion in man. J. clin. Endocr. **19**, 289 (1959).

Sambhi, M.P., J.C. Beck, and **E.H. Venning:** Malignant hypertension and aldosterone secretion. Amer. J. Med. **35**, 251 (1963). — **Scheitlin, W.:** Die renal vasculäre Hypertonie. Schweiz. med. Wschr. **94**, 841 (1964). — **Scholz, D.A., R.G. Sprague,** and **J.W. Kernohan:** Cardiovascular and renal complications of Cushing's syndrome. New Engl. J. med. **256**, 833 (1957). — **Schwab, M., R. Schröder, C. Schattenfroh** u. **R.M. Schütz:** Sekundärer Aldosteronismus unter dem Bild des Conn-Syndroms bei einseitiger Nierenarterienstenose. Dtsch. med. Wschr. 88, 814 (1963). — **Schwartz, W.B.,** and **A.S. Relman:** Metabolic and renal studies in chronic potassium depletion resulting from overuse of laxatives. J. clin. Invest. **32**, 258 (1953). — **Siegenthaler, W.:** Klinische Syndrome mit Hyperaldosteronismus unter besonderer Berücksichtigung pathogenetischer Gesichtspunkte. Schweiz. med. Wschr. **93**, 1803 (1963). — **Slater, J.D.H., P. Mestitz, G. Walker,** and **J.D.N. Nabarro:** The acute effects of infused adrenal steroids on renal function in adrenalectomized dogs. Acta endocr. (Kbh.) **37**, 263 (1961). — **Slessor, A.:** Studies concerning the mechanism of water retention in Addison's disease and in hypopituitarism. J. clin. Endocr. **11**, 700 (1951). — **Soffer, L.J., R.I. Dorfman,**

and **J.L. Gabrilove:** The human adrenal gland. Philadelphia: Lea & Febiger 1961. — **Soffer, L.J.,** and **J.L. Gabrilove:** A simplified water-loading test for the diagnosis of Addison's disease. Metabolism **1**, 504 (1952). — **Soffer, L.J., A. Gutman, J. Geller,** and **J.L. Gabrilove:** The role of adrenal steroids on renal function and electrolyte metabolism. Bull. N.Y. Acad. Med. **33**, 665 (1957). — **Soffer, L.J., A. Iannacone,** and **J.L. Gabrilove** a.: Cushing's syndrome. A study of fifty patients. Amer. J. Med. **30**, 129 (1961). — **Sonnenblick, E.H., P.J. Cannon,** and **J.H. Laragh:** The nature of the action of intravenous aldosterone: evidence for a role of the hormone in urinary dilution. J. clin. Invest. **40**, 903 (1961). — **Sprague, R.G., R.M. Salassa, R.V. Randall, D.A. Scholz, J.T. Priestly, W. Walters,** and **A.H. Balbulian:** Cushing's syndrome. Arch. intern. Med. **98**, 389 (1956). — **Stanbury, S.W., A.H. Gowenlock,** and **R.F. Mahler:** Interrelationships of potassium deficiency and renal disease. In: Aldosterone, ed. by A. Müller and C.M. O'Connor. London: Churchill 1958. — **Studer, H., E. Gautier** u. **A. Schmid:** Der Einfluß der Mineralocorticoide auf die Verdünnungs- und Konzentrationsmechanismen der Niere. Schweiz. med. Wschr. **94**, 326 (1964). — **Sullivan, J.D.,** and **D. Rona:** Systemic effects of non-endocrine tumors. Canad. med. Ass. J. **91**, 647 (1964).

Talbott, J.H., L.J. Pecora, R.S. Melville, and **W.V. Consolazio:** Renal function in patients with adrenal insufficiency and in patients with adrenal insufficiency secondary to pituitary panhypofunction. J. clin. Invest. **21**, 107 (1942).

Walser, M., B.H. Robinson, and **J.W. Duckett:** The hypercalcemia of adrenal insufficiency. J. clin. Invest. **42**, 456 (1963). — **Waterhouse, Chr.,** and **E.H. Keutman:** Kidney function in adrenal insufficiency. J. clin. Invest. **27**, 372 (1948). — **Wrong, O.:** Hyperaldosteronism secondary to renal ischaemia. In: Aldosterone, ed. by Baulieu and Robel. Oxford: Blackwell 1964.

B. Niere und Nebennierenmark

(A. LABHART)

I. Einfluß der Katecholamine auf die Nierenfunktion

Adrenalin und Noradrenalin wirken im gleichen Sinne auf die Niere, indem sie die Hämodynamik der Niere beeinflussen und damit wahrscheinlich indirekt Veränderungen der Nierenfunktion hervorrufen (Übersicht bei WESSON 1961 mit tabellarischer Zusammenstellung der Literatur über Untersuchungen am Menschen).

Noradrenalinzufuhr in niedriger Dosierung (2—4 μg/min) führt zu einer Constriction des Vas efferens und setzt den renalen Plasmadurchfluß herab, während die Filtration zunächst unverändert bleibt und durch den Druckanstieg sogar leicht zunimmt (WESSON 1961). Gleichbleibende Filtration bei verminderter Plasmadurchströmung führt zu einer Zunahme der Filtrationsfraktion. Unter hoher Dosierung (10—14 und 15—44 μg/min) werden auch die Vasa afferentia verengt, so daß auch die Filtration abnimmt (PULMAN und MCCLURE 1952, KING und BALDWIN 1956). Totaler renal vasculärer, und besonders afferenter Widerstand nehmen zu (KING und BALDWIN 1956). Ob dabei einzelne Nephrone ausfallen (MOYER und HANDLEY 1952), ist umstritten (KING und BALDWIN 1956). Entgegen früheren Vermutungen treten aber keine intrarenalen Kurzschlüsse auf (MOYER und HANDLEY 1952). Gewisse sowohl im Tierexperiment als auch am Menschen beobachtete Einflüsse auf die Elektrolytausscheidung sind wahrscheinlich nur eine Folge der hämodynamischen Änderungen. So führt die verminderte Nierendurchblutung stets zu einer gesteigerten Natriumrückresorption (WHITE 1950, MUELLER u.a. 1951), was sich durch eine verminderte Natriumausscheidung unter Adrenalin und Noradrenalin zu erkennen gibt. Die unter Noradrenalin- und Adrenalininfusion beobachtete verminderte Kaliumausscheidung geht wahrscheinlich auf eine verminderte tubuläre Kaliumsekretion zurück (DUNCAN u.a. 1951, PULMAN und MCCLURE 1952, SMYTHE u.a. 1952, NICKEL u.a. 1954). Mit der verminderten Kaliumionenausscheidung werden auch weniger H-Ionen ausgeschieden, so daß das Urin-pH ansteigt (SCHLEGEL 1952). Die unter Noradrenalininfusion regelmäßig auftretende Albuminurie ist entweder auf den vermehrten hydrostatischen Druck in den Glomerula oder die Ischämie zurückzuführen (KING und BALDWIN 1956). Der Urinfluß bleibt bei Hydrierung unverändert (NICKEL u.a. 1954), nimmt jedoch im Zustand der Hydropenie regelmäßig ab (KING und BALDWIN 1956). Stets setzt nach Aufhören der Noradrenalinwirkung eine Diurese ein.

II. Nierenfunktion bei Phäochromocytom

Den schwerwiegenden Störungen des Kreislaufs und des Kohlenhydrat- und Fettstoffwechsels stehen meist nur diskrete, gelegentlich aber erhebliche Einflüsse des Phäochromocytoms auf die Nieren gegenüber. Sehr oft werden weder funktionelle noch morphologische Veränderungen der Niere gefunden (GREEN 1946, SACK und KOLL 1963). Die Nierenbiopsie beim Phäochromocytom läßt gelegentlich Hypertrophien der glatten Muskulatur und der größeren Arterien sowie Verdickungen der Elastica interna und subendotheliale Fibroseherde erkennen (SILVA u.a. 1958). Autoptisch können hochgradig erweiterte hyperämische Glomerulaschlingen, eventuell mit Rupturen und gelegentlich Nekrosen der dazugehörigen Nephrone gefunden werden. Die Vasa afferentia sind erweitert und blutgefüllt, die Vasa efferentia kontrahiert und blutleer, hämorrhagische Infarzierung und Mikrothromben können sich in den Vasa afferentia und den Glomerulaschlingen finden. Als Spätveränderung resultieren daraus radiäre Streifennarben (ZOLLINGER 1959). Häufig ist ein diskreter pathologischer Urinbefund, Albuminurie und gelegentlich Mikrohämaturie sowohl bei der paroxysmalen als auch bei der Dauerhypertonie. Albuminurie, Mikrohämaturie und Cylindrurie können intermittierend auftreten und eine Nephritis vortäuschen (FERTIG u.a. 1951). Jede „paroxysmale" Nephritis ist auf ein Phäochromocytom suspekt. Gelegentlich wird im Anfall eine Diuresehemmung mit Azotämie bis zur vollständigen Anurie gefunden (KOFLER u.a. 1950, BAIRD und COHNE 1954, ZOLLINGER 1959). Sie wird einerseits durch die Constriction der Vasa afferentia, anderseits durch den verminderten renalen Plasmafluß erklärt. Beobachtungen über Hyposthenurie liegen vor (PFEIFER u.a. 1953). Stets folgt nach Abklingen eines Anfalls eine Harnflut, die 5—7 Liter betragen kann. Hyposthenurie und Polyurie unter Adrenalinwirkung können möglicherweise erklärt werden durch eine Abnahme der Nierenmarkhypertonizität infolge vermehrter Markdurchblutung („Auswascheffekt", THURAU u.a. 1960, BUCHBORN und ANASTASAKIS 1961), welche im Gegensatz zur Rindendurchblutung unter arterieller Drucksteigerung zunimmt (BUCHBORN 1961). Elektrolytstörungen bei Phäochromocytom sind klinisch nur selten beobachtet worden, obwohl solche auf Grund akuter Versuche zu erwarten wären.

Bleibt die Hypertonie nach Entfernung eines Phäochromocytoms bestehen, so darf nicht ohne weiteres auf eine Fixierung der Hypertonie durch arteriolosklerotische Nierenveränderungen geschlossen werden. Einmal ist sorgfältig nach einem zweitenPhäochromocytom zu suchen, was am besten noch intra operationem durch den Phentolamintest geschieht.

Zweitens sind Niereninfarkte und Rindenatrophien nach Phäochromocytomoperationen durch Läsion der Nierengefäße nicht selten (HARRISON u.a. 1958, SACK und KOLL 1963). Die Infarktniere kann eine renale Hypertonie zur Folge haben. In einzelnen Fällen haben Phäochromocytome mechanisch die Nierendurchblutung behindert und einen Goldblatt-Mechanismus ausgelöst (ROSENHEIM u.a. 1963). Einzelne Fälle von Ureterverschluß durch ektopische Phäochromocytome mit hydronephrotischer Schrumpfniere sind beschrieben (MACLAURIN und ARNEIL 1961). Schließlich kann die Niere durch Einwuchern eines malignen Phäochromocytoms zerstört werden (RANSOM u.a. 1958).

Im allgemeinen sind aber die Störungen der Nierenfunktion nach erfolgreicher Entfernung des Phäochromocytoms in vollem Umfange reversibel.

Literatur

Baird, J.M., and **H. Cohen:** Phaeochromocytoma. A case with hypotension, paroxysmal hypertension and urinary retention. Lancet **1954 II**, 270. — **Buchborn, E.:** Klinische Pathophysiologie der Harnkonzentrierung. Schweiz. med. Wschr. **94**, 1273 (1964). — **Buchborn, E.**, u. **S. Anastasakis:** Störungen der Harnkonzentrierung. Internist (Berl.) **2**, 611 (1961).

Duncan jr., L.E., D.H. Solomon, M.P. Nichols, and **E. Rosenberg:** The effect of the chronic administration of adrenal medullary hormones to man on adrenocortical function and the renal excretion of electrolytes. J. clin. Invest. **30**, 908 (1951).

Fertig, H.H., R.D. Taylor, A.C. Corcoran, and **I.H. Page:** The renal manifestations of pheochromocytoma. Report of a case. Ann. intern. Med. **35**, 1358 (1951).

Gill, J.R., D.T. Mason, and **F. Bartter:** Adrenergic nervous system in sodium metabolism: effects of guanethidine and sodium-retaining steroids in normal man. J. clin. Invest. **43**, 177 (1964). — **Green, D.M.:** Pheochromocytoma and chronic hypertension. J. Amer. med. Ass. **131**, 1260 (1946).

Harrison, J.H., F.H. Gardner, and **G.J. Dammin:** A note on phaeochromocytoma and renal hypertension. J. Urol. (Baltimore) **79**, 173 (1958).

King, S.E., and **D.S. Baldwin:** Production of renal ischemia and proteinuria in man by the adrenal medullary hormones. Amer. J. Med. **20**, 217 (1956). — **Koffler, J.A., G. Buck, H. Wingard, Ph. Hitchkock, R. Guthrie**, and **R.S. Teague:** A case of phaeochromocytoma. Diagnosis by the benzodioxanetest. Urinary hormone studies and norepinephrine assay on the tumor. J. clin. Endocr. **10**, 897 (1950).

Maclaurin, J.C., and **G.C. Arneil:** Phaeochromocytoma causing ureteric obstruction in a child. Lancet **1961 I**, 426. — **Moyer, J.H.**, and **C.A. Handley:** Norepinephrine and epinephrine effect on renal hemodynamics. Circulation **5**, 91 (1952). — **Mueller, C.B., A. Surtschin, M.R. Carlin**, and **H.L. White:** Glomerular and tubular influences on sodium and water excretion. Amer. J. Physiol. **165**, 411 (1951).

Nickel, J.F., Ch. McSmythe, E.M. Papper, and **S.E. Bradley:** A study of the mode of action of the adrenal medullary hormones on sodium potassium and water excretion in man. J. clin. Invest. **33**, 1687 (1954).

Peiper, H., H.J. Peiper u. **H. Spitzbarth:** Zur Klinik und Therapie des Phaeochromocytoms. Dtsch. med. Wschr. **78**, 253, 296 (1953). — **Pullman, T.N.**, and **W.W. McClure:** The effect of l-Nor-adrenaline on electrolyte excretion in normal man. J. Lab. clin. Med. **39**, 711 (1952). ~ The response of the renal circulation in man to constant-speed infusions of l-norepinephrine. Circulation **9**, 600 (1954).

Ransom, C.L., R.R. Landes, and **C.G. Gaddy:** Malignant phaeochromocytoma with voluntary ability to elevate blood pressure. J. Urol. (Baltimore) **79**, 368 (1958). — **Rosenheim, M.L., E.J. Ross, O.M. Wrong, C.J. Hodson, D.R. Davies**, and **J.F. Smith:** Unilateral renal ischemia due to compression of a renal artery by a phaechromocytoma. Amer. J. Med. **34**, 735 (1963).

Sack, H., u. **J.F. Koll:** Das Phäochromocytom. Ergebn. inn. Med. Kinderheilk. **19**, 446 (1963). — **Schlegel, J.V.:** Effect of adrenaline, noradrenaline and hemoglobin on the pH of the urine. Amer. J. Physiol. **168**, 522 (1952). — **Silva, T.F.**, and **S.C. Sommers:** Renal biopsy changes with phaeochromocytoma. Amer. J. med. Sci. **236**, 700 (1958). — **Smythe, C.M., J.F. Nickel**, and **S.E. Bradley:** Effect of epinephrine (USP), l-epinephrine, and l-norepinephrine on glomerular filtration rate, renal plasma flow, and urinary excretion of sodium, potassium and water in normal man. J. clin. Invest. **31**, 499 (1952).

Thurau, K., P. Deetjen u. **K. Kramer:** Hämodynamik des Nierenmarks. II. Wechselbeziehungen zwischen vasculärem und tubulärem Gegenstromsystem bei arteriellen Drucksteigerungen, Wasserdiurese und osmotischer Diurese. Pflügers Arch. ges. Physiol. **270**, 270 (1960).

Wesson, L.G.: Hormonal influences on renal function. Ann. Rev. Med. **12**, 77 (1961). — **White, H.L.:** The excretion of sodium in relation to glomerular filtration. In: Renal function, ed. by S.E. Bradley. New York: Josiah Macy jr. Foundation 1950. — **Wilkins, R.W., W.E.R. Greer, J.W. Culbertson, M.H. Halperin, J. Litter, Ch.H. Burnett**, and **R.H. Smithwick:** Extensive laboratory studies of a patient with pheaochromocytoma before and after successful operation. Arch. intern. Med. **86**, 51 (1950).

Zollinger, H.V.: Nierenveränderungen bei Phäochromocytom. Schweiz. med. Wschr. **89**, 841 (1959).

C. Niere bei zentralem Diabetes insipidus

(A. LABHART)

Der zentrale Diabetes insipidus beruht auf gestörter Ausschüttung oder Mangel an Vasopressin. Die fakultative Wasserrückresorption im distalen Tubulus und in den Sammelröhren fällt dabei aus und mit ihr das Vermögen, einen hypertonen Harn zu liefern. Das Ausmaß der Polyurie hängt damit von der Menge der auszuscheidenden Harnfixa und ihrer osmotisch-diuretischen Wirkung ab.

An den Nieren selbst sind beim Diabetes insipidus weder morphologische Veränderungen faßbar, noch liegen — entgegen früheren Annahmen — irgendwelche Störungen der tubulären Rückresorptions- und Ausscheidungsmechanismen für Harnfixa vor, mit der einen Ausnahme einer vorübergehenden Hyposthenurie auch bei vollwertiger Substitution mit Vasopressin (De Wardener 1962, Buchborn 1964).

Patienten mit lange dauerndem Diabetes insipidus konzentrieren in der Regel im Vasopressintest nur unvollständig. Erst nach mehrtägiger oder mehrwöchiger Behandlung mit Depotvasopressinpräparaten wird das volle Konzentrationsvermögen wieder erreicht.

Dieses Phänomen, das auch bei Polydipsie beobachtet wird (Barlow und de Wardener 1959, de Wardener und Herxheimer 1957, Kunstmann 1933) kann durch eine relativ niedrige Markhypertonizität erklärt werden (Levitin u.a. 1962), die auf das Ungenügen des Gegenstromsystems wahrscheinlich infolge beschleunigter Markdurchblutung (Thurau u.a. 1960) zurückgeht und eine ungenügende osmotische Wirkung auf die Sammelrohre zur Folge hat (Buchborn 1964 und Kap. IV, Literatur daselbst).

Die „paradoxe" Wirkung der Salidiuretica auf den zentralen wie auf den nephrogenen Diabetes insipidus (s. Buchborn, Kap. IV), die zu einer Abnahme von Polyurie und Polydipepsie und einer Zunahme des Konzentrationsvermögens führt, geht einerseits auf die Hemmung der Natriumrückresorption im distalen Tubulus und damit der Bildung osmotisch freien Wassers zurück. Anderseits führt Natriumausschwemmung zu vermindertem extracellulärem Volumen, Minderdurchblutung der Niere und vermehrter proximaler Rückresorption isotonischen Filtrates (Orloff und Burg, 1966).

Vom Diabetes insipidus zu unterscheiden ist die neurotisch oder organisch bedingte Polydipsie, welch letztere in eine Adipsie übergehen kann und dann als Diabetes insipidus occultus (Fanconi 1938) bezeichnet wurde. Das Krankheitsbild wird durch raumfordernde oder entzündliche Vorgänge im Zwischenhirn, besonders ektopische Pinealome hervorgerufen, die das Durstzentrum zunächst reizen, später zerstören (Kappeler u.a. 1964). Die Konzentrationsfähigkeit der Nieren bleibt bei dem sog. Diabetes insipidus occultus erhalten, hingegen besteht eine Exsiccose und die glomeruläre Filtration und die Nierendurchblutung können wegen der Hypovolämie vermindert sein.

Literatur

Barlow, E.D., and **H.E. de Wardener:** Compulsive water drinking. Quart. J. med. **28,** 235 (1959). — **Buchborn, E.:** Klinische Pathophysiologie der Harnkonzentrierung. Schweiz. med. Wschr. **94,** 1273 (1964).

Fanconi, G.: Zur Pathologie des Kochsalzstoffwechsels. Verh. dtsch. Ges. inn. Med. **50,** 203 (1938).

Kappeler, H.J., E.R. Froesch u. **A. Labhart:** Fehleinstellung des Durstzentrums. Zur Differentialdiagnose zwischen organisch bedingter Polydipsie und echtem Diabetes insipidus. Helv. med. Acta **31,** 437 (1964). — **Kunstmann:** Über die Wirkung der Zufuhr großer Wassermengen auf den Organismus. Naunyn-Schmiedebergs Arch. exp. Path. Pharmak. **170,** 701 (1933).

Levitin, H., A. Goodman, G. Pigeon, and **F.H. Epstein:** Composition of the renal medulla during water diuresis. J. clin. Invest. **41,** 1145 (1962).

Orloff, J., and **M. B. Burg:** Vasopressin-resistant diabetes insipidus. In: Stanbury u. a., The metabolic basis of inherited disease. 2. Ed. New York: Mc Graw Hill 1966.

Thurau, K., P. Deetjen u. **K. Kramer:** Hämodynamik des Nierenmarks. Pflügers Arch. ges. Physiol. **270,** 270 (1960).

Wardener, H.E. de: Polyuria. In: Renal disease, ed. by D.A.K. Black. Oxford: Blackwell 1962. — **Wardener, H.E. de, and A. Herxheimer:** The effect of a high water intake on the kidney's ability to concentrate the urine in man. J. Physiol. (Lond.) **39**, 42 (1957).

D. Niere bei Diabetes mellitus

(W. Scheitlin und A. Labhart)

Der Diabetes mellitus führt zu verschiedenen Nierenläsionen, denen besonders seit Einführung der Insulintherapie und der dadurch erreichten Lebensverlängerung immer größere Bedeutung für den Krankheitsablauf und die Prognose zukommt.

Die schon sehr lange bekannten pathologisch-anatomischen Veränderungen im Tubulussystem treten heute neben den glomerulären Läsionen und den Gefäßveränderungen in den Hintergrund. Die Diabetikernieren zeigen verschiedene irreversible morphologische Erscheinungen, die pathogenetisch nicht auf einen Nenner zu bringen sind. Die Veränderungen sind zum Teil pathognomonisch für die Grundkrankheit, zum Teil sind sie völlig unspezifisch, treten aber beim Diabetiker gehäuft auf.

Neben den tubulären Erscheinungen lassen sich pathologisch-anatomisch die Nierenveränderungen einteilen in folgende Gruppen:

1. Intercapilläre Glomerulosklerose,
2. akute und chronische Pyelonephritis,
3. Arteriosklerose und Arteriolosklerose der Nieren.

Die verschiedenen Formen der Nierenläsionen bei Diabetes mellitus sind besonders in den späteren Krankheitsphasen nur ausnahmsweise allein anzutreffen. Meistens bestehen sie nebeneinander. Auch die entsprechenden klinischen Erscheinungen sind nur selten in reiner Form diagnostizierbar. Nach dem Vorschlag von Wilson, Root und Marble (1951) spricht man deshalb richtiger vom klinischen Syndrom der diabetischen Nephropathie.

I. Niere beim diabetischen Koma

Das diabetische Koma führt zu schwerwiegenden Veränderungen im Elektrolyt- und Wasserhaushalt, die sich sekundär auf die Nieren auswirken.

Ausgeprägte Hyperglykämie führt zu osmotischer Diurese. Diese variiert nicht mit der Art der osmotisch wirksamen Substanz (Brodsky, Rapoport und West 1950), sondern ist nur abhängig von der Menge der osmotisch wirksamen Moleküle. Glucose, Urea und Manitol haben deshalb die gleiche Wirkung, wenn die gleiche Quantität, gemessen in Milliosmol, in der Niere filtriert und nicht rückresorbiert wird. Diese osmotische Diurese kommt beim Diabetiker wie beim Stoffwechselgesunden grundsätzlich gleich zur Geltung. Es resultiert ein starker Verlust an Wasser, Natrium und Chloriden, wobei die Kaliumausscheidung nur unwesentlich erhöht ist. Zur Abwehr der metabolischen Acidose werden Natrium- und Kaliumionen beansprucht, die dem Organismus zusätzlich verlorengehen. Auch eventuelle gastrointestinale Flüssigkeits- und Elektrolytverluste müssen hinzugerechnet werden. Diese Wasser- und Elektrolytverluste führen beim diabetischen Koma zu einer schweren hypertonen Dehydratation sowie einer Verarmung an Natrium und Kalium, die häufig schwerer ist, als es die Serumkonzentration dieser Kationen vermuten ließe. Als Folge davon entsteht eine Verminderung des extracellulären Volumens und des zirkulierenden Plasmavolumens und ein Anstieg der Blutviscosität. Eine mehr oder weniger ausgeprägte Einschränkung der glomerulären Filtration ist deshalb die Regel beim Coma diabeticum. Die Abnahme der Filtration wird durch eine zusätzliche Hypotonie noch akzentuiert.

Verschiedene Autoren haben Clearanceuntersuchungen bei bestehendem Coma diabeticum und nach Korrektur dieser Stoffwechselstörung durchgeführt. REUBI (1951, 1952, 1953) untersuchte neun Patienten im diabetischen Koma; er fand eine deutliche Abnahme der Ureaclearance, der glomerulären Filtration und der Nierendurchblutung. Bei vier Fällen konnte der Autor auch die PAH-Extraktion durch Nierenvenenkatheterismus messen. Dieser Wert war bei drei Patienten normal oder nur wenig vermindert. REUBI führt die verminderte Nierendurchblutung zurück auf den wesentlichen Anstieg der Blutviscosität, zu welcher die Durchblutung in umgekehrtem Verhältnis steht. Auch BERNSTEIN u. Mitarb. (1952) fanden bei vier Patienten eine verminderte Clearance von Mannitol und PAH. Die selbst bei normalem Blutdruck verminderte Durchblutung der Nieren im diabetischen Koma führt zu der sehr häufig beobachteten Azotämie mäßigen Grades. Sie dürfte in der Hälfte bis zu drei Viertel der Fälle anzutreffen sein (AUBERTIN u. Mitarb. 1961). Es handelt sich dabei um die Folge einer rein funktionellen renalen Störung. Nach Rehydrierung und Elektrolytersatz normalisieren sich die Clearances sehr rasch (BERNSTEIN u. Mitarb. 1952, REUBI 1953, DÉROT u. Mitarb. 1962).

Bei einzelnen Fällen entwickelt sich aus der funktionellen Läsion eine organische unter dem klinischen Bild eines akuten Nierenversagens. REUBI u. Mitarb (1952) fanden bei einer Patientin mit Coma diabeticum auch nach Rehydrierung eine verminderte PAH-Extraktion (im Gegensatz zu den rein funktionellen Nierenerscheinungen). Diese Patientin zeigte bei der Autopsie morphologische Veränderungen in den Tubulusepithelien. Es stellt sich jedoch die Frage, ob die Nieren der Patienten mit nur funktionellen Veränderungen im Coma diabeticum nicht auch tubuläre Veränderungen aufweisen. Die häufig bestehende Albuminurie und Cylindrurie („Komacylinder") würden dafür sprechen. Für das Bestehen einer organischen Läsion als Folge des Komas spricht ein weiteres Ansteigen der Azotämie nach Rehydrierung und Behebung eines Kollapszustandes. Die Oligurie scheint bei dieser Form von akutem Nierenversagen nicht im Vordergrund zu stehen. Es handelt sich hier am ehesten um eine akute Tubulusnekrose als Folge der Ischämie. Diese Läsion ist reversibel. Die Clearances normalisieren sich jedoch erst nach längerer Zeit (BERNSTEIN u. Mitarb. (1952). Differentialdiagnostisch muß bei diesen Fällen mit progressiver Azotämie nach Korrektur der Dehydrierung an ein vorbestehendes Nierenleiden (z.B. diabetische Glomerulosklerose oder Pyelonephritis) gedacht werden. Es sei jedoch festgehalten, daß die diabetische Nephropathie nicht zu akutem Nierenversagen prädisponiert im Gegensatz zu der morphologisch eine gewisse Ähnlichkeit aufweisenden Amyloidnephrose (SCHEITLIN und BRUNNER 1963) und der Myelomniere (SCHEITLIN, MARTZ und BRUNNER 1960). Ob die metabolische Entgleisung beim Coma diabeticum per se bei der Genese dieses akuten Nierenversagens auf organischer Grundlage, z.B. durch eine Anhäufung von nephrotoxischen Substanzen, eine Rolle spielt, ist noch nicht völlig geklärt. Es fällt die ausgesprochene Hypokaliämie bei den meisten beschriebenen Fällen von Tubulusnekrosen im Anschluß an Coma diabeticum (REUBI 1952, TREVER u. Mitarb. 1958, MICHON u. Mitarb. 1961, AUBERTIN u. Mitarb. 1961) auf. MICHON u. Mitarb. (1961) sehen die Ursache der akuten Tubulopathie außer in der Ischämie hauptsächlich in der Hypokaliämie. Die hypokaliämische Nephropathie entwickelt sich jedoch über längere Zeit und akutes Versagen mit Azotämie als Folge einer isolierten kurz dauernden Hypokaliämie sind nicht bekannt.

Die Häufigkeit des schweren akuten Nierenversagens mit oder ohne Oligurie ist jedoch beim Coma diabeticum erstaunlich gering. TREVER u. Mitarb. (1958) fanden bei der Durchsicht von Verläufen bei 476 Patienten mit Coma diabeticum nur drei Fälle mit zunehmender Azotämie während der Dauer der Therapie. Bei weiteren 21 Patienten lag die Ursache einer persistierenden Azotämie in einer vorbestehenden chronischen Nierenkrankheit oder einer akuten Pyelonephritis. Offenbar fehlt meistens der abgesehen von der Ischämie noch notwendige zusätzliche Faktor zur Auslösung dieses Syndroms. Wir fragen uns sogar, ob nicht die infolge der Hyperglykämie bestehende osmotische Diurese die Nieren vor der akuten Tubulusnekrose schützt. Eine Schutzwirkung von Mannitolinfusionen mit osmotisch-diuretischer Wirkung ist heute gesichert (BARRY u. Mitarb. 1961).

Als Behandlung und zur Vorbeugung sind vor allem die rasche Rehydrierung, der Elektrolytersatz und die Schockbekämpfung, d.h. die Normalisierung der Nierendurchblutung wesentlich. Da der Hypokaliämie eventuell eine besondere Bedeutung zukommt, hat der Kaliumersatz rasch und vollständig zu erfolgen, was gelegentlich bei der unter Insulin massiven Kaliumverschiebung in den intracellulären Raum ohne in kurzen Abständen wiederholte chemische Kontrollen schwierig ist. Vor einer Überladung des Organismus mit Kalium bei Oligurie oder Anurie ist zu warnen.

Die Indikation für die Anwendung der künstlichen Niere oder der Peritonealdialyse bei Nierenversagen nach Coma diabeticum ist sehr selten gegeben (AOYAMA und KOLFF 1958, DÉROT u. Mitarb. 1962).

Seit der Einführung der Insulintherapie kommt den morphologischen Veränderungen in den Tubulusepithelien eine geringere Bedeutung zu. Es ist anzunehmen, daß es sich dabei zum Teil um reversible Erscheinungen im Zusammenhang mit der Stoffwechselentgleisung handelt. Die *Armanni-Ebstein-Läsion* wurde bis zur Beschreibung der intercapillären Glomerulosklerose durch KIMMELSTIEL und WILSON (1936) als der wichtigste pathologisch-anatomische Hinweis für das Bestehen eines Diabetes mellitus betrachtet. Im Biopsiematerial wird sie nach GELLMANN u. Mitarb. (1959) nicht gefunden und sie ist heute auch bei Sektionen selten anzutreffen. Es handelt sich dabei um Glykogenvacuolen in den Tubuluszellen der äußeren Medulla und dem inneren Cortex (RITCHIE und WAUGH 1957).

II. Die diabetische Glomerulosklerose

1. Pathologie

Erstaunlicherweise wurden erst 1936 glomeruläre Veränderungen bei Diabetikern beschrieben und seither steht dieser Abschnitt des Nephrons im Vordergrund der pathologisch-anatomischen Betrachtungen der Diabetikerniere.

KIMMELSTIEL und WILSON (1936) fanden bei acht Patienten, von denen sieben sichere Diabetiker waren und bei einem Patienten, bei dem keine diabetische Anamnese vorlag, eine spezifische histologische Läsion in den Glomerula, welche sie intercapilläre Glomerulosklerose nannten. Hyaline Kugeln in den Glomerula charakterisierten das anatomische Bild. Außerdem beschrieben die Autoren Gefäßveränderungen. KIMMELSTIEL und WILSON lokalisierten die hyalinen Ablagerungen in das verbreiterte intercapilläre Bindegewebe, wobei die capilläre Basalmembran normal oder verdickt sein kann. In den Tubuli beobachteten sie bei vorliegenden glomerulären Veränderungen eine fettige Degeneration und doppelbrechende Lipoide. Mit dieser histologischen Läsion korrelierten KIMMELSTIEL und WILSON ein klinisches Syndrom. Bei sieben ihrer acht Patienten war ein Diabetes mellitus von langer Dauer bekannt. Die Kranken wiesen schwere Ödeme vom nephrotischen Typ auf, es bestanden Hypertonie, häufig Nieren- oder Herzinsuffizienz und massive Albuminurie. Die Autoren brachten den Diabetes mellitus in ursächlichen Zusammenhang mit den beschriebenen histologischen Veränderungen. Sie nahmen

1936 an, daß die intercapilläre Glomerulosklerose nur bei einem kleinen Teil der Diabetiker gefunden werden kann.

Neben dieser von KIMMELSTIEL und WILSON beschriebenen nodulären Form der diabetischen Glomerulosklerose wurden später *diffuse* Verdickungen der Basalmembran bei Diabetes mellitus abgegrenzt und ein dritter Typ von Veränderungen, die sog. *exsudative* Läsion, beschrieben. Diese ist charakterisiert durch sichelförmige Auflagerungen auf den Capillarschlingen im Kapselraum, wahrscheinlich bestehend aus Protein mit einem hohen Gehalt an Lipoiden. Die meisten Autoren sind sich heute darüber einig, daß die von KIMMELSTIEL und WILSON beschriebene noduläre Form der intercapillären Glomerulosklerose pathognomonisch ist für Diabetes mellitus (LE COMPTE 1958). Immerhin sind einige Patienten mit der Kimmelstiel-Wilson-Läsion beschrieben worden, bei denen kein Diabetes mellitus nachgewiesen werden konnte. Nach BELL (1953) ist auch die diffuse Glomerulosklerose nach Ausschluß einer membranösen Glomerulonephritis nur bei Diabetes mellitus anzutreffen. Die exsudativen Veränderungen können bei verschiedenen anderen Nierenkrankheiten angetroffen werden. So sind die frühen Formen dieser Läsion nach FARQUHAR u. Mitarb. (1959) nicht zu unterscheiden von jenen bei Lupus erythematodes, Glomerulonephritis und Eklampsie

Die pathologisch-anatomischen Untersuchungen der letzten 10—15 Jahre und der Vergleich der Histologie mit der klinischen Symptomatologie zeigen ein wesentlich häufigeres Vorkommen der diabetischen Glomerulosklerose als dies im allgemeinen angenommen wurde. Insbesondere die Untersuchungen an Nierengewebe, das durch percutane Nadelbiopsie bei Diabetikern mit und ohne klinische Hinweise für das Bestehen einer Nephropathie gewonnen wurde, geben wertvolle Aufschlüsse über die verschiedenen bei Diabetes mellitus angetroffenen glomerulären Veränderungen und deren Häufigkeit (BRUN u. Mitarb. 1953, DARNAUD u. Mitarb. 1956, GELLMANN u. Mitarb. 1959, DAYSOG u. Mitarb. 1961, HATCH u. Mitarb. 1961). Die diffuse Läsion der diabetischen Glomerulosklerose ist wesentlich häufiger als die noduläre. Anhand der diffusen Form der Glomerulosklerose kann die Diagnose eines Diabetes mellitus 50% häufiger gestellt werden als auf Grund der nodulären Läsion allein (BELL 1953). Die noduläre Form ist immer von der diffusen begleitet. Die diffuse Form ist hingegen bei einem Drittel der Fälle allein anzutreffen (BELL 1953). Die Annahme liegt nahe, daß sich die hyalinen Kugeln aus der diffusen Verdickung der Basalmembran entwickeln, gewissermaßen als schwerste Form (BELL 1953, BRUN u. Mitarb. 1953, DARNAUD u. Mitarb. 1956, FARQUHAR u. Mitarb. 1959). HATCH u. Mitarb. (1961) finden bei wiederholten bioptischen Untersuchungen bei den gleichen Patienten keinen Übergang der diffusen in die noduläre Glomerulosklerose.

Elektronenmikroskopische Untersuchungen brachten Einblicke in die Feinstruktur der Läsionen und in die lichtmikroskopisch nicht erkennbaren Frühstadien der Glomerulosklerose. Es besteht Übereinstimmung, daß die ersten und wesentlichsten Veränderungen bei der diabetischen Glomerulosklerose in der Basalmembran anzutreffen sind (IRVINE u. Mitarb. 1956, FARQUHAR u. Mitarb. 1959, BERGSTRAND und BUCHT 1959, SABOUR u. Mitarb. 1962, CAMERINI-DAVALOS u. Mitarb. 1963). Die Basalmembran ist herdförmig oder generalisiert verdickt und kann das zehnfache der normalen Breite erreichen. Die elektronenmikroskopisch erfaßbaren Verdickungen entsprechen in fortgeschrittenem Stadium der diffusen Form der diabetischen Glomerulosklerose. Elektronenmikroskopisch kann diese Läsion schon bei lichtmikroskopisch negativem Befund erhoben werden. Auf der Basalmembran werden später Ablagerungen von basalmembranähnlichem Material beobachtet, so daß diese noch wesentlich breiter erscheint. Diese hyalinen Depots können von der Basalmembran selbst unterschieden werden, sie liegen auf deren

Innenseite (Endothelseite) (FARQUHAR u. Mitarb., BERGSTRAND u. Mitarb.). Die von KIMMELSTIEL und WILSON beschriebenen nodulären Hyalindepots entsprechen elektronenmikroskopisch herdförmigen Verdichtungen auf der Innenseite der Basalmembran. Nach BERGSTRAND und BUCHT (1959) können diese inselförmig im Cytoplasma der Endothelzellen liegen. FARQUHAR u. Mitarb. (1959) glauben auf Grund ihrer elektronenmikroskopischen Untersuchungen, daß ganze Endothelzellen in den hyalinen Massen eingeschlossen werden. Die Verdickung der Basalmembran dürfte die Ursache der Verminderung der glomerulären Filtration darstellen. Das klinische Syndrom der Nephrose würde elektronenmikroskopisch durch die bei der diabetischen Glomerulosklerose bestehenden Veränderungen der Fußfortsätze der Epithelzellen erklärt sein, da dies ein gemeinsamer Befund beim nephrotischen Syndrom verschiedener Genese ist.

Bei der exsudativen Läsion liegen die fibrinoiden Massen elektronenmikroskopisch extracellulär zwischen Endothelzelle und Basalmembran oder subepithelial im Bereiche der Bowmanschen Kapsel. Die gleiche Läsion läßt sich auch in den Tubuli erkennen.

Die Vermengung der Begriffe der Kimmelstiel-Wilson-Läsion und des gleichzeitig von den gleichen Autoren beschriebenen klinischen Syndroms führt zu Mißverständnissen, insbesondere, da dieses klinische Syndrom nach neueren Untersuchungen (REUBI 1957, GELLMANN u. Mitarb. 1959) besser mit der diffusen Läsion korreliert.

2. Ätiologie, Pathogenese und Häufigkeit

Es stellt sich die grundlegende Frage, ob die für Diabetes mellitus pathognomonischen glomerulären Läsionen und die retinale diabetische Mikroangiopathie die Folgen der Kohlenhydratstoffwechselstörung sind, oder die Gefäßveränderungen und die Glucosestoffwechselstörung andererseits auf eine gemeinsame vererbte Ursache zurückgehen. Die Entwicklung der Nephropathie würde dann unabhängig vom Insulinmangel ablaufen und nur ein Syndrom innerhalb eines weiter zu fassenden Krankheitsbildes sein. Dann wären die Bemühungen und Erwartungen, diese Komplikationen durch eine möglichst vollständige Korrektur der heute objektivierbaren Erscheinungen des Diabetes mellitus vermeiden zu können, vergeblich.

Sowohl für die Annahme, daß die Nephropathie die Folge der Kohlenhydratstoffwechselstörung ist als auch für eine davon unabhängige Pathogenese lassen sich zahlreiche klinische und experimentelle Beobachtungen anführen. Die Beschreibung der pathognomonischen nodulären Kimmelstiel-Wilson-Läsionen ohne manifeste Glucosestoffwechselstörung läßt an deren ursächlichen Bedeutung für die Nephropathie zweifeln. Bei den meisten derartigen beschriebenen Fällen wiesen andere pathologisch-anatomische Befunde (DANA und ZUBROD 1954, FREEDMAN 1957) oder eine pathologische Glucosetoleranz (ARNOLD u. Mitarb. 1958, COLLENS u. Mitarb. 1959, DAYSOG u. Mitarb. 1961, ELLENBERG 1962) auf das Bestehen eines subklinischen oder latenten Diabetes mellitus. Diese Beobachtungen sprechen somit nicht gegen die Spezifität der nodulären Läsion für den Diabetes mellitus. Sie zeigen aber, daß die Nierenläsionen nicht obligat als Folge der heute objektivierbaren Störungen des Kohlenhydratstoffwechsels entstehen.

Für das Vorliegen einer vererbten Neigung zur Ausbildung einer Mikroangiopathie und für eine von der Hyperglykämie unabhängigen Entwicklung sprechen vor allem auch neuere elektronenmikroskopische Untersuchungen. So suchten SABOUR, MACDONALD und ROBSON (1962) in Nierenbiopsien bei jungen Patienten ohne Hinweise für Nephropathie, bei denen der Diabetes mellitus seit 5 Wochen bis 5 Jahren bekannt war, nach glomerulären Veränderungen. Sie fanden bei vier Patienten mit lichtmikroskopisch negativem Befund elektronenmikroskopisch eindeutige pathologische Befunde, bestehend in einer Verbreiterung der Basalmembran auf das zwei- bis dreifache der Norm. CAMERINI u. Mitarb. (1963) führten elektronenmikroskopische Untersuchungen bei Patienten im Stadium des Prädiabetes durch. Diese Gruppe umfaßt junge Individuen mit normaler Glucosetoleranz, auch unter Steroiden, die eine schwere erbliche Belastung bezüglich Diabetes mellitus aufweisen (eineiige Zwillinge von Diabetikern, Kinder von zwei diabetischen Eltern) und somit mit einer relativ großen Wahrscheinlichkeit zu einem späteren Zeitpunkt einen Diabetes mellitus entwickeln werden. Sie fanden bei zwei Mädchen im Alter von 7 und 11 Jahren eindeutige pathologische Befunde im Sinne einer stellenweisen Verdickung der Basalmembran der Glomerulumcapillaren.

Beweisend für den ursächlichen Zusammenhang der Hyperglykämie mit der Nephropathie wäre der Nachweis, daß Diabetiker mit sehr guter Einstellung der Glykämie auch bei langer Krankheitsdauer keine Mikroangiopathie bekommen. Die Beurteilung, ob ein Patient während Jahren oder Jahrzehnten durch die Insulintherapie und die Einhaltung der Diät seinen Blutzucker erfolgreich normoglykämisch halten konnte, ist zwangsläufig schwierig und subjektiv. Nach Statistiken aus der Joslin-Klinik (ROOT, POTE und FREHNER 1954) wurden bei den sehr gut eingestellten Diabetikern (nur elf Fälle von 451) nach 10—34jähriger Dauer des Diabetes mellitus keine klinischen Hinweise für eine Nephropathie gefunden. Bei 50 Patienten mit guter Einstellung beobachteten sie in 2%, bei 90 Fällen mit mäßiger Einstellung in 17% und bei 298 Patienten mit schlechter Kontrolle bei 28% der Patienten Zeichen einer Nierenerkrankung. Auch andere Autoren glauben auf Grund ihrer Statistiken ein häufigeres Auftreten der Nierenläsionen bei schlechter Einstellung des Diabetes nachweisen zu können (LUNDBAEK 1953, CONSTAM u. Mirarb. 1954, EL MAHALLAWY u. Mitarb. 1960, JOHNSSON 1960). Andererseits finden DOLGER (1947) und MCNEAL u. Mitarb. (1955) keine Abhängigkeit des Auftretens einer diabetischen Mikroangiopahtie von einer guten oder schlechten Einstellung.

Für die Bedeutung der diabetischen Stoffwechselstörung in der Entstehung der Nephropathie würde das Auffinden von spezifischen diabetischen Nierenläsionen bei Patienten mit nicht vererbtem Diabetes, Hämochromatose oder nach Pankreatektomie und Pankreaserkrankungen sprechen. HEDINGER (1953) und LONERGAN und ROBBINS (1959) fanden bei Patienten mit Hämochromatose keine noduläre Glomerulosklerose bei der Sektion. Dabei litten aber nur wenige Patienten an einem Diabetes von mehr als zehnjähriger Dauer. BECKER und MILLER (1960) untersuchten 52 Patienten mit Hämochromatose, von denen 22 einen Diabetes mellitus aufwiesen. Sie beobachteten sieben Patienten mit intercapillärer Glomerulosklerose. Bei den 30 Patienten mit Hämochromatose ohne Diabetes konnten sie autoptisch keine Anhaltspunkte für eine diabetische Glomerulosklerose beobachten. Das seltenere Auftreten von diabetischen Nierenveränderungen bei Hämochromatose führen diese Autoren auf die kürzere durchschnittliche Lebensdauer der Bronzediabetiker zurück, so daß zu wenig Zeit für die Ausbildung der Nierenkomplikation bleibt.

Eine andere Form von nichtvererbtem, erworbenem Diabetes mellitus tritt gelegentlich nach chronischer Pankreatitis auf. Auch in diesem Zusammenhang konnten DUNCAN, MCFARLANE und ROBSON (1958) in einem Fall die typische diabetische Glomerulosklerose und Retinopathie finden, MARTIN und DETTWYLER (1963) fanden bei zwei Patienten mit Diabetes infolge chronischer Pankreatitis Veränderungen, die mit beginnender Glomerulosklerose vereinbar waren.

Verschiedene Autoren versuchten, beim Tier renale Läsionen ähnlich der diabetischen Glomerulosklerose zu erzeugen. So konnten Becker (1952) bei alloxandiabetischen Ratten mit ACTH, Rich u. Mitarb. (1950) und Bloodworth u. Mitarb. (1956) durch Injektionen von Cortison resp. Desoxycorticosteron und Goth u. Mitarb. (1957) durch starke Blutzuckerfluktuationen glomeruläre Veränderungen hervorrufen. Die Spezifität der beim diabetischen Tier gefundenen glomerulären Veränderungen kann jedoch angezweifelt werden. Die eigentlichen nodulären Läsionen konnten wohl von niemandem experimentell erzeugt werden (LeCompte, in Alpert 1957). Allerdings handelt es sich bei diesen Tierversuchen um relativ kurzdauernde Experimente, so daß das Fehlen des Vollbildes der diabetischen Glomerulosklerose nicht erstaunt. Die Bedeutung der Hypophyse und der Nebennierenrinde für die Ausbildung der diabetischen Mikroangiopathie wird abgesehen von den tierexperimentellen Untersuchungen durch die Beobachtung von Poulsen (1953) unterstützt, nach der sich bei einer Patientin mit erworbenem Hypopituitarismus eine vorbestehende Retinopathie zurückbildete. Im gleichen Sinne sprechen die zum Teil unzweifelhaften Erfolge der therapeutischen Hypophysektomie oder Hypophysenstieldurchtrennung bei beginnender diabetischer Retinopathie (Luft 1955, 1962, Contreras u. Mitarb. 1962). Die Ausscheidung der Steroide im Urin bei Diabetikern mit und ohne Gefäßkomplikationen ist nach Rifkin u. Mitarb. (1958) jedoch normal, was gegen die Hypothese der Nebennierenrinde bei der Pathogenese der Mikroangiopathie spricht (Becker, in Alpert 1957).

Die Seltenheit einer nodulären Glomerulosklerose bei Diabetikern, welche nie Insulin erhalten haben, muß an eine ursächliche Bedeutung des exogen zugeführten Hormons bei der Pathogenese dieser Nierenkomplikation denken lassen (Gellman u. Mitarb. 1959). Berns u. Mitarb. (1962) haben histologische Untersuchungen nach Behandlung mit fluorescinmarkiertem Insulin durchgeführt. Die Autoren konnten in den Läsionen einen Insulin-Anti-Insulinkomplex nachweisen. Sie glauben, daß die diabetische Glomerulosklerose auf Grund einer Überempfindlichkeitsreaktion auf Insulin entstehen könnte. Das wenn auch seltene Vorkommen außerhalb jeder Insulintherapie spricht gegen diese Hypothese.

Von verschiedenen Autoren (Berkmann u. Mitarb. 1953, Gilliland u. Mitarb. 1954, Keiding u. Mitarb. 1955, Introzzi u. Mitarb. 1958, Ejarque u. Mitarb. 1959) wurden bestimmte Bluteiweißfraktionen, proteingebundene Polysaccharide und Lipoproteine im Serum von Diabetikern mit und ohne Komplikationen in der Annahme einer Beziehung zu den hyalinen Veränderungen in den Nieren und der Retina bestimmt. Eine Vermehrung der proteingebundenen Kohlenhydrate in der α_2-Globulinfraktion soll sich besonders bei Diabetikern mit kombinierter Retino-, Neuro- und Nephropathie nachweisen lassen (Ejarque 1959). Nach Berkmann u. Mitarb. (1953) sollen diese Fraktionen bei Diabetikern mit degenerativen Gefäßveränderungen unabhängig vom Vorliegen einer Nephropathie erhöht sein. Gilliland u. Mitarb. (1954) finden bei vorliegender Kimmelstiel-Wilson-Läsion eine elektrophoretische Verteilung der proteingebundenen Polysaccharide wie bei der Amyloidose.

Die enge Beziehung zwischen den für Diabetes mellitus spezifischen capillären Veränderungen in den Glomerula und der Retina wird durch die klinischen Beobachtungen und die Resultate zahlreicher histologischer, histochemischer und experimenteller Untersuchungen belegt. Eine gemeinsame Pathogenese für diese beiden Lokalisationen der diabetischen Mikroangiopathie ist anzunehmen (Becker 1952, Friedenwald 1953, Ashton 1957, Bloodworth 1963).

Nach Friedenwald (1952) handelt es sich bei den hyalinen Kugeln in den Glomerula wie bei den Mikroaneurysmata der Retina um sackförmige Ausstülpungen der Capillarwand mit nachfolgender Hyalineinlagerung (ANDERSON 1954). Diese Annahme wird allerdings bezüglich Nierenläsion durch die elektronenmikroskopischen Untersuchungen nicht bestätigt. Die primäre Läsion scheint immer die Verdickung der Basalmembran zu sein, wobei in der Retina die fokale Dilatation zur Bildung von Mikroaneurysmata führt (BLOODWORTH 1963). Die spezifische Lokalisation der diabetischen Mikroangiopathie in Niere und Retina führt LECOMPTE (in ALPERT 1957) auf den in diesen Capillarsystemen besonders hohen Capillardruck zurück. Verschiedene pathogenetische Aspekte der Glomerulosklerose sind auch auf die Retinopathie übertragbar. Für beide Läsionen besteht eine Beziehung zur Dauer der Grundkrankheit. BRYFOGLE u. Mitarb. (1957) finden eine Retinopathie bei über 50% der Diabetiker mit einer Krankheitsdauer von 10—15 Jahren und in 84% bei über 20jähriger Dauer des Diabetes. WHITE (1956) betont das besonders häufige Vorkommen der Retinopathie wie der Nephropathie bei jugendlichen Diabetikern mit langer Krankheitsdauer.

Nach DITZEL u. Mitarb. (1958) läßt sich in den kleinen Conjunctivalgefäßen der Diabetiker eine besondere vasomotorische Reaktionsform beobachten, welche den irreversiblen Veränderungen vorausgeht und für die Entwicklung der diabetischen Mikroangiopathie von Bedeutung sein dürfte. Eine unzweideutige Bestätigung dieser Befunde im Blindversuch steht aber noch aus (COGAN 1964).

Unsere heutigen Kenntnisse lassen noch keinen endgültigen Schluß über die Pathogenese der intercapillären Glomerulosklerose zu. Auch kann nicht endgültig entschieden werden, ob die diabetische Nephropathie eine vererbte Ursache unabhängig vom Kohlenhydratstoffwechsel hat oder ob sie durch die diabetische Stoffwechselstörung erzeugt wird. Die frühen histologischen Veränderungen der Basalmembran, welche hauptsächlich bei elektronenmikroskopischen Untersuchungen beschrieben wurden, weisen auf eine direkte Abhängigkeit der renalen Läsion von einer vererbten Ursache. Andererseits sprechen die üblicherweise beobachtete Latenzzeit zwischen der Diagnose des Diabetes mellitus und dem Auftreten der klinischen Symptome einer Nephropathie und auch die Korrelation mit der Dauer der Grundkrankheit für eine Bedeutung der Glucosestoffwechselstörung. Auch die Statistiken, wonach die Nephropathie häufiger bei schlecht eingestellten Diabetikern zu beobachten ist, müssen in diesem Sinne interpretiert werden. Allgemein muß die Therapie des Diabetes mellitus von der Hypothese ausgehen, daß die Schwere und der Ablauf der spezifischen diabetischen Nierenläsionen durch eine gute Einstellung der Glucosestoffwechselstörung günstig beeinflußt werden können, auch wenn dieselben nicht allein die Folge der korrigierbaren Störung darstellen.

Die Angaben über die Häufigkeit der diabetischen Nephropathie divergieren stark, je nachdem klinische, autoptische oder nadelbioptische Untersuchungen die Grundlagen für die Statistiken bildeten. Nach dem Auffinden von Läsionen in bioptischen Untersuchungen von Diabetikern ohne klinische Hinweise für eine Nephropathie werden vor allem die Sektionsstatistiken etwas über die Häufigkeit aussagen können. Nach den verschiedenen Angaben dürfte eine intercapilläre Glomerulosklerose bei 25—46% der sezierten Diabetiker nachgewiesen werden (ZUBROD u. Mitarb. 1951, HALL 1952, ROGERS u. Mitarb. 1952, BELL 1953, TOBLER 1954, LAMBIE 1955, RUNYAN u. Mitarb. 1955, EPSTEIN u. Mitarb. 1956). Die histologischen Kriterien waren jedoch nicht bei allen Autoren identisch, so daß die gefundenen Zahlen nicht ohne weiteres verglichen werden können. Wird nur die noduläre Läsion als spezifisch anerkannt, so liegen die Zahlen eher tiefer; wenn die diffusen Veränderungen hinzugezählt werden, findet sich bei einem höheren Prozentsatz der Diabetiker die spezifische anatomische Läsion.

Alle Autoren stimmen überein, daß der Dauer der Grundkrankheit entscheidende Bedeutung zukommt. Die Häufigkeit nimmt signifikant zu bei einer Diabetikerpopulation mit langer Krankheitsdauer, verglichen mit den Durchschnittswerten aller Patienten. So fand Bjerkelund (1951) bei 10% aller Diabetiker klinische Hinweise für eine Nephropathie, wobei der Anteil auf 30% anstieg bei den Patienten mit über 15jähriger Krankheitsdauer. Die entsprechenden Zahlen im Patientengut der Joslin-Klinik (Bryfogle und Bradley 1957) lauten 10% resp. 24%. Rogers und Robbins (1952) finden bei 14% der sezierten Diabetiker mit einer Krankheitsdauer unter 4 Jahren die Kimmelstiel-Wilson-Läsion, und bei 64% der Diabetiker mit 10—14jähriger Krankheitsdauer.

Mit zunehmendem Alter wird die Glomerulosklerose häufiger, was eventuell in Korrelation zur Zunahme mit der Krankheitsdauer steht. Es sind aber besonders die jungen Diabetiker, bei welchen für die Ausbildung der Nephropathie genügend Zeit zur Verfügung steht. Die Nephropathie wird deshalb um so häufiger Todesursache, je jünger die Patienten im Zeitpunkt des Todes sind, welche Verhältnisse besonders klar aus den Statistiken der Joslin-Klinik hervorgehen (Wilson u. Mitarb. 1951, White 1956, 1960). In der Zeitspanne 1950—1955 war die Nierenkrankheit in 57% Todesursache bei Diabetikern mit Beginn der Krankheit vor dem 15. Altersjahr (Marble 1957). Der entsprechende Anteil für die Periode 1937—1953 betraf noch 12,3%. Nach El Mahallawy u. Mitarb. (1960) ist die Kimmelstiel-Wilson-Läsion bei Männern vorwiegend in höherem Alter anzutreffen, bei Frauen gleichmäßig in allen Altersgruppen. Es scheint, daß die erforderliche Diabetesdauer für die Ausbildung der Nephropathie mit zunehmendem Alter kürzer wird (El Mahallawy u. Mitarb. 1960).

Die Schwere des Diabetes mellitus, beurteilt nach dem Insulinbedarf und der Häufigkeit der Comata, ist nach Rogers und Robbins (1952), Lambie u. Mitarb. (1955) und El Mahallawy u. Mitarb. (1960) nicht verschieden bei den Patienten mit und ohne intercapilläre Glomerulosklerose. Die Beschreibung eines bestimmten Diabetikertypus, der zur Entwicklung der Kimmelstiel-Wilson-Läsion neige, durch Zubrod u. Mitarb. (1951) — leichter Diabetes ohne Koma — konnte von anderen Autoren nicht bestätigt werden. Reubi (1962) findet das klinische Kimmeslstiel-Wilson-Syndrom besonders häufig bei körperlich unterentwickelten Frauen unter 40 Jahren mit infantilen Zügen und schwierig einzustellendem Diabetes.

Die diabetische Glomerulosklerose ist nach Bjerkelund (1951), Hall u. Mitarb. (1952), Bell (1953) und Lambie u. Mitarb. (1955) bei Frauen etwas häufiger anzutreffen als bei Männern, in einem Verhältnis von ungefähr 1,5:1. Wilson u. Mitarb. (1951), Epstein u. Mitarb. (1956) und Gellmann u. Mitarb. (1959) finden keinen signifikanten Geschlechtsunterschied.

3. Klinik

a) Korrelation zur Morphologie und Symptomatologie

Das mit der nodulären Glomerulosklerose (=Kimmelstiel-Wilson-Läsion) beschriebene *klinische Syndrom* von Kimmelstiel-Wilson ist charakterisiert durch Niereninsuffizienz, Proteinurie, Hypertonie und Ödeme bei langdauerndem Diabetes mellitus. Zahlreiche Autoren verglichen das histologische Bild bei Sektionen und Nierenbiopsien mit den verschiedenen Symptomen des klassischen klinischen Syndroms von Kimmelstiel und Wilson und jenen des im Verlaufe von verschiedenen Nierenkrankheiten gefundenen nephrotischen Syndroms. Der Vergleich der Resultate ist erschwert durch die Anwendung von verschiedenen histologischen Kriterien. Es geht jedoch aus allen Arbeiten gemeinsam hervor, daß die klinische Symptomatologie keinen sicheren Schluß auf das anatomische Bild zuläßt und daß umgekehrt der histologische Befund auch nicht das Vorhandensein einer bestimmten klinischen Symptomatologie einschließt. Spezifische Symptome, welche die Diagnose einer intercapillären Glomerulosklerose zulassen würden, gibt es nicht.

Eine der wertvollsten Übersichten über die Beziehung Klinik/Histologie stellt jene von ROGERS und ROBBINS (1952) dar. Die Autoren verglichen die klinische Symptomatologie bei 100 Diabetikern mit dem histologischen Bild der intercapillären Glomerulosklerose und jener bei 176 Diabetikern ohne dieses histologische Bild. Es handelte sich dabei um das Sektionsgut des Boston City Hospital. Die Autoren finden die klassische klinische Symptomatologie, wie sie von KIMMELSTIEL und WILSON beschrieben wurde, in einem mit der Schwere des histologischen Bildes zunehmenden Prozentsatz in 8—50% der Fälle. Das klinische Kimmelstiel-Wilson-Syndrom fehlte bei 75% der Fälle mit histologisch nachgewiesener intercapillärer Glomerulosklerose. Anderseits fehlten die histologischen Läsionen, damals allerdings enger gefaßt als von späteren Autoren, bei einigen Diabetikern mit klassischer Symptomatologie. In den Fällen, bei welchen der Kliniker das Vorliegen einer intercapillären Glomerulosklerose annahm, fehlte die histologische Läsion in 32%. Umgekehrt wurde bei den Fällen mit anatomisch nachgewiesener intercapillärer Glomerulosklerose die Diagnose klinisch in 57% verpaßt. Die Autoren kommen zum Schluß, daß die intercapilläre Glomerulosklerose klinisch häufiger übersehen als zu Unrecht angenommen wird. Im Material von BELL (1953) läßt sich bei 45,6% der Patienten unter 50 Jahren und bei 14,9% der älteren Kranken bei Vorliegen einer intercapillären Glomerulosklerose ein nephrotisches Syndrom, definiert als deutliche Albuminurie und Ödeme, erkennen. Schwere Ödeme unter 50 Jahren waren meistens die Folge einer intercapillären Glomerulosklerose, während dieses Symptom bei den älteren Patienten häufiger durch Herzinsuffizienz bedingt war. GELLMANN u. Mitarb. (1959) führten Nadelbiopsien bei 53 Diabetikern mit klinischen Hinweisen für eine Nephropathie durch. Sie finden eine bessere Korrelation der klinischen Symptome zur Schwere der diffusen histologischen Läsion als zum Vorhandensein oder zur Intensität der nodulären Läsion. Blutharnstoff, Kreatinin, Proteinurie und diastolischer Blutdruck gehen mit der diffusen intercapillären Glomerulosklerose parallel. Die Hypertonie ist ausgeprägter beim Vorliegen der nodulären Läsion, es besteht aber kein Zusammenhang mit deren Schwere. Sie glauben deshalb, daß den hyalinen Kugeln große diagnostische, jedoch eine geringe funktionelle Bedeutung zukommt. Das von KIMMELSTIEL und WILSON abgegrenzte klinische Syndrom würde somit eher mit der ursprünglich nicht beschriebenen diffusen Läsion in Zusammenhang stehen. Daß die klinische Symptomatologie auch bei der diffusen Form der Glomerulosklerose ohne hyaline Kugeln vorliegen kann, beschrieb schon BELL (1953). BRUN u. Mitarb. (1953), von welchen die ersten nadelbioptischen Untersuchungen bei Diabetikern mit gleichzeitigen Clearanceuntersuchungen durchgeführt wurden, betonen, daß die Clearanceuntersuchungen die Diagnose einer intercapillären Glomerulosklerose nicht zulassen und daß die glomeruläre Filtration häufig besser ist, als es das histologische Bild vermuten ließe.

Nierenbiopsien wurden auch von HATCH u. Mitarb. (1961) bei Diabetikern mit klinischen Hinweisen für eine Nephropathie durchgeführt. Sie finden ein nephrotisches Syndrom bei weiter Definition (massive Proteinurie und Ödeme) in 37,5% der Fälle mit diffuser Glomerulosklerose und 64,7% der Patienten mit gemischter nodulärer und diffuser Läsion. Es bestand keine gute Korrelation zwischen dem Ausmaß des nephrotischen Syndroms und der Schwere der diffusen Läsion und gar keine Korrelation zwischen nephrotischem Syndrom und der Schwere der gemischten Läsion. Ein klassisches nephrotisches Syndrom (massive Proteinurie, Hypoalbuminämie, Hypercholesterinämie, Ödeme und Lipoide im Urin) finden sie nur bei 12% der Patienten mit histologischen Veränderungen, das Kimmelstiel-Wilson-Syndrom bei 29% der Patienten mit diffuser, respektive 70% mit gemischter intercapillärer Glomerulosklerose. Die Autoren glauben deshalb, daß beim Vorliegen der gemischten Läsion eine schwerere klinische Symptomatologie zu erwarten ist, jedoch kein Zusammenhang mit der Intensität der histologischen Veränderungen zu finden ist.

Auch DANA und ZUBROD (1954) beschreiben ein vollständiges Kimmelstiel-Wilson-Syndrom bei weniger als der Hälfte der Patienten mit intercapillärer Glomerulosklerose, wobei in diesen Fällen die anatomischen Veränderungen besonders ausgeprägt sein sollen. Sie glauben, daß für ein Kimmelstiel-Wilson-Syndrom auch massive arterio- und arteriolosklerostische Veränderungen vorliegen müssen. Ein klassisches nephrotisches Syndrom finden sie nur bei zwei von 46 Patienten.

Eine dauernde *ausgeprägte Albuminurie* im Verlaufe eines Diabetes mellitus ist das klinische Leitsymptom für die Diagnose einer intercapillären Glomerulosklerose (WILSON u. Mitarb. 1951, BJERKELUND 1951, BELL 1953, EPSTEIN u. Mitarb. 1956, GELLMANN u. Mitarb. 1959, HATCH u. Mitarb. 1961).

Der Nachweis einer *diabetischen Retinopathie* bei vorhandenen Nierensymptomen ist ein starker Hinweis für das Vorliegen einer intercapillären Glomerulosklerose. Nach DANA und ZUBROD (1954) ist die Kombination von peripheren Ödemen und Aneurysmata der Retina für Kimmelstiel-Wilson fast beweisend, finden doch die Autoren in den Kontrollgruppen (ohne histologische Nierenläsionen oder mit anderen Nierenveränderungen als intercapillärer Glomerulosklerose) nur bei 2% ein Zusammentreffen dieser Symptome. ASHTON (1957) findet bei histologischen Untersuchungen der Retina und der Niere bei sämtlichen Patienten mit der Kimmelstiel-Wilson-Läsion auch Mikroaneurysmata der Retina. Umgekehrt besteht nach dem gleichen Autor bei 58% der Patienten mit Retinitis auch eine intercapilläre Glomerulosklerose. Die Mikroaneurysmata lassen sich allerdings bei der routinemäßig durchgeführten Fundoskopie nicht immer nachweisen. Nach EPSTEIN und ZUPA (1956) kann eine Retinitis klinisch bei 80% der Kimmelstiel-Wilson-Patienten und bei 30% der Patienten ohne Nierenkrankheit gefunden werden. BELL (1953) glaubt, daß die Retinopathie bei Männern und Frauen mit gleicher Häufigkeit auftritt im Gegensatz zum Überwiegen der Frauen bei der Nephropathie. Ein Vorkommen der Retinopathie bei 68% der Männer und 80% der Frauen mit Glomerulosklerose findet BJERKELUND (1951).

Die *Bluteiweißveränderungen* entsprechen bei massiver Proteinurie jenen beim nephrotischen Syndrom. Es ist häufig eine Verminderung der Albumine und eine Vermehrung der α_2- und β-Globuline zu beobachten (SYLLABA u. Mitarb. 1959), wobei die Veränderungen jedoch nicht so ausgeprägt sind wie bei der Lipoidnephrose (REUBI 1960).

Die *Ödeme* sind bei der diabetischen Nephropathie nur zum Teil als rein nephrotisch zu erklären. Nach HATCH u. Mitarb. (1961) besteht die häufigste Ursache für die Ödemneigung in einer zusätzlichen Herzinsuffizienz. EPSTEIN u. Mitarb. (1956) finden Ödeme bei 80% ihrer Patienten mit Glomerulosklerose, wovon drei Viertel eine Hypoalbuminämie aufwiesen. Sowohl GELLMANN u. Mitarb. (1959) als auch HATCH u. Mitarb. (1961) betonen nach ihren Biopsieuntersuchungen, daß fast alle Patienten mit ausgeprägten Ödemen und Glomerulosklerose kardial dekompensiert waren. Proteinurie und Ödeme scheinen bei den jüngeren Individuen ausgeprägter zu sein als bei den älteren (BELL 1953, LAMBIE u. Mitarb. 1955).

Eine *Hypertonie* ist bei $^2/_3$—$^4/_5$ der Fälle mit diabetischer Glomerulosklerose vorhanden (ROGERS u. Mitarb. 1952, DANA u. Mitarb. 1954, EPSTEIN u. Mitarb. 1956, GELLMANN u. Mitarb. 1959, HATCH u. Mitarb. 1961).

Die *Hypercholesterinämie* ist bei der diabetischen Nephropathie nicht so ausgesprochen wie beim nephrotischen Syndrom im Verlaufe einer chronischen Glomerulonephritis, was differentialdiagnostisch von Bedeutung sein kann. BJERKELUND (1951) findet keinen Unterschied der Cholesterinkonzentration bei Diabetikern mit oder ohne Nephropathie, wohingegen GELLMANN u. Mitarb. (1959) eine Hypercholesterinämie ohne Korrelation zu der Schwere der glomerulären Läsionen finden.

Die *Azotämie* entwickelt sich als Folge der progressiven Verminderung der glomerulären Filtration in Korrelation zu der Schwere der diffusen Läsion (GELLMANN u. Mitarb. 1959). REUBI (1960) fand in Fällen mit intercapillärer Glomerulosklerose bei Clearanceuntersuchungen eine zeitweise auffallend starke Verminderung des filtrierten Plasmaanteiles, eine Änderung der Funktion, die der Membranläsion in den Glomerula entsprechen dürfte.

Die pathologischen Bestandteile im *Urinsediment* (Cylinder, doppelbrechende Lipoide, Leukocyten) gehen der Albuminurie parallel und sind unspezifische Befunde (GELLMANN u. Mitarb. 1959). Eine Mikrohämaturie kommt kaum vor, da bei der diabetischen Glomerulosklerose eine Entzündung fehlt.

Die *Prognosestellung* ist bei der diabetischen Nephropathie wegen der Unsicherheit der klinischen Diagnostik sehr schwierig. Das Auftreten von klinischen Symptomen und das der histologischen Läsionen kann zeitlich weit auseinanderliegen, und die frühen nur elektronenmikroskopisch erfaßbaren Veränderungen lassen eine Festlegung des Beginns der Krankheit unmöglich erscheinen. EPSTEIN u. Mitarb. (1956) fanden eine durchschnittliche Zeitspanne von $3^1/_2$ Jahren zwischen der Feststellung einer Albuminurie und dem Tod. Sicher besteht eine enorme Variabilität bezüglich zeitlichem Verlauf der Krankheit. Näheren Aufschluß über die Progressivität der Läsionen können nur wiederholte bioptische Untersuchungen geben (GELLMANN u. Mitarb. 1959, HATCH u. Mitarb. 1961). So konnte GELLMANN bei einem Teil der mehrmals bioptisch untersuchten Patienten während eines Intervalles von bis zu 8 Monaten kein Fortschreiten der histologischen Veränderungen finden und bei einer andern Patientengruppe, bei welcher die autoptischen Befunde vorlagen, eine deutliche Progressivität in der gleichen Zeit feststellen. HATCH u. Mitarb. glauben auf Grund ihrer Untersuchungen eine bessere Prognose für die diffuse als für die gemischte Form der Glomerulosklerose annehmen zu können. WILSON u. Mitarb. (1961) bestimmten einen durchschnittlichen zeitlichen Ablauf bei 13 jugendlichen Diabetikern, die der Nephropathie erlagen. Bei dieser Gruppe trat der Diabetes im Alter von 14,2 Jahren auf, die ersten Hinweise für eine Nephropathie wurden mit 22 Jahren beobachtet und das durchschnittliche Alter beim Tod betraf 33 Jahre.

Die *Urämie* ist häufig die unmittelbare Todesursache. Herzinsuffizienz, Myokardinfarkte und cerebrale Insulte führen jedoch nach ROGERS u. Mitarb. (1952) ebenso häufig wie die Niereninsuffizienz zum Tode.

b) Insulinbedarf bei Diabetes mellitus und Nephropathie

Schon vor der Einführung des Insulins wurde beobachtet, daß die Glucosurie im Verlaufe eines Diabetes mellitus bei Auftreten einer Nephropathie abnehmen kann. WILSON, ROOT und MARBLE (1951) beschrieben eine Abnahme des Insulinbedarfs bei Beginn oder Progression der Nieren- oder Herzinsuffizienz. Diese Erscheinung wurde in den letzten 10—15 Jahren näher untersucht, und es wurden

Korrelationen zu klinischen Verlaufstypen und zum histologischen Bild der Nephropathie gesucht. ZUBROD, EVERSOLE und DANA (1951) verglichen den ursprünglichen und präterminalen Insulinbedarf bei 190 verstorbenen Diabetikern. Sie teilten das Krankengut in drei Gruppen: 1. Patienten mit der anatomischen Kimmelstiel-Wilson-Läsion; 2. Patienten mit anderen Nierenerkrankungen und 3. Patienten ohne Nierenläsionen. Bei der Gruppe mit der Kimmelstiel-Wilson-Läsion fanden sie eine durchschnittliche Verminderung des Insulinbedarfes von 24 E auf 15 E pro Tag, während die Patienten mit anderen oder ohne Nierenerkrankungen in der präterminalen Phase der Krankheit einen deutlichen Anstieg auf das ca. Dreifache des ursprünglichen Insulinbedarfes zeigten. Die Autoren beschrieben auch, daß ein hyperglykämisches Koma während des ganzen Verlaufes des Diabetes sehr selten mit der nodulären Glomerulosklerose zusammentrifft. Sie schlossen daraus, daß ein spezifischer Diabetikertyp zur Ausbildung der histologischen Läsion von KIMMELSTIEL und WILSON neige, charakterisiert durch Seltenheit der diabetischen Acidose und abnehmenden Insulinbedarf. Diese Beobachtungen wurden von andern Autoren verschieden interpretiert. Eine markante Verminderung der Nahrungszufuhr bei Beginn oder Progression der Nierenkrankheit kann zur gleichzeitigen Reduktion des Insulinbedarfes führen (RUNYAN, HURWITZ und ROBBINS 1955, KALLIOMÄKI u. Mitarb. 1960). Es scheint, daß eine Abnahme des Insulinbedarfes nicht mit dem Vorliegen der nodulären Glomerulosklerose, sondern mit der Ausbildung des klinischen Syndroms von KIMMELSTIEL-WILSON zusammengeht (RUNYAN u. Mitarb. 1955, HATCH u. Mitarb. 1961). Auch diabetische Acidosen waren bei der Gruppe der Patienten mit *klinischem* Kimmelstiel-Wilson-Syndrom seltener, jedoch entgegen der Annahme von ZUBROD u. Mitarb. bei vorliegender *anatomischer* Kimmelstiel-Wilson-Läsion häufig. Die Verminderung des Insulinbedarfes gewisser Diabetiker beim Auftreten oder bei der raschen Progression bestimmter Formen von Nephropathien ist eine Tatsache. Die Umstände, die zu dieser Erscheinung führen, sind jedoch noch nicht geklärt. In verschiedenen experimentellen Arbeiten wurde versucht, das Problem näher aufzuklären. KALANT, CLAMEN und HOFFMANN (1958) konnten bei alloxandiabetischen Ratten, bei welchen mit nephrotoxischem Serum eine Nephropathie erzeugt wurde, eine Abnahme der Glykämie und der Glucosurie beobachten. Die Hyperglykämie nach Glucosezufuhr war im Vergleich zu den Tieren ohne Nierenschädigung von kürzerer Dauer. Eine Veränderung der Insulinempfindlichkeit konnte nicht gefunden werden. Auch durch eine verminderte Gluconeogenese war die Wirkung der Nephrose auf den Kohlenhydratstoffwechsel nicht zu erklären. CREUTZFELD u. Mitarb. (1959) unterscheiden in einer ähnlichen Versuchsanordnung bei Ratten zwei verschiedene Reaktionsformen. Bei den Tieren, welche auf Antinierenserum eine nephritische Verlaufsform entwickelten, fanden sie keine Veränderung des Kohlenhydratstoffwechsels. Die Ratten mit nephrotischem Syndrom wiesen dagegen eine Besserung des Diabetes auf, d.h. eine Verminderung der Glucosurie und Glykämie nach intraperitonealer Glucoseinjektion. Die Autoren stellten auf Grund dieser Ergebnisse die Hypothese auf, daß durch das nephrotische Syndrom die Durchlässigkeit der Capillaren und Zellmembranen erhöht wird, wobei die Glucose besser in die Muskel- und Fettzellen eindringen kann, was dem primären Insulineffekt gleichkäme. Diese Resultate könnten die klinischen Beobachtungen von RUNYAN u. Mitarb. (1955) und HATCH u. Mitarb. (1961) bestätigen.

Erwähnung verdienen in diesem Zusammenhang die beim nichtdiabetischen Urämiker festgestellten Veränderungen des Kohlenhydratstoffwechsels. NEUBAUER (1910) beschrieb erstmals eine Hyperglykämie im Verlauf von Nephritiden. Von verschiedenen Autoren (PERKOFF u. Mitarb. 1958, WESTERFELT und SCHREI-

NER 1962, TEUSCHER u. Mitarb. 1963) wurde beim Urämiker eine Glucosetoleranzkurve vom diabetischen Typus und eine verminderte Insulinempfindlichkeit beschrieben. COHEN (1962) beobachtete neben der diabetischen Glucosetoleranz beim Urämiker ohne Diabetes mellitus einen langsameren Anstieg des Blutzuckers nach Insulinhypoglykämie, nach Adrenalin und Glucagon. Diese Erscheinungen werden erklärt durch die Verminderung des Leberglykogens bei Urämie. Es folgt daraus, im Gegensatz zu der erwähnten Insulinresistenz, eine scheinbar erhöhte „Insulinempfindlichkeit", d.h. ein prolongierter und nicht kompensierter Insulineffekt. COHEN bringt diese Verhältnisse in Zusammenhang mit der klinischen Beobachtung des verminderten Insulinbedarfes bei diabetischer Nephropathie. RICKETTS u. Mitarb. (1963) erklären die Veränderungen des Kohlenhydratstoffwechsels bei Urämie mit dem Nachweis einer verlängerten Halbwertszeit von radioaktiv markiertem Insulin im Serum von nephrektomierten und nierengeschädigten diabetischen und nichtdiabetischen Ratten. Sie nehmen einen verzögerten Abbau des Insulins in der geschädigten Niere an. Aber abgesehen davon, daß das Insulin ganz überwiegend in der Leber abgebaut wird, erlaubt die Messung der verbleibenden Plasmaradioaktivität nicht ohne weiteres auf die Konzentration des aktiven Insulins zu schließen. VALLANCE-OWEN (1964) glaubt, daß bei nephrotischem Syndrom der Insulinantagonist Synalbumin mit den Albuminen ausgeschieden wird, wodurch die klinische Beobachtung des verminderten Insulinbedarfes bei Patienten mit Kimmelstiel-Wilson-Syndrom erklärt wäre. Schließlich liegt in der Urämie die Antikörperbildung darnieder, und verminderte Antikörperbindung könnte die Abnahme des Insulinbedarfes erklären.

c) Therapie

Eine spezifische Therapie gibt es nur für die pyelonephritische Komponente der diabetischen Nephropathie. In bezug auf die diabetische Glomerulosklerose besteht heute noch keine sichere Möglichkeit, den Ablauf der Krankheit wesentlich zu beeinflussen.

Eine gute Einstellung des Diabetes ist wegen der möglichen pathogenetischen Bedeutung des Insulinmangels resp. der Hyperglykämie und Hyperlipidämie für die diabetische Nephropathie zu fordern. Die Insulindosierung hat beim Zusammentreffen von Diabetes und Nierenkrankheit mit besonderer Sorgfalt und unter Berücksichtigung folgender Verhältnisse zu erfolgen. Beim Diabetiker kann die Zuckerausscheidung im Urin im Verhältnis zur Glykämie erhöht oder erniedrigt sein. Eine Glucosurie tritt auf, wenn die pro Zeiteinheit glomerulär filtrierte Glucosemenge größer wird als das Rückresorptionsvermögen der Tubuli, welche Größe beim Diabetiker mit normaler glomerulärer Filtration paradoxerweise erhöht sein kann und unter Insulin wieder absinkt (FABER u. Mitarb. 1951). Andererseits kann eine Erhöhung der glomerulären Filtration dazu führen, daß nicht die gesamte filtrierte Glucose tubulär rückresorbiert wird und es resultiert eine renale Glucosurie bei normalem Blutzucker (ROBERTSON u. Mitarb. 1953). Die häufigste Erscheinung beim Zusammentreffen eines Diabetes und einer Nierenkrankheit mit Nierenfunktionseinschränkung ist jedoch eine Erhöhung der Zuckerschwelle (GRANT 1954). Die trotz Hyperglykämie pro Zeiteinheit verminderte filtrierte Glucosemenge kann tubulär noch rückresorbiert werden. In dieser Situation ist die Insulindosierung nach der Glykämie und nicht nach der Glucosurie zu richten. Liegt eine wesentliche Azotämie vor, so sind die Blutzuckerwerte bei Anwendung der Reduktionsproben, besonders aber der Farbreaktion nach CREZELIUS, zu hoch (TEUSCHER 1964). Nur die enzymatischen Methoden zur Glucosebestimmung ergeben korrekte Werte. Die erwähnte Verminderung des

Insulinbedarfes bei Ausbildung und Progredienz einer Nephropathie ist unabhängig von der veränderten Zuckerschwelle. In dieser komplexen Situation und bei der Neigung der Nierenpatienten zu Hypoglykämien sollen beim Urämiker eher etwas höhere Blutzuckerwerte angestrebt werden als beim Diabetiker ohne Nephropathie. Eine wesentliche Hyperglykämie mit dem Ziel der osmotischen Diurese ist nicht wünschenswert. Dem Vorteil der erhöhten Harnstoffausscheidung bei der vermehrten Wasserausscheidung steht der Nachteil entgegen, daß der Calorienverlust durch einen erhöhten Eiweißabbau gedeckt wird und dadurch mehr harnpflichtige Eiweißabbauprodukte anfallen.

In der Diätetik muß dem Eiweißverlust bei nephrotischem Syndrom Rechnung getragen werden. Bei zunehmender Niereninsuffizienz ist dagegen eine Verminderung der Eiweißzufuhr indiziert, sie darf jedoch nie unter $^1/_2$ g pro kg Körpergesicht sinken. Eine Azotämie ohne klinische Symptome bedingt noch keine Eiweißeinschränkung. Der Fettgehalt der Diät soll wegen der möglichen pathogenetischen Bedeutung niedrig gehalten werden. VAN ECK (1959) hat unter einer Diät, die nur 20 g Fett enthält, eine Besserung der diabetischen Retinopathie gesehen. Eine Diät mit 250 g Kohlenhydraten, 3/4 g Eiweiß pro kg Körpergewicht und Fett zur Ergänzung des Calorienbedarfes ist in dieser komplexen Situation praktikabel.

Bestehen eine wesentliche Hypertonie und Ödeme, so ist die Kochsalzzufuhr zu vermindern. Bei schwerer Hypertonie ist eine antihypertensive Therapie auch unter Inkaufnahme einer leichten Zunahme der Azotämie wünschenswert, da eine Senkung des Blutdruckes nicht nur die kardiovasculären Folgeerscheinungen zu verhindern vermag, sondern auch eine weitere Schädigung der Nieren durch die Hypertonie eventuell verzögert. Es eignen sich dafür hauptsächlich das α-Methyl-Dopa und Kombinationen von Rauwolfiapräparaten und peroralen Diuretica.

Das nephrotische Syndrom als Folge der intercapillären Glomerulosklerose spricht auf eine Steroidtherapie nicht an, es kann höchstens ein gewisser diuretischer Effekt erwartet werden. Wegen der ungünstigen Beeinflussung des Diabetes ist diese Therapie jedoch kaum je indiziert. Die nephrotischen Ödeme sind mit den üblichen peroralen Diuretica, eventuell Spirolacton und Salzeinschränkung zu behandeln. Wegen der häufigen Kombination mit kardialen Ödemen ist eine versuchsweise Digitalisierung auch ohne eindeutige Herzinsuffizienz oft angezeigt.

Auf die gelegentlich vorkommende Erhöhung des Blutzuckers bei Verabreichung der meisten peroralen Diuretica ist bei einer solchen Medikation besonders zu achten (REUTTER und LABHART 1961, RUNYAN 1962).

Wegen der möglichen pathogenetischen Bedeutung einer Nebennierenüberfunktion für die diabetische Glomerulosklerose und Retinopathie wurde versucht, durch Eingriffe in die Hypophysen-Nebennierenachse therapeutisch die diabetische Nephropathie zu bessern oder aufzuhalten. POULSEN (1953) beobachtete eine Diabetica mit schwerer Retinopathie, welche im Anschluß an eine Gravidität ein Sheehan-Syndrom entwickelte. In der Folge bildete sich die Retinitis zurück. LUFT u. Mitarb. (1955) haben als erste die Hypophysektomie bei Diabetikern mit schwerer progressiver Retinopathie durchgeführt. Auf Grund seiner Erfahrungen hält LUFT (1962) die Operation für kontraindiziert, wenn deutliche Zeichen einer Nephropathie, eine Verminderung der glomerulären Filtration oder eine Erhöhung des diastolischen Blutdruckes vorliegen. Die Indikation scheint somit hauptsächlich bei schwerer Retinopathie gegeben zu sein. Eine günstige Beeinflussung der Nephropathie kann bis heute noch nicht eindeutig nachgewiesen werden. In der Patientengruppe von LUFT (1962) sind mehrere Patienten an der Nierenkrankheit gestorben. MALINS (1956) bezweifelt den Wert der Adrenalektomie bei Diabetikern mit Angiopathie. Diese einschneidenden und gefährlichen operativen Eingriffe sind bei klinisch erfaßbarer diabetischer Nephropathie somit nicht angezeigt. Wird diese Form der Therapie durchgeführt, so handelt es sich vorläufig noch um Versuche.

Von ENGELBERG u. Mitarb. (1952) wurde bei der diabetischen Glomerulosklerose eine Heparinbehandlung vorgeschlagen. Es finden sich über Erfolge nur wenige Berichte. REUBI (1960) konnte damit bei einzelnen Patienten die weitere Progredienz des Leidens vorübergehend anscheinend verhindern. NEUBAUER u. Mitarb. (1959) beobachteten unter Verabreichung von Trypsin bei zwei Diabetikern mit nephrotischem Syndrom eine Besserung der klinischen Symptome und der Laboratoriumsbefunde. Diese Behandlungsformen vermochten sich jedoch nicht allgemein durchzusetzen.

III. Pyeolonephritis und Harnwegsinfektionen

Die vermehrte Anfälligkeit des Diabetikers für bakterielle Infektionen betrifft auch die Nieren und Harnwege. Die Häufigkeit dieser Komplikationen beim Diabetes mellitus wird nicht übereinstimmend beurteilt. Dies erklärt sich durch die Diskrepanz der klinischen Symptomatologie und der autoptischen Befunde, welche bei der chronischen Pyelonephritis von allen Autoren betont wird. Es muß heute angenommen werden, daß dieses Krankheitsbild nur bei einem Bruchteil der Fälle intra vitam diagnostiziert wird. Auch sind die histologischen Kriterien für diese häufigste Nierenkrankheit nicht einheitlich. Während ein großer Teil der Autoren eine chronische Pyelonephritis in ca. 10% eines unselektionierten Sektionsgutes findet (z.B. ZOLLINGER 1964 8,16% akute und chronische Pyelonephritiden bei 5000 Autopsien), berichten KIMMELSTIEL u. Mitarb. (1961) über ein Vorkommen von nur 2,8%. Häufig ist die Entscheidung schwierig, ob eine gefundene histologische Veränderung vasculär oder entzündlich ist (KIMMELSTIEL 1961), welche Möglichkeit gerade bei der Diabetikerniere zu diagnostischen Schwierigkeiten führen dürfte.

Nach ZOLLINGER (1964) besteht bei 10,5% der sezierten Diabetiker eine Pyelonephritis, welcher Prozentsatz etwas höher liegt als bei den Nichtdiabetikern. Die chronische Form ist vor allem bei der Frau anzutreffen. Unter 307 sezierten Diabetikern beobachteten ROBBINS und TUCKER (1944) in 19,5% eine akute Pyelonephritis, die bei 7,3% die Todesursache war (viereinhalbmal häufiger als bei Nichtdiabetikern). Die schweren akuten Verlaufsformen scheinen demnach beim Diabetiker häufiger zu sein. Diese Zahlen datieren jedoch aus der Zeit vor der Einführung der Antibiotica. Sie dürften heute wesentlich niedriger sein. EPSTEIN u. Mitarb. (1956) finden bei 76% der Diabetiker mit der Kimmelstiel-Wilson-Läsion eine Pyelonephritis, verglichen mit nur 22% bei Patienten ohne Glomerulosklerose.

Während die Nadelbiopsie der Nieren bei der Abgrenzung der intercapillären Glomerulosklerose wesentliche Einblicke vermittelte, ist diese Methode für die Erfassung der Pyelonephritis wegen der herdförmigen Verteilung der Läsionen unzweckmäßig. Beweisende Befunde lassen sich im Biopsiematerial nur ausnahmsweise finden (BRUN u. Mitarb. 1953, GELLMANN u. Mitarb. 1959), wobei die Autopsie später häufig eine Pyelonephritis erkennen läßt (GELLMANN 1959). Diese Beobachtung könnte dafür sprechen, daß die Pyelonephritis beim Diabetiker terminal auftritt oder die Antibiotica die Häufigkeit dieser Komplikation der Grundkrankheit reduzieren.

Die klinische Diagnose der Pyelonephritis ist abgesehen von den akuten Formen bei allen Patientengruppen schwierig. Nach einer Statistik der Joslin-

Klinik (BARNARD u. Mitarb. 1953, ROOT 1957) finden sich Hinweise für eine Harnwegsinfektion bei 30—40% der Diabetiker, wobei es sich fast durchwegs um Patientinnen handelte. Das klinische Symptom der Bakteriurie wurde bei Diabetikern von verschiedenen Autoren untersucht. Die Resultate bezüglich Häufigkeit und Vergleich mit nichtdiabetischen Kontrollgruppen sind auch hier widersprechend je nach der gewählten bakteriologischen Methode und der untersuchten Patientengruppe. YOUNG u. Mitarb. (1955) und JORON u. Mitarb. (1955) finden in ihrem Material positive Urinkulturen bei einem enorm hohen Prozentsatz der Diabetiker. Diese Ergebnisse von nur qualitativen Urinkulturen verlieren an Gewicht neben den Resultaten von quantitativen bakteriologischen Untersuchungen, bei denen die nichtsignifikanten Bakteriurien saprophytärer Keime abgegrenzt werden können. KASS (1956) findet bei 18% der weiblichen nicht hospitalisierten Diabetiker eine asymptomatische signifikante Bakteriurie im Vergleich zu 6% der nichtdiabetischen Patientinnen. Bei Männern sind die entsprechenden Zahlen 6% resp. 4%. HUVOS u. Mitarb. (1959) und O'SULLIVAN u. Mitarb. (1961) finden keine wesentlichen Unterschiede zwischen den diabetischen und nichtdiabetischen hospitalisierten Patienten. Bei der kleinen Zahl der untersuchten Patienten, der größeren Häufigkeit der Bakteriurien bei allen hospitalisierten Patienten und dem Fehlen eines sonst immer registrierten Unterschiedes zwischen Männern und Frauen, vermögen diese Resultate die Ergebnisse von KASS jedoch nicht zu widerlegen.

Ein wesentlich häufigeres Vorkommen von Infektionen der Nieren und ableitenden Harnwege beim Diabetiker konnte offenbar bis heute autoptisch, bioptisch und bakteriologisch noch nicht übereinstimmend bewiesen werden. Es scheint, daß, wenn eine Infektion besteht, diese beim Diabetiker schwerer verläuft. Möglicherweise ist eine Harnwegsinfektion bei Diabetes mellitus besonders therapieresistent und die Entwicklung einer chronischen bakteriellen Infektion des Nierenparenchyms häufiger. Auch sind gewisse Erscheinungsformen von Harnwegsinfektionen beim Diabetiker typisch. Von besonderer Bedeutung ist das häufige Vorkommen der schwersten Form von Pyelonephritis, der Papillennekrose (s. S. 334). An ihrem häufigen Vorkommen beim Diabetes kann nicht gezweifelt werden.

Verschiedene Faktoren können beim Diabetiker die Infektion der Nieren und Harnwege begünstigen. Eine Nierenfunktionseinschränkung als Folge der intercapillären Glomerulosklerose und der Gefäßveränderungen erleichtert das Angehen einer Infektion wie bei allen parenchymatösen Nierenerkrankungen. Es kann auch angenommen werden, daß eine allgemein verminderte Infektionsabwehr besonders bei schlecht eingestelltem Diabetes besteht. Da weibliche Patienten häufiger befallen sind, muß auch beim Diabetiker der Infektionsweg ascendierend sein. Der bei dieser Grundkrankheit oft beobachtete Pruritus vulvae dürfte für die Keimeinschleppung in die weibliche Urethra eine Rolle spielen. Von größter Bedeutung ist die beim Diabetiker häufiger durchgeführte Instrumentierung (z.B. Blasenkatheterismus bei Koma), an deren ursächlichem Zusammenhang mit Harnwegsinfektionen nicht gezweifelt werden kann (BEESON 1958). Eine diabetische Blasenlähmung mit Restharnbildung prädestiniert zu chronischer Infektion. Es ist nicht anzunehmen, daß die Infektion der Nieren beim Diabetiker oft auf hämatogenem Wege erfolgt. Bestände ein Zusammenhang mit Staphylokokkeninfektionen der Haut, so müßte derselbe Keim im Urin gefunden werden, was äußerst selten ist. Dieser Infektionsweg dürfte immerhin bei den heute sehr seltenen Fällen von paranephritischem Absceß zutreffen. Dem Glucosegehalt des Urins beim Diabetiker kann nach KASS (1956) keine begünstigende Wirkung für das Angehen einer Harnwegsinfektion beigemessen werden, da die als krankmachende Organismen angetroffenen gramnegativen Stäbchen im zuckerfreien Urin gleich gut wachsen wie im zuckerhaltigen und in den üblichen Nährmedien.

Experimentell konnten Boshell u. Mitarb. (1963) nach intravesicaler Injektion von Bakterienkulturen bei alloxandiabetischen Ratten einen im Vergleich zu den Kontrolltieren signifikant höheren Keimgehalt des Nierenparenchyms und entsprechende histologische Läsionen nachweisen.

Die frühe Erfassung und eine zielgerichtete Behandlung von Harnwegsinfektionen und Pyelonephritis ist beim Diabetiker besonders wichtig wegen der schwereren Verlaufsform und der Begünstigung des diabetischen Koma. Die Infektion ist bis heute die einzige renale Diabeteskomplikation, welche spezifisch angegangen werden kann, weshalb einer konsequenten Therapie größte Bedeutung zukommt.

Bei der Unmöglichkeit der Lokalisation der Infektion im Nieren- und Harnwegssystem und dem üblicherweise ascendierenden Infektionsweg der Nieren, kann als entscheidendes Kriterium für die Therapie nur die *signifikante Bakteriurie* gelten (Kass 1955, Sanford u. Mitarb. 1956). Nach diesem Kriterium kann auch die Mehrzahl der sonst stummen Pyelonephritiden erfaßt werden (MacDonald u. Mitarb. 1957). Die Notwendigkeit einer Therapie darf sich bei dem meistens asymptomatischen Verlauf nicht nach subjektiven Symptomen, Pyurie und unspezifischen Folgeerscheinungen richten. Der Nachweis einer signifikanten Bakteriurie erheischt beim Diabetiker eine Behandlung wie sie sonst bei chronischen Infektionen empfohlen wird. Das Ziel der Therapie ist die Behebung der pathologischen Bakteriurie durch Verabreichung des gefahrlosesten, in der Anwendung am einfachsten und billigsten, im Einzelfall wirksamen Chemotherapeuticums oder Antibioticums. In erster Linie kommen dafür in Betracht die Sulfonamide, das Nitrofurantoin, Chloramphenicol und die Tetracycline. Streptomycin ist wahrscheinlich das wirksamste Antibioticum bei Harnwegsinfektionen, wenn der Urin gleichzeitig alkalisiert wird. Wegen der raschen Entwicklung einer Resistenz soll es jedoch nur 3—5 Tage angewendet werden, wohingegen bei Diabetikern meistens eine längere Therapie notwendig ist. Ein Medikament, dessen Wirksamkeit im Einzelfall durch das Verschwinden der pathogenen Keime unter der Therapie erwiesen ist, soll während 3—4 Wochen in voller Dosierung verabreicht werden. Beim Diabetiker ist ein großer Teil der Infektionen durch eine solche Behandlungsphase nicht definitiv zu sanieren. Die Verhältnisse dürften ähnlich sein wie bei chronischen Harnwegsinfektionen, bei denen nur etwa 10% der Patienten nach einer einmaligen Behandlung definitiv geheilt werden (Kass 1955). Eine Langzeitbehandlung mit dem gegen die betreffende Bakterienflora wirksamen Medikament in kleinerer Dosierung (Haschek 1959, Orsten 1962) ist deshalb häufig notwendig. Dafür eignen sich besonders die in wirksamer Form im Urin ausgeschiedenen Sulfonamide (z.B. Gantanol), das Furadantin und die Tetracycline. Die Behandlung hat sich bei chronisch rezidivierenden Infekten über 3—12 Monate zu erstrecken (Kass 1962). Um die auch so gelegentlich auftretenden Rezidive nicht zu übersehen und die Verabreichung eines unwirksamen Medikamentes zu vermeiden, sind monatliche Kontrollen, wenn möglich mit einer der Methoden der quantitativen Urinbakteriologie, angezeigt. Ein solcher Behandlungsplan ist gerechtfertigt durch die Tatsache, daß bei chronischen Infektionen das Rezidiv meistens durch den ursprünglichen Keimtyp hervorgerufen wird (Turck u. Mitarb. 1962). Ein Rezidiv ist wie die primäre Infektion zu behandeln. In jedem Fall von Harnwegsinfektionen bei Diabetes mellitus sind Nachkontrollen nach Abschluß der Therapie erforderlich. Eine Umwandlung einer symptomatischen in eine asymptomatische Bakteriurie ist hier besonders häufig und für die Pathogenese einer chronischen Pyelonephritis als Spätkomplikation wichtig. Ein Katheterismus zur Gewinnung von sog. sauberen Urinproben ist wegen der Gefahr einer Neueinschleppung von Keimen streng zu vermeiden. Für bakteriologische Untersuchungen eignet sich spontan gelöster Urin nach vorheriger Reinigung ebenso gut wie Katheterurin (SCHEITLIN 1964).

Die Papillennekrose

Die Häufigkeit der Papillennekrose wurde bei Diabetikern erstmals von GÜNTHER (1937) beschrieben. Diese akute Verlaufsform einer Pyelonephritis ist nach ZOLLINGER (1960) in 25—35% der Patienten mit Diabetes mellitus und Pyelonephritis anzutreffen, jedoch nur bei 4,4% der nicht diabetischen Pyelonephritiker. Sie wird, abgesehen vom Diabetes mellitus, besonders bei Obstruktion der Harnwege und in zunehmender Häufigkeit bei der Phenacetinabusus-Nephropathie (SPÜHLER und ZOLLINGER 1953, LINDENEG u. Mitarb. 1959, THIEL, SPÜHLER und UEHLINGER 1964) beobachtet. BENGTSSON (1962) belegte zahlenmäßig die Bedeutung des Phenacetinabusus für die Häufigkeit der Papillennekrosen bei Pyelonephritis. Die Autorin konnte nachweisen, daß Patienten mit nicht obstruktiver und nicht diabetischer Pyelonephritis bei Phenacetinabusus doppelt so häufig Papillennekrosen entwickeln als ohne.

ZOLLINGER (1960) unterscheidet bei der Papillennekrose den infektiösen, arteriopathischen und vasokompressiven Typ, wobei meistens eine Kombination der verschiedenen Formen vorliegt.

Klinisch besteht meist ein akuter Verlauf mit Fieberschüben und häufig einem septischen Zustandsbild. Die abgestoßenen Papillen führen nicht selten zur Obstruktion und Nierenkoliken.

Bei der diabetischen Form kann eine Pyurie und Bakteriurie regelmäßig, eine Hämaturie häufig registriert werden. LAULER u. Mitarb. (1960) betonen die Häufung der Papillennekrose nach retrograden Pyelographien, wobei die Instrumentation möglicherweise zur Einschleppung der Keime ins Nierenparenchym führt. Als Folge der Papillennekrose entwickelt sich in einem Teil der Fälle ein akutes Nierenversagen mit Urämie, welche meistens zum Tode führt. Todesursache kann auch eine perakut verlaufende Sepsis mit gramnegativen Stäbchen sein, welche beim Diabetiker besonders häufig auftritt und ihre Eingangspforte in den Nieren und Harnwegen hat (MARTIN u. Mitarb. 1957, LAULER u. Mitarb. 1960). Die Diagnose der Papillennekrose kann intra vitam bei bekannter Grundkrankheit (Diabetes mellitus, Obstruktion der Harnwege, Phenacetinabusus) häufig gestellt werden. Nach LAULER u. Mitarb. (1960) findet sich bei der diabetischen Papillennekrose nur in 20% der Fälle gleichzeitig eine intercapilläre Glomerulosklerose. Im Urin ausgeschiedene Papillenfragmente (LINDHOLM 1960) und das röntgenologische Bild (DÉROT u. Mitarb. 1958, LINDVALL 1960) können die Diagnose sichern. Die Papillennekrose führt entgegen früherer Ansichten nicht in allen Fällen zum Tode. Prognostisch ist sie jedoch ein sehr ungünstiges Symptom.

Eine besondere Erscheinungsform einer Urininfektion stellt die primäre Pneumaturie dar, welche nur beim Diabetiker infolge Gasbildung beim Glucoseabbau durch E. coli, Aerobacter oder Hefe beobachtet wird (MARSCH 1960).

IV. Arterio- und Arteriolosklerose der Niere

Die Arterio- und Arteriolosklerose der Niere werden beim Diabetiker häufiger als bei der nichtdiabetischen Population gefunden (BELL 1953). Sie entspricht der allgemeinen Tendenz des Diabetikers zur Angiopathie. ROBBINS u. Mitarb. (1952)

finden in ihrem Sektionsgut bei allen Schweregraden der intercapillären Glomerulosklerose in ca. der Hälfte der Fälle eine Arteriolosklerose der Nieren. Nach BELL (1953) besteht bei 1465 sezierten Diabetikern in der Hälfte der 20—50jährigen und in zwei Drittel der über 50jährigen Patienten eine Arteriolosklerose. Auch dieser Autor findet keine deutliche Korrelation zwischen der Schwere der Glomerulosklerose und der Arteriolosklerose. Den höchsten Prozentsatz findet er bei den älteren Frauen. Wesentlich ist, daß diese Gefäßveränderungen bei den älteren Patienten in über der Hälfte der Fälle ohne Hypertonie verlaufen, was bei den Nichtdiabetikern selten ist. Die Arteriolosklerose ist somit bei Diabetes meist nicht die Folge der Hypertonie (BELL 1953). Für die Arteriolosklerose ist besonders bei jungen Diabetikern eine Korrelation mit der Dauer des Diabetes nachzuweisen (BELL 1953). Nach ROBBINS u. Mitarb. (1952) besteht keine direkte Beziehung zwischen den sklerotischen Veränderungen der großen Nierenarterien und der intercapillären Glomerulosklerose.

Es scheint also, daß sich die verschiedenen Nierengefäßveränderungen und die intercapilläre Glomerulosklerose voneinander unabhängig entwickeln, jedoch sehr häufig zusammen bestehen. Möglicherweise haben die beiden Erscheinungen die gleiche Ursache, sei es die diabetische Stoffwechselstörung per se oder eine gemeinsam vererbte Grundlage. Die enge Beziehung zwischen den Hyalineinlagerungen in den Vasa afferentia und der Glomerulosklerose wurde schon von KIMMELSTIEL und WILSON (1936) beschrieben. Dieses Zusammentreffen ist differentialdiagnostisch bei der Abgrenzung der diffusen Form der intercapillären Glomerulosklerose gegen die Glomerulonephritis sehr wichtig (BELL 1953). Die klinische Differentialdiagnose der vasculären Nierenschädigungen der Diabetiker gegen die intercapilläre Glomerulosklerose ist wegen des häufigen Nebeneinanderbestehens beider Läsionen schwierig und auch unzweckmäßig. Dies geht schon daraus hervor, daß das der intercapillären Glomerulosklerose entsprechende klinische Syndrom von KIMMELSTIEL-WILSON besonders bei Arterio- und Arteriolosklerose voll ausgeprägt ist und bei minimalen Gefäßveränderungen die Trias von Hypertonie, Albuminurie und Ödemen nicht vorkommt (DANA und ZUBROD 1954).

Literatur

Alpert, L. K., B. Becker, F.E. Kendall, P.M. LeCompte, and **A.R. Colwell:** Vascular disease. Panel discussion. Diabetes **6**, 180 (1957). — **Anderson, G.S.:** Pathogenesis of diabetic glomeruloslerosis. J. Path. Bact. **67**, 241 (1954). — **Aoyama, S.,** and **W.J. Kolff:** Severe diabetic acidosis treated with the artificial kidney. J. Amer. med. Ass. **166**, 9 (1958). — **Arnold, J.D., A.R. Tarlov, B. Spargo,** and **G.J. Brewer:** Subclinical diabetes mellitus in patients presenting with clinical chronic "glomerulonephritis". Trans. Ass. Amer. Phycns **71**, 186 (1958). — **Ashton, N.:** Diabetic retinopathy: relation to glomerulosclerosis. Brit. med. J. **1957 I**, 1002. — **Aubertin, E., C. Martin-Dupont** et **C. Wane:** Insuffisance rénale aigue après coma diabétique, anurie avec hypokaliémie. Diabète (La Raincy) **9**, 88 (1961).

Barnard, D.M., R.D. Story, and **H.F. Root:** Urinary tract infections in diabetic women. New Engl. J. Med. **248**, 136 (1953). — **Barry, K.G., A. Cohen, J.P. Knochel, T.J. Whelan, W.R. Beisel, C.A. Vargas,** and **P.C. Le Blanc:** Mannitol infusions. II. The prevention of acute functional renal failure during resection of an aneurysma of the abdominal aorta. NewEngl. J. Med. **264**, 967 (1961). — **Becker, B.:** Diabetic retinopathy. Ann. intern. Med. **37**, 273 (1952). — **Becker, D.,** and **M. Miller:** Presence of diabetic glomerulosclerosis in patients with hemochromatosis. New Engl. J. Med. **263**, 367 (1960). — **Beeson, P.:** The case against the catheter. Amer. J. Med. **24**, 1 (1958). — **Bell, E.T.:** Renal vascular disease in diabetes mellitus. Diabetes **2**, 376 (1953). — **Bengtsson, U.:** A comparative study of chronic nonobstructive pyelonephritis and renal papillary necrosis. Acta med. scand. **172**, Suppl. 388 (1962). — **Bergstrand, A.,** and **H. Bucht:** The glomerular lesions of diabetes mellitus and their electron microscope appearance. J. Path. Bact. **77**, 231 (1959). — **Berkman, J., H. Rifkin,** and **G. Ross:** Serum polysaccharides in diabetic patients with and without degenerative vascular disease. J. clin. Invest. **32**, 415 (1953). — **Berns, A.W., C.T. Owens, J. Hirata,** and **H.T. Blumenthal:** The pathogenesis of diabetic glomerulosclerosis. Diabetes **11**, 308 (1962). — **Bernstein, L. M., E.F. Foley,** and **W.S. Hoffman:** Renal function during and after diabetic coma. J. clin.

Invest. 31, 711 (1952). — **Bjerkelund, C. J.:** Diabetic renal disease: clinical studies of 1335 diabetics treated in Med. Dept. of Univ. Hosp. Oslo 1930—1950. Acta med. scand. 139, 133 (1951). — **Bloodworth, J.M.B.:** Diabetic microangiopathy. Diabetes 12, 99 (1963). — **Bloodworth, J.M.B., and G. J. Hamwi:** Experimental diabetic glomerulosclerosis. Diabetes 5, 37 (1956). — **Boshell, B.R., E.O. Hunter, T.L. Warren, and C.H. Lupton:** Experimental pyelonephritis in the alloxan diabetic animal. Diabetes 12, 56 (1963). — **Brodsky, W.A., S. Rapoport, and C.D. West:** The mechanism of glycosuric diuresis in diabetic man. J. clin. Invest. 29, 1021 (1950). — **Brun, C., H. Gormsen, T. Hilden, P. Iversen, and F. Raaschou:** Diabetic nephropathy. Kidney biopsy and renal function tests. Amer. J. Med. 15, 187 (1953). — **Bryfogle, J.W., and R.F. Bradley:** The vascular complications of diabetes mellitus. A clinical study. Diabetes 6, 159 (1957).

Camerini-Davalos, R.A., J.B. Caulfield, S.B. Rees, O. Lozano, S. Naldjion, and A. Marbel: Preliminary observations on subjects with prediabetes. Diabetes 12, 508 (1963). — **Cogan, D. G.:** Diabetic retinopathy. New Engl. J. Med. 270, 787 (1964). — **Cohen, B.D.:** Abnormal carbohydrate metabolism in renal disease. Blood glucose unresponsiveness to hypoglycemia, epinephrine and glucagon. Ann. intern. Med. 57, 204 (1962). — **Collens, W.S., J.N. Silverstein, and G.B. Dobkin:** Case of a diabetic with a Kimmelstiel-Wilson syndrome and a normal glucose tolerance. Ann. intern. Med. 50, 1282 (1959). — **Constam, G.R., P. Hochstrasser, u. F. v. Sinner:** Zur Prognose des Diabetes mellitus. Schweiz. med. Wschr. 84, 1233 (1954). — **Contreras, J.S., R.A. Field, W.A. Hall, and W.H. Sweet:** Ophthalmological observations in hypophyseal stalk section. Arch. Ophthal. 67, 428 (1962). — **Creutzfeld, W., H. Frerichs, D. Malsch u. A. Moench:** Experimentelle Untersuchungen zur Auswirkung einer Nierenschädigung auf den Diabetes mellitus. Naunyn-Schmiedebergs Arch. exp. Path. Pharmak. 236, 392 (1959).

Dana, G.W., and C. G. Zubrod: The clinical syndrome associated with Kimmelstiel-Wilson lesions. Bull. Johns Hopk. Hosp. 95, 338 (1954). — **Darnaud, Ch., J. Dénard, G. Mareau et J.M. Suc:** La ponction biopsie du rein chez les diabétiques. Sem. Hôp. Paris 32, 3935 (1956). — **Daysog jr., A., H.L. Dobson, and J.C. Brennan:** Renal glomerular and vascular lesions in prediabetes and in diabetes mellitus: a study based on redal biopsies. Ann. intern. Med. 54, 672 (1961). — **Dérot, M., et J. Belaisch:** Nécrose papillaire rénale chez les diabétiques (diagnostic clinique et radiologique). Bull. Soc. méd. Hôp. Paris 74, 197 (1958). — **Dérot, M., M. Legrain, G. Tchobroutsky et G. Rosselin:** Les fonctions rénales dans le coma diabétique. Rev. Prat. (Paris) 12, 1263 (1962). — **Ditzel, J., L. Sargeant, and W.B. Hadley:** The relationship of abnormal vascular responses retinopathy and nephropathy in diabetics. Arch. intern. Med. 101, 912 (1958). — **Dolger, H.:** Clinical evaluation of vascular damage in diabetes mellitus. J. Amer. med. Ass. 134, 1289 (1947). — **Duncan, L. J.P., A. MacFarlane, and J.S. Robson:** Diabetic retinopathy and nephropathy in pancreatic diabetes. Lancet 1958 I, 822.

Eck, W.F. van: The effects of a low fat diet on the serum lipids in diabetes and its significance in diabetic retinopathy. Amer. J. Med. 27, 196 (1959). — **Ejarque, P., A. Marble, and E.F. Tuller:** Proteins, lipoproteins and protein-bound carbohydrates in the serum of diabetic patients. Amer. J. Med. 27, 221 (1959). — **El Mahallawy, N., and M.S. Sabour:** Etiological factors in diabetic nephropathy. J. Amer. med. Ass. 173, 1783 (1960). — **Ellenberg, M.:** Diabetic nephropathy without manifest diabetes. Diabetes 11, 197 (1962). — **Engelberg, H., G. Gofman, and H. Jones:** Serum lipids and lipoproteins in diabetic glomerulosclerosis: preliminary observations of effect of heparin upon disease. Diabetes 1, 425 (1952). — **Epstein, F.H., and V.J. Zupa:** Clinical correlates of the Kimmelstiel-Wilson lesion. New Engl. J. Med. 254, 896 (1956).

Faber, S. J., E.Y. Berger, and D.P. Earle: Effect of diabetes and insulin on maximum capacity of renal tubules to reabsorb glucose. J. clin. Invest. 30, 125 (1951). — **Farquhar, M. G., J. Hopper jr., and H.D. Moon:** Diabetic glomerulosclerosis: electron and light microscopic studies. Amer. J. Path. 35, 721 (1959). — **Freedman, L.R.:** Inapparent diabetes mellitus as a cause of renal insufficiency due to Kimmelstiel-Wilson lesions. Bull. Johns Hopk. Hosp. 100, 132 (1957). — **Friedenwald, J.S.:** Diabetic retinopathy. J. Amer. med. Ass. 150, 969 (1952). ~ Diabetic retinopathy. Diabetes 2, 237 (1953).

Gellman, D.D., C.L. Pirani, J.F. Soothill, R. C. Muehrcke, and R.M. Kark: Diabetic nephropathy: a clinical and pathologic study based on renal biopsies. Medicine (Baltimore) 38, 321 (1959). — **Gellman, D.D., C.L. Pirani, J.F. Soothill, R.C. Muehrcke, W. Maduros, and R.M. Kark:** Structure and function in diabetic nephropathy: The importance of diffuse glomeruloscleroses. Diabetes 8, 251 (1959). — **Gilliland, I.C., M. G. Hanno, and J.I. Strudwick:** Protein-bound polysaccharides in diabetes with and without complications. Biochem. J. 56, 32 (1954). — **Goth, A., L. Lengyel, N. Nadasdi, and C. Saveley:** Renal lesions due to fluctuations in blood sugar levels. Acta med. scand. 158, 475 (1957). — **Grant, J.L.:** Elevated glucose threshold in Kimmelstiel-Wilson syndrome. New Engl. J. Med. 251, 302 (1954). — **Günther, G.W.:** Die Papillennekrosen der Niere bei Diabetes. Münch. med. Wschr. 84, 1695 (1937).

Hall, G.F.M.: (a) Factors in the aetiology of diabetic glomerulosclerosis. Quart. J. Med. **21**, 385 (1952). ~ (b) The significance of atheroma of the renal arteries in Kimmelstiel-Wilson's syndrome. J. Path. Bact. **64**, 103 (1952). — **Haschek, H.:** Erfahrungen mit der Langzeitbehandlung der chronischen Pyelonephritis. Wien. klin. Wschr. **52**, 929 (1961). — **Hatch, F.E.,** and **A.E. Parrish:** (a) Apparent remission of a severe diabetic on developing Kimmelstiel-Wilson syndrome. Ann. intern. Med. **54**, 544 (1961). — **Hatch, F.E., M.F. Watt, N.C. Kramer, A.E. Parrish,** and **J.S. Howe:** (b) Diabetic glomerulosclerosis. A long-term follow-up study based on renal biopsies. Amer. J. Med. **31**, 216 (1961). — **Hedinger, Ch.:** Zur Pathologie der Hämochromatose. Hämochromatose als Syndrom. Helv. med. Acta, Suppl. 32 (1953). — **Huvos, A.,** and **H. Rocha:** Frequency of bacteriuria in patients with diabetes mellitus: A controlled study. New Engl. J. Med. **261**, 1213 (1959).

Introzzi, P., C. Bernasconi, and **L. Buscarini:** Serum proteins, lipids and protein-bound carbohydrates in vascular complications of diabetes mellitus. Acta med. scand. **160**, 47 (1958). — **Irvine, E., J.F. Rinehart, G.E. Mortimore,** and **J. Hopper:** The ultrastructure of the renal glomerulus in intercapillary glomerulosclerosis. Amer. J. Path. **32**, 647 (1956).

Johnsson, S.: Retinopathy and nephropathy in diabetes mellitus. Comparison of the effects of two forms of treatment. Diabetes **9**, 1 (1960). — **Joron, G.E., J. de Vries, G. Reid, W.H. Mathews,** and **J.W. McKay:** Diagnosis and treatment of pyelonephritis in diabetes mellitus. Diabetes **4**, 99 (1955).

Kalant, N., M. Clamen, and **M.M. Hoffmann:** Effect of experimental nephrosis on alloxan diabetic rats. Diabetes **7**, 140 (1958). — **Kalliomäki, J.L., T.K. Markkanen,** and **L.B. Sourander:** Correlation between insulin requirement and renal retention in diabetic nephropathy. Acta med. scand. **166**, 423 (1960). — **Kass, E.H.:** Chemotherapeutic and antibiotic drugs in the management of infections of the urinary tract. Amer. J. Med. **18**, 764 (1955). ~ Asymptomatic infections of the urinary tract. Trans. Ass. Amer. Phycns **69**, 56 (1956). ~ Chemotherapy of infections of the urinary tract. Practitioner **188**, 1123 (1962). — **Keiding, N.R.,** and **E.F. Tuller:** Protein-bound carbohydrates in the serum of patients with and without vascular complications. Diabetes **4**, 37 (1955). — **Kimmelstiel, P., O.J. Kim,** and **J. Beres:** Chronic pyelonephritis. Amer. J. Med. **30**, 589 (1961). — **Kimmerlstiel, P.,** and **C. Wilson:** Intercapillary lesions in the glomeruli of the kidney. Amer. J. Path. **12**, 83 (1936).

Lambie, A.T., and **A. MacFarlane:** A clinico-pathological study of diabetic glomerulosclerosis. Quart. J. Med. **24**, 125 (1955). — **Lauler, D.P., G.E. Schreiner,** and **A. David:** Renal medullary necrosis. Amer. J. Med. **29**, 132 (1960). — **LeCompte, P.M.:** The "Kimmelstiel-Wilson lesion". Diabetes **7**, 495 (1958). — **Lindeneg, O., S. Fischer, J. Pedersen,** and **N.J. Nissen:** Necrosis of the renal papillae and prolonged abuse of phenacetine. Acta med. scand. **165**, 321 (1959). — **Lindholm, T.:** On renal papillary necrosis with special reference to the diagnostic importance of papillary fragments in the urine, therapy and prognosis. Acta med. scand. **167**, 319 (1960). — **Lindvall, N.:** Renal papillary necrosis. Acta radiol. (Stockh.), Suppl. 192 (1960). — **Lonergan, P.,** and **S.L. Robbins:** Absence of intercapillary glomerulosclerosis in diabetic patients with hemochromatosis. New Engl. J. Med. **260**, 367 (1959). — **Luft, R.:** The use of hypophysectomy in juvenile diabetes mellitus with vascular complications. Diabetes **11**, 461 (1962). — **Luft, R., H. Olivecrona, D. Jkkos, T. Kornerup,** and **H. Ljunggren:** Hypophysectomy in man. Further experiences in severe diabetes mellitus. Brit. med. J. **1955II**, 752. — **Lundback, K.,** and **V.A. Jensen:** The clinical picture in diabetes mellitus of 15—25 years' duration with a follow-up of a regional series of cases. Kopenhagen: Munksgaard 1953.

MacDonald, R.A., H. Levitin, G. Mallory, and **E.H. Kass:** Relations between pyelonephritis and bacterial counts in the urine. An autopsy study. New Engl. J. Med. **256**, 915 (1957). — **Malins, J.M.:** Adrenalectomy for vascular disease of diabetes. Lancet **1956 I**, 530. — **Marble, A.:** The future of the child with diabetes. J. Amer. diet. Ass. **33**, 569 (1957). — **Marble, A., J.L. Wilson,** and **H.F. Root:** Diabetic nephropathy: a clinic syndrome. Trans. Ass. Amer. Phycns **64**, 353 (1951). — **Marsch, A.:** Primary diabetic pneumaturia diagnosed radiographically. New Engl. J. Med. **262**, 666 (1960). — **Martin, E.,** et **W. Dettwyler:** Le diabète des pancréatopathies chroniques. J. ann. Diabètologie de l'Hôtel-Dieu **4**, 55 (1963). — **Martin, W.J., J.A. Spittel, W.M. McConahey,** and **W.A. Bennett:** Diabetes mellitus complicated by bacteremia caused by gramnegative bacilli. Arch. intern. Med. **100**, 214 (1957). — **McNeal, P.S.,** and **J. Rogers:** Complications of diabetes mellitus. Med. Clin. N.Amer. **39**, 1607 (1955). — **Michon, P., A. Larcen, C. Huriet** et **P. Vert:** Les néphropathies au cours et au décours de l'acidocétose diabétique. Bull. Soc. méd. Hôp. Paris **77**, 418 (1961).

Neubauer, E.: Über Hyperglykämie bei Hochdrucknephritis und Beziehung zwischen Glykämie und Glukosurie bei Diabetes mellitus. Biochem. Z. **25**, 284 (1910). — **Neubauer, R., J. Esposito,** and **A. Sindoni:** Use of buccal trypsin in two diabetics with the nephrotic syndrome: a preliminary report. Amer. J. med. Sci. **237**, 559 (1959).

Orsten, P.A.: Long-term treatment of chronic pyelonephritis. Acta med. scand. **172**, 259 (1962). — **O'Sullivan, D.J., M.G. Fitzgerald, M.J. Meynell,** and **J.M. Malins:** Urinary tract infection, a comparative study in the diabetic and general population. Brit. med. J. **1961 I**, 786.

Perkoff, G.T., C.C. Thomas, J.D. Newton, J.C. Sellmann, and **F.H. Tyler:** Mechanism of impaired glucose tolerance in uremia and experimental hyperazotemia. Diabetes **7**, 375 (1958). — **Poulsen, J.E.:** Recovery from retinopathy in a case of diabetes with Simmond's disease. Diabetes **2**, 7 (1953).

Reubi, F.: Les fonction rénales au cours du coma diabétique. Helv. med. Acta **18**, 481 (1951). ~ Glomerular filtration rate, renal blood flow and blood viscosity during and after diabétic coma. Circulat. Res. **1**, 410 (1953). ~ Classification et nosologie des néphrites glomérulaires. J. Urol. méd. chir. **63**, 137 (1957). ~ Nierenkrankheiten. Bern: H. Huber 1960. ~ Die diabetische Glomerulosklerose und das Syndrom von Kimmelstiel und Wilson. Dtsch. med. Wschr. **13**, 322 (1962). — **Reubi, F.,** et **R. Monteil:** Nephropathie tubulaire organique au cours du coma diabètique. Helv. med. Acta **19**, 422 (1952). — **Reutter, F.,** u. **A. Labhart:** Saluretica und Glukosetoleranz. Helv. med. Acta **28**, 487 (1961). — **Rich, A.R., M. Berthrong,** and **I.L. Bennet:** Effect of cortisone upon experimental cardiovascular and renal lesions produced by anaphylactic hypersensitivity. Bull. Johns Hopk. Hosp. **87**, 549 (1950). — **Ricketts. H.T., H.L. Wildberger,** and **L. Regut:** The role of the kidney in the disposal of insulin in rats. Diabetes **12**, 155 (1963). — **Rifkin, H., S. Solomon,** and **S. Liebermann:** Role of the adrenal cortex in diabetic retinopathy and nephropathy. Diabetes **7**, 9 (1958). — **Ritchie, S.,** and **D. Waugh:** The pathology of Armanni-Ebstein diabetic nephropathy. Amer. J. Path. **33**, 1035 (1957). — **Robbins, S.L., G.K. Mallory,** and **T.D. Kinney:** Necrotizing renal papillitis: a form of acute pyelonephritis. New Engl. J. Med. **235**, 885 (1946). — **Robbins, S.L., J. Rogers,** and **O.J.Wollenman:** Intercapillary glomerulonecrosis: a clinical and pathologic study. III. A pathologic study of 100 cases. Amer. J. Med. **12**, 700 (1952). — **Robbins, S.L.,** and **H.W. Tucker:** The cause of death in diabetes. New Engl. J. Med. **231**, 865 (1944). — **Robeitson, J.A.,** and **C.H. Gray:** Mechanism of lowered renal threshold for glucose in diabetes. Lancet **1953 II**, 12. — **Rogers, J.,** and **S.L. Robbins:** Intercapillary glomerulosclerosis: a clinical and pathologic study. I. Specificity of the clinical syndrome. Amer. J. Med. **12**, 688 (1952). — **Rogers, J., S.L. Robbins,** and **H. Jeghers:** Intercapillary glomerulosclerosis. A clinical and pathological study. II. A clinical study of 100 anatomically proven cases. Amer. J. Med. **12**, 692 (1952). — **Root, H.F.:** In E.P. Joslin, The genito-urinary system. Treatment of diabetes mellitus. Philadelphia: Lea & Febiger 1959. — **Root, H.F., W.H. Pote,** and **H. Frehner:** Triopathy of diabetes: sequence of neuropathy, retinopathy and nephropathy in 155 patients. Arch. intern. Med. **94**, 931 (1954). — **Runyan, J.W.:** Influence of thiazide diuretics on carbohydrate metabolism in patients with mild diabetes. New Engl. J. Med. **267**, 541 (1962). — **Runyan, J.W., D. Hurwitz,** and **S.L. Robbins:** Effect of Kimmelstiel-Wilson syndrome on insulin requirements in diabetes. New Engl. J. Med. **252**, 388 (1955).

Sabour, M.S., M.K. MacDonald, and **J.S. Robson:** An electron microscopic study of the human kidney in young diabetic patients with normal renal function. Diabetes **11**, 291 (1962). — **Sanford, J.P., C.B. Favour, F.U. Mao,** and **H. Harrison:** Evaluation of "positive" urine culture: approach to differentiation of significant bacteriuria from contaminants. Amer. J. Med. **20**, 88 (1956). — **Scheitlin, W.:** Die Bedeutung der quantitativen Urinkultur bei der Diagnose der Harnwegsinfektionen. Schweiz. med. Wschr. **94**, 8—11 (1964). — **Scheitlin, W.,** u. **K. Brunner:** Akutes Nierenversagen bei Nierenamyloidose. In: Das nephrotische Syndrom, aktuelle Probleme der Nephrologie. II. Symposion der Gesellschaft für Nephrologie, 21.—23. September 1962, Bern. — **Scheitlin, W., G. Martz** u. **U. Brunner:** Akutes Nierenversagen nach intravenöser Pyelographie bei multiplem Myelom. Schweiz. med. Wschr. **80**, 84 (1960). — **Spühler, O.,** u. **H.U. Zollinger:** Die chronisch-interstitielle Nephritis. Z. klin. Med. **151**, 1 (1953). — **Syllaba, J.,** et **J. Oppelt:** Des rèsultats de laboratoire clinique dans 68 sujets avec diabéte sucré compliqué par néphropathie diabétique. Diabetes mellitus. Verh. 3. Kongr. der Internat. Diabetes Federation. Stuttgart: Georg Thieme 1959.

Teuscher, A.: Beurteilung der Blutzuckerwerte und der Glukosetoleranz bei Urämie. Schweiz. med. Wschr. **94**, 69 (1964). — **Teuscher, A., S. Fankhauser** u. **F.R. Küffer:** Untersuchungen zum Kohlenhydratstoffwechsel bei Niereninsuffizienzen. Klin. Wschr. **41**, 706 (1963). — **Thiel, G., O. Spühler** u. **E. Uehlinger:** Destruierende und sklerosierende chronisch interstitielle Nephritis und Phenacetinabusus. Dtsch. Arch. klin. Med. **209**, 537 (1964). — **Tobler, R.:** Autoptische Beobachtungen an 300 Diabetikern. Schweiz. med. Wschr. **84**, 1213 (1954). — **Trever, R.W.,** and **L.E. Cluff:** The problem of increasing azotemia during management of diabetic acidosis. Amer. J. Med. **24**, 368 (1958). — **Turck, M., A.A. Browder, R.I. Lindemeyer, N.K. Brown, K.N. Anderson,** and **R.G. Petersdorf:** Failure of prolonged treatment of chronic urinary-tract infections with antibiotics. New Engl. J. Med. **267**, 999 (1962).

Vallance-Owen, J.: Synalbumin insulin antagonism and diabetes. Colloquia on endocrinology, vol. 15, p. 237. London: Ciba Foundation. Churchill Ltd. 1964.

Westervelt, F.B., and **G.E. Schreiner:** The carbohydrate intolerance of uremic patients. Ann. intern. Med. **57**, 266 (1962). — **White, P.:** Natural course and prognosis of juvenile diabetes. Diabetes **5**, 445 (1956). ~ Childhood diabetes. Diabetes **9**, 245 (1960). — **Wilson,**

J. L., H. F. **Root**, and A. **Marble**: Diabetic nephropathy. A clinical syndrome. New Engl. J. Med. **245**, 513 (1951).
Young, K. R., and **C. F. Clancy**: Urinary tract infections complicating diabetes mellitus. Med. Clin. N. Amer. **39**, 1665 (1955).
Zollinger, H. U.: Papillennekrosen der Niere bei Diabetes mellitus. Dtsch. med. Wschr. **85**, 775 (1960). ~ Handbuch der Urologie, Entzündungen. Berlin-Göttingen-Heidelberg: Springer 1964. — **Zubrod, C. G. S. L. Eversole**, and **G. W. Dana**: Amelioration of diabetes and striking rarity of acidosis in patients with Kimmelstiel-Wilson lesions. New Engl. J. Med. **245**, 518 (1951).

E. Niere und Parathyreoideae

(W. Scheitlin und A. Labhart)

I. Physiologie und funktionelle Nierenstörungen bei primärem Hyperparathyreoidismus

Die Parathyreoideae sind verantwortlich für die Konstanthaltung des Blutcalciums innerhalb sehr enger Grenzen (Talmage 1956, Rasmussen 1961, 1963). Die Aktivität der Nebenschilddrüse wird durch die Konzentration des ionisierten Blutcalciums bestimmt. Die Niere stellt dabei für das Parathormon neben dem Skelet das wichtigste Erfolgsorgan dar. Durch die Nebenschilddrüse wird die renale Phosphat- und Calciumausscheidung bestimmt. Die Wirkung des Parathormons auf die Niere scheint schneller zu erfolgen als auf das Skeletsystem. Die Nieren sind wahrscheinlich für die rasche Feineinstellung des Blutcalciums verantwortlich, während die durch das Parathormon bewirkte Ausschwemmung von Calcium aus dem Skelet für die Ausgleichung massiverer und länger dauernder Schwankungen des Blutcalciums sorgt (Talmage 1956, Rasmussen 1961). Bei Erhöhung des Blutcalciums wird die Funktion der Parathyreoidea über einen Rückkoppelungsmechanismus gebremst (Howard u. Mitarb. 1953, McLean (1958). Wieweit ein zweites, calciumsenkendes Parathyreoideahormon (Calcitonin) dabei eine Rolle spielt, ist zur Zeit für den Menschen noch offen zu lassen, ebenso, wie die Frage, ob die Schilddrüse eine calciumsenkende Substanz produziert (Thyreocalcitonin) (Copp 1961, 1964, Hirsch u. Mitarb. 1963).

Die krankhafte Überproduktion von Parathormon verändert die Nierenfunktion und hat schwerwiegende Auswirkungen auf den Gesamtorganismus zur Folge. Beim entsprechenden klinischen Krankheitsbild steht das Hypercalcämiesyndrom im Vordergrund (Wernly und König 1961, Ganzoni und Siegenthaler 1964), die renalen Begleiterscheinungen werden als hypercalcämische Nephropathie bezeichnet (Epstein 1963). Eine hypercalcämische Nephropathie wird im Verlaufe von verschiedenen Krankheiten, die mit einer Hypercalcämie einhergehen, beobachtet. Differentialdiagnostisch müssen beim Hypercalcämiesyndrom der primäre Hyperparathyreoidismus, Malignome mit oder — in seltenen Fällen — ohne Skeletmetastasierung, das multiple Myelom, der Morbus Boeck, die Vitamin D-Intoxikation, das Milch-Alkalisyndrom, die Hyperthyreose und die Knochenentkalkung in der Folge von Immobilisierung in Betracht gezogen werden. Art und Verlauf der Nierenläsion bei diesen Krankheiten sind vor allem durch die Dauer und die Schwere der Hypercalcämie bedingt und weniger durch die Ursache der zugrunde liegenden Calciumstoffwechselstörung (Epstein 1963).

Beim Hyperparathyreoidismus ist zwischen direkter Einwirkung des Parathormons auf die Niere und der Auswirkung der Hypercalcämie zu unterscheiden. Andererseits kann man den *funktionellen*, häufig reversiblen Veränderungen, die *morphologischen* Läsionen, insbesondere die Nephrocalcinose und Nephrolithiasis und deren Komplikationen wie Obstruktion und Infektion gegenüberstellen.

Wirkung des Parathormons auf die Nierenfunktion

Es wird heute angenommen, daß *ein* von der Nebenschilddrüse gebildetes Hormon, ein Polypeptid, dessen chemische Konstitution in den letzten Jahren näher abgeklärt werden konnte, auf die Niere und das Knochensystem wirkt (Rasmussen u. Mitarb. 1963). Die renale Wirkungsweise des Parathormons wurde in zahlreichen Versuchsanordnungen abgeklärt. Divergenzen der Resultate sind zum Teil darauf zurückzuführen, daß die Verhältnisse beim Mensch und bei verschiedenen Tierarten nicht identisch sind. Auch können die Ergebnisse akuter Experimente nicht ohne weiteres mit jenen langdauernder Versuche verglichen werden. Die heute erhältlichen Parathyreoideapräparate sind außerdem nicht rein (Haas 1964) und enthalten zum Teil auch das calciumsenkende Calcitonin (Copp u. Mitarb. 1961).

Am besten ist der Einfluß des Parathormons auf die renale *Phosphatausscheidung* untersucht. Nur ein Teil der glomerulär filtrierten Phosphate erscheint im Urin. Die Differenz entspricht der tubulären Phosphatrückresorption, welche normalerweise 90—95% der glomerulär filtrierten Phosphatmenge betrifft (Kyle u. Mitarb. 1958, Bernstein u. Mitarb. 1963). Die Phosphatrückresorption ist nach den Ergebnissen, welche mit der Stop-Flow-Technik gewonnen wurden, in den distalen Teil des proximalen Tubulus und in den distalen Tubulus zu lokalisieren (Samiy u. Mitarb. 1961, Lambert u. Mitarb. 1964). Möglicherweise erfolgt die Phosphatrückresorption zum Teil im gleichen Tubulusabschnitt wie die Glucoserückresorption, da unter Glucoseinfusionen die Phosphatrückresorption abfällt (Gershberg 1962). Ob eine tubuläre Phosphatsekretion besteht, konnte bisher nicht eindeutig entschieden werden. Beim Menschen konnten nur vereinzelte Autoren ausnahmsweise eine Phosphatclearance, welche größer war als die glomeruläre Phosphatfiltration, finden (Gershberg 1962). Carrasquer u. Mitarb. (1960) registrierten beim Hund unter extremen Versuchsbedingungen (Phosphatinjektion in die Nierenarterie) eine tubuläre Phosphatsekretion. Nicholson (1959) glaubt, bei Hunden durch toxische Schädigung einzelner Tubulusabschnitte eine Sekretion von Phosphat im distalen Tubulus nachweisen zu können, welcher Vorgang unter Einfluß des Parathormons stände. Mit der Stop-Flow-Technik fanden Samiy u. Mitarb. (1961) und Lambert u. Mitarb. (1964) keine signifikante tubuläre Phosphatsekretion. Die unter Parathormon von allen Autoren registrierte Zunahme der renalen Phosphatausscheidung (Albright und Reifenstein 1948) entspricht bei gleichbleibender glomerulärer Filtration einer Abnahme der tubulären Phosphatrückresorption, wenn man von der Möglichkeit einer aktiven Sekretion absieht. Das Parathormon hemmt die Rückresorption von Phosphat. Dies läßt sich durch Injektion von Parathyreoideaextrakt und nach operativer Korrektur eines primären Hyperparathyreoidismus regelmäßig nachweisen. Mit zunehmender Nierenfunktionseinschränkung verliert das Parathormon seine Wirkung auf die Tubuli. Nach Goldman u. Mitarb. (1954) steigen die anorganischen Phosphate im Serum bei Reduktion der glomerulären Filtration auf unter 25 ml/min an und die tubuläre Phosphatrückresorption wird bei einer Filtrationsgröße von ca. 10 ml/min durch Parathormon nicht mehr beeinflußt.

Die Hemmung der tubulären Phosphatrückresorption durch Parathormon führt zu der bei primärem Hyperparathyreoidismus diagnostisch wichtigen Hypophosphatämie, welches Symptom bei wesentlicher Nierenfunktionseinschränkung allerdings fehlt. Feinere diagnostische Hilfsmittel wie die Phosphatclearance (Kyle u. Mitarb. 1958), insbesondere in Verbindung mit dem Parathyreoidea-Suppressionstest durch Calciuminfusion nach Kyle (1962) sowie die Bestimmung der Phosphatrückresorption (Chambers u. Mitarb. 1956) beruhen auf dieser Wirkung des Parathormons.

Die Überfunktion der Parathyreoideae führt zu einer *Störung der Harnkonzentration*. Da jedoch jede Hypercalcämie zu einer solchen Störung führt, ist die Entscheidung, welcher der beiden Faktoren als Ursache der Hyposthenurie überwiegt, schwierig. Die Injektion von Parathormon führt zu einer Verminderung des Konzentrationsvermögens (ENGFELDT u. Mitarb. 1958b, EPSTEIN u. Mitarb. 1959). Die bei primärem Hyperparathyreoidismus beobachtete Polyurie, welche zu einem dem Diabetes insipidus ähnlichen Bild führen kann, spricht auf antidiuretisches Hormon nicht an (COHEN u. Mitarb. 1957, FOURMAN u. Mitarb. 1960). Der Urin ist unter osmotischer Diurese (Manitol) gegenüber dem Plasma hypoton. Nach COHEN u. Mitarb. (1957) und BECK u. Mitarb. (1959) kann die Hypercalcämie allein über den Mechanismus der osmotischen Diurese nicht dafür verantwortlich sein, da sonst der Urin isotonisch wäre. Es muß somit eine spezifische Wirkung des Parathormons angenommen werden. Nach operativer Korrektur eines primären Hyperparathyreoidismus wird der Urin rasch isotonisch oder hypertonisch (COHEN u. Mitarb. 1957, HELLSTRÖM u. Mitarb. 1962), was auf eine funktionelle Störung hinweist. Andererseits spricht das Fortbestehen der Konzentrationsschwäche bei einem Teil der Fälle für eine organische Läsion (FOURMAN u. Mitarb. 1960). Hypercalcämie und Hypercalciurie führen unabhängig von deren Ursache zu einer Konzentrationsschwäche (DORHOUT-MEES 1957, EPSTEIN u. Mitarb. 1958, ZEFFREN u. Mitarb. 1962). Nach COHEN u. Mitarb. (1957) kommt dabei der Hypercalciurie die größere Bedeutung zu, da diese Funktionsstörung auch bei fehlender Hypercalcämie beobachtet wird. Die Störung der Harnkonzentrierung entspricht einer Einschränkung der Wasserrückresorption im distalen Tubulus und den Sammelrohren, in welchen auch die histologisch erfaßbaren morphologischen Veränderungen angetroffen werden. Nach MANITIUS u. Mitarb. (1960) fehlt bei hypercalcämischen Ratten die für eine normale Harnkonzentrierung notwendige Zunahme des osmotischen Druckes in der Papille. ENGFELDT u. Mitarb. (1958a und b) wiesen bei der Ratte nach dreitägiger Parathormonverabreichung elektronenmikroskopisch Calciumablagerungen in der Basalmembran der Tubuli nach. Schon nach kurzdauernder Parathormoninjektion beim Hund werden in Mikrodissektionsuntersuchungen morphologische Läsionen im ansteigenden Schenkel der Henleschen Schleife, dem distalen Konvolut und den Sammelrohren gefunden (EPSTEIN u. Mitarb. 1959, CARONE u. Mitarb. 1960).

Erst in den letzten Jahren wurde bei primärem Hyperparathyreoidismus eine Störung der *Säureausscheidung* beobachtet. FOURMAN u. Mitarb. (1960) finden bei dieser Krankheit keinen normalen Abfall des Urin-pH unter Ammoniumchloridbelastung, wobei die Ausscheidung von Ammonium und titrierbarer Säure nur unwesentlich vermindert ist. Es muß somit vor allem die H-Ionenausscheidung gestört sein. Das gelegentliche Fortbestehen dieser Funktionsveränderung nach Parathyreoidektomie spricht nach diesen Autoren für eine organische Läsion als deren Ursache. Die Injektion von Parathyreoideaextrakt führt zu einer Zunahme der Bicarbonatausscheidung, wobei der Mechanismus dieser Funktionsänderung nicht völlig geklärt ist (NORDIN 1960). Eine Störung der H-Ionenausscheidung wird nach HEINEMANN (1963) unabhängig von der Ursache bei jeder Form von Hypercalcämie beobachtet und stellt eher die Folge eines Gewebeschadens als eine Wirkung des Calciums auf Stoffwechselvorgänge dar. Auch in bezug auf die Säureausscheidung ist es somit schwierig zu differenzieren, ob die Veränderungen auf das Parathormon selbst oder die Hypercalciurie resp. Hypercalcämie zurückzuführen sind.

Von verschiedenen Autoren wurde auf das Vorkommen einer Hypokaliämie infolge vermehrter Kaliurese bei primärem Hyperparathyreoidismus und anderen Formen der hypercalcämischen Nephropathie aufmerksam gemacht (BÖTTIGER

1954, WRONG u. Mitarb. 1959, FERRIS u. Mitarb. 1961, RASMUSSEN u. Mitarb. 1963). Es dürfte dabei eine Beziehung zur gestörten Säureausscheidung bestehen.

Was den Einfluß des Parathormons auf die Calciumrückresorption betrifft, so liegen bis heute scheinbar widersprechende Beobachtungen vor. Einerseits wird die renale *Calciumausscheidung* durch die Nebenschilddrüsen im Sinne einer Verminderung der Calciumclearance durch das Hormon beeinflußt (KLEEMANN u. Mitarb. 1958). Die beim primären Hyperparathyreoidismus fast nie fehlende Hypercalcämie geht immer mit einer Hypercalciurie einher, die jedoch nur die Folge der vermehrten glomerulären Calciumfiltration ist. Nach TALMAGE u. Mitarb. (1956) nimmt die Calciumausscheidung bei Ratten unmittelbar nach Parathyreoidektomie zu und später mit absinkendem Blutcalcium ab, möglicherweise als Folge der abnehmenden glomerulären Calciumfiltration. Nach dem gleichen Autor soll nach Injektion von Parathormon bei parathyreoidektomierten Tieren die Calciumausscheidung vorerst sinken. Die tubuläre Calciumrückresorption wird nach diesen Untersuchungen durch Parathormon erhöht. Einen anderen Standpunkt vertreten GORDAN u. Mitarb. (1962). Sie finden bei Patienten mit primärem Hyperparathyreoidismus und normaler Nierenfunktion eine höhere Calciumausscheidung als sie auf Grund der Erhöhung der glomerulär filtrierten Calciummenge errechneten. Sie postulieren deshalb eine Abnahme der tubulären Calciumrückresorption bei primärem Hyperparathyreoidismus. Dieser Widerspruch läßt sich eventuell dadurch erklären, daß der Anteil von ionisiertem Calcium, das filtriert wird, bei primärem Hyperparathyreoidismus erhöht ist (FANCONI und ROSE 1958). WALSER (1962) und GORDAN u. Mitarb. (1962) konnten andererseits keine Verschiebungen im ionisierten Anteil des Blutcalciums bei primärem Hyperparathyreoidismus finden.

Die *Nierendurchblutung* nimmt nach HIATT u. Mitarb. (1957) und GERSHBERG (1962) nach Injektion von Parathyreoideaextrakt zu, möglicherweise infolge einer generalisierten Vasodilatation. Auch die Untersuchungen von EDWALL (1958) bei Patienten vor und nach operativer Korrektur eines primären Hyperparathyreoidismus sprechen für eine leichte Erhöhung der Durchblutung bei vermehrtem Parathormonangebot.

Die *glomeruläre Filtration* ist unter dem Einfluß von Parathormon nach verschiedenen Autoren erhöht (HANDLER u. Mitarb. 1952, JACOBS u. Mitarb. 1953, GOLDMAN u. Mitarb. 1954, HIATT u. Mitarb. 1957). Bei länger dauerndem vermehrtem Parathormonangebot ist diese Zunahme nicht mehr zu registrieren (HIATT u. Mitarb. 1957) und bei Hypercalcämie kommt es zu einer Verminderung der Filtration (EPSTEIN u. Mitarb. 1959, HEINEMAN 1963). Nach Entfernung eines Parathyreoideaadenoms kann nach CANARY u. Mitarb. (1962) und COHEN u. Mitarb. (1962) keine wesentliche Zunahme der glomerulären Filtration erwartet werden. EDWALL (1958) findet postoperativ sogar einen Abfall der vorher erhöhten Filtration. Die Verminderung der Filtration im Verlaufe eines primären Hyperparathyreoidismus als Folge einer Nephrocalcinose und Nephrolithiasis mit sekundärer Pyelonephritis ist selbstverständlich zu trennen von der primären Auswirkung des Parathormons und der Hypercalcämie. Auch die maximale Rückresorptionsfähigkeit von Paraaminohippurat (TmPAH) scheint nach HIATT u. Mitarb. (1957) unter Parathormon im akuten Versuch anzusteigen und bei chronischer Verabreichung nicht beeinflußt zu sein. Nach Parathyreoidektomie steigt die eingeschränkte TmPAH bei den von EDVALL (1958) untersuchten Fällen nicht an, während nach Korrektur anderer Hypercalcämien die TmPAH wieder normal wird.

Zusammenfassend ändert das Parathormon verschiedene Funktionen der Nieren. Das Hormon steigert die Phosphatausscheidung durch Verminderung der tubulären Rückresorption. Die Calciumrückresorption wird unter der unmittelbaren Wirkung des Parathormons gesteigert, bei vorliegender Hypercalcämie ist die Calciumausscheidung jedoch als Folge der erhöhten glomerulären Calciumfiltration vermehrt. Parathormon führt zu einer Störung der tubulären Wasserrückresorption mit Verminderung des Konzentrationsvermögens, die Säureausscheidung wird gestört, es wird ein relativ alkalischer Urin ausgeschieden, und es besteht eine Tendenz zur Blutacidose.

II. Organische Nierenveränderungen bei primärem Hyperparathyreoidismus

Die auffallendsten und wichtigsten organischen Läsionen finden sich bei primärem Hyperparathyreoidismus in den Nieren und im Skeletsystem. Häufig konsultiert der Kranke zuerst den Urologen. So wurde das klinische Bild der Nierenerscheinungen bei Hyperparathyreoidismus durch verschiedene Autoren, denen diese Patienten aus großen Einzugsgebieten für die spezialisierte Abklärung und Behandlung zugewiesen werden, analysiert (Black, Cope, Hellström, Keating, McGeown, Mayor).

Die häufigste Erscheinungsform des primären Hyperparathyreoidismus stellt die Nephrolithiasis und die Nephrocalcinose dar. Keating (1961) berichtet über 380 Patienten mit primärem Hyperparathyreoidismus, von denen 77% Nierenverkalkungen aufweisen, hingegen nur 11% die klassischen Knochenveränderungen zeigen. Im Material von Cope (1960) wurde die Diagnose bei 57% von 230 Patienten auf Grund der Nephrolithiasis und bei 27% wegen der Knochenerscheinungen gestellt. Hellström (1962) findet bei 86% von 138 Kranken Nierenverkalkungen, Mayor und Zingg (1964) bei ca. 80%. Die Erkenntnis der Häufigkeit von Nierenverkalkungen im Verlaufe eines primären Hyperparathyreoidismus durch Albright u. Mitarb. (1934) und die konsequente Abklärung einer solchen Ätiologie bei allen Steinpatienten ermöglichte es, diese Diagnose immer häufiger zu stellen. Andere Erscheinungsformen, z.B. Pankreatitis, Magen- und Duodenalulcera, hartnäckige Obstipation und psychische Veränderungen müssen auch an diese Krankheit denken lassen, wobei dann häufig eine symptomlose Nieren- oder Knochenbeteiligung gefunden wird (Cope 1960). Die Annahme von Albright und Reifenstein (1948), daß zwei Formen von primärem Hyperparathyreoidismus, die Knochen- und die Nierensteinform, unterschieden werden können, wurde kürzlich auch von Dent (1962) vertreten. Daß dem hohen Calciumkonsum für die Ausbildung der einen oder anderen Form Bedeutung zukommt (Albright und Reifenstein 1948) und eine verschiedene geographische Verteilung der Steinleiden erklärt (Snapper 1957), bezweifelt Dent (1962), ohne eine andere Deutung geben zu können. Der Prozentsatz eines primären Hyperparathyreoidismus als Ursache einer Nephrolithiasis ist schwierig festzuhalten und wird verschieden angegeben. Er ist höher in urologischen Kliniken, da dort häufiger Patienten mit Rezidivsteinen abgeklärt und operiert werden. Besonders häufig ist diese Ätiologie einer Nephrolithiasis an Zentren, an die Patienten mit der Verdachtsdiagnose zur weiteren Abklärung überwiesen werden, z.B. 10% an der Kidney-Stone-Clinic des Massachusetts General Hospitals (Melick und Henneman 1958). Black (1958) schätzt, daß 5% der kontrastgebenden Steine als Folge eines primären Hyperparathyreoidismus entstehen und bei 15% der Rezidivsteine diese Ursache vorliegt. Auch Hellström (1962) nimmt für ein unselektioniertes Krankengut diese Genese bei 5% der Patienten mit calciumenthaltenden Steinen an. Nach Mayor u. Mitarb. (1964) dürfte bei einem nicht ausgewählten Krankengut in 1—2% aller Steinleiden ein primärer Hyperparathyreoidismus vorliegen und bei 15% der rezidivierenden Fälle von Nephrolithiasis. McGEOWN (1960) findet in Irland bei 17% der Steinpatienten einen primären Hyperparathyreoidismus.

Eine röntgenologisch erfaßbare Nephrocalcinose ist seltener anzutreffen als eine Nephrolithiasis. KEATING (1961) findet bei 7,1% eine Nephrocalcinose. Bei histologischen Untersuchungen ist diese Form der Nierenverkalkung bei primärem Hyperparathyreoidismus sicher sehr viel häufiger.

Der röntgenologische Aspekt und die chemische Zusammensetzung der bei primärem Hyperparathyreoidismus gebildeten Nierensteine lassen keine Einheitlichkeit erkennen. KEATING (1961) beobachtete im Krankengut der Mayo-Clinic bei 33,9% der Fälle beidseitige Nierensteine, was besonders verdächtig auf Hyperparathyreoidismus sein muß. Mehrere Steine in einer Niere sind nach der gleichen Statistik bei 28,2% der Patienten anzutreffen, Solitärsteine nur bei 14,7%. Ausgußsteine werden selten gefunden, nach KEATING (1961) bei 3,2% der Patienten. Deren Vorliegen läßt somit die endokrine Grundkrankheit keineswegs ausschließen, wie dies geäußert wurde. Die chemische Analyse der Steine ergibt ein Überwiegen von Calciumphosphat. Nach HELLSTRÖM (1962) sollen zwei Drittel der Steine ganz oder überwiegend aus dieser Verbindung bestehen. MAYOR u. Mitarb. (1964) finden bei 25% der Patienten reine Phosphatsteine. Sicher handelt es sich meistens um gemischte Steine, wobei neben Calciumphosphat Calciumoxalat, bei vorliegender Infektion Magnesium-Ammoniumphosphat und auch Harnsäure und deren Salze vorkommen. Die Bildung von Harnsäuresteinen ist bei primärem Hyperparathyreoidismus möglich. Eine Hyperurikämie mit dem klinischen Bild der Gicht scheint bei der Krankheit relativ häufig zu bestehen, möglicherweise im Zusammenhang mit einer Ausscheidungsstörung von Harnsäure (MINZT u. Mitarb. 1961, SCOTT u. Mitarb. 1964). Die Diagnose eines primären Hyperparathyreoidismus läßt sich auf Grund der chemischen Zusammensetzung der Konkremente weder beweisen noch ausschließen.

Ursache der häufigen Steinbildung ist in erster Linie die Hypercalciurie. Diese allein führt bei der idiopathischen Hypercalciurie (ALBRIGHT u. Mitarb. 1953) zu einer häufigen Steinbildung, so daß eine Beziehung zum Knochenabbau mit Ausscheidung von Mucoproteinen, welche als Matrix für die Konkrementbildung im Urin dienen sollte (ENGEL 1952), bezweifelt werden muß. FOURMAN u. Mitarb. (1960) sehen in der Störung der Säureausscheidung und der Tendenz zur Bildung eines alkalischen Urins einen weiteren Faktor, der die Entstehung von Konkrementen fördert. Es ist völlig unklar, wann es bei primärem Hyperparathyreoidismus zur Bildung von Konkrementen im Nierenhohlraumsystem und wann zur Nephrocalcinose kommt. Nur selten finden sich diese beiden Formen der Verkalkung nebeneinander. Charakteristisch ist das konstante Zusammentreffen einer schweren Nierenfunktionseinschränkung mit einer röntgenologisch erfaßbaren Nephrocalcinose (HELLSTRÖM 1962). Diese Form der Verkalkung schließt auch eine wesentlich schlechtere Spätprognose ein (HELLSTRÖM 1962). Die Nephrocalcinose ist besonders häufig bei Patienten mit generalisierter Osteodystrophie. Sie findet sich meistens beidseits und die Verkalkungen liegen in der Papillengegend. Wegen der Beziehung zur Schwere der Nierenfunktionseinschränkung stellt sich die Frage, ob die Kalkablagerungen in geschädigtes Parenchym erfolgen, oder ob umgekehrt die Verkalkungen primär sind und zu einem sekundären Gewebeschaden führen. Die Häufigkeit der röntgenologisch erfaßbaren Nephrocalcinose ist sicher wesentlich geringer als jene der histologisch erkennbaren Nierenverkalkungen, welche bei einem großen Teil der Steinpatienten irgendwelcher Genese anzutreffen sind (ENGFELDT u. Mitarb. 1958,).

Mayor u. Mitarb. (1964) beobachteten mehrere Frauen mit primärem Hyperparathyreoidismus, welche während einer Gravidität Steine in großer Anzahl bildeten und nach der Geburt vorerst wieder beschwerdefrei wurden. Eine Erklärung für diese interessante Erscheinung kann nicht gegeben werden. Das Auftreten von Koliken und Steinabgängen wenige Tage nach intensiver Besonnung bei Patienten mit primärem Hyperparathyreoidismus dürfte in Zusammenhang stehen mit vermehrter Vitamin D-Bildung (Mayor 1962). Dies weist darauf hin, daß sich bei Hypercalciurie Konkremente in sehr kurzer Zeit bilden können. Diese Tatsache wird auch durch das häufig rasche Auftreten von Rezidiven nach Steinentfernung ohne Behebung des Hyperparathyreoidismus bestätigt. Umgekehrt wird gelegentlich beobachtet, daß Steine nach Parathyreoidektomie kleiner und weniger dicht werden (Frick und Huber 1963).

Die Nephrolithiasis kann verschiedene die Nierenfunktion beeinträchtigende Erscheinungen zur Folge haben. In den abführenden Harnwegen kann ein eingeklemmter Stein zu einer Obstruktion führen, woraus ein partieller oder totaler Ausfall der Niere resultiert, der vorerst noch reversibel ist. Eine Harnwegsinfektion und eine Pyelonephritis werden bei schweren morphologischen Veränderungen der Harnwege und einer Stase leichter angehen und kaum zu sanieren sein. Die Infektion mit harnstoffabbauenden Organismen führt zu einem alkalischen Urin, durch welches Milieu die Steinbildung weiter gefördert wird. Steinrezidive nach erfolgreicher operativer Korrektur eines primären Hyperparathyreoidismus treten meistens im Rahmen dieses circulus vitiosus auf und nicht als Folge einer weiterbestehenden Hypercalciurie.

Die Prognose der Nierenfunktion nach Entfernung eines Parathyreoidea-adenoms hängt vor allem davon ab, ob eine chronische Pyelonephritis beherrscht werden kann oder zu einem progressiven Nierenparenchymschwund mit Urämie im Endstadium führt. Bei vorliegender Osteodystrophie ist die Nierenfunktion meistens stärker eingeschränkt als bei Patienten ohne Knochenerscheinungen (Dent 1962). Es ist auffallend, daß die Nierenfunktion auch bei lange dauernder Nephrolithiasis völlig normal bleiben kann und andererseits ohne Nephrolithiasis bei primärem Hyperparathyreoidismus mit Osteodystrophie irreversibel geschädigt sein kann. Der Hypertonie bei primärem Hyperparathyreoidismus kommt nach den Untersuchungen von Hellström (1958) für die Prognose ebenfalls große Bedeutung zu. Der Autor findet bei 70% der operierten und nachkontrollierten Fälle einmal im Verlauf der Krankheit eine Hypertonie (50% Dauerhypertonie, 20% Hypertonie vor Parathyreoidektomie, nach Operation normalisiert, 30% Hypertonie erst nach der Operation). Es besteht eine deutliche Korrelation zwischen der Schwere der Hypertonie und dem auf Grund der Histologie und der Nierenfunktionsprüfungen erfaßbaren Nierenschaden, wobei die Funktionseinschränkung der Hypertonie zeitlich vorausgeht. Der Autor nimmt deshalb an, daß die Hypertonie renaler Genese ist. Es besteht keine Beziehung der Hypertonie zur Nephrolithiasis, nur eine fragliche zum Vorliegen einer Nephrocalcinose, jedoch eine sehr enge zur Osteodystrophie. Cope (1960) beobachtete nur bei einem Drittel der Patienten präoperativ eine Hypertonie, wobei sich die Blutdruckwerte postoperativ normalisierten. Die Hypertonie, deren Folgeerscheinungen und die Niereninsuffizienz stellen im Krankengut von Hellström (1962) die Todesursache aller nicht parathyreoidektomierten Patienten und der Mehrzahl der trotz behobenem Hyperparathyreoidismus gestorbenen Kranken dar. Die Prognose der Patienten wird demnach weitgehend durch diese Erscheinungen bestimmt. Der Früherfassung eines primären Hyperparathyreoidismus kommt aus diesen Gründen größte Bedeutung zu.

Akuter Hyperparathyreoidismus

Als dramatisches Ereignis im Verlaufe eines primären Hyperparathyreoidismus wird in seltenen Fällen ein akuter Hyperparathyreoidismus, auch Parathyreotoxikose genannt, beobachtet, wobei die durch das Parathormon und die Hypercalcämie hervorgerufenen Nierenfunktionsveränderungen besonders ausgeprägt sind. Diese häufig zum Tode führende Exacerbation kann durch verschiedene Einflüsse hervorgerufen werden, z.B. Immobilisierung, Vitamin D-Zufuhr, Infekte und Exsiccose. Immer besteht eine exzessive Hypercalcämie, so daß die Entscheidung schwierig ist, wieweit die klinische Symptomatologie durch ein vermehrtes Angebot von Parathormon oder die Hypercalcämie bedingt ist. Klinisch imponiert diese Form des Hyperparathyreoidismus durch akute psychische Veränderungen, Somnolenz bis Koma, Magen-Darmsymptome mit Erbrechen und eventuell dem Bild des akuten Abdomens, schwerste Exsiccose und Hyperpyrexie (THOMAS u. Mitarb. 1958, GASSMANN und HAAS 1960, REUTTER, FRICK und LABHART 1963, ZINGG und CAMPONOVO 1964). Kürzlich wurde auch eine akute Hämolyse mit Abfall der Thrombocytenzahl und der Prothrombinaktivität beschrieben (REUTTER u. Mitarb. 1963). Die Nierenfunktion kann bei akutem Hyperparathyreoidismus so weit beeinträchtigt sein, daß das Bild eines akuten Nierenversagens mit Oligurie und rasch progredienter Azotämie vorliegt. Meistens ist dieses Nierenversagen reversibel.

Neben einer extrarenalen Komponente durch Exsiccose, Bluteindickung und Hypercalcämie muß noch eine reversible anatomische Läsion in den Nieren angenommen werden, indem die Störung der Nierenfunktion länger als die Hypercalcämie dauern kann (REUTTER u. Mitarb. 1963). Da schon ähnliche renale Erscheinungen bei akuter Hypercalcämie anderer Genese, z.B. bei metastasierenden Tumoren (GERBRANDY u. Mitarb. 1958) beobachtet wurden, muß der Hypercalcämie bei der Pathogenese des akuten Nierenversagens bei Parathyreotoxikose größere Bedeutung zukommen als dem Überangebot von Parathormon per se. Die einzig wirksame Therapie des Syndroms stellt die operative Entfernung des Adenoms dar. Zur Überbrückung kann das ionisierte Serumcalcium eventuell durch Infusionen von Citrat oder durch Peritonealdialyse gesenkt werden.

In den letzten Jahren wurde von verschiedenen Autoren bei Patienten, die während einer Parathyreotoxikose ad exitum kamen, das Vorliegen einer *Nierenvenenthrombose* beschrieben (STAMPFL 1963, PRINGLE u. Mitarb. 1964). Eine allgemeine thrombotische Diathese im Verlaufe des Syndroms wurde von MINDER (1957) und GASSMANN und HAAS (1960) beobachtet. Diese dürfte zusammen mit der Hypercalcämie die Grundlage für die Häufigkeit der sonst hauptsächlich bei Amyloidose gefundenen Nierenvenenthrombose darstellen. STAMPFL berichtet über eine Nierenvenenthrombose bei einem Kind mit idiopathischer Hypercalcämie, welche Beobachtung für die Bedeutung des hohen Blutcalciums in der Pathogenese des Syndroms spricht.

III. Sekundärer Hyperparathyreoidismus

Was den in der Folge eines chronischen Nierenversagens auftretenden sekundären Hyperparathyreoidismus betrifft, sei auf die Kapitel von HEINTZ und JESSERER verwiesen. Es handelt sich dabei um eine kompensatorische Überfunktion der Drüsen zur Erhaltung eines normalen Serumcalciumspiegels. Die Calciumwerte sind dabei meistens erniedrigt, die Phosphatwerte bei glomerulären, nicht aber bei tubulären Nierenleiden stets erhöht. In den letzten Jahren sind einige Fälle beobachtet worden, bei denen die Überfunktion der Nebenschilddrüsen im Rahmen dieses Kompensationsmechanismus autonom wurde (STANBURY u. Mitarb. 1960, DENT u. Mitarb. 1962, ANDERSON u. Mitarb. 1963). Folge waren eine Osteitis fibrosa wie bei primärem Hyperparathyreoidismus und normale oder sogar erhöhte Calciumwerte im Serum. Bei diesen Patienten führt die subtotale Parathyreoidektomie oder die Entfernung eines Adenoms zur Heilung der Ostitis fibrosa und zum Abfall des Blutcalciums. Die gelegentlich autonome Drüsenfunktion bei chronischer Niereninsuffizienz wurde kürzlich durch eine Beobachtung nach Nierentransplantation besonders schön illustriert. Ein chronischer Urämiker zeigte nach erfolgreicher Nierentransplantation das klassische Bild eins primären Hyperparathyreoidismus, dessen Erscheinungen durch subtotale Entfernung der hyperplastischen Drüsen korrigiert wurden (MCPHAUL u. Mitarb. 1964).

Literatur

Albright, F., P.C. Baird, O. Cope, and **E. Bloomberg:** Studies on the physiology of the parathyroid glands. IV. Renal complications of hyperparathyroidism. Amer. J. med. Sci. **187**, 49 (1934). — **Albright, F., Ph. Henneman, P.H. Benedict,** and **A.P. Forbes:** Idiopathic hypercalciuria. Proc. roy. Soc. Med. **46**, 1077 (1953). — **Albright, F.,** and **E.C. Reifenstein:** The parathyroid glands and metabolic bone disease: Selected studies. Baltimore: Williams & Wilkins Co. 1948. — **Anderson, W.W., J.B. Mann, N. Kenyon, J.J. Farrell,** and **A.G. Hills:** Subtotal parathyroidectomy in azotemic renal osteodystrophy. New Engl. J. Med. **268**, 575 (1963).

Beck, D., H. Levitin, and **F.H. Epstein:** Effect of intravenous infusions of calcium on renal concentrating ability. Amer. J. Physiol. **197**, 1118 (1959). — **Bernstein, D., C.R. Kleeman, R. Rockney, J.T. Dowling,** and **M.H. Maxwell:** Studies on the renal clearance of phosphate and the role of the parathyroid glands in its regulation. J. clin. Endocr. **22**, 641 (1963). — **Black, B.M.:** Tumors of the parathyroid glands. Primary hyperparathyroidism. Amer. J. Surg. **95**, 395 (1958). — **Böttiger, L.E.:** Hypopotassemia in hyperparathyroidism. Acta med. scand. **148**, 51 (1954).

Canary, J.J., G.G. Carreon, H.A. Bloomer, L.H. Kyle, and **C.R. Meloni:** Serial changes in serum calcium and phosphorus concentration and in urinary phosphorus excretion after parathyroid surgery: Further evidence for a dual effect of parathyroidhormone. J. clin. Endocr. **22**, 229 (1962). — **Carone, F.A., F.H. Epstein, D. Beck,** and **H. Levitin:** The effects upon the kidney of transient hypercalcemia induced by parathyroid extract. Amer. J. Path. **36**. 77 (1960). — **Carrasquer, G.,** and **W.A. Brodsky:** Transient secretion of phosphate in relation to underlying plasma level in the dog kidney. Amer. J. Physiol. **199**, 1239 (1960). — **Chambers, E.L., G.S. Gordan, L. Goldman,** and **E.C. Reifenstein:** Tests for hyperparathyroidism: Tubular reabsorption of phosphate, phosphate deprivation and calcium infusion. J. clin. Endocr. **16**, 1507 (1956). — **Cohen, S.I., M.G. Fitzgerald, P. Fourman, W.J. Griffiths,** and **H.E. de Wardener:** Polyuria in hyperparathyroidism. Quart. J. Med. **26**, 423 (1957). — **Cope, O.:** Hyperparathyroidism: diagnosis and management. Amer. J. Surg. **99**, 394 (1960). — **Copp, D.H.:** Parathyroids, calcitonin, and control of plasma calcium. Recent Progr. Hormone Res. **20**, 59 (1964). — **Copp, D.H.,** and **E.C. Cameron:** Demonstration of a hypocalcemia factor (calcitonin) in commercial parathyroid extract. Science **134**, 2038 (1961).

Dent, C.E.: Some problems of hyperparathyroidism. Brit. med. J. **1962 II**, 1419, 1495. — **Dent, C.E., C.M. Harper,** and **G.R. Philpot:** Treatment of renal-glomerular osteodystrophy. Quart. J. Med. **30**, 1 (1961). — **Dorhout Mees, E.J.:** Disturbed water-reabsorption by the renal tubulus in two patients with hypercalcemia. Acta med. scand. **157**, 199 (1957).

Edwall, C.A.: Renal function in hyperparathyroidism. A clinical study of 30 cases with special reference to selective renal clearance and renal vein catheterization. Acta chir. scand., Suppl. 229 (1958). — **Engel, M.B.:** Mobilisation of mucoprotein by parathyroid extract. Arch. Path. **53**, 339 (1952). — **Engfeldt, B., S. Gardell, J. Hellström, B. Ivemark, J. Rhodin,** and **J. Strandh:** (b) Effect of experimentally induced hyperparathyroidism on renal function and structure. Acta endocr. (Kbh.) **29**, 15 (1958). — **Engfeldt, B.,** and **C. Lagergren:** (a) Nephrocalcinosis. A roentgenologic, biophysical and histologic study. Acta chir. scand. **115**, 46 (1958). — **Epstein, F.H.:** In: M.B. Strauss and L.G. Welt, Diseases of the kidney. Boston: Little, Brown & Co. 1963. — **Epstein, F.H., D. Beck, F.A. Carone, H. Levitin,** and **A. Manitius:** Changes in renal concentrating ability produced by parathyroid extract. J. clin. Invest. **38**, 1214 (1959). — **Epstein, F.H., M.J. Rivera,** and **F.A. Carone:** The effect of hypercalcemia induced by calciferol upon renal concentrating ability. J. clin. Invest. **37**, 1702 (1958).

Fanconi. A., and **G.A. Rose:** The ionized, complexed and protein-bound fractions of calcium in plasma. Quart. J. Med. **27**, 463 (1958). — **Ferris, T., M. Kashgarian, H. Levitin,**

I. **Brandt,** and **F.H. Epstein:** Renal tubular acidosis and renal potassium wasting acquired as a result of hypercalcemic nephropathy. New Engl. J. Med. **265**, 924 (1961). — **Fourman, P., B. McConkey,** and **J.W.G. Smith:** Defects of water reabsorption and of hydrogenion excretion by the renal tubulus in hyperparathyroidism. Lancet **1960 I**, 619. — **Frick, J.,** u. **P. Huber:** Spontane Steinauflösung nach Entfernung eines Nebenschilddrüsenadenoms. Helv. chir. Acta **30**, 481 (1963).

Ganzoni, A., u. **W. Siegenthaler:** Klinische und pathogenetische Aspekte der Hypercalcämie. Dtsch. Arch. klin. Med. **209**, 219 (1964). — **Gassmann R.,** und **H.G. Haas:** Akuter Hyperparathyreoidismus. Schweiz. med. Wschr. **90**, 67 (1960). — **Gerbrandy, J.,** and **H.B.A. Hellendoorn:** Renal failure during acute hypercalcemia in patients with metastasized mammary carcinoma. Clin. chim. Acta **3**, 435 (1958). — **Gershberg, H.:** Renal effects of parathyroid extract. Trans. N.Y. Acad. Sci. **24**, Ser. II, 273 (1962). — **Goldman, R.,** and **S.H. Bassett:** Phosphorus excretion in renal failure. J. clin. Invest. **33**, 1623 (1954). — **Gordan, G.S., H.F. Loken, A. Blum,** and **J.S. Teal:** Renal handling of calcium in parathyroid disorders. Metabolism **11**, 94 (1962).

Haas, H.G.: Neue Ansichten über Regulation und Tätigkeit der Parathyreoidea. Schweiz. med. Wschr. **94**, 573 (1964). — **Handler, Ph.,** and **D.V. Cohn:** Effect of parathyroid extract on renal function. Amer. J. Physiol. **169**, 188 (1952). — **Heinemann, H.O.:** Reversible defect in renal ammonium excretion in patients with hypercalcemia. Metabolism **12**, 792 (1963). — **Hellström, J.:** Experience from 105 cases of hyperparathyroidism. Acta chir. scand. **113**, 501 (1957). — **Hellström, J., G. Birke,** and **C.A. Edwall:** Hypertension in hyperparathyroidism. Brit. J. Urol. **30**, 13 (1958). — **Hellström, J.,** and **B.I. Ivemark:** Primary hyperparathyroidism. Acta chir. scand., Suppl., 294 (1962). — **Hiatt, H.H.,** and **D.D. Thompson:** The effects of parathyroid extract on renal function. J. clin. Invest. **36**, 557 (1957). — **Hirsch, P.F., G.F. Gauthier,** and **P.L. Munson:** Thyroid hypocalcemic principle and recurrent laryngeal nerve injury as factors affecting the response to parathyroidectomy in rats. Endocrinology **73**, 244 (1963). — **Howard, J.E., T.R. Hopkins,** and **T.B. Connor:** On certain physiologic responses to intravenous injection of calcium salts into normal, hyperparathyroid and hypoparathyroid persons. J. clin. Endocr. **13**, 1 (1953).

Jacobs, E., and **M. Verbanck:** The renal action of parathyroid hormone in man. Acta med. scand. **145**, 143 (1953).

Keating, F.R.: Diagnosis of primary hyperparathyroidism. J. Amer. med. Ass. **178**, 547 (1961). — **Kleeman, C.R., R.E. Rockney,** and **M.H. Maxwell:** The effect of parathyroid extract on the renal clearance of diffusible calcium. J. clin. Invest. **37**, 907 (1958). — **Kyle, L.H., J.J. Canary, D.H. Minzt,** and **A. de Leon:** Inhibitory effects of induced hypercalcemia on secretion of parathyroid hormone. J. clin. Endocr. **22**, 52 (1962). — **Kyle, L.H., M. Schaaf,** and **J.J. Canary:** Phosphate clearance in the diagnosis of parathyroid disfunction. Amer. J. Med. **24**, 240 (1958).

Lambert, P.P., F. Vanderveiken, J.P. de Koster, R.J. Kahn, and **M. de Myttennaere:** Study of phosphate excretion by the stop flow technique. Effects of parathyroid hormone. Nephron **1**, 103 (1964).

Manitius, A., H. Levitin, D. Beck, and **F.H. Epstein:** On the mechanism of impairment of renal concentrating ability in hypercalcemia. J. clin. Invest. **39**, 693 (1960). — **Mayor, G.:** Nierensteine und Hyperparathyreoidismus. Urol. int. (Basel) **13**, 294 (1962). — **Mayor, G.,** u. **E. Zingg:** Das Problem des Hyperparathyreoidismus. Urologe **3**, 175 (1964). — **McGeown, M.G.:** Hyperparathyroidism among patients with renal calculi. Brit. J. Urol. **32**, 389 (1960). ~ Calcium and phosphorus metabolism in the diagnosis of hyperparathyroidism. Urol. int. (Basel) **19**, 83 (1965). — **McLean, F.:** The ultrastructure and function of bone. Science **127**, 451 (1958). — **McPhaul, J.J., D.A. McIntosh, W.S. Hammond,** and **O.K. Park:** Autonomous secondary (renal) parathyroid hyperplasia. New Engl. J. Med. **271**, 1342 (1964). — **Melick, R.A.,** and **P. Henneman:** Clinical and laboratory studies of 207 consecutive patients in a kidney-stone clinic. New Engl. J. Med. **259**, 307 (1958). — **Minder, W.H.:** Besondere Befunde bei der Parathyreotoxikose. Schweiz. med. Wschr. **87**, 667 (1957). — **Minzt, D.H., J.J. Canary, G. Carreon,** and **L.H. Kyle:** Hyperuricemia in hyperparathyroidism. New Engl. J. Med. **265**, 112 (1961).

Nicholson, T.F.: The mode and site of the renal action of parathyroid extract in the dog. Canad. J. Biochem. **37**, 113 (1959). — **Nordin, B.E.C.:** The effect of intravenous parathyroid extract on urinary pH, bicarbonate and electrolyte excretion. Clin. Sci. **19**, 311 (1960).

Pringle, A., and **E.K.M. Smith:** Renal vein thrombosis in acute hyperparathyroidism. Brit. med. J. **1964 II**, 675

Rasmussen, H.: Parathyroid hormone. Amer. J. Med. **30**, 112 (1961). — **Rasmussen, H.,** u. **H.F. de Luca:** Calcium homeostasis. Ergebn. Physiol. **53**, 108 (1963). — **Reutter, F., P. Frick** u. **A. Labhart:** Akuter Hyperparathyreoidismus mit Haemolyse. Schweiz. med. Wschr. **93**, 379 (1963).

Samiy, A. H., P. F. Hirsch, and **A. G. Ramsay:** Localisation of renal tubular effect of parathyroid hormone. J. clin. Invest. **40,** 1078 (1961). — **Scott, J. T., A. Dixon,** and **E. G. L. Bywaters:** Association of hyperuricenna and gout with hyperparathyroidism. Brit. med. J. **1964 I,** 1070. — **Snapper, J.:** Bone diseases in medical practice. New York and London: Grune & Stratton 1957. — **Stampfl, B.:** Die beidseitige Nierenvenenthrombose bei akutem Hyperparathyreoidismus. Frankfurt. Z. Path. **72,** 320 (1963). — **Stanbury, J. W., G. A. Lumb,** and **W. F. Nicholson:** Elective subtotal parathyroidectomy for renal hyperparathyroidism. Lancet **1960 I,** 793.

Talmage, R. V.: Studies on the maintenance of serum calcium levels by parathyroid action on bone and kidney. Ann. N.Y. Acad. Sci. **64,** 326 (1956). — **Thomas jr., W. C., J. G. Wiswell, T. B. Connor,** and **J. E. Howard:** Hypercalcemic crisis due to hyperparathyroidism. Amer. J. Med. **24,** 229 (1958).

Walser, M.: The separate effects of hyperparathyroidism, hypercalcemia of malignancy, renal failure, and acidosis on the state of calcium, phosphate, and other ions in plasma. J. clin. Invest. **41,** 1454 (1962). — **Wernly, M.,** u. **M. P. König:** Hypercalcämiesyndrom und Hypercalciurie. Schweiz. med. Wschr. **91,** 769, 795 (1961). — **Wrong, O.,** and **H. E. Davies:** Excretion of acid in renal disease. Quart. J. Med. **28,** 259 (1959).

Zeffren, J. L., and **H. O. Heinemann:** Reversible defect in renal concentrating mechanism in patients with hypercalcemia. Amer. J. Med. **33,** 54 (1962). — **Zingg, E.,** u. **F. Camponovo:** Akuter Hyperparathyreoidismus. Helv. chir. Acta **31,** 410 (1964).

Das sogenannte hepatorenale Syndrom

Von

G. A. Martini

Mit 3 Abbildungen

Einleitung

Die Vorstellung, daß es zwischen Leber und Niere engere funktionelle Beziehungen gibt als zwischen anderen Organsystemen, ist alt. Sie erwuchs einmal aus der klinischen Erfahrung und zum andern aus einigen tierexperimentellen Ergebnissen. Letztere entstanden aus Untersuchungen, die zum Ziel hatten, einen Stoff zu finden, den angeblich die erkrankte Leber freisetzt und der die Niere schädigen soll. Alle diese Versuche sind bisher gescheitert. Hingegen sind andere

Tabelle 1

Charcot	1882	L'abaissement de l'excrétion urinaire d'urée au cours de la fièvre intermittente hépatique
Richardière	1890	Hépato-Néphrite
Quincke u. Nothnagel	1899	Tubulusschäden bei Verschlußikterus
Clairmont u. v. Haberer	1911	Anurie nach Gallensteinoperationen
Merklen (?)	1913	Hepatorenales Syndrom
Heyd	1924	Liver Death
Nonnenbruch	1939	Hepatorenales Syndrom
Caroli	1945	Angiocholite ictéro-urémigène

pathogenetische Faktoren deutlich geworden, die wesentlich zum Verständnis des mehr als zufälligen Zusammentreffens von Leber- und Niereninsuffizienz beitragen.

Vor einigen Jahren wurde deshalb die Frage gestellt: Gibt es ein hepatorenales Syndrom (Martini, 1962)? In der Fragestellung sollte bereits der Zweifel zum Ausdruck gebracht werden. Es wurde darauf hingewiesen, daß es besser sei, den Begriff aufzulösen und durch andere, klarer umschriebene zu ersetzen.

Die Einheiten, die früher unter dem Begriff hepatorenales Syndrom zusammengefaßt wurden, sind ätiologisch und pathogenetisch oft rein zufällig miteinander verbunden worden. In dem Diagramm werden die vier wesentlichen Teilkomponenten des sog. hepatorenalen Syndroms zusammengestellt. Daraus geht hervor, daß man zweckmäßig trennt: 1. die Hyperazotämie bei Gallenwegserkrankungen (akute Niereninsuffizienz, „biliorenales Syndrom"), 2. die Störungen des Wasser- und Elektrolythaushaltes bis hin zur „terminalen" zirkulatorischen Niereninsuffizienz bei chronischer Leberinsuffizienz und schwerer Hepatitis (Leberdystrophie), 3. die Glomerulonephritis und andere Nephropathien bei Lebercirrhose und 4. die gleichzeitige toxische oder infektiöse Schädigung von Leber und Niere (Weilsche Krankheit, Gelbfieber, Tetrachlorkohlenstoffvergiftung und andere Gifte, Pilzvergiftung, Eklampsie, Amyloidose, Boecksche Krankheit, Mangelernährung, Hypernephrom).

Die historische Entwicklung des Begriffes mit den von den verschiedenen Autoren gewählten Bezeichnungen ist in der Tabelle 1 zusammengefaßt. Der Ausdruck hepatorenales Syndrom wurde in der französischen Klinik erstmalig verwendet. In Deutschland hat NONNENBRUCH sich sehr für den Begriff eingesetzt und hat in Anlehnung an die französische Schule den Begriff wie folgt definiert: „Von einem hepatorenalen Syndrom sprechen wir, wenn wir neben einer ausgesprochenen und auch anatomisch gut begründeten Lebererkrankung die Zeichen einer Nierenstörung finden, die nach den verschiedenen Funktionstypen verläuft und oft entscheidend oder wesentlich an dem Krankheitsbild und besonders an dem sog. Coma hepaticum beteiligt ist.“ NONNENBRUCH hat das Verhalten des Residualstickstoffes dazu benutzt, verschiedene Untereinheiten im Rahmen des hepatorenalen Syndroms abzuteilen. Vieles von dem, was NONNENBRUCH beschrieb, ist heute in den Begriff der akuten, extrarenalen Niereninsuffizienz mit tubulärer Nekrose eingegangen.

Störungen der Nierenfunktion bei Erkrankungen der Gallenwege

(Hyperazotämie bei Gallenwegserkrankungen, „biliorenales Syndrom“)

Chirurgische Eingriffe bei Patienten mit ausgeprägtem Ikterus führen häufiger zu Störungen der Nierenfunktion als gleiche Operationen bei Patienten ohne Gelbsucht. Diese alte chirurgische Erfahrung findet ihren Niederschlag in einer Vielzahl von Publikationen im chirurgischen Schrifttum. Besonders nach Operationen an den Gallenwegen und nach traumatischer Leberschädigung ist über renale Funktionsstörungen berichtet worden. CLAIRMONT u. v. HABERER wiesen erstmals 1911 auf das Vorkommen von Oligurie oder Anurie im Anschluß an Operationen der Gallenwege hin. MERKLEN prägte 1913 erstmals den Begriff des hepatorenalen Syndroms. Von STEINTHAL wurde darauf hingewiesen, daß eine Niereninsuffizienz bei Gelbsuchtkranken durch Gallenwegsverschluß auch ohne Operation auftreten kann. STÄHELI hob die wichtige Rolle der Infektion als prädisponierenden Faktor für die postoperativen renalen Komplikationen hervor. Im anglo-amerikanischen Schrifttum wurde zuerst von HEYD (1923—31) auf die Beziehungen zwischen Leber und Niere hingewiesen und drei Typen von postoperativen Komplikationen nach Gallenwegsoperationen beschrieben:

1. „Liver death“ mit Hyperpyrexie und Koma.
2. „ Cholaemic death“, eine Form von schwerem chronischem Verschluß und biliärer Infektion, die 4—7 Tage nach der Operation zur Oligurie, Koma und Tod führt und
3. das „hepatorenale Syndrom“, das durch Vasomotorenkollaps zu zunehmender Oligurie und Tod führt.

Weitere klinische Beobachtungen über postoperative Nierenkomplikationen nach Gallenwegsoperationen stammen von WALTERS u. PARHAM, DOURMASHKIN u. FITZ-HUGH, THOMPSON et al.; HELWIG u. SCHUTZ, die den Begriff „Leber-Nieren-Syndrom“ (Liverkidney-syndrome) einführten, hielten aufgrund klinischer und tierexperimenteller Untersuchungen ein in der nekrotischen Leber entstehendes „Toxin“ für ursächlich verantwortlich für die Nierenschädigung. Auch BARTLETT; BOYCE u. MCFETRIDGE führten sie auf spezifische hepatogene „Nephrotoxine“ zurück. In Deutschland erfuhr der Begriff des hepatorenalen Syndroms besondere Verbreitung durch die Arbeit NONNENBRUCHs, der darunter eine gemeinsame funktionelle Störung der Leber und Niere durch eine beide Organe gleichzeitig treffende Noxe verstand. Es kann aber auch eine schädigende Ursache allein oder vorwiegend allein die Leber treffen und dadurch Leberfunktionsstörungen verursachen, die durch unbekannte pathologische Stoffwechselprodukte zur sekundären Schädigung der Nierenfunktion führen, ohne daß sich dabei spezifische anatomische Nierenveränderungen nachweisen lassen. (sog. extrarenales Nierensyndrom). In Frankreich beschäftigten sich besonders DÉROT sowie FIESSINGER u. GAULTIER mit den Beziehungen zwischen Leber und Niere. Besondere Verdienste um die Präzisierung und Aufklärung der Nierenkomplikationen im Rahmen der Gallenwegserkrankungen kommen jedoch CAROLI zu. Er prägte den Begriff der „angiocholite ictero-urémigène", eine Erkrankung des Gallenwegssystems, die mit schwerer Infektion, Schock und dadurch bedingten renalen Funktionsstörungen einhergeht. Die klare Heraushebung und Abgrenzung dieser Gruppe der Nierenfunktionsstörungen bei Gallenwegsaffektionen ist besonders sein Verdienst. Zwei weitere wichtige Arbeiten aus dem französischen Sprachgebiet erschienen 1957 von DEMEULENAERE u. Mitarb., FROEHLICH u. STEINLET sowie von KOPPICH et al. (1960) und aus dem spanischen Sprachgebiet von VARELA-FUENTES (1935, 1952) und aus dem italienischen Sprachgebiet von CAVAZUTTI et al. (1952).

Vorkommen

Die akute Niereninsuffizienz bei Erkrankungen des Gallenwegssystems ist nicht selten. Bei Durchsicht der Literatur der letzten Jahren fanden wir unter 186 Fällen von sog. hepatorenalem Syndrom 103mal (55%) eine Erkrankung der Gallenwege. Erst im großen Abstand folgen andere Ursachen, besonders Pankreatitiden und Lebertraumen. In seiner großen statistischen Untersuchung über die Todesursache nach Operationen an den Gallenwegen bei über 500 Fällen fand STANTON 24mal (4,8%) eine Niereninsuffizienz als Ursache, während BOYCE u. Mitarb. bei 400 aufeinanderfolgenden Operationen an der Gallenblase mit 100 Todesfällen 23mal (5,7%) ein Nierenversagen als Todesursache feststellten. HEYD sah unter 557 unausgewählten Fällen von Cholangitis (einschließlich Carcinomen) 39 Todesfälle, von denen 8 (1,4%) auf Nierenkomplikationen zurückgingen. ZOLLINGER hat noch bei einer Zusammenstellung aus dem Jahre 1956 auf dieses große Problem hingewiesen. Bei einem Krankengut von 350 Patienten, die wegen mechanisch bedingter Gelbsucht operiert werden mußten, starben 37. Von diesen 37 starben 21 an Urämie. Unter 72 Patienten mit postoperativen Nierenkomplikationen waren 64 mit Gallenwegsoperationen (GEISSENDÖRFER). Über ähnliche Erfahrungen bei Gallenwegsoperationen berichteten WILENSKY, SCHMIDT, CARASSO, PLAUCHU, ZACHO, GABERMAN, BICK, LUDEWIG, v. BRANDIS, LASSEN, LICHTMAN, MARTINI. Ein Beweis für die Häufigkeit von Nierenfunktionsstörungen bei Gallenwegserkrankungen sind auch die neueren großen Statistiken der Dialysezentren, in denen die Ursachen für das Nierenversagen aufgeschlüsselt sind. ANDREASSEN u. Mitarb. führten in den letzten Jahren bei 181 Patienten mit akuter tubulärer Nekrose Dialysen aus. Von den 124 Patienten (69%) mit chirurgischen Erkrankungen entwickelte sich bei 43 Patienten (35%) mit Gallenwegserkrankungen eine Anurie, die eine Dialyse erforderlich machte. Zu ähnlichen Ergebnissen kamen auch BALSLØV u. Mitarb., bei denen 31% aller wegen chirurgischer Komplikationen erfolgten Dialysen auf Gallenwegserkrankungen (Cholangitis, Cholecystitis) zurückgingen. SHACKMAN berichtete, daß sich unter 25 Patienten, die wegen einer akuten Niereninsuffizienz („intrinsic renal failure", nach WAUGH) dialysiert wurden, 8 Patienten mit Leber-, Gallen- und Pankreasaffektionen befanden.

ALWALL (1957) sah in seinem Dialysekrankengut 38 Fälle von Nierenversagen, davon 24mal nach Laparotomie (12 bei Cholecystektomien, 7 bei Appendektomien und 3 bei Thorakotomien). Bei zehn nicht operierten Patienten entwickelte sich eine Niereninsuffizienz im Anschluß an eine akute Gallenattacke bei Cholangitis und Cholecystitis. Für die Auslösung der Nierenkomplikationen ist also keineswegs ein operativer Eingriff an den Gallenwegen erforderlich.

Klinische Symptome

(Hyperazotämie bei Choledocholithiasis und Cholangitis)

Präoperative Form

In den meisten Fällen handelt es sich um ikterische Patienten im mittleren und höheren Lebensalter (45—70 Jahre) mit einer längeren oder kürzeren Anamnese, die auf Gallensteine oder rezidivierende Gallenwegsentzündungen hindeutet; bei einigen Patienten entwickelt sich der Ikterus schmerzlos. Frühere Nierenerkrankungen werden von diesen Patienten meistens verneint. Alle zeigen das klinische Bild eines meist intermittierenden Gallenwegsverschlusses mit Gelbsucht. Die Cholangitis verläuft mit Schüttelfrösten, hohem Fieber, Erbrechen, unstillbarem Singultus, Durchfällen, Leukocytose im Blutbild, Bilirubinerhöhung über 4—5 mg-%, sehr ausgesprochenem Anstieg der alkalischen Phosphatase im Serum. Durch die schwere Infektion, das Fieber und das Erbrechen kommt es zu erheblichem Blutdruckabfall und Elektrolyt- und Wasserhaushaltsstörungen. Die Exsiccose kann sehr ausgeprägt sein. Bei dieser Verlaufsform ist dann häufig bereits eine Harnstoffvermehrung im Blut nachweisbar. Das Serumkalium ist meistens vermindert. Wie beim akuten Nierenversagen lassen sich meist eine Cylindrurie (granulierte Cylinder), im allgemeinen nur eine geringe Proteinurie nachweisen; bei zunehmender Oligurie nimmt das spezifische Gewicht und die Osmolarität des Harnes ab und nähert sich den Plasmawerten. Die Harnstoffmengen des Urins nehmen ab, während Natrium in überschüssiger Konzentration (40—90 mÄqu/l) ausgeschieden wird. Den charakteristischen Verlauf bei einer 70jährigen Patientin zeigt das folgende Beispiel.

Frau K. G., 70 Jahre alt, litt schon seit dem ersten Weltkrieg unter Oberbauchbeschwerden. Fieber, Schüttelfrost oder Gelbsucht hatte sie nie. Vor Jahren wurde die Gallenblase geröntgt, dabei wurden Steine festgestellt. Seit 1958 ist ein Diabetes mellitus bekannt. Die Behandlung erfolgte rein diätetisch. Fünf Tage vor der Klinikaufnahme erkrankte die Patientin mit Schmerzen im rechten Oberbauch, die in den Rücken ausstrahlten. Fieber bestand nicht. Zwei Tage später trat eine Gelbsucht mit Hautjucken auf. Die Temperatur stieg auf 38,2° C, die Patientin wurde zunehmend benommen. Der Stuhl war entfärbt, der Urin dunkelbraun. Die Patientin erbrach wiederholt.

Befund bei der Aufnahme am sechsten Krankheitstage: Über der Lunge dorsobasal beiderseits massenhaft feuchte, nichtklingende Rasselgeräusche. Blutdruck 115/60 mm Hg, Puls 104, regulär. Druckschmerz im rechten Oberbauch, Leber und Milz nicht vergrößert. Blutzucker 215 mg-%, Urinzucker negativ, Aceton im Urin negativ. Temperatur 37,8° C, Blutkörperchensenkungsgeschwindigkeit 108/122 mm, Leukocyten 10200/mm^3 mit Linksverschiebung. Bilirubin 5,8 mg-%. Alkalische Serumphosphatase 37,8 King-Armstrong-Einheiten, Thymoltest 1,0 Mac Lagan-Einheiten, Takata 60 mg-%, Serum-Glutaminsäure-Oxalessigsäure-Transaminase 554 Einheiten, Rest-N 79 mg-%. In der Blutkultur Escherichia coli. Im Harn Bilirubin +, Urobilinogen in Kälte und Wärme negativ. Im Harnsediment hyaline und granulierte Cylinder. Harnmenge am Aufnahmetag 70 ml, am nächsten Tag 350 ml, spezifisches Gewicht 1020 und 1013.

Den weiteren Verlauf und die Behandlung zeigt Abb. 1. Der Rest-N stieg bis zum vierten Tag nach der Aufnahme auf einen Maximalwert von 142 mg-% an, das Bilirubin auf 17,0 mg-%, die alkalische Serumphosphatase auf 50,0 King-Armstrong-Einheiten. Nach Behandlung mit Reverin®, Infusion von physiologischer Kochsalz- und Glucose- sowie Fructoselösung kam es innerhalb von 5 Tagen zur lytischen Entfieberung und zum Rückgang der Leukocyten. Am 3. Tag des Krankenhausaufenthaltes setzte die Harnproduktion wieder ein, und es entwickelte sich eine starke Harnflut mit einer Isosthenurie um 1010. Der Rest-N war am 12. Tag des Klinikaufenthaltes zur Norm zurückgekehrt, das Serumbilirubin zu diesem Zeitpunkt auf 1,5 mg-% zurückgegangen. Die Serumelektrolyte zeigten eine vorübergehende Hyponatriämie von 125 mäq/l und eine Hypochlorämie von 72 mäq/l. Die Zuckerkrankheit benötigte erst vom 11. Tag an eine Insulinbehandlung und wurde mit 28 Einheiten Depotinsulin ohne Schwierigkeiten eingestellt.

Eine später durchgeführte Cholangiographie zeigte einen fingerkuppengroßen Stein in der Gallenblase und eine Verbreiterung des Ductus hepaticus auf Fingerdicke; der Ductus choledochus stellte sich dabei nicht dar.

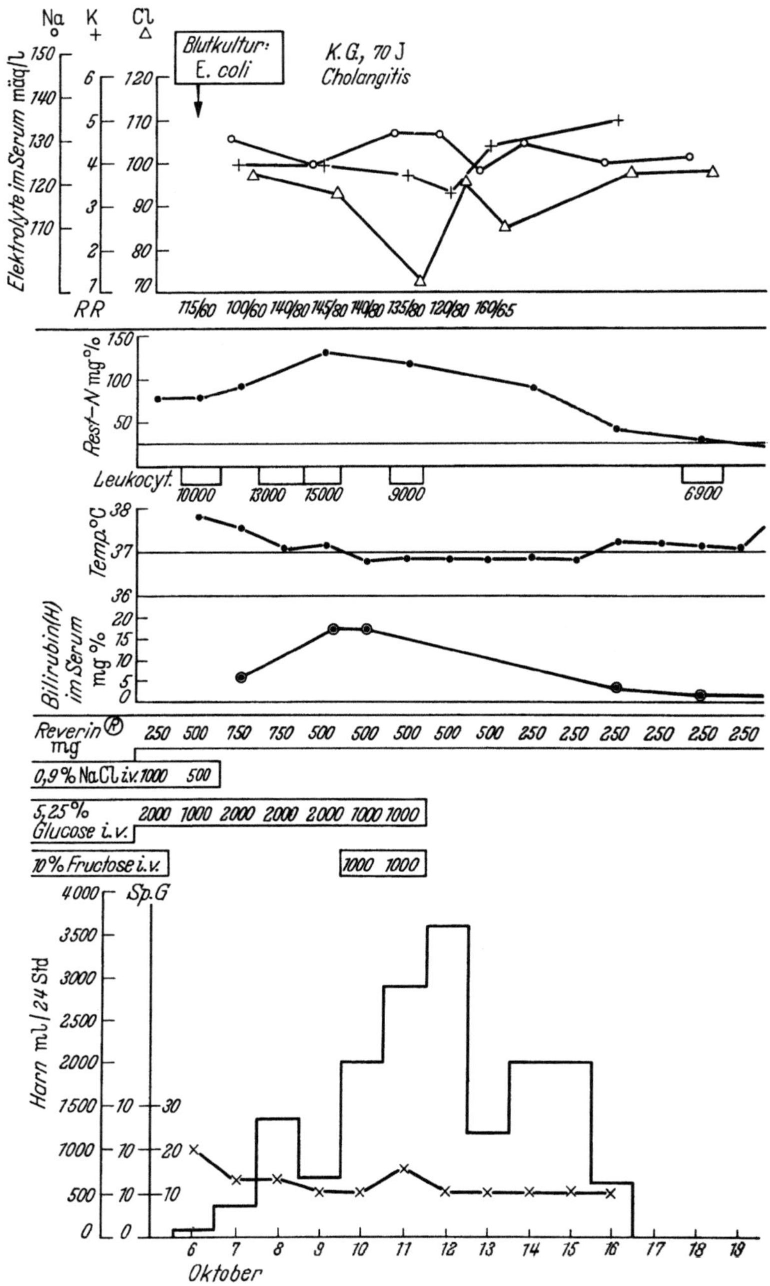

Abb. 1. Sogenanntes „bilio-renales" Syndrom bei einer Patientin mit Choledocholithiasis und Cholangitis

Diesem dramatischen Verlauf bei akuter Cholangitis und/oder Pankreatitis steht der mehr protrahierte Verlauf beim länger dauerden Verschluß durch Choledochusstenose ohne Begleitcholangitis oder Tumorverschluß gegenüber. Meistens kündigt sich die Verschlechterung mit einer weiteren Abnahme des Appetits. Erbrechen und Zunahme des Ikterus an. Die Urinmengen vermindern sich laufend, trotz ausreichender Flüssigkeitszufuhr, bis die Patienten schließlich Flüssigkeit einlagern. Der Urin wird isosthenurisch und die Harnosmolarität nähert sich Plasmawerten. Häufig klagen die Patienten über starken Durst, so daß weiter Flüssigkeit zugeführt wird. Es entsteht eine Verdünnungshyponatriämie. Bei manchen Kranken kommt es zu allmählichem Blutdruckabfall. Die Urämie nimmt weiter zu, und es kommt schließlich zu urämischem Erbrechen mit weiteren Kochsalzverlusten und schließlich zum meist plötzlichen Exitus letalis.

Postoperative Form

Die meisten Fälle von Niereninsuffizienz bei Choledocholithiasis und Cholangitis entwickeln sich im Anschluß an Gallenwegsoperationen bei ikterischen Patienten. Der klinische Verlauf bei diesen Patienten wurde zuerst von Heyd sowie Boyce und McFetridge systematisch untersucht und beschrieben. Heyd unterteilte die Patienten mit Niereninsuffizienz nach operativen Eingriffen an den Gallenwegen wegen Verschlußikterus in zwei Gruppen: erstens eine Gruppe von Patienten, die in den ersten 24—48 Std stirbt unter dem Zeichen einer Hyperpyrexie und Koma. Pathologisch-anatomisch fand sich bei diesen Patienten eine ausgesprochene Lebernekrose. Diese Form des sog. „Liver death" (Heyd) wird in den letzten Jahren kaum beobachtet. Der Grund hierfür liegt möglicherweise darin, daß die früher beobachteten Superinfektionen aus den Gallenwegen unter Antibiotica nicht mehr in gleichem Ausmaß vorkommen, oder daß es sich bei diesen fulminant verlaufenden Formen um Fälle handelt, bei denen bei der Operation die Arteria hepatica unterbunden wurde. Die zweite Gruppe von Patienten ist dadurch gekennzeichnet, daß es 4—7 Tage (Heyd) nach der Operation, bei eigenen Beobachtungen aber schon nach 30—40 Std, zur Niereninsuffizienz kommt. Voraus geht fast immer ein schockartiges Syndrom mit starker Temperaturerhöhung, zum Teil mit Schüttelfrösten und Blutdruckabfall. Selbst wenn es gelingt, den Blutdruck zu normalisieren, entwickelt sich häufig in wenigen Tagen eine Oligurie, Anurie und schließlich Urämie, an der die Patienten sterben. Der postoperative Verlauf entspricht also fast genau der präoperativen Form (Angiocholite urémigène). Wenn es nicht gelingt, in den ersten Tagen die Oligurie zu beheben, dann ist der Ausgang immer letal.

Gelingt es jedoch, die Patienten aus diesem schweren Zustand herauszubringen, dann kann sich die Nierenfunktion langsam (über Wochen) wieder normalisieren, wie es auch von anderen Beobachtungen bei akutem Nierenversagen bekannt ist.

Pathogenese

Bis heute haben klinische und experimentelle Untersuchungen die Ursache der Nierenfunktionsstörungen bei Gallenwegserkrankungen nicht völlig klären können.

Bald nach der ersten Beschreibung von Nierenfunktionsstörungen bei Gallenwegserkrankungen mit und ohne Operation kam die Vorstellung auf, daß ein „Nephrotoxin" aus der miterkrankten Leber freigesetzt wird und/oder nicht „entgiftet" werden kann und die Nieren funktionell schädigt. Tierexperimentelle Untersuchungen von Boyce und McFetridge scheinen die Toxintheorie zu stützen. Es gelang ihnen, durch intraperitoneale Injektion eines wässerigen Leberextraktes eines am hepatorenalen Syndrom nach Cholecystektomie verstorbenen Patienten, gleiche klinische und morphologische Veränderungen an Leber und Niere zu erzeugen. Daraus wurde der Schluß gezogen, daß im Blut zirkulierende Toxine, die wahrscheinlich Eiweißzerfallsprodukte aus der geschädigten Leber sind, Nierenfunktionsstörungen hervorrufen können. Die chemische Natur des

Toxins oder der Toxine ließ sich bisher niemals ermitteln. Das häufig stark vermehrte Bilirubin kommt wohl nicht in Frage, da eine schwere Bilirubinämie bei einem komplikationslosen Verschlußikterus selbst über lange Zeit bei relativem Wohlbefinden ohne Nierenfunktionsstörungen überstanden werden kann. Erst durch unphysiologische, sehr hohe Dosen von Gallensalzen konnten STEWART und CANTAROW (1935) tubuläre Veränderungen an den Nieren verursachen. Es besteht aber wohl kein Zweifel, daß bei Patienten mit Gelbsucht die Niere empfindlicher auf Anoxie beim Schock reagiert als bei nicht-ikterischen Patienten (DAWSON, SHACKMAN).

Die tierexperimentellen Untersuchungsbefunde von BOYCE ließen sich später von verschiedenen anderen Untersuchern nicht reproduzieren. STATE et al. (1950) konnten in tierexperimentellen Untersuchungen an Hunden zeigen, daß es nach toxischer Leberschädigung durch Tetrachlorkohlenstoff zu einem Schockzustand durch „Versacken" des Blutes im portalen Kreislauf und zu Leber- und Darmblutungen kommt. Die sich daraus ergebende Hypotension führt zu Oligurie und Anurie, die sich nicht mehr beheben lassen, wenn der Schockzustand längere Zeit gedauert hat. Selbst nach Korrektur der Blutdruckerniedrigung kommt in vielen Fällen die Nierenfunktion nicht wieder in Gang. Über ähnliche Ergebnisse berichten FAJERS u. NESTEL, die bei Kaninchen bzw. Ratten erst dann funktionelle und morphologische Nierenveränderungen erzeugen konnten, wenn neben den Lebernekrosen durch Tetrachlorkohlenstoff oder nach Unterbindung der Arteria hepatica eine arterielle Hypotension hinzugetreten war.

Aufgrund dieser Befunde und vieler klinischer Beobachtungen wird dem Schock als Ursache der Niereninsuffizienz allgemein die entscheidende pathogenetische Bedeutung zugesprochen (SHALDON u. WALKER). Für die Auslösung des Schocks kann sicher eine Vielzahl von Faktoren in Betracht kommen, u.a. Infektion, Blutdruckabfall wie Operationstrauma, einschließlich der Narkose (WILLIAMS et al.). Auch die Hypoxämie der Leber durch Kompression während der Operation sowie Blutverteilungsstörungen im Splanchnicusgebiet spielen sicher eine Rolle bei der verminderten Nierendurchblutung (DE WARDENER). Dies zeigen größere statistische Untersuchungen an einem chirurgischen Krankengut. Bei Patienten mit Choledocholithiasis und Cholangitis entwickelt sich die Niereninsuffizienz während des septischen Krankheitsverlaufes mit hohem Fieber, Erbrechen und Durchfällen, die zu schweren Wasser- und Elektrolytverlusten führen können. Solche Patienten kommen häufig erst in schwer dehydriertem Zustand im Kreislaufkollaps in die Klinik (s. Verlauf bei der Patientin K. G.). In diesem Stadium läßt sich fast immer eine deutliche Hyperazotämie nachweisen. Nicht selten entgeht der Schockzustand vor der Krankenhausaufnahme der sicheren Feststellung. Dabei haben gerade diese Fälle die beste Prognose, wenn die Schocktherapie frühzeitig und gezielt einsetzt. LASSEN u. THOMSEN berichteten in ihrem gut untersuchten Krankengut, daß bei 20 ihrer 30 Patienten mit Gallenwegsaffektionen die Niereninsuffizienz nach einem Blutdruckabfall von mehr als $^1/_2$ Std einsetzte. Bei sechs anderen Patienten waren schwere Wasser- und Elektrolytverluste (Erbrechen, Fieber) die entscheidende Ursache für die Nierenfunktionsstörungen. Zu der gleichen pathogenetischen Auffassung kommen auch SHACKMAN et al. bei der Auswertung ihres großen Kranken gutes (109 Patienten), bei denen 79 Patienten (74%) ein akutes Nierenversagen aus „innerer Ursache" („intrinsic renal failure") hatten. Bei 50 Patienten (47%) trat die Niereninsuffizienz nach chirurgischen Eingriffen oder unter chirurgieerfordernden Bedingungen 29mal (27%) nach Unfällen mit Trauma auf. Bei 27 Patienten der ersten Gruppe war eine Peritonitis die Ursache der Nierenfunktionsstörungen; zehn Patienten hatten gleichzeitig eine Pankreatitis (zweimal nach Gallenwegsoperation) und fünfmal handelte es sich um eine biliäre Peritonitis. Bei 14 chirurgischen Patienten war eine schwere Hypotension die Ursache für die tubuläre Nekrose. Ein Blutdruckabfall konnte bei allen 29 Patienten beobachtet werden, bei denen sich die Niereninsuffizienz nach einem Unfall entwickelt hatte. Bei zwölf Patienten bestand ein Ikterus. Gelbsuchtkranke sind nach Ansicht von SHACKMAN bei chirurgischen Eingriffen mit Narkosen durch Blutdruckabfall besonders gefährdet. Ikterische Patienten entwickelten eine Niereninsuffizienz durch tubuläre Nekrose bereits unter Bedingungen, die bei nicht-ikterischen Patienten komplikationslos verliefen. Die Prognose der Patienten mit postoperativem Nierenversagen ist erheblich schlechter als bei denjenigen ohne chirurgischen Eingriff. Bei entsprechender Therapie (Schockbekämpfung) lassen sich bis zu 80% der Nichtoperierten retten, während umgekehrt nur 20% der Patienten das postoperative Nierenversagen überwanden (SHACKMAN, PARSONS u. MCCRACKEN, BLUEMLE). Diese Untersuchungen zeigen besonders deutlich, daß nicht nur die Operation, die Narkose, operative Blutungen eine Hypotension verursachen können, sondern daß der Schock durch *Infektionen* bis zur Sepsis pathogenetisch für das Nierenversagen wirksam werden kann. Auf die Bedeutung der Wasser- und Elektrolytverluste für das Nierenversagen durch längeres Erbrechen und Fieber bei Gallenwegsinfektionen, Peritonitis, Pankreatitis und anderen akuten Entzündungen des Bauchraumes wurde schon hingewiesen. Der Wasserverlust führt zur Dehydratation, die allein schon zum Kreislaufschock führen kann; Elektrolytverluste tragen zusätzlich zur Azotämie bei.

Eine Zeitlang schien es so, als sei mit SHORRs Entdeckung der vasodepressorischen Substanzen die Ursache des protrahierten Kreislaufschocks entdeckt worden. Experimentelle Untersuchungen der Shorrschen Arbeitsgruppe hatten ergeben, daß während eines experimentellen Schocks infolge von Ischämie und Anoxie in der Leber anaerob eine Substanz entsteht, die zur Vasodilatation führt (BAEZ et al.). Von RAVDIN konnte gezeigt werden, daß vasodepressorische Substanzen durch plötzliche Dekompression des verschlossenen Gallenganges freigesetzt werden können. Da der Abbau dieser Substanzen (‚vasodepressor material" = VDM) in der Leber gestört ist, führt die vasodilatorische Substanz zum weiteren Kreislaufkollaps, der irreparabel ist und auch durch Erhöhung des Blutvolumens durch Transfusionen nicht mehr beseitigt werden kann. Die Bedeutung der Leber für die Entstehung solcher vasodilatorischen Substanzen wurde durch die Tatsache erhellt, daß ein irreversibler Blutdruckabfall eines hämorrhagischen Schocks durch eine Perfusion der Leber verhindert werden kann (FINE). Spätere Untersuchungen haben gezeigt, daß VDM und Ferritin wahrscheinlich identisch sind. Später wurden ähnliche gefäßaktive Substanzen beschrieben, die unter hypoxämischen Bedingungen auch aus anderen Geweben als der Leber, z. B. aus gequetschter Muskulatur, entstehen können. Besonders von FINE u. Mitarb. wurden sog. Endotoxine aus Bakterien des Darmes (besonders E. coli) als verantwortliche Faktoren für die Entwicklung des irreversiblen Schocks angesehen. Da, wie oben gezeigt wurde, schwere septische, hoch fieberhafte Verläufe mit Bakteriämie bei Gallenwegserkrankungen am Anfang eines renalen Versagens stehen können, spielen solche Endotoxine möglicherweise hierbei eine wichtige Rolle für den protrahierten Schock dieser Form des sog. hepatorenalen Syndroms. Eine wesentliche Stütze für diese Auffassung ist die Tatsache, daß bei tierexperimentellen Untersuchungen der irreversible Schock durch eine hochdosierte antibiotische Therapie verhütet werden kann.

Die Endotoxine als Ursache für den irreversiblen Kreislaufschock sind nicht unumstritten. Die heutigen pathogenetischen Vorstellungen über das akute Nierenversagen im Schock sind an anderer Stelle dargelegt. Als wichtigster Faktor für die Irreversibilität des Schocks wird die exzessive Vasoconstriction der Gefäße, die zu einer mechanisch bedingten Einschränkung der Durchblutung lebenswichtiger Organe führt, angesehen. Auch das akute Nierenversagen durch einen Kreislaufschock entsteht durch eine lang andauernde Vasoconstriction der Nierengefäße, die zu einer Verminderung der renalen Durchblutung (LAUSON et al.) und Abnahme der glomerulären Filtration führt (KRAMER). Dadurch wird das Gegenstromsystem für die Harnbereitung und Harnkonzentration gestört und ausgesetzt. Die Vasoconstriction als Ursache der funktionellen Nierenstörung konnte auch beim Menschen experimentell unter Narkose, Operation und Schockzuständen wahrscheinlich gemacht werden (HABIF et al.; BOBA u. LANDMESSER). Für den Sonderfall des Kreislaufschocks bei abdominellen Operationen wurde von DE WARDENER gezeigt, daß es während des Zuges an Bauchorganen bei Operationen zu einer erheblichen Abnahme der Nierendurchblutung kommt.

Obwohl das Nierenversagen bei Erkrankungen des Gallenwegssystems bei der Mehrzahl aller Patienten als Folge eines Kreislaufschocks und/oder eines septischen Krankheitsverlaufes erklärt werden kann, bleiben Einzelbeobachtungen ätiologisch und pathogenetisch unklar, bei denen mit Sicherheit ein Schockzustand, gleich welcher Genese, nicht vorgelegen hat. Neuere Befunde von HEINTZ et al. lassen vermuten, daß Toxine vielleicht doch für die Auslösung von Nierenkomplikationen bedeutungsvoll sind. HEINTZ et al. konnten bei Untersuchungen der Atmung von Rattennierenschnitten im Plasma von Kranken mit sog. hepatorenalem Syndrom eine Hemmung der Gewebsatmung feststellen. Diese wichtigen Befunde bedürfen aber noch der Bestätigung.

Therapeutische Folgerungen

Aus den oben dargelegten pathogenetischen Vorstellungen läßt sich die Therapie zwanglos ableiten. Am wichtigsten ist die rechtzeitige Erkennung der Faktoren, die einen Kreislaufschock bei Patienten mit Gallenwegserkrankungen auslösen können, d.h. Erbrechen, hohes Fieber mit Wasser- und Elektrolytverlusten, Verhütung eines Blutdruckabfalles. Das bedeutet, daß solche Patienten Infusionen und Transfusionen erhalten müssen, um die Flüssigkeits- und Elektrolytverluste zu ersetzen. Dieser Flüssigkeitsersatz und die Finanzierung des Wasserhaushaltes ist entscheidend für den ganzen weiteren Verlauf bei diesen Patienten. Es muß vor der ungezielten Anwendung vasopressorischer Medikamente in diesem Stadium dringend gewarnt werden, da sich dadurch der Kreislaufschock und die Vasoconstriction der Gefäße noch verstärken kann.

Bevor Patienten mit Erkrankungen der Gallenwege operiert werden, muß der Kreislauf und der Wasser- und Elektrolythaushalt stabilisiert sein. Untersuchungen von ZOLLINGER et al. haben ergeben, daß das Blutvolumen in nahezu allen Fällen von Gallenwegserkrankungen vermindert ist. Daher sollte präoperativ vor Gallen- oder Gallenwegsoperationen eine Auffüllung des Blutgefäßsystems mit Plasma oder Vollblut erfolgen. BARRY et al. empfehlen eine fortdauernde Hydrierung der zur Operation vorgesehenen Patienten nach Einleitung der Narkose mit Mannitolinfusionen. Sie konnten mit Hilfe dieser Therapie die Zahl der postoperativen Oligurien erheblich senken und fanden eine Besserung der Nierendurchblutung, der glomerulären Filtrationsrate und der Urinausscheidung. Auch von anderen Autoren (SEITZMAN, POWERS et al. u. LILIEN et al.) wird dieser günstige Effekt für die Verhütung postoperativen Nierenversagens bestätigt. Auch bei tierexperimentellen Untersuchungen konnte DAWSON den günstigen Einfluß des Mannitols bei der Prophylaxe der Azotämie ikterischer Tiere beobachten. Von GOETZ et al. sowie ZIMMERMANN wurde der gute therapeutische

Effekt mit Aminomethanpufferinfusionen (THAM) auf die Nierendurchblutung und Acidose hervorgehoben. Weitere Maßnahmen (Steroidtherapie u.a.) zur Schockverhütung und Schockbekämpfung sind an anderer Stelle dargestellt. Daneben spielt natürlich die Therapie der Infektion der Gallenwege eine entscheidende Rolle. Eine konsequente, hochdosierte Behandlung mit Antibiotica, möglichst nach Austestung der Keime (Blutkultur, D-Sonde), verspricht die besten Erfolge.

Bisher wurde allgemein die Auffassung vertreten, daß eine Frühoperation an den Gallenwegen bei Vorliegen einer Oligurie und Azotämie vermieden werden sollte. Jetzt vorliegende, gemeinsame größere Erfahrungsberichte aus chirurgischen und medizinischen Kliniken (LASSEN u. THOMSEN; ANDREASSEN et al.; DUNPHY et al.; SHACKMAN et al.) haben jedoch gezeigt, daß die Früh- und Radikaloperation unter eventueller ein- oder mehrmaliger extrakorporaler Dialyse die besten Erfolge bringt. Bei palliativer oder verzögerter chirurgischer Therapie war die Mortalitätsquote um ein Vielfaches höher als bei sofortiger Gallengangschirurgie im Frühstadium unter Einsatz der „künstlichen Niere".

Die Niereninsuffizienz bei Lebercirrhose

Der Ausdruck hepato-renales Syndrom hat seine eigentliche Berechtigung für die gleichzeitige Störung der Leberfunktion und Nierenfunktion, die wir bei fortgeschrittener Lebercirrhose finden. Die gestörte Nierenfunktion bei chronisch Leberkranken gibt sich besonders in der verminderten Ausscheidung von Natrium und Wasser zu erkennen. Auf diese Störung haben bereits ältere Autoren hingewiesen, z.B. FRERICHS (1861) und FLINT (1863). Der französischen Schule, insbesondere GILBERT und seinen Mitarbeitern, VILLARET, ACHARD und PAISSEAU (Literatur bei CACHERA u. Mitarb.) verdanken wir die ersten sorgfältigen Untersuchungen und die Feststellung, daß Natrium- und Wasserausscheidungsstörungen bei chronisch Leberkranken eng gekoppelt sind in der Weise, daß ohne Natriumretention eine Retention von Wasser nur schwer möglich ist.

Diese Funktionsstörungen sind bei kompensierter Lebercirrhose verhältnismäßig gering ausgeprägt, lassen sich aber mit Hilfe des Wasserbelastungsversuches, wie ihn ADLERSBERG und auch WOLLHEIM angegeben haben, schon dann nachweisen, wenn sonst keine Hinweise für eine stärkere Wasserretention gegeben sind.

In den letzten Jahren nun ist von verschiedenen Autoren eine Symptomatologie beschrieben worden, die durch ein Nierenversagen bei fortgeschrittener Lebercirrhose gekennzeichnet ist (HECKER u. SHERLOCK; MARTINI u. RAUSCH-STROOMANN; PAPPER et al.; SUMMERSKILL et al.; VESIN; SHEAR; LANCESTREMERE; CLOWDUS et al.; EISNER u. LEVITT; LIEBER u. DAVIDSON). Die wichtigsten Störungen bestehen in einer zunehmenden Oligurie mit zunächst noch gut konzentriertem Harn, in einer Hyponatriämie, Hyperkaliämie und Hyperazotämie. Die klinische Symptomatologie dieser terminalen Niereninsuffizienz bei Lebercirrhose wird beherrscht durch die schweren Wasserhaushalts- und Elektrolytstörungen. Die Kranken werden ausgesprochen hinfällig, lustlos und schwach. Zu den Belästigungen, die allein schon die Ascitesflüssigkeit hervorruft, kommen Bauchschmerzen bis zu ileusartigen Zuständen und manchmal Krämpfe in den Waden. Die Kranken sind hochgradig inappetent und leiden unter Übelkeit und Brechgefühl. Magen und Dünndarm sind dilatiert, die Schmerzen vorwiegend im Nabelbereich lokalisiert. Nicht selten bestehen bei diesen Kranken trotz der hochgradigen Flüssigkeitsansammlung Exsiccosezeichen mit Durst, Trockenheit der Haut und der Zunge und halonierten Augen.

Die Mitbeteiligung des Kreislaufs ist auffällig und von ganz besonderer Bedeutung. Der Blutdruck liegt bei Cirrhosekranken an sich schon in den meisten Fällen niedrig. Bei fortschreitender Krankheit sinkt der Blutdruck noch weiter ab. Der Puls ist gut gefüllt, die Haut weich und gut durchblutet, ein Palmarerythem fast immer vorhanden. Die Gefäßspinnen sind eigenartig hellrot gefärbt, das venöse Blut ist ebenfalls hellrot. Der Zustand entspricht dem der hyperdynamischen peripheren Zirkulation. Die Störungen des Wasser- und Elektrolythaushaltes und der zunehmenden „terminalen" Niereninsuffizienz entwickeln sich ganz allmählich.

Im *Stadium 1* der Patienten mit kompensierter Lebercirrhose sind die Serumelektrolyte noch normal, die glomeruläre Filtration weicht ebenfalls nicht von der Norm ab. Das Plasmavolumen ist erhöht, der Harnstoff im Blut fast immer normal. Das Serumalbumin ist bei einigen Patienten normal, bei anderen vermindert.

Im *Stadium 2*, wenn Ascites aufgetreten ist mit stärkerer Natriumretention und Ödemen, ist bei einigen Patienten bereits eine geringe Hyponatriämie und geringe Hyperkaliämie nachweisbar. Der Harnstoff ist meistens noch normal. Das spezifische Gewicht des Harns ist normal, die Konzentrationsfähigkeit noch erhalten. Das Serumalbumin ist häufig schon deutlich (unter 3,0 g-%) erniedrigt. Das Plasmavolumen ist in der Regel deutlich erhöht. Der allgemeinen Ödematose entspricht ein vermehrtes Gesamtkörperwasser gleichzeitig mit einer Vermehrung des total austauschbaren Natriums; dabei ist das Natrium im Serum häufig durch Verdünnung erniedrigt. Die glomeruläre Filtration ist bereits bei der Mehrzahl der Patienten erheblich vermindert. Fast immer ist, wie CHALMERS u. Mitarb. unlängst gezeigt haben, ein Konzentrationsdefekt der Nieren nachweisbar.

Im *Endstadium* dieses Zustandes der terminalen Niereninsuffizienz schließlich findet man bei weiter gesteigerter Wasserretention, Ascites und ausgeprägten Ödemen ein gewöhnlich stark erniedrigtes Serumnatrium und erhöhtes Serumkalium und eine mehr oder weniger ausgeprägte Azotämie mit Harnstoffwerten von 50—200 mg-%. Das Serumalbumin ist stark erniedrigt, ebenfalls fällt das Plasmavolumen relativ ab, die Harnfiltration und Nierendurchblutung sind herabgesetzt. In diesem Endstadium sinkt auch der Blutdruck ab, und die Patienten kommen ad exitum.

Die auffällige Zunahme dieser Symptomatologie in den letzten Jahren ist wohl dadurch zu erklären, daß es durch die erfolgreiche Anwendung bestimmter Behandlungsmethoden gelingt, die Cirrhosekranken häufiger aus akut bedrohlichen Situationen wie Blutung, Durchfallsneigung, Infektionen und Koma herauszuführen. Sie erleben dadurch einen Grad von Leberinsuffizienz, der früher weitgehend unbekannt war. Hinzu kommt, daß durch Ascitespunktion (GORDON), rigorose diuretische sowie diätetische Behandlung (MARTINI und RAUSCH-STROOMANN) erhebliche Störungen im Elektrolyt- und Wasserhaushalt hervorgerufen werden, wie sie früher in diesem Ausmaß nicht möglich waren. Allein durch eine konsequente natriumarme Kost ist man in der Lage, innerhalb kurzer Zeit eine Herabsetzung des Serumnatriums und eine Verminderung der Natriumausfuhr im Harn herbeizuführen. Besonders gefährdet sind die Kranken, die bereits von vornherein eine erheblich verminderte spontane Natriumausscheidung unter 10—15 mÄqu/24 Std haben. Bei diesen Kranken entwickelt sich das Syndrom auch spontan ohne jede zusätzliche diuretische Maßnahme.

Laboratoriumsbefunde

Die Niereninsuffizienz chronisch Leberkranker ist durch folgende Laboratoriumsbefunde gekennzeichnet:

1. Harn: eine Proteinurie ist verhältnismäßig selten; Leukocyten, Erythrocyten, hyaline und granulierte Cylinder sind häufiger nachzuweisen. Das spezifische Gewicht des Harns ist anfänglich hoch. Der Urin erreicht in dieser Phase die zwei- bis dreifache Konzentration des Plasmas. Mit zunehmender Insuffizienz und Oligurie geht das spezifische Gewicht zurück. Ebenso nimmt die Fähigkeit zur Verdünnung des Urins ab. Die Natriumausscheidung ist stark erniedrigt und liegt bei den schweren Fällen unter 10 mÄqu/Tag. Die Kaliumausscheidung ist normal.

2. Blut: das Natrium im Serum ist stark erniedrigt bis zwischen 110 und 130 mÄqu/l, das Serumkalium kann erniedrigt oder normal sein, ist aber gegen Ende der Krankheit fast immer erhöht. Mit allmählichem Abfall des Serumnatriums geht häufig ein Anstieg des Serumkaliums einher. Auch das Serumchlor ist fast immer erniedrigt. Der Serumharnstoff ist deutlich erhöht, erreicht aber selten Werte wie bei chronischer Niereninsuffizienz bei primärer Nierenerkrankung. Das Kreatinin ist ebenfalls erhöht, doch besteht oft eine erhebliche Diskrepanz zwischen der Höhe des Harnstoffs und des Kreatinins. Die Albuminwerte im Serum sind fast immer unter 2 g-% erniedrigt.

Die Nierenfunktion

Der Ausfall der Clearanceuntersuchungen bei Patienten mit Lebercirrhose hängt weitgehend vom Ausmaß der Leberinsuffizienz ab (Leslie et al.; Nava et al.). Bei Kranken mit kompensierter Lebercirrhose, ja selbst im Zustand bereits fortgeschrittener Insuffizienz ist die Glomerulumfiltration häufig normal (Literaturhinweise bei Papper; Gigli und Giovannetti).

Andere Patienten mit fortgeschrittener Lebercirrhose zeigen eine erhebliche Einschränkung der Glomerulumfiltration und auch der PAH-Clearance. (Lauler u. Wesson). Die zunehmende Verschlechterung der Nierenfunktion, gemessen mit den verschiedenen Clearancemethoden, ist in ihrer Entstehungsweise bisher nicht aufgeklärt. Sowohl intrarenale als auch extrarenale Faktoren, die die Nierendurchblutung beeinträchtigen können, wurden zur Erklärung herangezogen. Die Bedeutung des Ascites bzw. die dadurch bedingte intraabdominelle Druckerhöhung für eine Verminderung der Nierendurchblutung ist sicher überschätzt worden. Die Entlastung durch Ascitespunktion führt nur vorübergehend für wenige Stunden zu einer besseren Nierendurchblutung mit Anstieg der Glomerulumfiltrationsrate. (Bradley und Bradley). Allgemein kann gesagt werden, daß auch andere Kreislaufveränderungen sich nachteilig auf die Nierenfunktion auswirken.

Das Herzminutenvolumen ist bei chronisch Leberkranken fast immer erhöht, jedoch ist der renale Anteil vermindert.

Störungen der Natriumausscheidung

Seit Einführung der Flammenphotometrie in die klinische Laboratoriumsdiagnostik sind die Bestimmungen der Natriumausscheidung in großem Maße durchgeführt worden. Dabei hat sich herausgestellt, daß entsprechend dem Schweregrad der chronischen Lebererkrankung die Ausscheidung von Natrium im Harn leidet. Das geht so weit, daß bei fortgeschrittener Lebercirrhose mit sich rasch erneuerndem Ascites überhaupt kaum noch Natrium im Harn ausgeschieden wird (Farnsworth und Krakusin; Faloon, Eckhardt, Cooper u. Davidson; Goodyer, Relman, Lawrason und Epstein; Eisenmenger, Blondheim, Bongiovanni und Kunkel; Cachera, Darnis und Lubetzki). Man kann geradezu den Schweregrad der Leberinsuffizienz bei Lebercirrhose mit Ascites von der spontanen Natriumausscheidung ablesen. Kranke, bei denen die spontane Natriumausscheidung in 24 Std weniger als 10 mÄqu beträgt, sind hochgefährdet und entwickeln fast immer die sog. terminale zirkulatorische Niereninsuffizienz.

Diese extrem verminderte Natriumausscheidung bei fortgeschrittener Lebercirrhose steht im deutlichen Gegensatz zu der normalen Natriumausscheidung bei den Zuständen von Oligurie und Niereninsuffizienz bei Gallenwegserkrankungen!

Auch der normale Tag-Nacht-Rhythmus ist in der Natriumausscheidung bei diesen Kranken gestört: sie scheiden nachts mehr aus als bei Tage (GOLDMAN).

Der Grad der Unfähigkeit, Natrium auszuscheiden, kann durch standardisierte Natriumzufuhr genau geprüft werden. Aus der Beobachtung, daß bei Lebercirrhose mit Ascites und Ödemen die Natriumausscheidung vermindert ist, wurde die therapeutische Folgerung gezogen, daß bei verminderter Ausscheidung die Natriumzufuhr eingeschränkt werden muß. Freilich erreicht man bei extrem verminderter Natriumzufuhr allenfalls ein Gleichgewicht zwischen Einfuhr und Ausfuhr. Fast nie gelingt es, bei fortgeschrittener Erkrankung auf diese Weise eine negative Natriumbilanz herzustellen. Auch drosselt der Organismus dann die spontane Natriumausfuhr, wenn zuvor noch eine ausreichende Natriurese vorhanden war (CACHERA; EISENMENGER, AHRENS, BLONDHEIM und KUNKEL; MARTINI und v. BERNUTH).

Untersuchungen mit radioaktiv markiertem Natrium bei Kranken mit Lebercirrhose und Ascites haben ergeben, daß der Gehalt an austauschbarem Natrium in diesen Fällen durchweg erhöht ist, selbst dann, wenn der Serumgehalt des Natriums normal oder erniedrigt ist (SUMMERSKILL u. Mitarb. in G. A. MARTINI: Aktuelle Probleme, EDELMAN et al.) (Abb. 2).

Der Serumnatriumgehalt bei Kranken mit fortgeschrittener Lebercirrhose und Ascites ist fast immer vermindert. Die Hyponatriämie ist meistens vom Typ der Verdünnungsnatriämie, wobei eine exzessive Wasserrückresorption ursächlich beteiligt ist (TALSO et al.). Die Osmolarität des Serums ist erniedrigt, manchmal bis unterhalb der Urinosmolarität. Wieweit die Hyponatriämie und die verminderte Serumosmolarität die Nierenfunktion verschlechtern, muß offen bleiben. Möglicherweise führt die Hyponatriämie zu stärkerem Gewebskatabolismus (LINHART und WELT). Damit könnte zum Teil die Diskrepanz zwischen Harnstoff und Kreatininwert erklärt werden, wie er bei terminaler Niereninsuffizienz beobachtet worden ist. SUMMERSKILL führt auch die erhebliche Harnstoffrückresorption, die unabhängig von einer veränderten Glomerulumfiltrationsrate auftritt, auf diesen durch Hyponatriämie verursachten Harnstoffanfall zurück. Offenbar wird dieser Vorgang gesteigerter Harnstoffrückresorption durch Vasopressin gefördert. Eine gesteigerte Vasopressinwirkung wird auch bei Cirrhosekranken vermutet.

Für die gestörte Natriumausscheidung sind verschiedene, eng miteinander verknüpfte Faktoren verantwortlich gemacht worden. Grundsätzlich wird die Gesamtnatriumausscheidung bestimmt durch den Gehalt an Natrium im ultrafiltrierten Harn und die tubuläre Rückresorption. Die glomeruläre Filtrationsrate, die die „load" im wesentlichen mitbestimmt, ist bei nicht zu weit fortgeschrittener Krankheit nur wenig eingeschränkt. Demnach kommt der tubulären Rückresorption der entscheidende Anteil zu.

Welche Einflüsse in erster Linie die tubuläre Rückresorption des Natriums bestimmen, soll hier nur angedeutet werden und wird in anderen Kapiteln eingehender erörtert. PAPPER hat darauf hingewiesen, daß offenbar das effektive, extracelluläre Flüssigkeitsvolumen bei diesen Kranken vermindert ist (im Gegensatz zum tatsächlichen, das fast immer vermehrt ist). Wahrscheinlich spielt eine Sequestrierung des Extracellulärraumes dabei eine Rolle. Diese verminderte effektive, extracelluläre Flüssigkeit übt entweder direkt über die Nierendurchblutung oder indirekt über die Nebennierenrinde ihren Einfluß auf das tubuläre System aus. Nach den Untersuchungen von BARTTER u. Mitarb. erfolgt die Stimulierung zur vermehrten Aldosteronausschüttung durch das verminderte effektive extracelluläre Flüssigkeitsvolumen. Durch WOLFF u. Mitarb. wissen wir, daß die Aldosteronausscheidung bei chronisch Leberkranken entsprechend der Schwere der Erkrankung zunimmt. Freilich ist der genaue Anteil des Aldosterons an der Natriumausscheidungsstörung noch längst nicht entschieden. Den wesentlichsten Einfluß auf die Natriumausscheidung scheint die Nierendurchblutung zu

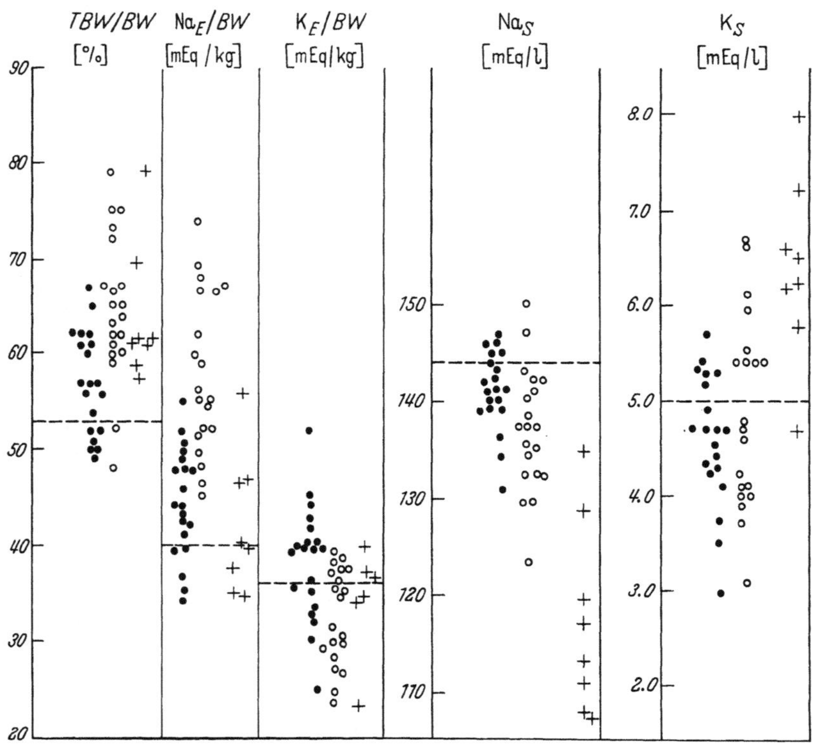

Abb. 2. Werte für Gesamtkörperwasser (TBW), austauschbares Natrium (Na_E) und Kalium (K_E) in Beziehung zum Körpergewicht (BW) und Serumkonzentration von Natrium (Na_S) und Kalium (K_S)
○ Ascites + Azotämie ● ohne Ascites ---- Mittelwert der Norm

haben. Ob in diesen Fällen die verminderte Nierendurchblutung unmittelbar zu einer verminderten Natriumausscheidung führt oder ob der juxtaglomeruläre Apparat auf Veränderungen der Nierendurchblutung hin zu vermehrter Aldosteronausschüttung führt, ist nicht entschieden (HARTROFT).

Kalium

Die Ausscheidung von Kalium im Harn ist trotz der manchmal extrem verminderten Natriurese kaum verändert. Bei zunehmender Insuffizienz wird ein stetiger Anstieg des Serumkaliums beobachtet (MARTINI und RAUSCH-STROOMANN; VESIN, GIBOUDEAU, RENAULT und CATTAN; SUMMERSKILL, CLOWDUS und CASEY).

Jedoch ist das Serumkalium kein verläßlicher Indicator für den gesamten Kaliumbestand des Körpers. Das gesamte austauschbare Kalium ist bei Kranken mit fortgeschrittener Lebercirrhose erheblich vermindert (BIRKENFELD et al.). Wieweit diese Verminderung auf die diuretische Therapie, den Hyperaldosteronismus und auf verminderte Zufuhr zurückzuführen ist, ist im Einzelfall schwer zu entscheiden. Zweifellos kommt dem gestörten Kaliumhaushalt eine zusätzliche Bedeutung für die Entstehung und Unterhaltung weiterer Störungen zu: hypokaliämische Alkalose, Leberkoma mit Ammoniakintoxikation. (BAERTL et al.).

Wasserhaushalt

Die Wasserdiurese bei Patienten mit Lebercirrhose ist offenbar ebenfalls abhängig vom Grad der Insuffizienz (CACHERA, DARNIS, LUBETZKI). Die Störung im Wasserhaushalt gibt sich in der stark verminderten Harnausscheidung zu erkennen (GILBERT u. LEREBOULLET; JONES et al. 1952). Sie kann durch orale Wasserzufuhr (RALLI, LESLIE, STUECK u. LAKEN; ALDERSBERG u. FOX; WOLLHEIM) oder intravenöse Zufuhr von hypotonen bzw. isotonen Lösungen deutlich gemacht werden (CACHERA, DARNIS, LUBETZKI; PAPPER u. SAXON). Dabei besteht keineswegs immer eine völlige Übereinstimmung in der Ausprägung der Natrium- bzw. Wasserausscheidungsstörung (BERNSTEIN, WESTON, ROSS, GROSSMAN, HANENSON u. LEITER; PAPPER u. SAXON).

Obwohl eine extrem verminderte Ausscheidung von Natrium fast immer mit einer Oligurie einhergeht, gibt es doch Beobachtungen, die zeigen, daß bei cirrhotisch Leberkranken mit Ascites eine Polyurie gemeinsam mit einer hochgradig verminderten Natriumausscheidung vorkommt (CACHERA, DARNIS u. LUBETZKI; BARIÉTY, GAIDOS und CHOUBRAC). PAPPER und SAXON betonen, daß die Unfähigkeit, den Harn zu verdünnen, bei diesen Kranken verhältnismäßig selten ist. Ist sie einmal vorhanden, bedeutet sie ein schlechtes prognostisches Zeichen. Wird jedoch das Plasmavolumen und das Glomerulusfiltrat durch intravenöse Zufuhr von Humanalbumin und gleichzeitige Infusion von isotonischer Kochsalzlösung gesteigert, so kann eine Wasserdiurese mit hypotonem Harn erzielt werden. Die Freiwasserclearance (C_{H_2O}) ist vermehrt.

Für die gestörte Wasserausscheidung bei Kranken mit Lebercirrhose ist u.a. auch eine vermehrte Wirksamkeit von antidiuretischen Hormonen (ADH) angeführt worden (RALLI, ROBSON, CLARKE und HOAGLAND; EVERSOLE, BIRNIE und GAUNT).

Dabei bleibt dahingestellt, ob die vermehrte ADH-Wirksamkeit durch vermehrte Sekretion oder verminderte Inaktivierung durch die kranke Leber zustande kommt. Doch lassen sich viele Gründe dagegen anführen, abgesehen davon, daß bisher keineswegs erwiesen ist, daß das antidiuretische Hormon bei Leberkranken vermehrt ist. Zunächst würde die Wirkung nur die gesteigerte Rückresorption von Wasser und nicht von Natrium erklären. Die Ansprechbarkeit des Kranken mit Lebercirrhose auf zugeführtes ADH entspricht durchaus der des Gesunden (NELSON u. WELT). Auch steigt der Harnfluß nach oraler oder intravenöser Wasserzufuhr bei vielen Kranken mit Lebercirrhose und Ascites wie beim Gesunden an (NELSON u. WELT, PAPPER u. SAXON). Alkohol als Inhibitor der ADH-Sekretion hatte in geringer Dosierung keinen Einfluß auf die Wasserausscheidung (LAMDIN, KLEEMAN, RUBINI u. EPSTEIN), wohl aber bei einigen Kranken mit ausgesprochener Störung der Wasserausscheidung. Möglicherweise spielt das ADH bei fortgeschrittenen Krankheitszuständen eine gewisse Rolle.

Für die durch Kochsalzinfusion bei fortgeschrittener Lebercirrhose vorübergehend induzierte Wasserdiurese müßte eine ADH-unabhängige Verminderung der Wasserrückresorption im distalen Tubulussystem angenommen werden (VLAHCEVIC u. Mitarb.).

Morphologie

Die morphologischen Veränderungen der Niere bei chronisch Leberkranken sind bisher nicht so systematisch und sorgfältig untersucht worden, daß sich abschließend eine genaue Aussage machen läßt. Insbesondere bleibt noch unklar, in welcher Beziehung die morphologischen Veränderungen zu den funktionellen Störungen stehen. Es ist wahrscheinlich, daß elektronenoptische Untersuchungen auch hier weiterführen werden. Die ersten Untersuchungen liegen vor (SALOMON u. Mitarb.). Wegen der gestörten Blutgerinnungsverhältnisse bei chronisch Leberkranken und der damit verbundenen Gefahr einer Blutung können bioptische Untersuchungen kaum durchgeführt werden.

1. Tubuläre Veränderungen: Tubuläre Veränderungen wie hydropische Generation und Erweiterung der proximalen und distalen Tubuli wurden häufig beschrieben. Diese Veränderungen sind als unspezifisch aufzufassen. Nur selten findet man bei den chronisch parenchymatösen Lebererkrankungen eine akute tubuläre Nekrose. Bei ausgeprägter Gelbsucht wird die biliäre oder cholämische Nephrose häufig gefunden. Jedoch gilt es als unwahrscheinlich, daß diese cholämische Nephrose mit einer wesentlichen Beeinträchtigung der Nierenfunktion einhergeht. Es ist allerdings nicht auszuschließen, daß diese tubulären Veränderungen die Niere gegenüber zusätzlichen Einwirkungen wie Infektion, Blutdruckabfall oder Elektrolytstörungen anfällig machen.

2. Glomeruläre Veränderungen. Im eigenen Krankengut konnten bei einer Reihe von Kranken, die an terminaler Niereninsuffizienz bei Lebercirrhose verstarben, deutliche glomeruläre Veränderungen nachgewiesen werden, die als Glomerulitis bezeichnet wurden (MARTINI u. RAUSCH-STROOMANN). Unter der Bezeichnung „cirrhotische Glomerulosklerose" faßten BLOODWORTH und SOMMERS ihre Befunde bei Patienten mit Lebercirrhose zusammen. Darunter verstehen sie eine Zunahme von Epithel- und Endothelzellen im Glomerulus. In fortgeschrittenen Fällen wurde eine fibrilläre Verdickung des glomerulären Stromas beobachtet (JONES et al. 1961). Ferner wurde nicht selten eine Proliferation der Endothelzellen gesehen, die große Mengen an Fett gespeichert hatten. Diese Veränderungen werden mit dem bei chronisch Leberkranken gestörten Oestrogenstoffwechsel in Verbindung gebracht. FISHER und HELLSTROM sprechen von membranöser und proliferativer Glomerulonephritis bei Lebercirrhose, wobei sie eine Verbreiterung des Mesangiums in Verbindung mit einer Zellkernvermehrung in den Glomerula als charakteristisch ansehen. Auf ähnliche Veränderungen weist MEISTER hin, der die Bezeichnung Glomerulonephrose bevorzugt und ursächlich eine hepatogene Eiweißstoffwechselstörung annimmt. CROWSON und MORE wählen die Bezeichnung glomerulotubuläre Nephrose in Verbindung mit Leberkrankheiten und heben dabei besonders die Epitheldegeneration und die Quellung der Kapselepithelien hervor. Diese Befunde werden mit einer Nierenischämie in Verbindung gebracht, wie vorher ähnliche Befunde von BAXTER und ASHWORTH.

Elektronenoptische Untersuchungen an Patienten mit chronischer Lebererkrankung aus verschiedener Ursache zeigten nahezu ausnahmslos Veränderungen an der Niere, die durch Ablagerungen in den Capillarwänden und im Mesangium, Verdickung der Basalmembran und Zunahme der mesangialen Matrix charakterisiert waren. Für diese Veränderungen wir die Bezeichnung hepatische Glomerulosklerose vorgeschlagen, um zum Ausdruck zu bringen, daß diese Veränderungen mit jeder Art von Leberkrankheit auftreten können.

Auch die „chronische Glomerulonephritis" im eigentlichen Sinne scheint bei Cirrhosekranken häufiger vorzukommen als bei einer entsprechenden Vergleichsbevölkerung. PATEK u. Mitarb. fanden Veränderungen wie bei chronischer Glomerulonephritis bei 14 von 200 Kranken mit Lebercirrhose. Auch ältere Berichte wiesen auf das nicht seltene Zusammentreffen dieser beiden Krankheiten bei Alkoholikern hin (THIERFELDER).

Die Pathogenese der Niereninsuffizienz bei chronischer Leberinsuffizienz

Die Besonderheit der Kreislaufverhältnisse bei chronisch Leberkranken wurde hervorgehoben. Der Blutdruck ist fast immer normal, eher leicht erniedrigt. Blutdruckerhöhungen sind ausgesprochen selten bei chronisch Leberkranken. Ein vor der Erkrankung nachweisbar erhöhter Blutdruck „normalisiert" sich bei zunehmender Leberinsuffizienz (RAASCHOU). Das Blutvolumen sowie das Herzminutenvolumen ist bei chronisch Leberkranken erhöht (KOWALSKI u. ABELMANN). Die periphere Durchblutung besonders der Haut ist gesteigert. Diese gesteigerte periphere Zirkulation ist an der Hauttemperatur, an dem Palmarerythem, den Gefäßspinnen und der Uhrglasnagelbildung bei Cirrhosekranken zu erkennen (MARTINI u. HAGEMANN; MURRAY et al.). Die Öffnung arteriovenöser Anastomosen wird an der hellroten Farbe des venösen Blutes deutlich. Trotz des vermehrten Blutvolumens sinkt die Durchblutung der Niere bei zunehmender Leberinsuffizienz. Die Messung der glomerulären Filtrationsrate und des Nierenplasmaflusses mit Hilfe der verschiedenen Clearancemethoden hat unterschiedliche Ergebnisse gebracht. Aus den meisten Untersuchungen geht jedoch hervor, daß mit zunehmender Leberinsuffizienz sowohl der Plasmadurchfluß als auch die glomeruläre Filtrationsrate deutlich herabgesetzt sind. Die Filtrationsfraktion, also der Quotient aus Filtrationsrate und Plasmadurchfluß, ist nicht selten erhöht, wie wir es ähnlich auch bei der zirkulatorischen Niereninsuffizienz bei Herzinsuffizienz kennen.

Die gleichzeitige Bestimmung des Herzminutenvolumens und der Inulin- wie PAH-Clearance haben ergeben, daß ein vermehrtes Minutenvolumen durchaus mit verminderter Glomerulumfiltration und vermindertem Plasmadurchfluß einhergehen kann.

Wir haben somit das eigenartige Phänomen, daß die Niere trotz vermehrter zirkulierender Blutmenge hämodynamisch benachteiligt ist. Es ist bisher nicht sicher geklärt, ob die Minderdurchblutung in jedem Fall dadurch zustande kommt, daß zu wenig Blut die Nieren erreicht, oder ob eine Drosselung der Zufuhr durch Vasoconstriction der afferenten Gefäße stattfindet (ONNIS et al.). Ferner ist daran zu denken, daß die Umleitung durch arteriovenöse Shunts innerhalb der Niere eine schlechtere Versorgung der Nephrone bedingt. Diese Minderdurchblutung führt nur in den seltensten Fällen zu einer morphologisch faßbaren tubulären Schädigung. Die Resorptionsleistung der Tubuli ist für Natrium und Wasser deutlich erhöht (BALDUS et al.).

Es besteht weitgehend Übereinstimmung, daß der entscheidende Faktor für die Pathogenese der Niereninsuffizienz bei Lebercirrhose die verminderte Durchblutung ist. Daher die Bezeichnung „zirkulatorische" Niereninsuffizienz. Mit einer verminderten Nierendurchblutung ist auch die verminderte Natriumausscheidung eng verknüpft. Diese erhöhte Natriumrückresorption geschieht in den proximalen Tubuli. Auf diese Weise gelangt nicht genügend Natrium in die distalen Tubuli, um dort die Bildung von freiem Wasser zu ermöglichen (SCHEDL u. BARTTER). Damit hängt zum Teil die verminderte Wasserausscheidung der Patienten mit Lebercirrhose zusammen. JICK u. Mitarb. nehmen an, daß die intrarenale periglomeruläre Shuntbildung zu einer ungenügenden Anlieferung von Natrium in die Medulla führt. Dadurch steht nicht genügend Natrium zur Verfügung, um in den distalen Tubulusabschnitten freies Wasser nach dem Gegenstromprinzip zu bilden. Die

Tatsache, daß bei chronisch Leberkranken trotz verminderter Glomerulumfiltrationsrate ein konzentrierter Harn mit erheblicher Verminderung der Natriumausscheidung einhergeht, spricht dafür, daß eine Verminderung der effektiven Nierendurchblutung der entscheidende Faktor ist (PAPPER). Erst in forgeschrittenem Stadium findet man bei Kranken mit Lebercirrhose eine erhebliche Einschränkung der maximalen Konzentrationsfähigkeit. Die wichtigsten Unterscheidungsmerkmale zwischen terminaler zirkulatorischer Niereninsuffizienz bei chronischer Leberinsuffizienz (1) und akuter tubulärer Schädigung bei Intoxikation, Infektion und biliorenalem Syndrom (2) sind in der Schemaskizze (Abb. 3) dargestellt.

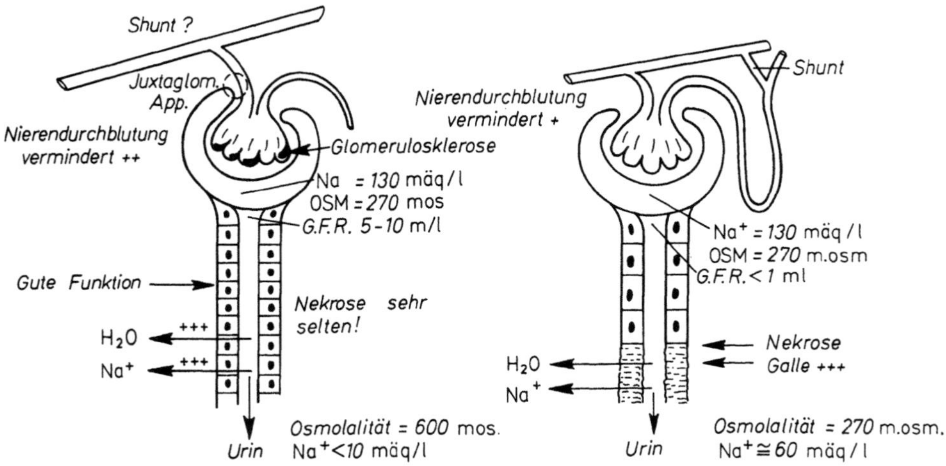

Abb. 3. Schemaskizze zur Darstellung der Unterscheidungsmerkmale zwischen terminaler zirkulatorischer Niereninsuffizienz bei chronischer Leberinsuffizienz (1) und akuter tubulärer Schädigung bei Intoxikation, Infektion und biliorenalem Syndrom (2) (nach SHALDON und WALKER)

Prognose

Die Prognose der Niereninsuffizienz bei chronischer Lebererkrankung ist sehr schlecht, daher die häufig gewählte Bezeichnung „terminale Niereninsuffizienz". Immer dann, wenn korrigierbare, auslösbare Faktoren wie z.B. Überdosierung von saluretischen Mitteln an der Niereninsuffizienz beteiligt sind, ist der Zustand möglicherweise rückbildungsfähig (GOLDSTEIN und BOYLE). Das Ausmaß der Leberinsuffizienz bestimmt weitgehend die Prognose. Bei ausgesprochener Hyponatriämie und Hyponatriurie ist die Prognose sehr schlecht.

Behandlung

Die Behandlung der Niereninsuffizienz bei Lebercirrhose ist fast immer ohne Erfolg. Immer dann, wenn eine Verdünnungshyponatriämie anzunehmen ist, sollte außerordentlich behutsam vorgegangen werden. In erster Linie muß die Flüssigkeitszufuhr beschränkt werden auf 800—1000 ml/Tag. Eine vorsichtige Kochsalzzufuhr ist nur für die Fälle angezeigt, wo ein echtes Natriumdefizit anzunehmen ist, wie nach langer diuretischer Behandlung mit Ausschwemmung überschüssiger Flüssigkeit (MARTINI und RAUSCH-STROOMANN, GALAMBOS und WILKINSON). Wenn Kochsalz zugeführt wird, sollte gleichzeitig eine Sedierung der Kranken erfolgen, um den Durst weniger quälend zu machen. Bei einigen Kranken ist die intravenöse Zufuhr von Humanalbumin gerechtfertigt.

Die Nierenfunktion kann auch im Einzelfall, je nach Lage der Dinge, verbessert werden durch Steigerung des onkotischen Druckes nach intravenöser

Albuminzufuhr (Patek et al.; Dykes); durch Verbesserung der Nierendurchblutung mit Theophyllin oder Alkohol (Strauss et al.); durch Erhöhung des Blutdrucks mit Arterenol (Ames et al.; Laragh et al.; Gornel et al.) und durch Steigerung der Osmodiurese mit Mannitol.

Akute Virushepatitis, Leberdystrophie und Nierenfunktion

Klinik

Schwere Nierenfunktionsstörungen sind bei der akuten Virushepatitis äußerst selten. Fast niemals stellen sie ein therapeutisches Problem dar. Diskrete Funktionsstörungen der Niere werden allerdings häufig beobachtet. Am längsten ist wohl die Flüssigkeitsretention auf dem Höhepunkt der Erkrankung bekannt, die auch mit einer Verminderung des Harn- und Plasmachlors einhergeht. In der Heilphase folgt dann eine vermehrte Wasserausscheidung (Adlersberg, Benda u. Mitarb., Dérot, Farquhar, Heuchel, Jones u. Eaton, Labby u. Hoagland, Snapper u. Schaefer, Wollheim). Auf die Frage, inwieweit es sich bei der Störung des Flüssigkeitsstoffwechsels um den Ausdruck einer gestörten Nierenfunktion oder ein extrarenales Geschehen handelt, wird weiter unten eingegangen.

Tabelle 2

Nr.	Name	Alter	Bilirubin i. S. mg-%	Alb./Glob.	Transam. (GOT)	Harn* ml/24 Std	Spez. Gew.*	Sediment	Rest-N mg-%	Blutdruck mm Hg
1	P. D.	37	30	1,1	670	1400	1010	o. B.	unter 30	120/70
2	E. S.	61	25,6	0,9	360	1300	1019	Leuko ++ Epith. ++ Urate	32	105/65
3	E. P.	24	17,6	1,2	711	600	1025	Leuko (+)	unter 30	90/60
4	H. K.	38	16,8	1,0	454	1000	1018	Epith. (+)	unter 30	130/80
5	M. B.	69	16,0	0,9	1700	600	1020	Bakt. ++ Leuko Ziegelmehl	unter 30	120/80
6	A. H.	59	18,0	0,8	624	700	1012	Bakt.	unter 30	125/75
7	A. S.	36	19,2	0,7	—	900	1027	Urate	unter 30	100/60
8	E. B.	38	20,0	1,3	—	2000	1007	o. B.	34	125/80
9	G. B.	44	31,2	2,0	—	1900	1011	Bilir. Zyl.	31	95/50
10	Th. D.	21	24,0	0,7	—	600	1018	Leuko (+)	unter 30	130/80

* Die Harnmenge und das spezifische Gewicht sind jeweils von der 24 Std-Menge des Tages, an dem auch der angegebene Rest-N-bestimmt wurde.

Zu Beginn einer Virushepatitis findet man nicht selten eine Eiweißausscheidung im Harn, sowie eine mehr oder weniger stark ausgeprägte Mikrohämaturie, gelegentlich auch Leukocyten und Cylinder (Benda u. Mitarb., Dérot, Farquhar). Das Konzentrationsvermögen kann, muß aber nicht eingeschränkt sein (Farquhar, Martini).

Eine Retention harnpflichtiger Substanzen kommt nur äußerst selten vor (Dérot, Snapper u. Schaefer). In Tabelle 2 sind die Befunde bei zehn eigenen Beobachtungen zusammengestellt. Dabei handelt es sich um Kranke, bei denen das Serumbilirubin 16 mg-% und darüber betrug. Die Übersicht zeigt, daß nahezu alle Kranken eine normale Harnmenge hatten. Das spezifische Gewicht lag zwischen 1007 und 1027, der Reststickstoff war bei keinem der zehn Patienten höher als 34 mg-%, d.h. normal.

Untersuchungen der glomerulären und tubulären Funktion mit Hilfe der Clearancemethoden führten zu widersprechenden Ergebnissen. Verminderte Glomerulusfiltration (FARQUHAR, HEINTZELMANN, HEUCHEL u. SCHARF, SIEGLER u. FALUDI), aber vielfach auch normale Filtrationsraten (DUTZ u. VOIGT, BENDA u. Mitarb., HEUCHEL u. JORKE, POPPER u. MANDEL) wurden gefunden. Im Frühstadium der Hepatitis scheinen tief normale bis mäßig herabgesetzte, in der Rekonvaleszenz normale bzw. hoch normale Filtratwerte vorzukommen. PAPPER fand bei zehn Hepatitiskranken weder eine Störung der Wasserausscheidung noch der Glomerulusfiltration. Wieweit für die Diskrepanz der Befunde verschiedene Stadien der Hepatitis (Schwere und Dauer der Krankheit sowie Lebensalter der Patienten) oder auch methodische Unterschiede anzuschuldigen sind, muß offen bleiben (MARTINI, PAPPER). Die PAH-Clearance und die Phenolrotausscheidung können beeinträchtigt sein. Der Blutdruck wird nie erhöht gefunden (BENDA u. Mitarb., MARTINI).

Leberdystrophie

Sogar bei der schwersten Verlaufsform einer hepatocellulären Erkrankung ist die Retention harnpflichtiger Substanzen im allgemeinen nicht sehr ausgeprägt. Unter 29 Kranken mit Leberdystrophie (SNAPPER u. SCHAEFER) war nur dreimal der Harnstoff und Stickstoff erhöht (40,55 und 75,0 mg-%). POPPER sah unter acht Todesfällen drei mit Rest-N-Werten von 40—70 mg-% und in vier weiteren Fällen Werte, die höher als 70 mg-% lagen. UMBER beobachtete unter sieben tödlich verlaufenen Fällen dreimal normale Rest-N-Werte, bei drei anderen einen Anstieg bis auf 70 mg-%, nur einmal bis auf 250 mg-% bei gleichzeitig bestehender Schrumpfniere. LUCKÉ fand einen normalen Rest-N 16mal, bei elf Fällen einen geringen Anstieg (40—60 mg-%) und nur viermal einen stärkeren Anstieg bis maximal 103 mg-%. Das Kreatinin wurde normal oder mäßig erhöht gefunden. Nierenfunktionsproben ergaben eine nur wenig gestörte Kreatininclearance (MEYER u. Mitarb., PAPPER), die Harnstoffclearance war dagegen stark eingeschränkt. Beide Befunde deuten darauf hin, daß bei der Leberdystrophie die Tubuli mehr geschädigt sind als die Glomerula.

Die Tabelle 3 stellt die Befunde bei elf Kranken mit Leberdystrophie bei Virushepatitis zusammen. Alle Patienten bis auf einen sind im Koma gestorben. Bei nahezu allen Kranken war die Harnmenge vermindert, das spezifische Gewicht aber kaum erniedrigt, d.h., die Konzentrationsfähigkeit der Niere war fast bis zum Ende erhalten. Selbst bei diesen schweren Verläufen wurde nur ganz vereinzelt und erst kurz vor dem Tode ein Rest-N-Anstieg beobachtet.

Morphologische Befunde

Tubulusveränderungen stehen im Vordergrund der morphologischen Nierenbefunde bei der akuten Virushepatitis. Von den morphologischen Veränderungen, die man überhaupt an der Niere bei Lebererkrankungen findet, tritt nur die sog. „biliäre Nephrose" ausschließlich und allein bei Lebererkrankungen auf. Alle anderen Befunde stellen unspezifische Veränderungen dar, die man auch unter vielen anderen krankhaften Umständen findet (POPPER u. SCHAFFNER). Die biliäre oder cholämische Nephrose (LUCKÉ), die sich bei Kranken mit Erhöhung des gekoppelten Bilirubins findet, zeigt Veränderungen der Tubuli und läßt die Glomerula frei. Sie wird als Auswirkung des Gallenpigmentes auf die Tubuli aufgefaßt. Grad und Dauer des Ikterus bestimmen das Ausmaß der biliären Nephrose.

Tabelle 3. *Elf Patienten mit Virushepatitis und Koma*

Nr.	Name	Alter	Bilirubin i. S. mg-%	Alb./Glob.	Transam. (GOT)	Harn * ml/24 Std	Spez. Gew. *	Sediment	Blut-Rest-N mg-%	Blut-druck mm Hg	Bemerkungen
1	M. C.	54	20,8	1,1	268	1410	1026	Ziegelmehl	38	130/90	
2	J. G.	37	24,0	1,5	—	400	1021	—	64	130/70	Tod 45 Tage nach Ikterusbeginn. Keine Sektion
3	H. H.	23	23,0	—	—	420	1034	Ziegelmehl	37	130/80	Tod 11 Tage nach Ikterusbeginn. Keine Sektion
4	A. C.	58	16,0	0,57	—	800	1024	Leuko. (+) hyal. Zyl.	30	130/85	Tod 12 Tage nach Ikterusbeginn. Sektion: Akute Leberdystrophie. Cholämische Nephrose. Ausgedehnte Tubulusnekrose
5	J. R.	35	17,6	0,9	—	500	1018	Ery (+) Leuko. +	35	75/9	Tod 10 Tage nach Ikterusbeginn. Sektion: Akute Leberdystrophie. Cholämische Nephrose
6	M. E.	62	20,0	1,1	—	300	1010	Leuko. (+) Leuko.- und hyal. Zyl.	32	140/95	Tod 7 Wochen nach Ikterusbeginn. Sektion: Subakute Leberdystrophie. Gallepigment und Gallezylinder in den Tubuli
7	E. T. 3939/50	28	19,4	1,0	—	300	1022	Leuko. + gran. Zyl. ++ hyal. Zyl. +	60 Harnstoff 104	170/80	Tod 12 Tage nach Ikterusbeginn. Sektion: Akute Leberdystrophie. Geschwollene, ikterische, ödematöse Nieren
8	A. S.	70	15,6	0,8	—	1100	1020	o. B.	42	160/75	Tod $2^1/_2$ Monate nach Ikterusbeginn. Sektion: Leberdystrophie. Pneumonie. Interstitielle eitrige Nephritis. Kleine Nierenabscesse
9	G. E.	71	2,7	0,5	—	200	1026	Detritus	30 Harnstoff 42	95/70	Tod 31 Tage nach Ikterusbeginn. Sektion: Subchronische Leberdystrophie. Mäßige vasculäre Nierenatrophie
10	M. B.	69	30,0	0,9	2000	500	1015	Leucin	100 Harnstoff 220	100/55	Tod 40 Tage nach Ikterusbeginn. Sektion: Schwerste ikterische Nephrose, geringgradige Granularatrophie beider Nieren. Subakute Leberatrophie
11	A. K.	52	28,8	0,8	696	600—200	1020	Leuko. +	143	80/60	Tod 17 Tage nach Ikterusbeginn. Sektion: Subakute gelbe Leberatrophie. Hochgradige ikterische Nephrose

* Die Harnmenge und das spezifische Gewicht sind jeweils von der 24 Std-Menge des Tages, an dem auch der angegebene Rest-N bestimmt wurde.

Man findet sie bei der mehr protrahiert verlaufenden Hepatitis (LUCKÉ u. MALLORY), während die protrahiert verlaufende Hepatitis mitunter zu einer toxischen Glomerulitis und einer Verfettung der Tubuli führt (POPPER u. SCHAFFNER). Es fällt auf, daß gerade bei tödlich verlaufenden Fällen von Hepatitis relativ geringe Nierenveränderungen gefunden werden (LUCKÉ), meist eine cholämische Nephrose. NUNES erwähnt, daß er neben einer akuten Glomerulo-Tubulo-Nephrose auch gelegentlich die Zeichen einer interstitiellen Nephritis gefunden hat. Auch OTTO u. HORN berichten neben Tubulusnekrosen von lymphocytären Infiltraten um die Tubuli und sprechen daher auch von einer interstitiellen Nephritis.

Pathogenese

Die Vorstellungen über die Pathogenese der Nierenfunktionsstörung bei der Virushepatitis und Leberdystrophie unterscheiden sich nicht von denen, die man sich überhaupt von dem Zustandekommen des sog. „hepato-renalen Syndroms" macht. Eine ganze Reihe von Autoren nimmt eine „toxische" Einwirkung auf die Niere an durch Stoffe, die aus der erkrankten Leber freigesetzt werden, und die man in erster Linie unter Abbauprodukten des Eiweißes sucht (SNAPPER u. SCHAEFER, SIEGLER, BENDA u. Mitarb., OTTO u. HORN, MOELLER u. REX). Neben einer „toxischen" Einwirkung solcher Substanzen auf die Niere, insbesondere die Tubuli, wird auch eine Permeabilitätsstörung in Leber und Niere (MOELLER u. REX), aber auch eine depressorische Wirkung auf den Blutdruck diskutiert (BENDA u. Mitarb., SNAPPER u. SCHAEFER). Die zuletzt genannte Vorstellung nähert sich der anderen Ansicht, daß extrarenale Faktoren, die durch die Lebererkrankung geschaffen werden, die Störung der Niere bedingen. Das Argument für diese Auffassung liefert der Befund eines verminderten aktiven Blutvolumens und einer Hämokonzentration bei der akuten Virushepatitis (HEUCHEL u. SCHARF, WOLLHEIM), das über eine verminderte Nierendurchblutung die Funktionsstörung bedingen soll.

Die Oligurie und Wasserretention der akuten Virushepatitis wird allgemein als primär hepatogen und nicht als Ausdruck einer Nierenstörung aufgefaßt (LICHTMAN). Es handelt sich um die Folge einer Flüssigkeitsverschiebung in den extravasalen Raum (BENDA u. Mitarb., HEUCHEL und JORKE). Deshalb gab auch WOLLHEIM seinen bekannten Wasserversuch als „Leberfunktionsprobe" an.

Die unterschiedlichen Auffassungen über das Wesen der Nierenstörung bei der akuten Virushepatitis spiegeln sich auch in der angewandten Nomenklatur. DÉROT spricht von „Hépatonéphrites aigues", BENDA u. Mitarb. schlagen den Ausdruck „Hepatonephrose" vor. SIEGLER u. Mitarb. meinen, daß eine „forme fruste" des hepatorenalen Syndroms im Sinne NONNENBRUCHs der ständige Begleiter der Hepatitis sei. BLITZ nennt die Nierenbefunde „Komplikationen der Virusinfektion", und NUNES spricht von „Glomerulo-Tubulo-Nephrose mit oder ohne interstitielle Nephritis".

Therapie

Eine besondere Behandlung der Nierenstörung ist bei der akuten Virushepatitis nur in den seltensten Fällen erforderlich. Störungen des Kreislaufs mit vermindertem Blutdruck und vermindertem Blutvolumen, wie sie bei Leberdystrophie vor allem präfinal auftreten können, müssen entsprechend therapiert werden. Bei zwei Kranken, deren Nierenstörungen ausnahmsweise so schwer waren, daß sie einer Behandlung bedurften, wandten SNAPPER u. SCHAEFER mit Erfolg Austauschtransfusionen und einmal zusätzlich die „künstliche Niere" an.

Die Glomerulonephritis bei Lebercirrhose

Bei der Glomerulonephritis bei Lebercirrhose werden die Symptome und Befunde durch die beiden getrennten Grundkrankheiten bestimmt. Dasselbe gilt für die diabetische Glomerulosklerose und andere Nephropathien. Es ist allerdings auffällig, daß die Häufigkeit der Glomerulonephritis anscheinend bei Cirrhosekranken höher liegt als bei einem nach Alter und Geschlecht vergleichbaren Sektionsgut mit anderer Todesursache. Darauf hat THIERFELDER bereits 1878 hingewiesen unter Hinweis auf eigene Beobachtungen und Veröffentlichungen von FÖRSTER und WAGNER. PATEK hat unter 200 Kranken mit Lebercirrhose 14mal, d.h. bei 7% die Symptome einer Glomerulonephritis gefunden. Bei der Autopsie von 60 dieser Kranken war der Anteil mit sog. intercapillärer Glomerulonephritis noch höher (11,7%).

VESIN hat neuerdings auf die Häufigkeit des Zusammentreffens beider Krankheiten hingewiesen (1962) und glaubt auch gewisse Unterschiede gegenüber der „terminalen" zirkulatorischen Niereninsuffizien bei Lebercirrhose gefunden zu haben. Der Hauptunterschied wird in dem Verhalten des Blutdrucks gesehen. Bei Kranken mit Lebercirrhose ist der Blutdruck normal bis erniedrigt; bei Kranken mit Glomerulonephritis und Lebercirrhose ist er leicht erhöht. Auch Augenhintergrundsveränderungen im Sinne der chronischen Glomerulonephritis lassen sich nachweisen. Ein gewisser Unterschied besteht auch im Verhalten des Kreatinins und des Harnstoffs im Serum. Das Kreatinin liegt bei diesen Formen der Niereninsuffizienz wesentlich höher als bei Patienten mit „terminaler" Niereninsuffizienz. Auch der Urinbefund ist gleichfalls wesentlich ausgeprägter (Proteinurie, Erythrocyturie, Cylindrurie).

Tetrachlorkohlenstoffvergiftung

Tetrachlorkohlenstoff ist eines der wichtigsten Gifte, die eine Leberschädigung verursachen. Es schädigt aber sowohl die Leber wie die Niere und führt daher zu einem „hepato-renalen Syndrom" im engeren Sinne, bei dem Leber und Niere durch die gleiche Schädlichkeit betroffen werden. Die Tabelle 4 gibt einen Überblick über andere Substanzen, die ebenfalls durch die Möglichkeit einer gleichzeitigen toxischen Einwirkung auf Leber und Niere ausgezeichnet sind.

Tabelle 4

Phosphor	Atophan	Pilze:	Amanita phalloides
Quecksilber	Apiol		Helvella asculenta
Gold	Trypaflavin		Amanita muscaria
Blei	Pikrinsäure		Amanita phanterina
Arsen	Dinitrobenzol		Boletus pachypus
Tetrachloräthan	Resorcin		
Tetrachlorkohlenstoff	Pyrokatechine		
Amylnitrit	Avertin		

Wenn der Tetrachlorkohlenstoff eingeatmet wird, soll die Schädigung der Niere, wenn er getrunken wird, die der Leber im Vordergrund stehen, da im zweiten Fall das Gift über die Pfortader der Leber direkt zufließt (TRIER). TRIER fand in 33 von 105 Fällen mit Vergiftung durch Dämpfe klinische Symptome der Nierenbeteiligung, aber nur in 6 von 42 bei oraler Zufuhr des Giftes. Gastrointestinale Symptome sind von Gelbsucht gefolgt, die mit den Befunden einer hepatocellulären Schädigung einhergeht. Bei einer stärkeren Nierenbeteiligung kommt es oft erst nach 2—3 Tagen und meist so allmählich zur Oligurie, daß dieses Symptom der Beobachtung zunächst entgehen kann.

Das klinische Bild der Nierenschädigung ähnelt in etwa der Hälfte der Fälle einer akuten Glomerulonephritis, in der anderen Hälfte findet man das Bild eines nephrotischen Syndroms (TRIER). Ein akutes Nierenversagen ist nicht selten. Die Leber zeigt morphologisch fettige Degeneration und zentrale Nekrosen mit entzündlicher Reaktion und folgendem Kollaps im Läppchenzentrum sowie frühzeitig einsetzender Regeneration von der Läppchenperipherie her. Die Nierenveränderung ist durch eine toxische nekrotisierende Nephrose der proximalen Tubuli contorti mit segmentaler akuter Nephrose und außerdem eine biliäre Nephrose gekennzeichnet (POPPER und SCHAFFNER).

Die Behandlung der Leberschädigung besteht in einer calorien- und kohlenhydratreichen Kost und der oralen Gabe von Antibiotica zur Verhinderung sekundärer Infektion der nekrotischen Leber, insbesondere mit gramnegativen Keimen (SHERLOCK).

Da Cholin und Antihistaminica die Schädigung der Mitochondrien bei experimenteller Tetrachlorkohlenstoffschädigung vermindern (JUDAH), mögen sie auch beim Menschen nützlich sein (DAWBORN). Die Nierenschädigung wird nach den Grundsätzen der Therapie des akuten Nierenversagens behandelt.

Literatur

Achard, Ch., et **C. Paisseau:** Chloruration et déchloruration dans l'ascite de cause cirrhotique et cardiaque. Bull. Soc. méd. Hôp. Paris **19**, 1165 (1903). — **Adlersberg, D.:** Zur Rolle der Leber im Wasserhaushalt. Klin. Wschr. **13**, 393 (1934). — **Adlersberg, D.**, and **C. L. Fox jr.:** Changes of the water tolerance test in hepatic disease. Ann. intern. Med. **19**, 642 (1943). — **Alwall, N.:** Therapeutic and diagnostic problems in severe renal failure. Lund, Schweden: Svenska Bokförlaget Berlingska Boktryckeriet 1963. — **Ames, R. P., A. J. Borkowski, A. M. Sicinski,** and **J. H. Laragh:** Prolonged infusions of angiotensin II and norepinephrine and blood pressure, electrolyte balance, and aldosterone and cortisol secretion in normal man and in cirrhosis with ascites. J. clin. Invest. **44**, 1171—1186 (1965). — **Andreassen, M., J. Hess-Thaysen, H. C. Engell, C. M. Madsen,** and **J. Lindenberg:** Surgical management of biliary tract disease complicated by acute renal failure. Acta chir. scand. **283**, 207 (1961).

Baertl, J. M., S. M. Sancetta, and **G. J. Gabuzda:** Relation of acute potassium depletion to renal ammonium metabolism in patients with cirrhosis. J. clin. Invest. **42**, 696—706 (1963). — **Baez, S., A. Mazur,** and **E. Shorr:** Hepatorenal factors in circulatory homeostasis. XX. Antidiuretic action of hepatic vasodepressor, VDM (ferritin). Amer. J. Physiol. **162**, 198 (1950). — **Baldus, W. P., R. N. Feichter,** and **W. H. J. Summerskill:** The kidney in cirrhosis. I. Clinical and biochemical features of azotemia in hepatic failure. Ann. Intern. Med. **60**, 353—365 (1964). — **Baldus, W. P., R. N. Feichter, W. H. J. Summerskill, J. C. Hunt,** and **K. G. Wakim:** The kidney in cirrhosis. II. Disorders of renal function. Ann. Intern. Med. **60**, 366—377 (1964). — **Baldus, W. P., W. H. J. Summerskill, J. C. Hunt,** and **F. T. Maher:** Renal circulation in cirrhosis; observations based on catheterization of the renal vein. J. clin. Invest. **43**, 1090—1097 (1964). — **Balsløv, J. T.,** and **H. E. Jørgensen:** A survey of 499 patients with acute anuric renal insufficiency. Causes, treatment, complications and mortality. Amer. J. Med. **34**, 753—764 (1963). — **Bariéty, M., A. Gajdos** et **P. Choubrac:** Le syndrome polyurie — hyponatrurie des cirrhoses du foie à forme ascitique et à évolution grave. Presse méd. **69**, 22 (1961). — **Barry, K. G., A. Cohen, J. P. Knochel, T. J. Whelan jr., W. R. Beisel, C. A. Vargas,** and **P. S. LeBlanc jr.:** Mannitol infusion. II. The prevention of acute functional renal failure during resection of an aneurysm of the abdominal aorta. New Engl. J. Med. **264**, 967 (1961). — **Bartlett, W.:** Renal complications of biliary tract infections. Surg. Gynec. Obstet. **56**, 1080 (1933). — **Bartter, F. C., G. W. Liddle, L. E. Duncan, J. K. Barber,** and **C. Delea:** The regulation of aldosterone secretion in man: the role of the fluid volume. J. clin. Invest. **35**, 1306—1315 (1956). — **Baxter, J. H..** and **C. T. Ashworth:** Renal lesions in portal cirrhosis. Arch. Path. **41**, 476 (1946). — **Benda, L., E. Rissel** u. **N. Stefenelli:** Zum Problem des hepatorenalen Syndroms unter besonderer Berücksichtigung der Beeinflussung der Nierenfunktion durch die Virushepatitiden. Dtsch. med. Wschr. **79**, 1035 (1954). — **Bernstein, S. H., R. E. Weston, G. Ross, J. Grossman, I. B. Hanenson,** and **L. Leiter:** Studies on intravenous water diuresis and nicotine and Pitressin antidiuresis in normal subjects and patients with liver disease. J. clin. Invest. **32**, 422 (1953). — **Bick, H.-D.:** Das hepatorenale Syndrom beim Choledochussteinverschluß. Med. Klin. **53**, 1777 (1958). — **Birkenfeld, L. W., J. Leibman M. P. O'Meara,** and **I. S. Edelman:** Total exchangeable sodium, total exchangeable potassium and total body water in edematous patients with cirrhosis of the liver and congestive heart failure. J. clin. Invest. **37**, 687—698 (1958). — **Blitz, O.:** Infectious hepatitis. Amer. J. Gastroent. **32**, 163 (1959). — **Bloodworth jr., J. M. B.,** and **S. C. Sommers:** „Cirrhotic glomerulosclerosis", a renal lesion associated with hepatic cirrhosis. Lab. Invest. 8, 962 (1959). — **Bluemle, L. W., G. D. Webster,** and **J. R. Elkinton:** Acute tubular necrosis. Arch. intern. Med. **104**, 180 (1959). — **Boba, A.,** and **C. M. Landmesser:** Renal complications after anaesthesia and operation. Anaesthesiology **22**, 781 (1961). — **Boyce, F. F.:** The role of the liver in surgery. Springfield (Ill.): Ch. C. Thomas 1941. — **Boyce, F. F.,** and **McFetridge:** So-called liver death. Arch. Surg. **31**, 105 (1931). — **Bradley, S. E.,** and **G. P. Bradley:** The effect of increased intraabdominal pressure on renal function in man. J. clin. Invest. **26**, 1010 (1947). — **Brandis, A. J. v.:** Schäden des Wasserhaushaltes bei Erkrankungen von Gallenblase und -wegen und ihre Beseitigung vor der Operation. Langenbecks Arch. klin. Chir. **287**, 613 (1957).

Cachera, R., F. Darnis et **J. Lubetzki:** Le rein des cirrhotiques. Rev. int. Hépat. **3**, 603 (1953). — **Carasso, M.:** Une observation d'angiocholites ictérourémigènes. Presse méd. **61**, 1138 (1953). — **Caroli, E. J.:** Les angiocholites ictérourémigènes. Paris méd. **35**, 142 (1945). — **Cavazzutti, F., G. Petrin** e **P. Zoboli:** Compartemento delle funzione renale melle affezioni epatobiliari. Arch. Path. Clin. Med. **30**, 227 (1952). — **Chalmers, T. C.:** Pathogenesis and treatment of hepatic failure. New Engl. J. Med. **263**, 23—30 (1960). ~ Pathogenesis and treatment of hepatic failure. (concluded). New Engl. J. Med. **263**, 77—82 (1960). — **Clairmont, P.,** u. **H. v. Haberer:** Über Anurie nach Gallenoperationen. Mitt. Grenzgeb. Med. Chir. **22**, 159 (1911). — **Clowdus II, B. F., W. H. J. Summerskill, T. H. Casey, J. A. Higgins,** and **A. L. Orvis:** Isotope studies of the development of water and electrolyte disorders and azotemia during the treatment of ascites. Gastroenterology **41**, 360—370 (1961). — **Crowson, C. N.,** and **R. H. More:** Glomerulotubular nephrosis correlated with hepatic lesions. II. Incidence and morphology of associated kidney and liver lesions in human autopsy material. Arch. Path. **60**, 73 (1955).

Dawborn, J. K.: Acute carbon tetrachloride poisoning. Transaminase and biopsy studies. Brit. med. J. **1961 II**, 493. — **Dawson, J. L.:** Jaundice and anoxic renal damage: protective effect of mannitol. Brit. med. J. **1964 I**, 810. ~ Post-operative renal function in obstructive jaundice; effect of a mannitol diuresis. Brit. med. J. **1965 I**, 82. — **Demeulenaere, L., G. Mortier** et **N. Caudaele:** Les cholangiopathies urémigenes. Acta gastro.-ent. belg. **4**, 281 (1957). — **Dérot, M.,** et **R. Dérot-Picquet:** Les hépatonéphrites. Paris: Ballière 1937. — **Dourmashkin, R. L.:** Urohepatic syndrome: cholemic manifestations following instrumentation of patients having obstructive lesions in the urinary tract with coexisting hepatic cirrhosis. J. Amer. med. Ass. **90**, 908 (1928). — **Dunphy, J. A., J. A. Harrison,** and **J. P. Merrill:** Nature of "hepatic failure" complicating surgery of gallbladder and bile ducts. Surg. Forum I, 176 (1950). — **Dutz, H.,** u. **K. Voigt:** Nierenfunktion, Natrium- und Wasserhaushalt bei Lebererkrankungen. Z. ges. inn. Med. **10**, 719 (1955). — **Dykes, P. W.:** A study of the effects of albumin infusions in patients with cirrhosis of the liver. Quart. J. Med. **30**, 297 (1961).

Edelman, I. S., J. Leibman, M. P. O'Meara, and **L. W. Birkenfeld:** Interrelations between serum sodium concentration, serum osmolarity and total exchangeable sodium, total exchangeable potassium and total body water. J. clin. Invest. **37**, 1236 (1958). — **Eisenmenger, W. J., E. H. Ahrens jr., S. Blondheim,** and **H. G. Kunkel:** The effect of rigid sodium restriction in patients with cirrhosis of the liver and ascites. J. Lab. clin. Med. **34**, 1029 (1949). — **Eisenmenger, W. J., S. H. Blondheim, A. M. Bongiovanni,** and **H. G. Kunkel:** Electrolyte studies on patients with cirrhosis of the liver. J. clin. Invest. **29**, 1491 (1950). — **Eisner, G. M.,** and **M. F. Levitt:** The cirrhoticn ephropathy, p. 119—133. In: H. Popper and F. Schaffner (ed.), Progress in liver diseases, vol. 1. New York: Grune and Stratton Inc. 1961. — **Eversole, W. J., J. H. Birnie,** and **R. Gaunt:** Inactivation of posterior pituitary antidiuretic hormone of the liver. J. clin. Endocr. 8, 616 (1948).

Fajers, C.: Experimental studies in cholemic nephrosis. Acta path. microbiol. scand. **41**, 44 (1958). — **Faloon, W. W., R. D. Eckhardt, A. M. Cooper,** and **C. S. Davidson:** The effect of human serum albumin, mercurial diuretics and a low sodium diet on sodium excretion in patients with cirrhosis of the liver. J. clin. Invest. **28**, 595 (1949). — **Farnsworth, E. B.,** and **J. S. Krakusin:** Electrolyte partition in patients with edema of various origins: qualitative and quantitative definition of cations and anions in hepatic cirrhosis. J. Lab. clin. Med. **33**, 1545 (1948). — **Farquhar, J. D.:** Renal studies in acute infectious (epidemic) hepatitis. Amer. J. med. Sci. **218**, 291 (1949). — **Fiessinger, N.,** et **M. Gaultier:** Les hépato-néphrites professionelles. Rev. Foie **3**, 5 (1944). — **Fiessinger, N., A. Varay, A. Gajdos** et **E. Panayotopoulos:** Étude du fonctionnement rénal chez les cirrhotiques par la méthode de Rehberg. Bull. Soc. med. Hôp. Paris **54**, 490 (1938). — **Fine, J., E. D. Frank, H. A. Ravin, S. A. Rutenberg,** and **F. B. Schweinburg:** Bacterial factor in traumatic shock. New Engl. J. Med. **260**, 214 (1959). — **Fisher, E. R.,** and **H. R. Hellstrom:** The membranous and proliferative glomerulonephritis of hepatic cirrhosis. Amer. J. clin. Path. **32**, 48 (1959). — **Fitz Hugh jr.,**

T.: Hepato-urologic syndromes. Med. Clin. N. Amer. **12**, 1101 (1929). — **Flint, A.:** Clinical report on hydroperitoneum, based on an analysis of forty-six cases. Amer. J. med. Sci. **45**, 306 (1863). — **Förster, G.:** Zit. nach Thierfelder. — **Frerichs, F. Th.:** Klinik der Leberkrankheiten, Bd. 1 u. 2, Braunschweig 1858—1861. — **Froehlich, A. L.,** and **R. F. Steinlet:** Contribution à la pathogenie de l'angiocholite urémigène. Acta gastro-ent. belg. **20**, 870 (1957).

Gabermann, P., D. H. Atlas, E. M. Kammerling, L. Ehrlich, and **J. Isaacs:** Renal anoxia syndrome: a review and report of 22 cases. Ann. intern. Med. **35**, 148 (1957). — **Galambos, J. T.,** and **H. A. Wilkinson III:** Reversible hyponatremia and azotemia in patient with cirrhosis and ascites. Amer. J. dig. Dis. **7**, 642 (1962). — **Geissendörfer, R.:** Anurie als Komplikation bei chirurgischen Erkrankungen. Langebecks Arch. klin. Chir. **287**, 562 (1957). — **Gigli, G.,** und **S. Giovannetti:** La funzione renale nella cirrosi epatica. Riv. Gastro-ent. **3**, 79 (1951). — **Gilbert, A.,** et **P. Lereboullet:** Des urines rétardées (opsiuric) dans les cirrhoses. C.R. Soc. Biol. (Paris) **53**, 276 (1901). — **Goetz, R. H., C. A. Selmonosky,** and **D. State:** The effect of the amine buffer trison on renal blood flow during hemorrhagic shock. Surg. Gynec. Obstet. **117**, 715 (1963). — **Goldman, R.:** Studies in diurnal variation of water and electrolyte excretion: nocturnal diuresis of water and sodium in congestive cardiac failure and cirrhosis of the liver. J. clin. Invest. **30**, 1191 (1951). — **Goldstein, H.,** and **J. D. Boyle:** Spontaneous recovery from the hepatorenal syndrome; report of four cases. New Engl. J. Med. **272**, 895 (1965). — **Goodyer, A. V. N., A. S. Relman, F. D. Lawrason,** and **F. H. Epstein:** Salt retention in cirrhosis of the liver. J. clin. Invest. **29**, 973 (1950). — **Gordon, M. E.:** The acute effects of abdominal paracentesis in Laënnec's cirrhosis upon exchanges of electrolytes and water, renal function, and hemodynamics. Amer. J. Gastroent. **33**, 15 (1960). — **Gornel, D. L., R. G. Lancestremere, S. Papper,** and **L. M. Lowenstein:** Acute changes in renal excretion of water and solute in patients with Laënnec's cirrhosis, induced by the administration of the pressor amine, metaraminol. J. clin. Invest. **41**, 594 (1962).

Habif, D. V., E. M. Papper, H. F. Pitzpatrick, P. Lowrance, C. McC Smythe, and **S. E. Bradley:** The renal and hepatic blood flow, glomerular filtration rate, and urinary output of electrolytes during cyclopropane, ether, thiopental anesthesia, operation and immediate postoperative period. Surgery **20**, 241 (1950). — **Hartroft, W:.** Some electron microscopic features of the liver in experimental choline deficiency. In: Aktuelle Probleme der Hepatologie. Stuttgart: Georg Thieme 1962. — **Hartroft, W. S.,** and **P. M. Hartroft:** New approaches in the study of cardiovascular disease; aldosterone, renin, hypertension and juxtaglomerular cells. Fed. Proc. **20**, 845 (1961). — **Hecker, R.,** and **S. Sherlock:** Electrolyte and circulatory changes in terminal liver failure. Lancet **1956 II**, 1121. — **Heintz, R.,** u. **D. Renner:** Über Hemmwirkungen des Serums von Kranken mit hepatorenalem Syndrom und mit chronischer Urämie auf Sauerstoffverbrauch und Kohlenhydratstoffwechsel von Nieren- und Hirngewebe der Ratte. Klin. Wschr. **43**, 1167 (1965). — **Heintzelmann, F.:** Nyrefunktionsundersogelser hos patienter med hepatitis epidemica med henblik paa det hepato-renale syndrome. Nord. Med. **33**, 240 (1947). — **Helwig, F. C.,** and **C. B. Schutz:** A liver kidney syndrome. Clinical, pathological and experimental studies. Surg. Gynec. Obstet. **55**, 570 (1932). — **Heuchel, G.:** Clearance-Untersuchungen bei Leberkrankheiten. Wiss. Z. Univ.-Jena. math.-nat. Reihe **3/4**, 375 (1953/54). — **Heyd, C. G.:** Liver deaths in surgery of gallbladder. J. Amer. med. Ass. **97**, 1847 (1931).

Jick, H., D. E. Kamm, J. G. Snyder, R. S. Morrison, and **T. C. Chalmers:** On the concentrating defect in cirrhosis of the liver. J. clin. Invest. **43**, 258 (1964). — **Jones, C. M.,** and **F. B. Eaton:** The prognostic significance of a spontaneous diuresis in acute or subacute disease of the liver. New Engl. J. Med. **213**, 907 (1935). — **Jones, R. A., G. O. McDonald,** and **J. H. Last:** Reversal of diurnal variation in renal function in cases of cirrhosis with ascites. J. clin. Invest. **31**, 326 (1952). — **Jones, W. A., D. R. Govinda Rao,** and **H. Braunstein:** The renal glomerulus in cirrhosis of the liver. Amer. J. Path. **39**, 393 (1961). — **Judah, J. D.:** Effect of antihistamines on mitochondrial swelling and liver injury. Nature (Lond.) **185**, 390 (1960).

Koppich, F., A. Karassi et **J.-St. Georgesch:** Le prétendu syndrome hépato-rénal. Considerations critiques. Presse méd. **68**, 1090 (1960). — **Kowalski, H. J.,** and **W. H. Abelmann:** The cardiac output at rest in Laënnec's cirrhosis. J. clin. Invest. **32**, 1025 (1953). — **Kramer, K.:** Fortschritte der normalen Physiologie der Niere. Klin. Wschr. **37**, 109 (1959).

Labby, D. H., and **C. L. Hoagland:** Water storage and the movements of body fluids and chlorides during acute liver disease. J. clin. Invest. **26**, 343 (1947). — **Lamdin, E., C. R. Kleemann, J. Rubini,** and **F. Epstein:** Studies of alcohol diuresis. III. The response to ethyl alcohol in certain disease states characterized by impaired water tolerance. J. clin. Invest. **35**, 386 (1956). — **Lancestremere, R. G., P. L. Davidson, L. E. Earley, F. J. O'Brien,** and **S. Papper:** Renal failure in Laennec's cirrhosis. II. Simultaneous determination of cardiac output and renal hemodynamics. J. clin. Invest. **41**, 1922 (1962). ~ Renal failure in Laennec's cirrhosis. III. Diuretic response to administered water. J. Lab. clin. Med. **60**, 967 (1962). — **Lancestremere, R. G., E. L. Klingler jr., E. Frisch,** and **S. Papper:** Simultaneous determination of cardiac output and renal function in patients with Laennec's cirrhosis during the administration of the pressor amine, metaraminol. J. Lab. clin. Med. 61, 820 (1963). — **Laragh, J. H., P. J. Cannon,** and **R. P. Ames:** Interaction between aldosterone secretion, sodium and potassium balance, and angiotensin activity in man; studies in hypertension and cirrhosis. Canad. med. Ass. J. 90, 248 (1964). — **Laragh, J. H., P. J. Cannon, C. J. Bentzel, A. M. Sicinski,** and **J. I. Meltzer:** Angiotensin II, norepinephrine, and renal transport of electrolytes and water in normal man and in cirrhosis with ascites. J. clin. Invest. 42, 1179 (1963). — **Lassen, N.,** and **A. Thomsen:** The pathogenesis of the hepatorenal syndrome. Acta med. scand. 160, 165 (1958). — **Lauler, D. P.,** and **L. G. Wesson jr.:** Renal function in cirrhosis. Clin. Res. 8, 382 (1960). — **Lauson, H. D., S. E. Bradley,** and **A. Cournand:** Renal circulation in shock. J. clin. Invest. 23, 381 (1944). — **Leslie, W. H., B. Johnston,** and **E. P. Ralli:** Renal function as a factor in fluid retention in patients with cirrhosis of the liver. J. clin. Invest. 30, 1200 (1951). — **Lichtman, S. S.:** Renal aspects of liver disease. Amer. J. dig. Dis. 21, 108 (1954). — **Lichtman, S. S.,** and **A. R. Sohval:** Clinical disorders with associated hepatic and renal manifestations with special reference to so-called "hepatorenal syndrome". Amer. J. dig. Dis. 4, 26 (1937). — **Lieber, C. S.,** and **C. S. Davidson:** Complications resulting from renal failure in patients with liver disease. Arch. intern. Med. 106, 749 (1960). — **Lilien, O. M., S. G. Jones,** and **C. B. Mueller:** The mechanism of mannitol diuresis. Surg. Gynec. Obstet. 117, 221 (1963). — **Linhart, J. W.,** and **L. G. Welt:** The effect of hyponatremia and cellular dilution on tissue catabolism in the rat. Trans. Ass. Amer. Phycns 76, 184 (1963). — **Lucké, B.:** Pathology of fatal epidemic hepatitis. Amer. J. Path. 20, 471 (1944). ~ Lower nephron nephrosis. Milit. Surg. 99, 371 (1946). — **Lucké, B.,** and **T. Mallory:** Fulminant form of epidemic hepatitis. Amer. J. Path. 22. 867 (1946). — **Ludewig, H.,** u. **H. H. Hirsch:** Über das sogenannte „hepatorenale Syndrom" in der Chirurgie. Münch. med. Wschr. 104, 581 (1962).

Martini, G. A.: Gibt es ein hepatorenales Syndrom? Dtsch. med. Wschr. 87, 2408 (1962). ~ Das sogenannte hepatorenale Syndrom. Gastroenterologia 104, 117 (1965). — **Martini, G. A.,** u. **G. von Bernuth:** Noch nicht veröffentlicht. — **Martini, G. A.,** u. **I. E. Hagemann:** Über Fingernagelveränderungen bei Lebercirrhose als Folge veränderter peripherer Durchblutung. Klin. Wschr. 34, 25 (1956). — **Martini, G. A.,** u. **J. G. Rausch-Stroomann:** Das Hyponatriämiesyndrom nach kochsalzfreier Kost, erzwungener Diurese und/oder Aszitespunktion bei chronischer Leberinsuffizienz. Klin. Wschr. 37, 385 (1959). — **Meister, H.:** Über Glomerulonephrose bei Leberzirrhose. Frankfurt. Z. Path. 71, 348 (1961). — **Merklen, P.:** Sur une forme d'insufficiance hépato-rénal aigue. Rev. Méd. (Paris) 35, 172 (1914). — **Meyer, K. A., H. Popper,** and **F. Steigmann:** Significance of rise of non-protein nitrogen. J. Amer. med. Ass. 117, 847 (1941). — **Moeller, J.,** u. **F. W. Rex:** Nierenfunktionsstörungen bei tubulärer Insuffizienz. Z. klin. Med. 150, 103 (1952). — **Murray, J. F., A. M. Dawson,** and **S. Sherlock:** Circulatory changes in chronic liver disease. Amer. J. Med. 24, 358 (1958).

Nava, G., A. Chini, C. de Bac e **G. F. Scarlini:** La funzione renale nelle cirrosi epatica. Policlinico, Sez. prat. 58, 1121 (1951). — **Nelson III, W. P.,** and **L. G. Welt:** The effects of Pitressin on the metabolism and excretion of water and electrolytes in normal subjects and patients with ascites. J. clin. Invest. 31, 392 (1952). — **Nestel, P. D.:** Experiments on the hepatorenal syndrome. Aust. Ann. Med. 4, 291 (1955). — **Nonnenbruch, W.:** Das hepatorenale Syndrom. Verh. dtsch. Ges. inn. Med. 51, 341 (1939). — **Nunes, M. A.:** Nierenveränderungen bei den akuten Formen der Hepatitis und der portalen Leberzirrhose. Acta neuroveg. (Wien) 4, 425 (1952).

Onnis, M., H. B. Shumacker jr., and **G. Bounous:** Response to occlusion of the portal vein; blood pressure and renal blood flow. Arch. Surg. 85, 897 (1962). ~ Blood pressure and renal blood flow response to occlusion of visceral arteries. Ann. Surg. 157, 56 (1963). — **Otto, H.,** u. **E. Horn:** Ein klinischer Beitrag zur Frage der interstitiellen Nephritis bei der akuten Virushepatitis. Z. ges. inn. Med. 10, 7831 (1955).

Papper, S.: The role of the kidney in Laennec's cirrhosis of the liver. Medicine (Baltimore) 37, 299 (1958). — **Papper, S., J. L. Belsky,** and **K. H. Bleifer:** Renal failure in Laennec's cirrhosis of the liver. I. Description of clinical and laboratory features. Ann. intern. Med. 51, 759 (1959). — **Papper, S.,** and **J. D. Rosenbaum:** Abnormalities in the excretion of water and sodium in „compensated" cirrhosis of the liver. J. Lab. clin. Med. 40, 523 (1952). — **Papper, S.,** and **L. Saxon:** The influence of intravenous infusion of sodium chloride solutions on the renal excretion of sodium in patients with cirrhosis of the liver. J. clin. Invest. 35, 728 (1956). ~ The diuretic response to administered water in patients with liver disease. II. Laennec's cirrhosis of the liver. Arch. intern. Med. 103, 750 (1959). — **Papper, S., H. W. Seifer,** and **L. Saxon:** The diuretic response to administered water in patients with liver disease. I. Acute infectious hepatitis. Arch. intern. Med. 103, 746 (1959). — **Parsons, F. M.,** and **B. H. McCracken:** The artificial kidney. Brit. med. J. 1959 I, 740. — **Patek jr., A. J., H. Mankin, H. Colcher, A. Lowell,** and **D. P. Earle jr.:** Effects of intravenous injection of concentrated human serum albumin upon blood plasma, ascites and renal functions in 3 patients with cirrhosis of the liver. J. clin. Invest. 27, 135 (1948). — **Patek jr., A. J., D. Seegal,** and

M. Bevans: The coexistence of cirrhosis of the liver and glomerulonephritis. Report of 14 cases. Amer. J. med. Sci. **221**, 77 (1951). — **Plauchu, H., R. Mornex** et **P. Burlet:** Étude des manifestations rénales au causes des affections hépatobiliaires. Lyon méd. 88, 329, 53 (1956). — **Popper, H.,** u. **F. Mandel:** Filtrations- und Resorptionsleistung in der Nierenpathologie. Ergebn. inn. Med. Kinderheilk. **53**, 685 (1937). — **Popper, H.,** and **F. Schaffner:** Liver: structure and function. New York: McGraw-Hill, Blakiston Division 1957. — **Powers, S., A. Boba, W. Hostnik,** and **A. Stein:** Prevention of postoperative acute renal failure with mannitol in 100 cases. Surgery **55**, 15 (1964).

Raaschou, F.: Liver function and hypertension. Circulation **10**, 511 (1954). — **Ralli, E. P., S. H. Leslie, G. H. Stueck jr.,** and **B. Laken:** Studies of the serum and urine constituents in patients with cirrhosis of the liver during water tolerance tests. Amer. J. Med. **11**, 157 (1951). — **Ralli, K. P., J. S. Robson, D. Clarke,** and **C. L. Hoagland:** Factors influencing ascites in patients with cirrhosis of the liver. J. clin. Invest. **24**, 316 (1945). — **Ravdin, J. S.:** Vasodepressor substances in liver after obstruction of common duct. Arch. Surg. 18, 2191 (1929).

Salomon, M. I., H. Sakaguchi, J. Churg, S. Dachs, E. Grishman, W. Mautner, F. Paronetto, and **W. S. Rosenthal:** Renal lesions in hepatic disease; a study based on kidney biopsy. Arch. intern. Med. **116**, 704—709 (1965). — **Schedl, H. P.,** and **F. C. Bartter:** An explanation for and experimental correction of the abnormal water diuresis in cirrhosis. J. clin. Invest. **39**, 248—261 (1960). — **Schmidt, C. R.,** and **V. E. Chesky:** Clinical studies of liver function. The hepatorenal syndrome. Amer. J. Surg. **75**, 772 (1948). — **Seitzman, D. M., R. I. Mazze, F. D. Schwartz,** and **K. G. Barry:** Mannitol diuresis: a method of renal protection during surgery. J. Urol. (Baltimore) **90**, 139 (1963). — **Shackman, R., M. O. Milne,** and **N. W. Struthers:** Oliguric renal failure of surgical origin. Brit. med. J. **1960 I**, No 1473. — **Shaldon, S.,** and **G. Walker:** Jaundice and acute renal failure. In: G. A. Martini (Hrsg), Aktuelle Probleme der Hepatologie, 118—123. Stuttgart: Georg Thieme 1962. — **Shear, L., J. Kleinermann,** and **G. J. Gabuzda:** Renal failure in patients with cirrhosis of the liver. I. Clinical and pathologic characteristics. Amer. J. Med. **39**, 184—198 (1965). — **Shear, L., P. W. Hall III,** and **G. J. Gabuzda:** Renal failure in patients with cirrhosis of the liver. II. Factors influencing maximal urinary flow rate. Amer. J. Med. **39**, 199—209 (1965). — **Sherlock, S.:** Diseases of the liver and biliary system, ed. 3, 714 p. Oxford: Blackwell Sci. Publ. 1963. — **Shorr, E.:** Hepatorenal vasotropic factors in experimental cirrhosis. In: Liver injury, Transactions of the Sixth Conference, May 1—2, 1947. New York: Josiah Macy Jr. Foundation 1947. — **Shorr, E., B. W. Zweifach,** and **R. F. Furchgott:** Hepatorenal factors in circulatory hemostasis; influence of humoral factors of hepatorenal origin on vascular reactions to hemorrhage. Ann. N.Y. Acad. Sci. **49**, 571 (1948). — **Siegler, P.,** u. **G. Faludi:** Nierenfunktionsprüfungen bei Leberkranken. Z. ges. inn. Med. 8, 607 (1953). — **Snapper, J.,** and **L. E. Schaefer:** Treatment of two patients with hepatorenal and acute renal failure by exsanguinotransfusion. Ann. intern. Med. **34**, 692 (1951). — **Stäheli, E.:** Über die sog. Reflexanurie nach Operationen an den Gallenwegen. Beitr. klin. Chir. **123**, 103 (1921). — **Stanton, E. M.:** Immediate causes of death following operations on gall bladder and ducts. Amer. J. Surg. 8, 1026 (1930). — **State, D., R. Rauch,** and **J. J. Muller:** The experimental production of the hepatorenal syndrome in dogs. Surg. Forum **I**, 171 (1950). — **Steinthal, F.:** Über Icterus gravis und Anurie. Bruns' Beitr. klin. Chir. **76**, 629 (1911). — **Stewart, H. L.,** and **A. Cantarow:** Decompression of the obstructed biliary system of the cat. Amer. J. dig. Dis. **2**, 101 (1935). — **Strauss, M. B., W. H. Birchard,** and **L. Saxon:** Correction of impaired water excretion in cirrhosis of the liver by alcohol ingestion or expansion of extracellular fluid volume: the role of the antidiuretic hormone. Trans. Ass. Amer. Phycns **69**, 222 (1956). — **Summerskill, W. H.:** Hepatic failure and the kidney. Gastroenterology **51**, 94 (1966). — **Summerskill, W. H. J. W. P. Baldus,** and **R. N. Feichter:** Renal function in cirrhosis with ascites; clinical, biochemical and physiologic changes. In: G. A. Martini (Hrsg), Aktuelle Probleme der Hepatologie, 90—98. Stuttgart: Georg Thieme 1962. — **Summerskill, W. H. J., B. F. Clowdus,** and **T. H. Casey:** Clinical and metabolic changes during the development of azotemia in hepatic failure with ascites. Proc. Mayo Clin. **35**, 783—791 (1960).

Talso, P. J., N. Spafford, G. Ferenzi, and **H. O. Jackson:** Parodoxical hyponatremia associated with congestive heart failure and with cirrhosis of the liver. Metabolism **5**, 58—69 (1956). — **Thierfelder, Th.:** Handbuch der Krankheiten des chylopoetischen Apparates II, S. 177. Leipzig 1878. — **Thompson jr., L. L., W. D. Frazier,** and **I. S. Ravdin:** The renal lesion in obstructive jaundice. Amer. J. med. Sci. **199**, 305 (1940). — **Trier, E.:** The hepatorenal syndrome. Acta med. scand. **111**, 263 (1942).

Umber, F.: Zur akuten Leberatrophie. Berl. klin. Wschr. **57**, 125 (1920).

Varela-Fuentes, B.: La hiperazoemia de las ictericias bilio-septicas. Pren. méd. argent. **39**, 2792 (1952). — **Vesin, P.:** Late functional renal failure in cirrhosis with ascites; pathophysiology, diagnosis and treatment. In: G. A. Martini (Hrsg), Aktuelle Probleme der Hepatologie, 98—118. Stuttgart: Georg Thieme 1962. — **Vesin, P., H. Traverso, A. Combrisson, P. Besson, H. Hirsch-Marie** et **R. Cattan:** Le rein du cirrhotique étude de la filtration glomérulaire. Sem. Hôp. Paris **38**, 3595—3598 (1962). — **Vesin, P., H. Traverso** et **A. Roberti:** Action des glucocorticoides et des salidiurétiques sur la filtration glomérulaire et le volume plasmatique dans la cirrhose ascitique. Schweiz. Med. Wschr. **95**, 1157—1160 (1965). — **Villaret, M.:** Les troubles du débit urinaire dans les affections hepatiques. Thèse Doctor. Méd. Paris 1906. — **Vlahcevic, Z. R., N. F. Adham, H. Jick, E. W. Moore,** and **T. C. Chalmers:** Renal effects of acute expansion of plasma volume in cirrhosis. New Engl. J. Med. **272**, 387—391 (1965).

Wagner, E.: Zit. nach Thierfelder. — **Walters, W.,** and **D. Parham:** Renal and hepatic insufficiency in obstructive jaundice. Surg. Gynec. Obstet. **35**, 605 (1922). — **Wardener, H. E. de:** Renal circulation during anaesthesia and surgery. Anaesthesia **10**, 18 (1955). — **Waugh, W. H.:** Functional types of acute renal failure and their early diagnosis. Arch. intern. Med. **103**, 686 (1959). — **Wilensky, A. O.:** Occurrence, distribution and pathogenesis of so-called liver death and/or the hepatorenal syndrome. Arch. Surg. **38**, 625 (1939). — **Williams, R. D., D. W. Elliott,** and **R. M. Zollinger:** The effect of hypotension in obstructive jaundice. Arch. Surg. **81**, 334—340 (1960). — **Wolff, H. P., K. R. Koczorek,** and **E. Buchborn:** Aldosterone and antidiuretic hormone (adiuretin) in liver disease. Acta endocr. (Kbh.) **27**, 45 (1958). — **Wollheim, E.:** Kreislauf und Wasserhaushalt bei Hepatitis. Dtsch. med. Wschr. **76**, 789 (1951).

Zacho, A.: Uremia in lesions of the liver and bile ducts. Acta chir. scand. 88, 383 (1943). — **Zimmermann, M. C.:** Chronic Penicillin-urticaria from dairy products, proved by penicillinase-cures. Arch. Derm. **79**, 1 (1959). — **Zollinger, H. U.:** Die spontane und experimentelle Glomerulonephrose. Helv. med. Acta **12**, 23 (1945). — **Zollinger, R. M., C. J. Britt,** and **E. H. Ellison:** Diseases of the gallbladder and the extrahepatic bile ducts. In: L. Schiff: Diseases of the liver. New York 1956.

GPSR Compliance

The European Union's (EU) General Product Safety Regulation (GPSR) is a set of rules that requires consumer products to be safe and our obligations to ensure this.

If you have any concerns about our products, you can contact us on ProductSafety@springernature.com

In case Publisher is established outside the EU, the EU authorized representative is:

Springer Nature Customer Service Center GmbH
Europaplatz 3
69115 Heidelberg, Germany

Batch number: 10584556

Printed by Printforce, the Netherlands